3rd Edition

영상의학

Radiology

3rd Edition

영상의학

Radiology

연세대학교 의과대학 영상의학과 편

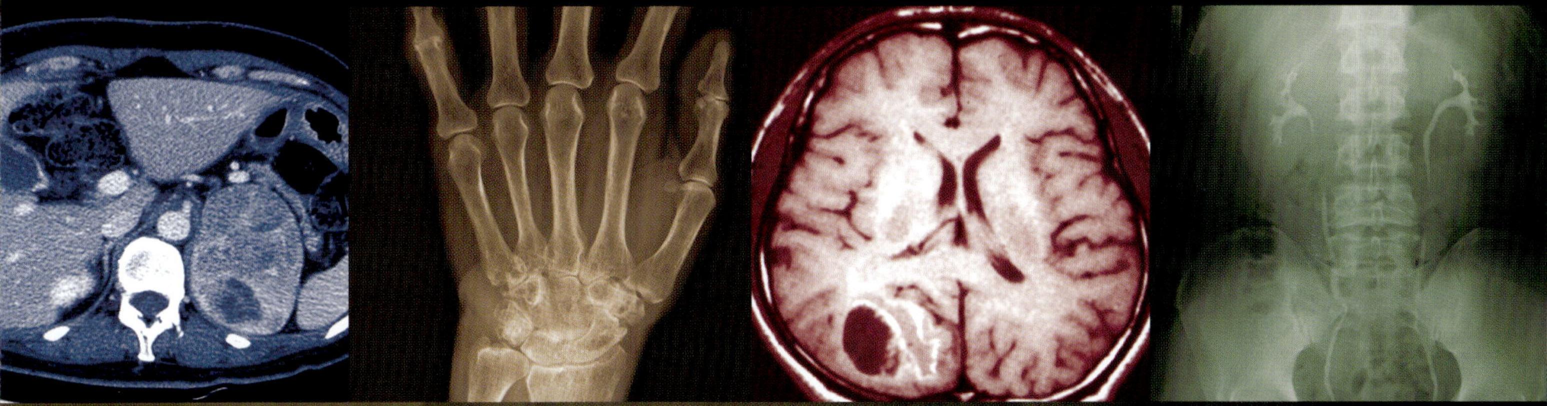

고려의학
KOMB Korea Medical Book Publishing Company

집필진(가나다순)

강원준 부교수
핵의학

곽진영 부교수
갑상선 영상의학

김경아 조교수
복부 영상의학

김기황 교수
복부 영상의학

김동익 교수
신경 두경부 영상의학

김동준 부교수
신경 두경부 영상의학

김만득 부교수
인터벤션 영상의학

김명준 교수
소아 영상의학

김명진 교수
복부 영상의학

김민정 부교수
유방 갑상선 영상의학

김병문 부교수
신경 두경부 영상의학

김상진 교수
흉부 심장 영상의학

김성준 조교수
근골격 영상의학

김여은 조교수
복부 영상의학

김영진 조교수
흉부 심장 영상의학

김은경 교수
유방 갑상선 영상의학

김정아 부교수
유방 갑상선 영상의학

김주희 부교수
복부 영상의학

김진아 조교수
신경 두경부 영상의학

김태훈 교수
흉부 심장 영상의학

문희정 조교수
유방 갑상선 영상의학

박미숙 부교수
복부 영상의학

박성일 부교수
인터벤션 영상의학

박해정 부교수
의학 영상학

서상현 부교수
신경 두경부 영상의학

서진석 교수
근골격 영상의학

손은주 부교수
유방 갑상선 영상의학

송호택 부교수
근골격 영상의학

안성수 조교수
신경 두경부 영상의학

안지현 조교수
복부 영상의학

오영택 부교수
비뇨기 영상의학

원종윤 교수
인터벤션 영상의학

유영훈 교수
핵의학

유정식 교수
복부 영상의학

육지현 조교수
유방 갑상선 영상의학

윤미진 부교수
핵의학

윤춘식 교수
소아 영상의학

이광훈 부교수
인터벤션 영상의학

이도연 교수
인터벤션 영상의학

이미정 조교수
소아 영상의학

이승구 교수
신경 두경부 영상의학

이영한 조교수
근골격 영상의학

이종두 교수
핵의학

이재훈 조교수
핵의학

이혜정 조교수
흉부 심장 영상의학

임준석 부교수
복부 영상의학

전태주 부교수
핵의학

정대철 조교수
비뇨기계 영상의학

정수윤 부교수
복부 영상의학

정용은 조교수
복부 영상의학

정재준 교수
복부 영상의학

정태섭 교수
신경 두경부 영상의학

조은석 조교수
복부 영상의학

조응혁 조교수
핵의학

조희우 조교수
근골격 영상의학

최병욱 교수
흉부 심장 영상의학

최진영 부교수
복부 영상의학

허 진 조교수
흉부 심장 영상의학

허용민 부교수
근골격 영상의학

홍유진 조교수
흉부 심장 영상의학

前 교실원

김희영 조교수(강원대의대)
흉부 심장 영상의학

김희중 교수(원주 보건과학대학)
의학 영상학, 의학영상 정보학

남지은(메디스캔 검진센터)
흉부 심장 영상의학

박재석 조교수(고려대학교)
자기공명영상물리학

오기근 명예교수
유방 갑상선 영상의학

유형식 교수(건양대의대)
복부 영상의학

이영호 교수(성균관의대)
산과 초음파학

이종태 교수(차의과대학)
인터벤션 영상의학

최규옥 교수(건양대의대)
흉부 심장 영상의학

최지수 조교수(국립암센터)
유방 갑상선 영상의학

제 3판을 출간하며

영상의학 입문을 목표로 하는 학생들을 위한 학생들의 기준서가 되기를 바라는 마음으로 개정판을 출간하게 되었다.

지난 10년간 엄청난 지식의 홍수를 경험하였듯이 영상의학의 발전의 발전과 지식의 발생은 그 선두에 있다고 말 할 수 있으며 이러한 변화에 따라서 새롭게 발전하는 영역의 지식을 함께 공유하고 발전시키기 위하여 반드시 익혀야 할 필독서가 되었으면 한다.

학생들 스스로 읽으면서 이해할 수 있도록 내용을 추가하고 보완하였고 영상의학의 방대한 지식들에서 중요하다고 판단하는 부분들을 선별하였으며 도해를 이해하기 쉽게 정리하고 증례 들을 고화질의 최신 사진들로 대치하고 보완하였다.

이 개정판은 연세대학교 의과대학 영상의학교실 전 교수진의 해박한 영상의학 지식을 쉽게 압축하여 제공하므로 의과대학 교육의 지침서로 역할을 다 할 것을 기대하며 그 동안 헌신적인 노력을 기울인 최병욱교수와 전 집필 교수진의 노고에 감사 드립니다.

2012. 9. 1

연세대학교 의과대학 영상의학교실
주임교수 **서 진 석**

제 2판을 출간하며

첫번째 출간된 진단방사선학 교과서가 그동안 학생들을 교육함에 있어 도움이 되었기를 기대한다.

컴퓨터공학의 발달로 인체의 해부학적 영상진단방법은 물론 기능적 영상진단 기법 등이 매우 빠르게 발전되고 있어 진단방사선학은 앞으로도 계속 의학의 발전을 주도하는 학문으로 자리할 것으로 믿는다.

본 개정판에서는 그동안 발전하여 온 방사선학의 내용을 각 분야별로 가급적 도해와 증례 사진들을 보완 수정하여 진단에 도움이 되도록 하였으며, 방사선학의 새로운 분야들을 소개하고자 노력하였다.

다소 늦은감이 있지만 본 교과서가 명실공히 학생들을 위한 진단방사선학의 길잡이가 되기를 기대하며, 그동안 헌신적인 노력을 하여 주신 김은경 교수와 전 집필교수분께 다시 한 번 감사드린다.

2003년 1월

연세대학교 의과대학 진단방사선과학교실

주임교수 **유 형 식**

추천의 글

1885년 X선이 발견되어 의학에 이용된지 올해로 112년이 된다.

초기에는 주로 X선이 일반X선 촬영기에 의해 진단에 이용되어 왔으나 1970년대 이후 전자기술 및 컴퓨터의 발달로 CT와 MRI가 개발되어 획기적인 발전을 하고 있다. 또한 초음파와 중재적 방사선학이 발전되었다.

이런 발전들은 임상이용에 빠르게 이용되어 왔고 이에 따른 많은 새로운 지식이 문헌이나 전문서적으로 발간되고 있으나 이것이 교과서에 채택, 수록되기까지는 몇년이라는 시간이 걸려왔으므로 실제로 병원에서 시행하는 방사선진료와 학생에게 가르치는 내용 및 학생을 위한 교과서 내용과는 항상 격차가 있어왔다.

그리고 학생에게 이런 것을 어디까지 가르킬 것인가 하는 점에 있어서도 논의할 점이 많은 상태였다. 따라서 그동안 학생을 위한 몇 권의 교과서가 출간되었으나 학생교육을 위한 더 좋은 교과서가 기대되어 왔었다.

이번 연세대학교 진단방사선학교실에서 현재 시행되고 있는 진단방법과 우리나라의 질병을 바탕으로 학생수준에 맞춘 교과서를 출간한데 대하여 진단방사선학 교수로서 매우 반가운 일이 아닐 수 없다.

본 서적은 기본 물리부터 정상 방사선 해부, 질환 및 진단방사선 관련수기를, 그동안 우리나라 환자들의 증례를 중심으로 각 장기별로 나누어 기술하고 있어 우리실상에 맞는 내용이라는 생각하며, 우리나라 의과대학생들의 필독서가 될 수 있기를 간절히 바란다. 다시한번 학생교육에 남다른 관심을 갖고 학생 눈높이를 기준한 교과서를 발간한 연세의대 진단방사선학교실에 찬사를 보내며 본 저서를 추천하는 바이다.

1997년 1월

아주대학교 의과대학

교수 **서 정 호**

머리말

1885년 광혜원의 설립으로 서양 의학이 국내에 도입된지 10년 뒤인 1895년 뢴트겐이 X선을 발견하였고 국내에 처음으로 X-선 진단 장치를 이용한 것은 80여년전 일이요, 방사선의학이 교육의 개념으로 시작된지도 반세기가 되어 온다. 돌이켜보건대 30여년전 학창시절 방사선학을 처음 접하였을 때 학생으로서 무엇을 어떻게 배웠는지 가름하기 어려웠던 것 같고 이제 학생을 가르치는 입장에서 또한 무엇을 어떻게 가르쳐야 될는지 그 척도를 헤아리기 어려운 것 같다.

진단방사선학은 날로 발전하는 컴퓨터 공학의 덕분으로 초음파, 컴퓨터 단층 촬영, 핵자기공명영상 등을 이용하여 임상적 진단을 해결하는 최첨단 의료 기술의 위치에 서게 되었고, 이러한 영상 기법들을 체계화하여 학생들에게 필요한 진단방사선학의 지식들을 효과적으로 전달하여야 할 의무와 책임이 우리 교수들에게 있다고 생각되어 왔다.

우리가 매일 접하고 참고하는 서적들은 대부분 각 장기별 혹은 진단방법별로 자세히 기술되어 있고 지식 수준이 너무 높아 의사로서 첫 발걸음을 내딛는 학생들에게는 적당하지 않으며, 몇 몇 교과서 형식의 단행본들은 그들의 분량이 방대하여 제한된 강의 시간 내에 소화하기에는 어려움이 있을 것으로 생각한다. 이러한 현실적인 문제를 조금이나마 해결하기 위하여 진단방사선과학교실에서는 학생강의 위주의 교과서를 발간하기로 하였다. 본 교과서는 수년전부터 학생들에게 나누어 준 각 교수들의 강의록을 근간으로 하여 약간의 수정과 보완을 거쳐 완성되었다. 내용은 인체의 각 주요 장기에 발생하는 질환 및 이의 진단방법들을 우리 나라에서 흔히 발병하는 질환들 중심으로 가급적 도해와 증례 사진들을 곁들여 기술하였다. 그러나 이미 언급한대로 각 장기별 질환 및 진단 방법들에 관한 내용마다 몇 권의 책으로도 발간될 만하기에 학생 교육에 적합한 자료들을 선별하는 작업이 쉽지 않았다. 이러한 관점에서 평가할 때 본 교과서의 내용이 너무 소홀하지 않은가 오히려 독자들에게 미안한 마음 금할 수 없다. 그러나 한편으로는 이 단행본이 향후 학생 교육에 정말 필요한 교과서를 만드는데 초석이 되기를 바라며, 송구스런 마음을 대신하고자 한다.

이 교과서가 나오도록 격려를 아끼지 않으셨던 박창윤 명예교수님, 서정호 아주대학 진단방사선과 교수님께 감사드리고, 본 교과서가 만들어지게 산파역을 하여 주신 이종태 전 주임교수, 실제 편집일을 도맡아 수고해 준 김동익 교수에게도 전 집필교수들을 대표하여 감사드린다. 또한 용어와 오자 수정에 많은 시간들을 할애하여 준 연구강사들과 진단방사선과학교실 의국원, 늦은 시간까지 컴퓨터 작업에 자신의 일처럼 몰두하여 준 조정숙, 여화숙씨에게도 뜨거운 감사의 정을 느낀다. 고려의학 최병진 사장 이하 직원들에게도 그 동안 발간을 위해 헌신적인 노력을 하여 주신데 감사드리며, 다시 한 번 이 책자의 향후 보완, 수정되어 명실공히 학생들을 위한 진단방사선학의 교과서로서 부끄러움이 없는 자리매김이 되도록 모든 독자들로부터 지도 편달을 기대하여 본다.

1997년 1월

연세대학교 의과대학 진단방사선과학교실
주임교수 **유 형 식**

01 영상의학 물리

02 흉부 영상의학

03 심혈관 영상의학

04 신경 영상의학

06 산부인과 영상의학

07 비뇨기과 영상의학

08 인터벤션 영상의학

09 근 골격계 영상의학

10 소아 영상의학

11 | 유방 영상의학

12 핵의학

| Chapter | 1

영상의학 물리

I. 방사선 물리 X-선 물리와 진단적 응용

1. 방사선(radiation)

A. 정의

방사선은 큰 범주로는 비전리방사선과 전리방사선으로 나눌 수 있으나 통상적으로 물질을 전리이온화시킬 수 있는 전리방사선만을 지칭한다. 전리방사선이란 물질을 이온화시키는 에너지를 공간을 통해서 매체가 필요없이 전달하는 파동(전자기파 : electromagnetic wave)과 입자(입자파 : particulate radiation)를 모두 지칭한다.

전자기파는 광자(photon)로 형성되며 진행방향에 서로 직각으로 전장과 자장을 가지므로 전자기방사선(electromagnetic radiation)으로도 표현된다. 이 전자기방사선은 광자가 파동성질과 입자성질을 모두 가지고 있어 파장이 짧은 영역에서는 주로 입자로 작용하며 파장이 긴 영역에서는 주로 파동의 특성으로 작용하여, 광자가 정지할 때 입자는 소멸되며 모두 에너지로 발산되는 특성을 가지고 있다. 전자기방사선은 크게 X-선(핵외 전자각에서 가속 전자의 저지방사선으로 발생)과 감마선(gamma-ray, 핵의 붕괴, 변화로 발생)으로 나뉘어진다.

가속화된 입자파[electron(=beta ray), positron, meson, proton, helium nucleus(=alpha ray), carbon ion, neutron, deutron 등]도 방사선의 일종으로 생체내에서 서로 비슷한 방사선효과를 나타낸다.

B. 단위(units)

종래에는 Curie, rad, roentgen 등 독자적인 단위가 사용되어 서로 호환이 어려웠다.

1960년도 SI단위(Systéme Internationale d'Unités)를 설정하여 MKS (meter-kilogram-second) 체계에 기초를 세우게 되어 서로 정확하게 호환이 되므로 앞으로는 SI단위만을 사용하도록 되어 있다(표 1-1).

1) 방사능(activity)

단위 시간당 동위원소의 붕괴수로 표현하며 과거에는 Ci(큐리)단위를 사용하였으나 SI단위로 Bq(베크렐)을 사용한다. 1Ci는 1g의 ^{226}Ra에서 1초에 붕괴되는 수치를 의미하나 다른 원소와의 호환성이 어려워 Bq을 사용하게 된다. 1Bq은 1초에 한 개의 붕괴를 의미한다.

1Ci (Curie) = 3.7×10^{10}(dps, degradation per second)

1Bq = 1dps = 1 (Becquerel)

2) 흡수선량(absorbed dose)

물질에 흡수되는 실제의 방사선량을 의미하며 과거에 rad (라드)를 사용하였으나 SI단위로 Gy(그레이, Gray)를 사용한다. 1Gy는 물질 1kg당 1J의 에너지를 축적시킬 수 있는 방사선량을 의미하며(1Gy = 1J/kg) 100rad에 해당한다. 흡수선량도 방사선의 종류와 질에 따라 달라질 수 있다.

표 1-1. SI단위와 명칭

양	SI 단위와 명칭	SI 심볼	SI	기타 SI 단위로 표현할때	유사 단위
진동수	Hertz	Hz	1/s		
힘	Newton	N	$m-kg/s^2$		
에너지	Joule	J	m^2kg/s^2	N · m	erg (cgs)
전력	Watt	W	m^2kg/s^2	J/s or V · A	
전하	Coulomb	C	A · s		
방사능	Becquerel	Bq	1/s		Curie
흡수선량	Gray	Gy	m^2/s^2	J/kg	rad
			A · s/kg	C/kg	Roentgen
전위	Volt	V	$m^2 \cdot kg/s^3 \cdot A$	W/A	
축전용량	Farad	F	A^2s^4/m^2kg	C/V	
자력선속	Weber	Wb	$m^2kg/s^2 \cdot A$	V · s	
자력선속 밀도 (자기유도)	Tesla	T	$kg/s^2 \cdot A$	Wb/m^2	Gauss

1Gy = 1joule/kg

1rad = 100ergs/g = 10^{-2}joule/kg

1Gy = 100rad

1rad = 1centigray (cGy)

3) 조사선량(exposure)

X-선 또는 γ-선이 물체의 표면에 닿을 때, 인접한 공기 중에서 생성된 이온 또는 전자의 수로써 그 방사선의 양을 측정한다. 조사선량의 SI단위는 매 kg 공기당 쿨롱(C/kg)이다. 한편 예전부터 사용되고 있는 1R (roentgen)은 공기 1kg당 2.58×10^{-4} C(Coulombs)의 전하를 발생시키는 노출 단위이다.

4) 등가선량(dose equivalent)

실제 생체 조직에서는 방사선의 질과 방사선물질이 체내에 침착했을 경우에 그 분포에 따라서 방사선에 대한 생리효과가 다르므로 질의 Q factor와 모든 다른 수정항 N factor를 추가한 방사선량이며 방사선치료 시 필요하다. 외부선원에 대해서는 N에 1이라는 값이 지정되어 있다. SI단위로는 Sv(시버트, Sievert)를 쓴다.

rem = rad × Q × N,

1Sv (Sievert) = 100rem

C. 물질과의 상호작용 (photon beam과 물질의 interaction)

광자는 다음과 같은 다섯 가지의 물질과 상호작용이 있다.

① 간섭성 산란(coherent scattering), ② 광전효과(photoelectric effect), ③ 콤프톤 산란(compton scattering), ④ 전자쌍 생성(pair production), ⑤ 광 붕괴(photodisintegration)인데 이중에서 의료영상에서 주로 일어나는 상호작용은 광전효과와 콤프톤 산란이다.

1) 광전효과(photoelectric effect)

입사광자가 원자의 내각전자에 충돌하여 이탈시킨 후 그 외각전자가 내각전자의 빈틈으로 천이할 때 특성방사선이 발생하며, 이때 이탈된 전자를 광전자(photoelectron)라고 한다. 영상의학과 영역의 주된 방사선 흡수 작용이라고 할 수 있는데 발생은 10~400KVp에서 주로 생기며 발생률은 Z^3/E^3(Z : 원자량, E : 에너지)에 비례한다(그림 1-1 A).

2) 콤프톤 산란(compton scattering)

영상의학선에서는 주로 150KVp 이하의 X-선을 이용하므로 이때 주로 발생하는 방사선 산란현상이다.

입사광자가 최외각전자에서 충돌 시 에너지의 일부가 반도전자(recoiled electron)를 형성시키며, 이때 손실된 에너지만큼 산란선(scattered ray)은 KeV가 낮아지며 파장이 길어지게 된다(그림 1-1 B).

발생은 주로 200KeV~20MeV 사이에서 생기며 발생확률은 1/E(E : 에너지)에 비례한다.

2. X-선의 발생(X-ray production)

A. X-선의 발견

1895년 11월 8일 W.C. Roentgen은 차폐된 음극관을 이용한 실험중 미지의 광선에 의해 형광작용이 생기는 것을 확인하고 이를 X-ray라고 명명한 후 1895년 12월 8일 논문을 발표하였으며 이로 1901년 제1회 노벨물리학상을 수상하였다.

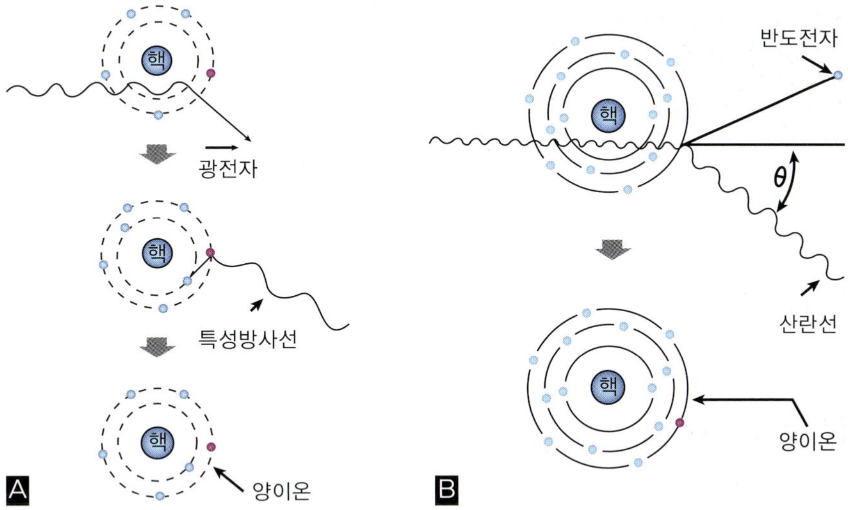

그림 1-1. A. 광전현상 B. 콤프톤 산란

B. X-선의 발생(X-ray generation)

X-선은 고속의 전자선속(stream of electrons)이 X-선관의 양극(anode)에 있는 저지극(target)에서 갑자기 감속할 때 에너지변환으로 발생한다. X-선관은 target이 있는 양극, 전자의 발생원인 필라멘트(filament)가 자리잡은 음극(cathode)을 지닌 진공관(vacuum tube)으로서 촬영 시 전극간에 고전압이 주어진다.

특히 target은 주로 Tungsten으로 구성되며 그 이유는 1) 원자번호가 74로 높아 X-선 발생효율이 높으며, 2) 용융점이 3370℃로 높아 전자충돌 시 고온을 견딜 수 있고 열확산성이 좋다.

C. X-선의 구성(composition of X-ray)

1) 저지방사선(Bremsstrahlung radiation : Braking radiation의 독일어)

전자가 텅스텐 원자핵 근처를 통과할 때 핵의 인력으로 인해 본래의 진행 방향에서 편향되면서 급격히 감속되어 에너지를 소실한다. 이때 전자가 감속되며 잃은 에너지의 약 1%가 X-선(photon)으로 변환되며 그 외 손실 에너지의 99%는 열로 변한다. 또한 이때 발생되는 X-선은 관(tube)내의 진공상태에서는 저 광자에너지부터 최대 광자에너지까지 연속 분포하나 X-선관의 유리면과 알루미늄 필터를 통해 나온 후에는 저(low) 광자에너지부분이 여과된다. 이때 저 광자에너지부위를 많이 여과할수록 평균 광자에너지는 상승하게 되므로 X-선선속의 양(quantity)은 감소하나 질(quality)은 좋아지게 된다.

흔히 KVp와 MeV의 의미를 혼동할 수 있는데, 가속된 전자속이 양극에 충돌할 때 생기는 저지방사선은 최대에너지에서부터 최소에너지까지 분포하므로 KVp를 X-선 발생기에서 peak voltage라는 개념에서 사용하며, MeV는 주로 핵이 붕괴될 때 생기는 단일 에너지인 감마선에서 electron voltage의 개념으로 이용된다.

2) 특성방사선(characteristic radiation)

가속된 진입전자가 텅스텐원자핵의 내각 전자에 충돌하여 이탈시키게 되면 그 다음 외각 전자가 내각으로 천이하게 되고 이때 에너지준위 차이만큼 일정 에너지의 광자가 나오는데 이를 특성방사선이라고 하며 단일 에너지로 구성되는 특징이 있다(그림 1-2).

3. 방사선 영상(radiological image)

A. 진단적 응용

X-선관에서 나온 광자선속(photon beam)이 신체를 투과하여 필름이나 비디콘 카메라에 도착 작용하여야 영상을 확인할 수 있게 된다. 이때 X-선은 KVp(전압)과

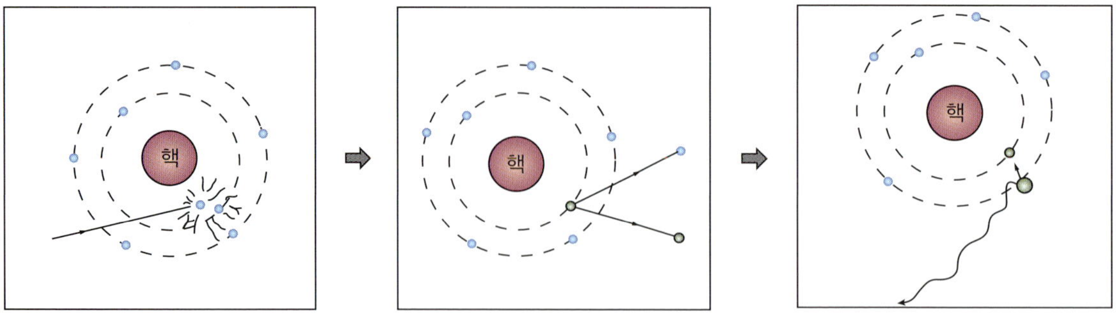

그림 1-2. 특성방사선의 발생

mAS(전류)의 조정에 의한 전자의 가속과 음극과의 충돌로 발생되므로 이에 따라 영상에 많은 변화가 오게 된다. KVp와 mAS를 수도관의 수압과 구경으로 비교한다면 (높은 수압×작은 구경)과 (낮은 수압×넓은 구경)의 수도관에서 같은 양의 물이 나올 수 있다.

이와 같이 (high KVp×low mAS)의 영상과 (low KVp×high mAS)의 영상은 비슷할 수 있으나, X-선의 특성상 몇 가지의 차이점이 있다. High KVp×low mAS에서는 광전효과(photo-electric effect)의 발생이 상대적으로 줄어들므로 선예도(detail)는 좋아지나 대조도(contrast)는 낮아지게 되고 low KVp×high mAS에서는 대조도가 좋아지므로 연조직을 보기가 용이해진다. 그러나 low KVp×high mAS에서는 고전 산란선 등이 많이 생겨 피사체의 방사선 피폭이 많이 생기고 이차 산란선으로 인한 영상의 흐림 등의 문제점이 있으므로 여러 가지 조건을 고려하여 영상을 만들도록 하여야 한다.

B. 영상의 질(qualities of image)

1) 농도(density)

투과 사진 흑화도(黑化度)로 밝고 어둠을 결정한다. KVp와 mAS 간에 대략 반비례적인 관계가 있다. 예로 80KVp×20mAS의 조건으로 촬영한 사진은 90KVp×14 mAS으로 촬영한 사진과 거의 비슷한 농도를 보인다.

2) 선예도(sharpness, detail)

표현력과 해상력에 관여한다. 해상력은 1mm당 몇 개의 줄이 나타날 수가 있는가 하는 능력이며 수치가 높을수록 표현력이 좋아진다. 단위로 Lp/mm (line pairs per mm)를 사용하는데 일반 X-선 필름의 경우 10~30Lp/mm이나 Gamma camera는 0.2Lp/mm로 해상도가 낮다.

C. 대조도(contrast)

방사선 사진 대조도는 피사체대조도(subject contrast)와 필름대조도(film contrast)로 구분한다. 피사체대조도(subject contrast)란 대조도의 발생원인 피사체에 의해 결정되는 부분으로 피사체의 두께, 밀도, 원자번호, 방사선에너지, 조영제 사용 유무, 산란선 등 필름에 입사하기 이전에 이루어진다. 그 이후인 필름의 특성곡선, 필름의 농도, 증감지 종류, 필름의 현상과정 등은 필름 대조도를 형성한다.

4. 영상(image)

A. 필름영상(image on film)

필름에 영상이 생기는 것은 필름 표면에 도포되어 있는 AgBr이 입사 X-선으로 분리된 후 현상과정에서 Br이 제거되고 순수 Ag만 남아서 영상이 된다. 은(Ag)은 결정체로 있을 때는 회백색의 은색이지만 고운 입자로 있을 때는 금속흔인 검은색을 보이므로 영상화된다.

B. 영상증배관 (image on image intensifier; I-I tube)

투과된 X-선을 형광판으로 보는 것은 어두운 데서 작업해야 하며 피폭선량이 많아질 위험이 있다. 따라서 영상증배관을 이용하면 모니터를 통해서 밝은 데서도 작업이 가능하며 피폭선량도 줄일 수 있다. 최근 10,000배 이상의 증폭도를 가진 영상증배관도 개발되고 있다. Roentgen이 초기에 부인의 손을 촬영했을 때 25cGy를 피폭한 것으로 추산되고 있으나 최근에 기술의 발전으로 같은 조건의 촬영 시 1/1000 이하의 피폭량인 0.02cGy 정도의 피폭선량으로 촬영이 가능하여 X-선의 안전성이 엄청나게 발전하게 되었다. 피사체를 투과한 X-선이 영상증배관 내부의 형광면에 충돌하며 광자를 발생시키며 이러한 광자들은 광음극과 충돌하여 광전자(photoelectron)를 방출한다. 이 광전자를 증폭시켜 TV 모니터로 보면 피사체의 피폭선량을 줄일 수 있을 뿐만 아니라 밝은 곳에서도 작업이 가능하다.

5. 디지탈 감산 혈관 조영술 (digital subtraction angiography; DSA)

종래에 혈관촬영술에서 겹쳐 보이는 골격의 영상으로 인해 혈관의 확인이 곤란한 경우가 많았다. 최근 컴퓨터 기술의 발전으로 영상증배관을 통해서 마스크 영상(조영제를 주입하지 않은)을 받아 기억시킨 후 곧이어 조영제를 주입한 영상을 마스크 영상으로 감산(subtraction)하게 되면 조영제가 주입된 혈관만 영상으로 볼 수 있다. 디지탈 감산 혈관 조영술은 컴퓨터를 이용하여 대조도를 높일 수 있으므로 소량의 조영제로도 검사가 가능하며 모니터를 이용하여 영상을 봄으로 필름현상 등의 번거로운 과정이 필요 없어 보다 안전하고 간편하게 검사가 가능해지나 선예도는 종래의 필름보다는 낮아지게 된다. 최근에 컴퓨터의 발전으로 실제 촬영과 동시에 영상관찰이 가능하며 간편하므로 혈관 조영술에 널리 이용된다.

6. 정전 잠상영상 (electrostatic image : xeroradiography)

Selenium원소의 특징은 광자(photon)를 받으면 electric charge를 띠게 되어 광자를 받지 않은 부위와의 경계선에 정전위(electrostatic charge)가 생기게 된다. 이때 미세한 흑연분말을 뿌리게 되면 정전위 부위를 따라 흡착이 되며 이를 종이에 도포시키게 되면 정전 잠상영상을 만들 수가 있다.

특징은 연조직의 경계면 대조도가 잘 표현되므로 특히, 맘모그래피(mammogrpahy) 등에 잘 이용되고 건식(dry process)으로 현상할 수 있는 장점이 있다. 그러나 병소가 실제 크기보다 작게 보일 수도 있으며 방사선 노출이 비교적 많은 단점이 있다.

7. CR (computed radiography)

CR은 X-선 영상장치에서 기존의 스크린/필름 카세트를 사용하는 대신 휘진성 형광체(photostimulable phosphor)를 포함하는 영상판(imaging plate; IP)을 사용하여 X-선 영상을 얻으며, 이때 IP에 축적된 잠상(latent image)은 CR 판독기에서 레이저빔을 주사하여 빛 형태의 영상정보를 얻게 된다. 이때 얻어진 빛 영상정보는 광증배관에서 아날로그 전기신호로 변화되고 다시 A/D 변환기를 통하여 디지털신호로 변환하여 영상처리 후 PACS (picture archiving and communication system)에 디지털영상으로 전송되고 저장되어 필요할 때 모니터를 통하여 조회하게 된다(그림 1-3).

CR은 1회 촬영으로 골부에서 연부까지의 넓은 진단영역을 확보할 수 있으며 전통적 필름시스템에 비교하여 1/5 이하의 방사선조사량으로도 동일한 질의 영상획득이 가능하며, 획득한 영상은 영상처리(image processing)과정을 통하여 저노출과 과노출에 진단의 정확도를 높일 수 있으며 또한 저/과 노출에 의한 재촬영을 방지할 수 있다. CR 영상판에서 스캔한 디지털영상신호는 전자파일로 전송하고 보관할 수 있어서 관리가 용이하며 빠르고 정확한 영상을 획득함으로써 방사선과 업무환경 개선에 많은 도움을 주고 있다.

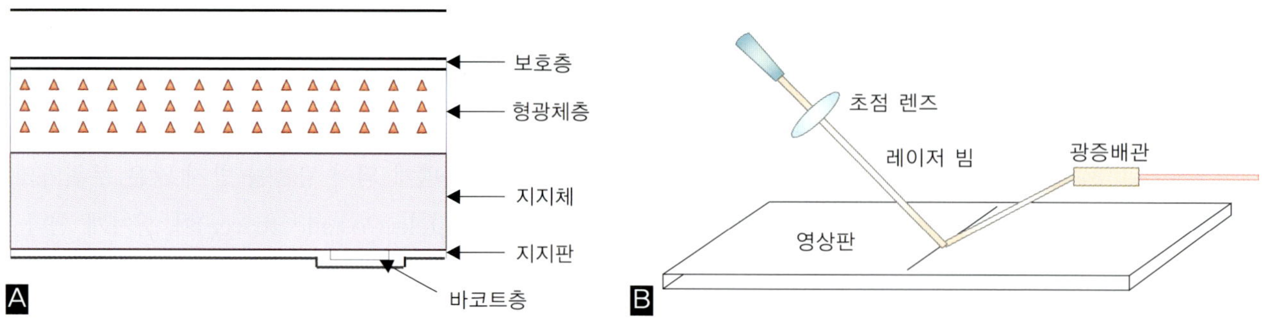

그림 1-3. A. CR 영상판(imaging plate). B. 판독기 시스템의 구조

8. DR (digital radiography)

DR은 CR에서 IP를 사용할 때 걸치는 스캔과정 없이 입사하는 X-선 에너지를 직접 전기적 신호로 변환하여 영상을 획득하는 반도체 검출시스템을 사용한다.

검출기 방식에 따라서 간접계측방법과 직접계측방법으로 구분된다(그림 1-4). 간접계측방법은 입사하는 X-선 에너지를 우선 형광체판에서 빛 에너지로 바꾸고 이렇게 변환한 빛 에너지는 다시 비정질 실리콘(amorphous silicon; a-Si : H)을 이용하여 전기신호로 바꾸어 영상신호를 얻는 것으로 대체로 반응속도가 느리며 빛의 산란에 의한 공간분해능이 나쁘지만 상대적으로 검출효율이 높다는 장점이 있다. 직접계측방법은 X-선 영상정보를 비정질 셀레늄(amorphous selenium; a-Se)을 이용하여 직접 전기신호로 변환함으로써 뛰어난 공간분해능과 빠른 반응속도의 장점이 있지만 방사선과 상호작용이 낮아 검출효율이 떨어지며 고전압을 가하여 줌으로써 열 발생의 문제점이 있다. 최근에는 CCD (charged-coupled device)를 이용하여 X-선을 영상화하는 방법도 사용되고 있다. 현재 DR 기술은 일반 X-선 촬영에서와 같은 정도의 공간분해능과 대면적의 검출기가 개발되어 CR에서와 같은 편리성으로 사용하고 있다.

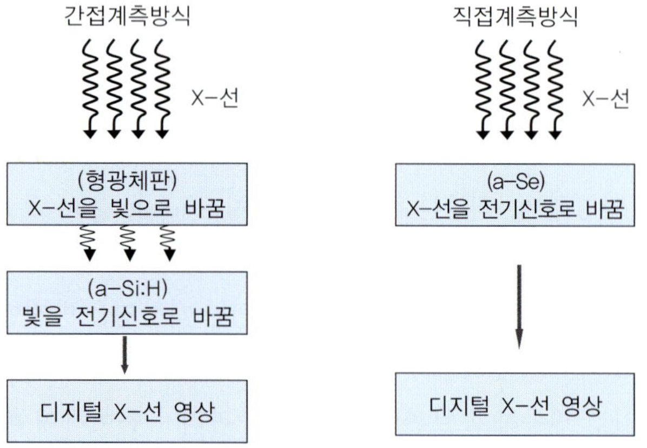

그림 1-4. 간접계측방식과 직접계측방식 DR 검출기에서 영상생성 과정

II. 전산화 단층촬영술의 원리 (CT scan : computed tomography)

인체 외부에 있는 검출기에서 얻어진 데이터를 계산하여 인체의 단면을 추정하는 과정을 전산화 단층촬영(computed tomography; CT)이라고 한다. 원래 CT라고 하면 기술적으로 단층촬영기법에 해당하는 용어이지만 가장 먼저 응용된 영역이 X-선 CT 분야이었기 때문에 일반적으로 CT라고 할 때 X-선 기반 단층촬영기술을 지칭하게 된다. 1972년 Hounsfield가 컴퓨터를 이용하여 전산화 단층촬영 기법을 개발하였는데 그 이후 계속 개발되어 현재 1초 미만의 시간에 한 단면의 촬영이 가능한 5세대 CT까지 발전되었다(그림 1-5). 기본 원리는 인체를 향해서 X-선을 회전하면서 조사하면서 반대편 방사선 측정기로 각 부위에서 측정된 X-선 투과감쇠율(attenuation rate)을 Fourier방정식에 대입하면 횡단면의 영상을 디지털화된 수치로 얻을 수 있다. 컴퓨터에서 CT 영상을 재구성할 때, 각 화소의 상대적 선감쇠계수를 측정한 후 이 값에 물(water : 0)을 기준으로 하여 전체 흡수계수를 확대 후 새로운 수를 부여한 것을 CT number 또는 하운스필드 값(Hounsfield number)이라고 한다. 즉, 인체조직 중 가장 단단한 물질인 뼈를 +1, 가장 연한 부분인 공기를 −1로 정한 후 확대정수를 곱한 것이다. 현재 확대정수는 ±1,000으로 사용하고 있으며 이것을 Hounsfield 단위라고도 한다. 공기의 경우 선감쇠계수는 거의 무시되어 −1,000이 되고, 뼈의 경우 선감쇠계수가 물의 것에 비하여 2배가 되므로 +1,000이 된다. 결론적으로 물의 감쇠계수보다 작은 조직에서는 음수(−)의 CT number, 한편 물보다 큰 감쇠계수를 갖는 조직에서는 양수(+)의 CT number가 된다. CT가 지니는 장점의 하나인 CT number는 인체의 각 조직마다 고유한 값의 범위를 나타내어 이상조직과 정상조직 그리고 조직의 성분을 판별할 때 사용하여 진단영역 및 기초연구에 많은 도움을 준다. X−선 CT의 장점으로는 비교적 높은 공간해상도(spatial resolution)를 가지고 빠르게 검사를 할 수 있다. 하지만 종래의 X−선 검사법보다 피폭선량이 많아서 3~5cGy 정도 환자의 방사선 피폭이 있게 된다.

1980년대 말에는 컴퓨터 기술발전에 힘입어 초고속으로 전산화 단층촬영이 가능한 spiral CT (helical CT)가 개발되었다. Spiral CT는 CT scanner의 gantry를 구성하는 X−선관이 연속적으로 회전하면서 X−선을 조사하는 동안 환자 테이블이 일정한 속도로 연속적으로 gantry를 통과하여 나선형의 raw data를 얻고 interpolation이라는 과정을 거쳐 횡단면 영상을 얻는다.

최근에는 spiral CT의 기본구조에 다검출기(최대 16 row)를 장착한 다검출기CT (multi−detector CT)가 실용화되어 종축 분해능이 향상되었고, 보다 짧은 시간 동안에 많은 부피를 영상화할 수 있어서 움직임에 의한 음영물을 상당히 줄일 수 있고, 움직이는 심장의 영상들을 획득하여 기능적으로 분석함으로써 효과적으로 진단과 치료에 이용하고 있다(그림 1−6). 또한 인체를 3차원으로 영상재구성하여 관찰하면 2차원 단층영상에서 불가능하였던 길이, 면적, 부피 측정 등이 가능하고 입체적인 진단, 진료, 그리고 치료계획이 가능하게 되었다.

인공음영물(artifact)로는 1) 촬영 도중 호흡 등에 따른 운동성 인공음영물(motion artifact), 2) 골단(bone edge) 등에 의한 beam hardening artifact, 3) 금속의 차

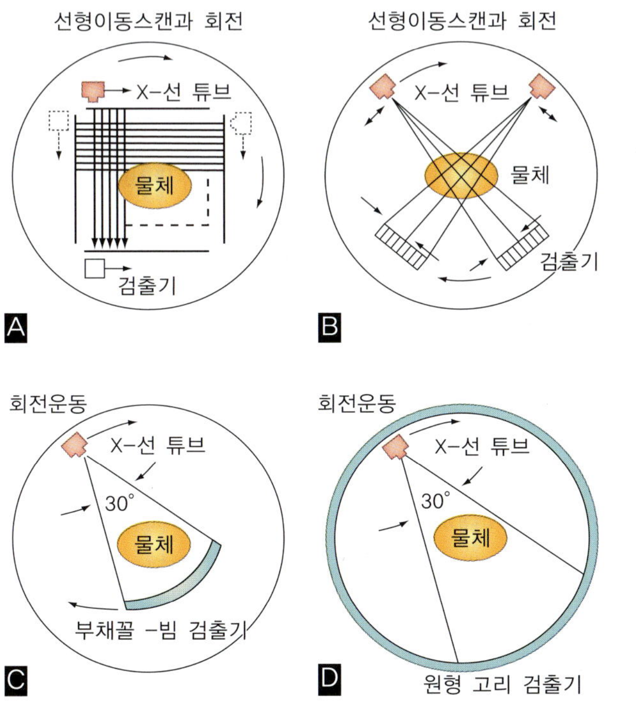

그림 1−5. X−선 CT 시스템의 발전 과정. A. 제1세대, B. 제2세대, C. 제3세대, D. 제4세대

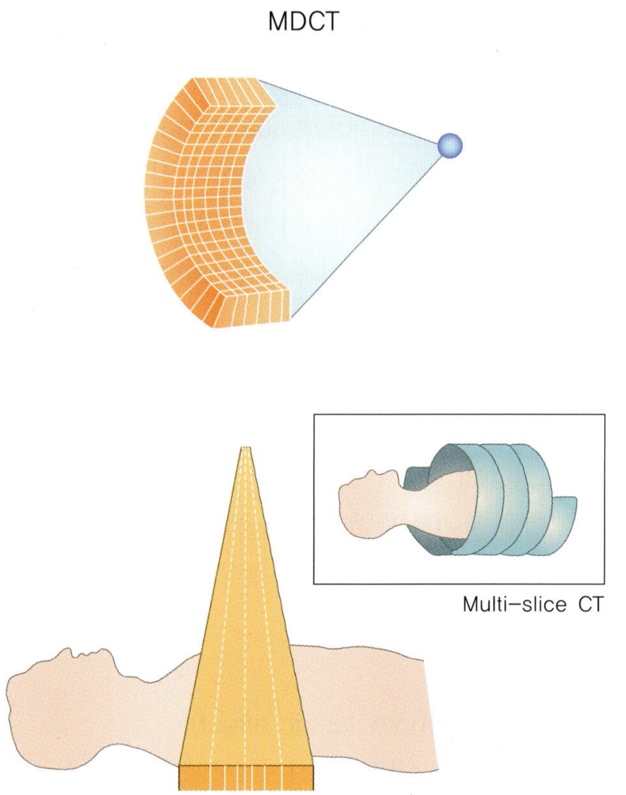

그림 1−6. 다검출기 CT의 검축기 구조와 영상획득

폐효과에 의한 artifact, 4) x−ray tube, 측정기 축의 변화 등에 따른 인공음영물 등이 있다.

현재 자기공명영상기(MRI)가 개발되어 널리 보급되고 있으나, MRI는 주로 인체 구성 물질의 화학적 조성에 따른 영상이나 CT scan은 방사선 흡수 감쇠 계수에 따른 영상이고, 고속촬영이 가능하며, 비교적 고선예도이므로 그 이용의 가치를 판단하여 환자에게 검사를 권하여야 한다.

III. 방사선생물학(radiobiology)

1. 방사선과 물질의 상호작용(방사선의 흡수)

이온화 방사선(ionizing radiation)으로는 물질과 작용하여 간접적으로 이온화시키는 전자기파(electromagnetic wave : X−선과 감마선)와 직접 원자의 외각전자에 작용하여 이온화시키는 입자파(particles : electron, proton, neutron, alpha particle 등)로 나눌 수 있다. 다음은 전자기파의 조직내 흡수 시 나타나는 주요 과정이다.

A. 콤프톤 산란(compton scattering)

방사선치료에 사용되는 Co−60이나 선형가속기(linear accelerator) 등의 고에너지 방사선에서 주로 일어나는 현상으로 photon (X−선과 감마선)이 원자의 외각 전자('free' electron)에 작용하여 'fast electron'을 만들고, 남은 에너지가 소진될 때까지 다른 전자에 동일한 작용을 연속적으로 일으킨다. 따라서 다량의 'fast electron'이 형성되어 이것이 다른 원자를 이온화시키거나 중요한 화학결합을 파괴하여 생물학적 손상을 초래한다. 이때 일어나는 작용의 빈도는 조직의 원자번호와 관계없이 에너지 세기에 반비례한다.

B. 광전효과(photoelectric effect)

진단 영역의 저에너지 방사선에서 주로 일어나는 현상으로 광자가 내각전자(bound electron : K−, L−, M−shell)와 작용하여 모든 에너지를 내각전자에 주어 'fast electron'을 만들면, 외각 전자가 내각으로 이동하면서 내각과 외각 전자 사이의 잉여에너지는 'characteristic electromagnetic radiation (X−ray)'로 방출된다. 이러한 작용이 일어나는 빈도는 조직의 원자번호의 3제곱에 비례한다. 따라서 칼슘 등의 고원자량의 물질이 X−선을 많이 흡수하게 된다.

2. 방사선의 영향(생물학적 변화)

A. Free radical에 의한 Indirect theory

생체와 같이 수분을 함유하고 있는 세포체에서 일어나는 현상으로 조사영역 범위안의 분자의 이온화로 형성된 'free radicals'에 의하여 일어나며, 그 과정은 다음과 같다.

(Ionization reaction)	(Radical reaction)
$H_2O \rightarrow H_2O^+ + e^-$	$H_2O^+ \rightarrow H^+ + OH^*$
$H_2O + e^- \rightarrow H_2O^-$	$H_2O^+ \rightarrow OH^- + H^*$

이러한 'free radicals'는 DNA 등 중요한 분자의 화학적 결합을 분리시켜 이차적으로 세포의 손상을 초래한다. 세포의 손상은 다음과 같은 경로를 거친다.

Incident x−ray photon → fast electron(e−) → ion radical → free radical → chemical change due to breakage of bond → biologic effect

B. 세포주기와 분화도에 따른 방사선 민감도

Bergonie와 Tribondeu의 법칙에 의하면 세포의 분화가 낮을수록 또한 유사분열활성도(mitotic activity)가 높을수록 방사선에 예민한 반응을 보인다. 따라서 정상 적모세포(erythroblast)와 골수모세포(myeloblast)가 가장 예민하며 간세포(hepatocyte)와 신경세포(nerve cells)가 방사선에 잘 견딘다. 예로 myeloblast 〉 lymphocyte (B cell 〉 T cell) 〉 granulocyte 〉 intestinal crypt cell 〉 nerve cell의 순으로 점차 방사선에 저항력이 세다.

세포주기 중에서는 유사분열기(mitotic phase)나 이에 인접한 시기에 가장 방사선에 예민하며 DNA 합성기(synthesis phase)는 비교적 방사선에 저항력이 있다.

3. 방사선에 의한 인체의 위험

모든 방사선은 위험하다는 의미는 방사선 방어의 중요성을 표현하는 것이지만, 인간은 기본적으로 자연방사선에 노출되어 있는 상황이어서 방사선에 의한 피해 범위는 인위적인 피폭 방사선량에 크게 좌우되므로 방사선 위험성에 대한 보다 정확한 이해가 필요하겠다. 인류 발생 이후로 지역적으로는 차이가 있지만(Florida : 35mrem/yr, 2000m고지 : 70~100mrem/yr) 지속적으로 소량의 자연방사선을 받아 왔으므로 어느 정도 내성을 가지고 있다. 만약 일부 개인의 피폭량이 증가되었다 하여도 전 인류에는 희석되어 큰 영향은 없을 것이나, 인공방사선 등 환경방사선의 증가의 경우, 전 인류의 피폭선량을 증가시킬 가능성이 높으며 앞으로 누적 피해요소는 점진적으로 많아질 것으로 보인다. 핵폭탄 실험과 원자력발전 등으로 반감기가 길고 체내 축적이 되는 ^{137}Cs, ^{89}Sr, ^{90}Sr 등이 생성되고 이로 인한 환경방사선량은 전체 자연방사선량에 의한 피폭의 4% 정도로 짧은 시기에는 별 피해가 없을지 모르나 장기적으로는 체내축적 등으로 인류에게 전반적인 피폭선량을 증가시키게 된다. 따라서 암발생률이 점진적으로 증가될 우려가 있으므로 방사선 발생원에 대해서 각별한 관심을 가지고 관리를 하여야 한다. 같은 의미에서 방사선 검사를 남용한다면 전국민의 평균 피폭선량을 증가시킬 가능성이 있으며 CT scan (1회 검사에 3~5cGy) 같이 피폭선량이 많은 검사도 있으므로 검사로 인한 이득과 손실을 검토하여 시행하여야 한다.

방사선 피폭위험요소는 크게 (1) 본인의 피해인 신체적(somatic) 효과와 (2) 후손의 유전적(genetic) 효과로 나뉠 수 있으며, 신체적 효과는 암이나 유전적 변화를 유발하는 확률적 효과와 기능적 장애를 주는 확정적 효과로 나뉠 수 있다. 확률적 효과는 역치가 없으며 용량이 증가할수록 그 빈도가 높아지는 반면, 백내장(cataract), 홍반(erythema) 등의 확정적 효과는 일정한 역치가 있어 그 이하에서는 장애가 유발되지 않는 반면 역치 이상에서는 대부분의 피폭자에서 발생한다. 인체에 직접적인 방사선 장애의 예로서 백내장 유발은 약 200cGy 조사 후 6개월부터 35년 사이에 발생한다. 또한 생체는 자연적으로 방사선에 어느 정도 내성과 회복성을 가지고 있으므로 작은 양의 방사선에 여러 번 노출되는 것이 다량에 일시에 노출되는 것보다 위험도가 낮으며, 성인보다는 소아에서의 노출이 보다 심각한 위험을 초래한다.

A. 급성 방사선 효과(Acute radiation effects)

일시 전신 조사 시 300cGy가 최소 홍반(erythema) 방사선량이다. 치사선량의 단위인 LD50 (lethal dose)은 350cGy에 해당하며 50%의 사망률을 의미한다. 즉 LD50/60은 60일 내에 50%가 사망하는 기간적 의미를 포함한다. 일반적인 방사선 검사나 치료 시에는 거의 생기지 않으며 주로 원자력 발전소 사고, 핵폭발이나 방사선물질 취급 부주의 시 많은 양의 방사선 피폭에 의하여 생길 수 있다. 국소 조사 또는 분할 조사 시 생체의 방사선에 대한 내성은 커지게 된다(표 1-2).

표 1-2. Acute radiation effects

Stage	Dose	Target organ, symptoms
1	0~200	subclinical, transient nausea(대개 회복됨)
2	200~600	hematopoietic syndrome
3	600~1000	gastrointestinal symdrome, death in 10~24 days
4	〉1000	CNS syndrome:shock, death in hours

B. 지연 방사선 효과(Late radiation effects)

낮은 방사선에 노출되었을 때는 개개인의 감수성에 따라 크게 영향이 달라지며 그 위험도의 산정이 매우 어렵다. 일반적으로 5~40년 사이에 일어나며, 그 위험도는 다음과 같다(표 1-3).

표 1-3. Late radiation effects

Type of cancer	Ralative risk (%/rad)	Absolute risk (106/yr/rad)
Leukemia	2.0	1
Thyroid	–	1
Bone	0.3	0.1
Skin	〈 0.3	15
Breast	1.0	0.8
Lung	0.5	1.5
Others	–	1.0

C. 태아에 대한 영향

진단영역의 방사선 노출(0~10cGy) 후 발생할 수 있는 질환은 다음과 같다(표 1-4). 임신 2~8주가 가장 위험하며, 1cGy 이내로 피폭된 경우 이상 발생에서는 일반 인구와 비교하여 의미 있는 차이는 없으나, 10cGy 이상에 노출된 경우 치료유산을 고려하여야 한다. 통상적인 방사선 검사는 0.3~0.5cGy 이내이므로 실제적으로는 태아에 큰 영향이 없으나 CT 스캔과 혈관 조영술의 경우는 3~4cGy로 피폭선량이 많아 태아가 직접 검사 영역에 들어간다면 심각한 영향을 미칠 수 있다. 또한, 임신중 방사선검사로 인한 태아의 피폭 시 항상 도덕적인 문제가 야기될 수 있으므로 주의하여야 한다.

표 1-4. Radiation effects on fetus

Weeks	Gestation	Malformations
0 ~ 2	preimplant	death
2 ~ 8	organogenesis	small head size (1%)
8 ~ 16	CNS development	mental retardation (〉10 cGy)
16 ~ 38	growth	none

D. 진단방사선 영역의 피폭선량 (diagnostic x-ray doses)

1895년 11월 8일 W.C. Roentgen은 차폐된 음극관을 이용하여 실험 중 형광작용이 미지의 광선에 의해 생기는 것을 확인하여 부인의 손을 X-선 촬영하였다. 이때 1장의 방사선 촬영으로 약 20cGy가 피폭된 것으로 추정되며, X-선 발견 이듬해인 1896년에 23예의 방사선 피부염이 보고되기 시작하였다. 기록상 1904년 에디슨의 조수가 암으로 죽은 것이 미국의 첫 방사선 재해라 할 수 있다. 최근 엄청난 기술의 발전으로 손에 방사선 촬영을 한다 하여도 약 0.02cGy 정도의 피폭을 받으므로 1,000분의 1 정도로 피폭선량이 줄어들었다. 그러나 상술한 바와 같이 복부 CT scan과 혈관 조영술 등에 의해 무시 못 할 정도의 방사선 피폭을 받으니 임신 중이나 반복 검사 시에는 주의를 요한다(표 1-5). Mammography 등도 0.6~1cGy를 피폭받으므로 방사선을 이용한 유방암 정기 검진은 35세 이후의 여성에게 권하는 것이 좋으며 35세 이전은 방사선을 이용하지 않는 초음파 검사 등이 유리하다.

표 1-5. Radiation dose for radiographics

Examination	Skin dose	Gonadal dose	Marrow dose
chest x-ray (PA)	30	0.1	10
femur (AP)	200	1	20
abdomen (AP)	300	60(F)	25
upper GI	500	100	70
barium enema	1500	450(F)	150
LS spine	1500	220(F)	100
Abd. Angiogram	3700	700(F)	300
Neuro. Angiogram	1700	〈1	100
Mammography	600	–	1
Abd. CT scan	3000~4000	1500(F)	500

단위 mrad, (F) = female

진단방사선영역에서는 주로 외부 피폭이어서 내부 장기보다는 피부 등의 피폭선량이 많은 것이 특징이다. 핵의학에서 사용하는 핵종은 체내에 주입되어 특정 장기에 분포되어 국소적 피폭선량을 높일 수 있다(표 1-6). 이런 성질을 이용하여 갑상선암에 대한 동위원소 치료를 할 수 있으나 핵의학 검사 시 예기치 않게 특정 장기의 피폭선량이 과중될 수 있으므로 주의하여야 한다.

표 1-6. Radiation dose for adult scintigraphy

Study	Target organ	Whole body
Liver scan (^{99m}Tc)	1400	90
Thyroid (^{123}I)	3900	9
Bone scan	5000 (bladder)	250
Gallium scan	3600	1000

단위 mrad

인체에 대한 위해 요소는 방사선뿐만 아니라 모든 환경에서 발생될 수 있다. 방사선의 신체적 효과 중 가장 중요한 것은 발암성으로 그 대표적인 예가 백혈병이다. E.J. Hall (1973)은 방사선에 의해 유도된 신생병의 20년 내 위험률은 1rem당 100,000당 6명꼴이라고 하여 상당히 관계가 있는 것으로 표현되고 있다(표 1-7). 위해 요소의 평가에는 많은 제약점이 있지만 통계적인 의미에서 취급되어야만 장기적인 대책과 현황을 파악할 수 있다.

방사선 피폭에 대한 지침은 흔히 방사선 종사자와 비종사자로 나누어 취급하는데 이들 두 그룹 간에 감수성의 차이는 없으나 방사선 종사자는 전체 인구에 비해 소수이므로 유전적 의미에서도 희석되어 영향이 적으나 비종사자인 전체 인구에서는 소량의 방사선이라 해도 인구 자체에 대한 누적 선량이 증가되며 유전적 의미에서 영향이 크다. 직업적 피폭인 경우 전신과 일부 장기(생식선, 골수, 수정체)의 최대허용선량은 1년에 5rem을 넘지 않아야 한다. 최대허용축적선량은 자신의 나이에서 18을 뺀 후 5rem을 곱한 값을 넘지 않아야 한다(표 1-8). 최대허용축적선량 = (N−18)×5rems으로 표현되며 40세의 최대허용축적선량은 (40−18)×5 = 110rems가 된다.

표 1-8. Guideline (Exposure Limit)

Radiation workers	Limit
Whole body (prospective)	5rem/year
Whole body (retrospective)	10~15rem in any year
Whole body (accumulative to age N)	N in rem
Pregnant radiation worker	0.5rem in gestational period
Lens (head)	15rem/year
Marrow, lung, gonad, thyroid, skin	50rem/year
Life-saving emergency	50rem/year
Non-radiation worker	
Whole body	0.1rem/year
Embryo	0.5rem/year

IV. 영상진단영역의 조영제 (diagnostic pharmaceuticals : contrast media)

사용 기계와 대상의 진단목적에 따라 나뉘게 되어 1) X-선 발생장치를 위한 조영제, 2) 자기공명영상촬영을 위한 조영제, 3) 초음파 도플러검사시 혈류의 신호증강을 위한 조영제 등으로 나눌 수 있다.

1. X-선 발생장치를 위한 조영제

X-선을 이용한 방사선 촬영과 CT scan 시에 구별이 어려운 연조직 사이의 대조도를 항진시키기 위한 것으로 저음영으로 보이는 공기, 지방질 등의 'negative contrast media'와 X-선 감쇠흡수에 의한 고음영으로 보이는 'positive contrast media'로 대별되며, 인체내 주입 경로에 따른 분류와 사용 장기에 따른 분류도 이용되고 있다. 대표적으로 사용되는 X-선 감쇠흡수하는 조영제재는

표 1-7. Risk of death from environmental sources. Environmental death risk (1:10^6)

Amount	Activity	Cause of death	Amount	Activity	Cause of death
1.2mrem	chest x-ray	cancer	1500mi	Jet flying	cosmetic ray
1	cigarette	cancer	1 day	Boston	air pollution
0.5L	wine	cirrhosis	50mi	automobile	accident
10 spoon	peanut (butter)	cirrhosis (aflatoxin)	5mi	motorcycle	accident

iodine계열과 barium계열 그리고 기타제재로 나눌 수 있다. 일반적으로 많이 이용하는 조영제에 iodine과 barium을 많이 사용하는 이유는 iodine (32 keV)과 barium (34 keV)의 K−각 결합에너지가 진단방사선영역의 에너지 평균값과 비슷하여 K−각에서 많은 상호 작용이 발생하여 대조도를 증강시키는 장점이 있으며 iodine(53)과 barium(56)의 원자번호가 높다. 또한 iodine제재는 중금속 중 비교적 안전하게 대량으로 혈액내 주입이 가능하며 barium sulfate는 위장관에 안심하고 쓸 수 있는 제재이다.

A. 요도화 조영제재(iodinated agents)

1) 약리학

주로 혈관내 주입하여 증가된 iodine의 혈중농도에 의하여 방사선촬영 시 다른 연조직과 대조되는 요도화 조영제의 혈중농도는 다음의 요인에 의하여 결정된다.

%는 용액내 iodine의 농도가 아니라 solid salt의 농도를 의미하며, ( )안은 제품의 회사명이고, 삼투압(osmolality)의 단위는 osm/L이다.

주입속도 − 정맥내 bolus or drip infusion

혈중 반감기

체내분포 − plasma와 ECF 사이의 exchange rate와 혈뇌장벽(blood−brain barrier) 통과 여부

배설 − 콩팥요세관(renal tubule)에서 재흡수 없이 사구체 여과(glomerular filtration)되며 콩팥에서 걸러지지 않을 시에는 담즙증 배설 정도

2) 제재의 종류

요도화 조영제는 기본적으로 벤젠고리에 3개의 iodine이 부착된 tri−iodinated agent로써 sodium 혹은 meglumine과 결합되어 있다. 이때 iodine의 농도는 제재의 방사선투과도와 비례하며 결합 방법에 따라 삼투압의 차이가 있다. 조영제와 관련된 부작용은 iodine 고민감도와 삼투압(osmolality)과 관련이 되어, 대개의 조영제는 고삼투압이며 삼투압이 낮아져 등삼투압에 가까울수록 부작용의 빈도가 낮아진다. 또한 이들 고리 연결들이 주입 후 체내에 들어가서 분리되어 이온화되는지의 여부에 따라 이온성(ionic)과 비이온성(nonionic)조영제로 나누게 된다. 이온화 현상 자체가 여러 가지 부작용을 유발하므로 비이온성(nonionic)조영제가 보다 안전하다. 조영제의 발전은 부작용이 적으며 안전한 비이온성(nonionic), 등삼투압(isoosmolar) 조영제로 진행되는 추세이다(표 1−9).

표 1−9. Iodine contrast media

Chemical status	Iodine content	Osmolality
Ionic monomeric agent		
Hypaque (Mallincrodt)	60%	1550
Renografin (Squibb)	60%	1400
Conray (Mallinkrodt)	60%	1400
Ionic dimeric agent		
Hexabrix (Mallincrodt)	59%	600
Nonionic monomeric agent		
Omnipaque (Winthrop)	65%	700
Isovue (Squibb)	61%	600

3) 요도화 조영제재의 부작용

부작용의 전체 발생빈도는 크게 전체 검사의 5~8%이며, 그중 오심, 구토 등의 가벼운 부작용(minor reaction)이 4~7%이며, 응급조치를 취할 정도의 shock 등의 심한 부작용(severe reaction)이 0.05~0.1% 있으며, 75,000건의 검사 중 1건씩의 사망이 있다. 국내의 조영제검사가 1년 최소 100만 건 이상되는 현실을 감안할 때 상당수의 사망사고가 발생할 수 있으므로 조영제 검사에 주의를 기하여야 한다.

4) 비이온성(nonionic) 조영제재의 특징

이온성(ionic) 조영제재보다 자극이 적어 주입 시 통증이 적으며 보다 안전하나(severe reaction은 1/9이며, 전반적으로 부작용의 빈도는 1/6), 고가이다(같은 용량을 기준으로 15~25배).

5) 부작용의 위험이 높은 경우

조영제 주입 시 사망, 심각한 부작용의 기전은 주로

iodine 자체에 대한 과민 반응, 신장기능 장애로 인한 배설 장애, 고삼투압 조영제의 이뇨효과에 따른 혈액질병(multiple myeloma 등) 때 혈류 증가와 유입동맥 폐색, 심장에서 Ca−K 대사장애 및 신경독성(neurotoxicity)작용 등이 있다. 따라서 다음과 같은 경우는 심각한 부작용이 예상될 수도 있으므로 전처치 등의 주의를 기울여야 한다.

① 신장기능장애(탈수증 포함)
② 알러지, 천식 등
③ 심장질환
④ 전에 조영제 부작용 경력이 있는 경우
⑤ Multiple myeloma, Sickle cell disease 등

6) 부작용의 예방

사망 등의 부작용에 가장 중요한 원인은 iodine자체에 대한 과민반응(hypersensitivity)이므로 검사 전에 안구검사(eyeball test : 조영제 1방울을 안구에 떨어뜨리고 1~3분 기다린 후 결막의 충혈상태를 확인함), 피부검사(skin test : PPD skin test와 같이 조영제 0.1cc를 피부내 주입 후 발적상태를 확인함), pre−injection test(정맥내에 전체 조영제를 주입하기 전에 주사기를 연결한 상태에서 0.5~1cc 정도 주입하고 1~2분 기다린 후 환자의 상태를 확인한 후 나머지 전체를 주입함)를 시행하는 것이 중요하다. 비록 위의 검사로 완전히 부작용 발생을 예측하지 못하며, 드물게 이러한 검사 중 사망하는 경우도 있으나 환자의 신체보호와 의사의 법적보호를 위하여 특히 동의서를 받고 안구검사와 피부검사를 한 후 결과에 따라 환자의 확인을 받고 검사를 진행하는 것이 바람직하다. 만약 상기 환자군과 같이 부작용의 발생 가능성이 높은 대상에서는 가능한 한 iodine제재의 검사를 피하여 초음파나 자기공명영상을 시행하고 불가피한 경우는 nonionic제재를 사용하며, 다음과 같은 전처치를 하여야 한다.

Benadryl 50mg PO on call
Cimetidine 300mg PO night before and on call
Prednisone 50mg PO night before and on call

7) 기타 요도화 조영제재

① Oral cholecystographic agent : 담낭조영제재로써 tri−iodinated agent를 amide group과 결합시킨 제재로 혈액내에서 albumin과 결합한 후 간세포에서 glucuronic acid conjugation을 거쳐 담도로 배설된다. 이때 담낭이 가장 잘 보이는 시기는 10~20시간(약 17시간이 최대) 경과 후이다. 사용제재는 Iopanoic acid이다.

② Gastrografin(상품명) : Diatrizoate meglumine과 diatrizoate sodium의 합성제재로 향료를 첨가하여 위장관에 대한 경구제재로 사용한다. 사용 대상은 위장관의 파열이 의심되는 환자와 위장관에 대한 전산화단층촬영 시이다. 부작용으로는 기도 흡입에 의한 chemical pneumonitis와 고삼투압으로 흡습작용에 의한 설사를 유발할 수 있다.

B. Barium제재

위장, 소장관과 대장촬영에 사용되는 제재로 5~10um 크기의 $BaSO_4$이며 위장관에서 흡수되지 않는다. 사용 시 부작용으로는 대장폐색이 있는 경우에 폐색의 정도를 심화시킬 수 있으며 복강내 유출되면 barium peritonitis에 의한 extensive fibrosis를 유발한다.

2. 자기공명영상 조영제

자장에 미치는 영향에 따라 dimagnetic, 상자성(paramagentic), 초상자성(superparamagnetic) 제재로 구분되며 현재 사용되는 T1 조영제인 gadolinium제재는 상자성(paramagnetic)제재로 T1영상에서 밝은 신호로 보이게 되나, T2 조영제인 초미립 산화철(USPIO) 등의 초상자성(superparamagnetic)제재는 T2시간을 감소시켜 상대적으로 어둡게 보이는 효과를 갖는다.

A. Gd−DTPA

Diethylenetriamine pentaacetic acid (DTPA)의 gadolinium salt로써 자장내에서 인접한 protons의 여기시간(relaxation time)을 항진시켜 상자성 효과를 초래한다. DTPA는 종래에 핵의학에서 흔히 사용하던 약제로 gadolinium의 체내 안정화와 배설을 위하여 결합시킨다. 따라서 T_1과 T_2시간이 짧아지며 이때 T_1에 대한 영향이 높아, 조영 후 T_1강조영상에서 고신호를 초래하여 병변의 발견 및 분석에 도움을 준다.

용량 : 0.1mmol/kg

배설 : 신사구체배설(95%)과 간담도배설(5%)

부작용 : 미미하며, 0.3~2%에서 오심, 구토, 국소 통증 및 경련 등을 초래할 수 있다.

3. 초음파 도플러검사 조영제

초음파 검사 중 특히 도플러 검사에서는 혈류에서의 신호 발생이 아주 중요하다. 작은 기포는 초음파 신호의 반사율이 좋아 도플러 검사 시 신호 증강효과를 얻을 수 있다. 단순한 기포는 안정성이 낮고 폐순환에서 쉽게 걸러지므로 잘 녹지 않는 다당류나 albumin입자에 작은 기포가 첨가되도록 하여 정맥 주입하면 그 일부가 전신 순환에 돌게 되어 도플러 검사시 신호 증강효과를 보이게 된다.

Levovist(다당류 계열)

Albunex (albumin 계열)

V. 초음파 검사의 원리

1. 초음파란 무엇인가?

초음파는 사람이 들을 수 없는 높은 진동음역의 음파를 말하며 주파수가 초당 20,000번이 넘는 음파를 말한다. 주파수의 단위는 Herz (Hz)이며 의학에서 이용하는 초음파의 주파수는 1~20MHz이다. 초음파는 종파이며(longitudinal waves) 이것은 매체내 입자의 운동방향이 초음파 파동의 운동방향과 같다는 말이다. 예를 들어 북을 치면 북의 표면이 빠르게 앞뒤로 떨리면서 바로 인접한 공기의 입자를 밀고 당기게 되며 이 밀고 당겨지는 방향으로 소리가 전달된다(그림 1-7). 이러한 각각의 움직임을 cycle이라 하며 1초에 움직이는 수를 주파수(frequency, cycle/sec)라 부른다. 한번의 진동에 이동되는 거리가 파장이며 소리의 속도는 파장과 주파수의 곱으로 계산된다.

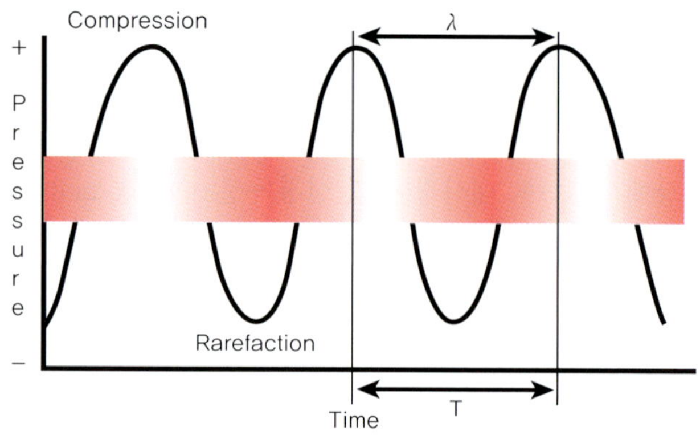

그림 1-7. 소리는 소밀이 반복되는 모양으로 전달되며 파장은 최고점 간의 거리이고, 주파수는 1/T이다.

C = fλ (C : 음속, f : 주파수, λ : 파장)

음속은 공기에서는 331.9m/sec (0℃)이나 신체 연조직에서는 1,540m/sec이다.

소리는 소밀이 반복되는 모양으로 전달되며 파장은 최고점 간의 거리이고, 주파수는 1/T이 된다.

초음파가 탐촉자로부터 인체내부로 전파된 시점부터 반사체에 부딪쳐서 탐촉자로 되돌아올 때까지의 시간을 측정함으로써, 반사체의 깊이를 측정할 수 있다. 만약 음파를 내보낸 후 되돌아 올 때까지의 시간이 0.15msce (0.00015sec)이라면 음파가 여행한 거리는 1,540m/sec×0.00015sec = 0.231m = 23.1cm이다. 따라서 반사체의 위치는 23.1 cm/2 = 11.6cm 깊이에 있다(그림 1-8).

초음파가 발사되었다가 들어온 시간을 측정함으로써 정확한 위치를 계산할 수 있다. A지점까지 여행한 시간이 0.15msce, B지점까지 여행한 시간이 0.08msce라면 수식을 통해 A와 B지점의 거리를 계산할 수 있다.

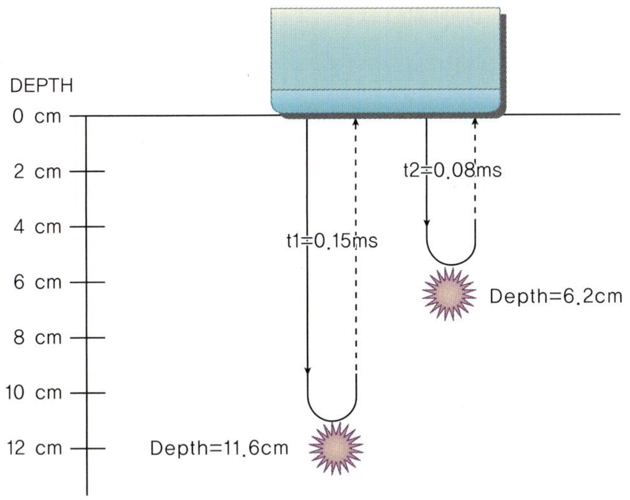

그림 1-8. 초음파가 탐촉자로부터 인체내부로 전파된 시점부터 반사체에 부딪쳐서 탄촉자로 되돌아올 때까지의 시간을 측정함으로써 깊이를 측정할 수 있다.

2. 초음파와 물질의 상호작용

초음파는 파동의 하나이므로 파장이 물체에 도달했을 때 반사, 굴절, 흡수, 산란 등의 상호작용이 있으며, 이들 특성에 의해 영상이 이루어진다.

1) 반사(reflection)

반사는 서로 다른 두 매질의 경계면에서 이루어지고 초음파 영상은 반사된 음파에 의해서 만들어진다. 반사는 조직의 음향저항(acoustic impedance)과 입사각(entrance angle)에 의해 결정된다.

음향저항은 물질의 밀도와 그 물진내의 음파의 속도를 곱한 값이다. 음파저항의 단위는 Rayl이며 인체 내 연부조직의 음향적항은 장기에 따라 다르나 1.3~1.7Rayl이며 공기는 0.0004Rayl, 뼈는 4.0Rayl이다.

Z = pV

(Z : 음향 저항, p : 밀도, V : 음파의 속도)

$R = (Z2-Z1)^2 / (Z2 + Z1)^2 \times 100$

(R : 반사율, Z1 : 매체 1의 음향저항, Z2 : 매체 2의 음향저항)

두 물질의 경계면에서 impedance의 차가 어느 정도 있는가 백분율이 초음파 영상의 parameter가 된다. Z1 = Z2이면 반사는 일어나지 않는다. 역으로 Z1과 Z2의 차가 커질수록 경계면에서 반사는 강하게 일어난다. 인체 내에서는 초음파의 극히 일부만 반사하는데 음향저항의 차이가 큰 공기나 뼈와 인체의 다른 부분의 경계면에서는 초음파의 대부분이 반사된다. 예를 들어 인체면과 공기 간의 반사율을 계산하면 $(1.7-0.0004)/1.7+0.0004)^2$ = 99.9%이다. 즉 거의 모든 초음파가 반사되기 때문에 환자를 검사할 때 탐촉자와 환자의 피부 사이에 소량의 공기라도 끼어드는 것을 방지하기 위해 항상 gel 등의 결합물질(coupling agent)을 사용하여야 한다.

초음파의 반사에 있어서 입사각이 작을수록 반사가 많이 되는데 어떤 특정각 이하로 비스듬히 도달하게 되면 100% 반사가 이루어지는데 이 각을 임계각(critical angle)이라 한다.

2) 굴절(refraction)

초음파가 매질간의 경계면에서 일부는 반사하고 나머지는 이전의 방향과 다른 각도로 진행하게 되는데 이를 굴절이라 한다. 소리의 속도는 매체에 따라 달라지므로 만일 어떤 주파수를 갖는 소리가 한 매체에서 다른 매체로 들어갈 때면, 주파수는 일정하게 유지된 채 속도가 바뀌게 되어 파장이 변하게 된다(그림 1-9).

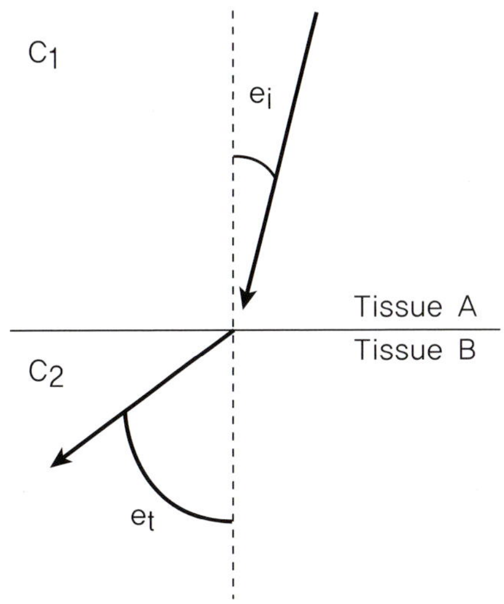

그림 1-9. 어떤 주파수는 갖는 소리가 한 매체에서 다른 매체로 들어갈 때, 주파수는 일정한 채 속도가 바뀌게 된다. 이렇게 방향이 바뀌는 것을 굴절이라 한다.

음파가 A조직에서는 C1의 속도를 갖고 있다가 B조직으로 갈 경우 주파수는 일정하지만 매체에 때라 속도가 달라져 C2의 속도를 갖게된다. 이렇게 방향이 바뀌는 것을 굴절이라 한다.

3) 흡수(absorption)

흡수는 초음파가 조직에서 열에너지로 바뀌는 것으로 음파의 주파수, 매질의 점도, 매질의 이완시간에 의해 영향을 받는다. 초음파의 흡수는 주파수와 정비례하여 높은 주파수의 탐촉자는 흡수가 빨리 많이 되므로 투과력이 떨어진다.

4) 산란(scattering)

초음파가 매질과 매질의 경계면에서 반사하는데 이 경계면이 일정하지 않고 울퉁불퉁할 때에는 초음파가 수많은 방향으로 흩어지게 되는데, 이를 산란이라 한다. 인체장기의 조직질감이나 조직특성은 주로 산란에 의하여 결정되며 산란은 주파수의 네제곱에 비례하므로 높은 주파수의 탐촉자를 사용할수록 영상의 질이 좋아진다.

3. 초음파 기기

초음파 기계는 기본적으로 송신기(transmitter), 탐촉자(transducer), 수신기(receiver), 영상전시장치(image display)로 구분된다.

1) 송신기

송신기는 인체로 보낼 초음파를 발생할 수 있도록 탐촉자에 전기에너지를 보내고 조절하는 기능을 한다. 또한 송신기는 탐촉자로부터 나오는 초음파의 속도, 즉 펄스반복주파수(pulse repetition frequency; PRF)를 조절한다. 펄스발생울은 매 초당 보내지는 분리된 작은 소리다발 수를 의미한다. 펄스발생울이 1,000이라면 이것은 1초에 펄스를 1,000번 내보내는 것이다.

2) 탐촉자

송신기로부터 받은 전기에너지를 파동에너지, 즉 초음파로 바꾸고 인체로부터 온 파동에너지를 전기에너지로 바꾸어 수신기에 전달하는 기능을 한다. 탐촉자에서 가장 중요한 것이 압전결정(piezoelectric crystal)인데 전면과 후면에 전극이 있고 외피는 방수절연체로 되어 있다. 후면흡음층(backing block)은 압전결정에서 발생하는 초음파를 흡수하여 초음파가 뒷벽에서 반사되어 앞으로 진행하는 것을 방지하고 초음파가 발생하 후 진동하는 압정결절을 억제하여 불필요한 초음파가 생기는 것을 방지한다. 압전결정, 전극, 후면흡읍층을 고무 또는 콜크 등으로 된 방음체(acoustic insulator)로 싸서 용기 밖으로 전파되는 소리를 막아주고, 이것을 다시 강한 플라스틱으로 싸서 내부 구조물을 기계적 충격으로부터 보호한다(그림 1-10).

압전결정은, 압전효과를 나타내는 물질로 어떤 물질에 전기를 가하면 모양과 크기가 변하고, 반대로 물질의 모양과 크기가 변하면 전기가 발생하는데 이를 압전효과라 한다. 탐촉자의 고유주파수는 압전결정의 두께에 의해 결정된다. 즉 초음파의 파장은 압전결정 두께의 두 배에 해당하는데, 압전결정의 두께가 얇아지면 파장이 짧아지고 파장이 짧아지면 초음파의 주파수는 높아진다. 탐촉자에서 나온 초음파 음속은 탐촉자 구경과 평행하게 뻗다가 일정 거리 이후 확산된다. 탐촉자 구경과 평행한 부분은 근영역(near zone), 퍼지는 부분을 원영역(far zone)이라 한다(그림 1-11). 근영역의 거리는 탐촉자 직

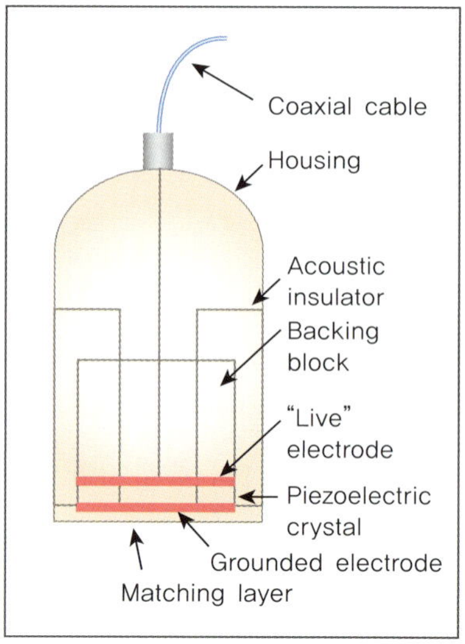

그림 1-10. 탐촉자의 구조

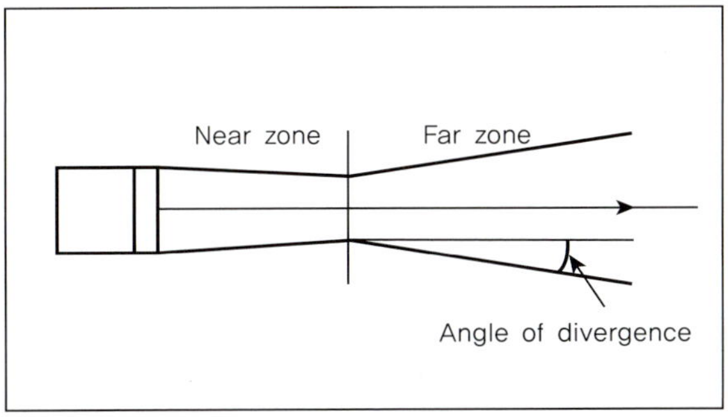

그림 1-11. 탐촉자에서 발생하는 음속의 모양

경의 제곱에 비례하고 초음파의 파장에 반비례한다. 즉 탐촉자의 직경이 클수록, 파장이 짧을수록(주파수는 높을수록) 근영격의 거리가 길어진다.

해상능이란 인접한 피사체를 분리 구분할 수 있는 능력을 말하는데, 초음파 해상능에는 축방향 해상능(axial resolution)과 측면 해상능(lateral resolution)이 있다. 축방향 해상능이란 깊이 방향으로 나란히 위치한 피사체를 구분할 수 있는 능력이고 측면 해상능은 옆으로 나란히 위치한 피사체를 구분할 수 있는 능력이다. 높은 주파수의 탐촉자는 축방향, 측면 해상능이 모두 우수하지만, 초음파의 흡수가 많이 일어나 깊이 위치한 병변의 검사에는 적당하지 않다. 일반적으로 복부 초음파 검사에는 2~5MHz, 유방이나 갑상선 등의 표재성 기관의 경우 7~13MHz의 탐촉자를 이용한다.

3) 수신기

수신기는 인체로부터 돌아온 미세한 에코가 압전결정을 통해 발생시키는 전기에너지를 감지하고 이를 증폭시키는 역할을 하며 수신된 데이터를 여러 가지 방법으로 변형하여 영상의 질을 높이는 기능을 한다. Time-gain compensation (TGC)이란 초음파가 인체를 통과하여 에코가 탐촉자로 되돌아오는 동안 여러 가지 상호작용에 의해 약화되기 때문에 깊은 조직으로부터의 에코를 얕은 부위보다 더 증폭해야하는데 이를 말한다.

4) 영상전시장치

에코에 의해 발생한 전기에너지를 영상으로 표현하는데에는 몇 가지 방식이 있다. A-mode (amplitude mode)방식은 구조물의 깊이와 에코의 강도만을 보여주는 방법으로 안과영역, 심장초음파의 일부에서 이용된다. M-mode (movement mode)는 시간에 따른 에코의 강도와 위치를 전시하는 방법으로 심장판막이나 심벽의 움직임을 검사하는 데 유용하게 이용된다(그림 1-12). 방사선과 영역에서는 주로 B-mode (brightness mode, gray scale)를 이용한다. B-mode 초음파는 서로 강도가 다른 반사된 에코를 명도로 나타내는 방식으로, 영상을 얻고자 하는 대상에 연속된 다수의 주사선을 따라 순차적으로 초음파 펄스를 보낸 후 되돌아온 에코를 영상으로 재구성한다(그림 1-13). 밝은 것부터 어두운 것까지 최소한 256단계의 회색조를 사용하며 반사파가 강할수록 흰색으로 표시하고 약할수록 흑색으로 표시된다.

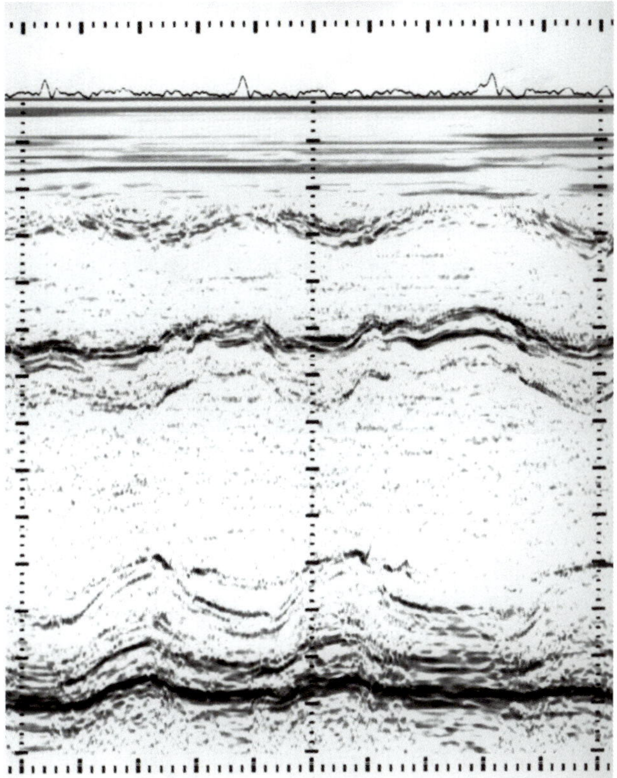

그림 1-12. M-mode 영상전시

4. 도플러 초음파

Doppler 효과(doppler effect)는 음원과 수신기 사이에 움직임이 있으면 음파의 주파수가 변하는 것을 말하

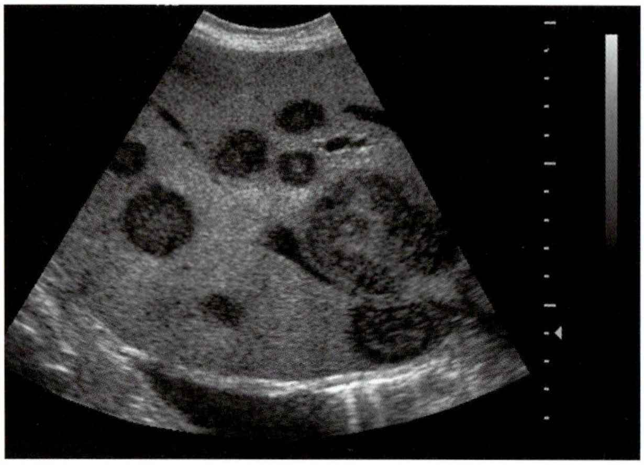

그림 1-13. B-mode 영상전시

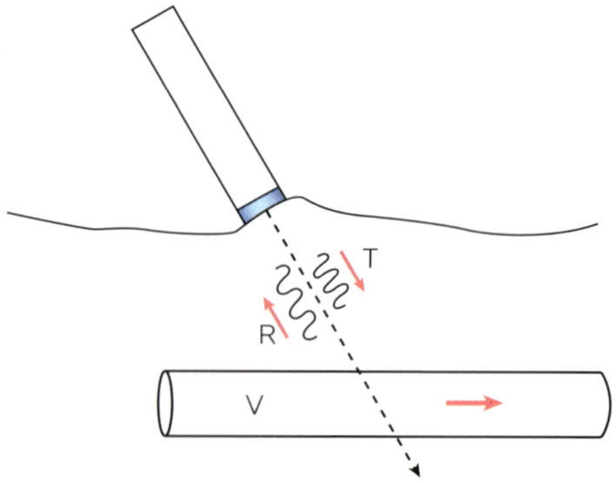

그림 1-14. 도플러 효과

다. 탐촉자로부터 인체로 발사된 초음파가 혈관 속에 흐르는 적혈구와 부딪혔을 때 돌아오는 초음파의 주파수는 발사된 초음파의 주파수와 다를 수 있으며 이 주파수의 차이를 도플러 변위(Doppler shift)라고 한다. 도플러 변위는 혈류의 속도에 비례하고, 탐촉자의 주파수에 비례하며 입사각에 영향을 받는다.

$$f = f_R - f_T$$

$$= 2\ f_T\ v \cos\theta/c$$

(f : 도플러 변위, f_T : 송신주파수, v : 움직이는 물체의 속도, c : 음파속도(1540m/sec), θ : 입사각)

송신된 주파수(T)는 움직이는 물질에 의해 주파수가 변하에 수신된다(R)(그림 1-14).

도플러 변위는 혈류의 속도에 비례하고, 탐촉자의 주파수에 비례하며 입사각에 영향을 받는다. 입사각이 60도가 넘으면 오차가 갑자기 커지므로 입사각을 60도 이하로 낮추는 것이 좋으며 입사각이 0에 가까우면 반사가 많이 되므로, 입사각은 30~60도를 유지하는 것이 좋다.

1) 도플러 초음파의 종류

도플러 초음파에는 연속(continuous)도플러와 펄스(pulse)도플러가 있다. 연속도플러는 두 개의 탐촉자를 사용하는 것으로 하나는 초음파를 송신하고 다른 하나는 수신하는 역할을 한다. 이 검사법은 비교적 손쉽게 혈류를 측정할 수 있으나 조직내의 깊이에 대한 정보가 없어 어떤 신호가 어떤 혈관에서 나왔는지 구별할 수 없다. 수술 중 혹은 침상에서 혈류의 유무를 측정하는 데 이용된다. 펄스도플러는 하나의 탐촉자가 송신기와 수신기의 역할을 하며 아주 짧은 순간 초음파의 펄스를 발생하여 수신한다. 연부조직 내에서의 초음파의 속도는 일정하므로 수신기를 일정 시간 동안만 작동시키면 일정한 깊이에 있는 혈류에 대한 신호만을 받아들이므로 위치정보를 알 수 있으며 해상도가 좋아서 많이 이용된다. 펄스도플러 기기를 통해 어떤 특정 혈관의 도플러 신호를 얻었을 때 그 신호가 어떤 혈관에서 나온 것인지 알기 위해서는 영상과 도플러 검사가 동시에 얻어져야 한다. 실시간 초음파 검사와 도플러 검사를 동시에 할 수 있는 기기를 duplex 도플러 초음파라고 한다.

칼라 도플러 초음파는 도플러 신호를 기본 3색(적색, 청색, 녹색)을 혼합하여 칼라영상으로 표시되며 혈류의 존재, 속도, 방향, 혈류 형태 등의 속성을 알 수 있다(그림 1-15). 일반적으로 적색은 탐촉자로 다가오는 반사체를 표현하며, 청색은 탐촉자로부터 멀어지는 반사체를 표현하는데 이용된다. 출력도플러(power Doppler)는 일반 도플러 기기에서 이용되는 평균 주파수 변위 대신 도플러 에너지를 이용한다(그림 1-16). 혈관내 작은 혈류도 민감하게 감지할 수 있는 장점이 있다. 또한 신호강도는 움직이는 반사체의 수와 관련되므로 영상이 도플러각과 무관하며 위신호(aliasing)가 없는 장점이 있다. 그러나 혈류의 속도와 방향에 대한 정보가 없고 주변 조직

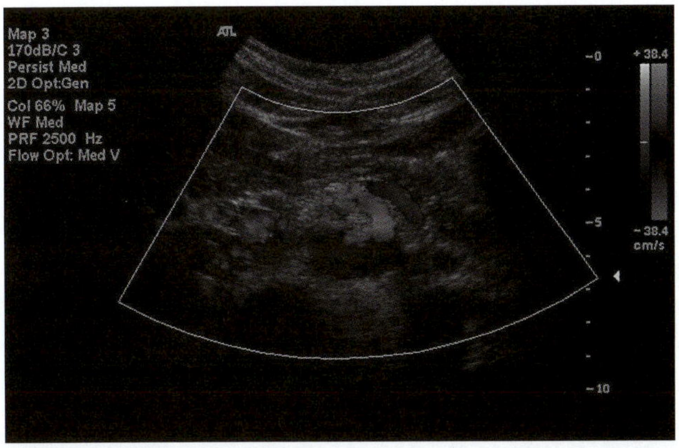

그림 1-15. 칼라 도플러 초음파. Celiac trunk가 보이는 level에서의 칼라 도플러 초음파

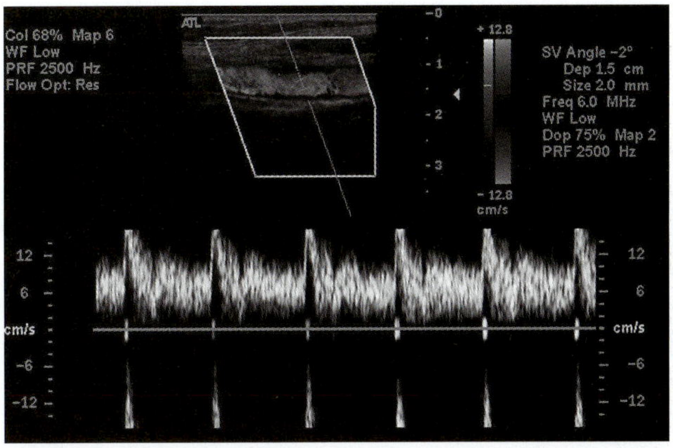

그림 1-17. Aliasing 허상. 파형의 상층부가 보이지 않고 없어진 파형이 baseline 아래에 나타난다.

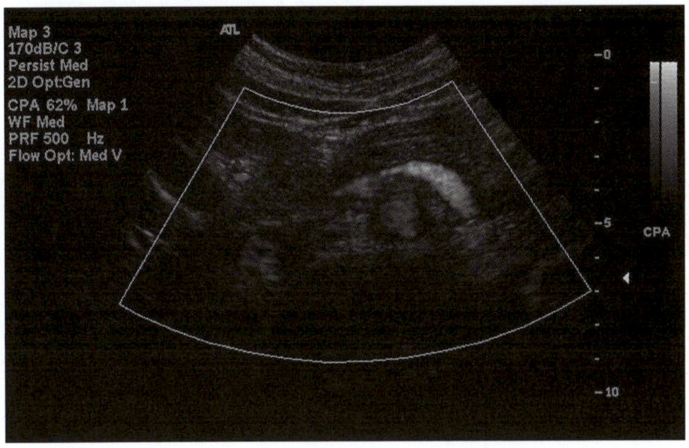

그림 1-16. 출력 도플러 초음파. Celiac trunk가 보이는 level에서의 출력 도플러 초음파

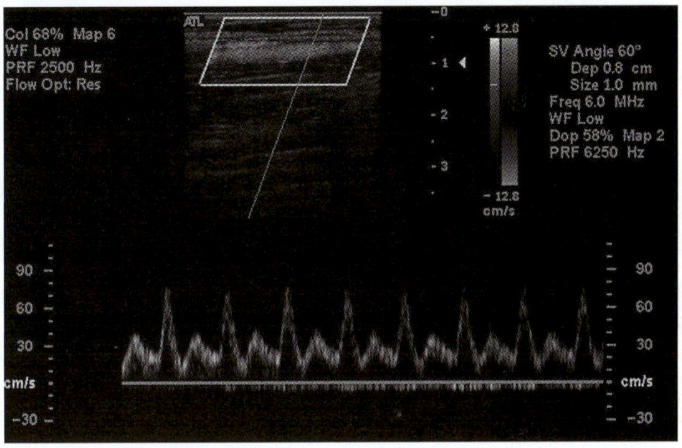

그림 1-18. Doppler spectrum at the level of fe-moral artery

들의 작은 움직임도 허상을 만들어 영상이 불분명하게 되는 단점이 있다.

위신호는 잘못된 정보가 나타나는 것으로 주로 고속 혈류의 펄스도플러 검사 동맥혈류의 수축기 최고 유속에서 발생한다. 파형의 상층부가 보이지 않고 없어진 파형이 baseline 아래에 나타난다(그림 1-17). 펄스도플러 기기는 한번 펄스 송신에 한번 도플러 신호를 수신한다. 이때 초당 반복되는 펄수의 수를 펄스반복주기(pulse repetition frequency; PRF)라 하며 측정할 수 있는 최대 도플러 변위는 펄스반복주파수의 반이며 이를 Nyquist limit라고 한다. 위신호의 발생을 피하려면 스펙트럼 영상에서 baseline을 낮게 조절하거나, PRF를 높이거나, 저주파수의 탐촉자를 사용하면 된다.

2) 도플러 분음(Doppler spectrum)

도플러신호 내에 포함된 모든 주파수의 요소를 그래프로 표시한 것을 도플러 분음이라 하며 이 그래프의 X축은 시간, Y축은 주파수 변위 또는 속도 정보를 표시한다. 도플러 분음을 해석함으로써 혈류의 존재 유무, 혈류의 방향 및 혈류의 특성에 대한 정보를 얻을 수 있으며 혈류에 대한 저항의 상태를 파악할 수 있다(그림 1-18, 그림 1-19). 흔히 이용되는 값으로는, S/D ratio, pulsitile index(PI), Resistive index (RI) 등이 있다(그림 1-19).

5. 초음파 검사의 특징

초음파는 전리 방사선을 사용치 않으므로 임신 가능

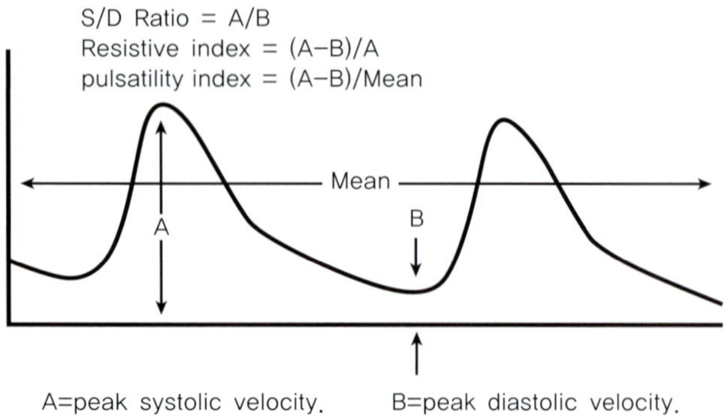

그림 1-19. Schematic diagram of Doppler spectrum

한 연령의 여성이나 임산부에게도 안심하고 사용할 수 있다. 검사에는 통증을 수반하지 않으므로 소아, 신생아에게도 용이하게 시행된다. 복부 초음파 검사히 금식이 필요한데, 그 이유는 식사 후에는 담낭이 수축하여 병으로 오인될 수 있고 위(stomach)에 음식물이 가득하게 되면 위 뒤쪽에 있는 기관의 검사가 어렵기 때문이다. 검사자가 탐촉자를 놓는 위치에 따라 임의대로 단층 상이 실시간(real time)으로 얻어지는 장점이 있다. 특히 초음파 검사는 다른 영상진단(전산화단층촬영, 방사성 동위원소 검사)에 비해 횡단주사뿐만 아니라 종단면, 좌우사위(L.P.O., R.P.O.) 등의 검사를 할 수 있는 장점이 있으므로 각 장기의 종합적인 해부학적 진단에 큰 도움을 준다.

초음파 검사의 장점은 장기내에 있는 병변의 성질이 낭성조직(cystic)인지 혹은 고형성 조직(solid)인지를 감별하는 데 가장 좋은 영상 진단법이라 할 수 있다(표 1-10). 즉 낭성조직이라 함은 수성(fluid) 물질을 함유한 구조물로서 다른 연부조직에 비해 음파의 속도가 빠르게 되고 흡수나 굴절 또는 반사 등의 현상이 일어나지 않고 그대로 통과하기 때문에 음향투과성(sonolucent)으로 보이게 되며 후방에 음영증강(posterior wall enhancement) 현상이 나타나게 된다.

반면에 고형성 조직은 정상 조직에 비해 초음파의 흡수, 굴절 및 반사 등이 많이 일어나게 되어 정상 echo level보다 증가된 음영으로 나타나게 되며 후방음영증강은 드물게 나타난다.

표 1-10. Criteria for differentiation between cystic nd solid lesions.

Findings	Cystic	Solid
Internal echoes	No	Yes
Posterior detail	Enhancement	Shadowing
Refractive edge effect	Yes	No
Boundaries	Smooth	Jagged
Shape	Spherical	Irregular

VI. 자기 공명 영상의 기초 물리학

자기 공명 영상(magnetic resonance imaging; MRI)은 외부 자기장 안에 놓여있는 원자핵들이 자화되어(매우 작은 자석) 핵자성(nuclear magnetization)을 형성하고 이 핵 자성을 공명 방법을 이용하여 NmR 분광기로 측정하여 영상으로 재구성하는 방법이다. 공명을 유도하기 위해 사용되는 전자파는 수MHz~수백MHz 범위의 FM 방송대의 주파수인 라디오파이다. X-선 영상, PET, 그리고 SPECT가 원자내의 전자(electron)에 의한 작용인 데 반해 MRI는 원자핵(nucleus)의 회전성(spin)을 이용한 원리이다. 전자를 이온화시키지 않기 때문에 방사능이 없고 비파괴적인 진단 방법이라는 장점이 있다. 반면에 핵에 의한 전자기장의 변화는 전자 천이에 비해 훨씬 작은 에너지를 동반하므로 잡음에 대한 신호의 세기가 작은 단점이 있다. 이 작은 신호-대 잡음을 극복하기 위하여 하드웨어 및 소프트웨어의 개발이 활발하며, 지난 10여년 동안 많은 진전이 있었다.

1. MRI 물리학의 기초

팽이가 얼음 위에서 빠른 속도로 돌 때(spinning), 우리는 쉽게 다음의 세 가지 운동을 관찰할 수 있다(그림 1-20).

① Spinning(회전) : 자체의 대칭 축을 중심으로 하는 빠른 회전

② Precession(세차) : 지구 중력장을 중심으로 한 회전 운동

③ Nutation(장동) : 지구 중력장에 대해 멀어졌다 가

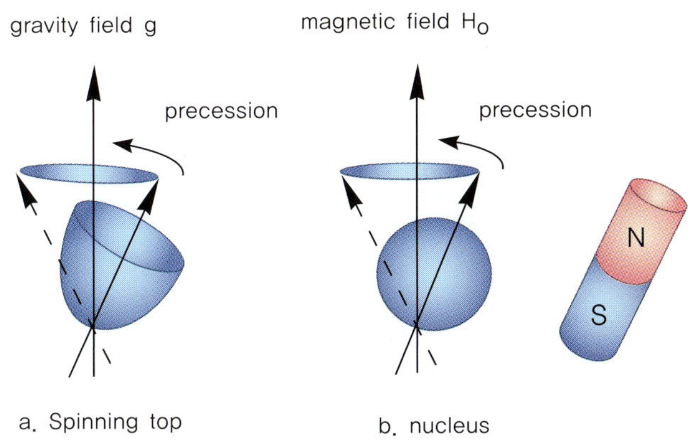

그림 1-20. 강한 자기장 내에 있는 NMR 원자핵들과 비슷한 운동을 나타내는 팽이

까워졌다 하는 운동.

자기장 속에 들어 있는 원자 핵들은 미시적인 팽이(microscopic spinning top)와 같이 생각될 수 있다. 어느 원자 핵들은 스스로 도는(spinning) 것으로 볼 수 있으며 원자핵 내의 전하분포로 인하여 원자핵들은 아주 작은 자석들이 된다. 이들이 외부 자기장 내에 들어가면 이를 외부 자기장을 중심으로 세차운동을 한다. 그리고 천문학적 수의 원자핵들은 거시적인 자성을 형성하고 우리는 공명 방법을 써서 이 거시 자성의 변화를 측정함으로서 원하는 정보를 얻는다.

어떤 핵들은 아주 작은 핵 자기 모멘트를 가지고 있는데 이는 미시적인 막대 자석으로 생각할 수 있다. 이들이 외부 자기장(Ho) 속에 넣어지면, 이 외부 정지 자기장을 중심으로 세차운동을 하며 세차 주파수는 다음과 같다.

$$fo = \gamma Ho/2$$

이를 핵자기 공명 주파수(NMR frequency)라고 부른다. 위의 식에서 γ는 자기회전율(gyromagnetic ratio)이라 하고, 특정 원자핵의 고유 상수로서, 원자 핵에 따라 다른 값을 가지며, 이 값이 클수록 NMR 주파수 fo가 크고 측정되는 NMR 신호의 세기도 크다. 자기장 1.0T의 자기장 내에서 ^{1}H은 42.5759MHz, ^{31}F은 40.055MHz로 각각 세차한다.

이 작은 원자 핵 막대 자석들은 벡터로 표시될 수 있고, 외부 자기장에 평행하려고 한다(안정상태). 한 개 또는 몇 개의 원자핵에 의해 만들어진 자성은 너무 작아서 측정할 수 없으나, 일반적으로 관측하고자 하는 대상은 Avoga dro수인 10^{23}개 정도의 원자핵을 가지고 있고 이에 의한 NMR 신호는 다음과 같다.

$$\text{NMR 신호} = \sim Mo = \sim \gamma^2 NHo/T$$

여기서 N은 관측하려는 NMR 원자핵의 수이고, T는 시료의 절대 온도 Kelvin (273 + ℃) 이며 인체의 경우 310°K에 해당한다. 의학에서 자기공명영상 방법에서 양성자 1H을 측정하는 이유는 생체 조직내에서 존재하는 원자핵들 중에서 자기 회전율이 크고 원자핵의 수가 가장 많기 때문이다. 그리고 NMR 신호는 외부 자기장 Ho의 크기에도 일차적인 비례를 한다. 이렇게 만들어진 핵자성 M의 행동이 시료에 대한 필요한 정보를 제공한다.

NMR 공명주파수로 세차하는 원자핵들이(예를 들면 ^{1}H) 다음의 원인들에 의하여 세차 주파수의 변화가 온다.

① 외부 자기장의 비균일도(external field inho mogeneity)

② 관측하려는 원자핵이 속해있는 분자의 화학적 구조(chemical structure) : 화학적 천이(chemical shift), 자화율(magnetic susceptability), J-coupling

③ 분자의 운동 역학적 특성(molecular dynamics)

④ 인위적으로 가해진 경사 자기장(gradient)에 의한 자기장의 위치에 대한 선형적 분포 등이다.

그리고 두 번째를 이용하는 것은 소위 NMR 분광(spectroscopy)이라 불리고, 세 번째와 네 번째를 이용하는 것이 핵 자기 공명 영상, 즉 MR imaging이다.

2. 공명

한 생물학적 시료를 자기장속에 넣었을 때 NMR 신호를 줄 수 있는 원자핵은 여러 종류가 있다. 그들은 제각기 다른 자기회전율 γ를 가지고 있으므로 다른 주파수로 세차를 한다. 이들 중 하나만을 관측하는 방법으로 공명

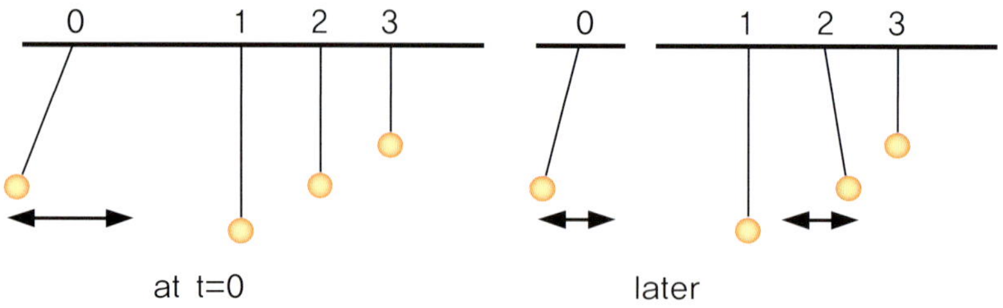

그림 1-21. 공명에 의하여 에너지를 전달하는 단진자. 같은 주파수의 진동자들끼리만 효과적으로 에너지를 서로 주고 받는다.

기술을 사용한다(참고서적 6).

간단한 예로서 위 그림 1-21에서 처럼 각기 다른 길이의 줄에 매달린 단진자들을 생각하자.

이들의 진동은 주파수가 단진자의 길이에만 관계하는 진동을 한다. 다음의 그림에서 0이라 이름된 왼쪽 단진자는 단진자 2와 같은 고유 주파수로 진동한다. 단진자 0을 왔다 갔다하게 하였을 때 1과 3은 움직이지 않고, 2는 0과 서로 에너지를 주고 받으며 진동을 하게 된다. 이는 두 개만이 같은 고유 진동수를 가지므로 서로 공명을 하기 때문이다.

이런 공명 현상이 NMR에서 사용되어 인체 내에 존재하는 신호를 줄 수 있는 여러 종류의 원자핵들 중에서 한 개만을 관찰할 수 있다.

NMR에서 위의 단진자 0에 해당되는 것은 시료 바로 곁에서 안테나 역할을 하는 소위 RF 코일을 포함한 스펙트로미터이다. 예를 들어서 1.0T 자기장에서 42.5MHz로 세차하는 양성자를 보기 위해서는 RF 코일을 포함한 스펙트로미터가 같은 주파수 42.5MHz로 동조되어야 한다. 자기장 안에 들어 있는 인체 내에는 NMR 진동자들은 ^{1}H, ^{23}Na, ^{13}C, ^{14}N, ^{15}N, 그리고 ^{31}P 등인데 안테나 역할을 하는 RF 코일을 포함한 스펙트로미터가 ^{1}H의 NMR 주파수에만 맞추어져 있으며(동조 또는 tune) ^{1}H외의 다른 핵들의 분포는 영상에 나타나지 않는다.

3. 인체 안의 물 분자

인체 내의 NMR 핵 중에서 영상화하는 데 쓰이는 것은 수소 원자핵인 양성자인데, 조직 내에서 빠른 운동을 하는 분자내의 수소원자 또는 양성자들만이 MR 영상에 측정된다. 그것이 인체 조직 또는 혈액과 CSF 등의 유체에 속한 물과, 지방질을 형성하는 분자들이다. 조직내에 일부의 물 분자들은 단백질 등의 거대분자에 구속되어 있고(bound water), 나머지는 거의 자유로운 상태(free water)로 운동한다(그림 1-22). 조직내의 환경이 다르기 때문에 물 분자들의 자기공명영상에서 조직들의 차이점을(정상/병변) 구분하게 하는 근본이 된다. Free water가 많은 조직일수록 순수한 물의 NMR 특성에 가까워 T2가 T1 값에 가깝고, T1과 T2가 길다. 그리고 종양과 같은 병변 조직은 자유수를 더 많이 포함하고, 따라서 T2와 T1이 길어짐으로 알려져 있다. 이는 T2 강조영상에서 주변 정상 조직보다 상대적으로 높은 신호를, T1 강조영상에서는 낮은신호를 나타낸다.

4. MR 펄스 대열(pulse sequence)

양자 역학적 근원에 의하여 형성된 핵의 자성을 NMR 분광기라는 하드웨어로 측정할 때 사용되는 소프트웨어를 펄스 대열(pulse sequence)이라고 한다. 이 펄스열은 RF와 경사 자기장 펄스들로 이루어진다. NMR에서 우리가 관측하고자 하는 핵의 스핀은 그의 세차 주파수와 꼭 같은 주파수의 RF에만 영향을 받고, 경사 자계 펄스는 위치에 따라 스핀들이 선형적인 세차 주파수를 가지도록 하여 우리가 보는 영상을 구성하게 한다. 예를 들어서 2D 평면 영상인 경우에 먼저 RF와 단면 선택 경사 자계 펄스로 보고자 하는 2D 평면 내의 스핀들이 선택되고, 선택된 평면을 주파수 방향(frequency encoding; FE)과 위상 방향(phase encoding; PE)으로 나누어 영상화를 한다. 이 때 PE은 원하는 matrix 수만큼 각기 다른 경사

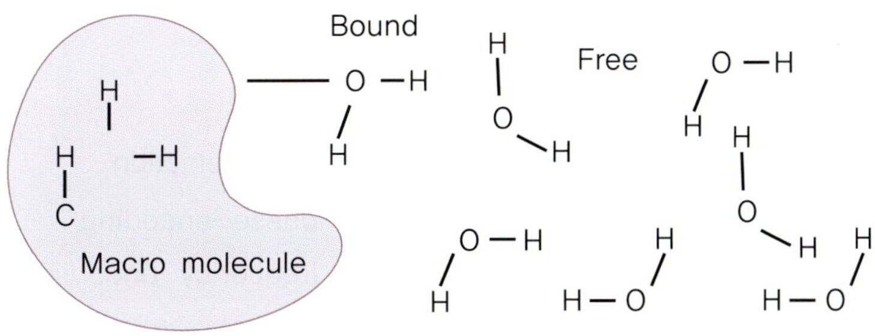

그림 1-22. 일부의 물 분자들은 단백질과 같은 큰 분자들에 약하게 결합하고 있다. 나머지 물들은 이들 구속된 것들에 비하여 자유롭게 운동한다.

자계 펄스를 가하여 반복시간(repetition time; TR)마다 반복한다. 각 PE마다 NMR 신호가 에코 시간(echo time; TE) 후에 경사 자계 하에서 측정된다. 이 기본 개념을 변형한 많은 펄스 대열들이 임상용 MR 기기에서 사용되고 있다.

MR 영상에서 사용되는 펄스 대열에는 크게 스핀에코(SE) 펄스 대열 종류와 gradient 에코(GRE) 펄스 대열 종류로 구분한다. 다음 그림에서처럼 MR 영상 펄스 대열은 RF와 경사 자계(gradient) 펄스들의 나열인데 우리가 원하는 공간이 3차원이므로 항상 세 방향의 경사 자계를 가한다. 단면 선택 펄스는 보고자 하는 2차원 단면을 선택한다. 선택될 단면의 시간과 RF 펄스에 실린 RF의 주파수 등에 따라 결정된다. 이렇게 선택된 2차원 단면을 영상화하기 위해서는 두 독립적 방향에 각 다른 방법으로 경사 자기장을 가하여 소위 encoding한다. 일반적으로 선택된 단면의 크기(field of view)가 작을수록 강한 경사 자기장이 걸린다. 스핀에코(SE) 펄스 대열과 GRE 펄스 대열의 기본적인 차이는 다음과 같이 간단하게 기술될 수 있다.

A. SE 펄스 대열

MR 영상의 가장 기본이 되는 펄스 대열(그림 1-23)로서 일반적으로 좋은 MR 신호를 만들 수 있다. 영상화에 필요한 경사 자기장을 가하고 이에 의한 위상을 되돌리기 위하여 180°RF 펄스를 가하는 것이 비 스핀에코 대열들과 다른 점이다. 이 180°RF 펄스가 외부 자기장의 비균일도(external field inhomogeniety), 관측하려는 원자핵이 속해있는 분자의 화학적 천이(chemical shift), 그리고 조직의 자화율(magnetic susceptibility) 등에 의한 신호의 소실을 극복할 수 있어서 신호잡음비(signal-to-noise ratio; SNR)를 높일 수 있다. 그러나 180°RF를 가하는 시간만큼 TE가 늘어나므로 움직임에 의한 영상의 왜곡에 더 민감하고 단위 시간당 더 많은 RF가 인체에 가해지는 단점이 있다. 이의 변형으로서 RARE, fast SE, turbo SE 등이 있다.

B. GRE 펄스 대열

GRE 펄스 대열(그림 1-23)은 180°RF 펄스가 없으므로 SE 펄스 대열에 비하여 TE를 짧게 할 수 있고, 인체내 가해지는 RF 에너지의 양도 적다. 또한 단면 선택 RF 펄스를 90° 미만으로 작게 치고 스핀계를 빨리 그의 평형상태에 도달하게 하는 소위 FLASH (siemens회사의 : Fast Low Angle Snap Shot) 또는 이의 변형 펄스 대열들이(GE회사의 GRASS와 SPGR, 또는 field echo) 사용되고 있다. 이들은 외부 자기장의 비균일도, 화학적 천이(chemical shift), 그리고 조직의 자화율(magnetic susceptibility) 등에 의한 영향으로 T2 대신에 더 짧은 T2* 라는 완화 상수가 사용되고, 같은 TE에 대하여 SE 펄스 대열에 비하여 T2*에 의한 신호감쇠가 훨씬 크다.

C. 고속 GRE 펄스의 한 예 : FLASH

MR 영상화에 걸리는 시간은 TR × PE 수 × acquisition 수이다. 즉 TR을 짧게 함으로써 측정시간을 줄일 수 있으나, 너무 작게하면 SNR이 나빠서 그 효용성이 떨어

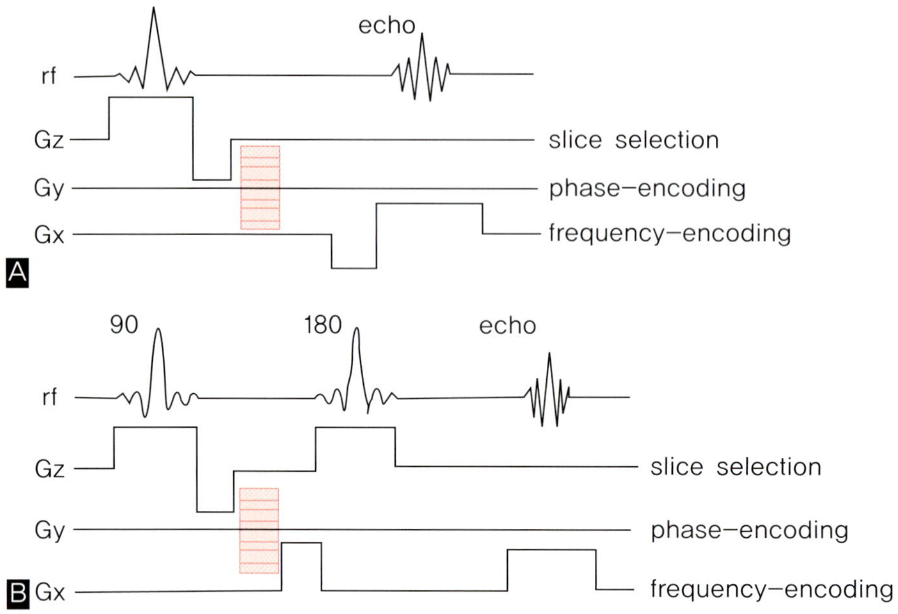

그림 1-23. Gradient echo(A)와 spin echo 펄스열(B). SE 펄스 대열은 스핀들의 위상회복을 위하여 180° RF 펄스를 가한다. A. Gradient echo pulse sequence (GRE) B. Spin echo pulse sequence (SE)

진다. SNR도 너무 나쁘지 않고 T1 및 T2 대조 효과를 충분히 낼 수 있는 방법 중에 대표적인 펄스 대열이 FLASH 또는 이와 비슷한 목적의 것들이다. 이 펄스 대열은 각 PE마다 90°보다 작은 RF 펄스로 단면을 선택하고 echo를 측정한 다음, 종축(z 방향)으로의 자성이 짧은 TR 동안에 소위 안정 상태(steady state)를 형성한다.

이런 FLASH 종류의 영상은 flip angle의 크기에 따라 다른 contrast를 만든다. 각이 큰 경우에는 선택된 TR과 TE 값에 대하여 T1 강조한 영상을 만든다. 그러나 작은 flip angle(5~10°)의 경우에 TE가 짧으면 양성자 밀도 영상을, TE가 길면 T2* 대조 영상을 만든다.

5. 기초 NMR 물리적 특성

A. 스핀 완화 시간, T1과 T2(spin relaxation time)

자연의 물질은 안정 상태에 있으려 한다. 물리학적으로 이것은 바닥 상태(ground state)에 있다고 한다. 그리고 온도와 같은 어느 특정 조건하에서 그의 주위와 열평형 상태(thermal equilibrium)를 유지한다. 열평형 상태에서 시료내의 수많은($\sim10^{23}$개) NMR 핵에 형성된 자성 벡터는 외부 자기장에 평행하게 배열된다. 그리고 이에 수직인 평면(x−y 평면)에는 자성이 없다.

MRI 실험에서(그림 1-24), 이 자성 Mz가 매 TR마다 RF 펄스에 의해 xy 평면으로 눕혀지고, 이 자성 Mxy의 시간적 변화를 전자적으로 기록한다. RF 펄스는 시료내 스핀계의 열평형을 깨뜨린다. RF 펄스 후에 z 방향의 자성은 평형값 Mo보다 작게 되고 xy 평면의 자성 Mxy은 그의 평형값 0보다 크다. 이때 다음과 같은 두 가지 현상이 일어난다.

B. T2 이완(T2 relaxation)

x−y 평면의 자성은 Mxy은 스핀들의 'dephasing' 때문에 그의 크기가 줄어들어 마침내 그의 평형값인 0으로 T2라는 감소 특성 상수로 접근한다. 일반적으로 물질이 단단할수록 T2 값이 짧고, 액체인 경우에 길다. 참고로 단백질 분자들과 뼈의 각질이 MR 영상에 측정되지 않는 이유는 T2가 너무 짧기 때문이다.

$$Mxy = Mxy^{\circ} \exp(-t / T2)$$

C. T1 이완(T1 relaxation)

z−방향으로의 자성은 평형값인 Mo로 얼마나 빨리 회복되는지를 T1이란 시간으로 표시한다.

$$Mz = Mo \{1-\exp(-t / T1)\}$$

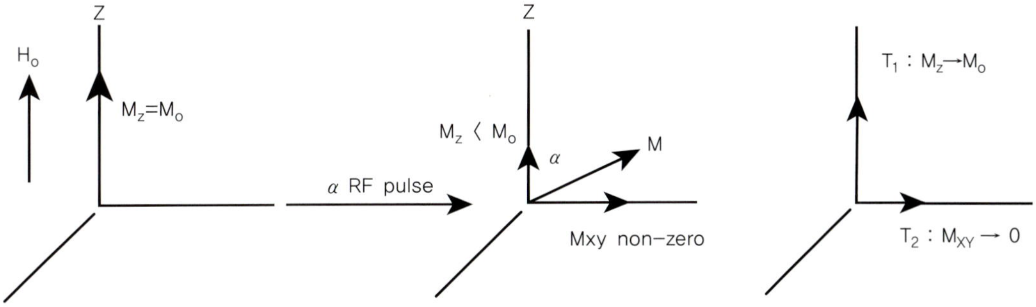

그림 1-24. NMR 실험. 형성된 거시 자성은 RF 펄스에 의하여 xy 평면을 향해 눕혀지고, 이 자성의 xy 평면상의 이 측정되는 NMR 신호의 세기를 결정한다.

위의 식에서 정의된 것처럼 T1의 5배 정도의 시간에 완전히 회복된다. 순수한 물은 상온의 1.5 Tesla 자기장에서 T1이 약 4초 정도 되고 T2의 값에 거의 가까워진다.

T1과 T2 이완시간은 원자핵이 속해 있는 분자의 운동역학과 화학적 구조 등에 관계있어, 장기에 따라 조직과 병변이 있고 없음에 따라 값이 다르다(표 1-12). T1과 T2 이완시간의 차이는 MRI 영상화 과정에 음영 대조를 만들어 주는 매우 중요한 역할을 한다. 다음 표 1-11은 0.5와 1.5T에서 인체 내부 조직내 물 분자들의 T1과 T2를 보인다. T2는 자기장의 세기에 관계없이 거의 같은 값을 가진다. 반면에 T1은 지방질과 CSF를 제외하고 대개의 조직들이 500~1,000msec 사이에 있다(표 1-11).

표 1-11. 인체 각 조직들의 대략적인 T1과 T2 값들(단위 : msec)

Tissue	T1		T2
	1.5T	0.5T	
Skeletal muscle	870	600	47
Liver	490	323	43
Kidney	650	449	58
Spleen	780	554	62
Fat	260	215	84
Gray matter	920	656	101
White matter	790	539	92
Cerebrospinal fluid	〉 4000	〉 4000	〉 2000
Lung	830	600	79

6. MR이 어떻게 의학에서 쓰이나?

임상에서 쓰이는 영상은 첫째, 잡음에 비하여 신호가 훨씬 커야 되고, 즉 SNR이 커야 된다. 이 SNR은 영상 부피의 크기, phase-encoding의 수, NEX (number of excitation), 선택된 단면의 두께, 관심 부위의 RF 코일에 대한 실질적인 부피 또는 어느 RF코일을 사용하였나, 그리고 반복시간 TR과 에코시간 TE 등에 복합적으로 관계한다. 둘째는 정상과 비정상 조직 사이에 상대적인 신호의 크기 차이에 의한 구분이 되어야 한다(contrast). 상대적인 신호차이(음영)를 이용하여 병변이 있고 없음을 판독한다. 음영을 조절하기 위하여 현재 임상에서 쓰이는 방법으로서 크게 네 가지가 있다. 각 조직들의 MRI 신호를 줄 수 있는 원자핵의 밀도의 차이를 이용하는 proton-density 대조법, T1, 그리고 T2 값의 차이를 이용하는 T1 강조영상법과 T2 강조영상법, 그리고 혈관 조영술에 사용되고 있는 자화전이 음영 방법이 있다.

MR 영상은 조직들간에 또는 병변이 있는 곳을 정상부위로부터 구분할 수 있어야 한다. 일반적으로 임상에서 보는 MR 영상은 조직내의 물 또는 fat 분자와 같이 빠른 운동을 하는 분자들 안에 있는 수소 원자핵 1H에 의해 형성된 자성의 공간적 분포를 그린 지도이다. 그리고 조직들의 T1와 T2의 차이를 이용하여 조직간의 대조도를 높여서 병변을 구분하는 방법이다.

A. 양성자 밀도(proton density) 영상

조직들 사이의 구분을 물과 지방에 속한 양성자의 수에 비례하여 신호의 세기를 측정하는 방법이다. 양성자 밀도 음영을 얻기 위하여 다른 매개 변수에 의한 신호의 차이가 되도록 작아야 된다. 대개 인체 MR 영상에 쓰이는 매개 변수의 값들은 어떤 펄스 대열을 쓰나에 따라 달라지나 스핀에코방법에서 양성자 밀도 음영은 대략 2~4초 정도의 TR과 작은 값의 TE를 쓴다. 그리고 90° 미만의 flip 각을 쓰는 고속 gradient 영상법인 FLASH와 같은 펄스열을 사용할 경우에는 작은 flip 각이 가해져야 한다.

B. T1 강조 영상

표 1-11에서 보듯이 뇌 조직(white matter, gray matter)과 CSF의 T1 값은 각각 ~0.900초와 약 4.0초이다. 뇌 조직과 CSF의 스핀 밀도가, 즉 z방향으로 형성된 처음 각각의 자성 Mo (CSF)과 Mo (brain)이 거의 같다고 가정하자. RF에 의하여 이들이 x-y 평면으로 눕혀진 직후에 z방향 성분이 다시 자라기 시작한다. T1 값들에 비하여 짧은 시간(예를 들어 0.60 sec 후) z 방향 성분의 회복은 뇌 조직 Mo(brain)의 49%가 재형성된 반면에 CSF는 Mo(CSF)의 14%만이 회복되어 MR 신호의 세기가 차이가 생기며 이 때에 다음 펄스를 스핀에 가하여 강한 대조를 만든다. 이때 T2 감쇠에 의한 차이를 최소화 하기 위하여 TE를 작게 한다.

C. T2 강조 영상

z방향으로 형성된 각각의 초기 자성 Mo(CSF)과 Mo(brain)이 RF에 의해 x-y 평면으로 눕혀진 직후에 x-y 평면에서 각기 다른 속도로 없어지는 성질을 이용하는 방법이다. 그러므로 초기에 서로 비슷한 정도의 자성 Mo(CSF)와 Mo(brain)을 각각 준비시킨 후에 이들을 RF 펄스로 눕힌 후에 적절한 시간 TE를 기다린다. 이동안 brain과 CSF에 해당하는 자성들은 크기가 감소되는데 TE 후에 이의 감소 정도를, 즉 각각 얼마나 남았는지가 NMR 신호로서 측정된다. 예를 들어서, 만약 TE가 200 msec라면 각각의 초기 값에 비하여 뇌 조직으로부터의 신호는 13%만 남은데 비해 CSF는 90%가 남아있어 영상 신호세기에서 큰 차이를 나타낸다. SE T2 강조 영상을 얻기 위하여 수 초 정도의 TR과 적당히 긴 TE를 선택한다. TE가 길수록 T2의 차이에 의한 음영 효과가 크나, 전체적인 신호의 세기가 감소한다.

Spin echo 펄스 대열에서 T2, T1 및 양성자 밀도 대조 영상에 대한 TR과 TE는 다음과 같이 나타낼 수 있다.

스핀 밀도 영상 : TR – long, TE – short
T1 강조 영상 : TR – short, TE – short
T2 강조 영상 : TR – long, TE – long

그러나 어떤 값을 선택해야 하는가는 MR 영상화 하려는 부위 조직들의 T2와 T1 값과 같은 세부적인 사항들에 따라 달라진다. 또한 작은 flip 각을 쓰는 GRE 펄스 대열의 경우에는 flip 각의 크기에 따라서 다른 음영을 얻는다. MR 영상에서의 신호는 항상 보고자 하는 부위의 양성자 갯수(밀도)에 비례하기 때문에 T2 또는 T1 대조 영상에서 강한 신호를 어두운 부위에 비하여 단순히 T2가 크다거나(T2 대조) 또는 T1이 작다고(T1 대조) 할 수 없다.

D. 자화 전이 음영 (magnetization ctransfer ontrast; MTC)

단백질과 같은 거대분자의 분자 운동은 활발하지 못하나 많은 양성자가 있으며 이들도 영상을 할 때 가해지는 RF 및 경사 자기장 펄스의 영향을 받는다. 다만 T2가 너무 짧아서 영상에 나타나지 않을 뿐이다. 이들에 속해 있는 양성자들은 영상에 나타나지는 않지만 물과 지방 분자에 속해있는 양성자들과 상호 작용을 하여 영상에 영향을 줄 수 있다.

양성자 핵들이 어떤 분자에 속해 있던지 이들은 서로 자성을 서로 공간을 통하여 교환한다(그림 1-25). MR 영상을 할 때 거대분자들에 속한 양성자의 일부에 해당하는 세차 주파수의 RF를 가하고 시간 TM을 기다리면 이 시간 동안 영상화될 주위의 물 분자들은 자성의 일부를 이들에게 전달(magnetization transfer; MT)하고 측정되는 NMR 신호가 감소한다. 이러한 자화 전이의 차이가 조직과 병변 유무에 따라 다르다. 이 상호 작용의 상대적 세기를 이용하는 음영 방법을 자화 전이 음영(mag-

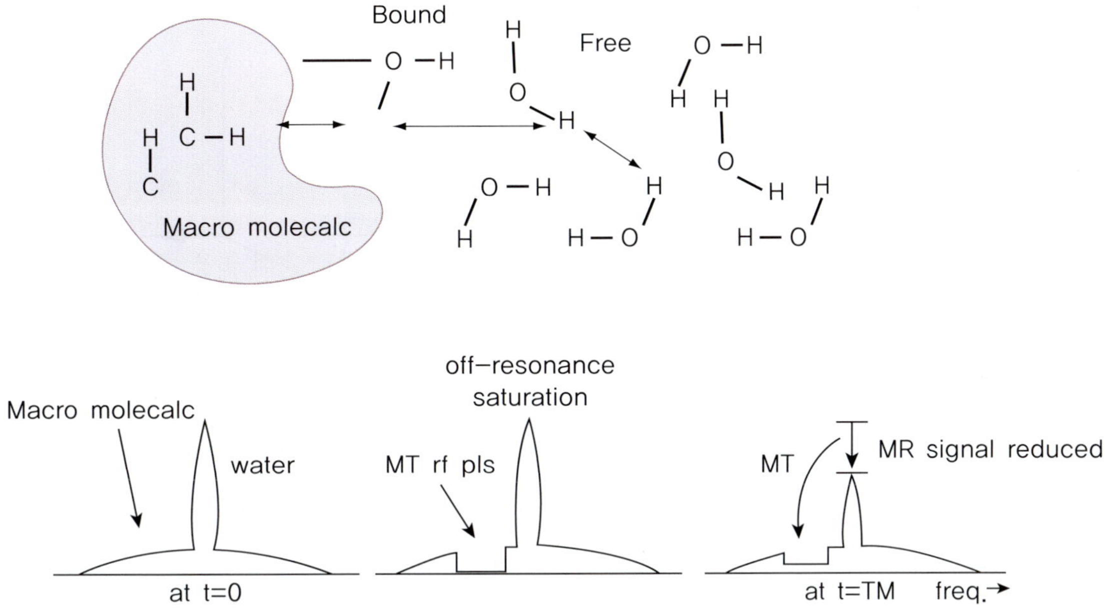

그림 1-25. 자화 전이 음영(MTC)의 원리. 시간 t=0에 macro 분자에 속해 있는 양성자 스핀들의 NMR 주파수에 해당하는 RF를 가하여 이들만의 평형을 방해하고, 시간 TM을 기다리면 이들 스핀들은 MR 영상에 나타나는 물 분자들부터 자성을 빼앗아가고 나머지 영상화되어 얻어지는 영상은 MT의 정도에 따라 감소된 값을 보인다.

netization transfer contrast; MTC)이라고 한다. 이는 정지 조직들과는 달리 혈액 내의 양성자들은 물 분자 주위에 MT를 할 수 있는 거대분자(macro molecule)들이 없어서 MT에 의한 MR 신호의 감소가 거의 없어서, 혈관촬영술에서 혈관을 정지 조직들에 대하여 상대적으로 잘 보이게 한다.

7. 지방 신호 제거(fat suppression)

물과 지방 분자들이 같이 존재하는 한 화소(voxel)에는 일반적으로 MR 영상에 두 분자 모두 나타난다. 경우에 따라 지방 신호를 제거하고 물만을 영상할 필요가 있다. 물과 지방 분자들은 다른 NMR 특성을 가지고 있다. 이들을 이용하는 방법으로서 크게 세 가지가 있다.

A. Inversion recovery 펄스 대열

생체 조직 안에 가지고 있는 지방 분자의 양성자는 1.5T의 자기장에서 대략 260msec의 T1을 가지고 있는 반면에 물은 500msec에서 1,000msec 정도의 T1이므로 한 phase encoding 단계 과정에서 RF에 의하여 분산된 후에 이들의 각기 다른 속도로 자성이 회복되는 차이를 이용할 수 있다(그림 1-26). 이 IR 펄스열은 단면 선택 펄스가 180°RF를 동반하여 +z축을 향하던 물과 지방의 자성들을 −z축 방향을 향하도록 한다. 그리고 기다리면 그림에서 처럼 각각 다른 속도로 이완되고 평형 상태인 지방의 +z축 성분이 0이 되는 시간 T_{NULL}에 90°slice 선택 펄스를 가하여 영상을 한다. 이때 물 분자들로부터의 자성은 0이 아니므로 얻어지는 영상은 물 분자들만을 반영한다.

T_{NULL}은 영상화에서 제거하려는 분자의 T1과 다음과 같이 관계한다.

$$T_{NULL} = 0.693\ T1$$

B. Chemical fat saturation(화학천이 지방억제)

생체 내의 물과 지방의 양성자들은 같은 자기장안에서 3.5ppm의 차이로 세차 운동을 한다(화학 천이). 이는 1.5T 자기장에서 224Hz의 주파수 또는 4.6msec의 주기의 차이를 말한다. Chemical fat saturation 펄스열은 일

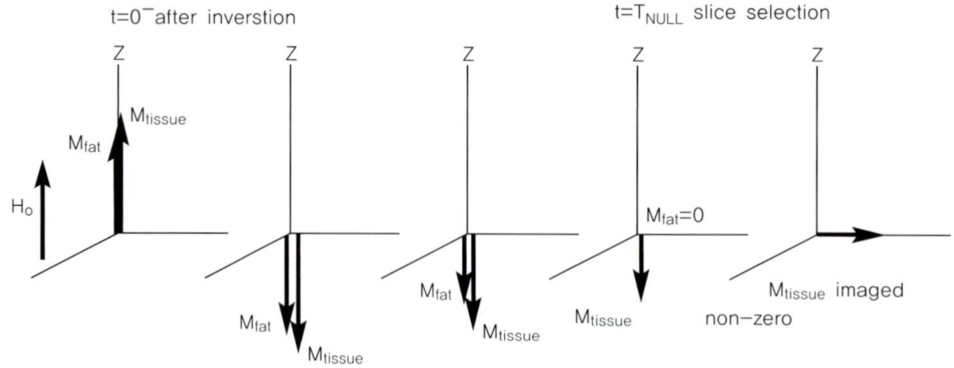

그림 1-26. IR 펄스 후에 조직내 지방 분자의 TNULL에 해당하는 약 170msec 정도의 T1에 지방의 자성은 xy평면에 도달하고 T1이 지방보다 큰 물 분자의 자성 중 일부는 아직도 −z축을 가리킨다. 이때 다시 90°RF를 가하면 z방향의 지방의 자성은 없으므로 얻어지는 영상에서 제거되고 물 분자의 자성만이 영상화된다.

반적인 SE 펄스 앞에 지방 양성자의 세차 주파수를 중심으로 수십Hz 폭의 RF 펄스를 가해서 영상화하려는 부분에 물 분자의 양성자만이 NMR 신호를 줄 수 있도록 준비시킨 다음 단면 선택 펄스를 가한다. 이 방법은 물과 지방에 해당하는 스펙트럼이 잘 구분되지 않는 낮은 자기장에서는 그 효과가 크지 않다.

C. In/Out-of phase 방법

이 방법은 정확히 말하여 지방 신호를 영상에서 제거하지는 않는다. 3.5ppm의 화학 천이 차이는, slice 선택 후에 4.6msec의 TE에 영상위의 voxel내에 있는 지방과 물 분자내의 양성자 스핀들이 서로 평행하여 측정되는 신호는 이들의 합을 반영한다(in-phase). 반면에 2.3 또는 6.9msec의 TE에는 이들이 서로 반대 방향으로 평행하며 NMR 신호는 이들의 차이를 반영한다.

8. MR 혈관촬영술(MR angiography; MRA)

혈관내의 혈액과 같은 연속적인 흐름을 영상화 하는 자기공명혈관촬영술(MRA)에서는 TOF (time of flight)와 PC (phase contrast)라는 펄스 대열을 사용한다. 움직이지 않는 조직들은 그의 MR 신호가 제거되어 MRA 위에 희미하거나 또는 거의 나타나지 않는다. TOF는 이론과 실제가 간단한 반면에 PC 방법은 상대적으로 이해하기 어려우나 얻어지는 영상이 TOF 영상보다는 훨씬 많은 정보를 포함하고 있어 혈액의 속도 및 한 단면을 지나는 혈액의 양을 측정할 수도 있다.

최근에는 TOF방법에 MTC(자화전이 대조법)를 병용하여 MR 혈관 촬영을 하기도 한다.

아직 전반적으로 DSA보다 혈관이 덜 뚜렷하지만 비파괴적인 장점이 있다.

9. RF 코일의 역할

RF 및 경사 자기장 펄스들에 의하여 발생되는 NMR 신호는 RF 코일에 의해 측정이 된다. 핵 자기공명영상에서 사용되는 RF 코일에는 크게 두 가지로 구분할 수 있다. 첫째는 머리, 다리 등의 영상에 쓰이는 RF 펄스를 치기도 하고 인체로부터의 RF (MR) 신호를 받을 수 있는 송수신(Tx/RCVR) 겸용 코일이다. 이에는 머리 코일, 전신 코일, 말단(extremity) 코일 등이 있다. 둘째는 RF 펄스의 송신은 전신 코일로 치게하고 영상하고자 하는 부위 바로 가까이에서 MR 신호를 받기만하는 표면 코일들이다. 소형, 중형, TMJ, 유방, 척추 표면 코일 등 많은 종류가 있다. 이 표면 코일은 MR 신호는 크게 인체로 부터 생기는 RF 잡음을 작게 받음으로써 원하는 부위만의 SNR을 높인다.

10. MR 실제

이런 기본적인 물리학에 근거한 NMR영상은 실제 임

상에서 쓰일 때 SNR이 나쁘다는 단점을 극복하려는 많은 기술적 노력과 결실들이 있다. 그들 중에 가장 중요한 것들은 다양한 펄스 대열들과 인체 각 부위에 적합한 갖가지 표면 코일들이다. 얻어지는 영상이 진단에 유용하도록 하기 위하여 펄스 대열과 매개 변수들의 적절한 선택은 매우 중요하고, 영상화하고자 하는 부위에 따라 적절한 RF 코일들의 사용도 영상의 질에 큰 영향을 미친다.

생체조직 및 병변에 따라서 펄스 대열과 TR, TE 그리고 flip angle 등 매개 변수들의 적절한 선택은 주어진 조건에서 얻을 수 있는 영상의 극대화하는 기술이다.

VII. 핵의학 물리

1. 핵의학의 정의

방사성 동위원소를 의학에 사용하여 환자의 진단 및 치료에 이용하는 학문이다. 체내검사(in vivo study)의 기본 원리는 방사선을 방출하는 동위원소를 인체에 투여하여 관심장기의 형태 및 기능을 평가하는 것이다. 핵의학의 기본원리는 신체 구성성분의 역동학적상태(dynamic state)의 변화를 측정한다고 볼 수 있으며 핵의학의 진단법이 신체의 해부학적 변화(anatomical change)보다 기능적 변화(functional change)를 측정한다고 흔히 표현된다. 최근 여러 가지 역동학적(dynamic)검사나 기능적(functional)검사의 활성화로 기능을 가진 해부학적 검사라는 측면에서 더욱 활성화되고 있다.

현재 핵의학은 크게 다섯 분야로 1) 영상분석을 이용한 체내검사, 2) 체액을 측정 검사하는 체외 검사, 3) 방사선 동위원소를 이용한 생물학적 검사, 4) 방사선동위원소 치료, 5) 방사선의약품과 핵의학 기기를 연구, 개발하는 핵의학 기초연구분야로 나뉜다.

최근 방사화합물의 발전뿐만 아니라 Hardware의 발전에 힘입어 체내의 대사 등을 검사 가능한 단일광자방출전산화단층촬영(single photon emission computed tomography; SPECT)와 양전자방출단층촬영(positron emission tomography; PET)도 개발 보급되고 있다. 앞으로 새로운 방사화합물의 개발과 새로운 검출기술의 발전으로 더욱 눈부신 발전이 있을 것으로 예상된다.

2. 방사성 동위원소(radioisotope)

모든 원소는 원자번호, 질량수, 중성자 수를 나타내는 $^{A}_{Z}Xn$ 혹은 zX^{A}, $^{A}_{Z}X$ 등이라는 기호를 사용한다. 이때 A는 질량수, z는 원자번호, n은 중성자 수를 나타낸다.

일반적인 원소는 원자핵 내에 양성자와 중성자가 균형을 이루며 존재하는데 만일 양성자가 많거나 중성자가 많을 경우 불안정한 상태를 유지하며, 이는 시간이 지남에 따라 안정된 상태의 원소로 전환한다. 이때는 대개 잉여 에너지를 방출하게 되는데 α, β, γ선이 방출된다. 예를 들어 자연 상태에 안정화된 형태로 존재하는 Iodine은 $_{53}I^{127}$이나 어떤 경우 $_{53}I^{123}$, $_{53}I^{125}$, $_{53}I^{131}$ 등 원자번호는 같으나 질량수가 다른 원소가 존재하는데 이들을 일컬어 방사성 동위원소라고 한다. 상기 동위원소들은 모두 에너지를 갖고 붕괴하여 안정된 상태로 변환한다.

3. 방사능(ra dioactivity)

모든 동위원소는 에너지를 갖고 있고, 안정화된 상태로 변환하기 위하여 에너지를 방출하며 붕괴하게 된다. t의 시간 동안에 N개의 방사성동위원소 중에서 $\triangle N$개가 붕괴한다면 평균붕괴율(R)을 구할 수 있으며 이는 $\triangle N/\triangle t$이다. 이 값을 방사능(A)이라고도 한다. 또 붕괴율(방사능)은 처음 존재한 원자의 수에 비례하기 때문에 다음의 관계가 성립한다.

$$R = A = \frac{\triangle N}{\triangle t} = -\lambda N$$

여기서 λ는 비례상수로서 단위시간당 붕괴하는 원자수의 전체 원자수에 대한 비율이며, 이 상수는 각 핵종마다 고유의 값을 갖는다. 붕괴율의 기본단위는 초당붕괴수(dps) 또는 분당붕괴수(dpm)이나 이 단위로는 수가 매우 커지므로 대개는 큐리(Curie, Ci)가 쓰인다. 최근에는 SI단위체계가 권장되고 있으며 이 체계에 따르는 방사능단위로는 1초당 1붕괴에 해당하는 베크렐(becquerel, Bq)이 있다.

$\frac{dN}{dt} = -\lambda N$에서 N과 dt를 이동하여 정리하면

$\frac{dN}{N} = -\lambda dt$이며 양쪽을 적분하여 풀면 아래와 같다.

$$\int dN/N = -\int \lambda dt$$
$$1nNt - 1nN_0 = -\lambda dt$$
$$Nt = N_0 \times e^{-\lambda t}$$

위에서 N_0는 원래의 방사능, λ는 붕괴 상수, t는 시간, 그리고 Nt는 t시간후의 방사능을 의미한다. 방사능이 반으로 줄어드는 시간을 물리적 반감기($TP\frac{1}{2}$)로 표시한다.

물리적 반감기 이외에 생체 내에서 대사되어 반으로 줄어드는 시간을 생물학적 반감기라 하며($Tb\frac{1}{2}$) 유효 반감기($Teff\frac{1}{2}$)는 물리적 및 생물학적 상관관계를 가지며 다음과 같은 공식에 의하여 산출한다.

$$\frac{1}{Teff} = \frac{1}{Tp} + \frac{1}{Tb}$$

임상에서 흔히 사용되는 동위원소의 반감기는 다음과 같다.

① ^{99m}Tc : 140KeV, 6시간
② ^{131}I : 364KeV, 8.04일
③ ^{123}I : 159KeV, 13시간
④ ^{111}In : 172KeV, 2.8일
⑤ ^{67}Ga : 93KeV, 184KeV, 296KeV, 388KeV — 78시간
⑥ ^{201}Tl : 69~83KeV, 73시간

방사능의 단위는 Ci (Curie)단위에서 최근 MKS단위인 dps로 정하는데 1Ci = 1000mCi, 1Ci는 ^{226}Ra 1g이 1초에 붕괴되는 것으로 3.7×10^{10}dps로 정의된다(dps = disintegrations per second).

4. 핵의학영상기기의 원리

최근의 거의 대부분 핵의학영상기기는 섬광카메라(scintillation camera)를 사용하고 있으며 컴퓨터의 발전으로 단일광자방출전산화단층촬영(single photon emission computed tomography; SPECT) 또는 양전자방출단층촬영(positron emission tomography; PET)도 가능하다. 그림 1-27은 섬광카메라의 구조를 보여준다.

A. 조준기

섬광카메라의 전면에는 여러 개의 구멍이 뚫려있는 납으로 된 조준기(collimator)가 있어 여러 방향으로 퍼져나오는 감마선중 카메라와 동일 방향의 일정한 감마선속만 섬광카메라내로 들어오게 한다. 조준기는 스캔부위에서 방출되는 감마선을 기하학적으로 제한하여 필요한 부위에서 방출되는 감마선만이 NaI(Tl)결정과 반응하도록 하는 매우 중요한 기구이다. 조준기는 검사 방법에

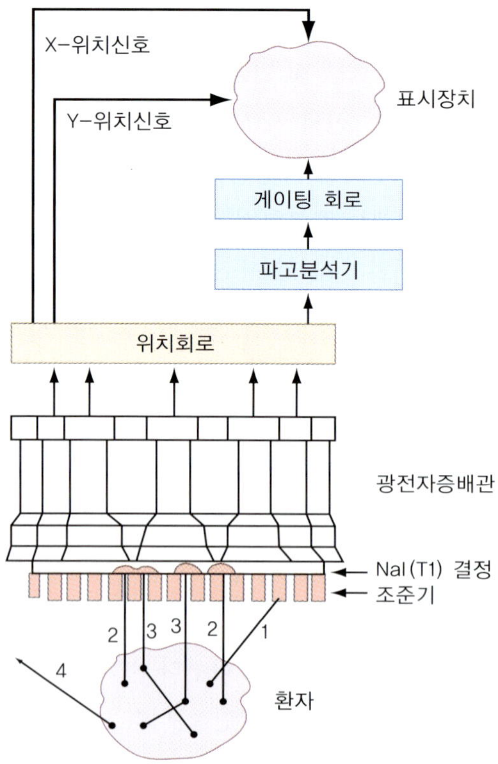

그림 1-27. 섬광 카메라의 구조. 조준기 격자에 흡수되는 감마선(1), NaI(Tl) 결정안에서 상호작용하여 신호가 되는 감마선(2), 산란된 감마선(3), 그리고 카메라영역을 벗어나는 감마선(4).

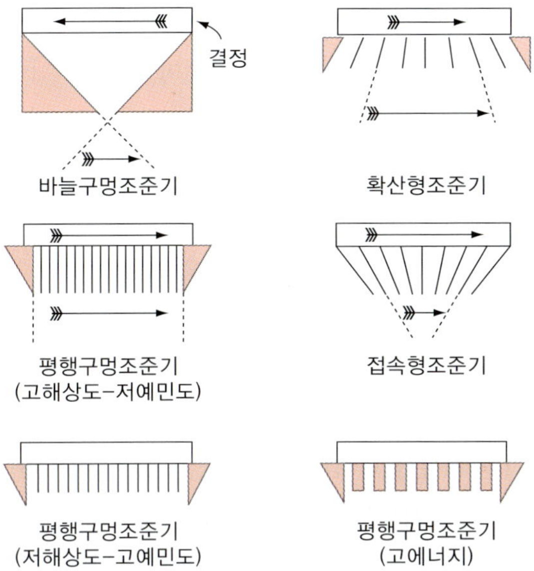

그림 1-28. 조준기 종류

따라 여러 종류가 있으며 NaI (Tl)결정의 바로 전면부에 부착하여 사용하는 것이 보통이다(그림 1-28).

B. NaI (Tl)결정

섬광카메라의 조준기 바로 뒤에 탈륨을 포함한 NaI결정이 있어 들어온 광자와 반응하면 청자색의 빛광자를 발생한다. 섬광카메라의 예민도와 해상력은 NaI (Tl) 결정의 두께에 의하여 좌우된다. NaI (Tl) 결정의 두께가 두꺼울수록 포획된 감마선에 의한 생성도가 우수하며 따라서 적은 양의 감마선에 대하여도 예민하게 반응한다. 보통 사용되는 NaI (Tl) 결정의 두께는 3/8"(0.95mm)이며 우수한 예민도의 스캔상을 얻기 위하여 좀 더 두꺼운 결정을 선택하기도 한다(그림 1-29).

C. 광전자증배관(photomultiplier tube)

섬광카메라는 일련의 광전자 증배관을 2차원 평면에 배열하여 일시에 스캔상을 구성하는 구조를 가지므로, 가능한한 광전자 증배관의 크기를 작게하고 그 수를 최대한 늘려서 해상력이 우수한 스캔상을 얻을 수 있다. 광전자 증배관은 입사창의 내면에 반투명의 광전면에서 광자들은 전자로 변환된 후 일련의 증폭과정을 거쳐 증배관의 출력측에 매우 많은 수가 수집된다. 광전자증배관은 광전음극과 여러 단계로 구성된 2차 전자방출물질인 다이노드 그리고 양극을 포함하고 있는 진공관이다(그림 1-30).

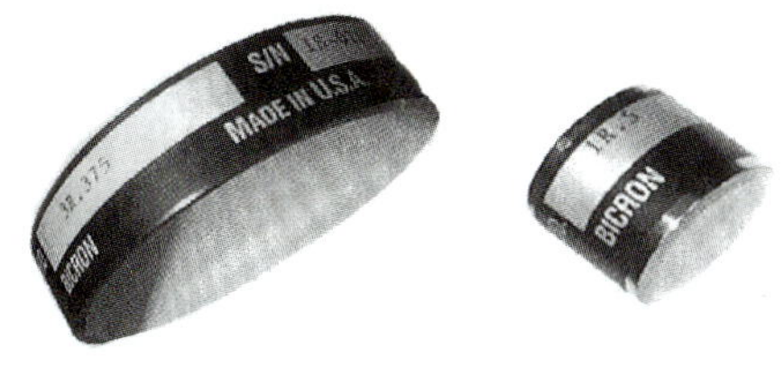

그림 1-29. 3" 또는 1" 지름의 NaI (Tl) 결정

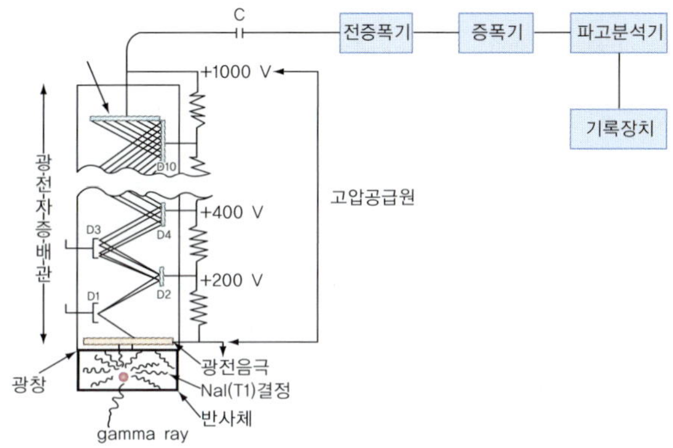

그림 1-30. 광전자증배관

D. 파고분석기(pulse height analyzer)

섬광카메라 부품중에서 우리가 원하는 광자 에너지에 해당하는 전자신호들만을 계수할 수 있도록 하는 것이 파고분석기이다.

E. 섬광카메라의 성능평가(performance test)

1) 해상력(resolution)과 예민도(sensitivity)

섬광카메라의 성능을 평가할 때 가장 중요한 요소는 구성 영상의 해상력과 감마선 방출을 감지하는 예민도이다. 해상력은 체외에서 촬영하여 구성된 방사성 동위원소 영상으로부터 식별이 가능한 촬영체의 최소단위 크기로서 여기에는 내인성공간해상력(intrinsic spatial resolution)과 조준기 설치후 얻어지는 기기해상력(system resolution)이 있다.

동일한 검사의 조건에서 일반적으로 해상력과 예민도는 서로 상반된다. 즉 해상력을 높이면 예민도가 떨어지고 예민도를 높이면 해상력이 낮아진다. 조준기를 부착한 경우의 섬광카메라의 해상력을 기기해상력(Rs)이라 하며 조준기의 해상력(Rc), 내인성 해상력(Ri)과 다음의 관계를 갖는다. Rc

$$Rs = \sqrt{Rc^2 + Ri^2}$$

2) 균일도(field uniformity)

이상적인 경우 섬광카메라를 균일하게 섞여 있는 방사성동위원소에 노출하였다면 촬영상은 매우 균일한 분포를 갖는 영상이 된다. 그러나 현실적으로 섬광카메라의 구조 때문에 아주 균일한 분포의 영상을 얻기는 쉽지 않다. 대개 시각적으로 관찰하기에 '충분히' 균일한 정도를 유지하는 것이 보통이다. 섬광카메라에 컴퓨터가 부착되어 있으므로 영상의 국부적인 정량분석을 통하여 더욱 정확한 평균일도를 유지하는 것이 바람직하다. 그림 1-31은 광전자 증배관 또는 그 사이에서 일어나는 pincushion과 barrel왜곡과 이 왜곡들을 보정하기 전과 보정한 후의 결과를 보여준다.

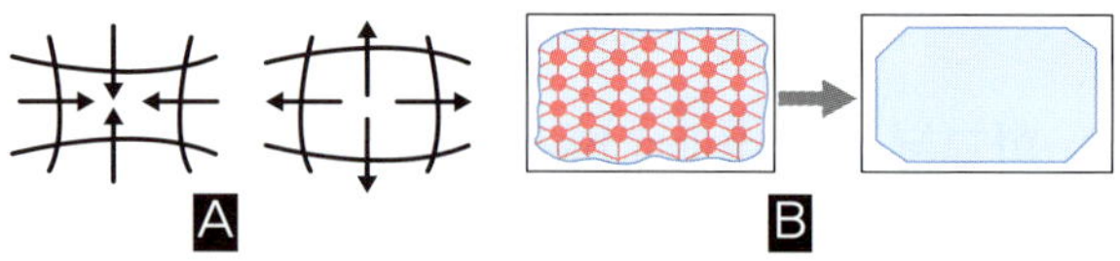

그림 1-31. Pincushion과 Barrel 왜곡(A) 보정전과 보정후의 장균일도(B)

3) 계수율 성능(count rate capability)

계수율 성능평가는 일회 통과 심장검사(first pass cardiac study)와 같이 계수율이 높고 짧은 시간내에 수행되는 검사에서 매우 중요하다. 계수를 높이는 것은 체내에 주입되는 방사성동위원소의 양을 일정 범위내에서 늘리거나 계수시간을 늘림으로써 가능하다. 그러나 1회 통과 심장검사처럼 계수시간을 높일 수 없는 검사에서는 방사성동위원소의 주사량을 늘리고 계수율이 높은 섬광검출기나 카메라로써 촬영하여야 한다. 이때 높은 계수율은 손실 없이 검출할 수 있는지 여부를 검토하는 것이 섬광카메라의 계수율 성능평가이다.

5. 방출전산화단층촬영장치 (emission computed tomography; ECT)

위에서 설명한 섬광카메라는 주로 단순한 평면상을 만들어내는 기기이다. 평면스캔상 촬영기기는 장기의 정적(static) 및 동적(dynamic)촬영에 유용한 기기이다. 따라서 3차원적 입체 구조를 갖는 장기의 구조나 동태를 정확히 표현하기는 불가능하다. 즉, 평면 스캔상은 3차원 촬영체를 특정 방향에서 관찰한 2차원적 형상이기 때문에 깊이(depth) 정보를 잃게 된다. 서로 다른 깊이에서 방출되는 방사선, 즉 감마선이 중첩(superposition)된 영상을 얻는 것이므로 대조도(contrast)나 해상력(resolution)도 크게 떨어진다. 이러한 문제를 해결하고 우수한 3차원 스캔상을 구성하고자 고안된 것이 단층촬영장치(tomography)이다. 최근의 방출전산화단층촬영 기술은 단일광자방출전산화단층촬영(SPECT)과 양전자방출전산화단층촬영(PET)이 주를 이루고 있다. SPECT는 보통 섬광카메라 검출부를 1개 이상 사용하는데 기계적 회전장치를 부착하여 쉽게 회전하도록 구성할 수 있어 최근에 급격히 보편화된 핵의학 기기이다. SPECT와 비교할 때 PET는 양전자방출 방사성동위원소를 현장에서 생성하기 위하여 사이클로트론(cyclotron)을 함께 설치하여야 한다. PET는 C-11, N-13, O-15, F-18 등의 방사성동위원소에서 방사된 양전자가 몸안의 전자와 만나 발생되는 2개의 511keV 소멸광자를 이용한다. 최근에는 SPECT를 이용 동시계수 영상을 얻는 새로운 기기들이 등장하고 있다.

A. 단일광자방출전산화단층촬영(SPECT)

1) 스캔상획득

SPECT를 위한 스캔상획득은 섬광카메라의 갯수 또는 종류에따라 다르나 180° 또는 360°에서 데이터를 얻는다. 섬광카메라가 1개인 경우 360°회전, 2개인 경우 180° 회전, 3개인 경우 120°를 회전하여 일반적으로 섬광카메라의 수와 회전 각도의 곱이 360°를 이룬다. 심장검사의 경우는 섬광카메라의 수와 회전 각도의 곱이 360° 또는 180°를 이룬다.

2) 재구성(reconstruction)

섬광카메라에 의한 평면스캔상 촬영 방법과 SPECT의 가장 큰 차이점은 재구성과정이다. 평면스캔상은 일상적인 정도 관리를 충실히 수행하면 우수한 영상을 얻을 수 있지만 SPECT에 의한 단층상 구성은 재구성과정에 따라 전혀 다른 영상이 구성되기 때문이다. 환자로부터 여러 각도에서 얻은 데이터를 이용 단층상을 만들 수 있다.

이런 과정을 재구성이라 부르며 반복적인 방법과 여과(filtering)를 이용한 역투사(backprojection) 방법으로 나눌 수 있다. 역투사는 일정 방향에서 검출된 감마선량 계수치의 합을 그대로 각 깊이에 따라 동일한 값으로 사용하는 것으로 칠을 묻힌 붓으로 선을 긋듯이 그 방향의 각 깊이에 동일한 값을 부여하는 방법이다. 이렇게 하여 1회전 스캔상들을 역투사하면 횡단면상이 구성되는데 이때 그림 1-32와 같이 동일한 값을 사용하는 데서 비롯되는 성상효과(star effect)가 발생한다. 이 성상효과를 보정하기 위하여 각 스캔상을 역투사 전에 여과(filtering)하여야 하며 이를 여과후 역투사(filtered backprojection)라 하고 이때 사용되는 여과기는 Ramp 여과기이다. 이 Ramp 여과기는 그림 1-33과 같이 주파수영역(frequency domain)에서 선형으로 증가하는 모양을 가지므로 성상 효과를 억제하는 효과에 이어 높은 주파수 부분의 잡음 성분도 함께 강조하는 부작용을 낳는다. 따라서 전 처리에서 설명한 바 있는 저역통과 즉 고역억제 여과기를 적용하여 이러한 잡음강조효과를 줄여야 한다. 그림 1-33과 같이 Hamming, Hanning, Parzen 등은 SPECT의 저역통과여과기들중 대표적인 것이다. 그 외에 잡음 성분에 따라 여과기의 특성이 바뀌는 Wiener 여과기와 계수 의존형(countdependent) Metz 여과기가 개발되어 사용되고 있다.

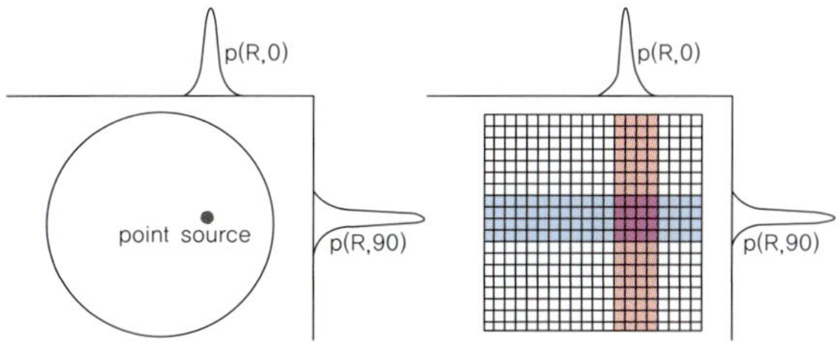

그림 1-32. 성상효과(Star effect)

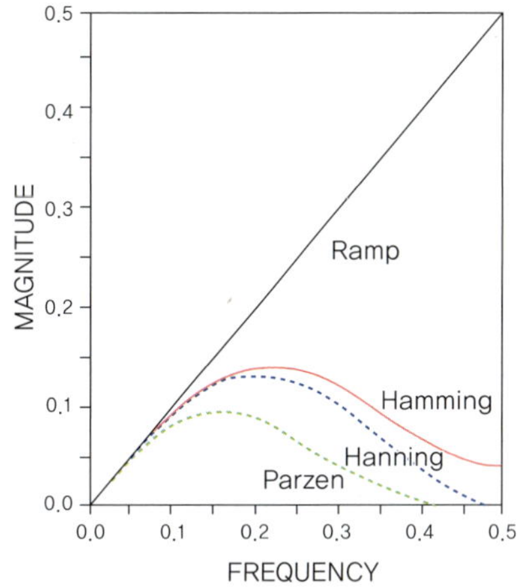

그림 1-33. 저역통과여과기들의 예

B. 양전자방출전산화단층촬영(PET)

양전자방출 방사성동위원소에서는 직접 감마선이 방출되지 않고 일단 양전하를 띤 전자, 즉 양전자가 방출되어 이 양전자가 매우 짧은 거리를 조직내에서 비행하는 동안 운동에너지를 상실하여 정지하고 음전하를 띤 보통의 전자와 결합한다. 이 과정을 소멸반응(annihilation process)이라고 한다. 이 소멸반응과정에서 두 전하를 띤 입자가 질량을 손실하면서 511Kev의 에너지를 갖는 두 개의 감마선을 180° 방향으로 방출하는데(그림 1-34) 이를 동시에 검출하여 영상을 구성하는 장치가 양전자방출촬영장치이다. PET용으로 쓰이는 가장 일반적인 핵종들의 핵반응은 표 1-12와 같다.

표 1-12. PET핵종의 핵반응

Nuclide	Half-life	Nuclear reaction
^{11}C	20.3min	$^{14}N(p, a)^{11}C$
^{13}N	9.96min	$^{16}O(p, a)^{13}N$ $^{13}C(p, n)^{13}N$
^{15}O	122sec	$^{14}N(d, n)^{15}O$ $^{15}N(d, n)^{15}O$ $^{16}O(p, n)^{15}O$
^{18}F	109.8min	$^{18}O(p, n)^{18}F$ $^{20}Ne(d, a)^{18}F$

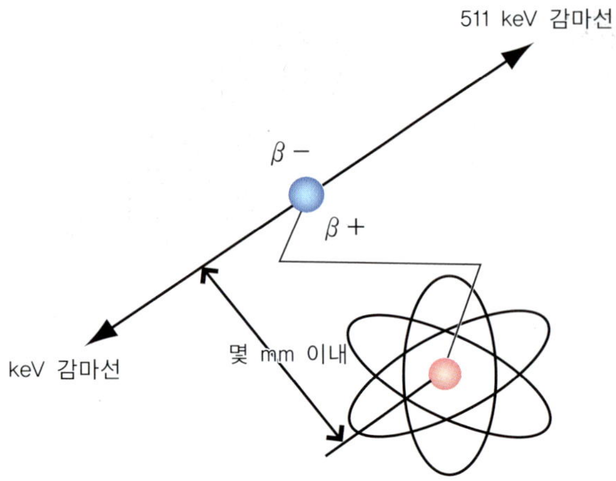

그림 1-34. 소멸반응(Annihilation)

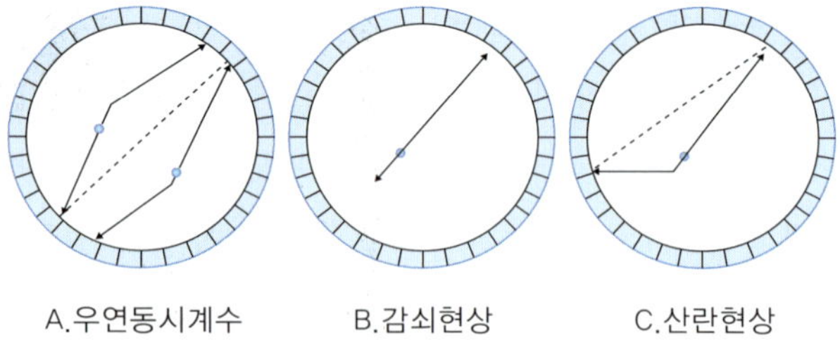

그림 1-35. PET 검출과정에서 발생하는 우연동시계수, 감쇠 그리고 산란현상

이 감마선들을 검출하기 위해서는 짝수개의 원형배열 검출기 또는 육각형배열의 검출기를 이용한다. PET 영상은 SPECT와 거의 같은 여과후 역투사 방법에 의하여 단층영상을 재구성한다. PET 시스템 계수율에 영향을 주는 외적 요인으로 우연동시계수(random coincidence), 감쇠(attenuation), 그리고 산란(scattering)현상으로 구분될 수 있다(그림 1-35). 우연동시계수는 2개의 서로 다른 소멸 현상에서 나온 각각의 감마선이 동시계수 시간 윈도우(10~20×10^{-9}초)보다 작은 시간 안에 도달했을 때 시스템이 이 두 감마선이 하나의 소멸 현상에서 방출된 것으로 오인하고 계수한 것이다. PET에서 감쇠보정은 소멸되는 광자들이 두 검출기에 동시에 검출되는 확률은 상대편 두 검출기 사이의 물체 두께에만 의존하기 때문에 SPECT에서보다 간단하다. 보정인자는 외부 감마선 선원을 사용하여 측정하는 물체를 미리 스캔하는 방법으로 또는 검사되는 물질의 특성과 간단한 기하학적인 형태를 고려한 보정상수를 계산하여 얻을 수 있다. 하지만 환자의 움직임, 부정확한 기하학적 예측, 불균일한 물체구조 등은 감쇠보정에서 오차를 일으킨다. 산란된 광자가 양쪽의 검출기 쌍에 도달하면 PET 스캐너는 두 검출기 사이의 동시측정선상에 방사선원이 있다고 위치를 정하게 되므로 본래 소멸 현상이 일어난 곳과는 거리가 있어 배후 방사능을 비균일하게 증가시키는 원인이 된다. 따라서 우연동시계수, 감쇠, 그리고 산란현상들은 영상의 정량적인 정확도를 필요로 할 때 문제가 되므로 영상재구성 때에 보정되어야 한다.

소멸 광자의 에너지가 높기 때문에 PET 시스템에서 섬광체의 선택은 검출효율에 중요하며 검출기물질로는 NaI (Tl), BGO (bismuth germanate) 그리고 CsF가 주로 사용된다. BGO는 높은 밀도(7.13g/cm^3)와 큰 원자번호 때문에 검출효율이 높고, 조해성이 없으며, 잔광 현상이 거의 없어서 PET 검출기 섬광체 물질로 가장 주목받는다. 최근에는 감마선 검출용 섬광체들로는 섬광 결정체인 LSO (cerium-doped lutetium oxyorthosilicate), YSO (yttrium oxyorthosilicate)와 반도체 물질인 CdTe (cadmium telluride), CZT (cadmium zinc telluride) 등이 있으며, 특히 LSO나 YSO는 기존에 사용되는 BGO나 NaI (Tl)보다 대부분의 물리적인 특성이 우수하여 기존의 섬광 검출기를 개선할 수 있을 것으로 기대된다.

PET은 CT나 MRI로 얻어지는 형태학적 영상과는 구별되는 생체 내 생화학적 현상을 비침습적으로 영상화하고 정량화할 수 있으며, PET 영상을 정량 분석하여 혈류량, 기저대사율 및 합성률과 같은 생화학적 현상을 측정할 수 있을 뿐만 아니라, 신경수용체와 전달체 농도 그리고 더 나아가 유전자의 영상화도 가능하다. 이러한 생화학적 현상의 영상화로 PET 영상은 기능영상을 제공하는 독특한 장점으로 PET의 관심과 사용이 점차 증가하고 있으며 해부학적 정보를 제공하는 CT와 결합한 PET-CT의 등장은 기능-해부 정보의 융합을 가능하게 하였다. 최근에는 MRI와 상호보완적으로 사용할 수 있도록 통합된 기기의 개발이 진행되고 있다.

6. 방사화합물의 조건

섬광카메라(scintillation camera)로 영상을 만들 때 사용되는 여러 방사선 동위원소들 중 ^{99m}Tc는 여러 가지로 우수한 물리적 성질을 가지고 있는 방사성동위원소이다. 반감기가 6시간이며 베타선 방출이 없이 순수한 감마선 방출만 있다. 감마선의 에너지는 140KeV이어서 조직투과에 알맞아 여러 가지 검사에 알맞다. 또한 조그만 휴대용 발생기(generator)에서 값싸고 손쉽게 구할 수 있기 때문에 핵의학 검사에 가장 많이 이용된다.

알맞는 방사화합물이 되기 위해서 다음과 같은 조건에 맞아야 한다.

① 상대적으로 짧은 반감기(인체 방사선피폭의 감소)
② β선의 방출이 없을 것
③ 영상을 얻기 적당한 감마선의 방출(80~400KeV)
④ specific activity가 높은 것
⑤ 순도가 높고 인체에 약리 작용이 없을 것
⑥ 화학적 독성이 없고 안정된 화학적 결합능을 가질 것

7. 방사 화합물(radiopharmaceutical)

방사성 동위원소를 인체에 주입하여 진단과 치료를 목적으로 사용할 때는 방사성 동위원소 자체(예를 들어 ^{131}I, ^{67}Ga, ^{201}Tl 등)를 사용하기도 하나, 보고자 하는 장기에 특이적으로 결합 또는 대사되는 화합물에 동위원소를 표지하는 경우가 많다. 이와 같이 동위원소와 특별한 화합물이 결합된 물질을 방사 화합물이라고 한다.

뇌	: ^{99m}Tc−pertechnetate, ^{99m}Tc−DTPA
뇌관류	: ^{99m}Tc−HMPAO, ^{99m}Tc−ECD, ^{123}I−IMP
뇌조	: ^{99m}Tc−DTPA, ^{111}In−DTPA
갑상선 섭취	: ^{123}I, ^{131}I
갑상선 영상	: ^{99m}Tc−pertechnetate
골	: ^{99m}Tc−MDP
폐환기	: ^{133}Xe, ^{99m}Tc−DTPA aerosol, Technegas
폐관류	: ^{99m}Tc−MAA
간	: ^{99m}Tc−sulfur colloid, ^{99m}Tc−phytate
비장	: ^{99m}Tc−heat damaged RBC
Meckel's scan	: ^{99m}Tc−pertechnetate
담도	: ^{99m}Tc−IDA compound
신장	: ^{99m}Tc−DTPA (glomerular filtration) ^{99m}Tc−MAG3 (tubular secretion) ^{123}I−Hippuran (tubular secretion) ^{99m}Tc−DMSA (morphology)
심장	: ^{201}Tl, ^{99m}Tc−MIBI, ^{99m}Tc−teboroxime (perfusion) ^{99m}Tc−RBC (EF & wall motion) ^{99m}Tc−HSA (EF & wall motion) ^{99m}Tc−pertechnetate (first pass)
혈관	: ^{99m}Tc−RBC
정맥	: ^{99m}Tc−pertechnetate 혹은 ^{99m}Tc−MAA
종양	: ^{201}Tl, ^{99m}Tc−MIBI, ^{67}Ga (^{111}In, ^{131}I 혹은 ^{99m}Tc−Monoclonal Ab)
감염	: ^{67}Ga, ^{111}In or ^{99m}Tc−WBC ^{111}In or ^{99m}Tc−antibody(IgG 혹은 anti−granulocyte antibody)

VIII. PACS와 디지털영상

1. PACS

A. PACS의 개요

1895년 독일의 물리학자 뢴트겐이 X−선을 발견한 이후 최근까지 일반적인 방사선 의료 진단 영상들은 대부분 필름에 기록되어 판독, 관리되어 왔다. 이러한 X−선 촬영의 경우 몇 가지 문제점들을 지니고 있으며, 가장 큰 문제점 중 하나는 기하급수적으로 증가하는 필름의 보관 문제이다. 또한, 많은 양의 필름들 중 특수 질병 케이스나 특정한 환자에 대한 내용을 검색하는 것은 상당히 어

려운 일이며, 분실에 의한 재촬영의 우려도 높은 것이 사실이다. 이 많은 양의 필름을 컴퓨터와 같은 전산장비를 이용하여 좁은 공간에 영상데이터를 저장하고 데이터베이스(database)와 같은 프로그램을 사용하여 관리와 이용의 편리함을 도모하려는 목적으로 디지털화가 추진되기 시작하였으며, 그 결과 영상저장전송시스템(Picture Archiving and Communication System; PACS)이 탄생하게 되었다. PACS는 영상장치로 촬영한 영상들을 전산망을 통하여 컴퓨터에 저장하고 필름대신에 컴퓨터에서 판독하고 각 컴퓨터 단말기에 전송하여 병원 어느 곳에서나 촬영 즉시 여러 사람이 동시에 검색이 가능한 시스템을 말한다. PACS는 디지털 형태로 영상을 획득하는 것이 필수적이며, CT나 MRI와 같이 원영상 자체가 디지털 형식인 경우에는 우선적으로 연결되어 사용될 수 있다. 그러나, 종전의 일반 촬영의 경우는 IP (Imaging Plate)를 이용하는 간접방식인 CR (Computed radiography)이 많이 사용되어 왔으며, a-Se, a-Si과 같은 반도체 혹은 CCD카메라를 결합하여 직접적으로 일반 방사선 영상을 디지털 신호로 출력하여 사용된다.

디지털 영상을 얻을 때 영상장비의 종류가 매우 다양하며 장비를 개발하는 회사도 많아 각 회사마다 또는 영상 장비마다 디지털영상 정보에 대해 각기 다른 포맷을 사용한다. 효율적인 PACS 시스템 구축을 위해서는 디지털 데이터를 획득하는 것이 필수적이므로 의료영상의 표준인 DICOM (Digital Imaging and Communications in Medicine) 포맷으로 영상을 획득하여야 한다. 디지털 영상을 획득하고 서버에 저장하며 판독용 및 진단용 워크스테이션에서 판독 및 진료를 수행하기 위하여 디지털 데이터가 전송되어야 하며 이를 위한 전산망은 영상 크기와 데이터의 양을 고려하여 최적의 설계를 하되 확장성을 고려하여야 한다. 영상을 저장하는 저장장치는 단기, 중기, 또는 장기 등으로 구분하여 저장하며 데이터양과 원하는 전송속도 등을 고려하고, 압축방법, 또는 환자와 영상 정보를 위한 데이터베이스를 최적화 하여 구축하게 된다. 서버에 저장된 영상은 판독용 또는 임상용 워크스테이션을 이용하여 판독과 진료를 하게 된다.

B. PACS의 역사

1982년 2월 SPIE (the International Society for Optical Engineering)의 후원을 받아 캘리포니아 뉴포트 비치에서 세계 최초의 국제 PACS 학회 및 워크숍이 개최되었다. 일본에서는 1982년 7월 일본 의용화상공학회 (Japan Association of Medical Imaging Technology meeting; JAMIT)의 후원을 받아 최초의 PACS 및 PHD (Personal Health Data) 국제 심포지엄이 개최되었다. 유럽에서는 1983년 최초의 EuroPACS (Picture Archiving and Communication System in Europe)가 개최되었다. PACS와 관련한 초기 연구 프로젝트 중 하나는 1983년 미국방성의 지원을 받아 추진된 원격방사선(teleradiology)이었다. 그 후 1985년에는 미 국방성의 지원으로 디지털 영상 네트워크와 영상저장 및 전송 시스템(DIN/PACS; Digital Imaging Network/ Picture Archiving and Communication System) 프로젝트를 시작하였다. DIN/PACS는 시애틀에 위치한 워싱턴 주립대학과 워싱턴 DC에 있는 조지타운/조지 워싱턴 대학, 두 대학의 협동사이트가 필립스 메디칼 시스템과 AT&T의 도움을 받아 시작한 최신 개념의 PACS 프로젝트였다. 1990년 10월에는 NATO ASI (Advanced Study Institute)의 후원을 받은 PACS 모임이 프랑스 Evian에서 개최되었으며, 17개국 이상으로부터 100여 명의 과학자들이 참여하였다. ASI는 그 회보집을 통해 당시의 PACS 연구개발을 위한 국제적인 노력의 성과들을 요약하여 발표하였다. 이 모임은 대규모의 미군 PACS 설치를 담당하는 미 육군 의무사령부(Medical Command)의 지원을 받아 수행되는 진단영상보조시스템(Medical DiaGnostic Imaging Support System; MDIS) 프로젝트의 자극제가 되었다. 국내에서도 이런 세계적인 활동을 기반으로 1994년 최초로 대한 PACS학회를 개최하였으며, 1999년 국가 정보화사업의 하나로 지원한 PACS 수가의 도움으로 짧은 기간 안에 가장 많은 Full-PACS를 설치한 국가가 되었다.

C. PACS의 구성

PACS는 영상과 데이터 획득, 저장, 그리고 다양한 디지털 네트워크로 연결한 디스플레이 장치들 및 의료용 지능형 소프트웨어로 구성되어 있다. 이는 소규모의 데이터베이스에 디스플레이 워크스테이션과 필름 디지타이저를 연결시키는 정도의 간단한 구성에서부터 대학병원 전체의 영상을 관리하는 복잡한 시스템에 이르기까지 다양하게 구축될 수 있다. 그림 1-36은 PACS의 기본적인 구성을 보여준다.

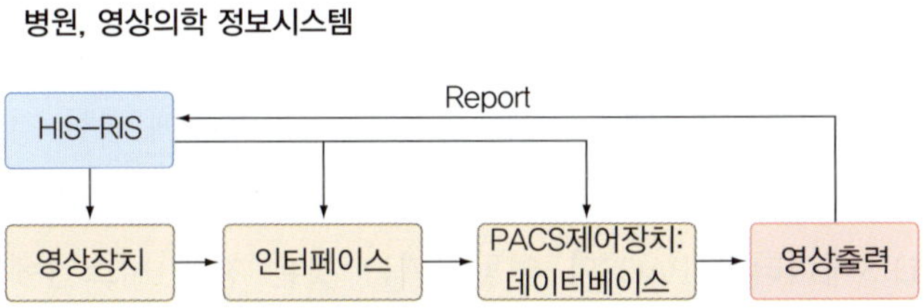

그림 1-36. PACS의 기본적인 구성요소들과 데이터의 흐름. HIS : hospital information system, RIS : radiology information system

2. DICOM 표준

A. DICOM의 개요

DICOM 표준은 어떤 장치나 기기를 말하는 것이 아니라 시간에 따라 계속 수정 보완되면서 발전하고 있는 의료영상의 표준을 의미한다. 의료산업분야가 정보화되면서 각각의 의료 장비들을 독립적으로 사용하기보다는 서로 연계하여 사용하는 경우가 많아졌다. 의료 영상장비들 간에 의료 영상과 관련 정보를 주고 받음에 있어 어떤 약속(protocol)이 필요하게 되었다. 과거에는 일정한 표준이 없이 제조업체마다, 영상 장비의 종류에 따라, 또한 영상 장비의 모델에 따라 정보를 저장하고 통신하는 방법이 모두 달라서 서로 정보를 교환하기 위해서는 고가의 게이트웨이를 구매해야만 하거나, 심지어는 전혀 통신이 불가능한 경우도 있었다. 그러나 DICOM 표준이 정착되면서 특별한 변환기가 필요 없이 이 표준을 따르는 장비들은 제조업체와 장비 종류를 막론하고 서로 정보 교환을 할 수 있게 되었다. 표준화를 위한 작업은 1983년 사용자 그룹으로 대표되는 미국 방사선과 위원회(American College of Radiology; ACR)와 업체들의 모임인 미국전기제조협회(National Electrical Manufacturers Association; NEMA)에 의해 처음으로 공동위원회가 구성되면서부터 시작되었다. 이 위원회는 이듬해인 1985년 ACR-NEMA 1.0을 시작으로 이후 1989년에는 ACR-NEMA 2.0으로 개편하기까지 일련의 표준들을 만들어내기 시작하였다. 초기의 ACR-NEMA 표준은 이후 두 번의 개정작업을 통해 결국 DICOM 3.0 표준이라 불리게 되었고, 이것이 현재 널리 사용되고 있다. DICOM은 영상포맷 이상의 내용으로 영상 전송방법, 영상표시방법, 영상통신 방법 등 매우 다양한 분야를 표준화하고 있으며 자세한 내용에 대해서는 NEMA (National Electrica manufacturers Association)에서 발표한 16권의 DICOM 3.0 책자, 약 82개의 보완본, 그리고 300개가 넘는 CP (Change Proposal) 등을 참조할 수 있다.

DICOM의 주요한 특징을 살펴보면 다음과 같다.

- CT, MR, CR 등의 각종 영상장비가 만들어낸 디지털 영상 정보의 네트워크를 통한 전송 및 저장
- 영상의 쿼리 및 불러오기 기능
- 디지털 기록 매체를 이용한 영상 정보 교환
- 병원정보시스템/영상의학정보시스템과 서로 연계하여 환자, 예약, 검사, 결과에 대한 정보를 통합

B. DICOM 3.0 표준 프로토콜의 구성

DICOM 표준은 유럽의 CEN/TC 251및 일본의 JIRA 등의 다른 표준화 기구와의 연계 하에서 IEEE, HL7, 그리고 ANSI 등의 미국의 다른 기구의 검토를 거쳐 개발되었다. DICOM 표준은 다음의 문서에 정립되어진 지침을 사용한 여러 권의 문서로 구성되어 있으며, 이들은 서로 연관되어 있지만 독립적인 문서들이다. 그림 1-37은 DICOM 형식을 따르는 의료영상화일의 예를 보여준다.

3. 영상의 획득(image acquisition)

영상획득(image acquisition)은 PACS에 데이터가 입력되는 첫 번째 과정이다. PACS와 영상획득 장치 간의 성공적인 결합을 위한 일반적인 예측인자에는 임상환경에서 매일 발생하는 업무진행의 흐름(workflow), 장치의 높은 신뢰성, 사용자 인터페이스의 평이성, 그리고 장

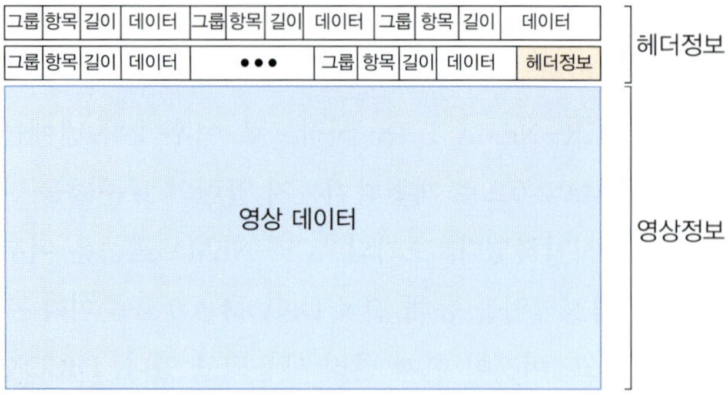

그림 1-37. DICOM 형식을 따르는 의료영상파일의 형태에 대한 한 예

치의 속도가 포함된다.

A. 데이터 확인을 위한 RIS-HIS 인터페이싱

영상획득에 있어서 중요한 사항중 하나는 영상의학 정보 시스템(Radiology Information System; RIS)나 병원 정보 시스템(Hospital Information System; HIS)을 PACS와 연동하는 것이다. 이는 환자에 대한 데모그래픽 정보(검사종류, 파라메터, 환자이름, 날짜, 시간, 의무기록번호 등)의 입력을 용이하게 하며, 자동적인 PACS 데이터의 확인과 RIS-HIS에 저장된 데이터에서 에러의 검출을 가능하게 한다. 여러 영상 장비들은 RIS와 결합되어 있어서, 바코드 리더에 의해 RIS로부터 각 영상장비로 전송되며 DICOM 헤더로의 데모그래픽 정보의 자동적인 다운로드를 가능케 한다. 이는 수동 작업 시에 자주 발생할 수 있는 입력상의 에러를 상당부분 제거시켜주는 효과를 지닌다. RIS-HIS의 표준 프로토콜은 Health Language 7, 혹은 Health Link 7 (HL7)이라고 불리는 것이다. RIS-HIS의 데이터베이스는 일반적으로 환자중심이며 환자, 검사정보, 혹은 영상 데이터 계층에 의한 정보의 쿼리 및 불러오기(retrieve)를 가능하게 한다. RIS-HIS데이터를 PACS와 연동시키는 것은 전체 시스템에 대하여 어떤 데이터를 언제 어떻게, 그리고 어디로 옮길 것인가에 대한 것을 돕는 기능을 부여하는 역할을 수행한다.

그림 1-38은 어떻게 RIS-HIS 그리고 PACS 시스템에서 영상 획득을 위한 검사의 스케줄링이 일어나며 업무가 어떻게 진행되는지에 대한 것을 잘 보여준다.

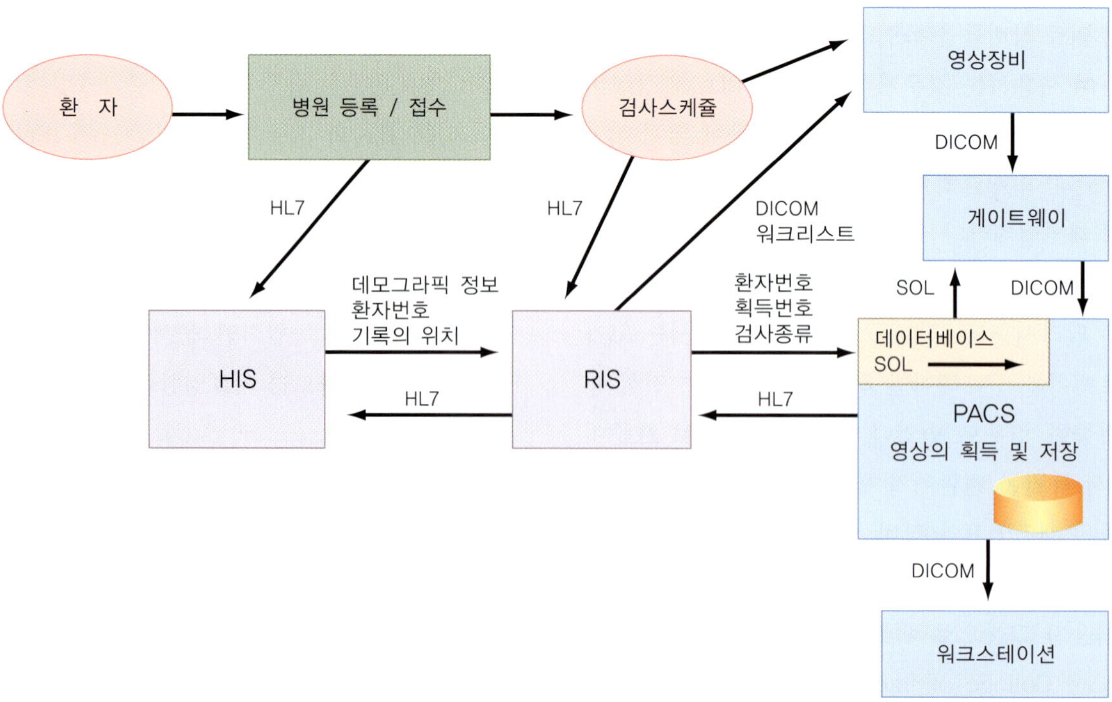

그림 1-38. HIS-RIS와 PACS 연동 시스템 내에서의 검사 스케쥴링, 영상획득 및 저장 과정

B. 원 디지털 영상의 획득

1) 디지털 획득 대 아날로그 획득 (digital acquisition versus analog acquisition)

디지털 영상의 획득에는 크게 두 가지 방법이 있다. 첫 번째는 영상이나 프레임을 캡쳐하거나 그래빙(grabbing)하는 것이며, 두 번째는 직접방식의 디지털 인터페이스로 영상장비에서의 원래 비트크기나 그레이스케일 그리고 공간주파수로 영상 데이터를 직접 전송하는 방법이다. 아날로그 비디오 프레임 그래버(grabber)는 콘솔 모니터와 같은 영상 디스플레이 비디오 장치로 신호의 크기를 디지털화 한다. 프레임 그래빙 방법은 일반적으로 영상을 8비트(256 그레이 레벨)로 처리하므로 적절한 임상 윈도우나 레벨 혹은 대조도 및 밝기에 대하여 한계를 가진다. 예를 들어, 흉부의 CT영상을 보고자 할 때, 폐를 잘 보기 위해서 그에 맞는 윈도우에 세팅하기도 하고, 또는 종격동(mediastinal)을 보기 위해 뼈의 윈도우나 레벨에 세팅하기도 하므로 8비트 이상의 영상이 요구될 수 있다. 표 1-13은 일반적으로 PACS와 연동되는 영상장비들의 본래 파일 사이즈를 나타낸 것이다.

표 1-13. 영상장비에 따른 영상의 크기 및 비트 수의 예

영상장비	영상의 크기 (픽셀)	Grayscale Bit Depth(비트)
Computed Tomography (CR)	512×512	12~16
디지털 Fluoroscopy (DF)	512×512 1024×1024 2048×2048	8~12
자기공명영상	256×256	12~16
핵의학 영상	64×64 128×128 256×256	8~16
초음파 영상	64×64 128×128	16~32

2) X-선 투영영상의 디지털 데이터 획득

기존의 투영방식의 방사선 영상을 디지털 영상화하는 방법으로는 빛에 반응하여 그 에너지를 저장하는 물질을 이용하는 CR (Computed Radiography), 이미 촬영이 끝나고 보관중인 필름들의 디지타이징, 그리고 직접 디지털화 할 수 있는 DR (Digital Radiography) 시스템 등이 있다. 그중, 필름의 디지타이징 방법으로는 아날로그-디지털 변환기를 장착한 아날로그 비디오 카메라를 사용하거나, 디지털 카메라, CCD 또는 레이져 방식의 디지타이저 등을 사용하기도 한다.

3) 필름 디지타이저

필름 디지타이저(film digitizer)는 필름상의 연속적인 광학적 농도(optical density) 값들을 이산적인 샘플링에 의해 디지털 영상으로 변환시킨다. 현재, 여러 종류의 필름 디지타이저가 사용되고 있으며, 그중 일부는 다른 종류의 디지타이저에 비해 PACS나 원격방사선(teleradiology)에서 자주 사용된다. 아날로그-디지털 변환기(Analog-to-Digital Converter; ADC)를 이용하는 아날로그 방식의 비디오카메라 혹은 카메라는 가격이 저렴하고, 주로 입력단계(entry-level)의 원격방사선(teleradiology)에서 사용되어 왔으나, 수동적으로 동작시켜야 하는 번거로움이 있어 현재에는 PACS에서 그다지 많이 사용되지 않는다. PACS에서 일반적으로 사용되는 필름 스캐너의 방식으로는 CCD (Charge-Coupled Device)나 Flat-Bed 방식을 들 수 있다. 렌즈를 이용하여 조리개를 통과한 빛의 초점을 맞춘 후 CCD를 이용하여 그 빛을 읽어 들여 전기적인 신호로 수집하고 ADC에 의해 디지털 신호로 변환한다. CCD를 이용한 방식은 최대 해상도가 4096×4096×8~12비트로서 비교적 우수한 편이지만 광학적 농도의 범위가 좁은 단점을 지닌다. 이 종류의 스캐너는 중환자실로의 영상 전송과 같이 빠른 속도가 요구되는 원격방사선(high-end teleradiology) 혹은 입력단계의 in-house 필름 분배 시스템에서 사용되어져 왔다. CCD 방식은 레이저를 이용하는 방식과 같이 일반적으로 PACS에 사용되는 다른 방식의 필름 디지타이저들에 비해 가격이 저렴한 장점이 있다. 레이저 방식의 디지타이저는 헬륨-네온(He-Ne) 가스 레이저 혹은 반도체 레이저 두 가지 모두를 채택하고 있다. 소스에서 발생한 레이저 빔은 먼저 렌즈에 의해 초점이 맞춰지며 반사체에

의해 필름상의 원하는 부분에 정확하게 입사된다. 필름을 통과한 빛은 라이트 가이드(light guide)에서 수집하여 그 강도를 광전자증배관에서 증폭한 다음 읽어 들여서 그에 비례하는 전기적 신호로 변환하고, 최종적으로 ADC를 이용하여 디지털화하는 방식이다. 레이저 스캐너는 50μm 이하의 spot size를 가지며 임의의 조정이 가능한 fine 레이저 빔을 사용한다. 최대 해상도는 4096×5120×12비트로써 비교적 우수하며, CCD 방식과 달리 필름상의 모든 광학적 농도(optical density) 영역을 반영한다. 최근 PACS 시스템에서 주로 채택되어 사용되고 있는 방식의 디지타이저이다. 그림 1-39는 레이저 방식, 그림 1-40은 CCD 방식의 디지타이저 스캔과정을 보여준다.

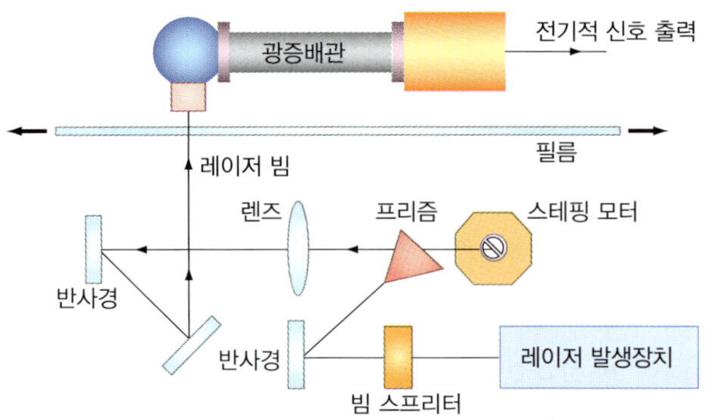

그림 1-39. 레이저 방식의 디지타이저의 스캔 과정

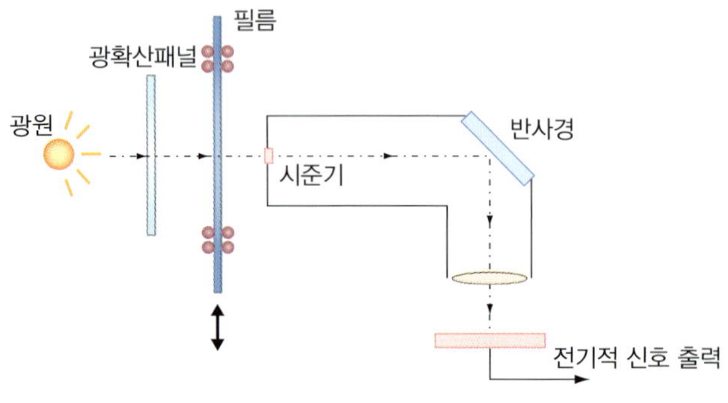

그림 1-40. CCD 방식의 디지타이저의 스캔 과정

4. 저장 및 기록(storage and archives)

기록(archive)이라는 말은 저장(storage)이나 보관(preservation) 기능 등의 광범위한 의미로 쓰여져 왔으며, 기록을 보관하는 구성요소 정도로 이해될 수 있을 것이다. 이는 데이터가 손실되거나 지워지는 것을 방지하기 위하여 컴퓨터 프로그램이나 데이터의 복사본을 만들어두기도 하고, 기록된 파일들이 테이프나 자기디스크, 혹은 다른 컴퓨터 시스템을 이용하여 오랜 기간 동안 저장해 두어야 할 가치가 있는 경우 그러한 기록들을 보관해 두는 시스템이라 할 수 있다. 이를 위해서는 기록에 대한 소유권을 가지거나, 정보의 내용이나 확실성을 보존하기 위해 그것들을 관리하는 것이 필요하다. 현재까지의 기록은 주로 인간이 직접 확인할 수 있는 서적, 종이, 지도, 사진, 그리고 필름과 같은 형태로 보관되어져 왔다. 정보저장에 있어서 가장 핵심이 되는 포인트는 정보를 장시간에 걸쳐 안정적인 상태로 보관할 수 있도록 할 수 있느냐 하는 것이다.

PACS 영상 저장 관리 시스템을 설계하는데 있어서 고려해야 할 두 가지 주요 포인트는 다음과 같다.

(1) 영상 시스템으로부터 얻어진 영상의 손실이 없는 무결성(integrity)

(2) 디스플레이 워크스테이션에서 영상으로의 접근시간을 최소화시킬 수 있는 시스템의 효율성

이 중 영상의 무결성을 위해서는 획득된 영상이 장기저장장치에 성공적으로 저장되기 이전까지 서로 다른 두 개의 저장장치 상에 같은 하나의 영상 데이터에 대해 두 개의 복사본을 가지고 있어야 한다.

A. 영상저장장치의 구분

1) 단기 저장 장치(short-term storage)

단기저장 장치는 외래환자의 경우 수 주일 내에 새로 획득된 영상이나, 처음 방사선과 판독을 기다리는 영상, 병원의 평균 입원일수 내에 해당되는 영상, 예약된 환자들의 과거 영상 중 필요한 영상, 그리고 새로 촬영한 환자들의 과거 영상 중 필요한 영상들을 저장하는 장치이다. 이 경우에는 영상을 디스플레이 해야 할 경우가 자주

발생할 것이다. 따라서, 이 기간 동안의 영상데이터는 비교적 빨리 입출력이 가능한 저장장치에 보관할 필요가 있다. 특히, 이 저장장치는 신뢰도와 속도가 중요한 요소이며, 이를 충족하기 위해서 여러 개의 디스크를 병렬로 연결하여 멀티사이트에 동시에 저장하여 백업을 할 수 있는 RAID 기술을 이용한다.

2) 장기 저장 장치(long-term archive)

장기간 저장은 병원 내에서 발생하는 모든 방사선과 영상들과 관련된 정보를 저장하고, 수년간의 영상은 광디스크 주크박스(optical disk jukebox) 혹은 테이프 라이브러리(tape library)에 보관되어 온라인으로 시스템에 연결된다. 이 경우의 오래된 영상들은 조회하는 빈도가 매우 낮으므로 오프라인으로 관리되어도 가능하다. 주크박스나 라이브러리에서 꺼낸 디스크나 테이프를 선반에 보관하였다가 필요한 경우는 수작업으로 처리하는 방식으로 관리되어도 전체 PACS 운영에 무리가 없도록 장기 저장 장치의 용량이 충분하여야 할 것이다.

B. 저장의 역할 및 아키텍쳐

그림 1-41은 PACS 시스템에서 저장하는 과정을 하드웨어, 소프트웨어 측면 모두에 대해서 보여주고 있다. 획득된 모든 영상을 받아오는 장소로써의 저장은 성공적인 PACS의 동작을 위하여 필수불가결하다. 저장의 역할은 목적이나 병원 수준에 따라 여러 가지로 생각될 수 있으며 PACS의 성공적인 수행에 있어서 중추적인 역할을 담당한다.

1) 저장 서버

저장서버는 강력한 다중 중앙처리장치(CPU), SCSI (Small Computer System Interface) 데이터 버스, 그리고 네트워크 인터페이스(Ethernet과 ATM)를 포함하고 있다. 저장서버는 이런 대형의 하드웨어를 이용하여 한꺼번에 많은 데이터를 처리할 수 있으며, 영상데이터는 다른 데이터버스와 네트워크를 통하여 전달될 수 있다. 또한, 저장서버는 전체 PACS 시스템 내에서의 영상데이터 흐름을 관장하는 PACS 컨트롤러의 역할도 하고 있다. 저장서버는 여러 방사선 장비로부터 얻어진 수 주일 정도 분량의 영상 데이터들을 저장할 수 있는 대용량의

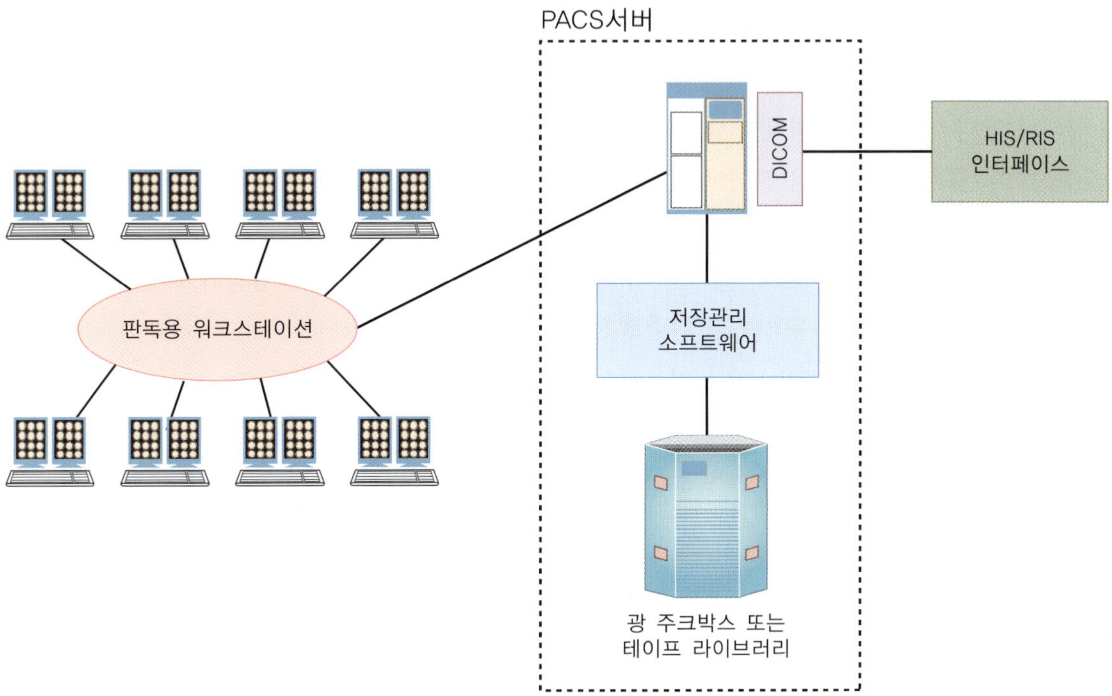

그림 1-41. 기록장치의 아키텍쳐

RAID와 자기디스크를 가지고 있다. 저장서버에 장착되어 있는 자기 캐쉬 디스크는 속도가 비교적 느린 광 디스크를 대신하여 RAID 혹은 자기 디스크로부터 최근의 영상을 빨리 읽어올 수 있는 읽기 동작에 있어서 높은 데이터 처리효율을 유지한다.

2) 데이터베이스 시스템

데이터베이스 시스템은 대용량의 데이터베이스 서버, 상용화된 데이터베이스 관리 소프트웨어(e.g., Sybase, Oracle)가 SQL (Structured Query Language)과 함께 구성되어 있다. 미러(mirror) 데이터베이스는 서버와 관련된 모든 PACS의 데이터 처리가 진행되는 동안 그 데이터를 복사하기 위하여 사용된다. 데이터는 어느 PACS 컴퓨터에서건 커뮤니케이션 네트워크를 통한 쿼리가 가능하다. 미러링(mirroring)은 PACS 데이터베이스에서 시스템의 오류나 디스크의 손상이 발생했을 시 데이터의 손실 없이 연속적인 데이터 처리를 가능하게끔 해준다. 영상 불러오기를 지원하는 영상 검색에 있어서의 가장 중요한 역할 이외에도, 데이터베이스 시스템은 추가적인 환자 정보를 HL7 기반의 데이터베이스로부터 가져올 수 있도록 해주는 HIS/RIS와의 연동이 필수불가결하다

5. 영상압축

PACS는 방대한 양의 영상데이터 저장이 요구되고 있다. 또한, 원격진료와 같은 특별한 응용 분야에 있어서는 대역폭에 제한이 있으며, 따라서 주어진 시간에 보내질 수 있는 정보의 양도 한정된다. 원격진료는 한 곳에서 다른 곳으로 의료 서비스와 정보를 전송하기 위하여 원격통신 즉, 위성통신이나 근거리 통신망(LAN)을 이용하여 의료 영상을 전송한다. 이것은 정보시스템이나 원격 회의로부터의 데이터뿐만 아니라 원격 방사선 영상들을 포함한다. 데이터양이 커서 전송속도에 한계가 있을 시에는 영상 압축이 고려되어져야 한다.

A. 영상의 분류와 압축 표준

영상에는 수많은 종류들이 있다. 각 타입은 다른 화소 분포를 갖고 따라서 데이터를 변형하기 위한 다른 명백한 모델들을 갖는다. 의료 영상은 다음의 영상 유형들과 연관된다.

① X-선, MRI 스캔이나 PET 스캔과 같은 연속적은 톤의 그레이스케일 영상들
② 성형외과 수술, 치과용 복원이나 현미경 슬라이드와 같은 연속적인 톤의 컬러 영상들
③ CAT 스캔이나 초음파 동안에 만들어지는 것들과 같은 연속적인 톤의 그레이스케일 모션 비디오
④ 도플러 초음파나 열 분포영상과 같은 연속적인 톤의 색깔 모션 비디오
⑤ 그래프, 심전도 또는 다른 기록 출력과 같은 불연속적인 그레이스케일이나 색깔이 입혀진 영상들
⑥ 연구 보고서나 환자 기록과 같은 bilevel 문서들

의료 영상의 압축 방법들은 DICOM 위원회에서 정의되어져 왔다. 이 위원회는 기구나 컴퓨터 그리고 병원들 사이에서 교환되는 의료영상을 따르는 표준을 만들었다. 그 표준은 한 명의 의료기기업체가 장비에서 생성되는 의료 영상이 또 다른 업체의 워크스테이션에서 디스플레이 될 수 있을 것이라는 것을 보장하는 공통의 언어를 확립하였다. DICOM 위원회는 JPEG이 의료 영상에서 사용될 수 있도록 하였다. JPEG은 연속적인 정지 영상들의 압축과 코딩을 위한 ISO/IEC 국제 표준이다. MPEG (Motion Picture Expert Group)은 비디오와 오디오의 압축과 코딩을 위한 ISO/IEC 국제 표준이다. 특히 영상유형 1과 2는 JPEG2000이라고 하는 JPEG의 가장 마지막 버전을 통해서 압축하게 된다.

※ JPEG2000

JPEG2000은 기존 영상포맷인 JPEG의 2000년 버전을 말하는 것으로, 자연영상, 과학영상, 의료영상, 원격탐사영상, 문서영상, 그래픽영상 등과 같이 서로 다른 특성을 갖는 다양한 형태의 정지영상중의 하나의 통합된 부호를 부여하는 것이다. 기존의 JPEG은 압축 비율이 높은 반면 DCT라는 데이터 인코딩 방법을 사용하여 이미지가 손상되는 단점이 있다. 반면에 JPEG2000은 압축 비율을

더욱 높이면서도 이미지 품질을 보존할 수 있는 솔루션으로 웨이블릿이라는 이미지 표현기법을 이용한다. 기존의 JPEG 파일은 RGB 데이터만 담을 수 있는 것에 비해 JPEG2000은 CMYK라든가 CIE 방식까지 포함해 256 채널의 생생한 컬러를 웹에 표시할 수 있을 뿐만 아니라 다양한 프로파일 정보를 파일에 삽입할 수 있다. 따라서 네트워크를 통한 정지화상전송 서비스나 정밀한 화상이 필요한 의료, 산업계, 대용량 정지화상 정보를 저장해야 하는 언론 및 출판계, 사진업계 등에서 광범위하게 사용되고 있다.

6. 보안(security)

보안은 특히 환자에 대한 비밀이 요구되는 법의학적 관점에서 매우 중요하게 취급되고 있다. 데이터의 보안은 주로 물리적 침입(intrusion), 악용(misuse), 그리고 행동에 관한 것(behavioral)들을 왜곡하기 위한 대상이다. 물리적 침입은 건물관리에 의해 조작될 수 있는 설비의 보안과 관련이 있다. 악용과 행동에 대한 왜곡(behavioral violation)은 account 제어와 사전검토 제어(privilege control)를 통해 최소화할 수 있다. 대부분의 정교한 데이터베이스 관리 시스템들은 account와 암호를 사용하여 확인과 허가절차를 거친다. 응용 프로그램들은 추가적인 보호층을 제공한다. 사전검토 제어는 사용자의 특정한 테이블, 데이터베이스로의 접근을 부여하거나 차단한다. 이들 보안 측정은 임상 혹은 연구 데이터로의 접근제어를 위한 메커니즘으로 PACS의 기본조직을 제공한다. 예를 들어, 몇몇의 병원에서는 환자정보를 조회하는 임상의에 대해서는 판독을 거친 영상 데이터에 대한 접근 권한만이 부여되는 경우이다. 추가적인 보안 측정은 영상이나 데이터 통신이 진행되는 동안의 암호화이다. 이는 시스템 소프트웨어의 오버헤드를 증가시키기는 하지만, 열려있는 통신 채널을 통한 데이터 전송을 더욱 안전하게 할 것이다.

| Chapter | 2

흉부 영상의학

1. 총론

I. 방사선 검사방법

A. 단순 촬영법

1) 기립 흉부 후전 사진(chest PA view)

모든 흉부 방사선 검사의 기본이 되는 검사이며 대부분의 폐병변의 진단 및 경과 관찰에 중요한 검사 방법이다. 폐실질뿐 아니라 종격동, 큰 기도, 종격동이나 골격과 겹친 폐실질 병변도 확인할 수 있다(그림 2-1).

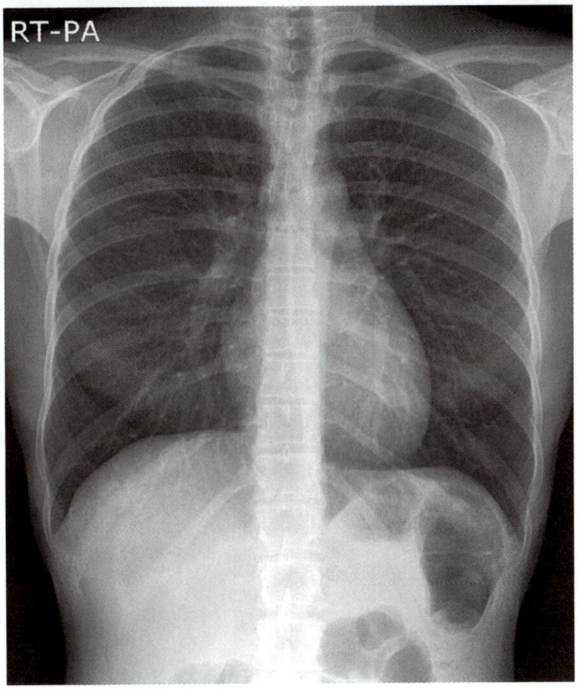

그림 2-1. 기립 흉부 후전 사진

2) 측면 사진(lateral view)

모든 환자에서 흉부 후전 사진과 같이 촬영하는 것이 이상적이다. 병변이 있는 측의 측면 사진을 얻는 것이 원칙이며 정면사진에서 심장, 대혈관, 척추 등에 가려 보이지 않는 병변을 찾아내는 데 도움이 된다(그림 2-2).

3) 전만 사진(AP lordotic view) 혹은 폐첨 촬영(apicography)

폐 첨부를 잘 보기 위하여 사용한다.

4) 측와위 촬영(lateral decubitus view)

소량의 흉수를 진단하기 위해 사용되며 흉강 내의 유리 액체(free fluid)를 체위가 낮은 쪽으로 모이게 함으로써 흉수의 이동성을 증명하기 위해 이용된다.

5) 흉부 전후 사진(chest AP view)

중환자의 경우와 같이 후전면 사진을 얻기 어려울 때 사용한다. 이때의 단점은 심장이 확대되고 폐혈류 분포가 달라져 폐상부 혈류 분포가 많아지며 횡격막이 상승하여 이들 구조물에 가려지는 폐실질이 많아진다는 점이다.

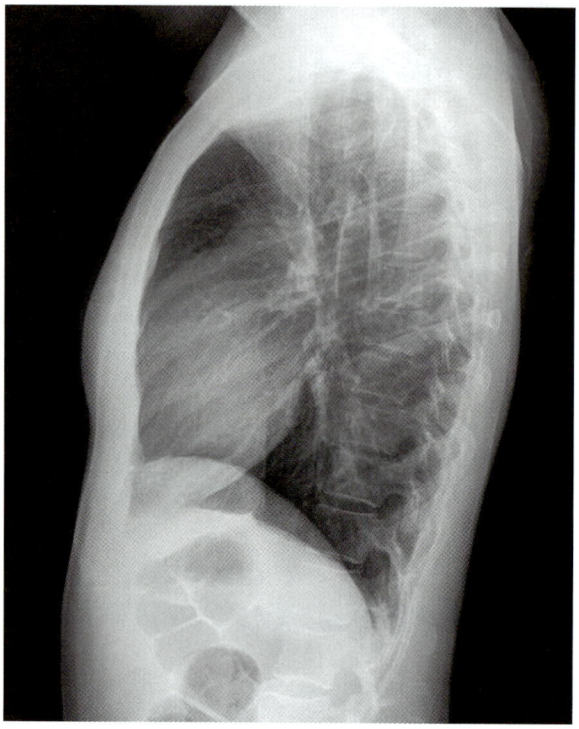

그림 2-2. 단순흉부사진 좌측면 촬영

6) 호기-흡기 사진

모든 흉부 사진은 흡기에서 촬영하는 것이 기본이나, 소량의 기흉이나 기도 폐쇄가 의심스러운 환자에서 호기 사진이 도움이 되며 이때 호기 시 소량의 기흉이나 공기의 저류를 확인할 수 있다.

B. Digital radiography

현재 단순 방사선 사진 촬영도 영상판(storage phosphor imaging plate)을 사용하는 CR (computed radiography)에서 무전형 실리콘(amorphous silicon) 혹은 무전형 셀레늄(amorphous selenium)을 검출기(detector)로 이용하는 디지털(digital) 방사선 사진 시대로 들어섰다. 디지털 사진은 공간 해상능은 약간 감소하나 대조도 해상능이 개선되어 종격동, 기도 병변의 발견에 도움이 될 뿐 아니라, 환자의 방사선 피폭선량을 줄인다. 데이터(Data) 후처리 과정을 거침으로써, 골격과 폐실질의 영상을 별도로 얻거나, 추적 사진을 감쇠(subtraction)함으로써 육안으로 알기 어려운 폐결절의 미세한 크기 변화를 발견하거나, 폐결절의 자동적 발견 등의 방법이 시도되고 있다.

C. 전산화단층촬영술 (computed tomographic scan, CT scan)

통상적 CT는 절편 두께 3~5mm로 촬영하며, 종격동 질환, 폐암의 병기 결정에 빼 놓을 수 없는 중요한 진단 기종이다. 흉부 CT는 종격동과 폐실질을 보기 적절한 종격동창(window)과 폐실질창을 각각 얻어서 보게 된다. 고해상 CT(혹은 thin-section CT)는 1~1.5mm 절편 두께(slice thickness)로 촬영하며, 이때 영상 잡음이 증가하므로 고관전압(high KV), 고관전류(high mAs)를 이용하여 촬영한다. 폐실질 병변, 기관지 병변의 진단에 매우 유용하고, 폐결절의 특성 파악에도 유용하다. 다중 검출기 전산화 단층촬영의 빠른 발달로 회전시간이 0.5초 이하로 단축되고, 또한 검출기가 최대 256열 이상으로 자료 획득 시간이 더욱 줄어들었으며 환자 호흡이나 움직임에 의한 영상의 흔들림이 덜하고 z축 공간 해상능이 대폭 개선되어 3차원 영상 재건이 매우 유용하게 되었다.

D. 자기공명영상 (magnetic resonance imaging, MRI)

폐실질에는 수소원자의 밀도가 낮고 공기-조직 사이 계면에 의한 자화인공물(susceptibility artifact)가 많으며 또한 혈류, 호흡에 의한 움직임이 많아서 폐실질의 영상을 얻기 힘들다. 그러나 다음과 같은 종격동, 폐문부 질환에서 이용되고 있다.

① 폐첨구 종양(superior sulcus tumor)의 경우 상완신경총 침습 평가
② 신경인성 종양(neurogenic tumor)의 경우 척추관(spinal canal) 침범 여부
③ 대동맥류(aortic aneurysm) 등 혈관성 병변
④ 기타 CT로 해결 안 된 부분을 보완하기 위한 수단으로 쓰이는 것이 보통이다. 예를 들면 폐암 병기 결정시 종양에 의한 혈관 침범 발견, 폐문부가 확대된 경우 종괴와 혈관 확장의 감별 등에서 CT보다 정확하다.

E. 혈관 조영술(angiography)

진단 목적의 폐동맥이나 대동맥 조영술이 시행되었으나 최근 CT나 MR을 이용한 비침습적 검사로 대치되었고 혈관 조영술은 중재 치료 목적으로 이용되고 있다.

F. 중재적 시술 방법

1) 세침 흡인 생검
(fine needle aspiration or gun biopsy)

바늘을 흉벽을 통하여 X-선 투시, CT, 초음파 등을 보면서 병변에 도달시켜서 세포 혹은 조직을 얻을 수 있는 방법이다. 말초형 폐암, 전 종격동 종괴 등이 좋은 지침이 된다. 기흉이 약 25%의 환자에서 발생하며, 폐기종이 있는 환자에서 특히 기흉이 발생할 확률이 높지만, 비교적 안전하고, 진단 정확도가 높은 검사법이다.

2) 도관에 의한 농흉이나 폐 농양 배액

3) 혈관 검사 및 치료

객혈(hemoptysis) 환자의 치료 목적으로 기관지 동맥(bronchial artery)이나 폐동맥의 색전술, 폐동정맥기형(pulmonary AV malformation)의 경우 폐동맥 색전술 등이 시행된다.

4) 협착 치료

기관지 협착이나 암 등에 의한 상대정맥 협착의 경우 풍선 확장 혹은 스탠드(stent) 삽입을 시행할 수 있다.

II. 정상 흉부 방사선 사진의 해부학적 특징

방사선 사진을 이해함에 있어서 해부 구조에 대한 기본 지식과 함께 대조도 해상능을 이해하여야 한다. X-선을 이용하여 방사선 사진을 촬영하면 X-선 흡수 계수에 따라서 뼈, 석회 침착된 임파절 등의 석회 혹은 금속 부분이 가장 높은 음영으로 하얗게 보이고, 물은 비교적 낮은 음영으로 보이며 우리 장기의 거의 대부분은 물보다 약간 높은 음영을 보인다. 물보다 낮은 음영이 지방질을 가진 피하 조직, 후복막 지방 등이며, 가장 낮은 장기는 공기를 포함하고 있는 폐실질, 위장관이다. 단순 방사선 사진이 아직도 폐실질 병변의 진단에 유용하게 쓰이는 이유는 정상 폐실질이 공기를 함유하므로 병변이 있을 경우 대조도가 달라지기 때문이다.

A. 기관 및 기관지

- 기관은 정중앙에 위치하며, 흉추 6번째 위치에서 두 개의 주기관지로 분지된다. 우측 주기관지는 짧고, 우폐동맥의 위에 위치한다. 반면 좌측 주기관지는 우측에 비하여 길고 좌폐동맥의 아래에 위치한다(그림 2-3).
- 단순흉부 사진에서는 엽기관지(lobar bronchus)까지 볼 수 있으나 그 원위부는 안 보인다(그림 2-1). 그 이유는 기관지 내강과 폐실질 음영 간의 농도 대조가 없고, 기관지 벽 두께가 매우 얇기 때문이다.
- 폐실질의 구역(segment) 해부학을 알기 위하여 구역 기관지 분지법을 아는 것이 기본이다(해부학 교과서 참조)(그림 2-4). 통상적 CT 영상으로 구역 기관지까지 볼 수 있고(그림 2-4) 고해상 CT 영상으로는 직경 2mm 이상의 아구역(subsegmental) 기관지까지 볼 수 있다(그림 2-8).

B. 폐문 및 폐동맥, 폐정맥 분지

- 폐문은 좌우 폐동맥 분지와 양측 상폐정맥이 만드는 음영이다. 림프절도 음영을 형성한다. 하폐정맥은 좌심방으로 직접 들어가며, 폐문부와 떨어져 있다(그림 2-3).
- 좌우 폐문에서 폐동맥과 주기관지가 만드는 관계는 다음과 같다. 우 주기관지는 우 폐동맥의 상부를 지나는 반면, 좌 주기관지는 좌 폐동맥의 하부를 지난다. 따라서 좌폐문은 우폐문보다 1cm 정도 높다.
- 폐실질 내에서 보이는 뿌리같이 분지되는 음영은 폐동맥 혹은 정맥 분지들이다. 단순 촬영 사진에서 기관지 음영은 보이지 않아야 정상이다. 폐동맥은 폐

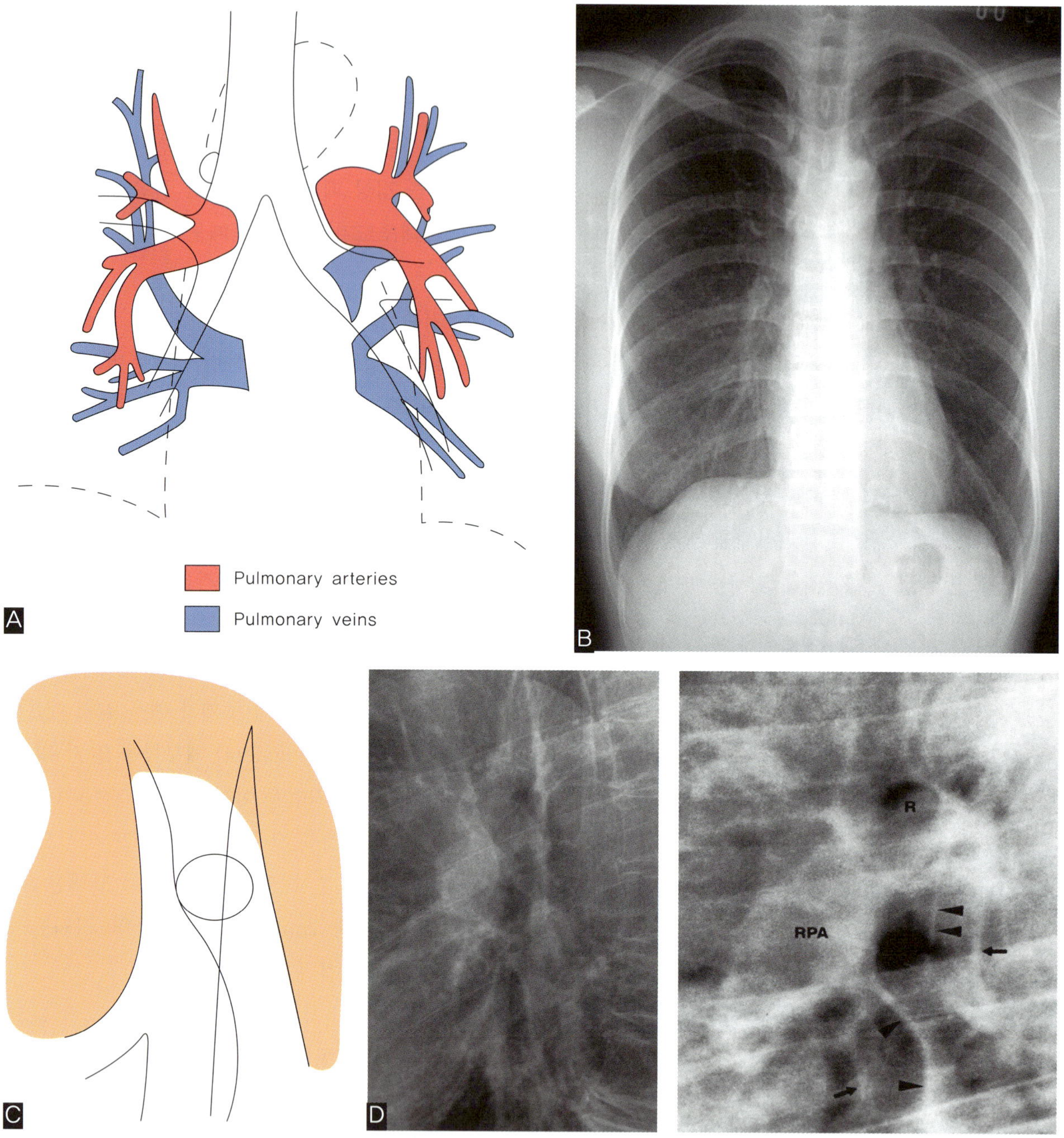

그림 2-3. 정상폐문부 모식도. A.정상폐문부 모식도. 폐동맥과 주기관지의 상하 관계는 좌우측에서 다르다. 하폐정맥은 좌심방으로 직접 들어간다. PA : 폐동맥, PV : 폐정맥. B. 따라서 좌폐문은 우폐문보다 약 1cm 높다. C. 정상 폐문부 좌측면사진 모식도. D.정상 폐문 좌측면 방사선 사진. RPA; right pulmonary artery, R; en face view of right upper lobar bronchus. 좌하 화살촉 : RLL bronchial anterior wall, 좌하 화살표 : LLL bronchical anterior wall 우상 화살촉 : Posterior wall of Rt. intermediate bronohus, 우상화살표 : posterior wall of Lt, main bronchus.

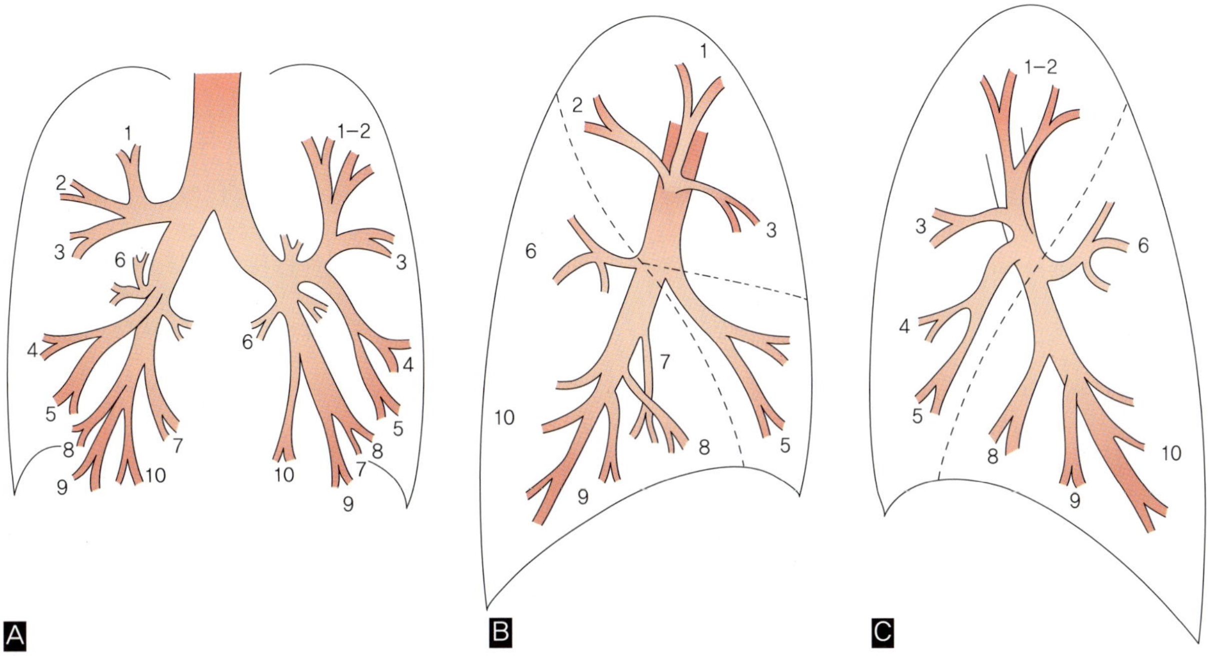

그림 2-4. 구역기관지의 해부학. A. 전후면, B. 우폐, 측면. C. 좌폐, 측면, 우폐 상엽 1. apical 2. posterior 3. anterior/중엽 4. lateral 5. medial/하엽 6. superior 7. medial basal 8. anterior basal 9. lateral basal 10. posterior basal, 좌폐 상엽 1-2. apicoposterior 3. anterior 4. superior (lingular) 5. inferior (lingular)/하엽 6. superior 7. medial basal 8. anterior basal 9. lateral basal 10. posterior basal

문부와 폐실질 내에서 기관지와 함께 주행하나, 폐정맥은 폐포 소엽간 중격, 아구역간, 구역간의 경계를 따라서 주행하고, 폐문부에서도 폐동맥 혹은 기관지와 같이 주행하지 않는다.

C. 흉막과 열구(interlobar fissure)

- 열구에 의하여 우측은 3개의 폐엽, 좌측은 두 개의 폐엽으로 나뉜다(그림 2-4).
- 우 상엽과 중엽사이를 소열구(minor fissure), 하엽과 기타 엽 사이를 대열구(major fissure)라 한다.
- 열구는 X-선속과 평행한 경우에 보이게 되는데, 소열구는 그 위치로 인하여 후전 및 측면 사진에서 보이나 대열구는 측면 사진에서만 보인다.
- CT에서 열구는 절편 두께에 따라 통상 CT에서는 부분용적 효과(partial volume averaging effect)에 의하여 혈관 음영이 없는 두꺼운 띠 같은 부위로, 고해상 CT에서는 얇은 선상 음영으로 보인다.

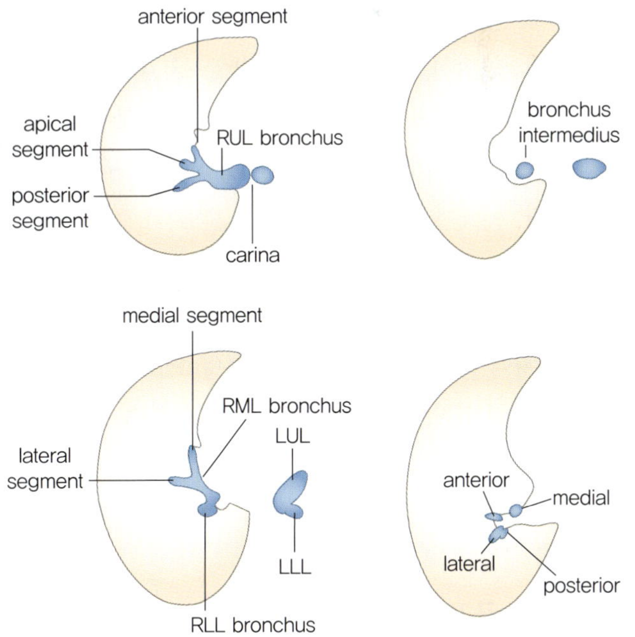

그림 2-5. CT 기관지 해부학의 모식도

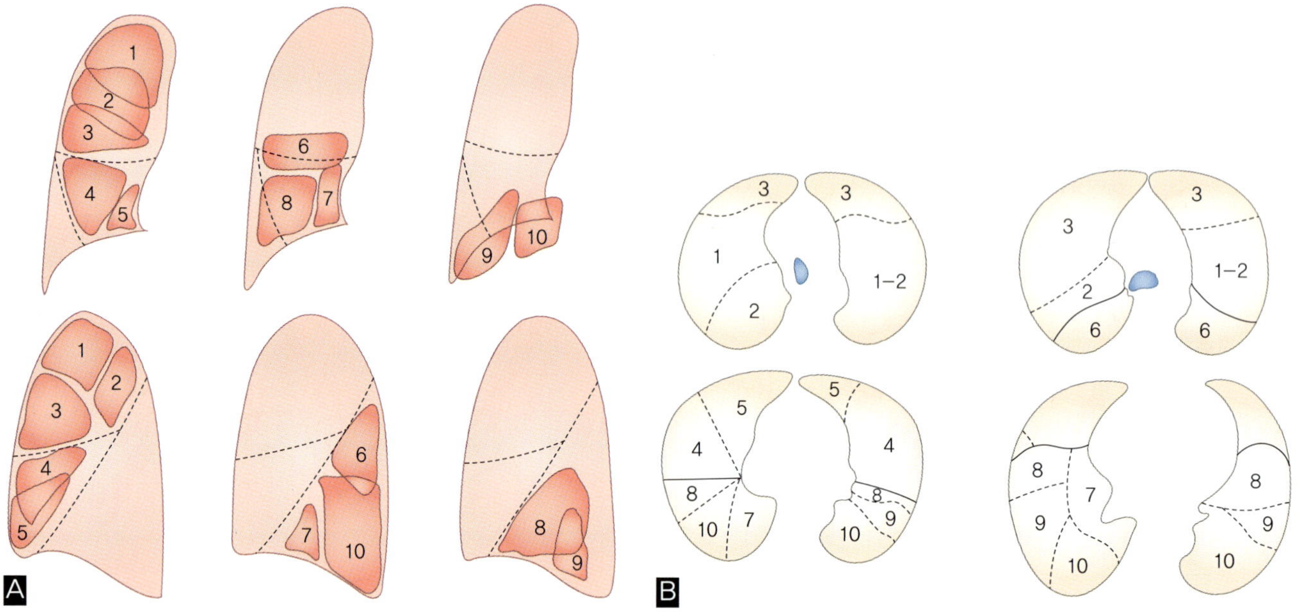

그림 2-6. 폐 구역 해부학의 모식도. A. 단순촬영 B. CT 우폐 상엽 1. apical 2. posterior 3. anterior / 중엽 4. lateral 5. medial / 하엽 6. superior 7. medial basal 8. anterior basal 9. lateral basal 10. posterior basal, 좌폐 상엽 1~2. apicoposterior 3. anterior 4. superior(lingular) 5. inferior(lingular) / 하엽 6. superior 7. medial basal 8. anterior basal 9. lateral basal 10. posterior basal

D. 폐엽과 폐구역(lobar & segmental) 분포

- 단순 흉부사진에서 폐엽의 경계는 열구에 의하여, 폐구역의 경계는 구역 기관지 분지법에 따라서 전후면 사진과 측면 사진에서 병변의 위치를 동시에 관찰, 종합하여 판단한다(그림 2-6 A). CT에서도 열구의 위치와 엽, 구역, 아구역 기관지 분지법에 따라 이를 추적하여 병변의 위치를(그림 2-6 B) 결정한다.

E. 횡격막(diaphragm)

우측 횡격막은 6번째 늑골 전단부(anterior end) 혹은 10번째 늑골 후단부(posterior rib)와 겹치며, 우측하에 간이 있기 때문에 우측이 좌측보다 약간 높은 것이 보통이다.

F. 흉곽 골격

늑골의 후측은 척추골과 늑추관절(costovertebral joint)을 이루고, 늑골 앞쪽의 연골로 구성된 부분은 주위 연조직과 구별되어 보이지 않는다. 연령이 증가할수록 연골의 석회화가 올 수 있다.

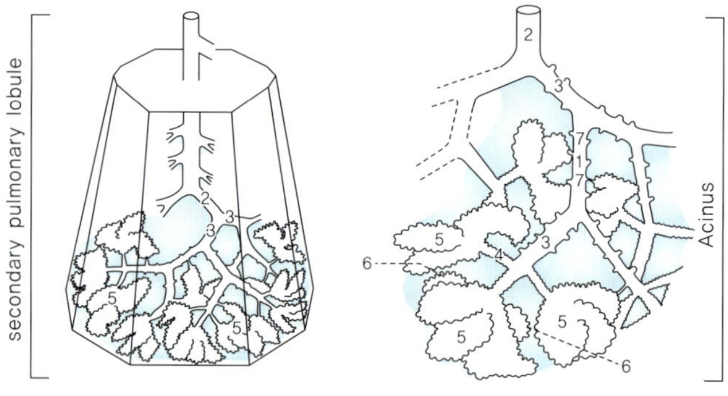

1 Lobular bronchiole 2 Terminal bronchiole 3 Respiratory bronchiole
4 Alveolar duct 5 Alveolar sac 6 Pore of kohn
7 Channel of Lambert

그림 2-7. 폐소엽의 해부학적 모식도

G. 폐소엽(pulmonary lobule)

- 결체조직 격막(interlobular septa)에 의해 둘러싸인 폐조직으로 다각형이며, 각 면이 1~2.5cm 크기이다(그림 2-7).
- 2~5개의 종말세기관지(terminal bronchiole)와 그 원위부 분지가 포함된다.
- 이 소엽(lobule)의 중심부에 폐동맥과 기관지가 같이 동반하면서 분지 폐정맥과 림프관(lymphatics)

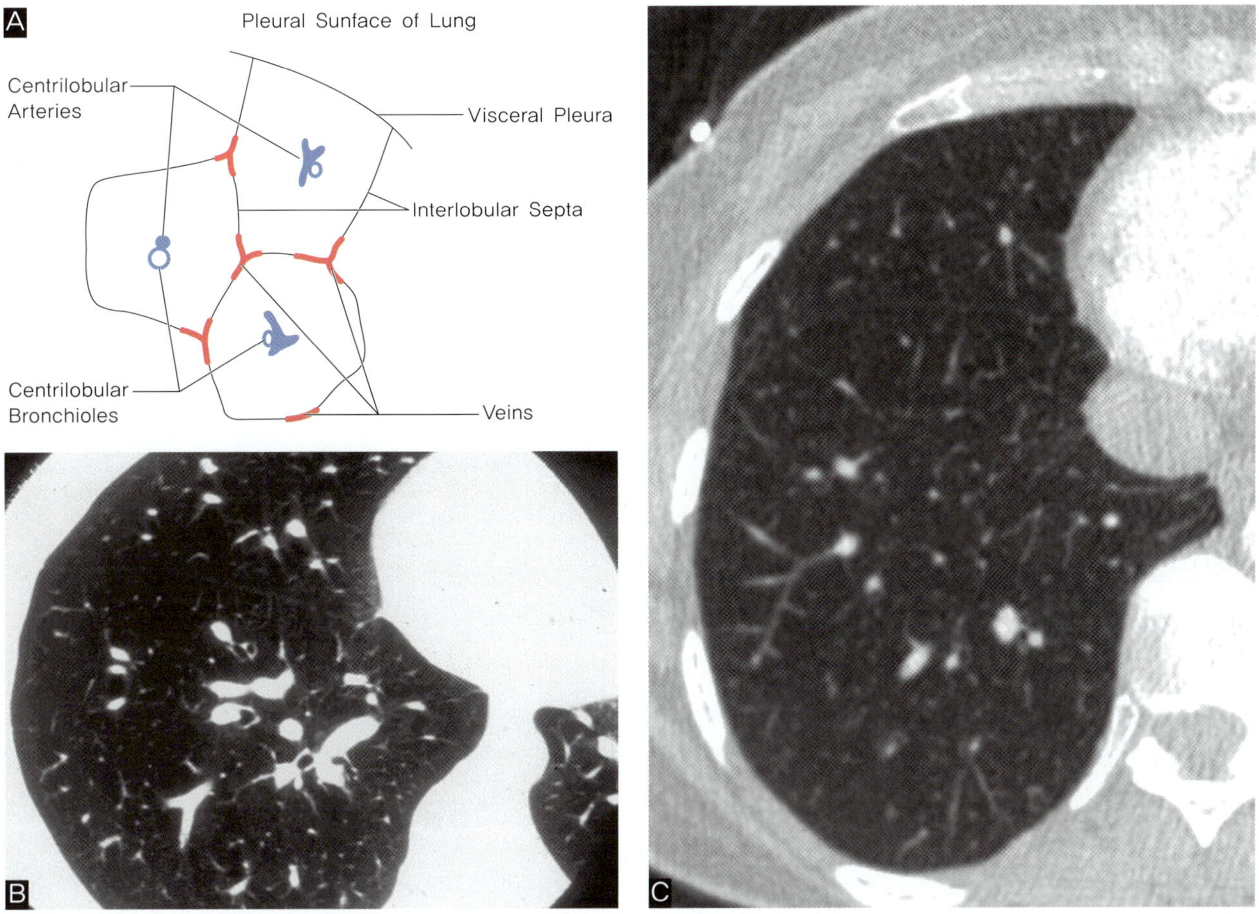

그림 2-8. A. 폐소엽의 고해상 CT 모식도. B.실제 고해상 CT 사진. 공간 해상능의 제한으로 정상인의 경우 폐소엽내 세기관지와 소엽간 격막은 거의 보이지 않는다.

은 결체조직격막내에 있다(그림 2-8).

- 고해상 CT에서 실제 관찰할 수 있는 단위 구조물(unit structure)이기 때문에 방사선학적으로 매우 중요하다.

세엽(acinus)이란 하나의 종말세기관지와 그 원위부 분지 및 폐포(alveoli)를 말한다.

H. 세기관지 및 폐포

- 기관지가 분지를 거듭하여 종말 세기관지가 되는데, 한 개의 종말 세기관지와 그 원위부를 세엽(acinus)이라 한다. 그 원위부인 호흡 세기관지(respiratory bronchiole)부터 가스 교환 작용을 하게 된다.
- 폐포와 폐포 사이에는 작은 구멍이 있어서 pores of Kohn이라 하며, 호흡 세기관지와 폐포간의 구멍을 channels of Lambert라 한다. 이들은 기도가 막힐 때 측부 공기 환기(collateral air ventilation)의 역할을 하게 되며, 폐허탈 등의 방사선 소견에 영향을 미친다.

I. 림프관계(lymphatic system)(그림 2-9)

- 흉막하 림프관(subpleural lymphatics)
- 소엽 또는 정맥주위 림프관(interlobular or perivenous lymphatics)
- 기관지 주위 또는 동맥주위 림프관(peribronchial or periarterial lymphatics)
- 연결 림프관(communicating lymphatics)
- 방사선 사진상 병적 상황에서 Kerley's line 혹은 기관지 혈관속(bronchovascular bundle) 비후로서 보일 수 있다.

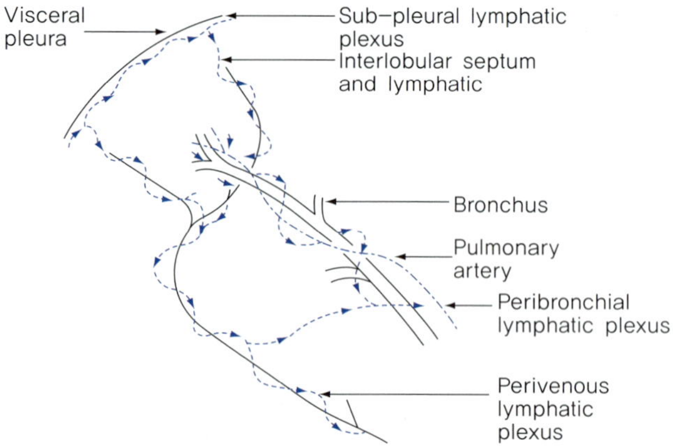

그림 2-9. 폐의 림프관계 모식도

J. 림프절(lymph node)

- 폐내 림프절(intrapulmonary lymph node)
- 종격동 림프절(mediastinal lymph node) American Joint Committee on cancer (AJCC) 분류체계; 전 종격동 림프절, 중 종격동 림프절, 후 종격동 림프절

K. 종격동(mediastinum)

- 분류 – 전 종격동, 중 종격동, 후 종격동 해부학에서의 분류법과 다른 점에 유의할 것(그림 2-10).
- 종격동선(mediastinal line) (그림 2-11).

  paratracheal stripe

  paraaortic line

  azygoesophageal line

L. CT의 정상 종격동 구조(그림 2-12)

M. 폐간질(pulmonary interstitium)(그림 2-13)

- 축성 간질(axial interstitium) : 기관지 혈관속(bronchovascular bundle)을 둘러싸고 있는 결체조직
- 폐실질성 간질(parenchymal interstitium) : 폐포모세막(alveolocapillary membrane)
- 변연부 간질(peripheral interstitium) : 소엽격막(interlobular septa)
- 세 종류의 간질은 서로 연결되어 있어서 염증, 암, 부종 등이 쉽게 파급될 수 있다.

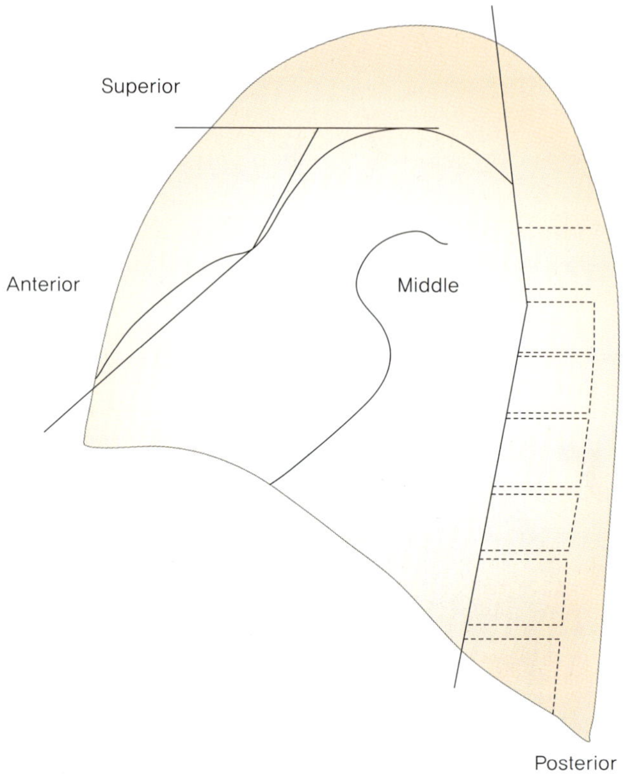

그림 2-10. 종격동의 분류 모식도

III. 흉부 사진 판독의 원칙

A. 음영이 증가하는 질환

1) 폐경결(air space consolidation)

- 폐포가 공기 대신 누출액(transudate, 폐부종의 경우), 삼출액(exudate, 폐렴의 경우), 혈액(폐출혈의 경우) 혹은 조직(기관지 폐포암의 경우) 등에 의하여 대치되는 경우를 말한다.
- 방사선 사진상 경결을 확인할 수 있는 가장 작은 음영은 폐포 결절(air space nodule)이다. 단순 사진상 비교적 변연이 확실한 5~10mm 크기의 동그란 음영으로 보이며(그림 2-14 A), 고해상 CT상 폐소엽의 중심부에 폐맥관(pulmonary vasculature) 음영과 연하여 있고, 조직 소견상 세기관지 주위(peribronchiolar) 위치이다(그림 2-14 B). 이 음영은 폐결핵, 기관지 폐렴 등 공기 감염(air borne infection) 시 특히 잘 보인다. Airspace nodule은 주위의

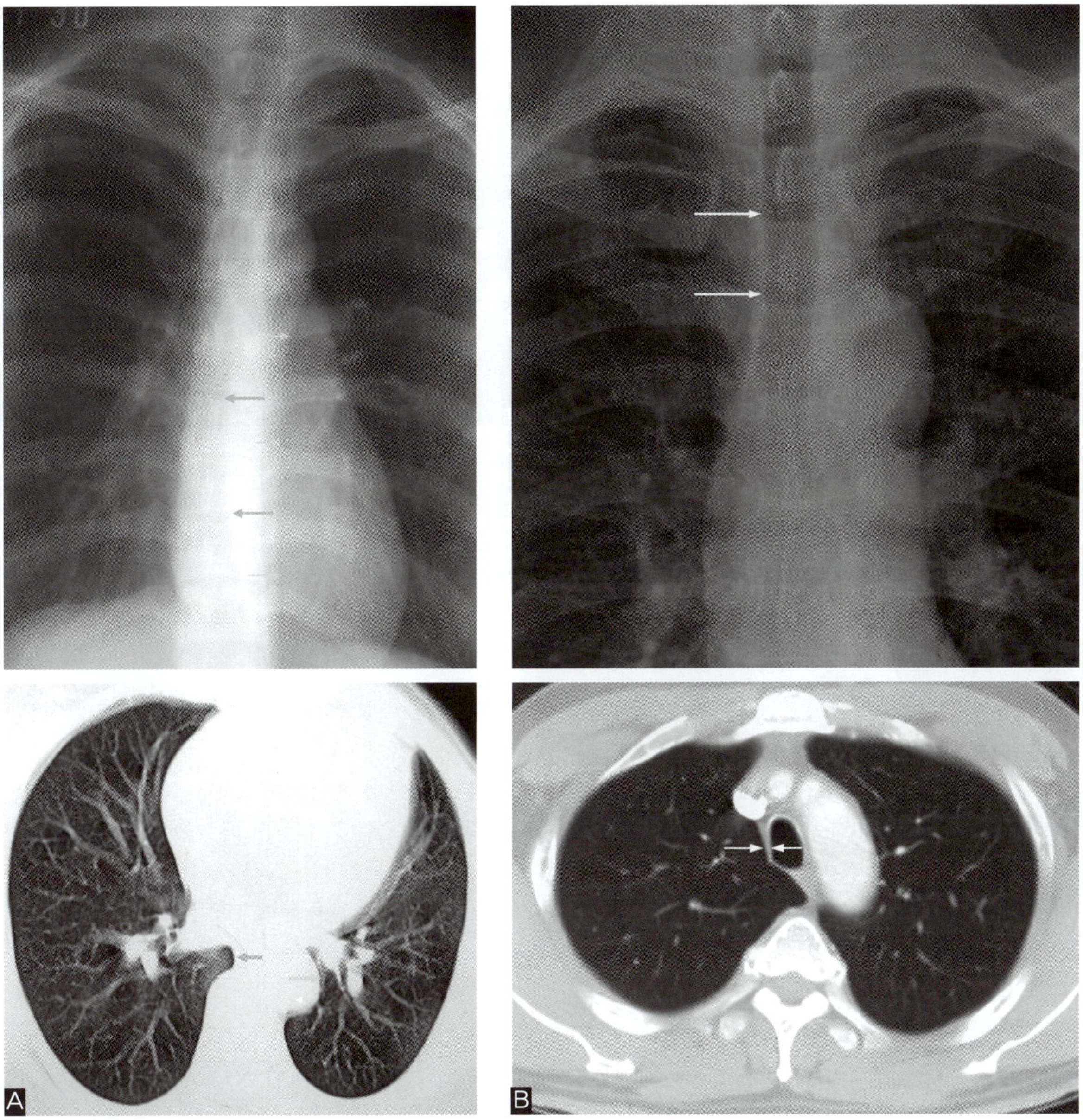

그림 2-11. 종격동선(mediastinal line). A. paraaortic(하얀 화살표) & azygoesophageal(회색 화살표) line, 단순 흉부 사진과 CT 비교. B. 우측 paratracheal stripe. 단순 흉부 사진과 CT 비교.

결절과 합하여 폐소엽 전체를 침범하는 방식으로 확장된다(그림 2-15).

- 병변들이 서로 들러붙어서(coalescence), 비교적 큰 부위에 균일한 음영을 만들 수 있으며, 이때 변연은 불분명하다(fluffy margin)(그림 2-16). 비교적 진행이 빠르며, 이는 pores of Kohn이나 channel of Lambert를 통해 병변이 쉽게 퍼지기 때문이다.
- 기관지 조영상(air bronchogram)이 균일한 경결 음영 내에 보일 수 있다. 이는 기관지내 정상적 공기 음영이 폐포내 물음영과 대조되기 때문이다(그림 2-16).
- 폐경결이라고 판단될 때 구역 분포(zonal distribution)을 관찰하는 것이 감별 진단을 위하여 중요하다.
  - 중심소엽성, 소엽성, 구역성(그림 2-15)
    : 기관지 폐렴, 결핵, 흡인성 폐렴
  - 아구역성, 구역성 : 기관지 폐렴, 폐경색

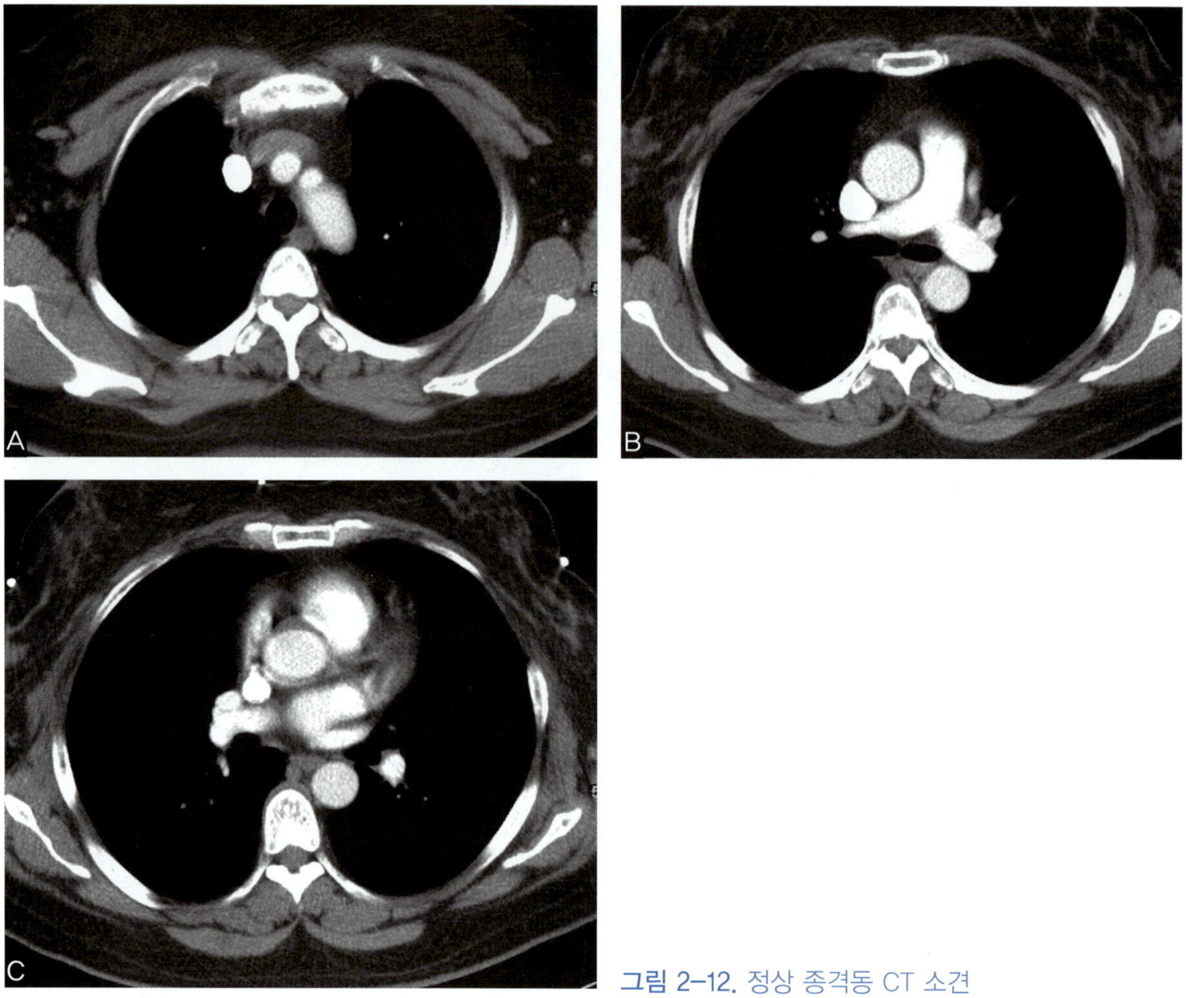

그림 2-12. 정상 종격동 CT 소견

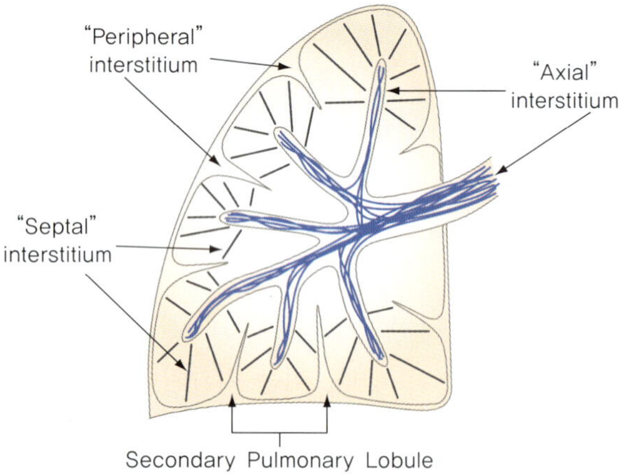

그림 2-13. 폐간질 조직의 모식도

- 분엽성 : 분엽성폐렴
- 비분엽성(non-segmental) : 폐좌상(contusion)
- 중심성(central)–폐부종(pulmonary edema)(그림 2-17 A)
- 변연성(peripheral)–호산구폐렴(eosinophilic pneumonia), 폐쇄성 세기관지염 및 기질화 폐렴 (bronchiolitis obliterans organizing pneumonia; BOOP) (그림 2-17 B)

• 경과가 급성인지 만성인지, 병변이 전체적으로 퍼져 있는지(미만성) 한두 군데 국한되어 있는지(국한성)도 감별진단에 중요하다.

	급 성	만 성
국한성	폐렴	결핵, 진균 감염
	폐경색	세기관지세포암
미만성	폐부종	세기관지세포암
	간질성폐렴	박리성 간질폐렴(DIP) 호산구 폐렴

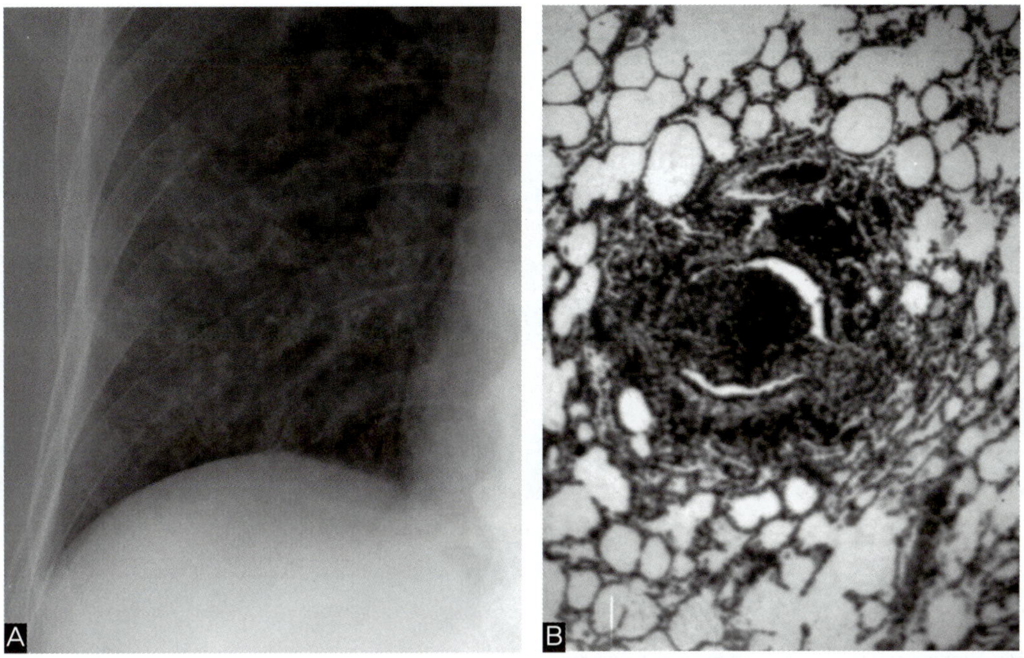

그림 2-14. 폐포결절(airspace nodule). A. 단순흉부 사진 소견, B. 조직학적 소견상 세기관지 주위 결절(peribronchiolar nodule)

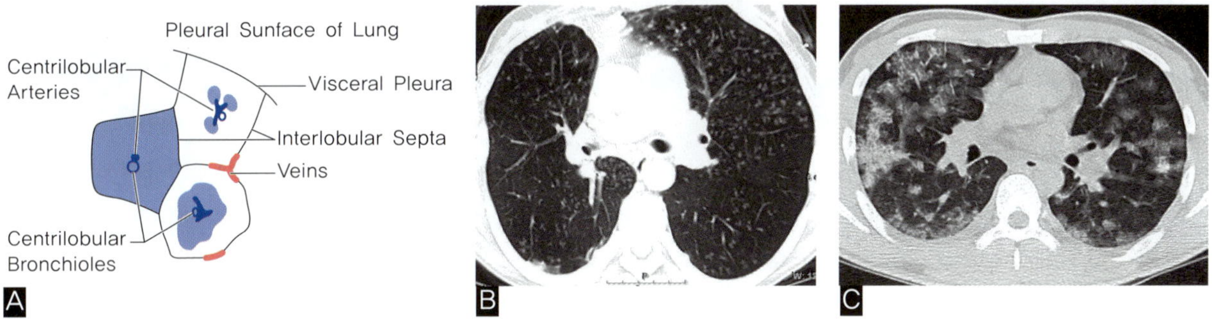

그림 2-15. 폐포결절(airspace nodule). A. 고해상 CT 모식도 B. 폐소엽 중심성 결절(centrilobular nodule) C. 폐소엽 중심성 경결(centrilobular consolidation)

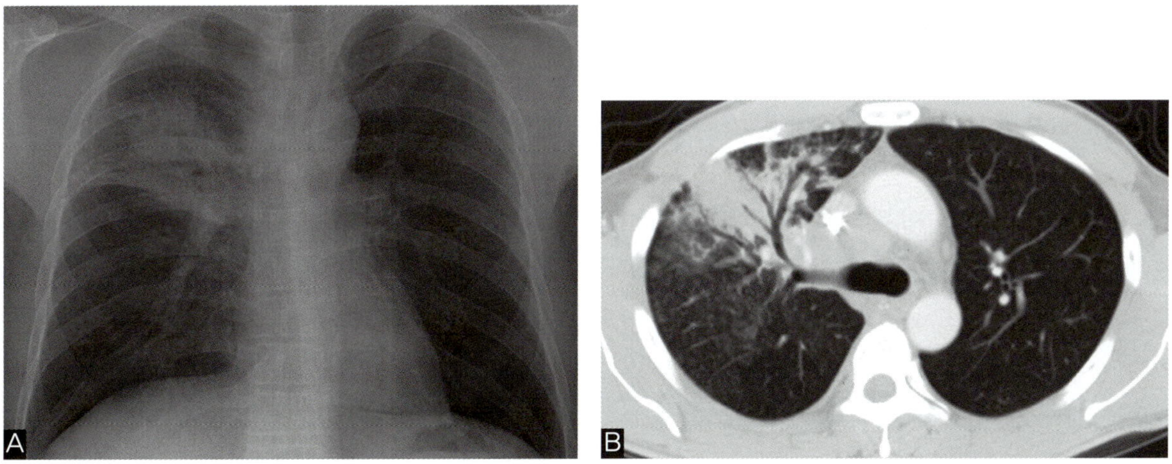

그림 2-16. 음영이 서로 들러붙어 균일해진 폐경결 내에서 공기 기관지 조영상. A. 단순흉부사진 소견 B. 고해상 CT소견

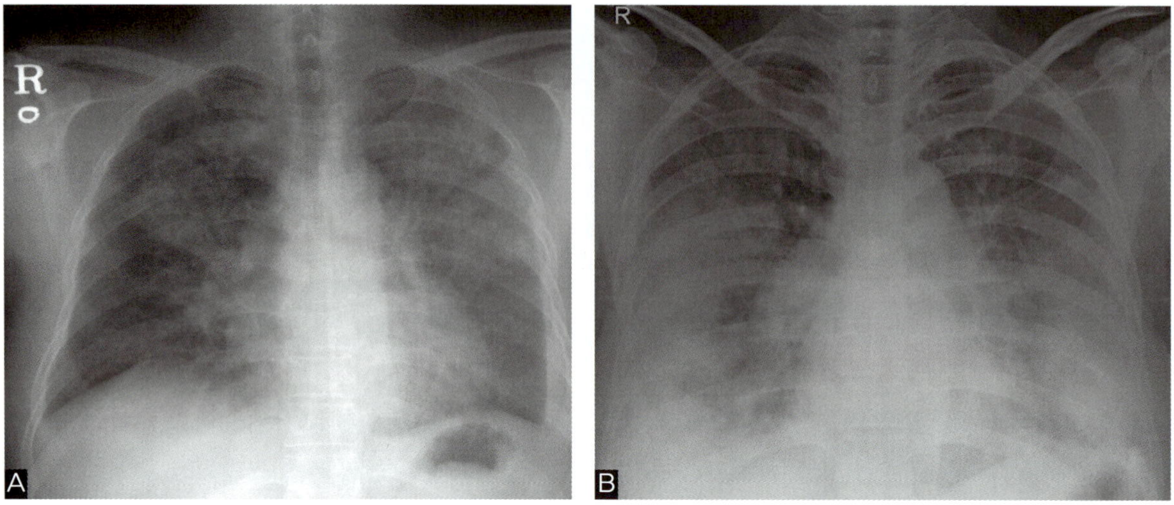

그림 2-17. 폐경결의 분포. A. 폐부종 B. BOOP

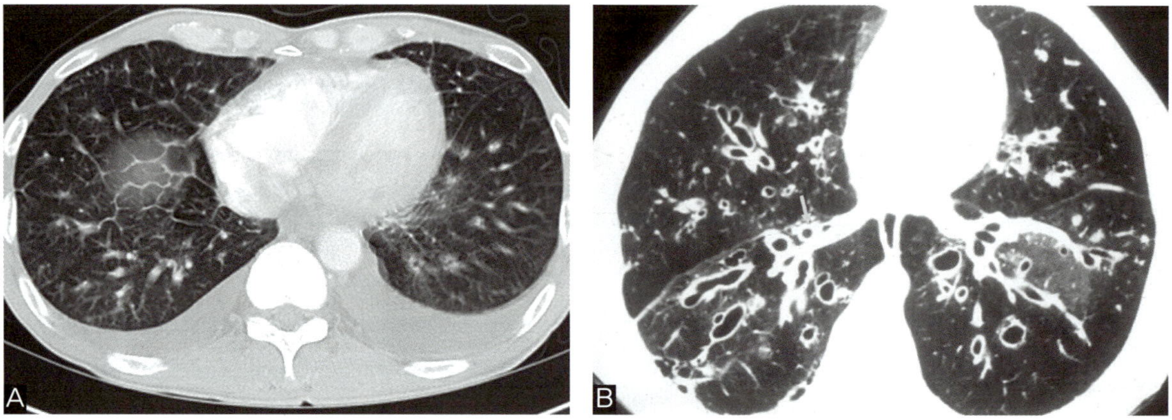

그림 2-18. 간질성 질환과 만성 기도 질환에 의한 Interstitial thickening의 고해상 CT감별. A. 간질성 비후; 림파성 폐전이. B. 만성기관지 병변에 의한 비후; 기관지 확장증

2) 간질성 폐 병변

(1) **축성 간질 질환**(axial interstitial disease)

- 혈관 기관지 속이 비후되기 때문에 이들 음영을 마주(en face) 보면 기관지 주위를 둘러쌈(peribronchial, 혹은 perivascular cuffing)이라 하고(그림 2-19 B), 이들 음영을 옆으로 보면 폐맥관상(pulmonary vascular marking)이 두꺼워지고 그 변연이 불분명하거나 결절성(nodular)이며, 기관지 벽이 비후되어 두 개의 나란한 줄(tubular shadow)을 볼 수 있다.
- 림프관성 전이(lymphangitic metastasis), 폐부종, 폐유육종(sarcoidosis) 시 이 공간을 잘 침범한다.
- 그러나 만성 기관지 병변과 구별해야 한다. 축성 간질질환의 경우 기관지 벽의 비후로 인하여 기관지 내강이 정상 혹은 감소되며, 동반된 타 부위의 간질 질환으로 인하여 폐실질 음영이 증가한다(그림 2-18, 19 A). 만성 기관지 병변의 경우 기관지 내강이 커지고, 반면 동반되는 폐동맥의 크기는 정상이거나 혹은 감소하여 반지같은 형태를 갖는 점이 다르다. 동반되는 공기 가둠(air trapping) 혹은 폐기종으로 인하여 폐실질 음영이 감소한다(그림 2-18, 19 B).

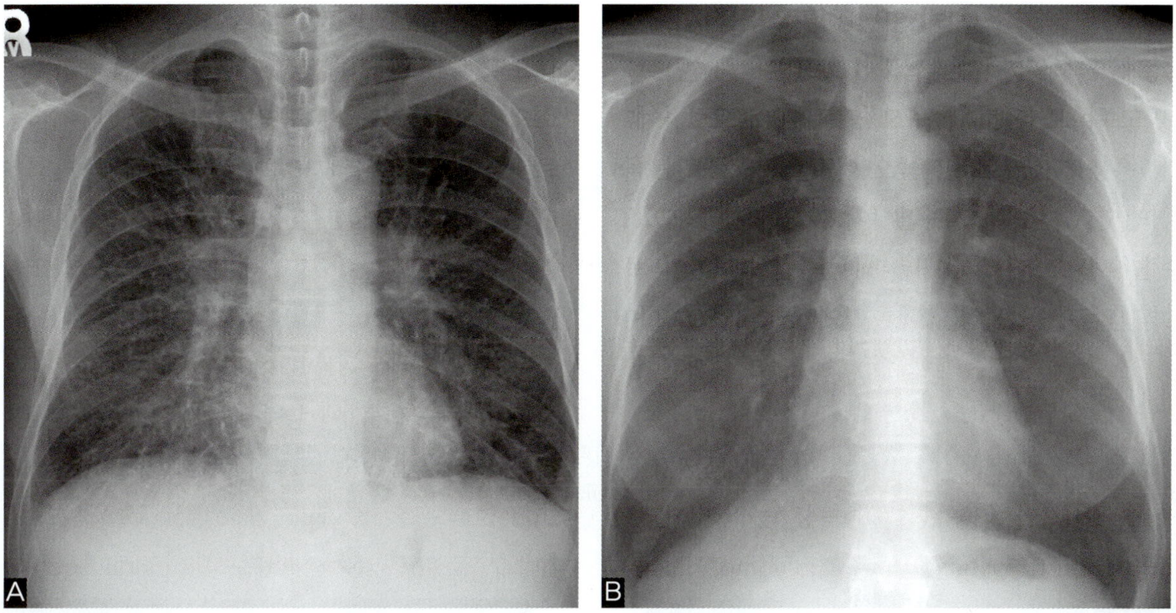

그림 2-19. 간질성 질환과 만성 기도 질환에 의한 Peribronchial cuffing의 단순 흉부 사진상 감별. A. 간질성 비후; 림파성 폐전이. B.만성기관지 병변에 의한 비후; 기관지 확장증

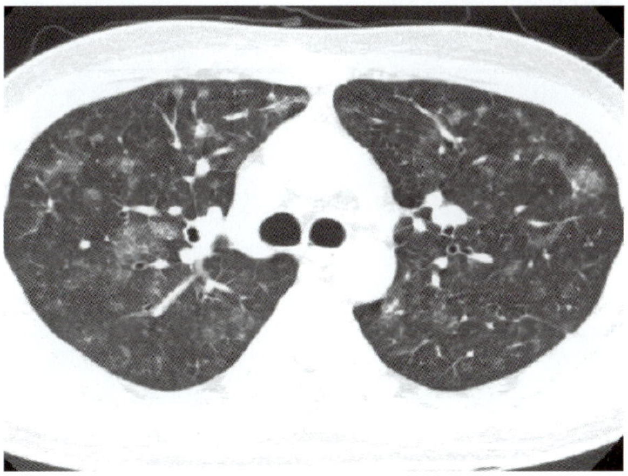

그림 2-20. 간유리 음영. 골수이식 환자에서 폐포자충 폐렴

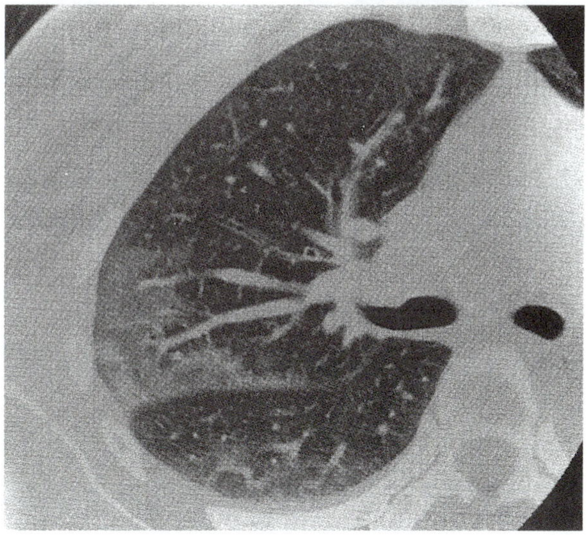

그림 2-21. 마이코플라즈마 폐렴(mycoplasma pneumonia). 젖빛유리 음영(ground glass opacity)이 우상엽과 우하엽 상분절에 보이고 있어서 간질성 폐렴을 시사하고 있다.

(2) **폐실질성 간질 질환**(parenchymal interstitial disease)

① 젖빛 유리 양상(ground glass pattern)

- 음영이 약간 증가하되 그 안에서 폐혈관 음영이 어렴풋이 보이는 경우를 말한다(그림 2-20).
- 폐포모세막(alveolo-capillary membrane)의 전체적 비후에 의해 일어나며 급성 간질성 폐렴(그림 2-21), 간질성 폐부종, 과민성 폐렴(hypersensitivity pneumonitis)(그림 2-22) 및 거의 모든 간질성 질환의 초기에 보일 수 있다.

② 결절 양상(nodular pattern)

- 속립성 결핵(miliary tuberculosis)(그림 2-23) 혹은

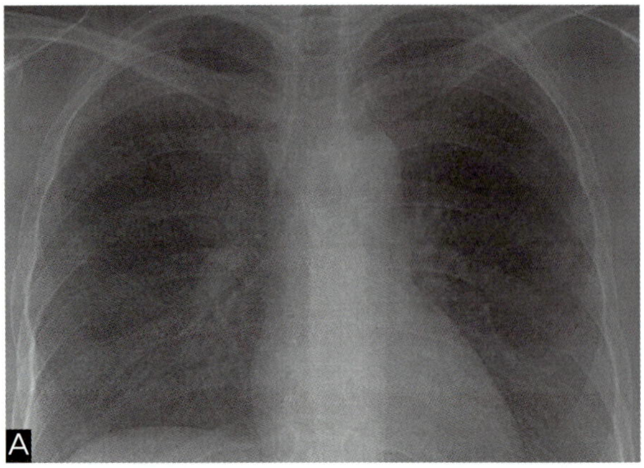

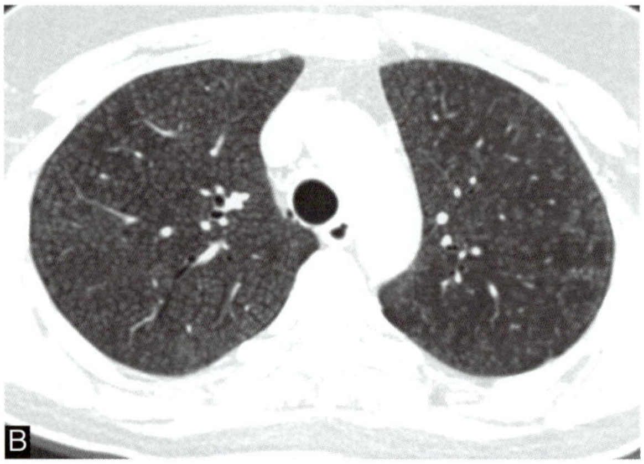

그림 2-22. 외인성 알레르기성 폐포염(과민성 폐포염). 양측폐의 중, 하부에 무수히 많은 작은 결절들과 젖빛유리음영이 보이며 CT상 양측폐에 변연부가 좋지 않은 소엽 중심성 결절(centrilobular nodule)들이 전체 폐에 전반적으로 관찰되고 있다.

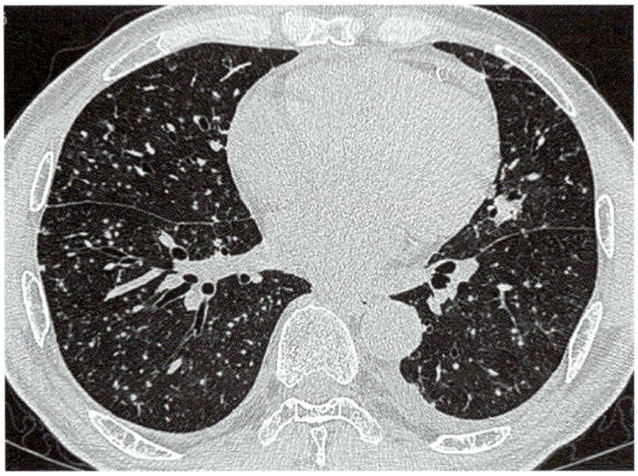

그림 2-23. 속립성 결핵. 속립성 결핵의 고해상 CT 그림이다. 다발성의 결절이 폐야에 고루 산재되어 있으며 결절의 크기가 아주 작으며 경기관지 파급에 의한 세엽성 결절과는 달리 결절의 변연부가 잘 경계지워져 보인다.

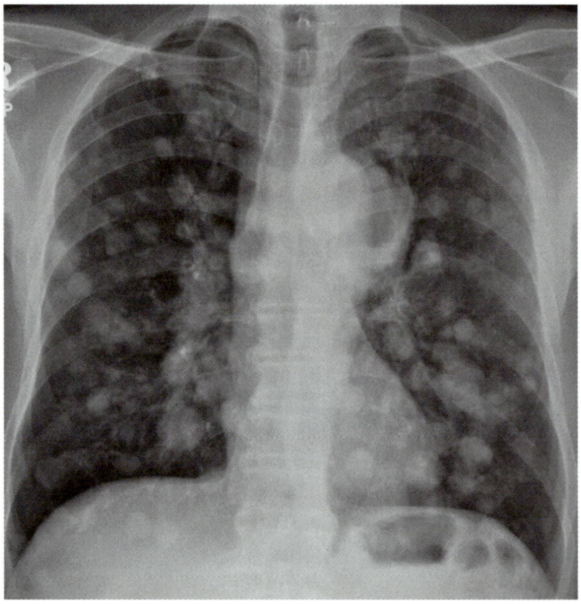

그림 2-25. 전이성 폐암. 융모상피암에 의해 혈행성 폐전이의 예이다. 양엽에 다발성의 결절들이 보인다.

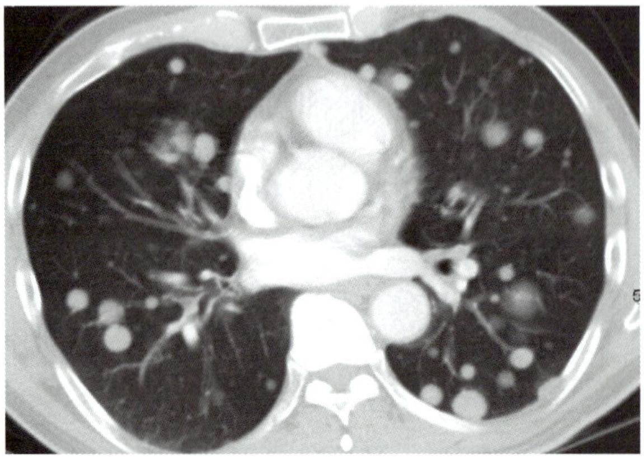

그림 2-24. 혈행성 폐전이암의 CT 소견. 다양한 크기의 경계가 뚜렷한 결절들이 양측 폐야에 흩어져 있다.

혈행성 전이처럼 혈행성으로 병변이 퍼지는 경우, 결절의 위치는 무작위적(random)이지만 흉막하(subpleural)에 더 많이 위치한다. 그러나 혈행성 전이는 결절의 크기가 크고 작은 차이가 있고(그림 2-24, 25), 속립성 결핵의 경우 그 크기가 비교적 서로 일정한 것이 특징이다(그림 2-23).

- 규폐증(silicosis)(그림 2-26) 혹은 과민성 폐렴은 규소(silica)나 알레르기 항원(allergen)이 기도를 통해 흡입되어, 호흡성 세기관지의 벽에 침착한 후 육

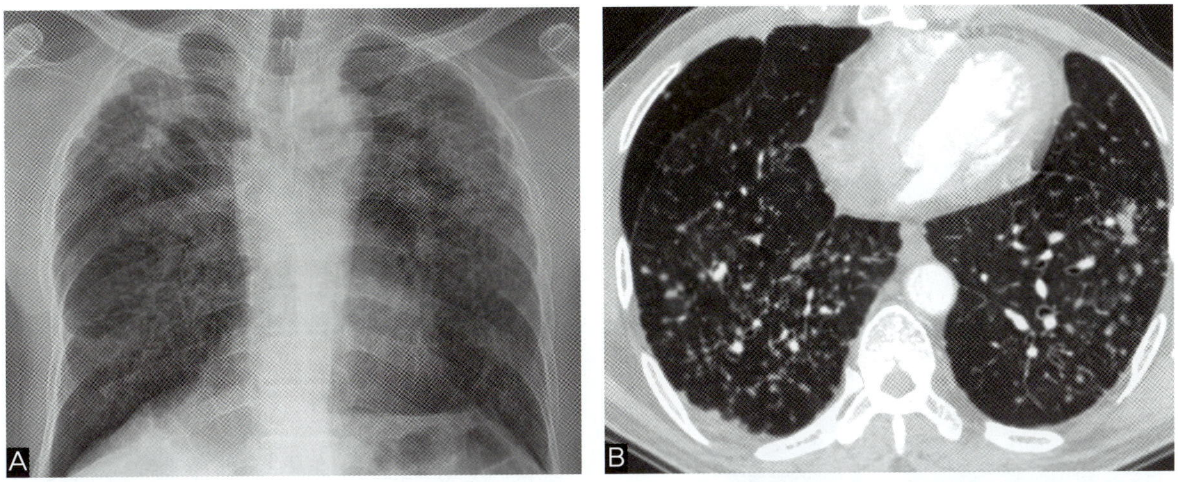

그림 2-26. 규폐증. A. 단순흉부촬영그림상 주로 양폐상엽에 많은 작은 크기의 결절들이 관찰된다. B. CT상 양폐엽의 주로 후방부에 작은 결절과 일부 섬유화에 의한 폐실질의 변형과 기관지 확장증의 소견이 양측 상엽에 보인다.

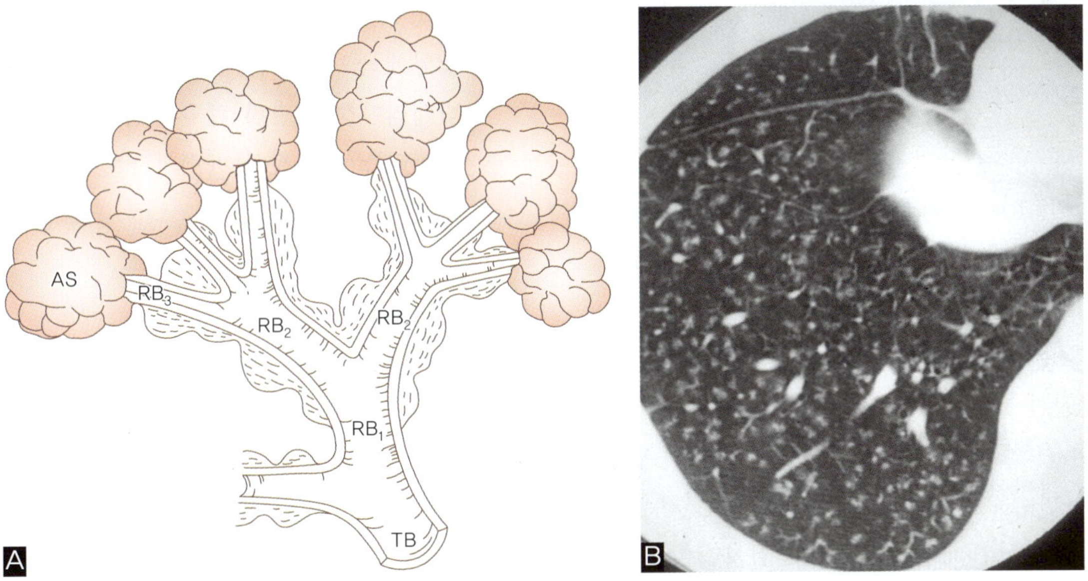

그림 2-27. A. 규폐증의 호흡세기관지 주위 육아종 형성 모식도 B. 고해상 CT 소견

아종을 만들기 때문에 소엽의 중심부에 결절이 있다(그림 2-27). 폐포 결절(airspace nodule)도 폐소엽의 중심에 생기나(그림 2-15 B) 규폐증 등의 간질성 폐소엽 중심성 결절은 서로 들러 붙지 않으며, 결절의 폐실질 내 분포가 고른 점에서 구별된다.

- 폐유육종(sarcoidosis)은 림프관을 따라 육아종을 만들기 때문에 기관지 혈관속(bronchovascular bundle) 주위 혹은 폐소엽간 격막을 따라서 소결절이 붙어 있는 형태를 보인다(그림 2-28). 임파성 전이(그림 2-18 A)의 경우에도 침범부는 비슷하나, 폐유육종에 비하여 기관지 혈관속과 폐소엽간 격막을 따라서 비교적 균등한 침윤을 보이고, 폐실질내 침범 부위가 골고루 분포하는 점에서 다르다.

③ 망상 양상(reticular pattern)

- 레이스 짠 형태의 모양을 말한다(그림 2-29 A).
- 폐섬유화증이나 급성 간질성 폐렴 등에서 나타나며 폐소엽 내 염증(그림 2-29 B) 혹은 섬유화(intra-

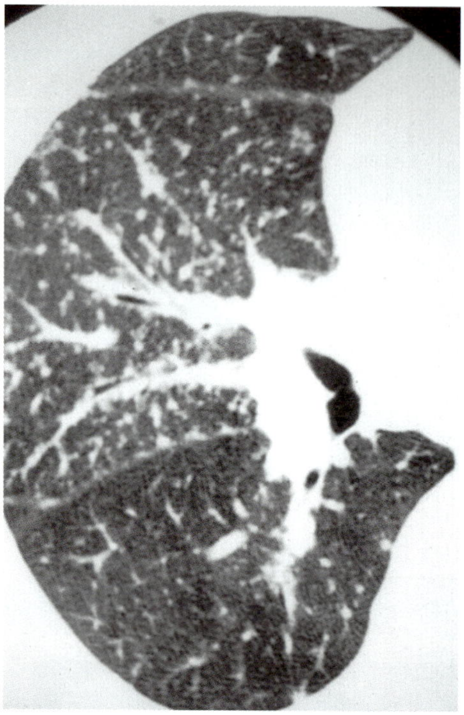

그림 2-28. 폐유육아종의 고해상 CT 소견

lobular fibrosis)(그림 2-29 C) 시에 보인다. 폐 섬유화의 만성기에는 벌집 모양(honey-combing)(그림 2-29 D)의 변화가 보인다.

④ 망상 결절 양상(reticulonodular pattern)

- 결절은 진성 결절일 수도 있고, 혹은 기관지 혈관속 비후가 단면으로 보이거나, 망상양상(reticular pattern) 중 겹쳐진 매듭(knob)이 결절처럼 보이는 가성 결절일 수도 있다.
- 축성 또는 변연부 간질성 질환에 의하여 여러 선상(linear) 음영이 겹쳐진 것을 망상이라고 하는 저자도 있다.
- 단순흉부 사진으로는 방사선 소견의 분류를 확실히 하기 어렵기 때문에 사용자 간에 상당히 혼동되는 용어이다. 고해상 CT는 이러한 혼동을 많이 감소시켜 폐실질 병변의 진단에 기여한 바가 크다.

(3) **변연부 간질성 질환**(peripheral interstitial disease)

- 폐소엽 격막이 비후 되면 1~2.5cm 길이의 선상 음영으로 보이는데, 늑막 직하에 있고, 늑막에 직각으로 있을 때는 Kerley's B line(그림 2-30 B), 늑막과 떨어진 폐실질 내에서 보일 때는 Kerley's A line(그림 2-30 A)이라 한다.
- 림프관성 전이(그림 2-18 A), 폐부종, 폐유육종(그림 2-28) 때 자주 보인다.

(4) **위폐포성 유형**(pseudoalveolar pattern)

- 병리학적으로 간질성 질환임에도 불구하고 방사선 사진상 폐포성 경결로 보이는 경우를 말한다.
- 원인으로는 간질성 폐렴의 삼출성 시기(exudative phase)에 폐포내 삼출액이 찰 경우(그림 2-29 B), 폐쇄세기관지기질화폐렴(Bronchiolitis obliterance with organizing pneumonia)(그림 2-31)처럼 기도 질환에 동반된 폐경결 등이다. 바이러스성 폐렴이 박테리아성 기관지 폐렴과 구별이 어려운 원인도 바이러스성 간질성 폐렴의 많은 환자가 폐경결로 보이기 때문이다.

3) 무기폐(Atelectasis)

(1) **무기폐의 기전**

- 폐의 용적 감소를 뜻한다.
- 흡수성 무기폐(resorption atelectasis) : 기도 폐쇄에 의하여 그 원위부 폐포내 공기가 흡수된 경우 생긴다(그림 2-32 A, B). 기도 폐쇄 수준이 중심부인지 말초부인지에 따라서 방사선 소견이 다르고, 그 원인도 판이하게 다르다.
- 유착성 무기폐(adhesive atelectasis) : 표면활성제(surfactant) 결핍에 의하여, 폐렴이나 방사선 폐렴, 신생아 호흡곤란 증후군 등에서 생긴다(그림 2-32 C).
- 수동성 무기폐(passive atelectasis) : 큰 종괴나 늑막 삼출에 의한 물리적 압박에 의해 생긴다.
- 평판상 무기폐(platelike atelectasis) : 횡격막 운동이 저하된 환자, 세기관지염(bronchiolitis) 및 폐포염(alveolitis)으로 인하여 폐저부에 수평의 띠 같은 음영이 생긴다.

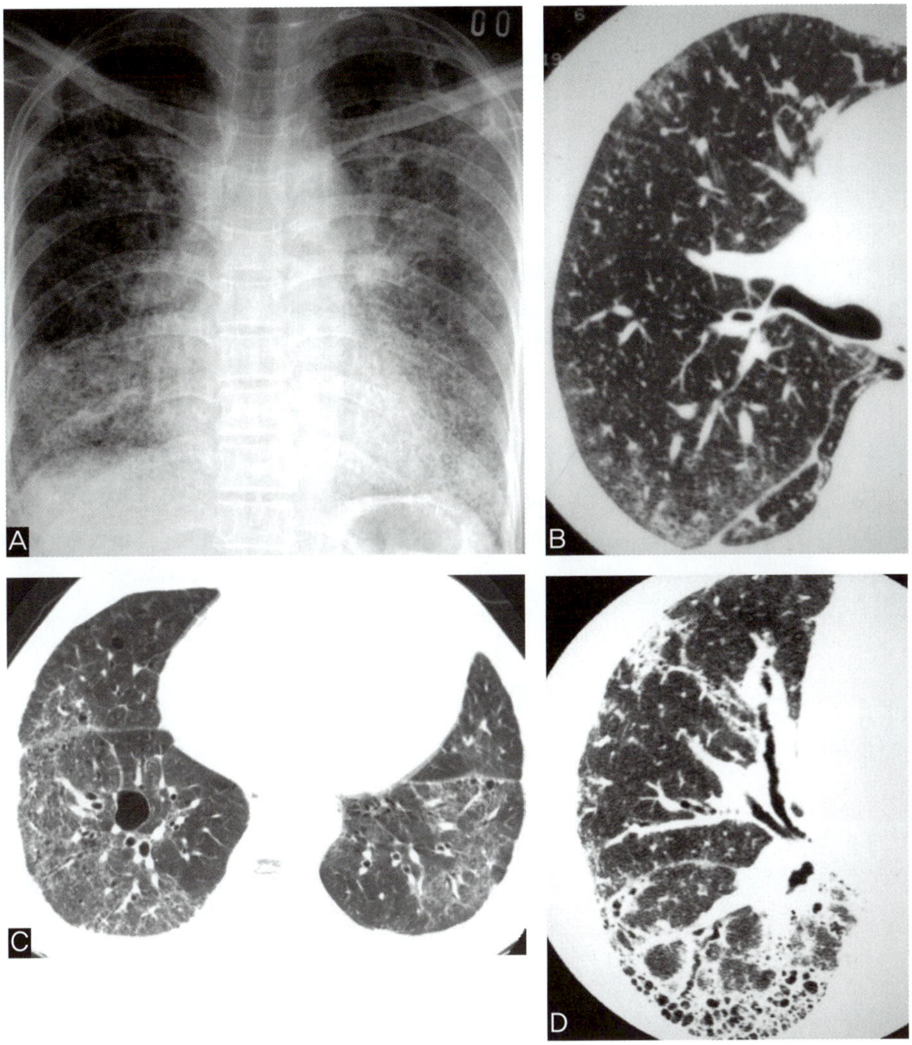

그림 2-29. 망상 양상. A. 단순흉부사진 소견 B. 삼출성기(exudative stage) C. intralobular fibrosis D. honeycombing. 특발성 상용간질폐렴(UIP)은 수년에 걸쳐서 B, C, D의 순서로 진행된다.

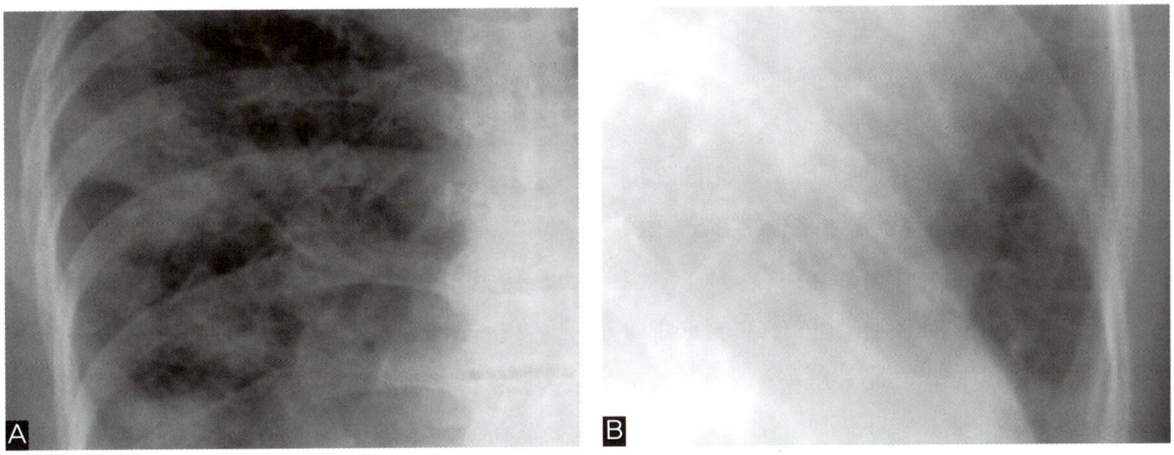

그림 2-30. 변연부 간질성 폐질환. A. Kerley's A line B. Kerley's B line

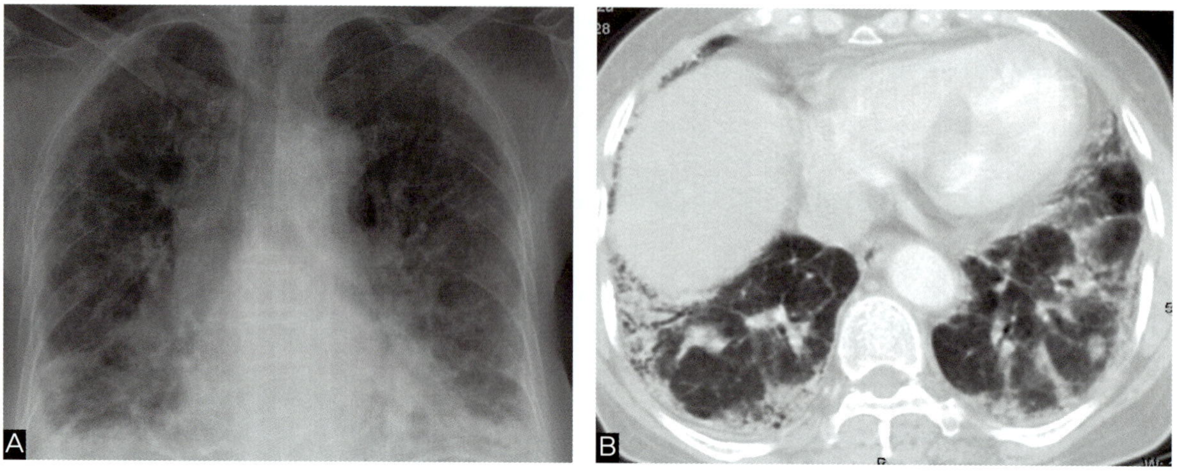

그림 2-31. 폐쇄성 세기관지염 및 기질화 폐렴(bronchiolitis obliterans organizing pneumonia; BOOP). A. 흉부 X선상 양 폐야에 반점형의 분포를 보이는 폐경화가 보인다. B. 양폐야에 폐구역과 상관없이 주로 흉막하를 따라 폐경화가 보이며, 간유리음영과 흉막삼출이 동반되어 있다.

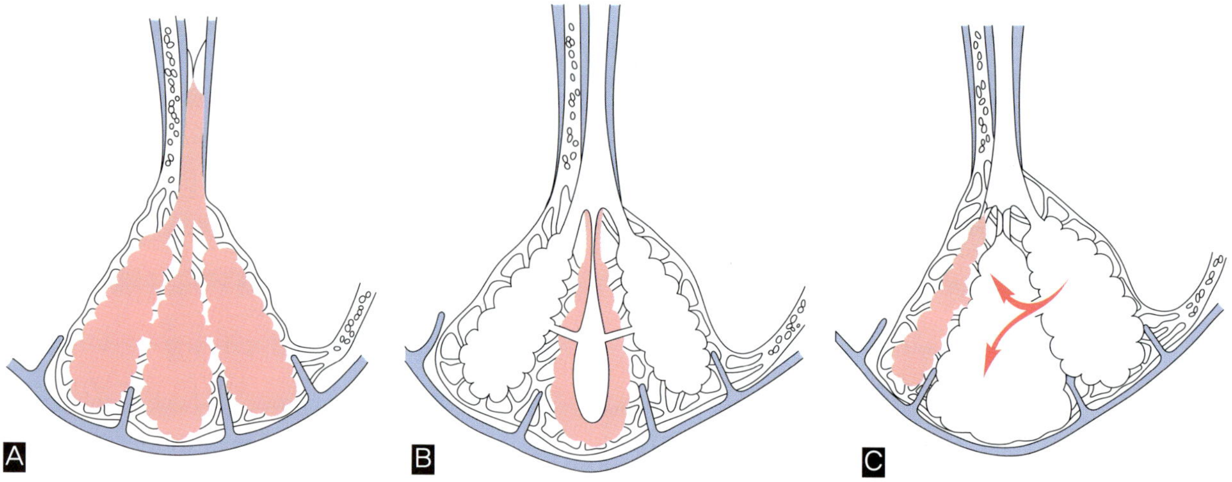

그림 2-32. 무기폐의 기전. A. 흡수성 무기폐, 중심 기도 폐쇄 B. 흡수성 무기폐, 말초 기도 폐쇄 C. 유착성 무기폐

(2) **일반적 방사선 소견**

- 직접 소견은 ① 열구의 전위와 ② 폐맥관상이 서로 몰키는 것이다(그림 2-33).
- 간접 소견은 ① 폐음영의 증가 ② 늑막강내 압력이 감소함에 따라 폐문의 전위, 횡격막 상승, 종격동 전위, 늑골 간격이 좁아질 수 있으며 ③ 주위 폐의 대상성 팽창(compensatory overinflation) 등이 올 수 있다.
- 성인에서 무기폐가 있을 경우 가장 먼저 감별해야 하는 질환은 폐암이다. 기관지 조영상(air bronchogram), Morton's S sign(그림 2-35)은 무기폐 원인의 감별에 많은 도움이 된다. 무기폐 내에 기관지 조영상이 없으면 중심의 큰 기도의 폐쇄가 그 원인이며(그림 2-32 A), 기관지 조영상이 있으면 이를 개방 기관지 증후(open bronchus sign)라 하며, 무기폐의 원인이 만성 염증으로 인한 소기관지의 미만성 폐쇄가 그 원인이라는 증거가 된다(그림 2-32 B). Morton's S sign은 폐엽의 허탈 시 폐문부에서 종괴에 의한 열구의 국소 팽창을 말한다(그림 2-35).

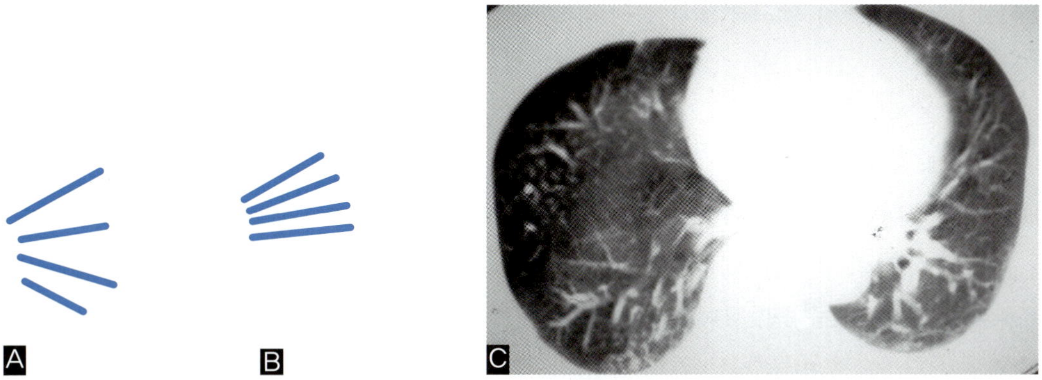

그림 2-33. 폐허탈시 폐맥관상 몰킴의 모식도. A. 정상 B. 폐허탈시 폐맥관상의 몰킴 C. 우하엽의 폐맥관상 몰킴

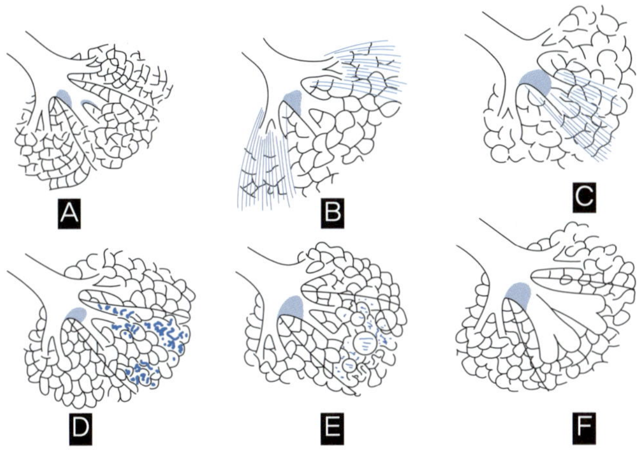

그림 2-34. 기관지 폐쇄에 따른 폐실질의 이차적 변화. A. 정상, B. 폐쇄성 공기 폐색(air trapping), C. 무기폐, D. 폐쇄성 폐렴, E. 폐농양, F. 기관지 확장증

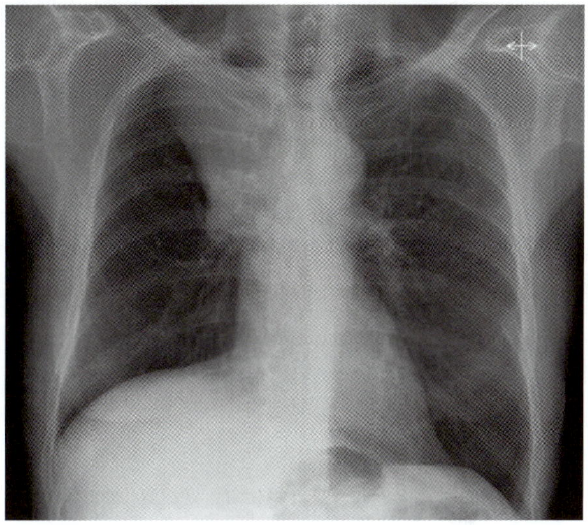

그림 2-35. Morton's S sign(=Golden's S sign)

(3) **기관지 폐쇄에 따른 폐실질의 이차적 변화**(그림 2-34)

- 측부 환기(collateral ventilation) : 직접 연결된 기도 이외의 통로로 환기되는 경우, 계속 통기 상태를 유지한다. 그러나 폐쇄성 폐렴 등 염증성 삼출액이 통로를 막을 수 있으며, 이 경우는 무기폐가 초래된다.
- 첵밸브 기구(check valve mechanism) : 기도의 부분 폐쇄 경우, 흡기 때에는 공기가 흡입되나 호기 때에만 폐쇄되면 공기폐색이 온다.
- 폐용적 팽창(volume expansion) : 폐쇄성 폐렴, 폐농양, 기관지 확장증 등에 의하여 폐 용적이 증가할 수 있다.

(4) **각 폐엽의 무기폐 소견**

- 폐렴의 용적이 감소되면 폐문부는 기관지나 폐혈관으로 인하여 고정되어 있는 상태이고, 용적이 감소하더라도 흉벽의 벽측 흉막(parietal pleura)과 폐엽의 내측 흉막(visceral pleura)은 계속 접촉을 유지한다. 따라서 폐문부를 꼭짓점으로 하여 폐용적이 부채 접히듯이 감소하는 것이 원칙이다. 흉막 유착이 있거나 폐실질 병변으로 탄성(compliance)이 변화되면 이 원칙을 따르지 않을 수 있다.

① 우상엽의 무기폐

소열구가 폐문부를 중심으로 하여 상방으로 이동하여

심한 무기폐가 되면 상종격동의 우측에 붙게 되어 마치 종격동의 확장처럼 보일 수 있다(그림 2-36).

② 우중엽의 무기폐

우중엽은 폐용적이 아주 작기 때문에 무기폐가 오면 흉부 전후 사진에서는 심장의 우측 윤곽선을 소실시키는(silhouette sign) 경미한 음영 증가만 보이게 되나 측면 사진에서는 소열구가 하방으로 이동하고 대열구가 상방으로 이동하며 그 내부의 음영이 증가되는 것이 잘 관찰된다(그림 2-37).

③ 좌우 하엽의 무기폐

전후사진에서는 변연부가 불분명한 증가된 음영이 심장 쪽에서 보이게 된다. 특히 좌하엽의 무기폐에서는 이 증가된 음영이 심장 뒤쪽에 숨어 버리는 경향이 있어서 노출이 부족한 전후사진에서는 쉽게 간과하기 쉽다. 이 때에는 대개 병소 부위의 폐문부가 하방으로 이동하므로 폐문부를 관찰하는 것이 중요하며 이와 같이 증가된 음영은 우중엽의 무기폐와는 달리 심장의 윤곽선을 소실시키지 않는다. 측면사진에서는 대열구가 후방으로 이동하게 된다(그림 2-38, 39).

④ 좌상엽의 무기폐

좌상엽은 우상엽과는 달리 소열구가 없기 때문에 무기폐의 양상이 우측과는 다르다. 전후 사진에서는 변연부가 없는 증가된 음영이 좌종격동 특히 대동맥 꼭지(aortic knob) 주위에 보이며 이 증가된 음영은 폐 말초부로 가면서 점점 소실된다. 측면 사진에서는 대열구가 앞쪽으로 이동되게 된다(그림 2-40).

4) 폐결절(pulmonary nodule)

(1) 폐에 있는 둥근 병소로서 3cm 미만의 것을 말한다.
(2) 이러한 폐결절이 하나만 있을 때에는 단일성 폐결절(solitary pulmonary nodule; SPN)이라 하여 방사선학적으로 중요한 의미를 갖게 된다. 이런 단일 폐결절은 폐암인 경우 대개 증상이 없이 X-선

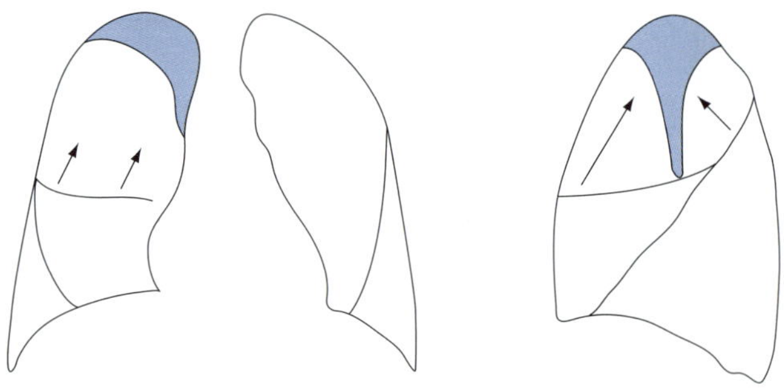

그림 2-36. 우상엽 무기폐의 모식도

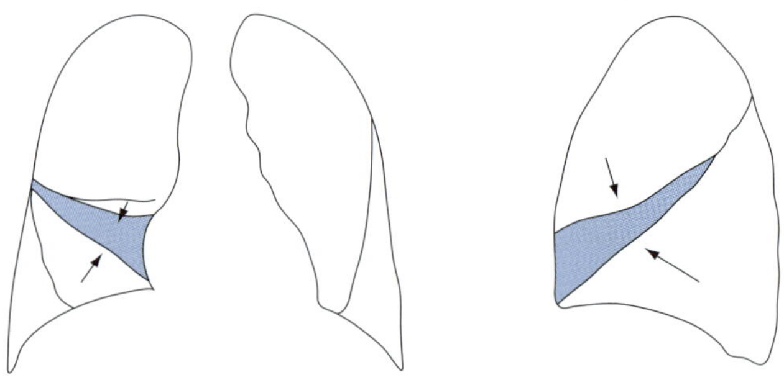

그림 2-38. 우하엽 무기폐의 모식도

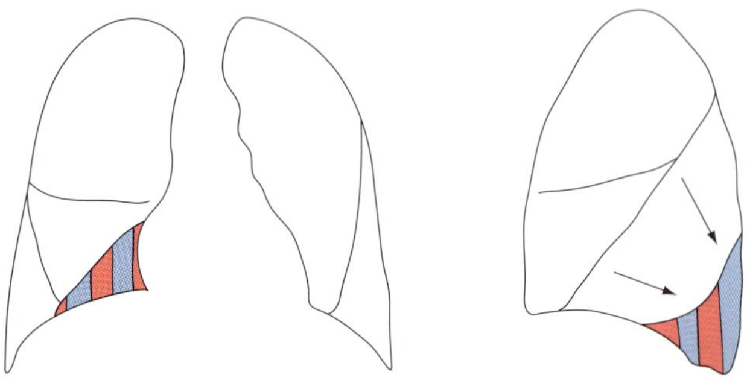

그림 2-37. 우중엽 무기폐의 모식도

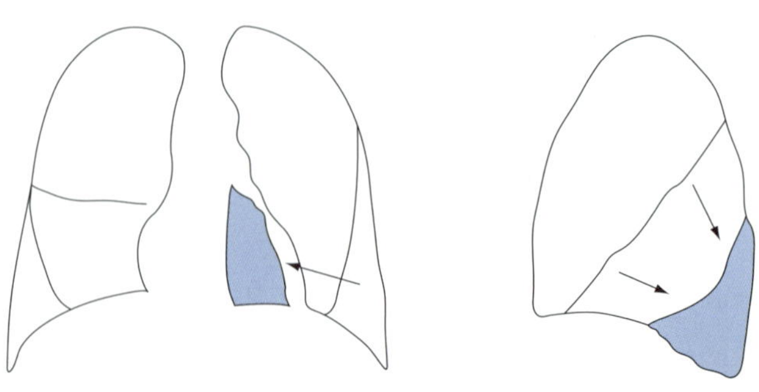

그림 2-39. 좌하엽 무기폐의 모식도

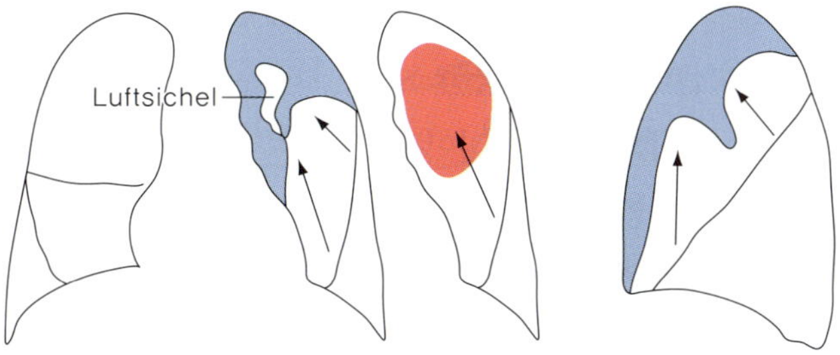

그림 2-40. 좌상엽 무기폐의 모식도

상에서 우연히 발견되는 조기 폐암이 대부분이기 때문에 치료하면 환자의 예후가 좋은 것으로 알려져 있다. 또한 우리나라와 같이 결핵이 많은 나라에서는 결핵종과 암의 구별이 중요한 과제로 되어 있다. 양성 종양으로 육아종(granuloma), 과오종(hamartoma) 등도 감별 대상에 포함된다.

(3) 결절이 여러 개가 보이면 혈행성 전이, 혈행성 패혈성 폐렴(septic pneumonia), 베게너 육아종증(Wegener's granulomatosis) 등을 생각할 수 있다. 전산화 단층촬영이 임상에 응용되면서 다음과 같은 여러 가지 소견을 종합하여 상당수준의 정확도를 가지고 진단이 가능하게 되었다.

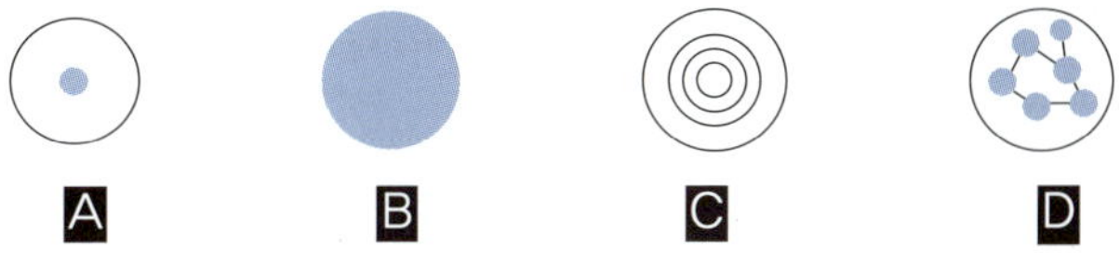

그림 2-41. 양성 결절을 시사하는 석회화의 모식도. A. 중심형 B. 균등형 C. 적층형 D. popcorn 형

(4) 단일성 폐결절의 방사선 소견상 감별 진단

① 결절의 성장속도

2년 동안 추적 조사에서 결절이 자라지 않으면 양성 종양으로 생각해도 좋다. 가장 신빙성 있는 소견이다.

② 석회화

양성을 시사하는 소견으로는 석회화가 결절의 중심부(central calcification)에 있거나 적층(laminated), 균일성(homogeneous)인 경우이며 이 때는 육아종을, 팝콘(popcorn) 모양의 석회화가 있을 경우는 과오종을 진단할 수 있다(그림 2-41, 42, 43). 일반적으로 석회화가 결절의 10% 이상을 차지하고 있으면 양성 결절이다. 악성 결절에서도 석회화가 드물게 나타날 수 있는데 미세한 점상 석회화(fine stippled calcification)가 오게 되어 대개

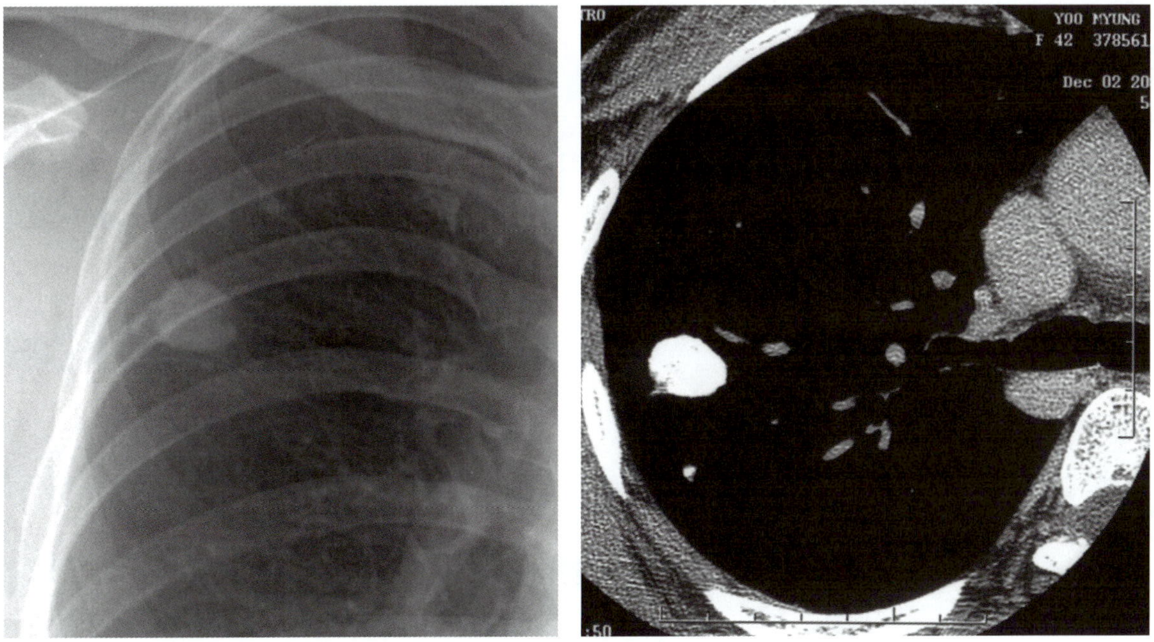

그림 2-42. 단일 폐결절내 균등한 석회 침착. CT는 석회 침착의 발견에 있어서 매우 예민하다. 결핵종의 예.

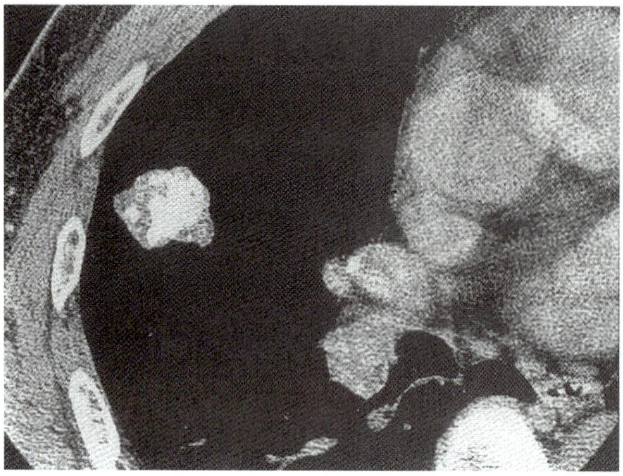

그림 2-43. 과오종. 폐과오종의 예이다. 결절 내부에 팝콘모양의 석회화 소견이 보인다.

희미하게 보인다. 결핵 후 석회 침착 동반한 반흔(scar)에 발생한 폐암이나 대장암, 난소암의 전이성 폐암등 점액이 풍부하게 포함되는 경우에 석회화가 올 수 있다.

③ 크기

양성의 경우는 대개 직경이 2cm 미만이다.

④ 결절의 경계 부위의 모양(contour)(그림 2-44)

양성은 결절의 변연부가 매끄럽고(smooth) 악성인 경우는 분엽(lobulation)이 있게 된다. 침상(spiculation)은 양성과 악성 모두에서 나타날 수 있으나 악성인 경우에 더 심하게 나타난다.

⑤ 위성병소(satellite lesion)(그림 2-45)

결절 주위의 작은 또 다른 하나 또는 여러 개의 결절을 말하는 것으로 위성 결절은 양성인 경우에 악성인 경우보다 많이 나타난다.

5) 동공(cavity)

동공이란 1mm 이상의 둥근 벽을 가지고 내부에 공기를 포함하는 경우를 말한다. 폐결핵, 폐농양, 폐암, 폐국균종(aspergilloma) 등에서 볼 수 있다.

(1) 가장 두꺼운 벽 두께가 5mm 미만이면 양성, 15mm 이상이면 악성암종일 가능성이 많다(그림 2-47).
(2) 동공내 벽이 매끄러우면 양성, 결절성(nodular)이면 악성일 가능성이 많다. 내용물에 액체가 있으면 공기와 액체의 층(air-fluid level)이 보이나 진단적 특이점은 없고, 움직이는 동공내 종괴가 있으면 진균종(fungus ball)을 생각해야 한다(그림 2-47, 48).
(3) 폐농양(그림 2-48 C, 50)의 경우는 폐경결이 먼저 생기며, 후에 농양과 기관지 간에 통로(fistula)가 생기면 공기가 농양 안으로 들어가면서 동공이 보인다.

6) 폐질환의 분포

폐의 병소는 어떤 해부학적 또는 생리학적인 특성에 따라서 병소의 발생부위가 특정장소에 잘 오는 것으로 알려져 있다. 이러한 병소의 분포양상을 이해함으로써 폐질환의 감별진단에 도움을 받을 수 있다.

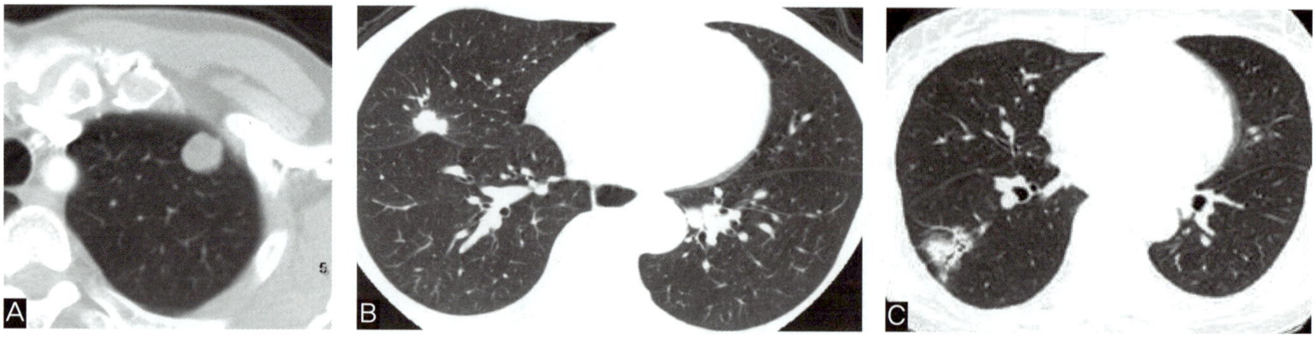

그림 2-44. 폐결절의 경계의 다양한 형태. A. 매끄러운 경계(well-defined) B. 분엽성 경계(lobulated) C. 불분명한 경계(ill-defined)

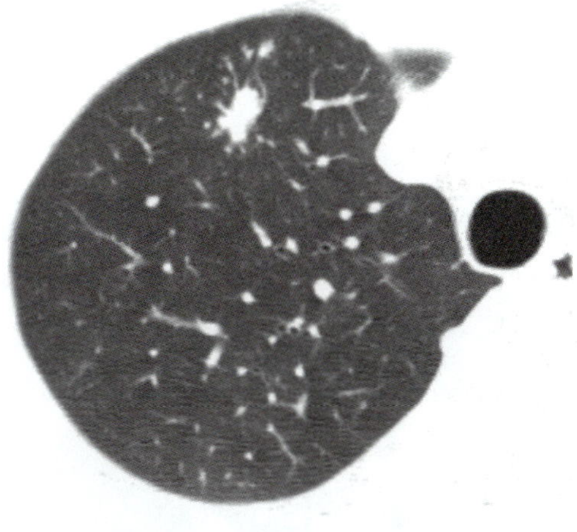

그림 2-45. 결핵종이 재활성화 할 때 주위에 위성 결절을 동반하는 경우가 많다.

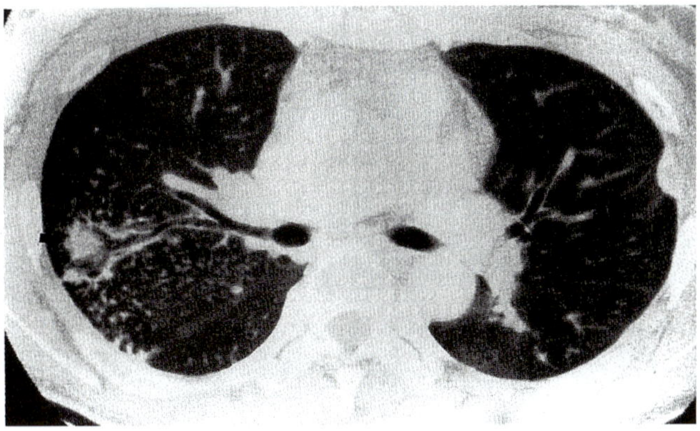

그림 2-46. 결핵종 및 활동성 폐결핵의 CT 소견. 활동성 폐결핵의 CT그림이다. 변연부가 좋지 않은 여러 개의 작은 소결절과 결핵종이 우측폐야에 보인다(화살촉). 좌측 늑막에 볼록렌즈 모양의 결핵성 농흉이 보인다.

(1) **흡인성 폐렴**(aspiration pneumonia)

우측 주기관지의 직경이 좌측보다 크고 좌측보다 더 아래쪽으로 향하기 때문에 우측이 좌측보다 흡인성 폐렴이나 이물질의 흡인이 쉽게 된다.

(2) **폐경색 또는 전이성 폐암**

폐혈류가 풍부한 하엽에 주로 오게 되며 폐경색은 폐쇄된 혈관이 혈류를 공급하는 폐 말초부위에 잘 발생하게 된다.

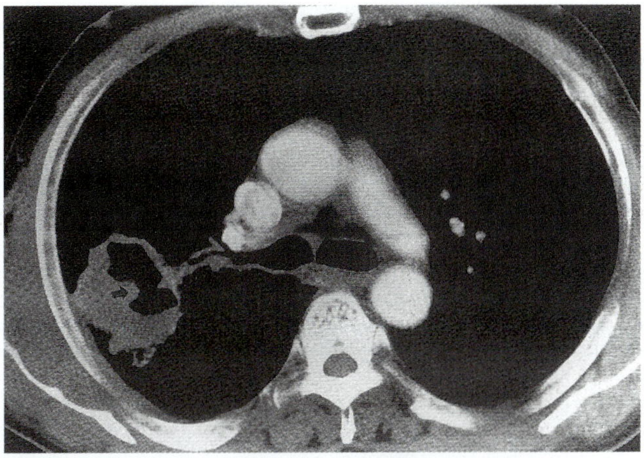

그림 2-47. 상피세포암에 동공이 형성된 예. 동공내부에 결절이 보인다(화살표). 상피세포암이 말초형으로 생길 때에는 흔히 동공형성을 하게 된다. 동공내 벽의 결절은 악성종양을 시사하는 소견이다.

(3) **재감염 폐결핵**

폐첨부는 산소분압이 높아서 호기성 세균인 결핵균의 서식이 쉽고 호흡운동이 상엽의 후분엽이 전분엽에 비하여 저하되기 때문에 재감염 폐결핵은 상엽의 첨분엽이나 후분엽, 하엽의 상분엽에 잘온다(그림 2-45).

(4) **폐부종**

울혈성 폐부종은 주로 폐문부 주위에 오며 이는 폐말초부에서 호흡운동에 의한 림프관을 통한 제거가 왕성히 일어나기 때문이다.

(5) **특발성 폐섬유화증**(idiopathic pulmonary fibrosis), **교원병 및 성인형 호흡곤란 증후군**(ARDS)

폐의 변연부에 주로 나타나며 이는 폐 주변이 중심부에 비하여 혈관의 길이가 길고 혈관 저항이 높아 혈류속이 떨어져 혈액 통과 시간이 길어지게 되므로 혈중 내의 독소나 면역복합체가 침착되기 쉽기 때문이다(그림 2-29).

7) 병소의 시간 경과

- 폐포성 질환은 병변의 진행이 빠른 편이고, 간질성 병변은 느린 편이다.

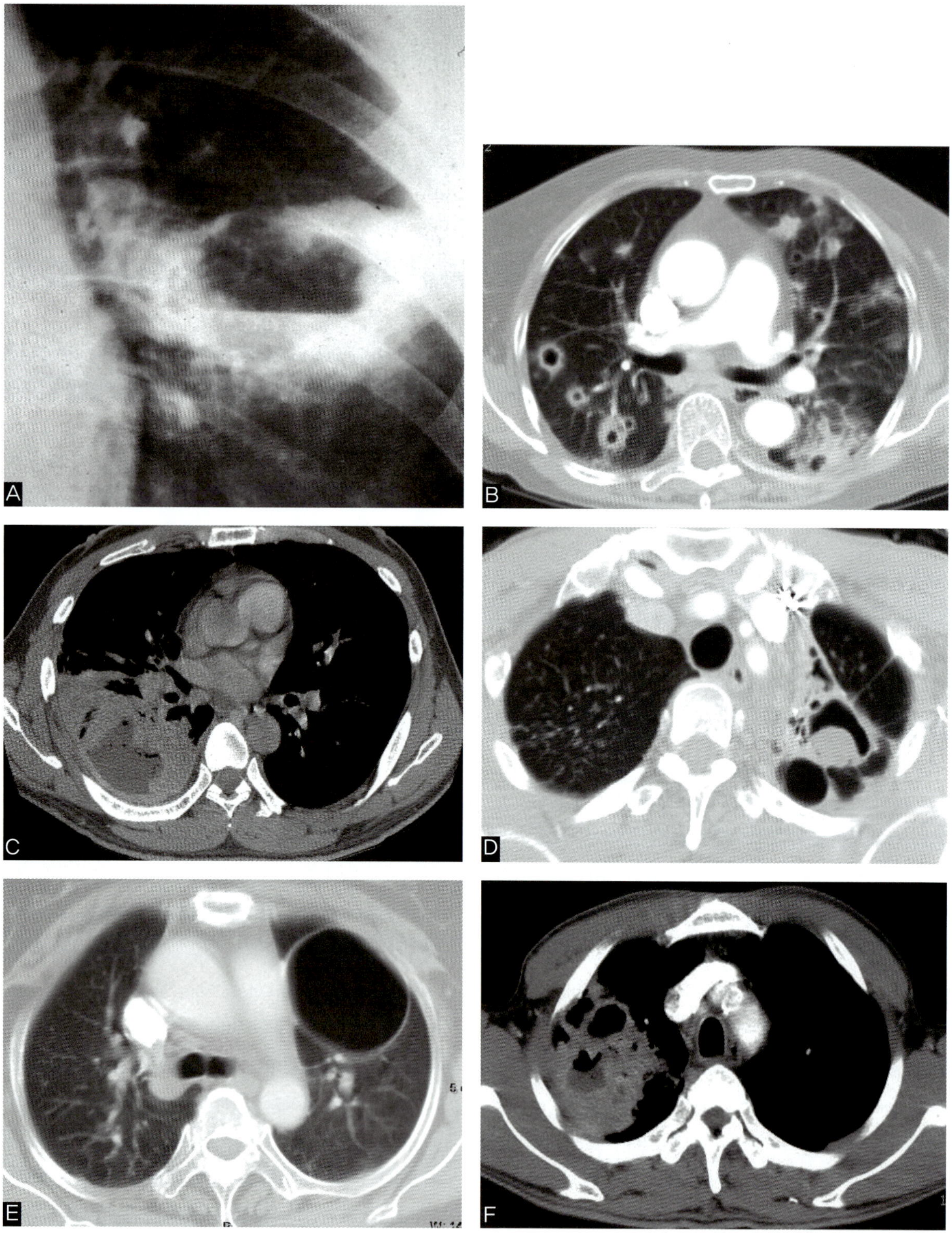

그림 2-48. 동공이 동반된 병변. A. 진균종 B. 전이성 폐암 C. 폐농양 D. 결핵병소 내에 생긴 진균종 E, 공기낭종 F. 괴사성폐렴

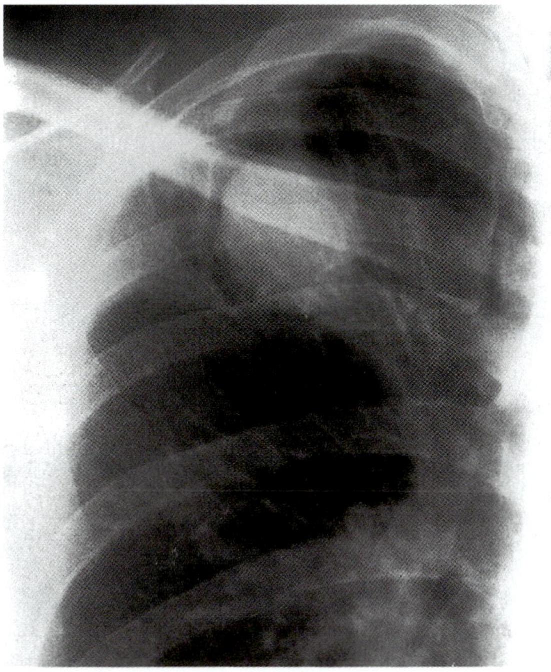

그림 2-49. 아스페르질루스종(Aspergilloma). 우상엽의 결핵성 동공내에 아스페르질루스(Aspergillus)에 의한 진균구(fungus ball)가 보이며 동공의 우상부에 공기 반월(airmeniscus) 양상이 잘 보이고 있다.

- 폐결절의 배가시간(doubling time) : 결절의 용적이 2배 (직경이 1.24배) 되는데 소요되는 시간

8) 실루엣 증후(Silhouette sign)

흉부 X-선 사진은 신체의 입체적인 것이 하나의 평면상으로 나타나기 때문에 어떤 병소의 위치가 입체적으로 어떤 곳에 위치하고 있는지 알기 위하여 전면과 측면 사진을 함께 고려하여야만 한다. 그러나 정상 위치를 알고 있는 해부학적 구조물과 병소와의 관계로써 단 하나의 평면 사진에서도 위치를 판단할 수 있으며 실루엣 증후라고 한다. 실루엣 증후의 양성이라 함은 X-선상의 두 개의 음영(density)사이 윤곽이 소실된 것을 말하며 이는 두 음영이 붙어 있음을 의미한다(그림 2-51 A).

반대로 윤곽이 소실되지 않으면 실루엣 증후 음성이라 하며 이것은 두 개의 음영이 서로 떨어져 있다는 것을 의미한다(그림 2-51 B). 예를 들면 하행동맥은 정상에서 후방에 위치하고 있는데 어떤 병소가 하행동맥의 윤곽을 소실시키면 그 병소는 하행동맥과 붙어 있음을 말

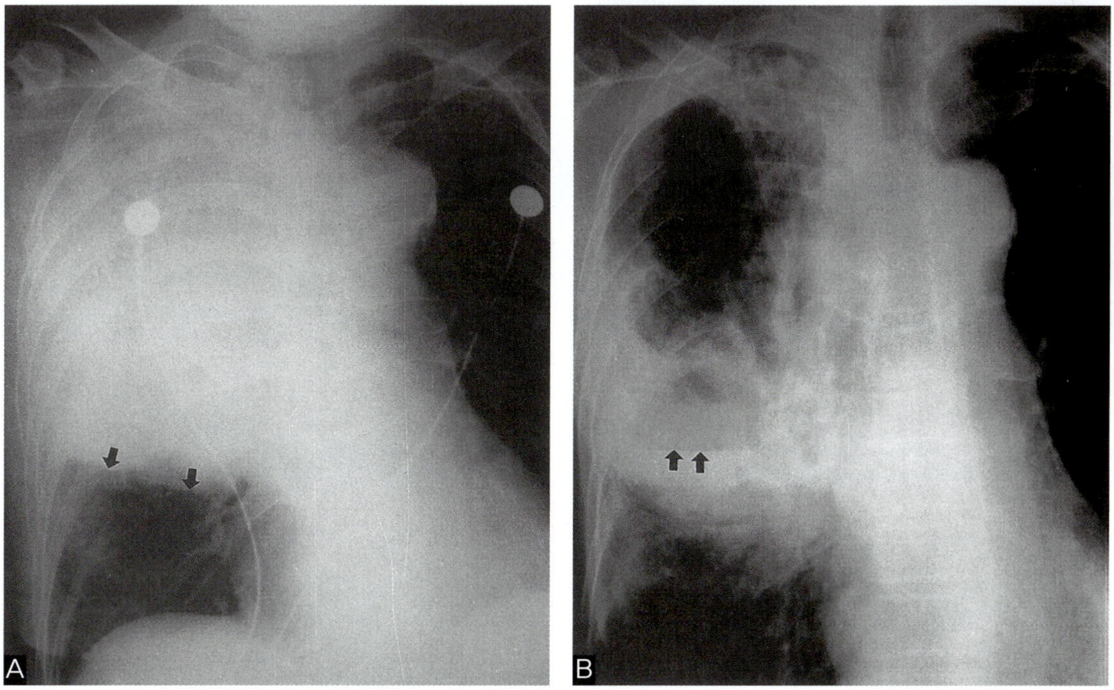

그림 2-50. 폐렴간균 폐렴(Klebsiella pneumonia). A.폐렴간균(Klebsiella 균)에 의한 대엽성폐렴의 예이다. 소열구(minor fissure)가 하방으로 이동한 것으로 보아(화살표) 우상엽과 우중엽의 용적이 증가한 것을 알 수 있다. B.같은 환자에서 2주후 추적 사진상 괴사에 의한 공기 수면상(화살표)이 보여 폐농양이 형성된 것을 알 수 있다.

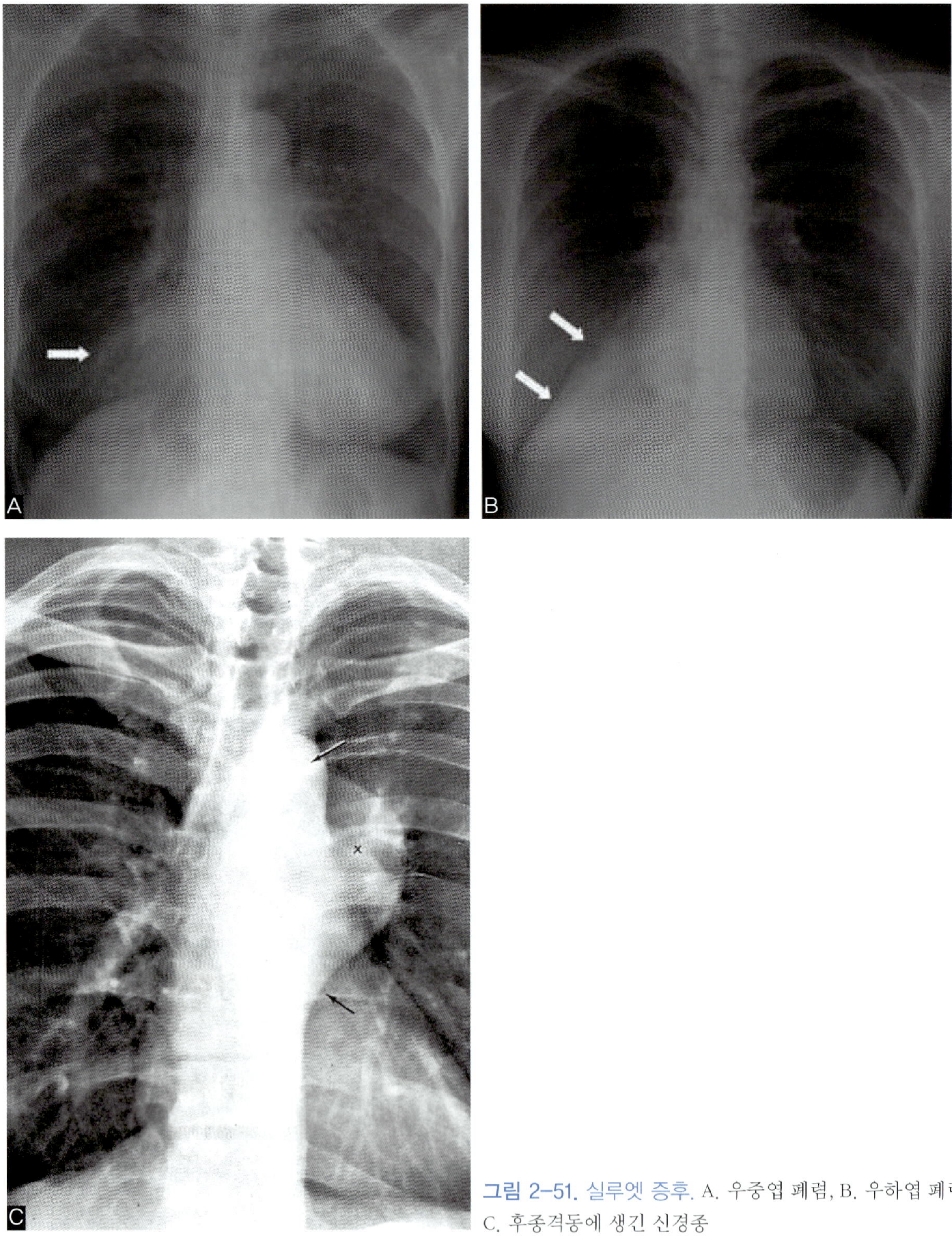

그림 2-51. 실루엣 증후. A. 우중엽 폐렴, B. 우하엽 폐렴, C. 후종격동에 생긴 신경종

하고(그림 2-51 C), 반대로 윤곽을 소실시키지 않으면 그 병소는 하행동맥의 앞쪽이나 하행동맥보다 뒷쪽에 떨어져 있음을 의미한다.

심장은 정상으로 앞쪽에 위치하기 때문에 우중엽, 설상분엽(lingular segment), 전종격동이나 전방늑막의 병소들은 심장윤곽을 소실시킬 수 있다. 또한 상대정맥의 윤곽 소실은 전종격동 종괴, 우상엽 질환이 있을 때 올 수 있으며 하행동맥의 윤곽 소실은 좌하엽 병소, 후종격동 종괴 등에 의해 올 수가 있다. 반대로 우하폐야에 증가된 음영이 있는데 우측 심장윤곽을 소실시키지 않으면 심장의 후방에 있는 음영으로 우중엽의 병소가 아니라 우하엽의 병소라는 것을 알 수 있다.

9) 폐문부 확장

- 폐문부가 커지면 혈관의 확장이거나 림프절의 비대를 의미한다. 이의 구별점은 림프절 비대의 경우 변연이 분엽성(lobulated)이고 원위부 폐동맥과 급격한 각을 이루게 되나(그림 2-52 A), 혈관 확장의 경우는 변연이 매끄럽고 원위부 폐동맥으로 매끄럽게 이행된다는 것이다(그림 2-52 B). CT나 MR로 두 가지의 감별이 용이하다.

	임파절 비대	폐동맥 확장
일측성	폐암, 결핵성 임파염	판막성 폐동맥 협착 (valvular PS)
양측성	림프종, 폐유육종	심실중벽결손증, 심방중벽결손증 등

10) 흉막, 흉막외(extrapleural lesion) 병변, 종격동 질환의 방사선 소견

자유흉막삼출(free pleural effusion)의 경우 흉막강의 중력 의존부(dependent portion) 특히 측면 늑횡격막각(lateral costophrenic sulcus)에 초승달(meniscus) 형태로 보이게 되나, 소방형(loculated) 흉막액의 경우는 볼록 렌즈처럼 보일 수 있다. 종격동 병변을 포함한 흉막외 병변은 흉막 병변과 비슷한 점도 있으나, 병변에 의하여 장측 흉막을 상승시키기 때문에(elevated pleura sign), 외연이 매우 분명하고, 양측 변연이 대칭적으로 정상 흉막으로 점차 되돌아가는(smooth tapering) 점이 특징적이다(그림 2-53).

	변연	흉벽 혹은 종격동과 이루는 각도
폐실질 병변	불분명	예각
흉막 병변	분명	둔각
흉막외 병변	매우 분명 대칭적, smooth tapering	둔각

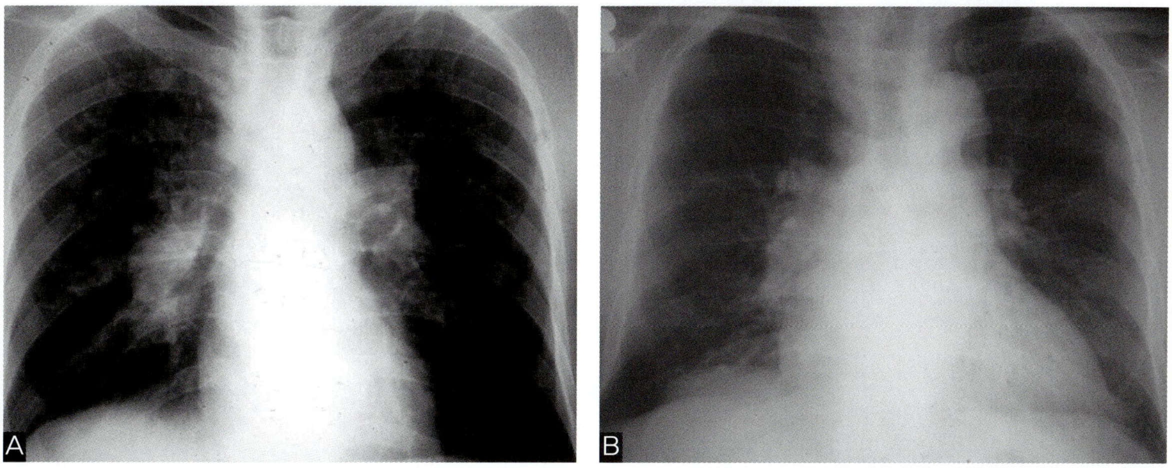

그림 2-52. 폐문부 확장. A. 림파절 종대 B. 폐동맥 확장.

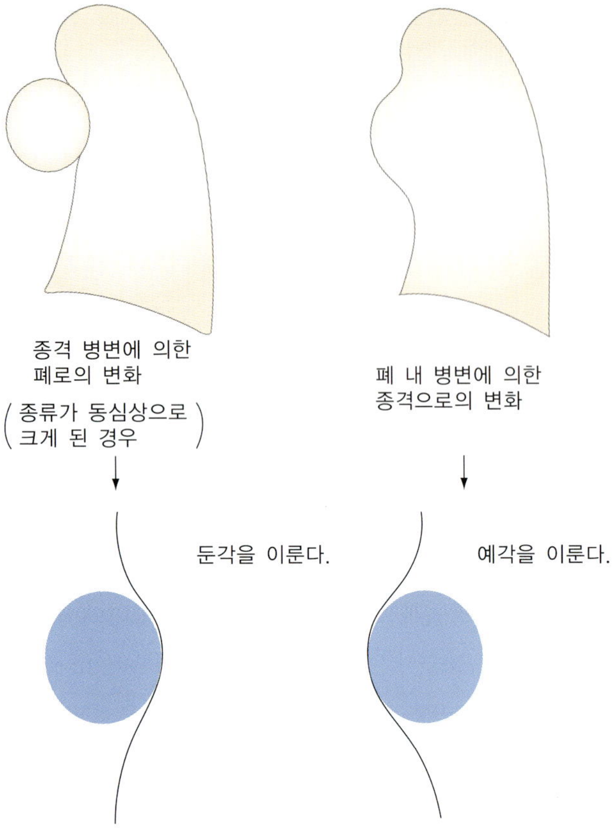

그림 2-53. 종격동 종괴와 폐실질 종괴의 감별.

B. 폐실질의 음영이 감소하는 질환

1) 원인

(1) 공기가 증가할 경우 음영이 감소한다. 그러나 이 경우 폐혈류가 감소하게 되며, 폐실질 파괴로 조직의 음영도 감소될 수 있다.

(2) 혈류 감소

폐혈류 감소가 심한 경우에 음영이 감소한다.

2) 방사선 소견

(1) 폐실질 음영 감소

감소가 국소적인 경우는 폐실질 음영 감소를 정상 부위와 비교할 수 있으나, 전반적인 경우 음영 감소를 알아보기 어렵다.

(2) 폐 용적 증가

전반적인 음영 감소의 경우는 폐용적 증가를 발견하는 것이 진단에 도움이 된다. 횡격막이 아래로 내려가고, 그 형태가 돔(dome)의 형태를 잃고 편편해지며, 흉곽의 전후 직경이 증가, 심장이 길고 작아져 보인다(그림 2-54).

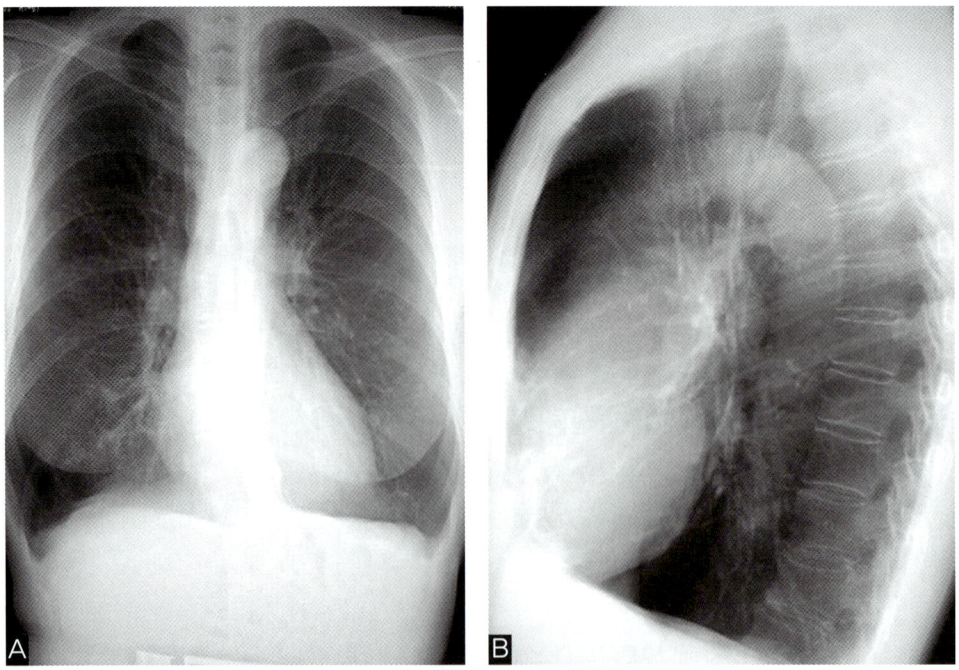

그림 2-54. 만성 폐쇄성 폐질환(COPD)의 단순 흉부(A)와 측면(B) 사진. 폐용적 증가가 주요 소견이며, 폐실질 농도의 감소는 객관적으로 알기가 어렵다.

(3) 폐맥관의 변화

폐맥관 음영이 전반적으로 가늘어지고, 서로 벌어진다(splaying)(그림 2-55). 기관지벽이 두꺼워져서 기포 주위 비후나 두개의 나란한 줄, 기관지 내강 확장 소견을 볼 수 있다.

(4) 고해상 CT

폐기종(emphysema)은 정상 폐실질 농도보다 낮은 국소적 음영 감소부위로 보인다. 그 범위에 따라 중심소엽성(centrilobular), 범소엽성(panlobular), 격막주위성(paraseptal) 등으로 분류한다(그림 2-56).

기도 질환 때 기관지 변화, 기관지벽 비후와 기관지 내강의 확대를 볼 수 있다(그림 2-58, 59, 60).

그림 2-55. 폐기종 시 폐맥관의 벌어짐의 모식도

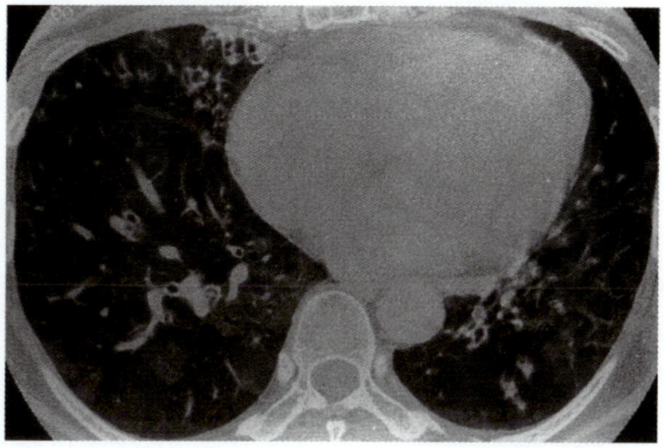

그림 2-57. 협착성 기관지염(Constrictive bronchiolitis). 고해상 CT상 양쪽 폐에 군데군데 젖빛유리양이 나타나며 특히 우하엽에는 모자이크형의 젖빛유리양이 잘 보이며, 우폐의 중엽에 기관지벽의 비후를 동반한 기관지 확장증이 보이고 있다.

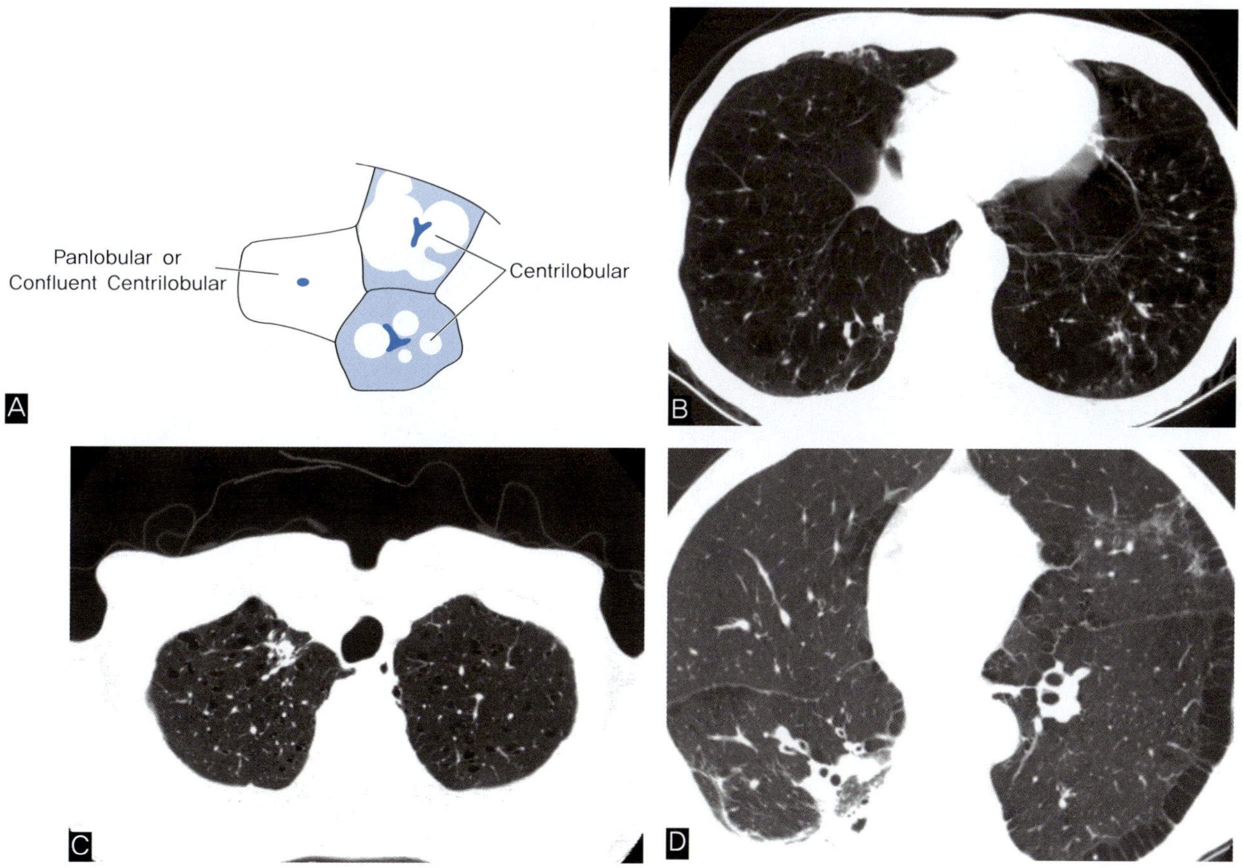

그림 2-56. 폐기종의 종류. A. 고해상CT 모식도 B. 범소엽성 기종 C. 폐소엽 중심성 기종 D. 격막주위성 기종

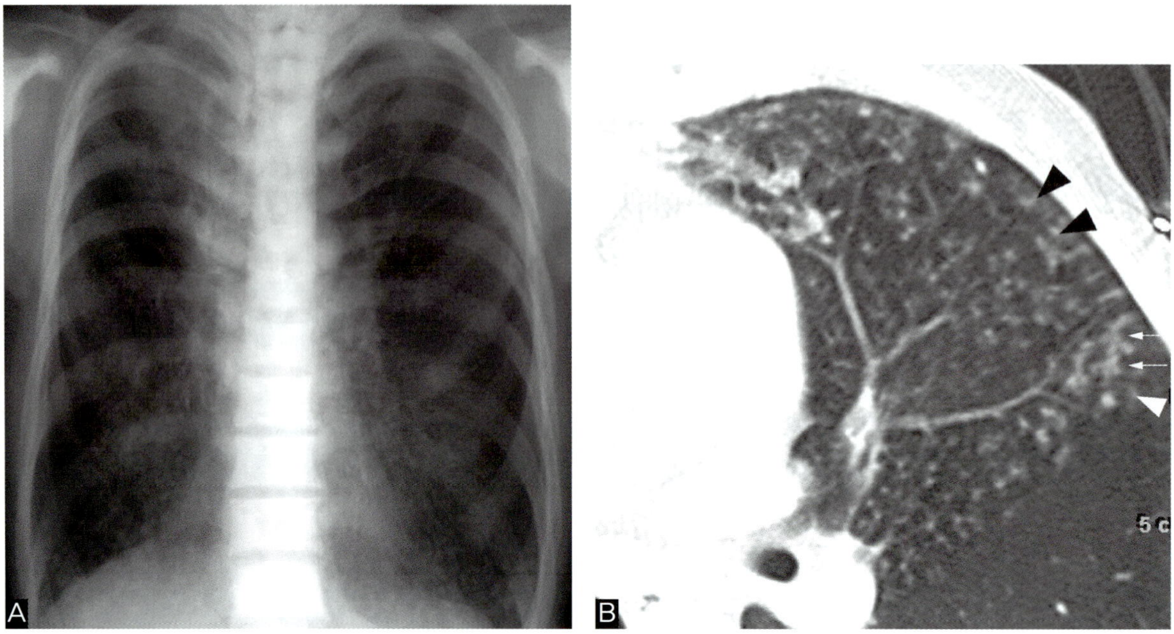

그림 2-58. 미만성 범기관지염(Diffuse panbronchiolitis). A. 단순흉부촬영상 많은 작은 결절들이 양측폐의 중 · 하부에 관찰된다. B.고해상 CT상 무수히 많은 소엽중심성결절(centrilobular nodule, 화살촉) 및 나무가지에 싹나는 모양의 음영증가(tree-in-bud pattern, 화살표) 소견이 보인다.

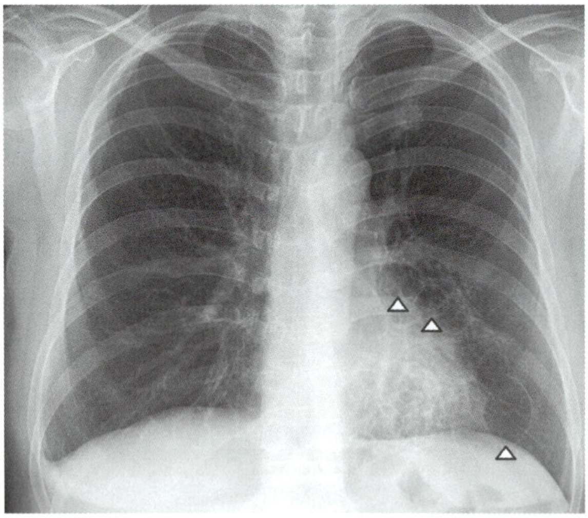

그림 2-59. 기관지 확장증의 단순흉부 엑스선 소견. 좌하폐야에 낭상의 기관지 확장증 소견이 보인다(화살촉).

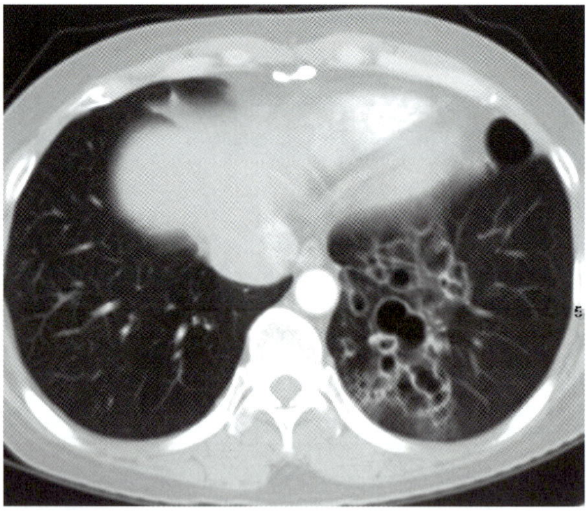

그림 2-60. 기관지 확장증의 CT 소견. 좌하에 확장된 기관지의 소견을 볼 수 있으며 기관지벽이 두꺼워져 있다.

2. 각론

I. 감염성 폐질환

1. 폐렴과 폐농양

폐렴의 분류는 병리학적 형태, 원인균, 또는 기질적인 폐질환의 유무에 따라서 여러 가지로 분류되는데 일차성 폐렴은 정상적인 폐에서 발병된 것이고 이차성 폐렴은 폐 자체에 기질적인 폐질환이 있어서 여기에 폐렴이 발생한 것을 말하거나 소화관 등의 장애에 의해 병발된 것을 말한다. 흡인성 폐렴(Aspiration pneumonia)도 이차성 폐렴에 속하게 되는데 하엽이나 상엽의 후분엽(posterior segment)에 잘 오는 반면 폐중엽(middle lobe)이나 전분엽(anterior segment)에는 잘 오지 않는다. 또한 병리학적 분류로는 폐포성, 기관지성, 간질성, 혼합형의 폐렴으로 나누는데 폐포성폐렴의 가장 많은 원인균은 폐렴균(Streptococcus pneumoniae)이나 폐렴간균(Klebsiella pneumoniae)이며 병변이 주로 폐포에 생기는 것을 말하고 기관지폐렴은 말초세기관지(terminal bronchiole)나 호흡세기관지(respiratory bronchiole)에 염증을 초래하는 것으로 포도상구균(Staphylococcus aureus)이나 녹농균(Pseudomonas aureginosa) 등에 의한 염증이 주로 이에 속한다. 간질성폐렴은 폐간질을 주로 침범하는 경우로서 바이러스나 마이코플라스마균에 의한다. 그러나 상기와 같은 소견은 많은 경우에 중복이 되기 때문에 영상의학적으로 원인균에 의한 진단은 불가능하다.

A. 세균성 폐렴

대부분이 염증에 의한 삼출액이 폐포에 축적된 폐엽의 경결(lobar consolidation)을 보이고 대개는 무기폐를 동반하게 되며 폐렴간균에 의한 폐렴의 경우는 침범된 폐엽이나 폐분절의 용적이 증가하는 경향이 있다(그림 2-50 A). 이때에 폐실질의 괴사도 잘 일으키게 된다(그림 2-50 B). 일반적으로 폐렴균에 의한 폐렴은 완전치유가 잘 되나 포도상구균, 폐렴간균 등에 의한 경우는 폐괴사를 잘 일으키고 농흉도 잘 유발한다. 포도상구균, 그람 음성균, 혐기성균, 마이코플라스마균에 의한 폐렴도 기관지 폐렴을 잘 일으키게 되는데 여러 폐분절에 반상 폐경결(patchy consolidation)이 영상소견상 보인다. 특히 포도상구균에 의한 폐렴은 함기성폐낭포(pneumatocele)를 잘 형성하게 된다.

B. 바이러스, 마이코플라스마 폐렴 및 기타 폐렴

주로 간질성 폐렴을 일으키며 간질음영(interstitial marking)이 증가되거나 혈관 음영(vascular marking)이 불분명하게 되며 심하면 경계가 불분명한 폐경화가 넓게 퍼진다. 흉막삼출은 드물며 임상적으로 치유된 후에도 영상소견상 수 주 동안 비정상소견이 남게 된다. 마이코플라스마 폐렴은 폐경화 소견을 보이나, 심하지 않은 경우에는 병소에 젖빛 유리음영을 보이게 되는데 이는 간질성 폐렴을 시사하는 소견이다(그림 2-21). 기타 리케치아에 의한 폐렴인 츠츠가무시병이나 렙토스피라증(leptospirosis)이 우리나라에서 계절성으로 자주 보고된다. 츠츠가무시병에 의한 폐렴은 주로 간질성 폐렴으로 폐에 젖빛유리음영(ground glass opacity)이나 미세한 결절 양상을 보이게 되고 폐문부의 림프선 종대도 종종 관찰된다. 렙토스피라균 등에 의한 경우는 폐괴사를 잘 일으키고 이때 렙토스피라증에 의한 폐렴은 폐에 출혈부종을 잘 일으켜서 선방결절(acinar nodule)이나 심한 폐경결양상을 보이게 된다.

C. 폐농양

폐농양은 폐의 국소적인 화농화(suppuration)에 의한 폐실질의 괴사에 의한 것이며 흡인이나 막힌 기관지의 말초부위의 패혈성 색전(septic emboli) 등에 의해 발생는데 이때에는 엑스선상 구형의 증가된 음영이 보이고 내부에 괴사에 의한 공기음영이나 공기 수면상을 보인다(그림 2-50 B). 폐암이나 베게너 육아종증(Wegener's granulomatosis)과는 달리 추적검사에서 동공의 벽 두께가 빠른 속도로 얇아지게 된다. 패혈성 색전에 의한 폐농양은 폐 말초 부위에 다발성의 작은 공동을 형성하게 되며 폐경색 소견을 동반하는 경우도 종종 있고 특히 전산화단층촬영을 하면 작은 공동이 잘 관찰된다.

2. 폐결핵

폐결핵은 한국에 아직도 상당히 흔한 만성 감염성질환으로 이의 진단이나 치료 후 추적검사에 흉부 엑스선이 차지하는 비중이 크다. 결핵은 보통 일차결핵과 이차결핵으로 나누나 이의 구분이 분명치 않은 경우도 많다. 일차결핵과는 달리 이차결핵은 대개 성인에 주로 오는데 일차감염 후 어느 정도 면역이 형성된 후에 재감염되는 것으로 생각된다.

A. 일차폐결핵

일차결핵 병소는 곤원발소(Gohn's focus)가 중폐야나 상폐야의 말초부위에 폐경결에 의한 조그마한 병소로 생기게 되는데 병소가 작으면 흉부 엑스선상 나타나지 않을 수 있으나 보통 폐문부나 종격동의 림프선염을 동반한다. 이를 초기변화군(primary complex)이라 한다. 이때는 환자의 증상이 경미하여 모르고 지나는 경우가 많으며 이 변화군은 석회화되게 된다.

B. 이차폐결핵

이차폐결핵에 감염이 되면 보통 폐경결양상이 상엽이나 하엽의 상분절(superior segment)에 주로 온다. 단순흉부엑스선상 공동이 발견되기도 하나 전산화단층촬영을 하면 폐경결이 공기기관지영상(air bronchogram)과 함께 잘 보이며 동반되는 공동도 잘 보인다. 폐경결의 주변부위에 아주 작은 변연부가 비교적 불분명한 소엽중심성 결절(centrilobular nodule)이 관찰되는데 이는 호흡세기관지(respiratory bronchiole) 주위의 결핵병소(tuberculous focus)가 보이는 것이며(그림 2-45, 46) 결핵 치료를 하면 이 병소가 먼저 소실된다. 결핵병소가 시간이 지나면서 일부분은 치유되어 섬유화나 석회화된 부분이 존재하며 또 다른 부위는 폐경결이 있는 활동성 부위가 서로 공존하는 것이 전산화 단층촬영에서 더 잘 관찰된다. 이때에 흉막삼출이 동반되는 경우가 아주 흔하며 시일이 지나면 흉막의 비후 및 석회화가 초래된다. 시간이 지나면서 결핵성 육아종(tuberculoma)이 형성되는데 이때 직경이 대개 3cm 미만이고 결절의 변연부가 매끄러운 것이 보통이며 일부 또는 전부에서 석회화가 되나 병리검사상 석회화된 결핵종 내부에도 결핵균이 발견되는 경우가 있다. 결핵성 공동내부에는 Aspergillus fumigatus에 의한 진균종(fungus ball)이 잘 형성되는데 초기에는 그물모양의 양상을 보이나 결국 공모양의 둥근 형태가 되며 이때 X-선상 공기-초승달(air-meniscus) 징후를 나타낸다(그림 2-49). 이 진균종(fungus ball)이 공동 내에서 움직일 수 있어서 환자의 위치를 변경하여 촬영하면 이를 쉽게 확인할 수 있다.

C. 결핵 병소의 진행

1) 국소적 진행(local progression)

이미 형성된 병소에서 주위의 폐실질로 병변이 파급되는 것을 말한다.

2) 경기관지 파급(bronchogenic dissemination)

건락화(Caseation)가 된 괴사물질이 기관지를 통해 체외로 배출되기도 하지만 기관지를 통해 흡인되어서 기관지가지(bronchial tree)를 따라서 폐야에 새로운 병소를 일으키는 것을 말하며 이때 세엽성결절(acinus nodule)들이 보이며(그림 2-61) 이는 포도송이처럼 덩어리져서 보이거나 광범위하게 산재되어 보이기도 한다.

3) 혈행성 파급(hematogenous dissemination)

결핵병변이 혈관벽을 침식하여 혈류를 타고 전신에 파급되는 것을 말하며 특히 폐야에 이러한 현상이 나타나면 속립성 결핵(miliary tuberculosis)이라 하며 아주 작은 결절이 전 폐야에 고루 분포하게 되며 어떤 경우에는 결절이 너무 작기 때문에 흉부 엑스선상 젖빛유리양상(ground glass appearance)을 나타내기도 한다. 이 결절은 변연부가 잘 경계 지어지며(well-defined) 경기관지 파급에 의한 것보다 크기가 훨씬 작다(그림 2-23).

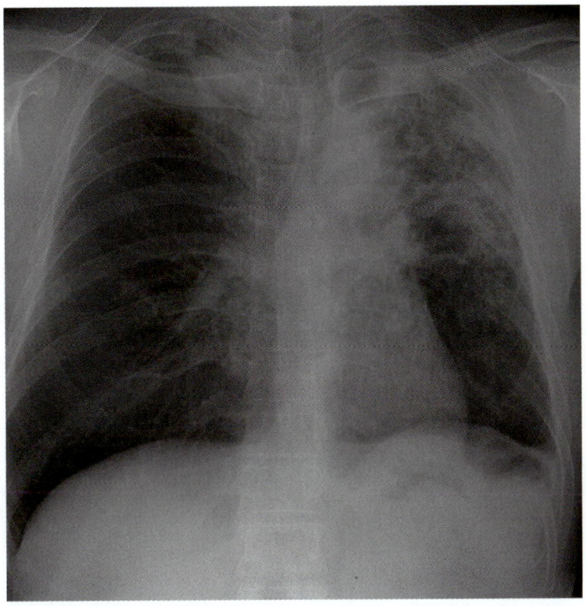

그림 2-61. 폐결핵의 경기관지 파급(bronchogenic spread). 결핵에 의한 동공이 좌상엽에 보이며 폐실질의 파괴양상이 보인다. 양상엽에 여러개의 변연부가 불분명한 결절이 보이는 데 이는 경기관지 파급에 의한 세엽성 결절(acinar nodule)이다.

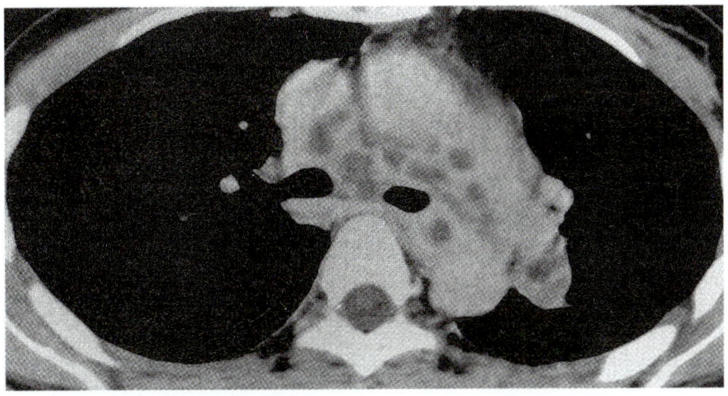

그림 2-62. 결핵성 림프선염. 림프선의 내부괴사에 의해 다발성의 저음영이 림프선내에 보여서 마치 비누거품과 같은 모양이 종격동 및 좌폐문부 림프선에 보이고 있다.

4) 림프선에의 파급

림프선 종대는 대개 폐실질의 병변이 있을 때 보이나 폐실질의 병변이 나타나지 않고 종격동의 림프선만 주로 침범하는 경우도 종종 있다. 이러한 현상이 비코카시안계(non-caucasian)에 많은 것으로 알려져 있으며 우리나라에서도 최근 흔히 볼 수 있는 현상이다. 이때 기관주위림프절(paratracheal lymph node)을 가장 많이 침범하지만 전종격동 림프선을 침범할 수 있고 전산화 단층촬영을 시행하면 림프종이나 유육종증(Sarcoidosis)과는 달리 림프선 내부가 검게 보이고 림프선 벽이 조영증강이 잘 되어 마치 비누거품(soap bubble)과 같은 양상을 나타나게 된다. 이런 현상은 림프선 내부의 건락성 괴사에 의한 것으로 알려져 있다(그림 2-62).

D. 병소의 치유 및 합병증

1) 결핵종 및 공동(tuberculoma and cavity)

결핵종은 치유되면서 석회화가 되면 그 흔적이 계속 남게 되고 결핵에 의한 공동은 치료를 하면서 그 벽의 두께가 점점 얇아지게 된다. 또한 치유되면서 공동벽에 석회화가 될 수도 있으며 완전 치유되면 공동벽이 섬유화가 되어 얇은 벽만 남게 되거나 어떤 경우에는 섬유성 피막(fibrotic capsule)이 수축되어 소실되면서 반흔조직(scar tissue)으로 남아 있게 된다.

2) 결핵성 기관지염

기관지내로 배출된 결핵균이 기관지 점막 자체에 염증을 일으키게 되는 것을 결핵성 기관지염이라 하며 병소가 치유되면서 기관지의 협착이나 기관지 확장증을 유발하게 된다. 이때 기관지 협착이 생긴 경우에는 반드시 기관지 내시경을 시행해야 한다.

3) 결핵성 흉막염

폐결핵균이 흉막을 침범하여 흉막에 건락화를 이루고 이때 흉막삼출이 생기며 치유되면서 흉막의 비후와 석회화를 초래하고 폐기능의 저하를 가져오게 된다.

4) 폐실질의 파괴

결핵에 의한 폐실질의 파괴에 의하여 섬유질 및 석회화로 대체되고 기관지 확장증 또는 협착을 일으키고 그 주위의 흉막의 비후 및 석회화를 초래하여 심한 폐용적 감소를 일으킨다. 주위의 정상폐는 보상성 폐기종(compensatory emphysema)을 일으켜서 폐의 기능 장애를 일으키게 되며 이 경우에는 병변의 활동성 유무를 엑스선 사진으로 알기 힘들고 또 이런 병소에는 박테리아나 진균에 의한 감염이 잘 오며 객혈의 원인이 되기도 한다.

5) 결핵병소의 활동성 여부 판정

결핵의 활동성 유무를 판정하는 것은 환자의 치료 및 예후에 필요하며 이때 엑스선 사진이 매우 중요한 역할을 하지만 이를 판정하기는 대단히 어렵고 불가능한 경우도 종종 있다. 단순흉부 엑스선상 활동성을 강력히 시사하는 소견은 추적 검사에서 새로운 병소가 나타났거나 공동이 있을 경우이다. 수년 동안 변화가 없는 경우이거나 병소에 석회화가 있으면 비활동성일 가능성이 많으나 석회화가 있다고 해서 활동성이 아니라고 단정해서는 안된다. 병소의 변연부가 불분명한 경우(ill defined lesion)이면 활동성인 경우가 많다. 이와 같이 단순흉부촬영소견으로 결핵의 활동성 여부를 판정하기 어려우므로 최근 고해상 전산화단층촬영을 이용해서 활동성 여부를 판정하고 있다. 전산화단층촬영상 경계가 불명확한 소엽중심성결절(centrilobular nodule), 순이 돋는 나뭇가지 모양(tree-in bud appearance), 폐소엽성 결절 및 융합결절, 공동이 있을 경우 활동성으로 판정하게 된다.

3. 기타 감염성 폐질환

A. 진균감염

폐에 오는 진균은 Aspergillus fumigatus에 의한 아스페르질루스증이 가장 흔하며 이는 대개 비침습성이지만 알레르기를 일으키는 알러지성 기관폐 아스페르질루스증(allergic bronchopulmonary aspergillosis), 환자의 면역기능이 떨어진 경우에 잘오는 침습성 폐 아스페르질루스증(invasive pulmonary aspergillosis)과 기관지 확장증이나 동공내에서 진균종(fungus ball)을 형성하는(그림 2-49) 세 가지 형태가 있다. 알러지형(allergic type)인 경우는 천식(asthma)의 일반 소견과 다를 바 없고 침습성 폐 아스페르질루스증(invasive pulmonary aspergillosis)은 폐혈관을 침윤하여 폐경색을 일으키게 된다. 그 밖에 효모균증(cryptococcosis)인 경우는 폐경결이 단일 또는 다발성의 결절을 일으키고 폐의 모닐리아증(moniliasis)은 면역기능이 저하된 사람에게 대개 다발성의 폐경결 소견을 나타낸다.

B. 기생충감염

폐흡충증(paragonimiasis)가 대표적인 예가 되는데 흉막삼출 비후 또는 기흉을 일으키며 다발성의 이동성의 폐경결을 일으키며, 소결절이나 벽이 아주 얇은 공동을 형성하며 섬유화 병변을 일으킨다(그림 2-63). 면역기능이 저하된 사람에게 오는 폐포자충(pneumocystis jiroveci) 폐렴은 양측성으로 미만성의 폐침윤을 일으키고 때로는 국소적 폐기종을 형성한다.

II. 폐종양

원발성 폐종양인 경우는 대개가 악성종양이다. 이차성 폐종양 즉 전이암이 폐에 잘 발생하는데 그 이유는 전신에서 유입되는 정맥혈의 집결지이기 때문이다. 원발성 폐암은 암종이 생기는 위치에 따라서 방사선학적 소견이 다르게 나타난다. 즉 중심형(central type)이란 종양이 기관지에서 생기는 경우로 초기에는 엑스선상 종양 자체는 잘 보이지 않고 무기폐의 소견만 보이고 병소가 진행되면 림프절종대나 기관지 밖으로 병소가 진행되어 폐문부 주위에 종괴를 형성하거나 종격동에 변화를 초래한다. 다음 말초기관지에서 종양이 발생하는 말초형(peripheral type)인데 이 경우는 대개 폐야에 결절이나 종괴의 모양을 나타내게 된다. 상피세포암과 소세포암은 대개가 중심형이고 선암이나 대세포암(large cell carcinoma)은 말초형이 많다.

1. 폐암의 방사선 검사

A. 단순흉부 엑스선 검사

병소를 발견하는 역할을 하지만 더 자세한 소견은 전산화단층촬영이나 자기공명에 의존하게 된다.

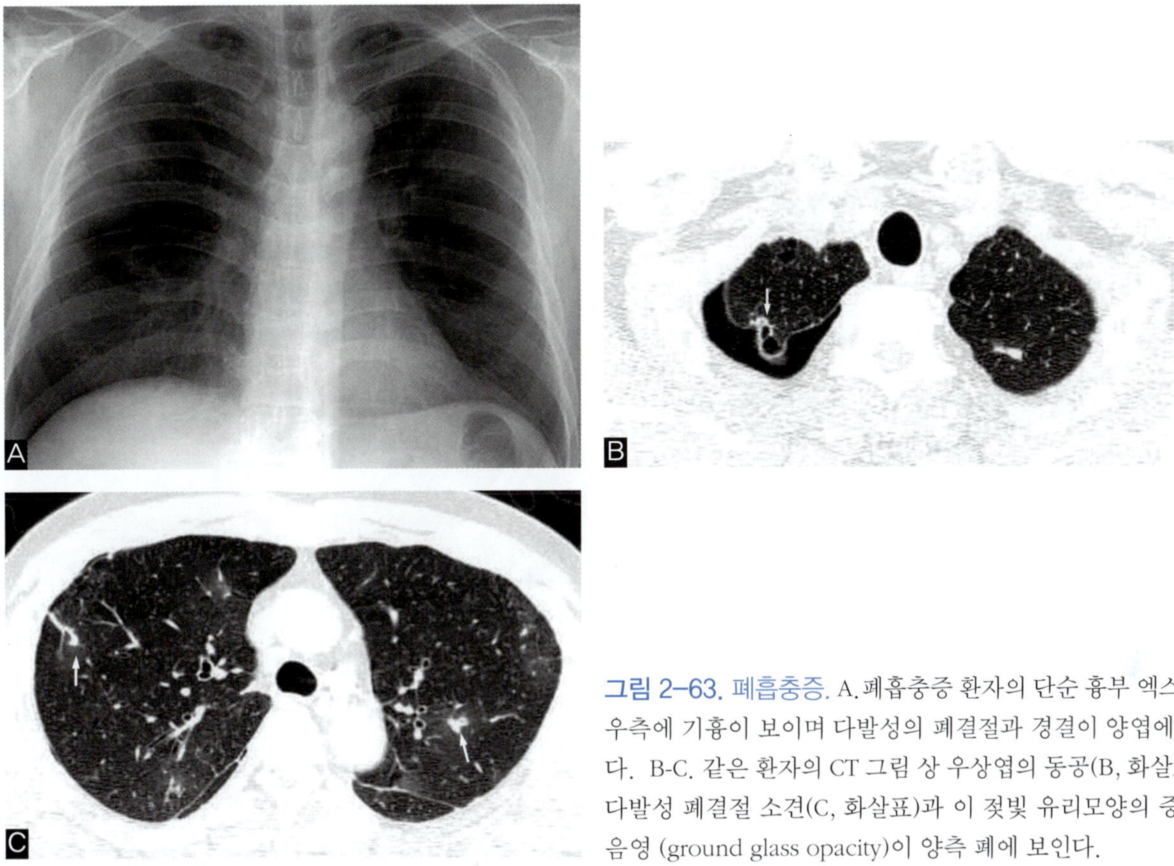

그림 2-63. 폐흡충증. A. 폐흡충증 환자의 단순 흉부 엑스선상 우측에 기흉이 보이며 다발성의 폐결절과 경결이 양엽에 보인다. B-C. 같은 환자의 CT 그림 상 우상엽의 동공(B, 화살표)과 다발성 폐결절 소견(C, 화살표)과 이 젖빛 유리모양의 증가된 음영 (ground glass opacity)이 양측 폐에 보인다.

B. 전산화 단층촬영(CT)

종괴의 유무와 위치를 파악하며 병기 결정에 중요한 역할을 하며 또한 생검을 위한 중요한 지표가 된다.

C. 자기공명영상(MRI)

전산화단층촬영과 상호 보완적 역할을 하며 병소가 혈관, 흉벽을 침습했는지 여부 판정에 중요한 역할을 한다.

D. 세침 흡인 생검(fine needle aspiration biopsy)

아주 가느다란 흡인바늘을 이용하여 형광 투시를 이용하거나 전산화단층촬영 또는 초음파를 이용하여 생검을 하게 되며 특히 기관지 내시경으로 도달하기 어려운 말초부위의 폐암진단에 90% 이상의 진단율을 보이는 중요한 검사이다.

2. 세포형에 따른 원발성 폐암의 방사선 소견

세포형에 따른 폐암의 방사선 소견이 중복되는 경우도 적지 않으나 비교적 세포형에 따라서 각각의 특징적인 소견을 갖게 된다.

A. 상피세포암(epidermoid carcinoma)

대개가 폐중심부의 큰 기관지에서 발생하여 기관지 내부에 용종상(polypoid) 종괴를 형성하여 초기에는 폐쇄성 폐기종이나 무기폐만 보이고 암종자체가 엑스선상 보이는 경우가 드물다. 병소가 진행되면 기관지 밖으로 종괴가 자라서 보이게 되며 림프절 종대를 관찰하게 된다. 특히 단순 흉부 엑스선상 폐문부 주위에 종대된 림프절이나 종괴가 있고, 무기폐에 의해 소열구가 상방으로 이동하여 마치 S자 모양을 나타내면 폐암의 진단에 중요한 소견으로 알려져 있는데 이를 Golden's S sign이라 한다(그림 2-34). 상피세포암이 폐말초부에 생기면 결절의 모양을 보일 수 있으나 종괴가 어느 정도 크기가 되면 내부괴사가 잘 일어나 공동을 잘 일으키게 된다. 이때에는 폐농양이나 결핵성 공동과는 달리 공동의 벽이

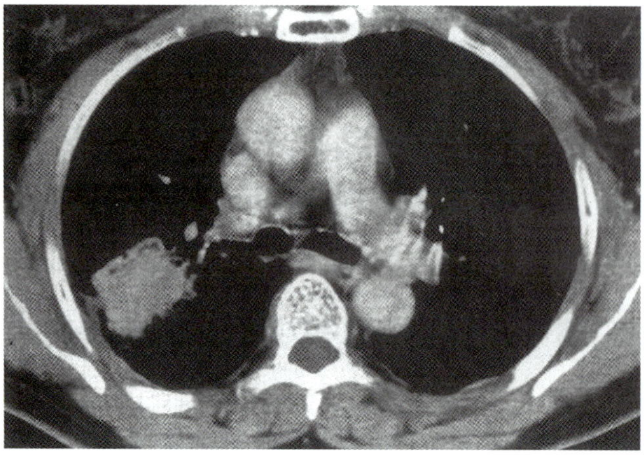

그림 2-64. 폐선암. 우상엽에 관찰되는 결절로 변연부가 엽상 모양을 하고 있으며 내부에 석회화 소견이 없다.

1.5cm 이상 두껍거나 동공 내부의 벽에 결절성 모습을 형성하게 된다(그림 2-47).

B. 선암(adenocarcinoma)

대개가 폐 말초부에 생기며 결절이나 종괴를 이루며 림프선 전이를 잘한다. 결절의 변연부(margin)가 육아종과는 달리 엽상양상(lobulation)이 심하고 석회화가 없으며 돌기모양을 하게 된다(그림 2-64). 선암의 한 형태인 세기관지 폐포암(bronchioloalveolar cell carcinoma)은 폐결절을 형성하지만 폐렴과 비슷하게 경결형으로 나타나서 공기 기관지조영상을 관찰할 수 있다(그림 2-65).

C. 소세포암(small cell carcinoma)

대개는 중심형으로 기관지의 점막하를 따라서 파급이 잘 되며 림프절전이, 혈행성 전이가 잘 되어 기관지내의 병소는 잘 보이지 않고 오히려 림프절전이의 양상이 뚜렷하게 보여 마치 림프종으로 오인하기 쉽다(그림 2-66). 림프절 종대에 의한 압박으로 기관지 막힘이 오기도 한다.

D. 대세포암(large cell carcinoma)

선암과 유사한 말초부 결절로 나타나며 진단 당시 진행된 큰 종괴로 발견되는 경우가 많다.

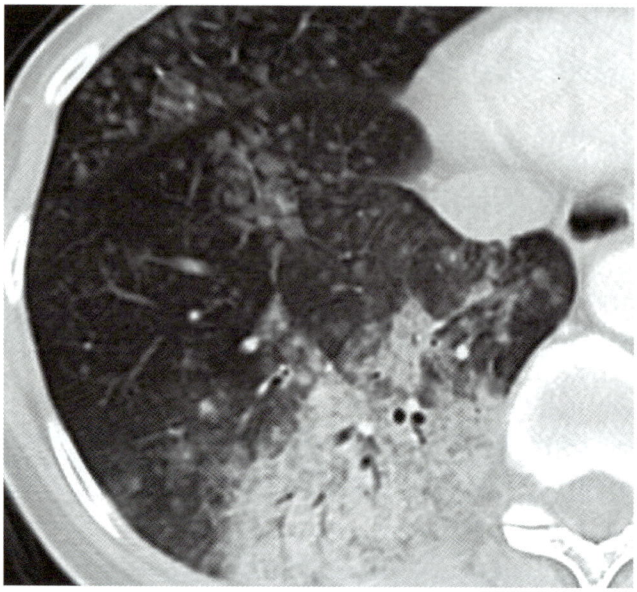

그림 2-65. 세기관지 폐포암. 마치 폐포성 폐렴같은 폐경결 소견이 우하엽에 보이고 내부에 공기 기관지 조영상이 잘 나타나고 있다. 우중엽과 우하엽에 전이에 의한 소엽중심성 결절이 보인다.

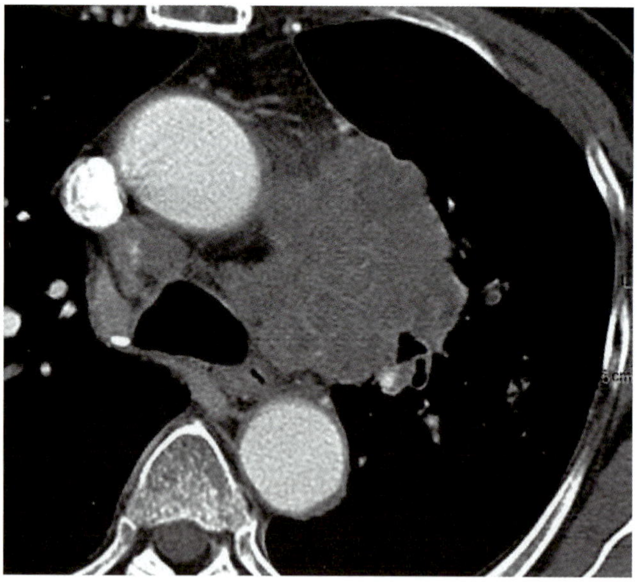

그림 2-66. 소폐포암. 소세포의 종격동전이에 의한 심한 림프선 증대 소견이 보인다.

3. 원발성 폐암의 전이

A. 국소전이

폐간질의 림프선을 따라서 전이되어 폐문부나 종격동의 림프절에 종대가 오며 늑막, 흉벽, 혈관, 심낭, 심장 등에 전이될 수 있다. 특히 폐첨부에 생긴 폐암이 폐첨부의 흉벽을 침습한 경우를 판코스트 폐종양(Pancoast tumor)이라 한다.

B. 원격전이

암세포가 혈류를 타고 타장기에 전이가 되는데 반대편 폐, 뇌, 뼈, 간, 부신(adrenal gland) 등에 전이가 잘 되며 폐암의 원발병소에 의한 증상보다 전이에 의한 증세가 먼저 나타나서 병원을 찾는 경우가 흔히 있다.

4. 전이성 폐암

타장기에서 생긴 암이 폐에 전이 되는 경우로서 대개는 혈행성으로 폐에 전이 된다. 특히 신장, 대장, 간의 암종이나 융모상피암이 폐에 잘 전이되며 혈류가 풍부한 폐의 하부에 다발성의 결절을 형성하며 전산화 단층촬영을 시행하면 폐혈관 끝에 결절이 연결되는 것을 관찰할 수 있다. 또한 췌장, 위장, 유방암 등은 폐에 림프선 전이(lymphangitic metastasis)를 잘 하는데 이 경우는 단순 엑스선상에는 폐문부의 림프절종대 소견과 망상 결절 양상(reticulonodular pattern)을 보이며 고해상 전산화 단층촬영 소견은 결절양상, 기관지 혈관속(bronchovascular bundle)의 비후, 제이소엽의 소엽간 중격이 두꺼워져서 보이는 다각형 음영(polygonal shadow)을 보인다(그림 2-67).

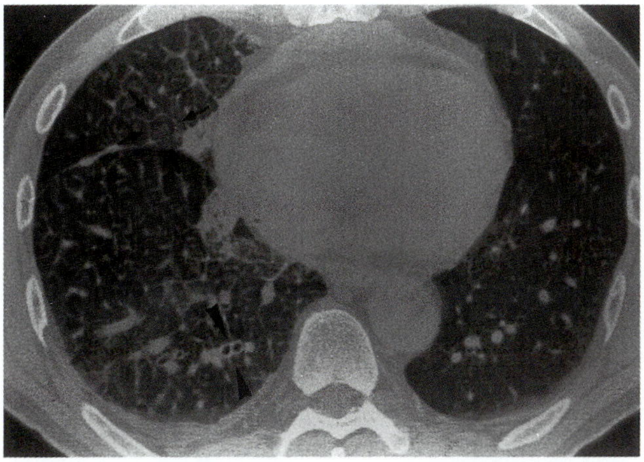

그림 2-67. 림프관성 전이. 췌장암의 림프관 전이의 예이다. 제2폐소엽의 중격벽 비후에 의한 다각형 모양(화살표)과 기관지 혈관속의 비후(화살촉) 소견과 함께 다발성의 망상결절 양상이 보인다.

5. 기타 폐종양 및 유사폐종양 (tumor like lesion)

아주 드물게 폐에 암육종(carcinosarcoma), 아세포종(blastoma) 등이 발생하는데 대개는 폐야에 종괴를 형성하게 된다. 다음은 악성도가 비교적 낮은 양상을 보이는 유암종양(carcinoid tumor)으로 보통 엽성 기관지(lobar bronchi)에 발생하며 무기폐를 유발하고 기관지내에 용종양 종괴(polypoid mass)나 경기관지성 종괴(transbronchial mass)를 형성하며 비전형 유암(atypical carcinoid)은 부신피질 호르몬을 분비한다. 기타 기관지선종양(bronchial gland tumor)으로는 선양낭성암종(adenoid cystic carcinoma)이나 점액표피양 암종(mucoepidermoid carcinoma)이 있는데 주로 분엽 기관지(segmental bronchi)에 발병하여 무기폐를 형성한다. 원발성 폐림프종은 아주 드물며 폐의 결절이나 경결양상을 나타나게 된다. 과오종(hamartoma)은 폐에 폐종양과 유사한 모양을 보여서 악성종양과 감별진단이 어려울 때가 많은데 종괴 내부에 지방과 석회화가 된 연골조직이 있기 때문에 전산화 단층촬영을 시행하면 이를 관찰할 수 있다. 여자에서 잘 오는 경화성 혈관종(sclerosing hemangioma)은 결절의 변연부가 매끄럽고 분엽상(lobulation)이 거의 없으며 혈관이 풍부하여 전산화 단층촬영을 시행하면 조영증강이 잘되며 대개는 늑막에 가까운 곳에 위치하므로 악성종양과 감별진단에 도움이 된다(그림 2-68).

III. 기도 질환(air way disease)

1. 급성 기관지염(acute bronchitis)

폐렴에 의한 합병증이 없는 한 방사선학적 소견은 정상으로 나타난다.

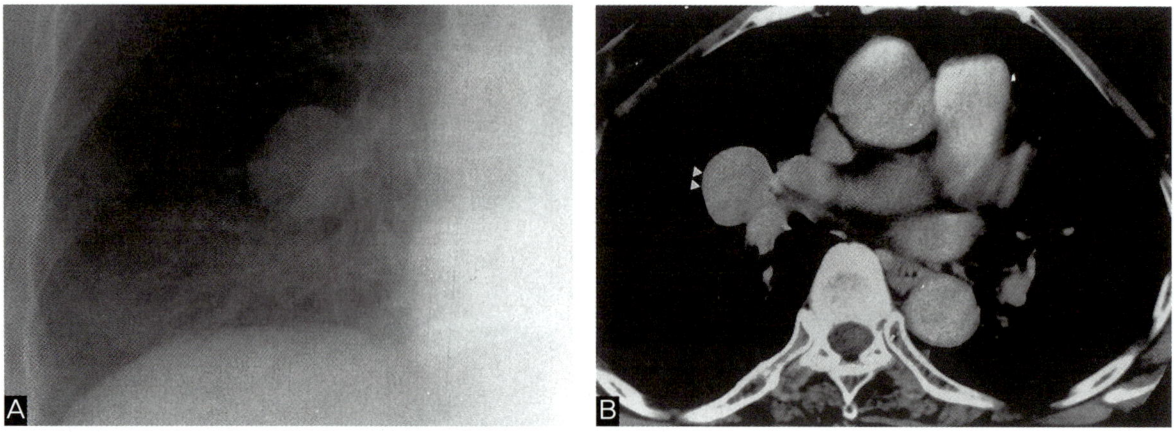

그림 2-68. 경화성혈관종. 우중엽에 위치한 경화성혈 관종이 예이다. 결절이 변연부가 매끄럽고 조영증가 후 조영증강이 잘 되고 있다(화살촉).

2. 만성 기관지염(chronic bronchitis)

임상적으로는 2년 연속으로 3개월 동안 계속 가래를 동반한 기침을 할 경우를 말하며 병리학적으로는 기관지 점액선의 비후(hypertrophy)와 배상세포(goblet cell)의 증식이 동반되면서 기관지의 점액층(mucous membrane)의 비후를 동반한 기도의 폐쇄를 말한다. 단순흉부 엑스선상 소견은 폐기종, 폐렴, 폐성심(cor pulmonale) 등의 합병증이 없는 한 정상소견으로 보인다.

3. 폐쇄성 세기관지염 (bronchiolitis obliterans; BO)

세기관지(bronchiole)의 염증에 의해 세기관지강내의 폐쇄가 유발된 것을 의미하여 병리적, 임상적으로 두 가지의 확실히 구분이 되는 질환으로 분류할 수 있는데 이는 증식성 세기관지염(proliferative bronchiolitis)과 협착성 세관지염(constrictive bronchiolitis)이다.

A. 증식성 세기관지염(proliferative bronchiolitis)

잠재성기질화 폐렴(cryptogenic organizing pneumonia; COP) 또는 특발성 기질화 폐렴을 동반한 폐쇄성 세기관지염(idiopathic bronchiolitis obliterans with organizing pneumonia; BOOP)이라고도 하며 임상소견 및 병리소견을 함께 고려할 때 일반적으로 잠재성 기질화 폐렴으로 많이 불린다. 중년에서 흔히 발생하며 기침, 호흡 곤란, 발열을 동반한다. 폐기능검사상 제한성(restrictive pattern)의 폐기능감소와 확산능(diffusion capacity)의 감소 소견이 보이며 병리소견은 말초기도, 폐포관(alveolar duct) 또는 폐포내에 육아조직(granulation tissue)이 증식하는 양상을 보이며 전산화 단층촬영상 양측성으로 폐경화(consolidation) 소견이 늑막하부위(subpleural area)나 기관지 혈관속 부위(bronchovascular area)에 보이며 결절이나 젖빛유리양을 보이기도 한다.

B. 협착성 세기관지염(constrictive bronchiolitis)

증식성 세기관지염(proliferative bronchiolitis)과는 달리 폐포관이나 폐포의 변화가 없이 주로 호흡세기관지 벽에서 점막하 및 세기관지 주위의 섬유화가 주된 병리소견이며 외인성에 의한, 세기관지의 협착이 중심성으로 나타나서 비가역적인 만성기류폐쇄(irreversible chronic air flow obstruction)를 유발한다. 류마티스양 관절염 등의 교원성질환 또는 폐, 골수이식 후에 오는 질환으로 폐기능 검사에서는 폐쇄형의 결손이 나타난다. 고해상 전산화 단층촬영에서 세기관지벽의 비후(bronchiolar wall thickening), 모자이크형(mosaic pattern), 기관지확장증, 젖빛유리양 등이 나타날 수 있으며 단순 흉부사진에서는 대개 정상이거나 폐의 과팽창소견, 망상 결절양상 등이 나타난다.

4. 미만성 범기관지염 (diffuse panbronchiolitis; DPB)

원인 미상의 만성 기관지염이며 한국, 일본에서 호발하며 반복되는 녹농균 폐감염을 특징으로 하고 부비동염이 잘 동반된다. 병리적으로 호흡세기관지벽에 림프구, 조직구, 형질세포(plasma cell) 등이 침적되어 두꺼워지며 주위의 폐포내로 이러한 염증이 파급된다.

병이 진행함에 따라서 호흡세기관지의 협착으로 인한 세기관지 및 기관지 확장이 나타난다. 단순촬영상 2~3mm 크기의 작은 결절들이 양측성으로 중, 하폐야에 주로 위치하여 보이며 기관지확장, 폐용적 증가 등이 동반될 수 있다. 고해상 전산화 단층촬영 소견은 매우 특징적으로 폐소엽내에 나뭇가지 모양의 선상음영과 결절이 보이고 세기관지 및 기관지 확장증이 보일 수 있다(그림 2-58).

5. 기관지 확장증(bronchiectasis)

기관지가 비가역적으로 확장된 것을 말하며 어린시절 호흡기 감염, 낭포성 섬유증(cystic fibrosis), 기관지 결핵, 카타제너스 증후군(kartagener's syndrome), 장기간의 기관지 폐쇄 등이 원인이 된다. 기관지 분비물의 배출이 잘 되지 않기 때문에 거의 염증을 동반하게 된다. 모양에 따라서 관상(tubular), 망상(cystic), 바리코스(varicose) 기관지 확장증 등으로 분류한다.

A. 단순흉부 X-선 소견

기관지 벽이 두꺼워진 것이 보일 수 있는데 관상(tubular), 고리(ring) 또는 낭상(cystic shadow)으로 보이며, 분비물이 고이면 공기수면상(air-fluid level)이 보이게 되고 폐경화(consolidation), 폐용적 감소가 동반된다(그림 2-59). 기관지 분비물이 확장된 기관지에 꽉 차면 마치 고무장갑의 손가락처럼 보이는 gloved finger appearance를 관찰할 수 있다.

B. 전산화 단층촬영 소견

최근 기관지 조영술을 대체하여 고해상 전산화단층촬영을 많이 이용하게 되는데 전산화단층촬영상 동반되는 폐동맥보다 기관지의 직경이 크면 기관지 확장증으로 진단한다. 동반된 혈관과 확장된 기관지의 단면상이 마치 반지(signet ring)같이 보이게 된다(그림 2-60).

6. 폐기종(pulmonary emphysema)

병리소견상 말초세기관지의 말초부위가 넓어지면서 그 벽이 파괴되는 것을 말하며 소엽중심성 기종(centrilobular emphysema)과 범엽성 기종(panlobuar emphysema)으로 나누는데(그림 2-56) 소엽 중심성 기종은 흡연자에 많으며 만성 기관지염이 잘 동반되며 주로 폐상부에 잘 발생되며 범엽성기종은 단순히 폐포확장만 있고 동반되는 염증은 드물며 주로 폐하부에 잘 발생하며 α-1-antitrypsin이 결여된 환자에서 동반된다. 단순 흉부 X-선 소견은 폐기종이 심하면 나타나게 되는데 폐용적의 증가된 소견 즉 횡격막의 하강 및 운동감소, 늑골간격의 증가, 후흉골 공간(retrosternal space)의 증가소견과 폐용적의 증가와 함께 폐음영의 감소가 보이며 심장이 작게 보이며 수직심장(vertical heart) 소견이 보이며 폐성심(cor pulmonale)이 오면 심비대가 초래된다(그림 2-69). 고해상 CT를 시행하면 폐소엽의 가운데에 벽이 보이지 않는 국소적 음영감소 소견을 직접 관찰할 수 있다(그림 2-70).

IV. 직업성, 물리화학적 원인에 의한 질환

1. 진폐증(pneumoconiosis)

여러 가지의 산업분진을 흡인하여서 생기는 질환을 말하며 철분을 흡인하여 생기는 철분폐(siderosis)와 같이 폐에 단순 침착하는 경우와 규폐증과 같이 폐에 섬유화를 초래하는 것으로 크게 나눌 수 있다.

A. 규폐증(silicosis)

5마이크론 이하의 이산화규소(silicondioxide) 입자가 폐에 흡입되어 발생하게 되는데 석탄광산이나 돌공장에

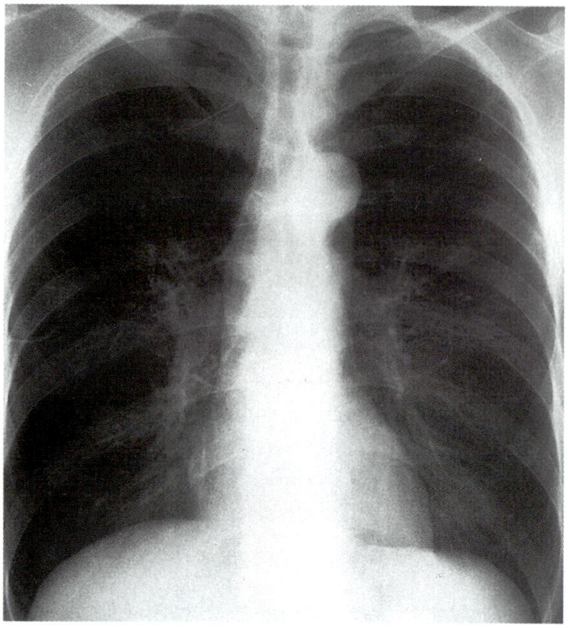

그림 2-69. 폐기종의 단순흉부 X-선 소견. 양쪽 폐의 상부에 폐용적의 증가소견과 전반적인 폐음영의 감소가 보인다. 이러한 소견은 폐상부에 심하게 나타나며 특히 우상엽에는 커다란 기포가 보이고 있다.

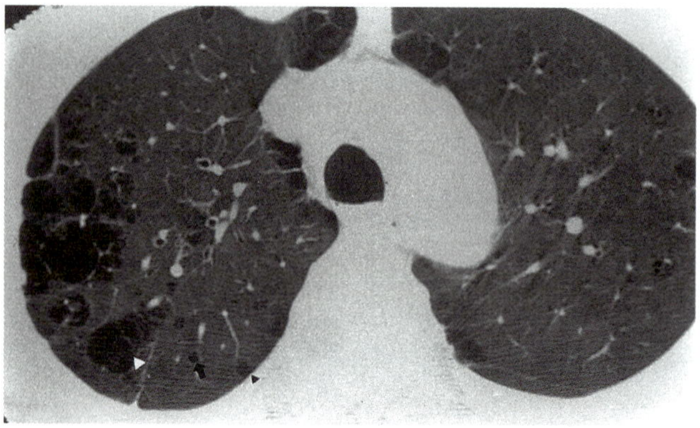

그림 2-70. 폐기종의 고해상 CT소견. CT상 우측 폐의 말초부에 소엽중심성 폐기종(centrilobular emphysema) (화살표), 범세엽성 폐기종(panlobular emphysema) (화살촉)이 잘 보이고 있다.

장기간 노출된 사람에서 발병이 된다. 초기에는 아주 작은 폐결절이 폐상부의 뒷쪽에서 많이 발생하며(그림 2-26 A, B) 시간이 지나면서 폐에 섬유화를 초래하며 결절의 크기가 커지고 불규칙한 변연부를 갖게 되면서 주위의 정상적인 폐에 폐기종을 형성하고 1cm 이상 직경이 큰 결절을 형성하게 되면서 주위에 심한 폐섬유화를 이루게 된다. 이와 같이 진행된 경우를 진행성 거대종괴성 섬유화(progressive massive fibrosis; PMF)라 하며 양폐문부의 상부에 대칭적으로 오게 된다(그림 2-71). 이러한 모양을 천사 날개 모양(angel's wing appearance)이라 칭한다. 종격동 및 폐문부의 림프절에 석회화가 초래되는데 림프절의 외부 쪽에 석회화가 주로 오기 때문에 계란껍질모양의 석회화(egg-shell calcification)가 온다. 규폐증 환자 에서는 결핵과 동반이 잘 되는데 이를 규폐 결핵(silicotuberculosis)이라 한다.

B. 석면폐(asbestosis)

석면광산종사자나 절연체 제조공장, 건설, 조선, 자동차 가스켓 제조공장 종사자에서 발생하며 특히 석면에 대한 노출은 폐의 섬유화뿐 아니라 폐암, 악성 중피종 등의 악성 종양 발생과도 연관이 있기 때문에 더욱 관심의 대상이 되고 있다. 흡인된 긴 석면 섬유가 호흡세기관지나 폐포강에서 섬유성 변화를 야기하며 흉막에도 자극을 유발하여 특유의 흉막병변을 일으킨다.

엑스선 검사상 흉막의 편액(plaque), 미만성 비후, 흉막 석회화 등이 보일 수 있고(그림 2-72 A) 폐실질에서 다양한 섬유성변화가 나타날 수 있다(그림 2-72 B).

2. 방사선 폐렴

암 치료 목적으로 방사선이 보통 6000rad 이상 폐에 조사했을 때 생기며 조사 후 0~40일경에는 방사선에 의한 삼출액이나 폐포 내에 초자막(hyaline membrane) 형성으로 폐경결이 오는데 조사된 부위에 폐의 폐엽이나 폐분절에 관계없이 나타난다. 약 20~60일이 되면 손상된 부위가 조직화(organization)되어 경결된 부위의 음영이 더 증가되며 용적감소가 일어나게 된다. 조사 후 60~200일 정도가 되면 폐에 섬유화가 되며 더 심한 폐용적 감소가 초래된다.

3. 화학물질

여러 가지 화학물질 및 가스의 흡인에 의해 폐에 손상

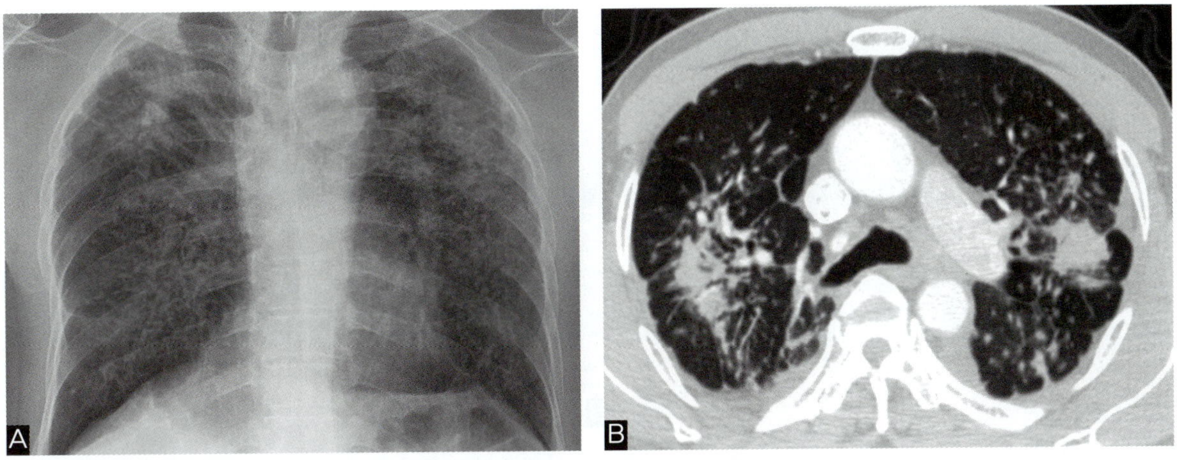

그림 2-71. 진행성 거대종괴성 섬유화. A. 단순흉부 X-선상 양 폐상엽에 섬유화를 동반한 증가된 음영이 보이며 양 폐에 수많은 결절이 보인다. B. CT상 양폐엽의 폐기종과 함께 양상엽에 섬유화를 동반한 증가된 종괴양 음영이 관찰되며 주위에 폐기포를 형성하고 있으며 폐상엽의 후방에 위치하고 있다.

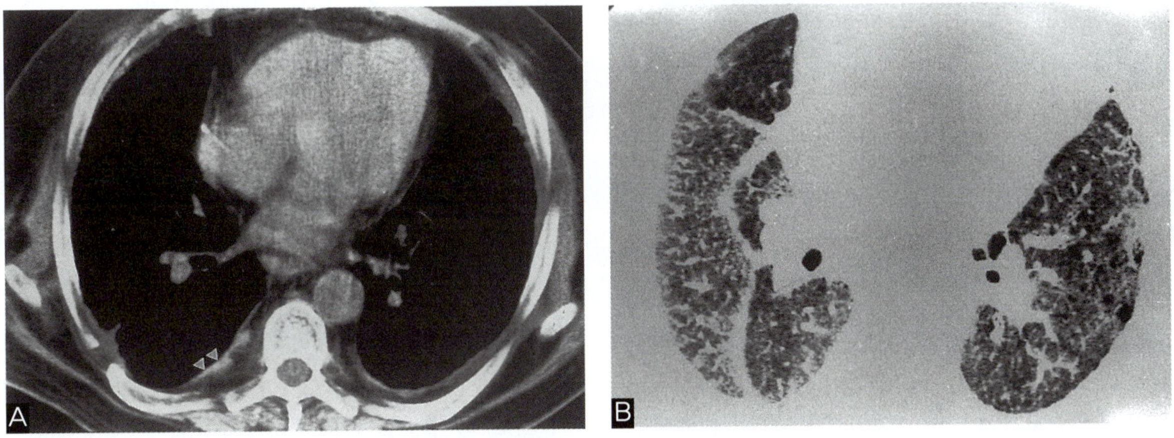

그림 2-72. 석면폐. A. CT상 양측 후방부 늑막의 비후와 일부 석회화가 동반되어 있다(화살촉). B. 폐조준 영상상, 엽간열을 따라 늑막의 비후와 폐간질의 섬유화에 의한 변화 그리고 젖빛유리음영이 보인다.

을 줄 수 있는데 제초제(Paraquat)는 폐에 심한 섬유화를 일으켜 사망하게 되며(그림 2-73 A, B) 일산화탄소(carbon monoxide) 가스를 흡인하면 폐부종과 함께 폐렴을 일으킨다. 지방물질이 폐에 흡인 되면 지질성 폐렴(lipoid pneumonia)이 온다. 이때 폐에 섬유화와 함께 폐경결 또는 결절 모양을 형성하여 마치 폐종양으로 오인되는 경우도 있으며 지방의 대량 흡인이 된 경우에는 전산화 단층촬영을 시행하면 폐경결 내부에 지방에 의한 음영감소가 나타나 진단에 도움을 줄 경우가 있다(그림 2-74).

V. 순환장애에 의한 폐질환

1. 폐부종

여러 가지 원인에 의하여 혈관 밖의 폐부에 체액이 축적되는 경우를 말한다. 초기에는 폐간질(interstitium)에 체액이 축적되어서 혈관주위의 음영증가, 기관지 벽이 두꺼워지고(peribronchial cuffing), 폐문부에 음영증가가 보인다. 또한 폐소엽의 벽에도 부종이 와서 Kerley's B line이 보이며 이는 폐정맥압이 높은 경우에 잘 보이게 된다. 늑막하에도 부종(subpleural edema)이 오게 되는

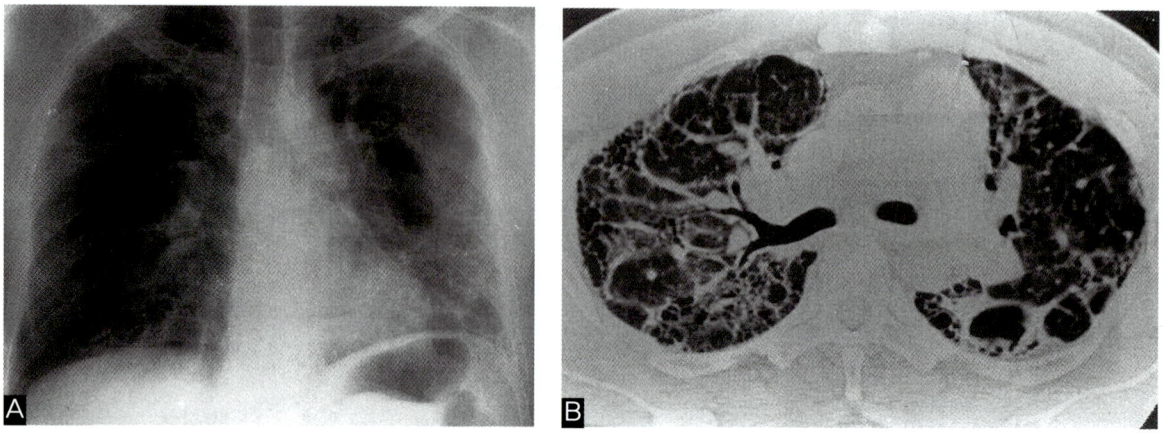

그림 2-73. 제초제에 의한 폐섬유화. A. 양폐야에 섬유화에 의한 간질음영의 증가와 폐실질의 변형과 함께 다발성의 낭성 병변이 양상엽에 주로 보인다. B.CT상 폐간질의 섬유화, 낭성병변이 보인다.

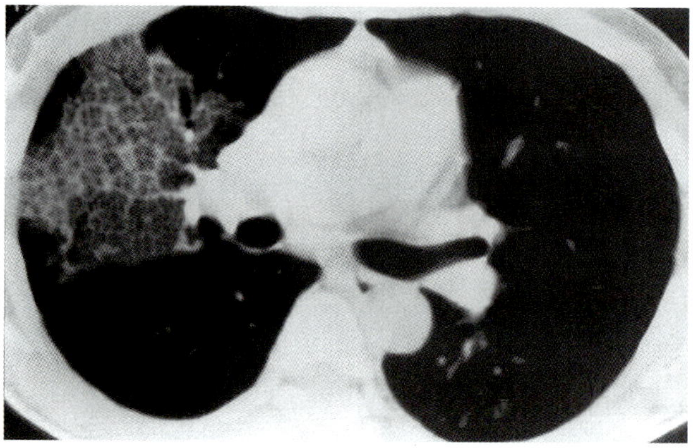

그림 2-74. 지질성 폐렴. 스쿠알렌(Squallen)을 장기적으로 복용한 환자로 CT상 우폐상엽에 폐경결이 관찰되고 내부에서 지방에 의한 음영감소가 보이며 상대적으로 두꺼워진 소엽간 중격벽(interlobular septa)이 잘 보인다.

데 사진상에서 잘 보이고 소열구(minor fissure) 또는 대열구(major fissure)가 비교적 균등하게 두꺼워져 보이게 된다. 폐부종이 더 심해지면 간질성 부종에서 폐포성 부종으로 이행되는데 이때에는 폐문부 주위에 양측성의 경결이 공기기관지조영상(air bronchogram)과 함께 보이게 된다. 이러한 음영은 폐렴과는 다르게 비교적 대칭성으로 보이게 되어 마치 박쥐날개모양(bat wing appearance)의 증가된 음영을 관찰하게 된다. 늑막삼출이 흔히 동반되면서 폐렴과는 달리 악화와 호전이 더 빠른 시간 내에 이루어진다.

2. 성인형 호흡곤란 증후군(adult respiratory distress Syndrome; ARDS)

이 증후군은 여러가지 다양한 원인에 의하여 모세혈관에 손상을 초래하여 투과성(permeability) 증가에 의해 폐부종을 일으키는 것을 말하는 것으로 모세혈관내피 및 상피의 손상에 의해 림프액이나 단백질이 풍부한 체액이 빠져 나오게 되어 고단백의 폐포성 폐부종과 함께 초자막(hyaline membrane)의 형성 및 세포 침윤이 되어 환자는 저산소증(hypoxemia)에 빠지게 되며 더 진행되면 결체조직(connective tissue)의 침착과 함께 폐에 섬유화를 초래하게 된다. 방사선학적 소견은 처음 12시간은 정상 소견으로 보이다가 간질성 폐부종, 폐포성 폐부종 소견을 보이게 되며 광범위한 폐경결소견을 보이게 되나 단순 폐부종과는 달리 심장의 크기는 정상이며 늑막삼출은 없고 폐에 섬유화가 진행되면 폐의 용적 감소 소견과 함께 낭성 또는 거품모양의 감소된 음영이 증가된 음영 내에 보이게 된다. 인공호흡에 의한 가압손상(barotrauma)이 오면 기흉 및 종격동기흉과 함께 폐에 낭종이 형성되기도 한다.

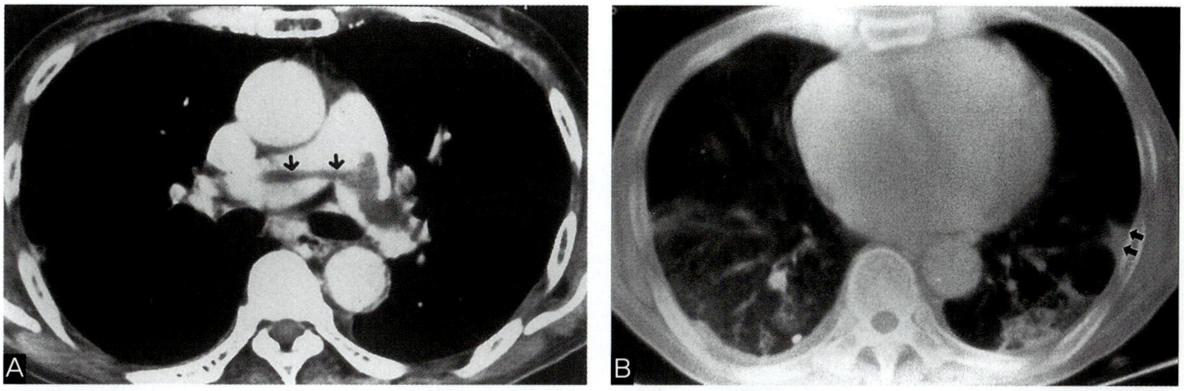

그림 2-75. 폐혈전색전증 및 폐경색의 CT 소견. A.CT상 좌, 우 폐동맥에 저음영으로 보이는 색전이 관찰된다(화살표). B.같은 환자의 만성 간질성 폐렴의 CT소견 좌폐하엽에 늑막에 기저부를 둔 쐐기모양의 증가된 음영과 주변에 폐경결이 보이며(화살표) 우측에 늑막삼출이 동반되어 있다.

3. 폐혈전 색전증 및 폐경색 (pulmonary thromboembolism and infarction)

A. 폐혈전 색전증(pulmonary thromboembolism)

하지나 골반내의 정맥의 혈전이 폐동맥을 막아서 일으키게 되며 특히 심장질환 환자나 큰 수술을 받은 후에 잘 오는 것으로 알려져 있다. 혈전양이 많아서 큰 폐혈관을 막으면 막힌 혈관의 근위부(proximal) 쪽의 혈관이 굵어지고 말초부위는 혈관이 잘 보이지 않게 되는데 이러한 예는 매우 드물다. 대개는 아주 작은 혈관에 전색이 되기 때문에 단순흉부 엑스선상 정상인 경우가 많으며 침범된 폐엽이나 폐분절에 음영 감소가 오는 경우가 있다. 폐혈관 촬영상 충만결손이나 핵의학검사(R-I Scan)상 환기(ventilation)는 정상인데 폐관류(perfusion scan)상 관류 결손이 나오면 진단할 수 있다. 최근에는 혈관조영 전산화단층촬영으로 혈관내 혈전을 직접 확인할 수 있고 폐실질의 변화를 같이 볼 수 있어 혈관 촬영술을 대치하고 있는 추세이다.

B. 폐경색증(pulmonary infarction)

폐에 색전증이 발생해도 전부에서 폐경색증이 오는 것은 아니며 일부에서만 올 수 있는데 이는 측부순환(collateral pathway)에 의하여 폐경색이 방지되기 때문이다. 폐경색이 오면 늑막에 기저부를 두고 꼭지점이 폐문부를 향한 삼각형 모양의 폐경결을 볼 수 있으며 소량의 늑막삼출이 동반되는 것을 볼 수 있다. 전산화 단층촬영이나 자기공명영상에서 큰 폐혈관에 혈전을 관찰할 수 있으며 또한 늑막에 근거(base)를 둔 폐경결을 잘 관찰할 수 있다(그림 2-75 A, B). 패혈증 환자에서 생기는 패혈성 경색증(septic infarction)이 올 수 있는데 이때에는 다발성인 폐렴성 침윤과 함께 중심에 공동화를 가진 결절들이 혈류가 풍부한 폐 기저부에서 잘 보인다.

VI. 간질성 폐질환 및 기타

1. 만성 간질성 폐렴 (chronic interstitial pneumonia)

알레르기성 폐포염, 교원성 질환 등이 이에 속하나 원인을 모르는 경우가 대부분이다. Hamman Rich 증후군은 이 중에서 급성의 임상적인 경과를 취하는 것을 말한다. 특발성 폐섬유화증(idiopathic pulmonary fibrosis); 섬유성 폐포염(fibrosing alveolitis) 질환은 폐포벽이 섬유화와 세포의 탈락(desquamation)과 함께 두꺼워지다가 더 진행되면 폐포벽이 파괴되어서 소위 봉와상폐(honeycomb lung)가 되어 폐포벽에서 공기(gas) 교환이 일어나지 않게 된다. 방사선 소견은 초기에는 폐포염에 의해 젖빛유리모양의 증가된 음영(ground glass opacity)이 보이다가 점점 반점상(patchy)의 증가된 음

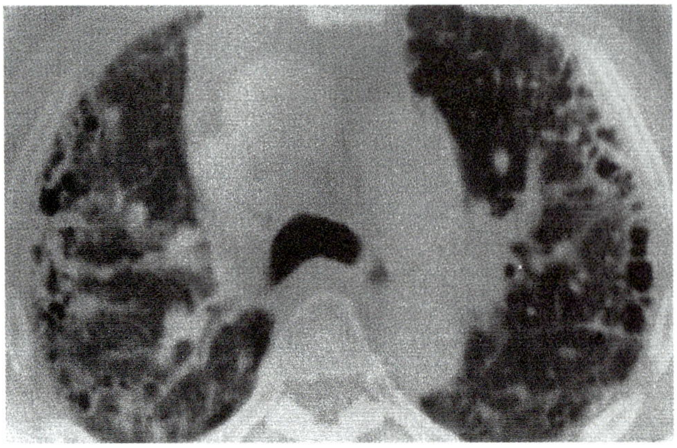

그림 2-76. 만성간질성폐렴. 양엽의 말초부위에 벌집모양의 감소된 음영이 보이고 내부에는 젖빛유리음영이 보인다.

영과 함께 선상, 망상의 음영이 보이게 된다. 병변이 더 진행되면 둥글거나 벌집모양의 감소된 음영이 보이게 되는데 이 감소된 음영의 벽은 비교적 두껍고 주로 폐하부와 폐의 말초부위(lung periphery)에 심하게 나타난다. 이때에 섬유화에 의한 폐의 용적 감소가 나타난다. 이러한 소견은 고해상 전산화 단층촬영을 시행하면 잘 관찰할 수 있다(그림 2-76).

2. 교원성 혈관 폐질환 (collagen vascular lung disease)

이 질환은 전신성 질환으로 인체의 여러 기관에 병변을 일으키게 되는데 폐 자체에 병변을 일으키거나 다른 기관에 손상을 일으키며 폐에는 이차적 소견을 유발하여 심부전증, 폐부종, 심낭삼출 소견 등이 같이 나타나게 된다.

A. 류마티스양 폐질환(rheumatoid lung)

류마티스 관절염 환자에서 동반되는 폐질환으로 가장 흔한 소견은 늑막삼출이고 폐간질에 섬유화가 오는데 이는 특발성 폐섬유화증과 같은 소견으로 나타나지만 다른 점은 폐 말초부에 육아종이 형성되는데 보통 크기가 3cm 이내이고 공동화가 되며 질환이 호전되며 소실된다는 것이다. 이런 육아종이 석탄폐증(Coal worker's pneumoconiosis)과 함께 존재하는 것을 카플란 증후군(Caplan syndrome)이라 한다.

B. 전신성 홍반성 낭창 (systemic lupus erythematosus)

대개 폐에 정상소견을 보이나 이상소견으로는 양측성의 소량의 늑막 삼출소견이 가장 흔하다.

심낭삼출이나 심부전증을 초래하며 드물게 폐에 출혈을 일으킨다.

C. 공피증(scleroderma)

폐 섬유화가 오는데 특발성 폐 섬유화증과 같은 소견을 나타내고(그림 2-77 A, B, C) 식도를 잘 침범하기 때문에 이에 의한 흡인성 폐렴이 잘 유발된다.

D. 다발성 동맥염(polyarteritis nodosa)

폐경색에 의한 폐경화증이 올 수 있다.

E. 베게너 육아종증(Wegener's granulomatosis)

변연부가 좋은 폐경결이나 종괴를 일으키는데 주로 폐야의 중간부위에 잘 생기고 공동화를 잘 일으킨다.

3. 면역 이상에 의한 폐질환

A. 기관지 천식(bronchial asthma)

폐기종, 감염에 의한 간질성 음영증가, 점액전(mucus plug)에 의한 무기폐, 기관지 확장증이 올 수 있다.

B. 뢰플러 증후군(Loeffler's syndrome)

일과성, 또는 병소가 폐야의 여러 곳에 옮겨다니는 양상의 결절을 보이며 말초 혈액에 호산구가 많이 나타나게 된다.

C. 만성호산구성 폐렴 (chronic eosinophilic pneumonia)

주로 폐 말초부에 경결이 생기며 말초혈액에 호산구가 증가되어 있다. 병소가 폐의 중야나 상야의 말초부위에 생기기 때문에 폐부종의 반대양상을 보여주며 병소내에 공동이 형성될 수 있다(그림 2-78 A, B).

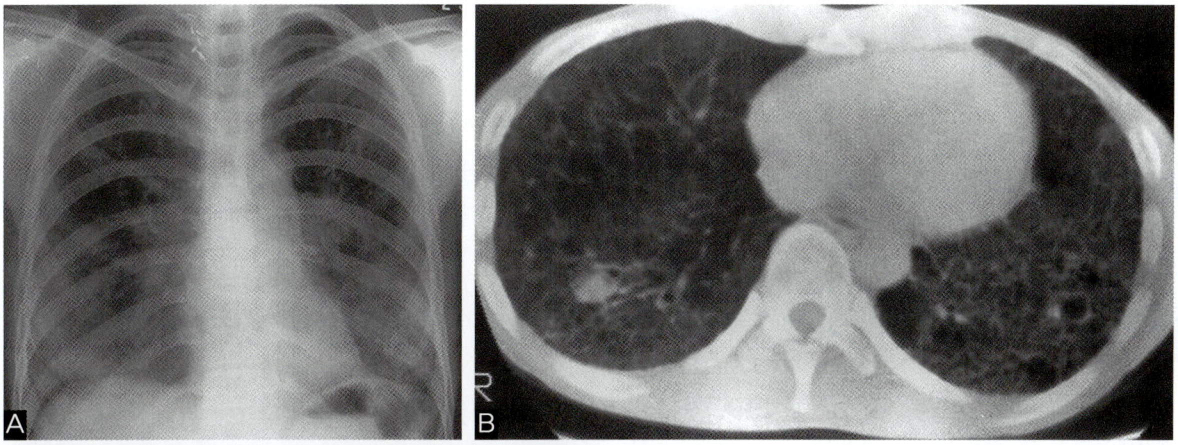

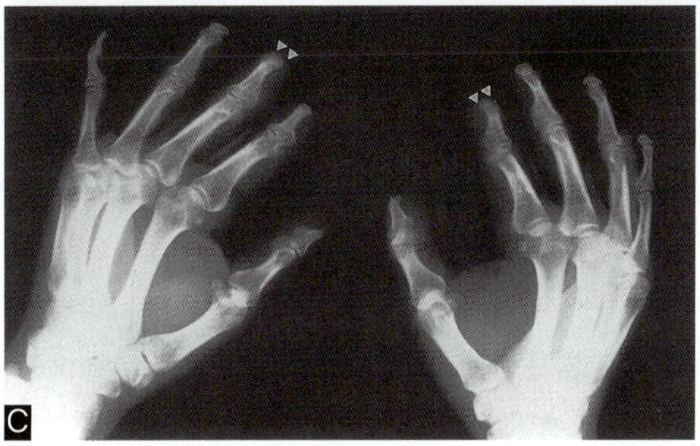

그림 2-77. 공피증(scleroderma). A.단순흉부촬영상 양폐 하부의 젖빛유리음영 및 망상결절 음영이 양 하엽에 주로 보인다. B. CT상, 양폐하엽의 벌집모양(honeycomb) 변화와 함께 젖빛유리음영이 보인다. C.양쪽 수부 사위 촬영(both hand oblique view)상, 양쪽 원위부 손가락의 말단부에 골 흡수(bony resorption)에 의한 변화가 관찰된다(화살촉).

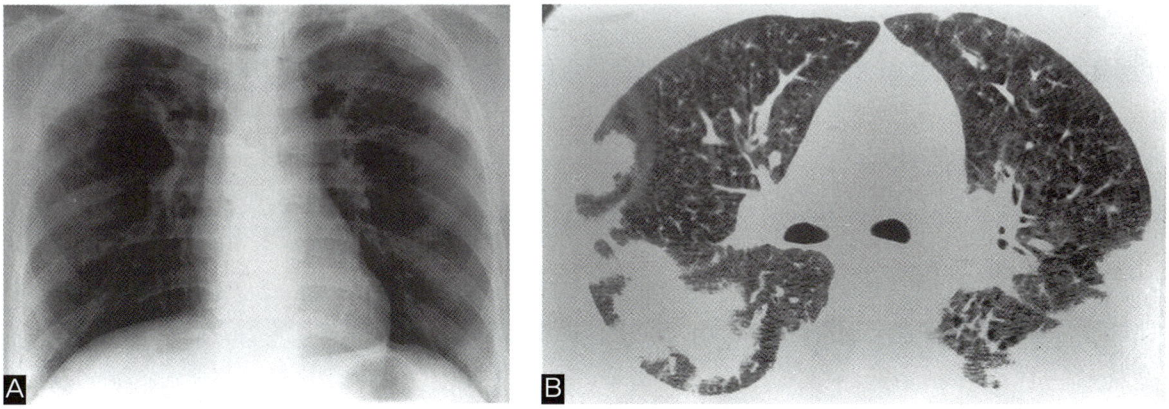

그림 2-78. A, B. 만성호산구성폐렴. 양측 폐의 상부 말초부에 폐부종과는 정반대 양상으로 경결이 관찰된다.

D. 외인성 알레르기성 폐포염 (extrinsic allergic alveolitis)

과민성 폐렴(hypersensitivity pneumonitis)이라고도 불려지며, 유기질 먼지(organic dust) 등 어떤 항원이 폐에 들어와서 알레르기성 폐 병변을 일으키는 것으로 농부폐(farmer's lung)도 이에 속한다. 폐야에 경결을 일으키거나 작은 결절과 함께 젖빛 유리모양의 양상(ground-glass opacity)을 보이고 폐야에 섬유화를 일으킨 소견이 동반된다.

4. 폐외상

다양한 종류의 직,간접적인 흉부의 기계적 충격으로

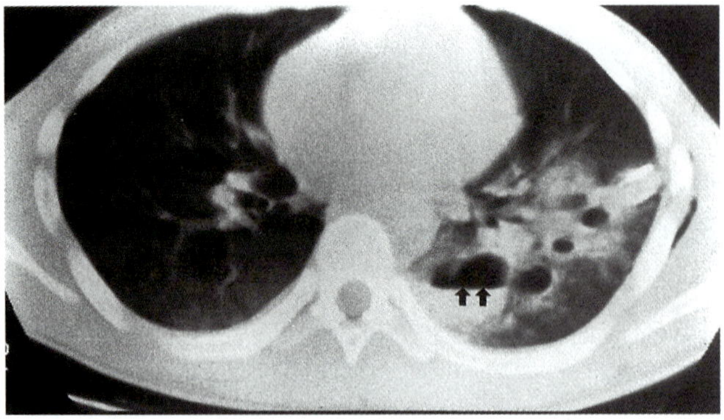

그림 2-79. 외상성 함기성폐낭포(posttraumatic pneumatocele). 좌하엽에 4개의 둥근 음영감소부위가 보이며 그 중 하나는 공기-수면상을 보인다(화살표).

인하여 폐 둔상(contusion), 열상(laceration), 기관지 골절(bronchial fracture), 폐출혈, 외상후 함기성 낭포(posttraumatic pneumatocele)(그림 2-79) 등의 병변이 나타날 수 있고 이들 병변의 진단 및 추적검사에 전산화 단층촬영이 유용하게 사용된다.

5. 기타질환

A. 유육종증(sarcoidosis)

원인불명의 건락화가 없는 육아종이 폐, 간, 비장, 림프절, 피부, 골 등에 생기는 질환으로 폐에는 폐문부, 종격동의 림프절이 커지는데 폐문부 림프절의 비대가 더 잘 오며 거의 양측성으로 온다(그림 2-80 A, B). 폐야에는 망상 결절형의 간질성 질환이 오면 주로 폐 중야(mid zone)나 폐상부에 잘 오게 되며 더 진행되면 폐에 심한 섬유화를 초래한다. 고해상 전산화 단층촬영을 시행하면 주로 림프선이 풍부한 곳을 따라서 결절이 형성되는데 기관지 혈관속(bronchovascular bundle)이나 늑막하의 소엽간 중격 주위에 결절이 주로 잘 나타난다.

B. 랑게르한스 조직구증 (Langerhans cell histiocytosis)

망상결절 소견이 주로 폐상야에 오고 불규칙한 모양의 낭성 병변을 미만성으로 형성한다. 진행되면 봉와상 폐(honey-comb lung)가 초래된다(그림 2-81). 림프절 종대나 늑막의 침범은 없다.

C. 림프관근종증(lymphangioleiomyomatosis)

젊은 여자에 잘 오며 망상결절형이 매끈한 모양의 낭성병변으로 진행되고 재발성 기흉이 잘 오며 유미성(chylous) 늑막삼출이 동반되며 결절성 경화증(tuberous sclerosis)과 관계가 있는 것으로 알려져 있다. 랑게르한스 조직구증과는 다르게 낭성병변이 양폐야에 고루 분포하며 그 크기도 일정한 것이 특징이다(그림 2-82).

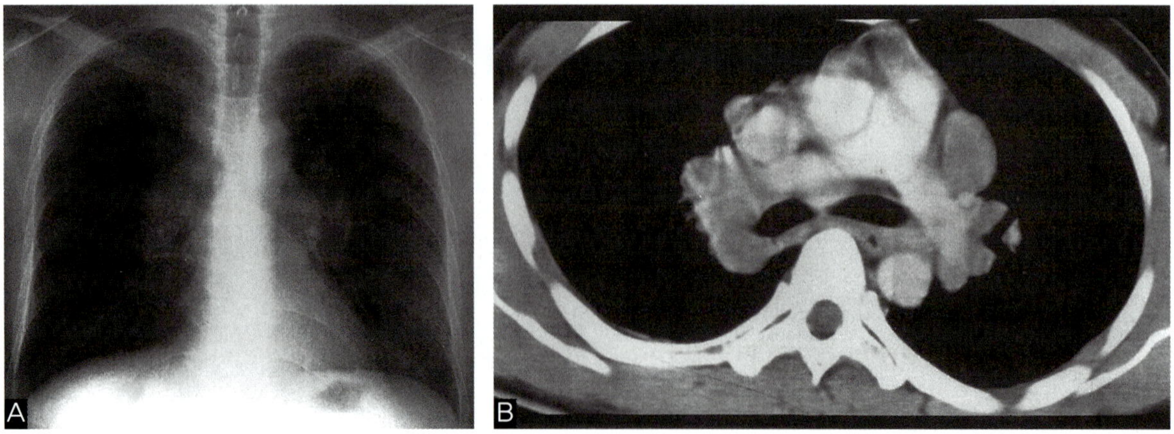

그림 2-80. 유육종증(sarcoidosis). A. 단순흉부 X-선상 양측 폐문부가 커져서 양폐문부 림프절의 증대에 의한것으로 생각되는 소견이다. B. CT 상 양측폐문부 림프절 증대소견이 종격동 림프절 증대 소견보다 심하게 보인다.

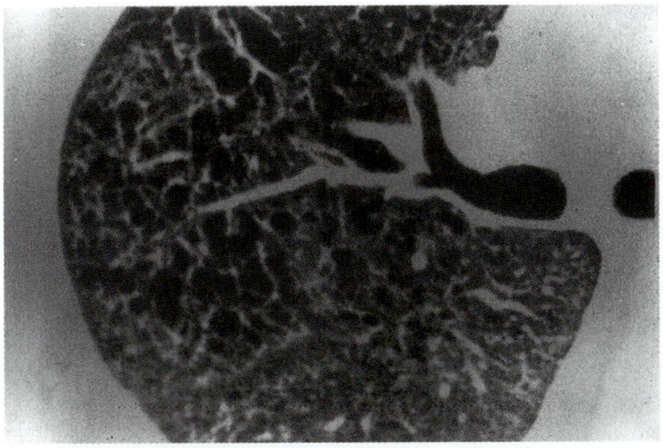

그림 2-81. 랑게르한스 조직구증(Langerhans cell histiocytosis). 망상결절과 크고 작은 낭성 변화가 관찰되며 결핵성 림프절 증대와는 달리 림프절 내부에 괴사가 없기 때문에 저음영이 보이지 않는다. 주로 상엽에 심하게 나타나고 많은 결절이 하엽의 상엽분절에 산재되어 있다.

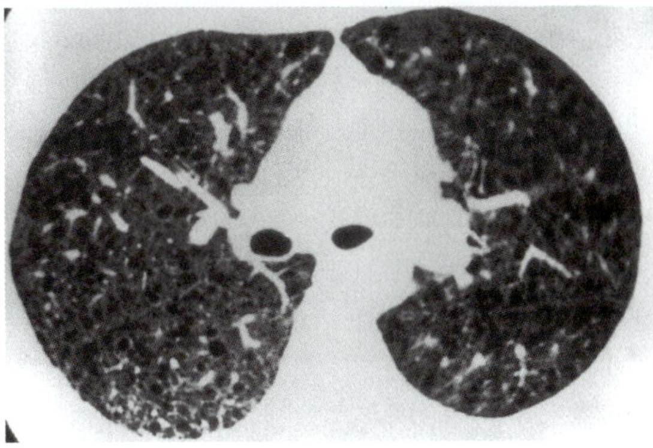

그림 2-82. 림프관근종증(lymphangioleiomyomatosis). 작은 낭성 병변이 양측성으로 진행되어 있으며 낭성병변의 크기는 대개 균일하다.

VII. 종격동 질환

1. 종격동 종양

전종격동에 주로 오는 종양은 흉선종(thymoma)(그림 2-83 A, B), 기형종(teratoma)(그림 2-84 A, B), 갑상선 종양 등이며 기형종은 전산화 단층촬영을 시행하여 지방과 석회화 또는 골조직을 직접 관찰할 수 있으면 쉽게 진단이 가능하다. 흉선종은 중증근무력증과 관련이 있다. 전종격동에 오는 낭종은 갑상선 낭종, 유피낭종(dermoid cyst), 심막낭종(pericardial cyst), 림프낭종(lymphangioma, cystic hygroma) 등이 있다. 림프종(lymphoma)(그림 2-85)도 전종격동 림프절에 주로 발생된다. 후종격동 종양은 주로 신경계 종양(neurogenic tumor)이며 신경섬유종(neurofibroma), 신경초종(schwannoma)(그림 2-86 A, B), 신경절 신경종(ganglioneuroma) 등이며 주위조직과 경계가 잘 지어지며 주위의 흉추나 늑골에 압박미란(pressure erosion)을 잘 일으키고 신경초종은 내부 괴사 때문에 밀도가 낮게 보여 가끔 낭성종양으로 오인하기 쉽다(표 참조).

2. 선천성 질환

주로 낭성병소(cyst lesion)으로 전장중복낭종(foregut duplication cyst)(그림 2-87) 신경장관 낭종(neuren-

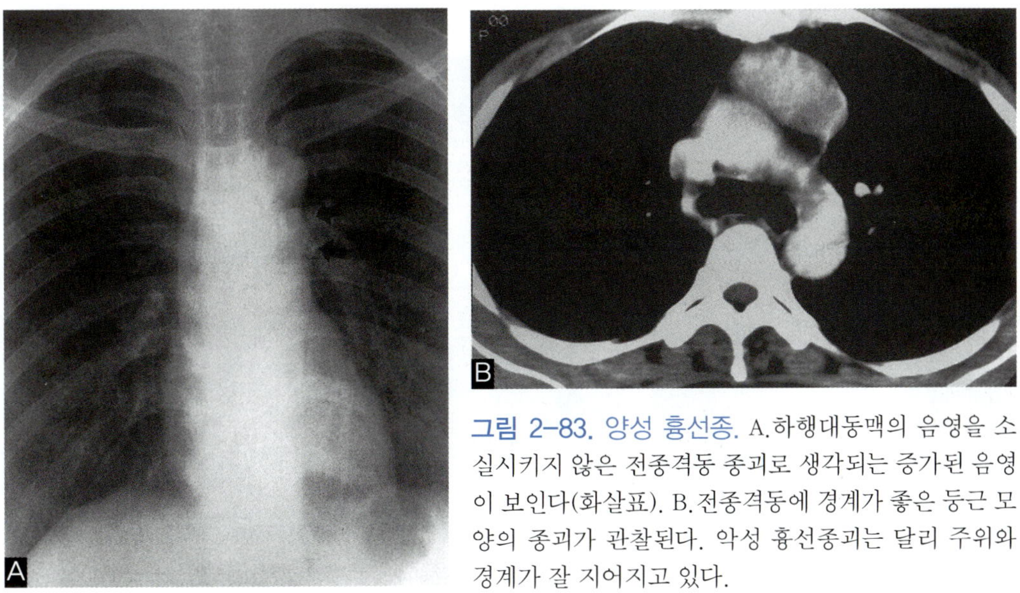

그림 2-83. 양성 흉선종. A. 하행대동맥의 음영을 소실시키지 않은 전종격동 종괴로 생각되는 증가된 음영이 보인다(화살표). B. 전종격동에 경계가 좋은 둥근 모양의 종괴가 관찰된다. 악성 흉선종과는 달리 주위와 경계가 잘 지어지고 있다.

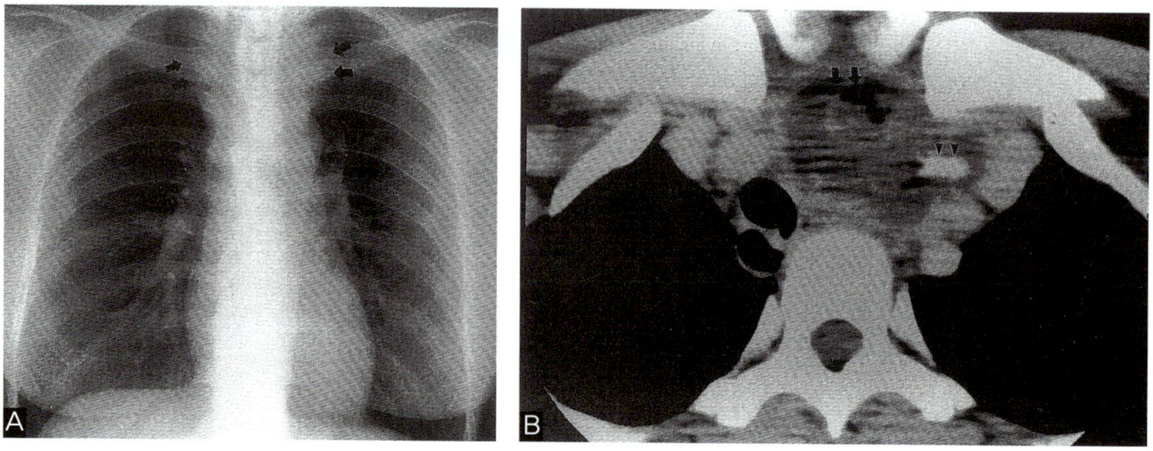

그림 2-84. 기형종(teratoma). A. 상종격동이 증가된 음영의 종괴에 의해 넓어진 소견을 보인다(화살표). B. 상종격동에 지방음영(화살표)과 석회화(화살촉)가 동반된 종괴가 관찰된다. 악성 흉선 종괴는 달리 주위와 경계가 잘 지어지고 있다.

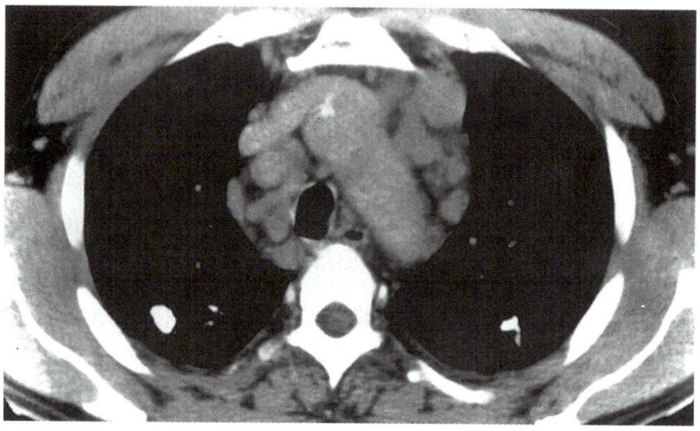

그림 2-85. 림프종. 종격동 림프절의 비대가 관찰된다. 개개의 림프절은 균일한 음영을 보이고 있으며 주로 림프절 비대가 전종격동에 위치하고 있다.

전종격동	중종격동	후종격동
기형종	림프육종	신경종양
유피낭종	전이암	림프육종
흉선종	유육종	하행동맥 동맥류
흉선 낭종	대동맥류	장관낭종
흉선림프종	기관지낭종	신경장관 낭종
갑상선종	신경장 낭종	기관지낭종
림프절염	식도 열공허니아	폐엽외성 폐분리증
전이암	섬유종	섬유종, 지방종
몰가그니 허니아	지방종	복달렉 허니아
지방종		
혈관종, 림프관종		

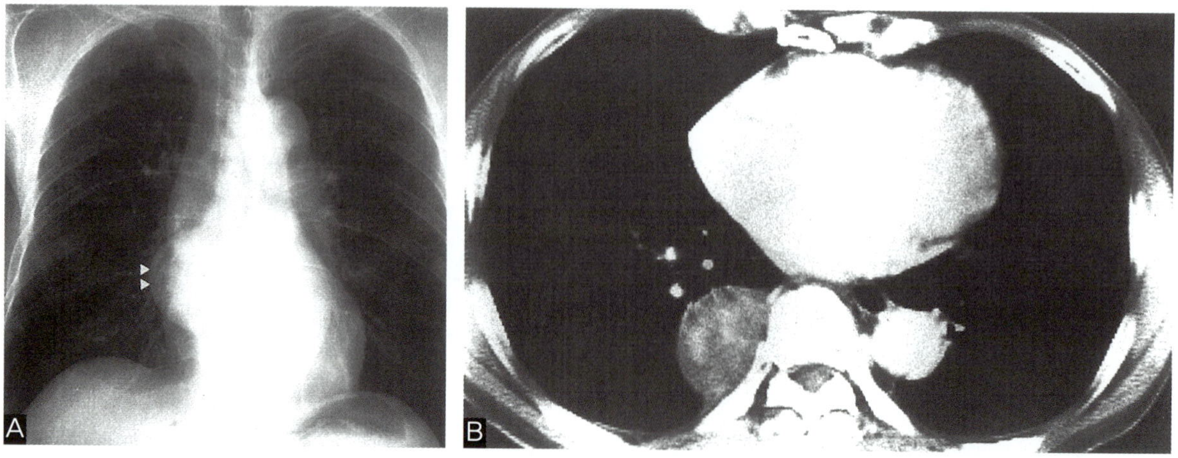

그림 2-86. 신경초종(schwannoma). A. 심장과 상행대동맥의 음영을 소실시키지 않는 변연부가 좋은 종괴가 관찰되어 후종격동 종괴인 것을 알 수 있다(화살촉). B. CT상 경계가 좋은 둥근 모양의 종괴가 후종격동에 보인다.

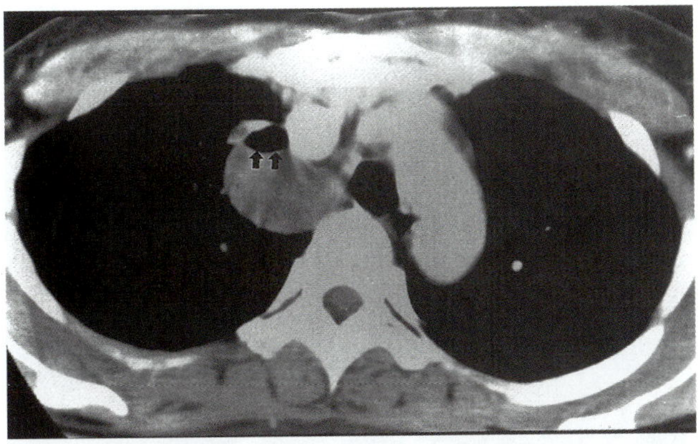

그림 2-87. 식도 중복낭종(esophageal duplication cyst). CT상 기관지 우측에 저음영의 경계가 좋은 둥근 종괴이며 공기수면상이 보인다(화살표).

teric cyst), 기관지 원성 낭종(bronchogenic cyst), 심막 낭종(pericardial cyst), 흉선 낭종(thymic cyst) 등이 있다. 신경장관 낭종(Neuroenteric cyst)은 주로 식도와 연관을 갖고 있기 때문에 후종격동에 생기게 되고 기관지 원성 낭종(bronchogenic cyst)는 낭종내에 점액을 풍부하게 포함하고 있기 때문에 전산화 단층촬영상 고형 종괴로 오인하기 쉽다.

3. 염증성 질환

급성 염증성질환으로는 식도이물, 식도암에 의한 식도 파열, 베하브씨 증후군(Boerhaave's syndrome) 등이 원인이 될 수 있으며 엑스선상 갑작스런 전반적인 종격동 확장 소견이나 종격동내의 공기음영을 관찰할 수 있다. 만성염증은 결핵 등에 의한 육아종성 병소가 오기 때문에 종격동내에 지저분한 음영과 함께 석회화를 흔히 동반하게 된다.

VIII. 늑막질환

1. 늑막삼출

늑막삼출은 여러 원인에 의해서 오게 되는데 균질한 물음영(opacity)이 늑막을 따라서 보이며 늑골횡격막각(costophrenic angle; CPA)에 반달(meniscus) 모양을 형성하게 된다. 이런 소견이 보이려면 260~600cc 정도 이상 늑막액이 고여야만 보이게 되고 측와위(decubitus view)에서는 10~50cc의 소량이 고여도 발견할 수 있다. 늑막삼출액이 폐저부의 늑막강내에 고이면 마치 횡격막이 올라간 것으로 오인하기 쉬운데 자세히 관찰하면 횡격막의 정상이 외측에 위치하게 되고 다른 어느 곳에 늑막질환의 증거가 보이게 된다. 이와 같은 것을 폐하늑막삼출(subpulmonic pleural effusion)이라 한다. 늑막액이 소방(loculation)이 되는데 이런 현상이 마치 종괴로 오인되기 쉬우나 대개 엽간열이나 늑막강을 따라서 볼록렌즈 모양을 보이며 심부전증 환자에서 이런 현상이 나타났다가 심부전증이 호전되면 갑자기 소실되기 때문에 소위 vanishing tumor 또는 phantom tumor라 칭한다.

2. 기흉(Pneumothorax)

가장 많은 원인은 늑막하의 대기포(bulla)나 소기포(bleb)의 파열에 의해 폐내의 공기가 늑막강내로 유입되어 발생하며 기타 염증성질환, 외상, 악성종양 등이 원인이 된다. 기흉이 오면 엑스선상 장측늑막(visceral pleura)의 선이 관찰되고 이 바깥쪽으로는 폐혈관이나 다른 폐조직 소견이 보이지 않으며 폐음영이 감소하게 되며 양이 많으면 폐의 용적감소에 의한 폐음영증가와 함께 종격동이 정상폐쪽으로 심한 이동이 있게 된다. 이런 현상을 긴장성 기흉(tension pneumothorax)이라 한다(그림 2-88).

3. 늑막 종양

늑막의 일차종양(primary tumor)은 중피종(mesothelioma)인데 국소형과 미만형이 있다. 국소형은 변연부가 좋은 종괴가 늑막과 연관하여 나타나고 미만형은 석면폐증(asbestosis)과 관련이 있는데 늑막삼출과 함께 전반적으로 소방(loculation)을 형성하고 늑막이 비후(thickening)된 것 같은 양상을 보인다(그림 2-89). 이러한 소견은 전이성암에 의한 늑막 침범 소견과 구분하기 어렵다.

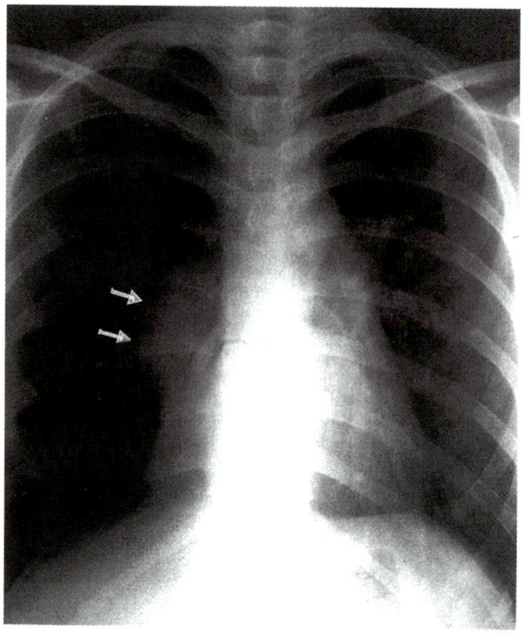

그림 2-88. 긴장성 기흉. 우폐 전체가 심한 허탈을 일으킨 예로 장측 늑막의 선(화살표)이 관찰되는 바깥쪽으로 폐혈관과 다른 폐조직이 보이지 않고 심장이 약간 좌측으로 밀리고 있다.

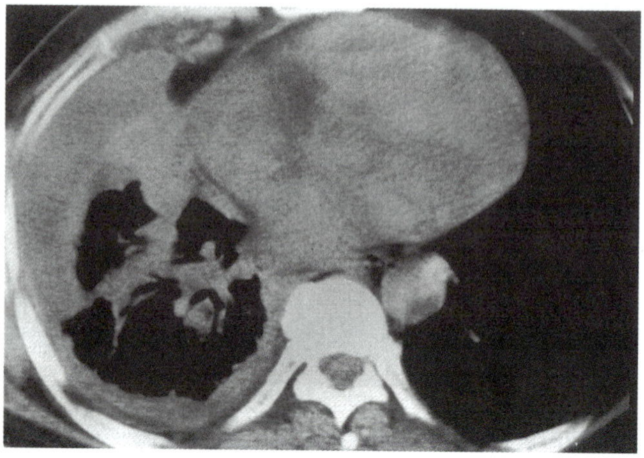

그림 2-89. 악성 중피종. 우측 늑막이 전반적으로 불규칙하게 두꺼워져 있는 소견이 보이며 늑막삼출이 동반되어 있다.

IX. 횡격막 및 흉벽질환

횡격막신경의 손상에 의한 횡격막의 마비나 횡격막성 내장전이(eventuration) 등이 있고 이때에 횡격막의 상승 소견이 온다. 선천성 또는 외상에 의해 횡격막에 결손이 와서 복강내의 장기가 폐쪽으로 올라가는 탈장이 올 수 있는데 조영검사를 시행하면 대장, 위장, 소장 등이 흉강내로 올라간 것을 직접 관찰할 수 있다(그림 2-90 A, B). 흉벽질환으로는 일차 또는 이차종양에 의한 늑골의 미란(erosion)이나 파괴를 일으킬 수 있고 염증성질환에 의한 골수염이 올 수 있다. 특히 우리나라에서는 결핵성 늑골 골수염을 흔히 관찰할 수 있는데 늑골의 파괴와 함께 주위의 연조직에 농양이 형성된 것을 관찰할 수 있다.

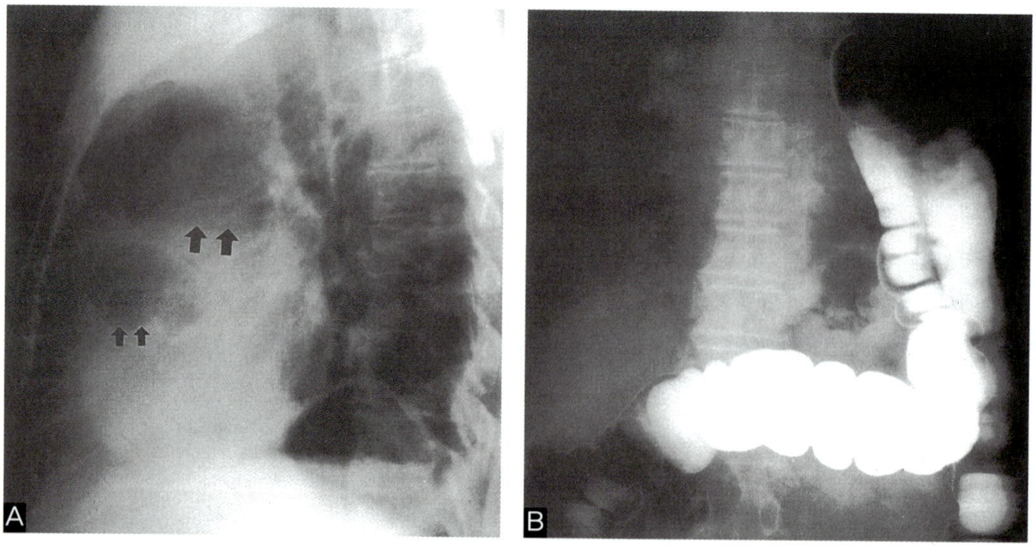

그림 2-90. 횡격막 탈장(diaphragmatic hernia). A.측면그림 상 여러개의 장내가스음영이 흉강내에 관찰된다(화살표). B. 대장조영검사로 대장이 결손된 횡격막을 통해 흉강내로 올라가 있는 소견을 보인다.

| Chapter | **3**

심혈관 영상의학

I. 총 론

1. 방사선 검사 방법

A. 흉부 단순 촬영

비용이 저렴하고 선량이 적어 자주 반복해서 검사할 수 있기 때문에 일반 검진 뿐만 아니라 환자의 치료 경과 추적 검사에 좋다. 따라서 각 변연을 이루는 심장, 대혈관의 해부 구조와 폐맥관 변화에 대해 잘 알고 있어야 한다. 심흉곽비(CT ratio, cardiothoracic ratio)는 흉부촬영에서 가장넓은 흉곽 직경에 대한 심장 직경의 비를 말하는 것으로 정상인은 50% 미만이나, 횡격막의 위치를 고려하여 해석해야 한다(그림 3-1).

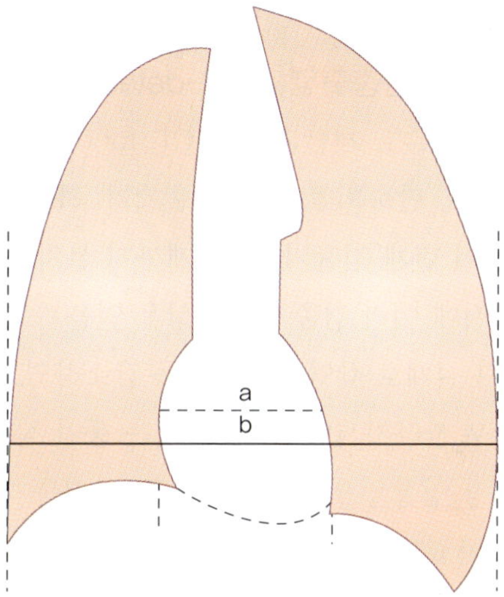

그림 3-1. 심흉곽비(Cardiothoracic ratio)의 측정방법. CT ratio=a/b×100(%)

B. 심도자술 및 심장조영술

혈관계 질환의 경우 catheter angiography는 1970년대까지는 최고의 진단방법이었으나, 현재 혈관계 질환의 진단은 CT angio, MRI, Doppler and power Doppler 초음파로 대치되고 있으며 catheter angiography는 중재 시술 목적에 국한해 시행하고 있다. CT, MRI의 발달로 이 영역에도 큰 변화가 있을 전망이다.

C. 심초음파(echocardiography)

가장 중요한 비침습적 진단 기기이나, 심장학 부분에서 다뤄질 것이다.

D. 심장핵의학(nuclear cardiology)

E. 전자선단층촬영(electron beam tomography, EBT, ultrafast CT)

2000년대 초반 전자선단층촬영(electron beam CT; EBCT)의 출현으로 관동맥의 비침습적 진단이 관심을 끌기 시작하였으며 다검출기 나선식 CT (multidetetor spiral CT; MDCT, multislice CT; MSCT)의 출현으로 관동맥 영상진단이 급속도로 빠르게 널리 이용되고 있다. 초기에 개발된 전자선단층촬영기 특징은 다음과 같고 현재는 거의 이용되지 않는다.

기계적 특징

① 4개의 target은 210도의 반원형 massive tungsten target으로 구성되어 있고, detector ring은 두 개로 구성되어 있어 8 slice를 거의 동시에 얻을 수 있다.
② Electron gun에서 나온 electron beam이 tungsten target에 입사되어 방사선을 발생시킨다.
③ 한 slice 찍는데 50~400 msec 소요되므로 높은 시간 해상능(temporal resolution)이 장점이다.
④ EKG gating을 하여 심장 검사에 적합하도록 고안된 기기이다.

F. 다검출기 단층촬영(multi-detector CT)

다검출기 CT가 개발되면서 CT tube 회전 시간이 0.5~0.27초로 단축되었으며, 검출기가 하나인 기존의 CT에 비하여 현재 검출기가 320개까지 설치된 CT가 개발되어 동시에 여러 검출기로 영상을 얻을 수 있게 되었다. 그 결과 실제로 촬영시간이 대폭 감소하였고 시간 해상도가 매우 빨라져서 한 번 숨을 참는 동안 심장 박동에 동조된 심장 영상을 얻을 수 있다. 즉, 다검출기 CT의 출현에 의하여 CT에 의한 심장 영상 획득이 가능해 졌으며, 심장의 삼차원 영상을 얻어 심장 또는 관상동맥 질환의 진단에 사용할 수 있다. CT는 비침습적 관상동맥 질환 진단 및 관상동맥 우회혈관의 개존성과 협착을 평가하는데 매우 우수하다.

G. 자기공명영상(magnetic resonance imagin, MRI, 그림 3-2)

MRI는 여러 진단 기종 중 심혈관계 영상 진단에 매우 부합하는 장점을 갖고 있다는 것이 곧 인식되었는데, 심장 질환의 경우 해부 구조 뿐 아니라 심장 기능의 평가도 필수적이며, MRI는 해부학적, 기능적 정보를 동시에 구현할 수 있는 가장 우수한 장비이다. MRI의 장점은 안전성, double oblique plane 영상도 얻을 수 있는 점, 고질의 공간 해상능, 조영제 주입 없이 심장, 혈관의 구조 영상을 얻을 수 있다는 점이며, 그 외에도 심근 기능, 심근 대사, 혈류 검사에 의한 판막기능, 전류 계산, 심근 관류(myocardial perfusion), 관동맥 영상 등 다양한 형태, 기능 정보를 준다. 최근의 다검출기 spiral CT와 MRI의 발달은 비침습적 심장 영상의 진단이 활성화 될 수 있는 계기를 제공하고 있다. Semiconductor element & computer 의 발달, 새로운 조영제의 개발, 영상정보의 후처리 방법의 발달 등은 영상 진단의 새로운 이정표가 될 전망이다.

MR technique

① spin echo (SE) : fast spin echo (FSE)
② gradient echo (GRE) : cine MRI, velocity encoded MR (VENC), turbo FLASH
③ echo planar imaging (EPI) : segmented / spiral, snap shot
④ MR spectroscopy (MRS)

자기공명영상의 임상적용

① 심장의 구조 평가

심초음파도 심장 내부구조 이상은 정확히 발견할 수 있으나, MR이나 CT는 더 넓은 부위를 촬영하기 때문에 대정맥 혹은 동맥의 단독 혹은 동반된 기형을 발견하는데 있어 심초음파보다 좋다. 예를 들면 aortic aneurysm, total anomalous pulmonary venous return, great artery anomaly를 발견하는데 유용하다. SE technique이 특히 심장 이외의 대혈관의 영상을 얻을 수 있으므로 해부구조를 보는데 가장 우수하다.

최근 MR study time이 짧아지면서 관상동맥 자기공명영상도 시도하고 있다.

② 심장의 기능평가

㉠ 스핀에코(SE)로 cardiac output, stroke volume or myocardial mass 계산
㉡ Cine MR은 한 cardiac beat를 16 phase 이상 얻을 수 있어, regional cardiac wall motion, car-

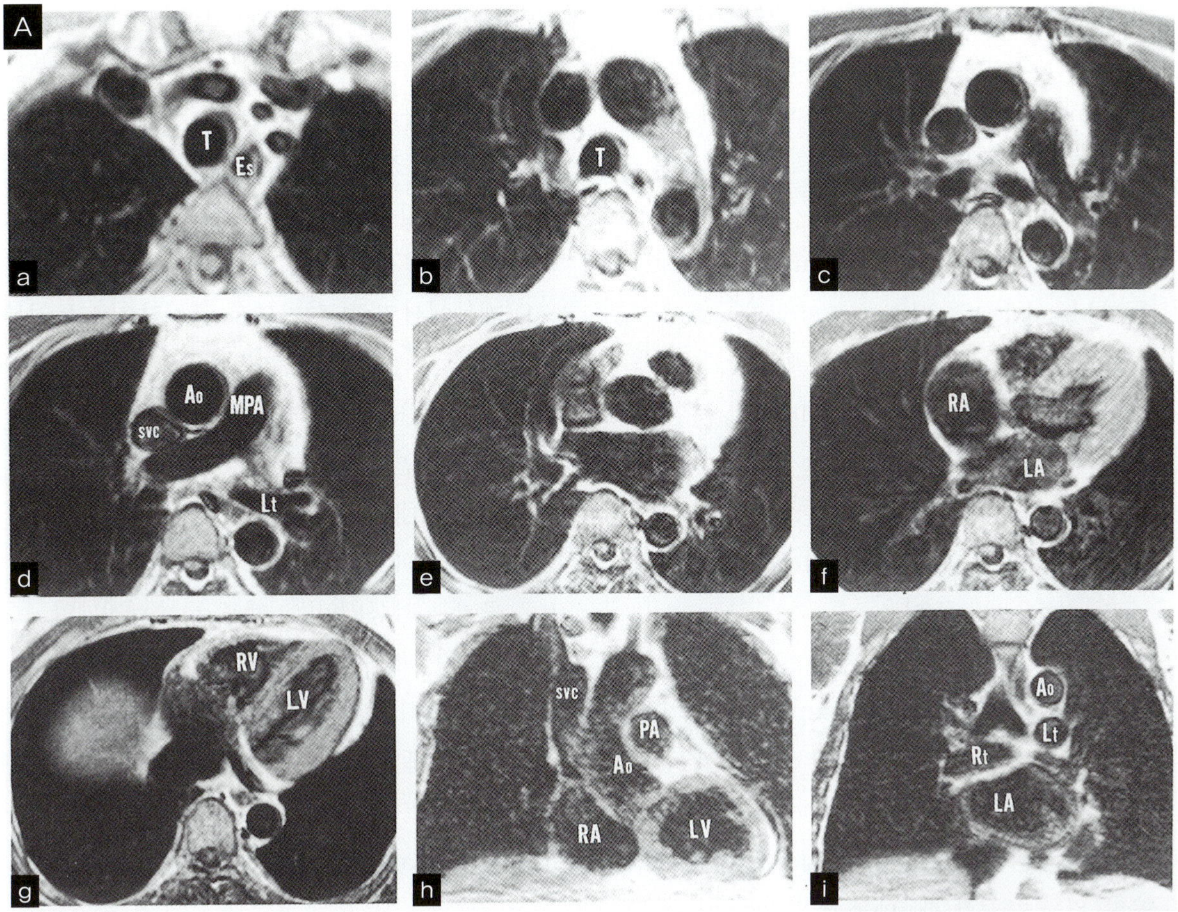

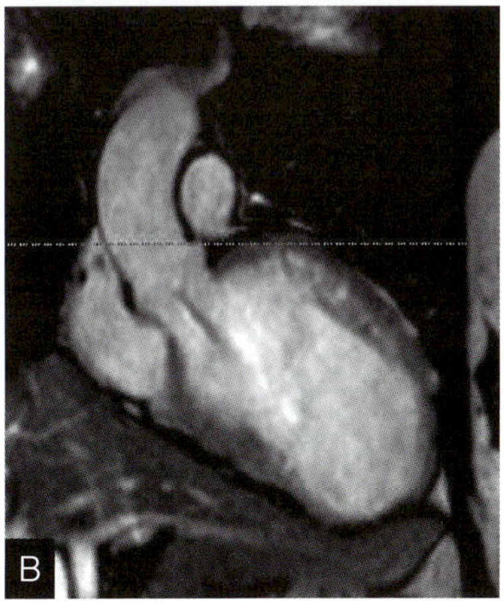

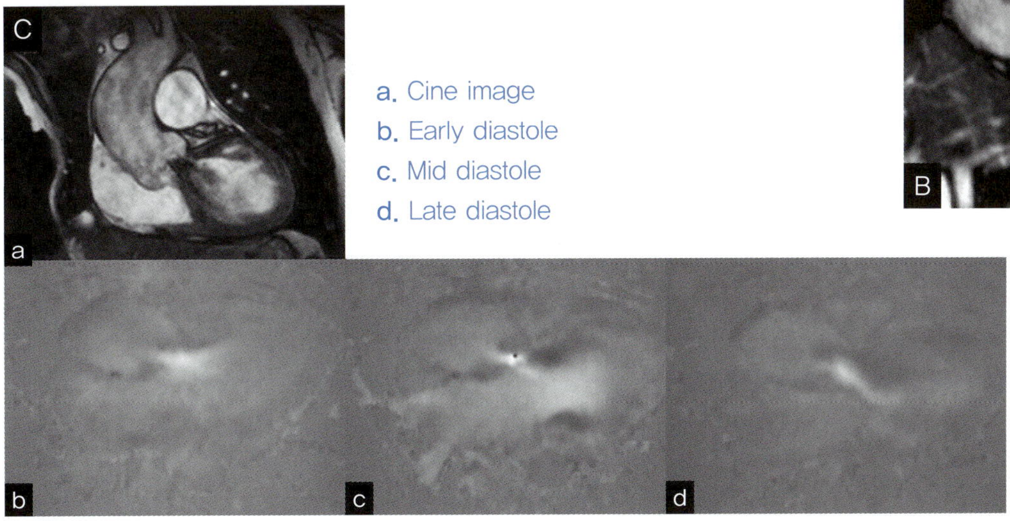

그림 3–2. A. 정상 심장 자기공명영상 B. 진구성 심근 경색(old myocardial infarction) 환자에서 대동맥 판막역류에 의한 신호 소실 C. 대동맥판 역류증의 경우 역류량의 변화.

diac output, signal void를 봄으로써 valvular disease, peripheral stenosis를 발견할 수 있다. 심장용적, 심박출량, 심근질량(myocardial mass) 등을 상세히 계산할 수 있다.

ⓒ MR은 proton의 motion에 매우 예민하여 이를 잘 이용하면 MR angiogram과 functional study, 특히 blood flow study, myocardiac perfusion, myocardiac strain & motion에 이용할 수 있다.

ⓔ blood flow phenomenon of MR

a. flow related enhancement (cine MR에서 vascular space의 signal intensity 증가)

b. time of flight effect (SE에서 vascular space가 signal void로 나옴.)

ⓜ VENC를 이용하여 혈류량과 pressure gradient를 얻을 수 있어서 cardiac output, stroke volume 뿐 아니라, valvular heart disease에서 regurgitant fraction, pressure gradient를 얻을 수 있다. 그러나 특히 심초음파 검사로 얻기 어려운 부위를 측정할 때, 예를 들면 left-to-right shunt, peripheral PS의 pressure gradient 등에 더욱 우수하다.

ⓑ MRS는 in vivo biochemical information을 얻을 수 있다. 분광법(Spectroscopy)에 의한 생체 내 생화학적 변화를 측정 할 수 있고, 이를 이용한 심근대사 연구도 활발하다.

2. 폐순환의 방사선 소견

A. 정상

① 폐혈류량을 조절하는 여러 요소로써, 우심실 박출량, 폐맥관 저항, 폐의 탄력성(elasticity), 폐포압과 폐동맥-폐정맥압 간의 차이, 폐정맥 혹은 좌심방압 등이 전부 영향을 미친다.

② 정상 폐맥관 소견

- 심막강내 주폐동맥 및 좌우폐동맥(intrapericardial main, right & left PA)
- 폐문부 폐동맥(hilar PA) : 남자 10~16mm, 여자 9~15mm를 정상 범주로 간주한다.
- 폐정맥(pulmonary vein) : 하폐정맥은 횡단으로 배열한다. 이에 비하여 하폐동맥은 수직으로 배열한다. 말초부에서는 동맥과 정맥을 구별하기 어렵다.
- 기관지동맥 : 정상의 경우 보이지 않는다.

1) 폐문에서 말초로 가면서 규칙적으로 분지를 내고, 점차 가늘어지고, 폐야 변연부 1/3에서는 거의 보이지 않을 정도로 가늘어진다. 그 경과가 직선에 가깝고 변연은 분명하다.

2) 서서 지내는 시간이 많은 성인에서

상폐는 폐포압 > 폐동맥압 > 폐정맥압

중폐는 폐동맥압 > 폐포압 > 폐정맥압

하폐는 폐동맥압 > 폐정맥압 > 폐포압

의 관계가 된다(그림 3-3). 즉, 상폐는 폐관류가 매우 적고, 하폐는 매우 많은 상태. 이러한 소견은 흉부촬영상 하폐의 맥관 음영이 상폐보다 3~4배 굵은 형태로써 보이게 된다(caudalization)(그림 3-4).

B. 폐 고혈압

1) 폐동맥 고혈압

① **폐혈류 증가**(그림 3-5)

㉠ 원인

a. 좌우심전류로 폐혈류량 증가

b. 빈혈, 동정맥루, 갑상선 기능항진증 등 체혈

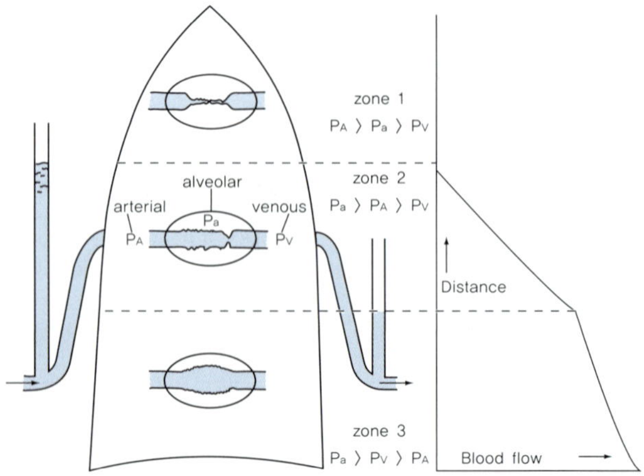

그림 3-3.

류량이 증가되는 병

㉡ 소견

a. 중심부, 말초부 폐맥관이 전부 골고루 팽대된다.

b. 팽대 정도가 폐혈류량과 대강 비례 한다. 따라서 좌우전류의 경우 팽대가 심하다.

c. 폐맥관 변연은 분명하고, 점차 가늘어짐(gradual tapering)도 유지된다.

② **폐맥관 저항 증가**

㉠ 원인

a. 폐동맥의 수축

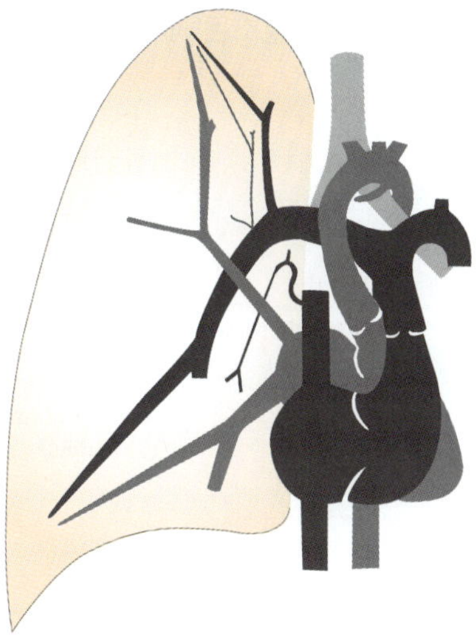

그림 3-4. 정상 폐맥관형태(Caudalization)

저산소증

폐정맥고혈압에 대한 이차적 변화

폐혈류 증가에 대한 이차적 변화

b. 폐동맥 소실(obliteration)

폐동맥 색전증

폐혈관염(collagen vascular disease 등)

폐성심

특발성 폐동맥 고혈압

Eisenmenger reaction

㉡ 소견

중심부 탄력성 폐동맥은 팽대, 말초부 근육성 폐동맥은 수축되고, 폐문부 폐동맥이 따옴표 모양(comma shape)으로 변한다(centralization)(그림 3-6).

2) 폐정맥 고혈압

① **원인**

㉠ 좌심실 부전

㉡ 승모판 협착

㉢ 좌심방 종괴

② **소견**

㉠ 폐정맥압이 어느 수준에 도달하면 폐동맥의 수축(vasoconsriction)을 유발하는데, 상폐보다

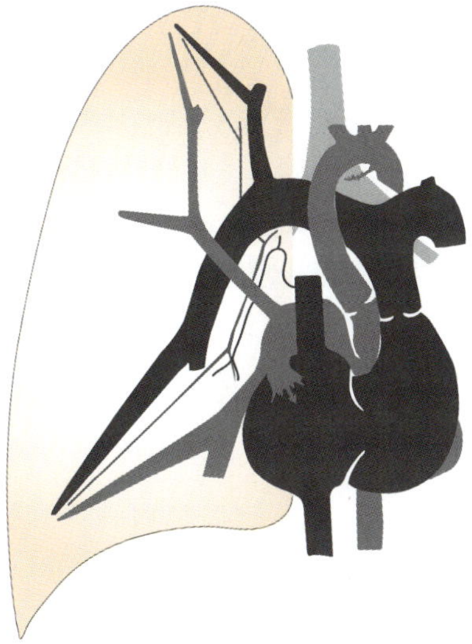

그림 3-5. 증가된 폐맥관형태

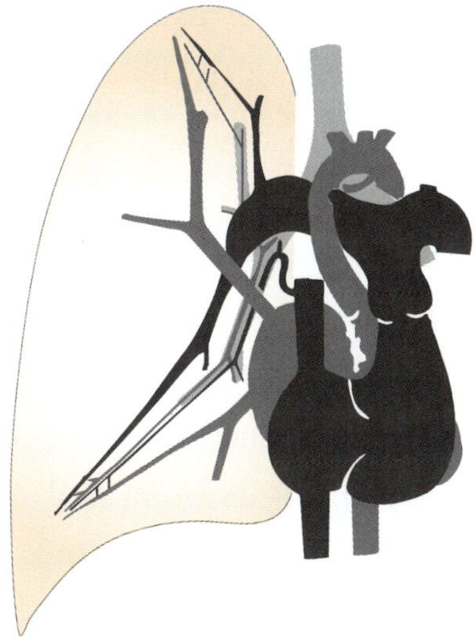

그림 3-6. Centralization of pulmonary vasculature

하폐의 폐정맥압이 더 높기 때문에, 하폐동맥 수축이 먼저 시작된다.

㉡ 상부 폐맥관이 확장되어, 하부 폐맥관과 굵기가 같거나 더 커진다(cephalization)(그림 3-7).

㉢ 폐정맥 고혈압이 오래 지속되면 폐동맥 수축으로 인하여 폐동맥 고혈압이 따라온다(centralization).

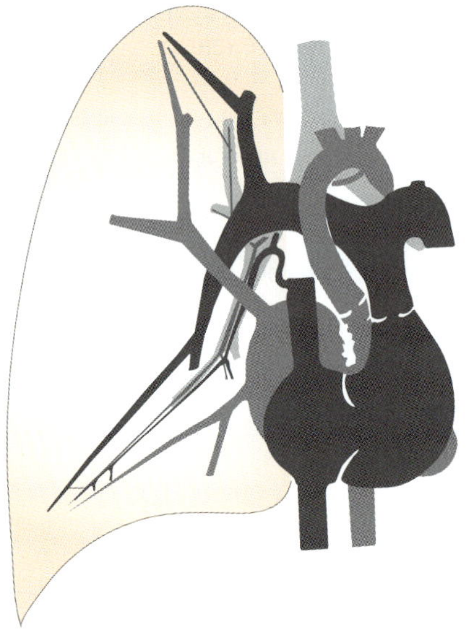

그림 3-7.Cephalization of pulmonary vasculature

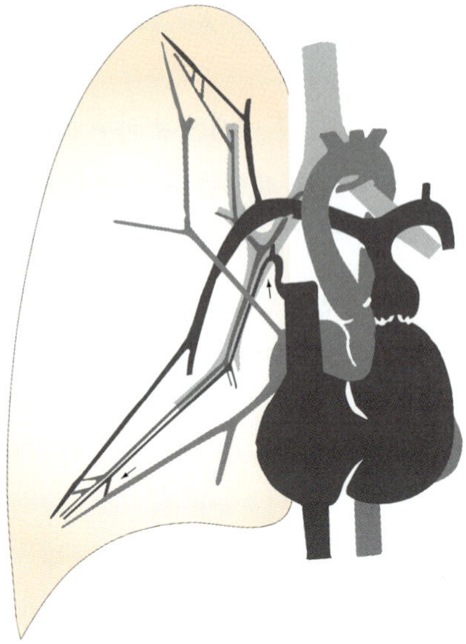

그림 3-8. 감소된 폐맥관형태

3) 폐혈류 감소

① **원인**

㉠ 우측 심장의 폐쇄성 병변 : 팔로사징(TOF), 폐동맥협착(PS) 등.

② **소견**

㉠ 폐맥관 음영이 전반적으로 가늘어지고, 작은 분지의 수가 감소된다(그림 3-8).

㉡ 기관지동맥이 확장되어서 보일 수 있다. 기관지동맥은 axial interstitial space에 있기 때문에 많은 선상음영 혹은 en face로 보일 경우 소결절 같은 음영으로 보인다(그림 3-9).

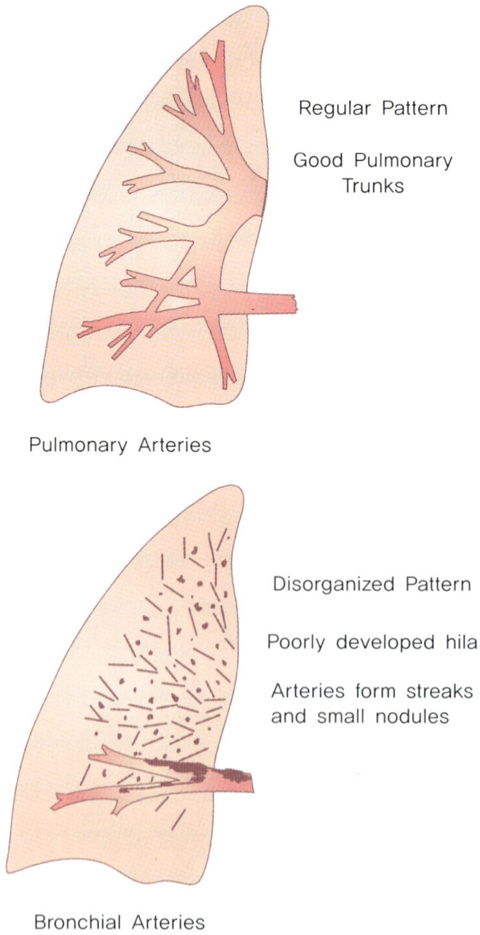

그림 3-9. 기관지동맥확장(bronchial collateral)의 방사선학적 소견

3. 흉부 단순 촬영상 정상 및 심방, 심실 확장 소견

A. 정상(그림 3-10~12)

	Rt. cardiac border	Lt. cardiac border
PA view	cardiophrenic angle–IVC lower–RA upper–SVC & ascending aorta	LV appendage of LA main pulm artery aortic arch
	Anterior	**Posterior**
Lateral view	RV and MPA ascending aorta	LV or LA

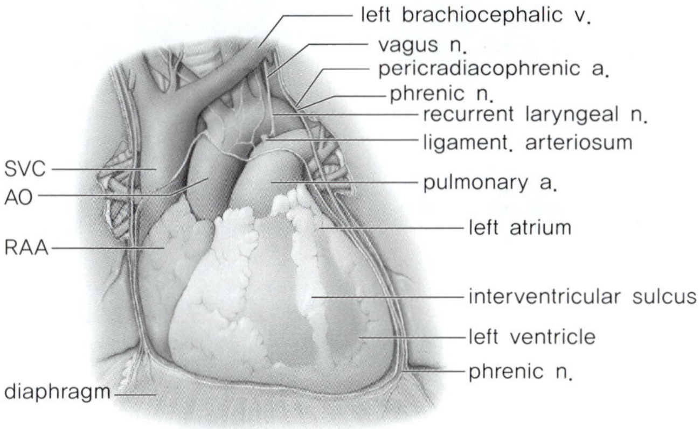

그림 3-10. 심막을 제거하고 본 심혈관계의 해부학. 대혈관이 심장에서 기시/유입되는 것이 보임. 우측의 상대정맥은 양측의 무명정맥이 합해서 형성되며 주요혈관의 앞에 위치한다.

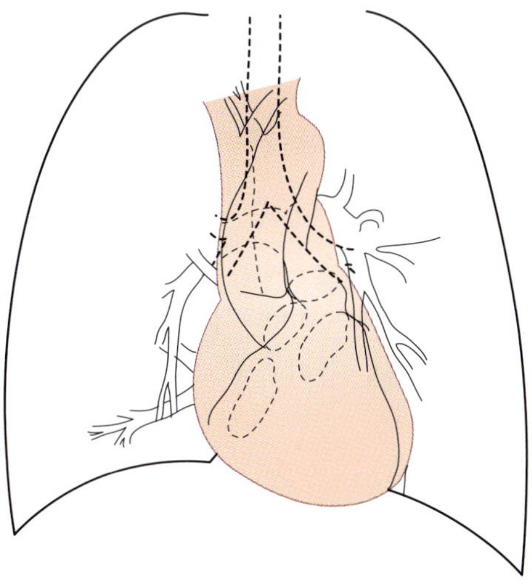

그림 3-11. 정상 심장. 전후흉부촬영상 관찰되는 심방, 심실, 판막, 대혈관 및 기도의 상대적인 위치를 나타내는 도해

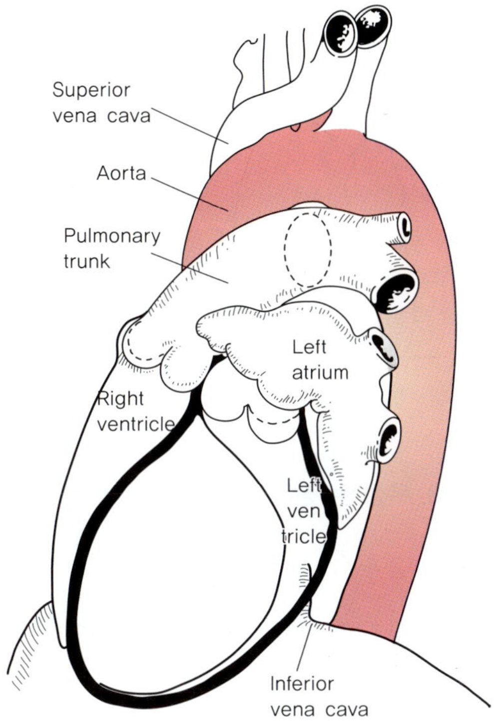

그림 3-12. 좌전사위에서 본 정상 심장

B. 비정상

1) 우심실 확장

- 심첨이 횡측으로 이동하여 횡격막 위에 동그랗게 보인다. 주폐동맥과 우심 유출로 부위가 불룩해지는 것이 보통이다(그림 3-13). 그러나 팔로사징(TOF)처럼 우심 유출로의 형성 부전이 동반되면 오히려 이 부위가 움푹해 질 수 있는데, 이를 장화모양의 심장(boot shaped heart)이라고 한다.

2) 좌심실 확장

- 심첨은 횡측 및 하측으로 이동하고 횡격막 돔보다 아래에 있는 경우가 많다(그림 3-14).
- 좌심실 비후가 주일 경우는 심첨이 횡측으로 이동한다.
- 주폐동맥과 우심유출로 부위는 정상이다.
- 상행 대동맥 변연이 불룩해지는 것이 보통이다.

3) 좌심방 확장

- 우측 심변연을 따라 이중의 변연을 보인다(double contour)

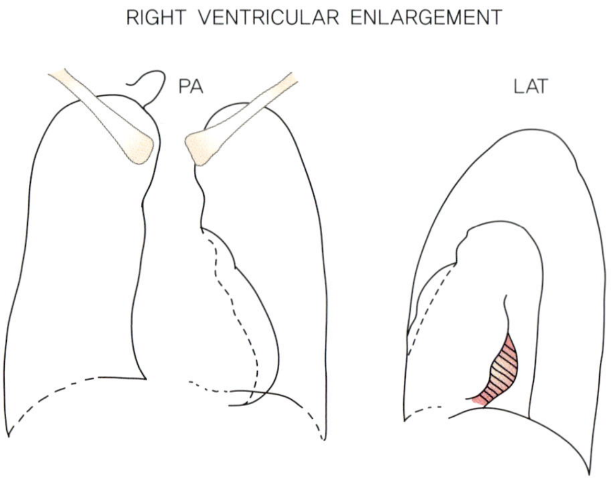

그림 3-13. 우심실확장(right ventricular enlargement)

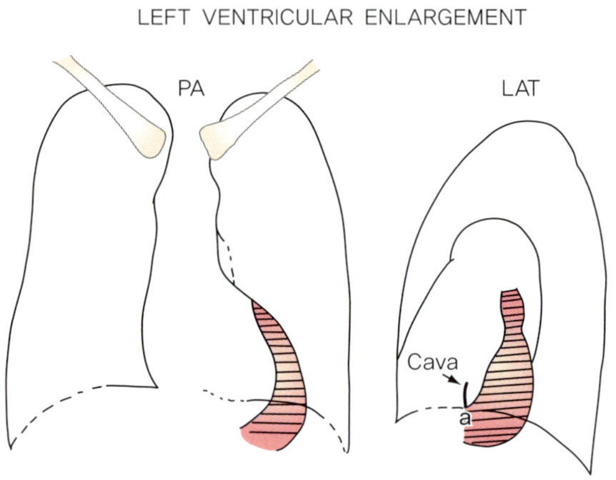

그림 3-14. 좌심실확장(left ventricular enlargement)

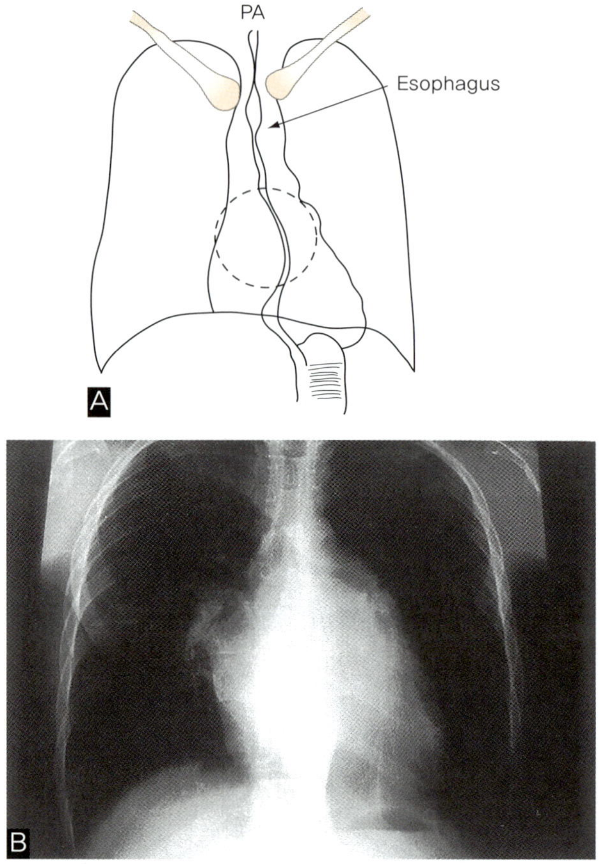

그림 3-15. 승모판 협착증(mitral stenosis)시 관찰되는 좌심방 확장(left atrial enlargement). A. 바륨을 삼킨 후 촬영한 흉부방선사진에서 커진 좌심방에 의해 식도가 밀리는 것이 보인다. B. 커진 좌심방에 의해 좌측 주기관지가 올라가고, 우측심장윤곽이 돌출되며 좌심방부위가 더욱 희게 나타난다.

- 좌심방 부위가 심실 부위보다 더 희게 보인다(nucleus shadow)(그림 3-15).
- 좌심방이(appendage)가 볼록 튀어나온다.
- 기관 분지각(carinal angle)이 넓어진다.

4) 우심방 확장

- 우측 심장 변연이 우측으로 볼록해진다(그림 3-16).

5) 압력과부하(pressure overload)를 받는 경우 심실의 동심성 비후(concentric hypertrophy)가 주소견이며 따라서 심실강의 확장은 없거나 심하지 않다. 반면, 용적과부하(volume overload)의 경우 심실의 비후도 있으나 심실 내강의 확장이 주소견이라서 심장이 매우 커진다(그림 3-17).

4. 폐부종의 방사선 소견

A. 원인

- 폐모세혈관압(pulmonary capillary pressure) > 혈장삼투압(plasma osmotic prossure)
- 모세혈관 투과도 증가

B. 종류

1) 간질성 폐부종(interstitial pulmonary edema)

- Kerley's A-line, B-line
- peribronchial & perivascular cuffing

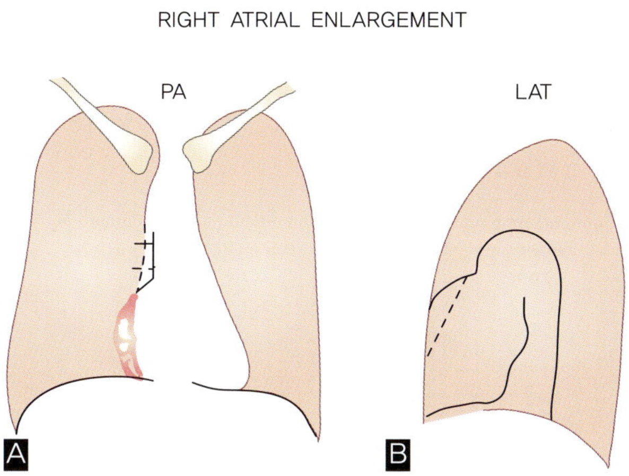

그림 3-16. 우심방확장(right atrial enlargement)

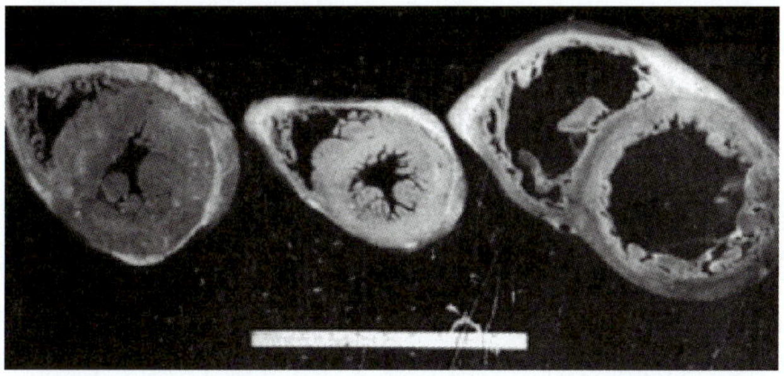

그림 3-17. 압력 과부하(좌), 정상(중간), 용적 과부하(우)

- 간유리음영
- 흉막삼출

2) 폐포성 폐부종(alveolar pulmonary edema)

- 폐경결이 폐의 중심부에서 서로 합쳐진 형태로 보여 이를 나비형(butterfly pattern)이라고 한다. 이는 폐실질 중 늑막직하부는 호흡에 의한 움직임이 많고, 림프관이 잘 발달되어 있어서 폐부종이 적기 때문이다.
- 병변의 변화가 매우 빨라서 몇 시간 만에도 변화할 수 있다.

5. 심방 및 심실의 해부적 특징

A. 우심방

심방이가 삼각형이며, 기저부가 넓다(그림 3-18 A).

B. 좌심방

심방이가 길고, 손가락 같으며, 기저부가 좁다(그림 3-18 A).

C. 우심실

근육주(trabeculation)가 특히 심실 중격을 따라 거칠다(coarse). 폐동맥판과 삼첨판 사이에 crista supraventricularis라는 근육 구조물이 있다. 심첨부에 moderator band 가 있으며, papillary muscle 은 작아서 CT 혹은 MR에서 보이지 않는다. 삼첨판의 심실 중격에 붙는 위치가 승모판 삽입하는 위치보다 심첨부 쪽에 가깝다(그림 3-18 B, C).

D. 좌심실

근육주가 촘촘하고 미세(fine)하다. 대동맥판과 승모판은 직접 섬유조직으로 맞닿아 있다. moderator band 등의 구조는 없는 대신 비교적 큰 papillary muscle 두 개가 보인다(그림 3-18 C).

II. 후천성 심질환

1. 심막 질환

A. 심낭삼출(pericardial effusion)

- 원인 : 심부전, 신부전, 감염(세균성, 바이러스성, 결핵성), 종양(폐나 유방의 암종 또는 림프종) 그리고 상해(외상이나 심근경색) 등이 있다.
- 가장 넓은 심장 직경이 횡격막 바로 위에 있기 때문에 300cc는 되어야 발견할 수 있다. 흉부촬영상 심장 외연이 거의 대칭적으로 팽창되고 플라스크 같은 형태가 된다(그림 3-19).
- 심초음파는 심막강내 액체가 있음을 쉽고 빠르게(10~20cc) 진단할 수 있으며 민감도와 특이도가 높고 전리방사선이 없으며 비교적 저렴하다.
- CT나 MRI는 소방이 형성된 경우나 출혈성 삼출, 심막비후가 의심되는 경우 적응증이 되고 심초음파로

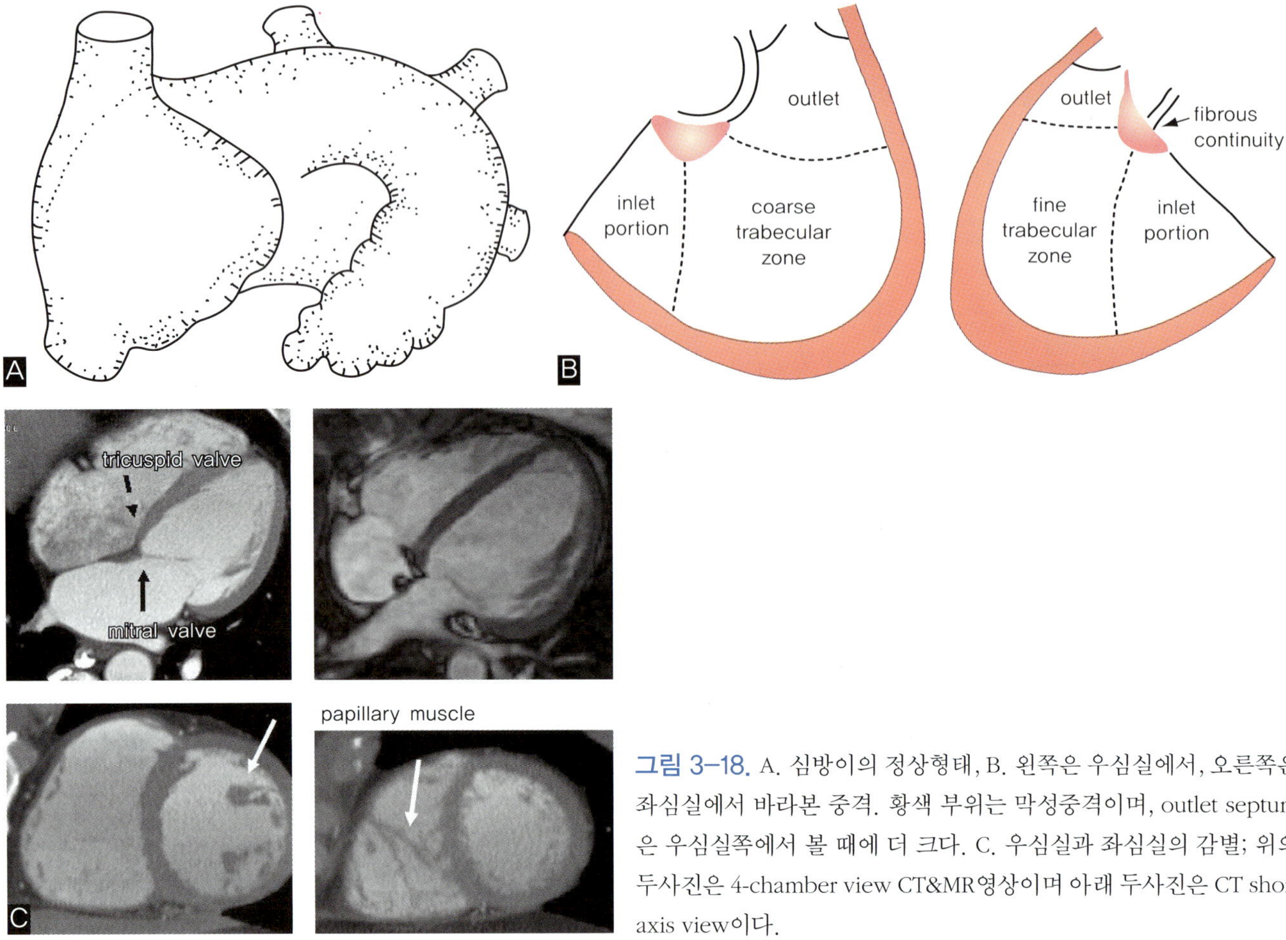

그림 3-18. A. 심방이의 정상형태, B. 왼쪽은 우심실에서, 오른쪽은 좌심실에서 바라본 중격. 황색 부위는 막성중격이며, outlet septum은 우심실쪽에서 볼 때에 더 크다. C. 우심실과 좌심실의 감별; 위의 두사진은 4-chamber view CT&MR영상이며 아래 두사진은 CT short axis view이다.

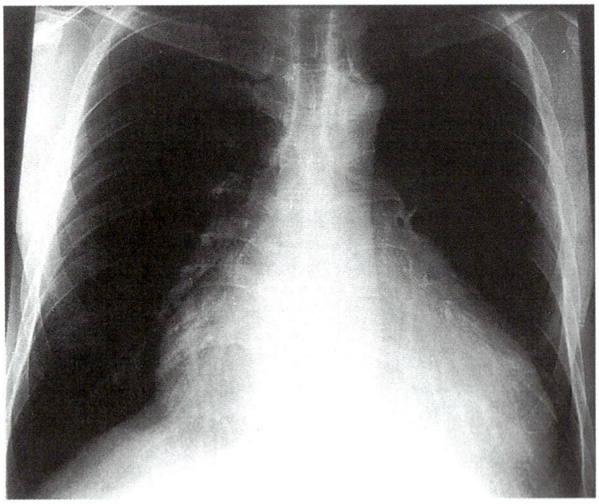

그림 3-19. 심낭삼출. 심장의 윤곽이 전반적으로 커져서 좌측뿐 아니라 우측으로도 돌출된다. 양측폐야는 정상이며 늑막삼출은 없다.

최종결론에 도달하지 못한 경우에 유용하다.

B. 협착성 심막염(constrictive pericarditis)

- 한국에서는 결핵성 심막염의 후유증이 가장 흔한 원인이나 그 외 원인으로 기타 바이러스 감염, 심장수술, 방사선 치료 등이 있다.
- 심장 크기는 삼출액이 동반되지 않는 한 정상이거나 그리 크지는 않다. 심낭막 석회 침착을 볼 수 있다(그림 3-20).
- 심장이 비교적 대칭적이고 흉곽 중심으로 이동하여 서양 배(pear) 같은 형태를 띈다. 폐맥관은 폐정맥 고혈압 소견(cephalization)을 보인다.
- 과거 심도자나 심초음파로 진단하였으나 심낭막 전체의 변화를 볼 수 없는 단점이 있다.
- CT 혹은 MR로 심낭막의 비후, 석회 침착을 잘 볼 수 있다(그림 3-21). 정상 심막은 두께가 2mm를 넘지 않으므로 만약 4mm 이상이면 비정상적으로 두꺼

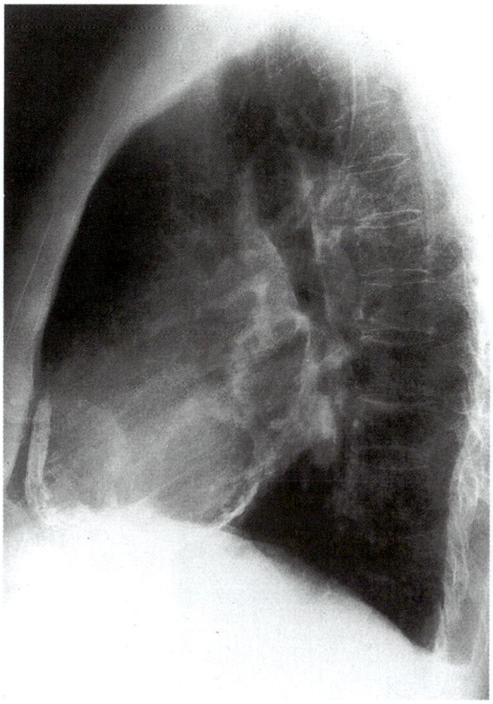

그림 3-20. 협착성 심막염(contrictive pericarditis). 흉부측면 촬영에서 비후되고 석회화된 심막이 보인다.

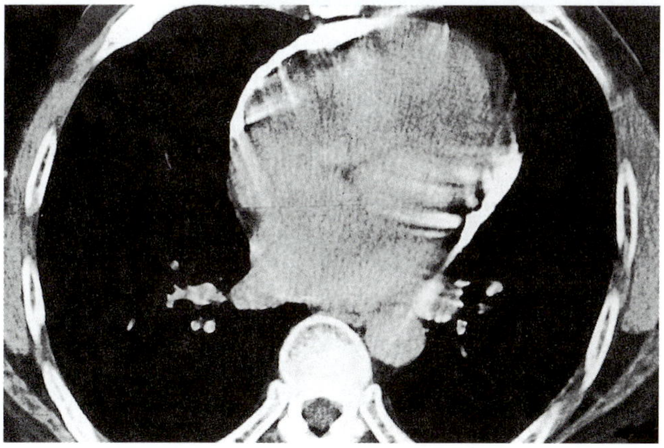

그림 3-21. 협착성 심막염(constrictive pericarditis). CT에서 석회화, 비후된 심막이 양측심실을 둘러싸고 있는 것이 보임. 심실은 커져있지 않음.

워졌다고 볼 수 있다. 석회 침착은 우측심실, 심방, 방실구, 횡격막에 면한 부위에 많다. 심낭막의 조영증강은 활동성 염증이나 섬유화를 진단하는데 도움이 된다.

- CT 혹은 MR로 심낭막 변화 외에 심방의 확장, 상·하대정맥 팽대 소견 등 혈역학적 영향에 의한 소견을 볼 수 있다(그림 3-22).

2. 판막 질환

A. 승모판 협착증

- 좌심실은 커지지 않는다(그림 3-15, 23).

병인	X-선 소견
좌심방압 증가	좌심방 확장
폐정맥 고혈압	Cephalization
이차적 폐동맥 고혈압	Centralization
우심실 비후	우심실비후
우심실 부전	우심실과 우심방확장

- 주요원인은 류마티스 열이다.
- 승모판 석회화가 약 10%에서 나타남
- 심도자술에 의한 형태 정보보다는 심도자술에 의한 압력경사(pressure gradient)가 더 중요하다. 폐동맥간 혹은 좌심방에서 주입하면 좌심방에서 조영제가 늦게 사라진다. 판막이 두껍고 열리지 않아서 형태가 돔처럼 둥그렇게 보이고, 움직임이 감소하고, 혈전이 특히 좌심방이에 있을 수 있다.
- MR은 cine MR technique으로 돔모양의 이첨판(doming), 감소된 움직임, 이완기시 판막개구부를 통한 신호소실(signal void)을 좌심실강에서 볼 수 있다. VENC MRI를 이용 최고속도를 측정하여 압력경사를 측정할 수 있다.
- CT나 MR을 이용하여 승모판 개구부 협착을 측정할 수 있다.

B. 승모판 부전증

- 심도자술(LV injection)
- 수축기시 승모판을 통한 역류
- MR : Cine MR technique으로 수축기시 승모판을 통해 좌심방에 역류된 혈류의 신호소실(signal void regurgitant flow)을 볼 수 있다. VENC MRI 이용하여 역류 분률(regurgitant fraction) 측정도 가능하다.

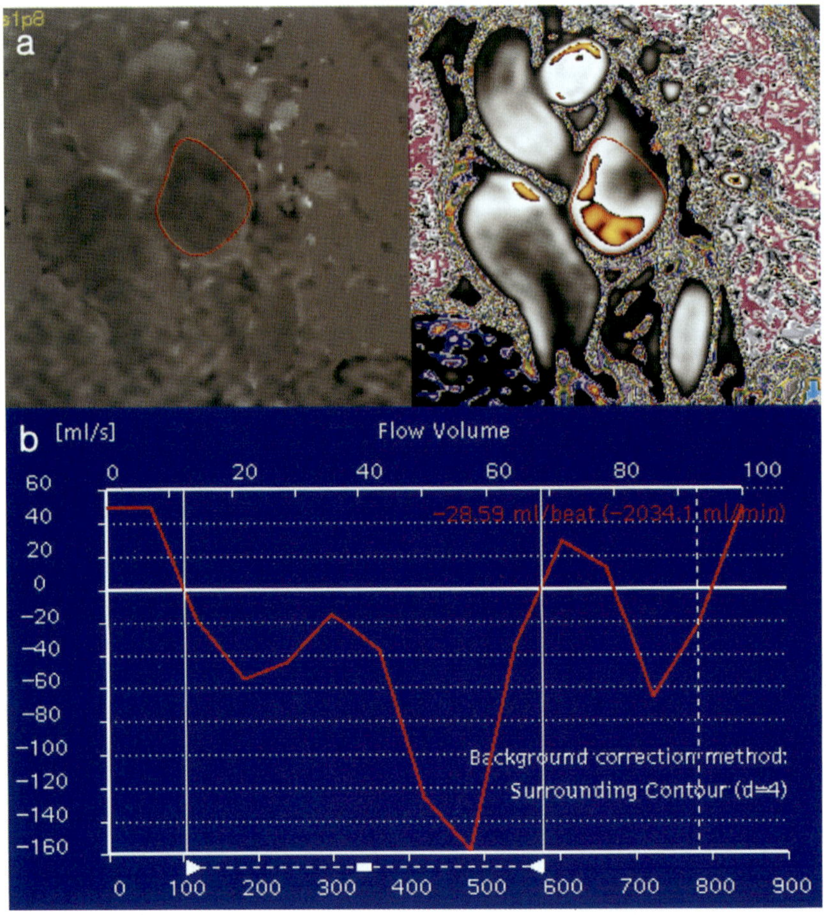

그림 3-22. 협착성 심낭막염. velocity encoding기법으로 승모판을 지나는 혈류를 측정하면 협착성 심낭막염의 혈류형태를 볼 수 있다.

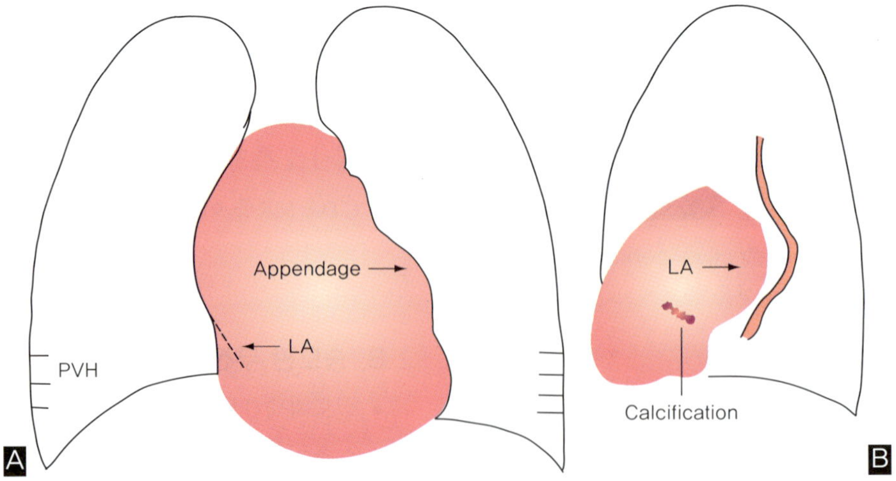

그림 3-23. 승모판 협착증(mitral stenosis). A. 심장윤곽이 커지고 우심방에 겹쳐서 double density가 보이며, 좌심방이가 돌출된다. 폐정맥고혈압(PVH)에 의해서 Kerley's B-line이 나타남. B. 측면촬영에서는 커진 좌심방에 의해 뒤로 밀린 식도와 석회화된 승모판이 보임.

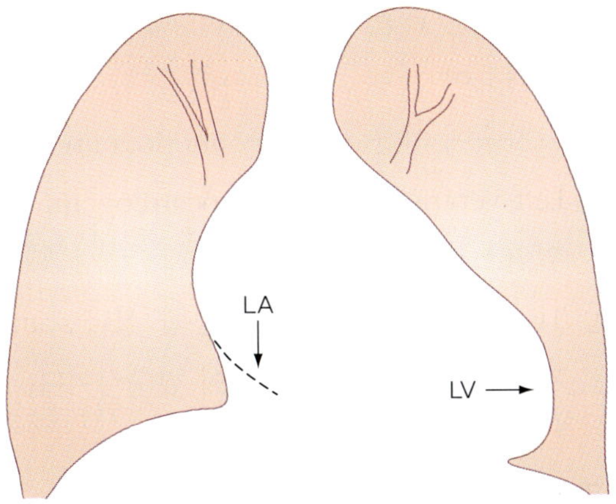

그림 3-24. 승모판 부전증(mitral regargitation). 심장윤곽이 현저히 커지고 좌심방비대에 의해서 double density가 나타나고 좌심실비대에 의해 좌측심장윤곽이 돌출된다.

- CT나 MR을 이용하여 mitral valve prolapse를 평가할 수 있다.

병인	X선 소견(그림 3-24)
좌심방 좌심실의 용적과부하	좌심방비대(MS보다 심하다), 좌심실비대
폐정맥압 증가는 경하다. 폐동맥압까지 올라가는 경우는 드물다.	Cephalization

C. 대동맥판 협착증

병인	X-선 소견
좌심실의 압력 증가	좌심실비후
상행대동맥의 post-stenotic dilatation	상행대동맥의 확장

- 선천성 원인(unicuspid, bicuspid valve)인 경우가 많으며, 결국 판막비후, 석회화, 경질화, 대동맥판 개구부의 협착을 초래할 수 있다(그림 3-25). 그 외 원인으로 류마티스성과 퇴행성에 의한 원인이 있다.
- 심도자술(LV injection)
  돔모양의 대동맥판과 작은 구멍을 통한 jet, 상행대동맥의 협착 직후 확장(post-stenotic dilatation)
- MR : cine MR technique으로 대동맥 판막의 비후, 돔모양의 변형을 보며 jet에 해당하는 신호소실을 본다. VENC MRI 이용하여 혈류의 최고속도로부터 압력 경사를 계산할 수 있다.
- CT나 MR을 이용하여 대동맥 판막의 비후, 석회화, vegetation을 평가할 수 있고 bicuspid valve의 진단을 정확하게 할 수 있다. 또한 대동맥 판막 개구부 협착을 측정할 수 있다.

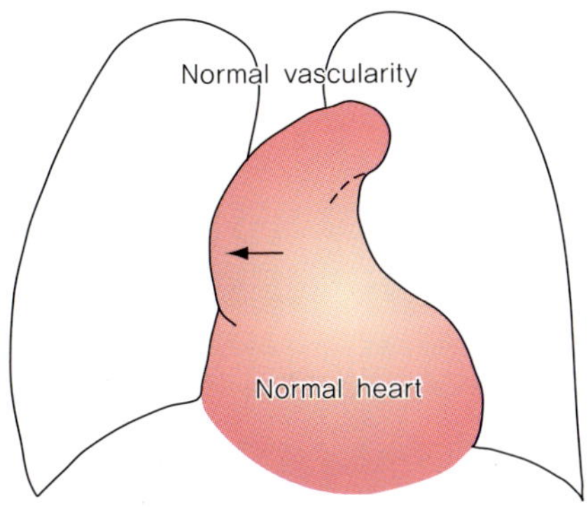

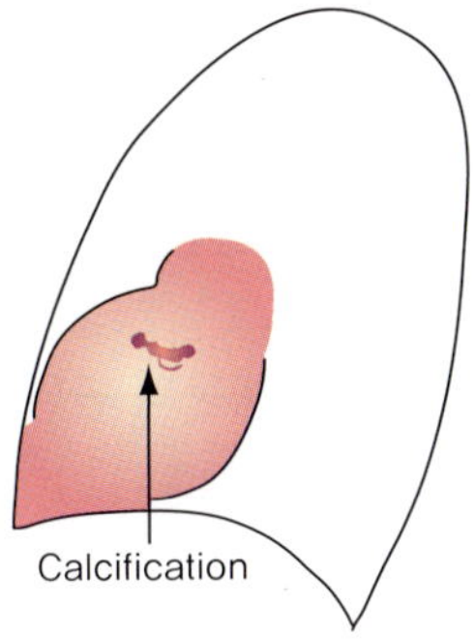

그림 3-25. 대동맥판 협착증(aortic stenosis). 상행대동맥의 poststenotic dilatation과 석회화된 대동맥판막이 보임.

D. 대동맥판 부전증

병인	X-선 소견(그림 3-26)
좌심실 용적과부하	상행대동맥과 좌심실의 확장

- 심초음파검사 : 대동맥판 첨판의 개수, 비후, 탈출, 증식물의 존재 및 대동맥판륜의 확장을 관찰
- 심도자술(aortic root injection)
  대동맥 기시부에서 좌심실로 역류혈류
- MR : cine MR로 역류혈류에 해당하는 신호소실을 본다. 그 외 좌심실 박출량, 역류량, 역류 분획을 계산할 수 있다. 좌심실 박출량은 대부분 정상이다.

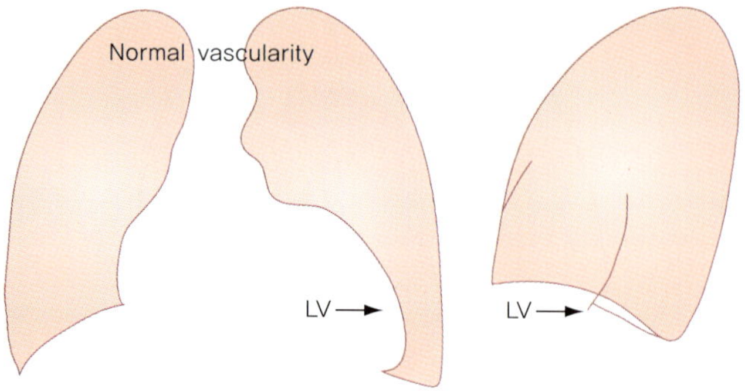

그림 3-26. 대동맥판 부전증(aortic regargitation). 좌심실이 커져서 심첨이 좌측, 아래(전후촬영상)와 뒤(측면촬영)로 이동함.

- CT나 MR을 이용하여 대동맥 판막 폐쇄부전이 일어나는 면적 측정이 가능하다.

3. 폐성심(cor pulmonale)

- 병인 : 저산소증에 의한 폐동맥 수축 또는 폐실질 섬유화에 의한 폐모세혈관계나 폐포모세혈관막(alveolocapillary membrane)을 통한 산소 교환의 장애로 인하여 폐동맥 고혈압과 폐혈관 저항 증가 초래
- 흉부 단순 촬영
  폐혈관의 centralization
  우심 비후
  동반된 폐실질 병변 소견

4. 고혈압성 심질환

- 고혈압 정도, 지속 기간, 합병증에 따라 다르다.
- 흉부 단순 촬영
  좌심 비후
  대동맥의 확장과 연장(aortic unfolding)
  좌심부전(좌심실, 심방 확장, 폐정맥 고혈압, 폐부종)

5. 허혈성 심질환

A. 허혈성 심질환의 해부적, 혈역학적 정보를 얻기 위하여 검사해야 할 것

① 관동맥 병변
② 좌심실의 국소적, 전반적 기능
③ 심관류 혹은 관동맥 혈류 예비능을 알아야 하며, 이를 위하여
  ㉠ 도자술에 의한 coronary arteriogram
  ㉡ Left ventriculogram, echocardiogram 혹은 동위원소 ventriculogram
  ㉢ Tl-201 등 동위원소를 이용한 심근 scan 등 세 가지 검사를 시행하는 것이 필수적이다.

B. 관상동맥 병변

① 관상동맥의 정상 해부(그림 3-27)
② 관상동맥 조영술의 해석
  stenosis의 정도 : 〉 50% significant
  측부혈관의 존재
  협착된 부위의 수와 길이
③ 관동맥우회술이나 경피적 관동맥성형술전에 필히 관상동맥조영술을 시행하여야 한다. 최근 MR, MDCT, EBT 등에 의하여 비관혈적관동맥 조영술을 얻고 있다.

C. 좌심실의 전체 혹은 국소적 기능

- 심근 벽운동 : hypokinesis, akinesis, paradoxical motion
  수축기 심벽 비후(systolic wall thickening)
  이완기 심벽 두께(diastolic wall thickness)
  전체 혹은 국소 좌심 구혈율(regional & global LVEF)
- 약물 (dobutamine) 혹은 운동부하 검사와 병행하여 심근 생존이나 관동맥 혈류 예비능을 측정할 수 있다.

D. 심근관류(myocardial perfusion)와 관동맥혈류 예비능(CBF reserve)

- T1-201 심근 스캔의 경우 초기는 동위원소가 심근의 혈류량에 따라서 분포하나, 후기에는 potassium pool 즉 생존 심근에 equilibrium을 형성한다. 따라서 초기에 약물(dipyridamole, adenosine) 혹은 운동 부하를 동시에 시행함으로써 심근혈류 예비능을

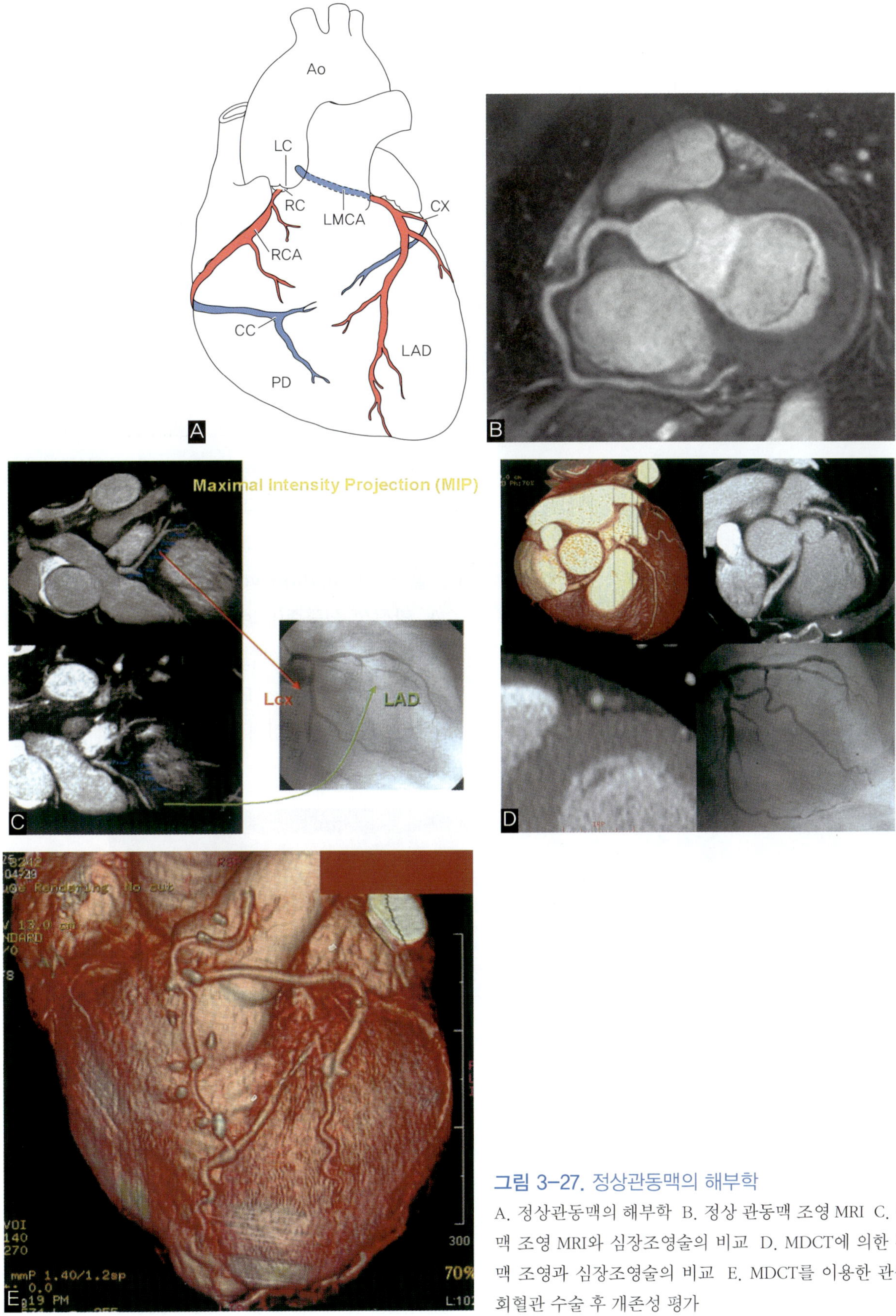

그림 3-27. 정상관동맥의 해부학

A. 정상관동맥의 해부학 B. 정상 관동맥 조영 MRI C. 정상 관동맥 조영 MRI와 심장조영술의 비교 D. MDCT에 의한 정상 관동맥 조영과 심장조영술의 비교 E. MDCT를 이용한 관상동맥 우회혈관 수술 후 개존성 평가

알고, 후기에 생존 심근을 발견하는 것이 원칙이다.

- 최근 MR에 의하여 조영제 주사 직후 1st pass 검사를 이용한 심근관류를 측정하여, 약물 부하 검사와 병행함으로써 예비능도 알 수 있다. 또한 조영제 주사 약 15분 후 심근영상을 얻으면 생존한 심근은 조영제 저류가 없으나, 괴사부위는 조영제 저류에 의하여 증강되는 영상을 얻음으로써 심근 괴사 부위의 정확한 국소화 및 정량적 검사가 가능하다(그림 3-28).

E. One-stop whole study

- MR은 한 번의 검사로 관동맥과 심실기능, 심근 관류량, 예비량을 다 검사할 수 있다는 장점이 있다.

F. 심근경색

① 단순 흉부사진

- 급성기 : 좌심부전, 그러나 심장크기는 그리 크지 않은 경향
- 만성기 : 심근 aneurysm이나 경색 반흔내 석회 침착

② 심도자 조영술, RVG, 심초음파, cine MR

- 심근 내막의 벽운동이 감소, 소실, paradoxic movement
- 수축기에 심실벽 비후가 없거나 감소
- 전반적인 좌심기능 감소

③ MR : tissue characterization의 관점에서 우수하다.

- 급성기 : 경색 부위의 부종으로 T2WI상 신호강도가 증가한다. 조영제 주입 후 영상을 얻으면 기절 심근(stunned myocardium)은 원칙적으로 조영 증강되지 않는다.
- 만성기 : 섬유화된 후 심근벽이 얇아지고, 신호강도는 감소한다. 조영제 증강후 영상을 얻으면 증강되는 부분이 괴사된 부분으로써, 이를 이용하여 동면심근(hibernating myocardium)을 발견하는 방법으로 이용될 수 있다(그림 3-28).

6. 심근증(Cardiomyopathy)(그림 3-29)

A. 확장성 심근증(Dilated cardiomyopathy)

양측 심실, 특히 좌심실의 확장과 더불어 전반적인 심실벽의 운동장애를 특징으로 하는 질환이다.

- 심초음파 : 좌심실이 확장되고 심실벽이 얇아진다.

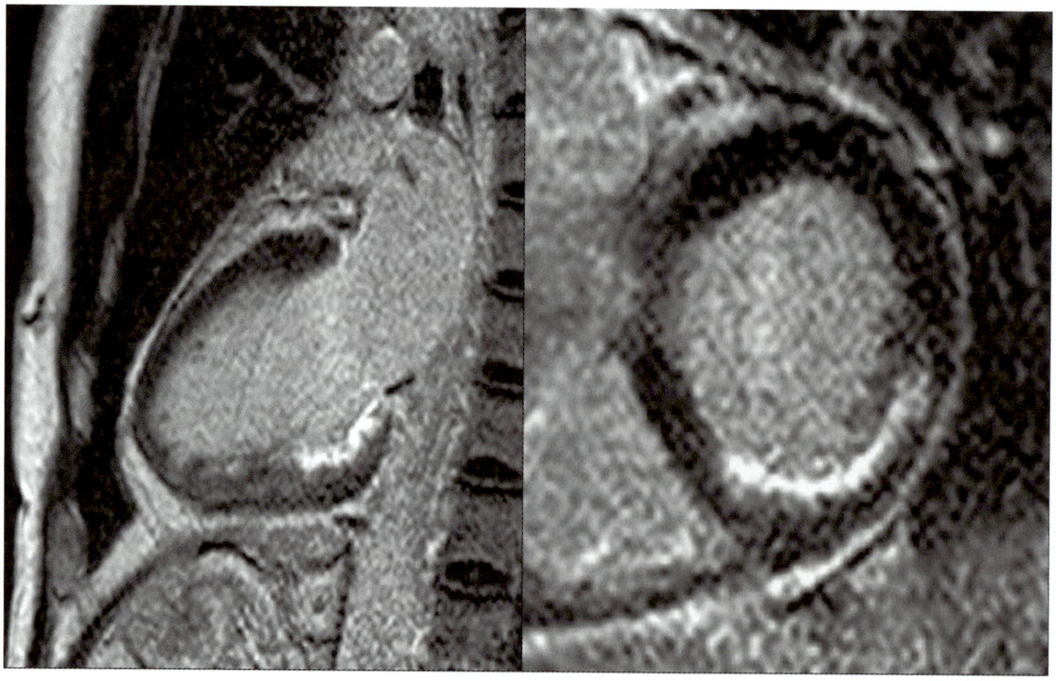

그림 3-28. 조영제 주입후 지연기 심근 영상. 신호 강도가 증가된 부분이 괴사된 심근이다.

전체적인 수축기 벽운동장애로 인해 좌심실 박출률이 감소한다.

- MRI : 전반적인 심실 확장 및 전반적인 벽운동의 감소이다. 초음파에 비해 심첨부에 생긴 혈전 등을 잘 볼 수 있고 우심실의 기능 평가에 우월하다.
- 지연기 조영증강의 양상이 진단과 예후 예측에 도움을 준다.

B. 제한성 심근증(Restrictive cardiomyopathy)

심실벽의 탄력성이 떨어져 과도하게 굳어 있어 확장기의 기능이상을 보이는 반면 수축기의 기능은 정상이다. 심실크기는 거의 정상이나, 두 심방이 확장되는 것이 특징이다. 혈역학적 소견이 협착성 심낭막염과 비슷하기 때문에 CT로 심낭막의 석회 침착 없는 것을 발견하는 것은 감별 진단에 중요하다.

MR을 이용한 지연기 조영증강이 제한성 심근증을 유발한 원발성 질환의 감별에 도움이 된다.

C. 비후성 심근증(Hypertrophic cardiomyopathy)

심근의 국소적 비후, 특히 심실 중격에 있을 경우 수축기에만 좌심유출로 폐쇄가 일어나며, 승모판부전증이 생길 수 있다. 조직학적으로 비후된 부위의 심근섬유의 배열이 기형적으로 보인다. 형태에 따라 중격형, 심첨형, 미만형이 있고 이중 두 가지 이상이 혼합되면 혼합형으

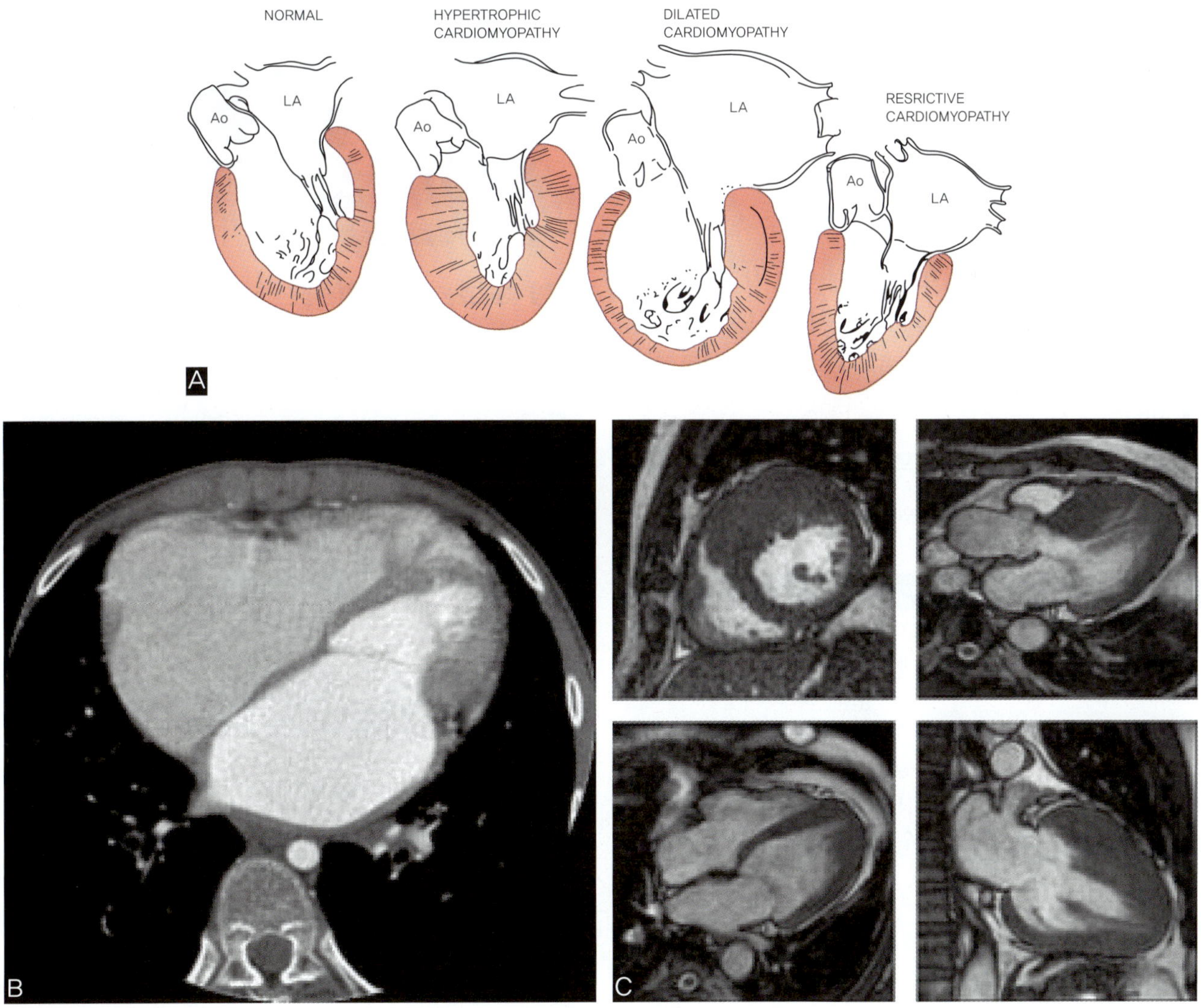

그림 3-29. A. 심근증의 분류(cardiomyopathy) B.제한성 심근증 C. 비후성 심근증

로 분류한다. 심첨부에만 국한된 형은 동양인에서 흔하며, 심초음파에서 안보이는 경우가 많아서 MR에 의한 진단이 중요하다.

- 심초음파 : 심실용적의 감소와 심실벽의 비후
- MR : 심장의 벽운동, 관류 등의 기능과 VENC을 통하여 좌심실 유출로 협착시 혈류압을 측정할 수 있고, 지연조영증강의 정도에 따른 예후도 예측할 수 있다.

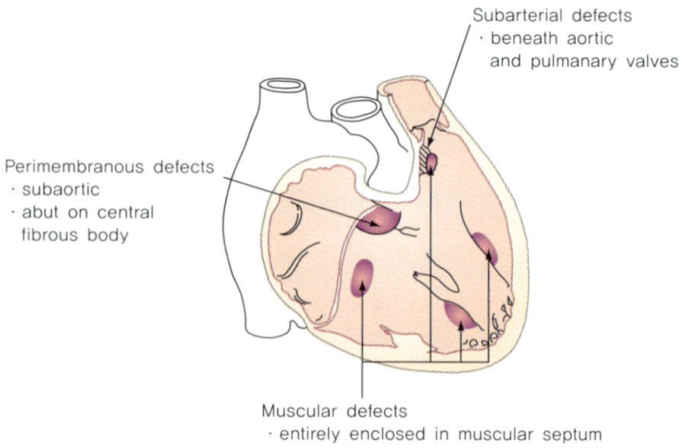

그림 3-30. 심실중격결손(ventricular septal defect)의 종류.
1. perimembranous type, 2. muscular type, 3. subarterial type.

III. 선천성 심장병

1. 심실중격결손증(VSD)

- 종류(그림 3-30);
  - ① perimembranous type
  - ② infundibular type
  - ③ muscular type(그림 3-33)
  - ④ mixed type

Eisenmenger complex : 단락을 통해 심실 수축기에 혈류가 좌측에서 우측으로 이동하며 단락의 크기가 크면 폐동맥고혈압이 심해져 대동맥압보다 높아져 좌우단락이 우좌단락으로 바뀌는 역류현상이 나타나 청색증이 생긴다.

- MR

종류에 따라 그 위치가 다르며 MR을 이용하여 쉽게 진단할 수 있다.

병인	X-ray 소견
LV, RV, LA의 용적과부하	LV, RV, LA의 확장, 대동맥은 정상크기
폐혈류 증가	맥관상의 전반적 확장
Eisenmenger reaction	
① 폐혈류저항 증가	centralization
② 좌우단락 감소	심비대가 감소
③ 우심실의 압력과부하	우심실의 비후

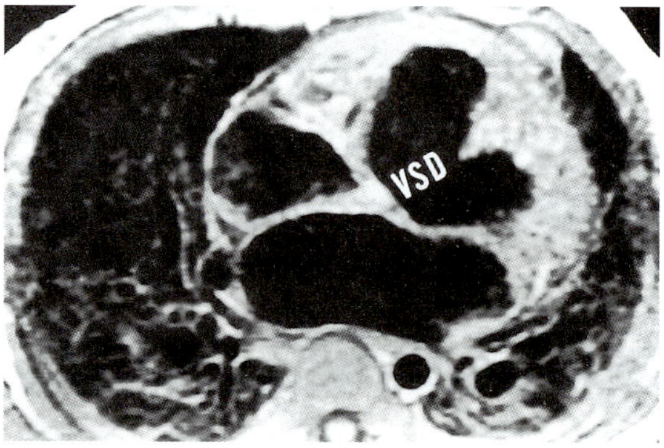

그림 3-32. 심실중격결손증. Subarterial type. ECG-gated spin echo MRI in axial plane.

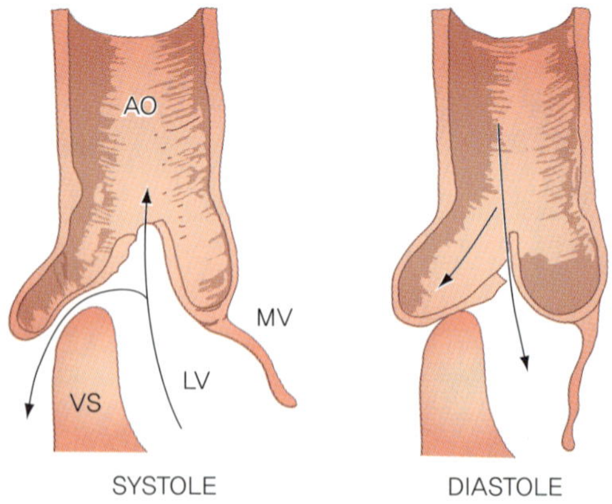

그림 3-31. 심실중격결손증(subarterial type)시에 발생하는 대동맥판막의 탈출(prolapse)과 sinus of Valsalva의 확장

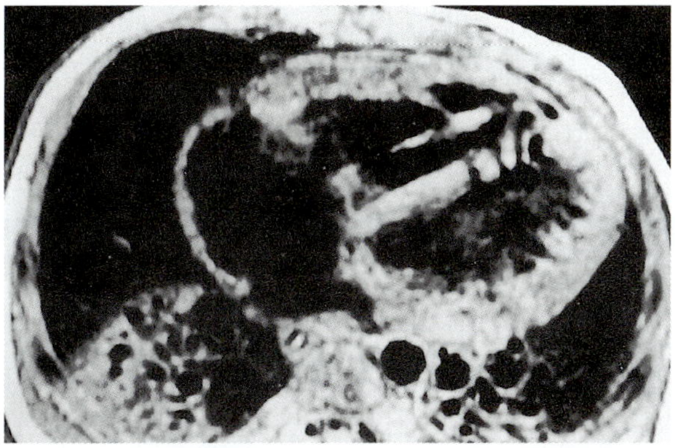

그림 3-33. 심실중격결손증. Muscular type. ECG-gated spin echo MRI in axial plane.

2. 심방중격결손증(ASD)

- 종류(그림 3-34)
  ① Persistent ostium secundum type
  ② Persistent ostium primum type
  ③ Sinus venosus type

병인	X-ray 소견(그림 3-35)
RA & RV의 용적과부하 폐혈류 증가 Eisenmenger reaction은 중년에야 오는 것이 보통	RA & RV 확장 맥관음영의 전반적 확장 좌심실은 커지지 않음 대동맥궁은 정상크기

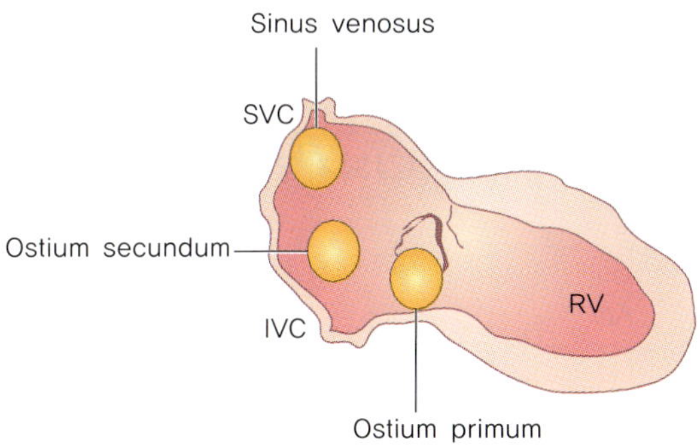

그림 3-34. 심방중격결손증(atrial septal defect)의 종류. 1. secundum ASD, 2. sinus venosus defect, 3. ostium primum defect.

- 심도자술(LAO 45°, right superior p.v. injection) & 자기공명영상(그림 3-36) 종류에 따라 심방 중격 중 중간(ASD II), 방실판막의 바로 위(ASD I), 혹은 상대정맥 바로 아래(sinus venosus type)에 있다.

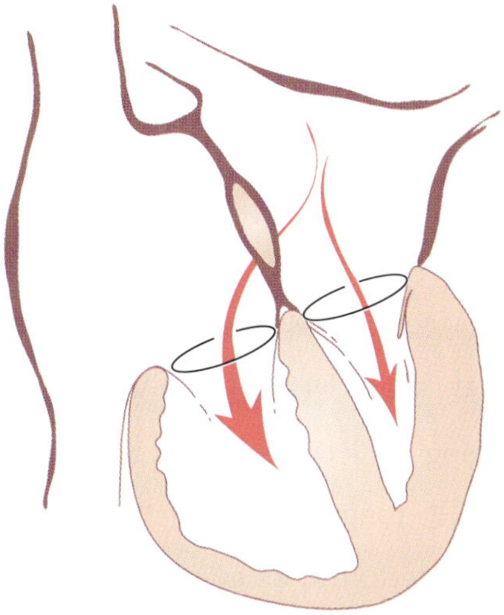

그림 3-35. 심방중격결손에서의 혈역학

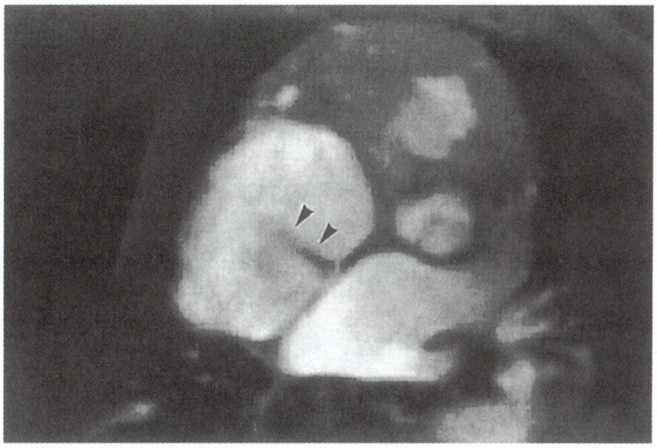

그림 3-36. Secundum atrial septal defect. Oblique plane cine-MRI에서 결손부위를 통한 좌우단락의 혈류가 신호소실(화살촉)로 나타남.

3. 동맥관 개존증(PDA)

Eisenmenger reaction이 오면 방사선 소견은 같다. 대동맥궁 확장은 10살 이후에나 볼 수 있다.

병인	X-ray
좌심방, 좌심실, 대동맥의 용적 과부하 폐혈류 증가	좌심방, 좌심실 확장 대동맥궁 확장 폐혈관 전반적 확장

4. 방실중격 결손증 (atrioventricular septal defect)

A. 병리

1) 심방중격의 하부와 심실중격의 inlet portion의 결손(그림 3-37)
2) 방실판막은 정상과 전혀 다른 형태를 취하며, 기본적으로 5장의 판막으로 구성되며, 이때 anterior bridging leaflet과 posterior bridging leaflet 간에 연결되는 tongue이 없으면 방실판 개구부가 한개(complete form), tongue이 있으면 방실판 개구부가 두 개(partial form)가 된다(그림 3-38).
3) Complete form의 경우 방실판막은 심방과 심실중격 결손의 중간에 떠 있다(free floating type). 이 경우 심방간과 심실간에 단락이 있게 된다. Partial form의 경우 방실판막은 대개 심실중격의 꼭대기(crest)에 붙는다. 이 경우 심방간 단락만 있고 심실간 단락은 없게 된다. 이것이 소위 ASD primum type과 mitral valve cleft라고 하는 형이다(그림 3-39).

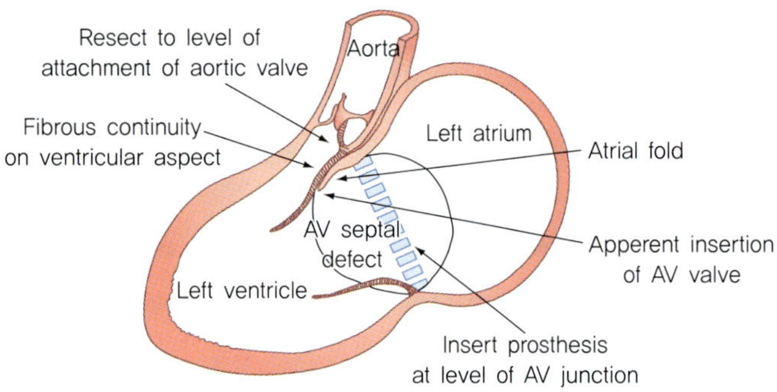

그림 3-37. 방실중격결손증 (atrioventriular septal defect). 좌심실에서 본 모양.

병인	X-ray
Complete form	
심실간 단락	4 chamber 전부가 확장
심방간 단락	폐맥관 전반적 확장
방실판 역류	조기 울혈성 심부전
Partial form	
심방간 단락	ASD 같거나
방실판 역류	MR 같거나

B. 심도자술(LV injection, LAO 45°)

1) 좌심유출로가 좁아져서 Goose-neck deformity 형성
2) 심실간 단락이 있을 경우 심실중격결손은 inlet portion의 방실판막 바로 아래 있다.
3) 방실판막 개구부가 한 개인가 두 개인가에 따라 complete or partial form 결정, 방실판막역류 여부도 수술시 중요한 정보

C. 자기공명영상(그림 3-40)

5. 폐정맥 환류이상(Anomalous pulmonary venous return)

A. 기 전

폐정맥이 좌심방과 연결되지 않고 체정맥이나 우심방

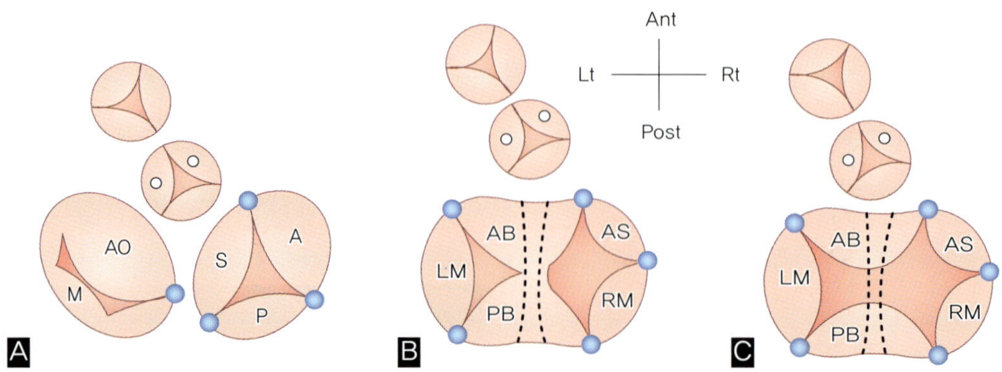

그림 3-38. 방실판막(atrioventricular septum)을 심장의 위에서 바라본 모양. A. 정상, B. atrioventricular septal defect with partitioned atrioventricular orifice, c. atrioventricular septal defect with common atrioventricular orifice.

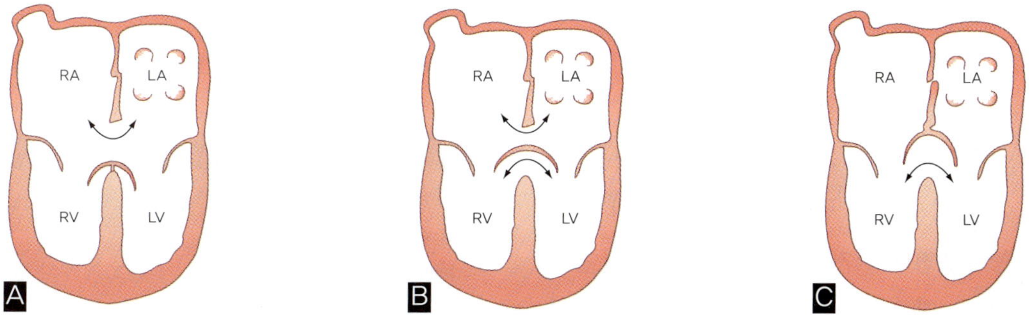

그림 3-39. 방실중격 결손증(atrioventricular septal defect)을 통한 좌우단락의 구분. A. Interatrial shunt only, B. Interatrial and interventricular shunts, C. Interventricular shunt only.

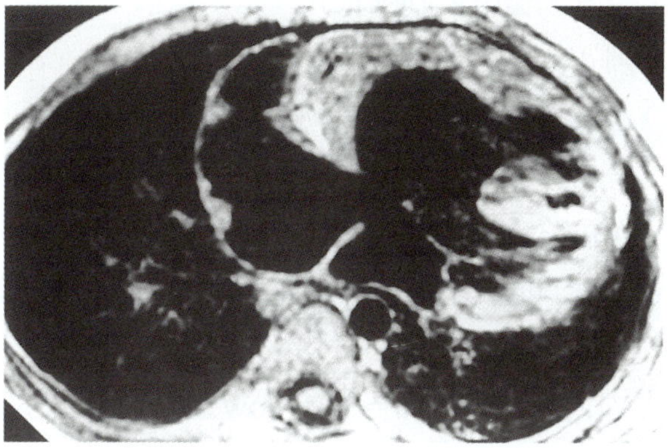

그림 3-40. Complete atrioventricular canal with single AV valve. ECG-gated spin echo MRI in axial plane.

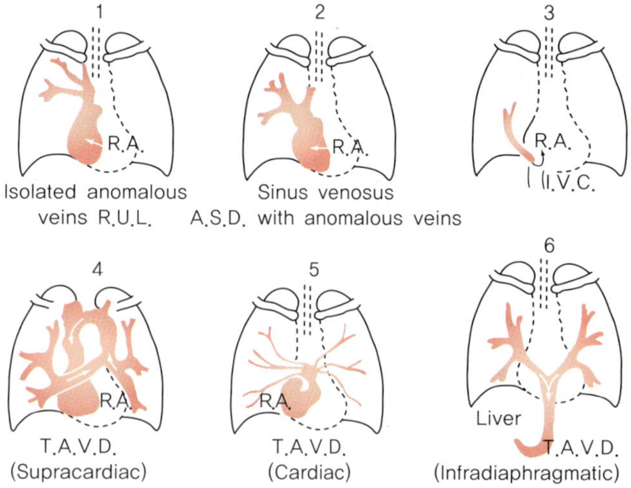

그림 3-41. 폐정맥환류이상의 종류. Partial(1-3) and total (4-6) anomalous pulmonary venous return.

으로 연결되어 이상환류하는 기형(그림 3-41)

1) 완전형(total type) : 모든 폐정맥이 우심방으로
   ① Supracardiac type : 좌측 상완두정맥, 상대정맥 등을 통하여, 55%
   ② Cardiac type : 관정맥동(sinus venosus)을 통하여, 혹은 직접 우심방으로, 30%
   ③ Infracardiac type : 간문맥을 통하여, 12%
   ④ 혼합형
   - 병리기전 및 흉부 단순 촬영
   - 체순환과 폐순환의 모든 정맥혈류가 우심방으로 온 후, 심방중격 결손을 통하여 좌심으로 혈류가 간다. 따라서 심방중격 결손은 생존에 필수적이다.
   - 이때 우심실의 팽창력(distensibility)이 좌심실 보다 크기 때문에 폐혈류가 체혈류(systemic flow)보다 많다.
   - 따라서 우심방비대, 우심실비대, 폐혈류증가 소견은 심방중격결손과 매우 흡사하나, 환자는 청색증이 있다.
   - 이에 더하여 supracardiac type의 경우 좌측 혹은 우측 상대정맥의 확장으로 상종격동 확대 소견이 보인다(8 혹은 눈사람 모양)
   - Common pulmonary vein이 막히면(특히 infracadiac type) 폐부종이 심하고, 심박출량이 감소하기 때문에 심장 크기는 정상인 경우가 많다.
   - 심도자술(PA injection)

정맥기에 common pulmonary vein과 이 정맥이 유입되는 체정맥을 찾을 수 있다.

- 자기공명영상(그림 3-42)

 비침습적으로 CPV과 유입되는 체정맥을 찾을 수 있어서 매우 좋은 진단기기. 특히 폐동맥 형성부전이 있거나 폐정맥 폐쇄가 있어서 심도자로 잘 보이지 않을 때에 MR로 진단이 가능하다.

2) 부분형(partial type) : 폐정맥 중 일부가 우심방으로 관류

- 유입위치는 우심방, 상대정맥, 하대정맥 순서
- 대부분 심방중격결손과 동반될 뿐 아니라, 혈액학 소견이 심방중격결손과 같으므로 흉부 단순촬영 소견도 심방중격결손과 같다.
- 그러나 상대정맥으로 유입될 경우 상폐야에서 수평하게 주행하는 폐맥관 음영과 팽대된 상대정맥을 보는 경우도 있다.
- 하대정맥으로 유입될 경우 하폐야에 거의 수직한 폐맥관 음영을 볼 수 있으며, 이를 반월도(scimitar) 같다고 한다. 이 경우 심방중격결손은 없으나 우폐의 형성부전(hypoplasia)이 동반되는 적이 많다.
- 심도자나 MR이 좋은 진단기기이다.

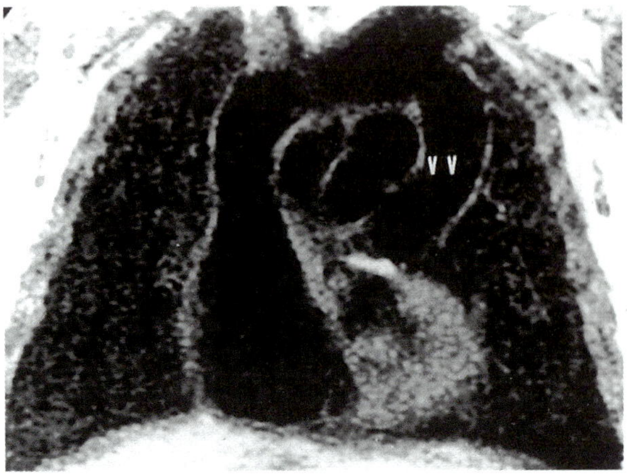

그림 3-42. Supracardiac type total anomalous pulmonary venous return. ECG-gated spin echo coronal MRI. 양측 폐정맥이 vertical vein(VV)을 형성, 좌측무영정맥으로 유입된다.

6. 판막성 폐동맥 협착 (valvular pulmonary stenosis)

병리	X-ray
우심실의 압력과부하	우심실 비대
폐동맥간의 poststenotic dilatation	폐동맥간확장, 그러나 말초폐야의 혈관은 정상
우심실 부전이 와서 우심방압이 증가하면 우좌단락이생길 수 있다.	우심실, 우심방 확장 말초폐야의 혈관 감소

A. 심도자술(RV injection)

1) 폐동맥판막의 비후와 돔모양 변형
2) 조영제 jet가 수축기에 폐동맥판막 개구부의 중심을 통하여(그림 3-43)
3) 폐동맥간의 협착 직후 확장(post-stenotic dilatation)
4) 우심실 비대 및 유출로 비대에 따른 수축기 유출로 협착

B. 자기공명영상(cine MR, flow study)

1) 수축기에 폐동맥 내에 신호 소실
2) 최고 혈류속도로 부터 압력경사를 계산
3) 우심실 기능 평가

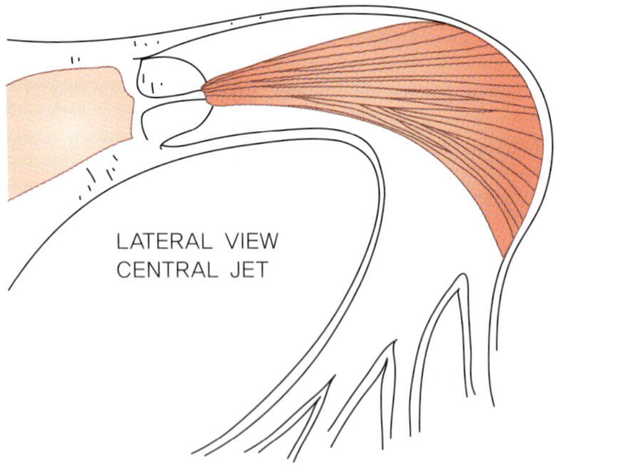

그림 3-43. 폐동맥판협착증(valvular pulmonary stenosis) 시에 우심실에서 주입한 조영제의 jet가 좌폐동맥을 향한다.

7. 팔로사징(Tetralogy of Fallot)

병리	X-ray
infundibular septum의 전방전위 (그림 3-44, 45)	장화모양 심장
infundibular stenosis	brochial collateral
우심실 비후	심장크기는 거의 정상
폐동맥 형성부전	폐혈류 감소
malalignment VSD	
overriding of aorta	

A. 심도자술(RV injection)

- Infundibular septum의 전방 전위-infundibular stenosis(그림 3-44)
- Subaortic VSD
- Aortic overriding
- Hypoplastic PA or LV

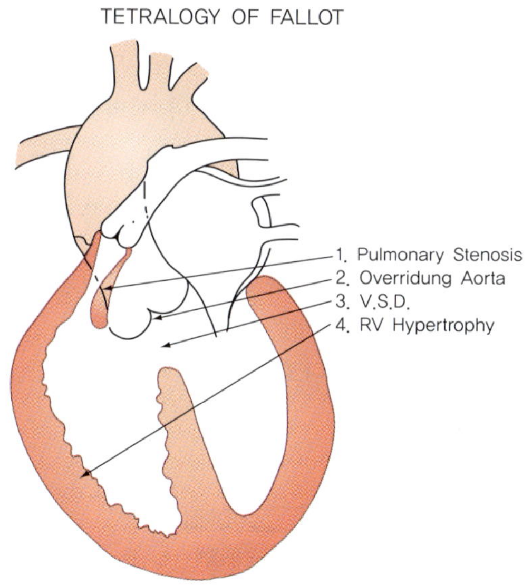

그림 3-44. 팔로사징(tetralogy of Fallot)의 4가지 병변. 1. 폐동맥협착, 2. 우심실비후, 3. 심실중격결손, 4. Overriding aorta.

B. 수술시 중요한 정보(그림 3-45, 46)

- 폐동맥 발달정도
- 좌심실 용적
- 관동맥의 기형

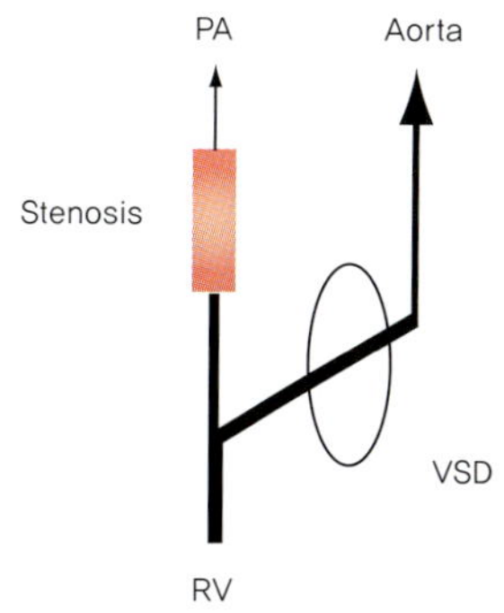

그림 3-45. Tetralogy of Fallot. 심한 폐동맥협착시에 우·좌단락이 있어 청색증이 나타남.

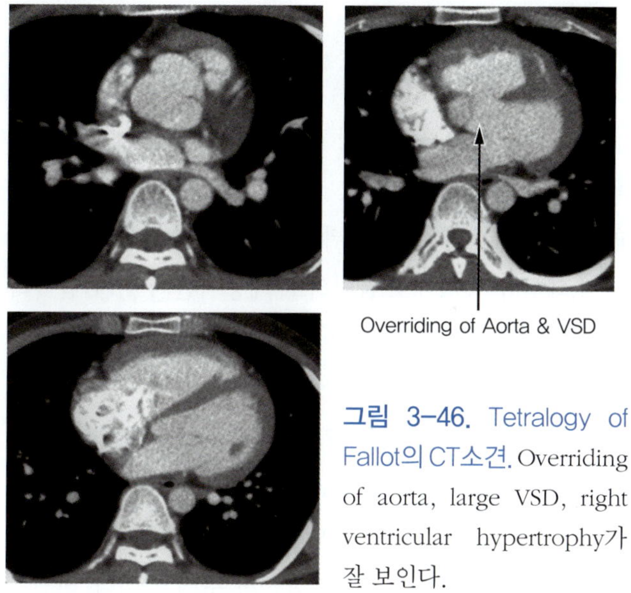

그림 3-46. Tetralogy of Fallot의 CT소견. Overriding of aorta, large VSD, right ventricular hypertrophy가 잘 보인다.

8. 대혈관 전위증 (transposition of great vessel)

정의 : ventriculoarterial discordance(그림 3-47)

A. 완전 대혈관 전위증 (complete transposition of great vessel)

1) 병리 기전

A-V concordance with V-A discordance로 체순환과 폐순환이 별도로 순환하게 된다. 따라서 우좌단락이 있어야만 생존 가능(VSD 80%, ASD 80%, PDA 50%)하다. 관동맥에 unoxygenated blood가 관류하기 때문에 심근허혈로 일찍 심부전에 빠진다.

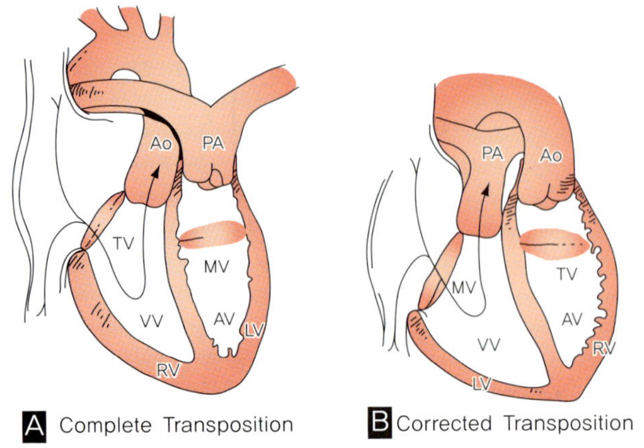

그림 3-47. 대혈관전위증. A. 완전형(complete TGV), B. 수정 대혈관 전위증(corrected TGV)

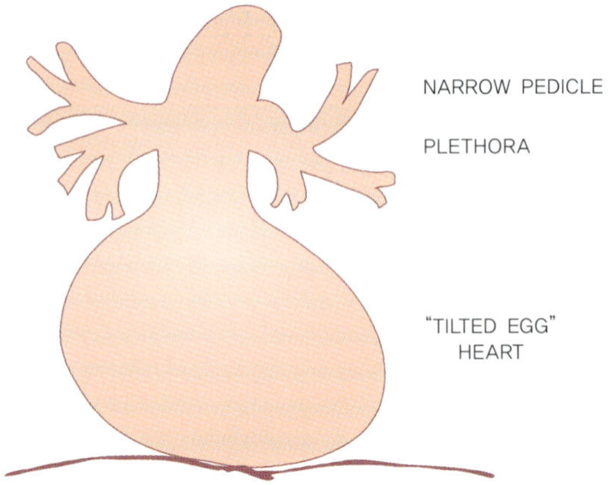

그림 3-48. 완전대혈관전위증(complete transposifron of great vessel)시의 흉부전후사진. 우심실비대 및 좌심실비대에 의해서 심장이 타원형태를 띠며, 대동맥과 폐동맥이 전후관계로 위치해서 vascular pedicle은 좁게 보인다. 심장윤곽의 좌측상부가 오목하며 대동맥궁이 잘 그려지지 않는다.

2) 흉부 단순 촬영

출생시 심장크기는 거의 정상이며, 청색증이 있다. 곧, 울혈성 심부전으로 심장은 커진다. 폐혈류 증가한다. 그러나 폐동맥간이 대동맥 뒤에 가리워져 있는 경우가 많아서 폐혈류 증가에도 불구하고 폐동맥간 부위가 납작하다(그림 3-48).

3) 심도자, 심초음파, 자기공명영상(그림 3-49)

AV concordance and VA discordance

다른 심장기형이나 폐동맥 협착 동반, systemic ventricle로 쓸 심실의 기능이나 심근벽 두께 등이다.

두 대혈관의 관계는 대동맥판이 폐동맥판의 우측 앞에 있다.

B. 수정 대혈관 전위증 (corrected transposition of great vessel)

1) 병리기전

A-V discordance with V-A discordance

해부학적으로 심실이 뒤바뀌었으나 생리학적으로 체순환과 폐순환은 정상이다. 실제 빈도를 알 수는 없으나 심실중격 결손, 폐동맥 협착, 부정맥 등으로 병원을 찾게 된다.

2) 흉부 단순 촬영

동반된 기형에 따라 다르다.

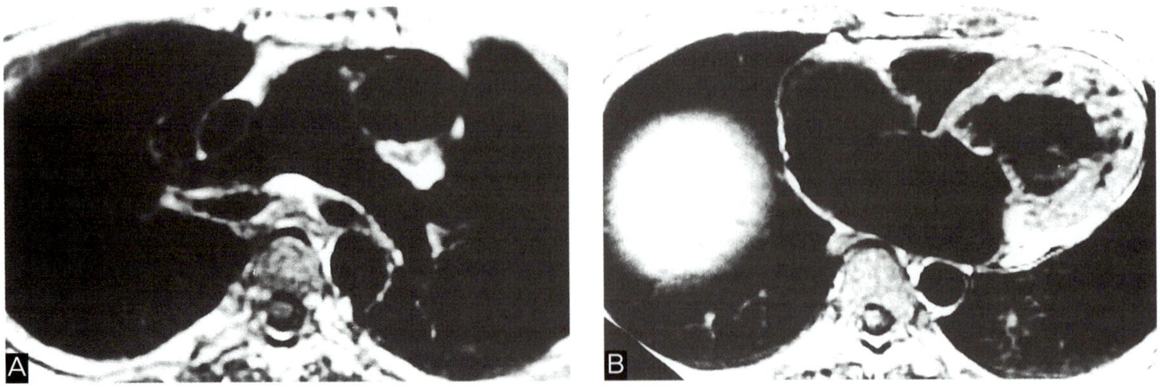

그림 3-49. 완전 대혈관전위(complete transposition of great vessel). ECG-gated spin echo axial MRI. A. 주폐동맥 부위, B. 방실판막이 보이는 부위. 대동맥판이 폐동맥판의 우측앞에 위치하며 대동맥이 우심실에서 기시하고 폐동맥이 좌심실에서 나온다. 우측에 있는 심실은 coarse trabeculation과 심첨에 가까운 방실판막을 가지므로 형태학적으로도 우심실이다. AV concordance & VA discordance

3) 심도자, 심초음파, 자기공명영상(그림 3-50), 전자선 CT(그림 3-51)

AV discordance와 VA discordance

두 대동맥의 위치는 대동맥판이 폐동맥판의 좌측 앞 동반된 기형이다.

9. 복합 기형

여러개의 기형이 겹쳐 있을 경우 명명이 어렵다. 따라

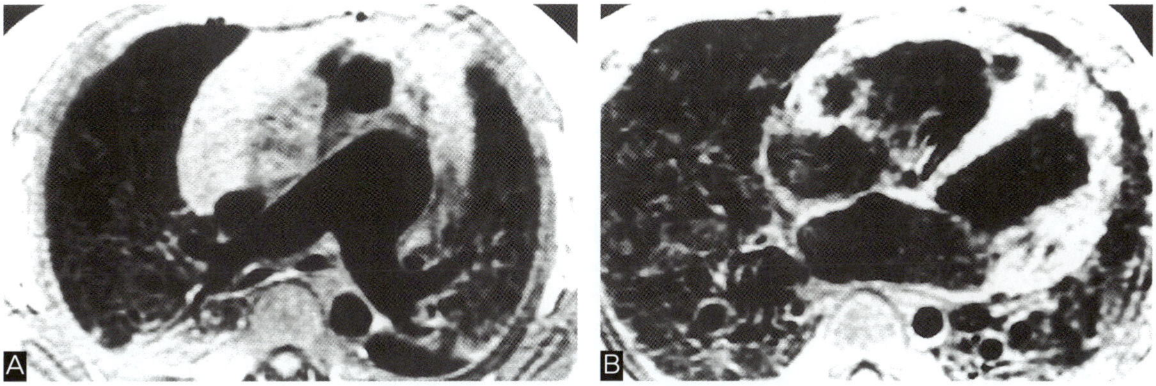

그림 3-50. 수정 대혈관전위(corrected transposition of great vessel). ECG-gated spin echo axial MRI. A. 주폐동맥 부위, B. 양측방실판막이 보이는 부위. 좌측심실은 형태학적으로 우심실이며, 대동맥은 폐동맥의 좌측앞에 위치함. 대동맥은 좌측심실(형태학적 우심실)에서 기시하고 폐동맥은 우측심실에서 기시한다. Discordant AV & discordant VA connection.

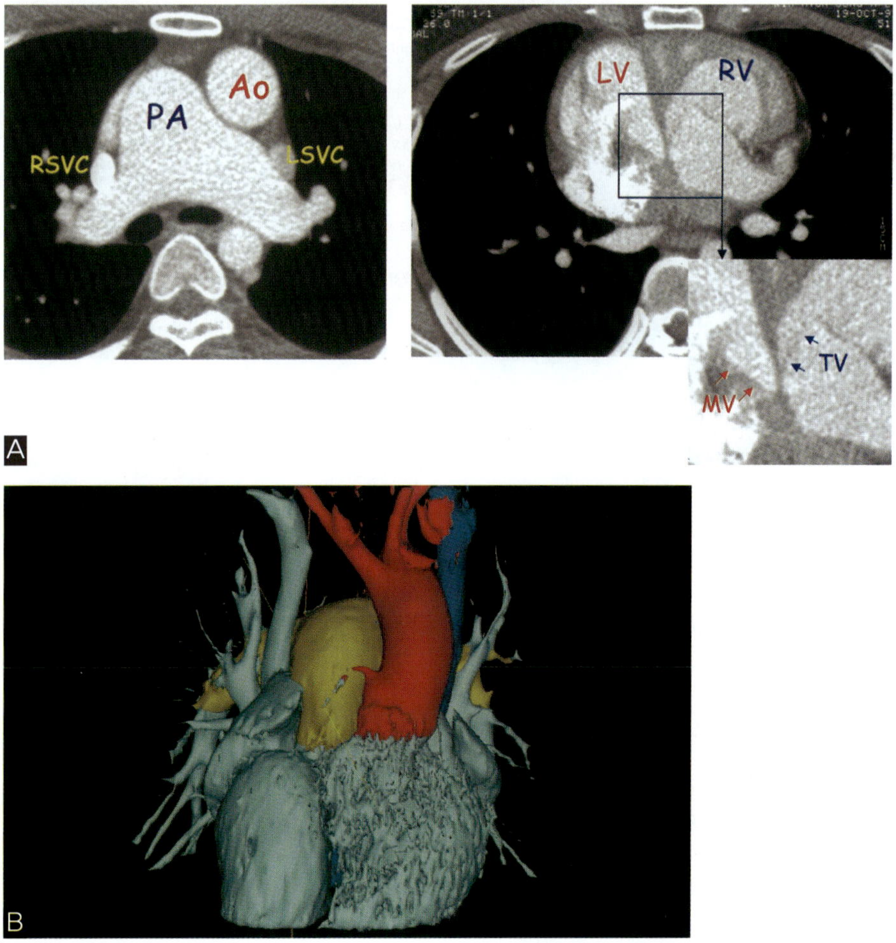

그림 3-51. (A) 수정대혈관 전위 (B) 수정대혈관 전위. 삼차원 영상 재구성

서 체정맥(systemic vein), 폐정맥, 심방, 심실, 대동맥 순서로 그 상태를 기술하는 방법을 sequential chamber localization이라 한다.

A. Systeic & pulmonary venous return

B. Atrial situs

① 심방이(그림 3-52)

② 기관지 길이의 비

③ 무비증, 다비증(asplenia or polysplenia)

C. Atrioventricular connection(그림 3-53)

D. Ventriculoarterial connection(그림 3-54)

E. 동반기형, 예를들어 심실중격 결손, 폐동맥 협착 등

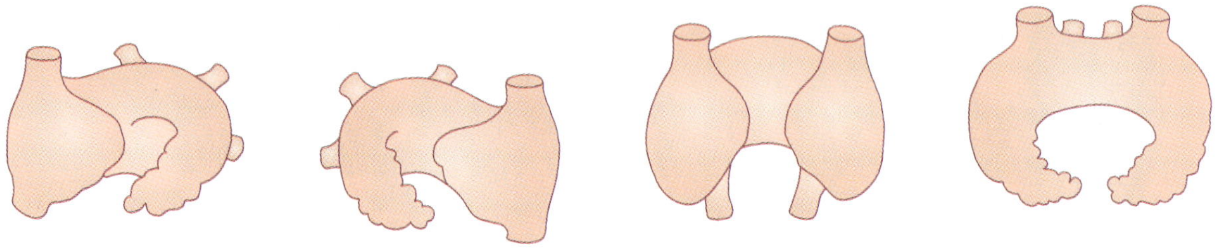

그림 3-52. 심방이의 형태에 따른 4가지의 가능한 심방배열

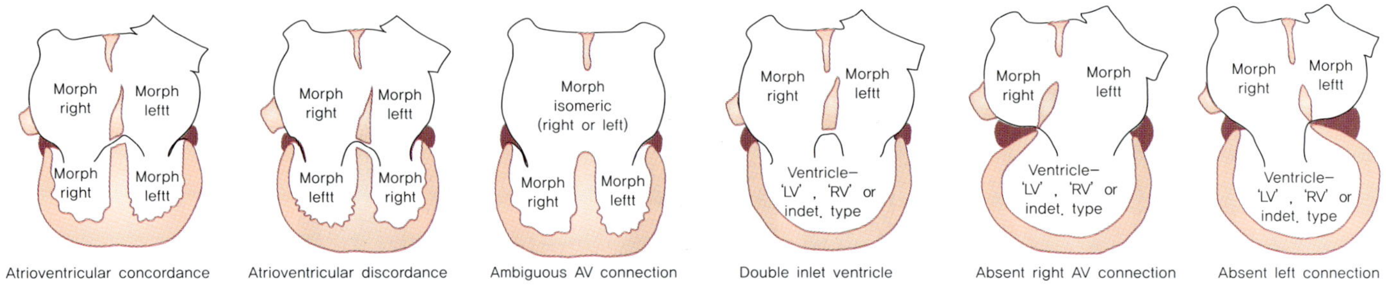

그림 3-53. Basic types of atrioventricular connection.

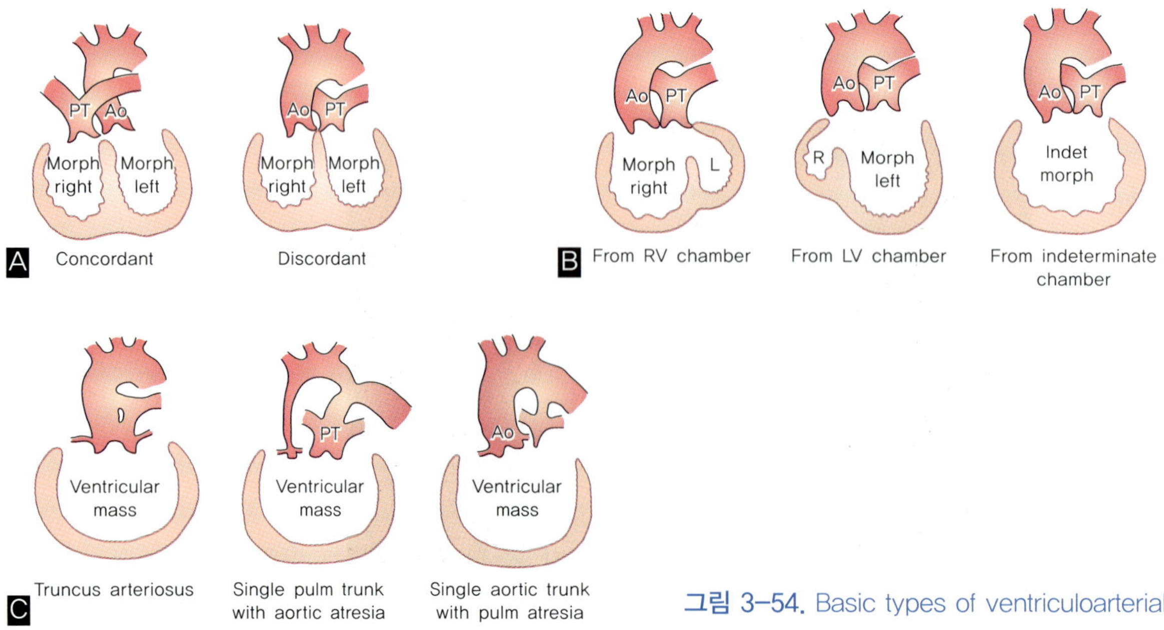

그림 3-54. Basic types of ventriculoarterial connection.

| Chapter | 4

신경 영상의학

1. 뇌신경계 질환

신경방사선학은 두개골, 뇌, 척수를 포함한 중추신경계의 영상진단에 관한 학문으로서 1895년 Roentgen의 X-선 발견 직후부터 시행된 단순 두개촬영(simple skull x-ray)을 시발로 하여 최근 이용되고 있는 자기공명영상(MRI)에 이르기까지 새로운 영상기기의 도입에 따라 눈부시게 변화해 왔다. 분야별로 나누어 볼 때 CT 및 MRI를 이용한 뇌 및 척수의 영상 진단 영역과 혈관조영을 이용한 중재적 치료 영역으로 나눌 수 있으며, 최근 두경부 질환에 대한 영상 진단의 역할이 중요시되면서 두경부 방사선학이 중요한 분야로 자리잡게 되었다.

I. 영상 진단 방법과 정상 방사선학적 해부

1. 단순두개촬영

가장 기본적인 촬영 방법으로서 X-선과 film의 방향에 따라 skull AP(혹은 PA), lateral, Towne's view, 및 basal view가 있으며 측두골이나 안와 등의 부위를 관찰하기 위한 다양한 특수 촬영법이 있다(그림 4-1). CT와 MRI가 주된 일차적 검사법으로 자리잡게 되면서 그 중요성은 많이 줄었으나 아직도 두개 외상의 환자에서 골절을 진단하는 데 필수적이며, 금속성 이물질(foreign body), 석회화 음영, 터키안(sella turcica)의 변화 및 뇌내압 상승 등을 관찰하는 기본적인 검사로 이용되고 있다.

A. 단순두개촬영에 이용되는 기준점 및 기준선 (그림 4-2)

단순촬영에 이용되는 기준선은 다음과 같으며 일반적으로 안각이공선(canthomeatal line)이 가장 널리 이용되고 있다. 이러한 기준은 CT 및 MR영상에서도 적용된다.

인류학적 기준선(anthropologic basal line)은 도해 1의 A선으로 안와 하연과 외이도 상연을 연결하는 선이며, Reid's basal line이라고도 한다. 안와이공선(orbitomeatal line)은 그림 4-2의 B선으로 안와와 외이도의 중심을 연결하는 선이다. 안각이공선은 외안각(outer canthus)과 외이도의 중심을 연결하는 선으로 안와이공선과 일치하는 경우가 많으며, 실제 환자에서 쉽게 이용할 수 있는 기준선이다.

이 외에도 단순촬영이나 자기공명영상에서 basilar impression의 유무나 편평두개저(platybasia)의 진단에 이용하는 기준선으로 다음과 같은 것이 있다.

Chamberlain선은 경구개후연(posterior margin of hard palate)과 대후두공(foramen magnum)의 후연을 연결하는 선이며, McGregor선은 경구개후연과 대후두공의 후하연을 연결하는 선이다(그림 4-3). Digastic선은 양측의 digastic sulcus를 연결하는 선이며, bimastoid

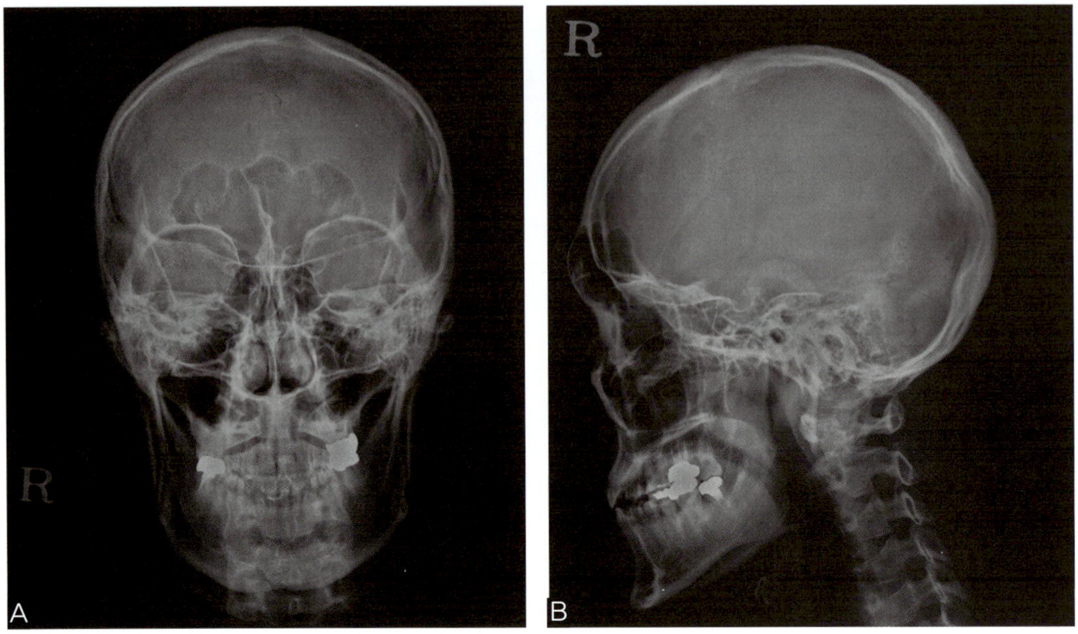

그림 4-1. 정상 단순 두개 촬영상. A. Normal skull AP view. B. Normal skull lateral view

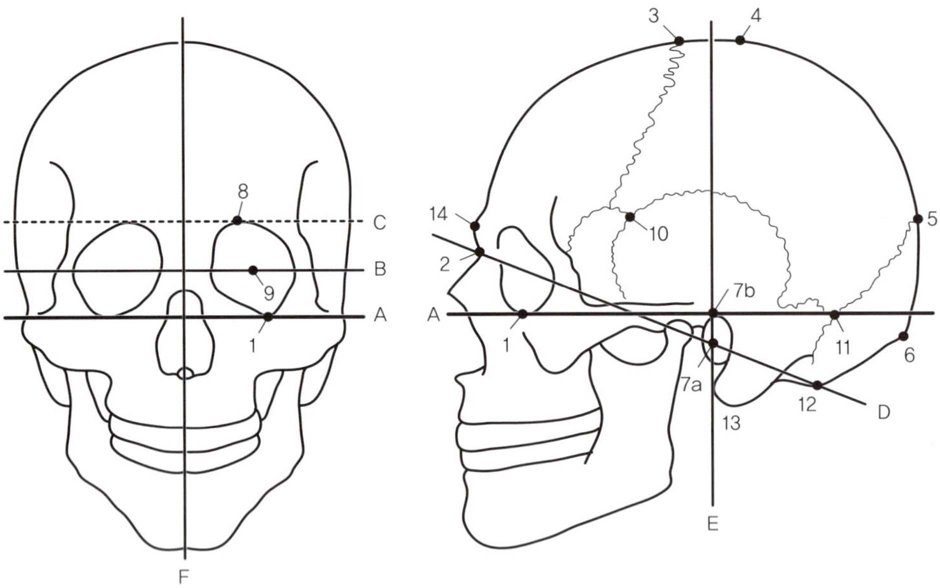

그림 4-2. 두개촬영에 이용되는 기준점과 기준선. 1. infraorbital point / 2. Nasion / 3. Bregma / 4. Vertex / 5. lambda / 6. Inion / 7a. Center of external auditory canal / 7b. superior border of external auditory canal / 8. Superior border of orbit / 9. center of orbit / 10. Pterion / 11. Asterion / 12. lowest point of the occiput / 13. Mastoid tip / 14. Glabella. A. anthropologic basal line(lateral) : infraorbital line(PA view) B. interorbital or interpupillary line C. superior horizontal line D. orbitomeatal line E. auricular line

선은 양측의 유양돌기(mastoid process)의 하연을 연결하는 선이다. Basal angle은 nasion(비근점)과 안결절(tuberculum sellae)을 연결하는 선과 안결절과 대후두공의 전연(clivus의 inferior tip)을 연결하는 선이 만나서 이루는 각으로 편평 두개저(platybasia)의 진단에 이용된다.

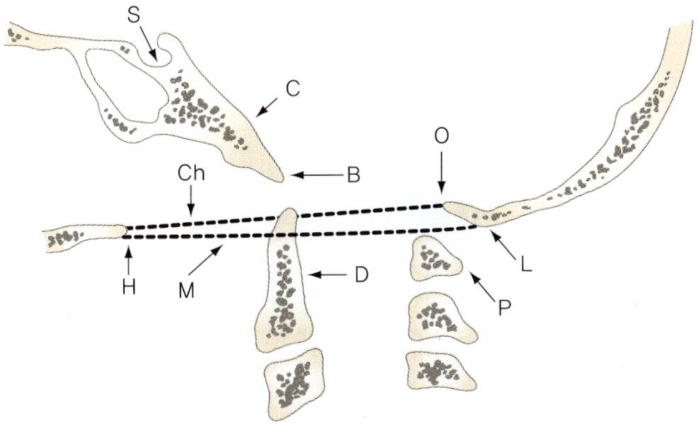

그림 4-3. 뇌기저부의 기준선. Ch : Chamberlain선, M : McGregor선, H : posterior margin of hard palate, O : posterior margin of foramen Magnum, L : 후두개의 inferior margin, S : sella, C : clivus, B : 기저점, D : dens, P : posterior arch

B. 단순두개촬영의 종류

정면상(postero-anterior projection)(그림 4-1)은 통상의 단순촬영에 이용되는 촬영법으로 Caldwell projection이라고도 하며, 안와이공선과 평행하게 촬영되어, 두개의 전체적인 윤곽을 파악할 수 있고, 안와(orbital fossa), 접형골의 lesser wing과 greater wing, 상안와열(superior orbital fissure) 및 sellar floor를 관찰할 수 있다.

측면상(lateral projection)(그림 4-1)도 통상의 단순촬영에 이용되는 촬영법으로 두개의 전체적인 윤곽을 파악할 수 있고, 두개저의 구조 특히 터어키안의 모양을 관찰할 수 있으며, 부비강 및 상인두부(nasopharynx)의 공기음영을 볼 수 있다.

Towne's projection은 antero-posterior half axial view라고도 하며, 안와이공선에 30도의 방향으로 촬영되어, 후두골(occipital bone), 대후두공, 추체(petrous bone), 내이도 등을 관찰할 수 있다.

Axial (basal) projection은 두개저의 구조, 특히 중두개와의 전면(sphenoid wing과 안와의 후연), 난원공(foramen ovale)과 극공(foramen spinosum) 및 추체를 관찰할 수 있다.

Transorbital projection은 내이도를 가장 잘 볼 수 있다.

C. 정상 두개에서 관찰되는 구조

정상 두개에서 관찰되는 구조는 두개봉합선(cranial sutures), 경막동맥(meningeal artery)과 정맥, 판간정맥(diploic vein)의 groove에 의해 형성되는 vascular markings, 지주막과립(arachnoid granulation)에 의한 내판(inner table)의 변화로서 시상봉합(sagittal suture)에서 1 inch이내에 국소적인 함몰을 보이는 pacchionian impression, 대뇌피질의 회(gyri)에 의한 impression인 convolutional markings, 그리고 생리적 석회화(physiologic calcifications) 등이 있다.

생리적 석회화는 송과체(pineal gland), 수강(habenula), 맥락총(choroid plexus), 경막(dura), pacchionian granulation 등이며 노인 연령에서는 동맥경화증에 의한 경동맥(carotid artery), 추골 동맥(vertebral artery), 뇌저동맥(basilar artery) 및 기저핵(basal ganglia), 치상핵(dentate nucleus)에도 석회화를 볼 수 있다. 이 외에도 터어키안, 시신경공(optic foramen), 내이도 등이 정상 두개에서 관찰된다.

2. 초음파진단(ultrasonography)의 이용

두개강과 척수강은 뼈에 둘러싸여 초음파의 적용이 어렵지만 다음과 같은 적응증이 있다.

A. Transcranial ultrasonography

신생아나 유아에서 천문(fontanelle)과 얇은 두개골을 통하거나, 수술로 인한 뼈의 결손이 있는 경우 시행할 수 있다. 특히 신생아시기에 초음파를 이용하여 방사선에 의한 위험 부담 없이 수두증(hydrocephalus), 선천성기형, 뇌출혈의 진단에 많이 이용되고 있다.

B. Doppler ultrasonography

경동맥의 동맥경화성 협착의 진단 및 transcranial doppler technique을 이용하여 뇌기저부의 동맥협착이나 연축(spasm)의 선별검사로 이용되고 있다.

3. 핵의학 영상진단(Nuclear medicine)

뇌질환에 대한 핵의학의 이용은 해부학적 해상도를 요구하는 구조적인 병변보다는 뇌혈류의 이상이나 기능의 장애를 진단하기 위하여 이용되고 있으며, 이러한 목적으로 Brain SPECT (single-photon emission computed tomography)(그림 4-4)와 PET (positron emission tomography)를 시행할 수 있다. 또한 뇌척수액의 흐름에 대한 역동적 검사로써 방사성동위원소 뇌조조영술(radioisotope cisternography)(그림 4-5)이 있다.

방사성동위원소 뇌조조영술의 적응증은 교통성 수두증(communicating hydrocephalus), CSF leakage의 localization, 그리고 shunt survey 등이 있다.

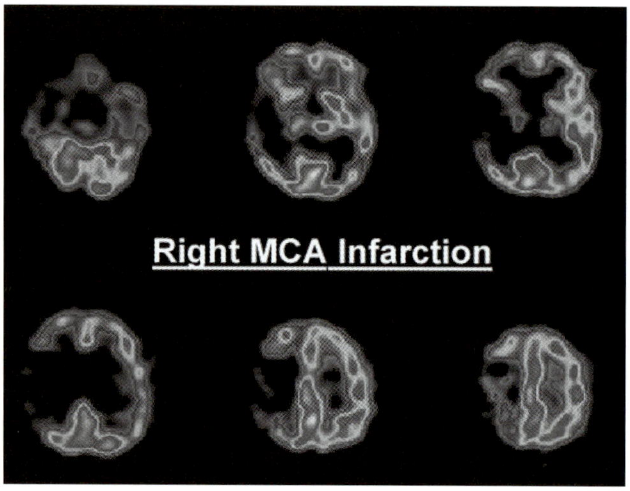

그림 4-4. Tc99m-HMPAO를 이용한 Brain SPECT. 우측 MCA 영역의 광자결손(photon defect)을 볼 수 있다.

4. 전산화단층촬영 (computed tomography : CT)

뇌전산화단층촬영은 자기공명영상이 실용화되기 이전까지는 중추신경계 질환의 가장 중요한 일차적 영상진단 매체로 이용되었으나, 최근 자기공명영상에 비하여 해부학적 해상도와 대조도가 떨어져 상호 보완적으로 이용되고 있으며, 가까운 장래에 그 대상 폭이 줄어들 가능성이 많다. 그러나 병적 석회화의 발견, 두부손상, 뇌지주막하 출혈, 골성 병변, 특히 두개기저부위와 두개골의 병변, 그리고 aneurysm clip, 인공심박동기, cochlear implant등의 ferromagnetic과 magnetic sensitive device를 부착하여 MR 촬영이 불가능한 경우 등에는 뇌전산화단층촬영이 도움이 된다.

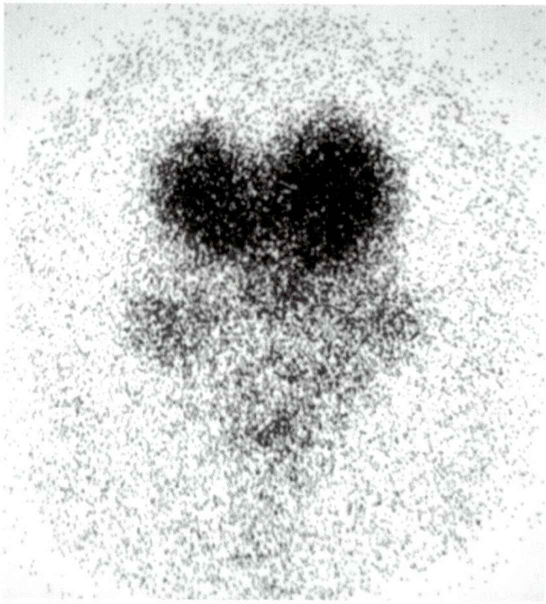

그림 4-5. 교통성 수두증의 RI cisternogram. 12시간 촬영. 심한 뇌실역류를 관찰할 수 있다.

A. 뇌전산화단층촬영의 방법

일반적으로 Reid's (anthropologic) basal line에 10~25° craniocaudad angle을 주어 5~10mm 간격의 횡단(axial)면으로 촬영하며, 터어키안이나 측두골등의 병변에서 관상(coronal)면으로 촬영하기 위하여는 목을 과신전(hyperextension)시켜 촬영할 수 있다.

조영증강(contrast enhanced) CT는 100~150mL의 수용성 조영제를 정맥 주입 후 촬영하는 방법으로서, 조영증강의 정도는 뇌실질의 병변에 의한 BBB의 손상이나 병소의 혈관분포를 예측할 수 있는 간접적인 지표가 된다. 최근 CT의 촬영 시간이 짧아지면서 급속 조영후 역동적 CT를 이용할 수도 있다.

CT 뇌조조영술(cisternography)은 요추 천자 후 척수강내 비이온성 요오드(nonionic iodine) 조영제를 주입 후 촬영하는 방법으로서 CSF가 조영 증강된다. 따라서 CSF leakage, arachnoid cyst, 척수강 내 병변의 진단에 이용된다.

B. 정상뇌구조의 CT음영

좌측의 조영전 CT에서와 같이 정상 뇌실내 뇌척수액은 낮은 음영으로 관찰되며, 뇌실질은 뼈와 뇌척수액 사이의 음영으로 보인다(그림 4-6). 뇌피질 〉 뇌백질 〉 뇌척수액 순으로 뇌백질은 25~30, 뇌피질은 32~38 Hounsfield number (HI)를 나타낸다.

5. 자기공명영상 (magnetic resonance imaging : MRI)

현재까지 알려진 중추신경계 영상 진단 방법 중 가장 해부학적 해상도가 뛰어나며 병변에 대한 민감도가 높아서 다음에 언급될 금기 사항의 경우를 제외하고는 모든 질환에 적응이 되며 점차 이용 빈도가 높아지고 있다. 또한 MR 영상기술의 발전이 아주 빠르게 진행되고 있어 해부학적인 영상매체로써 뿐 아니라 뇌기능의 영상매체(functional image)로서의 역할이 예상되고 있다.

A. 영상방법

Spin echo기법에 의한 영상이 보편적으로 이용되고 있으며 다음과 같은 종류가 있다.

- T1강조영상(T1-weighted image) : short TR, short TE
- T2강조영상(T2-weighted image) : long TR, long TE
- FLAIR (Fluid Attenuated Inversion Recovery) sequence : variant of a spin echo sequence. To suppress water signals by inversion-recovery pulse

조영증강 MRI는 paramagnetic 제재인 Gadolinium-DTPA를 정맥주사한 후 T1강조영상을 시행하며, 조영증강의 정도는 CT에서와 같이 BBB 파괴와 혈류량과 간접적으로 상관관계를 나타내나 CT에서보다 훨씬 예민하여 조영증강현상을 보다 정확히 알 수 있다.

MR angiography는 조영제의 사용이 없이 gradient echo기법을 사용하여, TOF (time-of-flight) 및 phase-contrast method로써 뇌혈관의 영상을 얻을 수 있으며 혈관 질환이 의심되는 경우 대상이 된다.

Diffusion-weighted MRI (DWI, 확산강조 자기공명영상)는 물 분자의 확산을 감지하도록 하는 영상기법으로 물 분자의 확산이 여러 가지 원인에 의해 제약을 받는

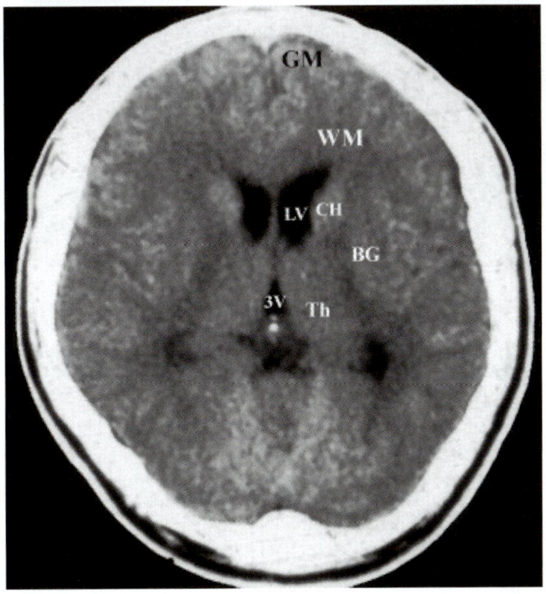

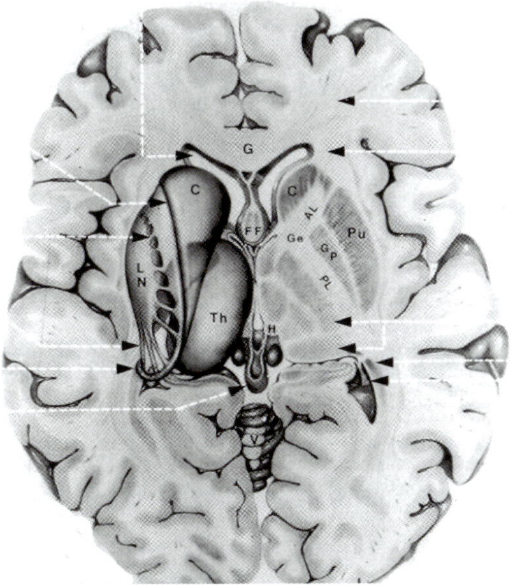

그림 4-6. 정상 뇌의 횡단면 CT와 같은 뇌 절단면의 schema 사진에서 뇌실질내 백질은 회백질에 비하여 저음영으로 보이며 뇌척수액이 함유된 뇌실과 뇌조는 가장 낮은 음영으로 보인다. (GM : gray matter, WM : white matter, LV : lateral ventricle, CH : head of caudate nucleus, 3V : third ventricle, BG : basal ganglia, Th : thalamus).emission computerized tomography)

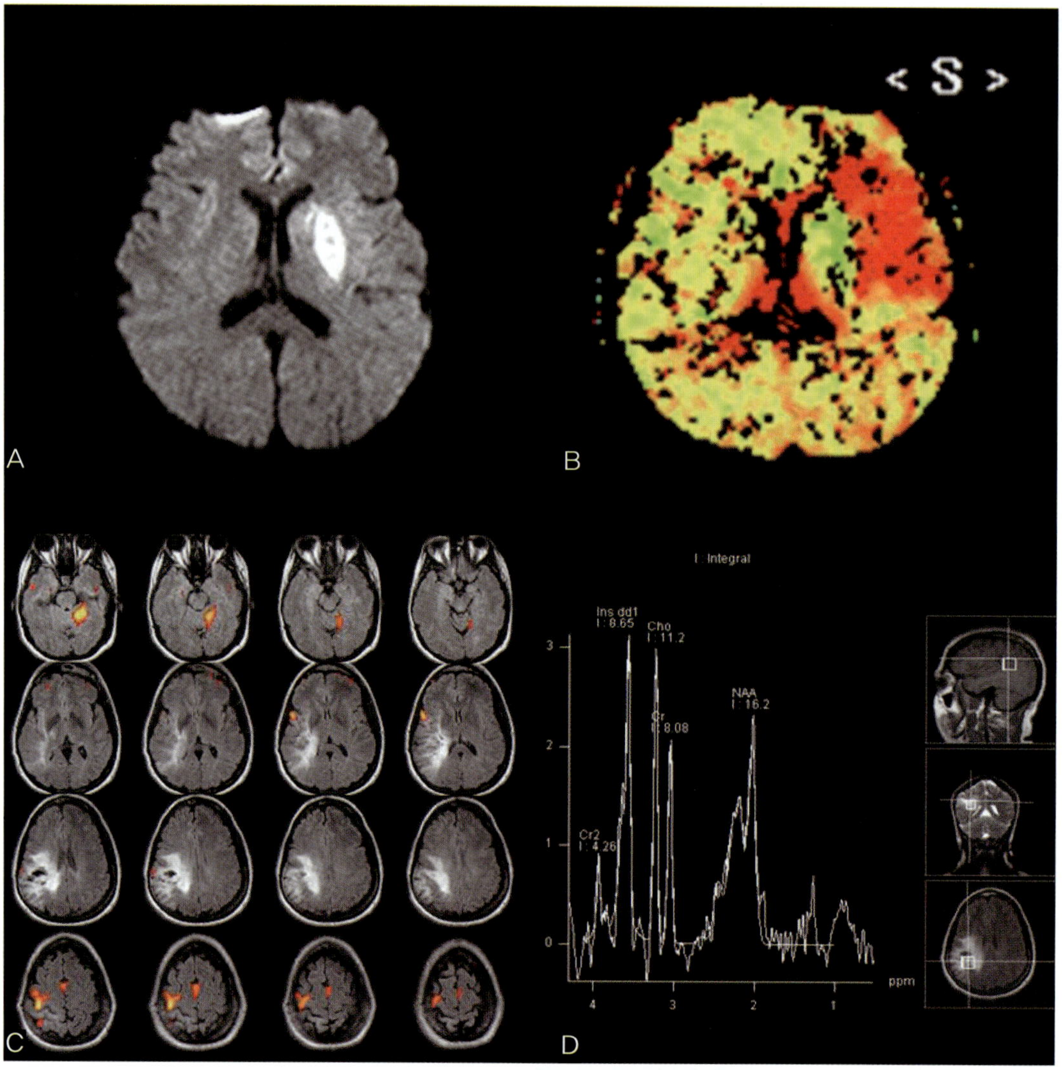

그림 4-7. A, B : 좌측 기저핵에 급성 뇌경색이 발생한 동일한 환자의 영상으로 확산강조 자기공명영상. A에서는 경색부위에 확산이 잘 되지 않아 고신호로 보이고 관류 자기공명영상 B에서는 관류 지연이 더 넓은 범위에서 관찰되어 혈전용해술 시행이 도움이 될 것이라는 것을 짐작할 수 있다. C. 기능적 자기공명영상. 왼쪽 손을 움직이도록 하여 뇌의 활성 부위를 나타낸 것이다. D. 자기공명분광법. 뇌 종양이 있는 부위 대사물질을 분석하는 기법으로 종양부위 NAA가 감소하고 Cho이 증가한 것을 알 수 있다.

경우 DWI에서 신호 강도가 증가하게 된다. 임상적으로는 뇌 경색으로 인해 세포독성 부종(cytotoxic edema)이 발생하면 세포 외 공간의 물 분자 확산이 어렵게 되어 routine MRI에서 병변이 나타나기 전에 조기진단을 할 수 있다. 이 외에도 뇌 농양과 괴사성 종양의 감별, 표피양낭(epidermoid) 진단 등에 유용하게 이용된다.

Perfusion MRI (관류 자기공명영상)는 뇌 조직의 혈역학적 상태를 평가하는 방법으로 cerebral blood flow 및 volume 등을 측정할 수 있다. 뇌 경색이 있는 환자에서 DWI와 함께 시행하여 perfusion MRI에서는 관류 결손으로 나타나고 DWI에서는 정상으로 보이는 허혈성 경계부위(ischemic penumbra)가 있는지 확인함으로써 혈전용해술 여부를 결정하는 데 도움을 주고 있다. 그 밖에 종양의 혈관 상태와 glioma의 조직학적 등급을 평가하는데 이용할 수 있다.

Functional MRI (fMRI, 기능적 자기공명영상)은 뇌가 어떠한 기능을 수행하기 위하여 특정 뇌 부위의 신경활동이 항진되면 그 부위의 뇌혈류 및 대사가 국소적으로 증가하는 것을 이용하여 이를 영상화하는 기법이다. 주로 BOLD (blood oxygen level dependent) 기법을 이용하고 있는데 이는 뇌의 활성에 의해 국소적 혈류가 증가하면 산소가 과다하게 공급되어 정맥 내 oxyhemoglobin의 증가, 즉 상대적으로 상자성 물질인 deoxyhemoglobin 농도의 감소를 초래하여 T2 강조영상의 신호가 증가되는 것이다. 국소적 병변을 제거하기 전 fMRI를 이용하여 운동, 감각 영역 및 언어 중추의 위치를 파악함으로써 절제 범위를 결정하는데 도움을 주고 있다.

MR spectroscopy (MRS, 자기공명분광법)은 인체의 대사물질을 분석하는 기법으로 proton이 처해 있는 화학적 환경에 따라 공명주파수가 달라지는 chemical shift 현상을 이용한 것이다. 임상적으로는 뇌 종양 환자에서 neuronal integrity를 나타내는 NAA의 감소 choline의 증가가 나타나며 악성도와 관련이 있다고 알려져 있다. 이 외에도 허혈성 뇌 경색, 치매 환자 등에서도 이용할 수 있다.

B. 정상 뇌구조의 신호강도(signal intensity)

T1강조영상(T1−weighted image)에서는 지방, 뇌백질, 뇌피질, 뇌척수액순으로 높은 신호강도를 보이며, T2 강조영상(T2−weighted image)에서는 이와 반대로 뇌척수액, 뇌피질, 뇌백질, 지방순으로 높은 신호강도를 보인다(그림 4−8). 양자농도영상(proton density image)에서는 지방, 뇌피질, 뇌백질, 뇌척수액순으로 높은 신호강도를 보인다.

6. 뇌혈관 촬영과 중재적시술

조영제를 이용한 뇌혈관 촬영은 Egas Moniz에 의하여 1927년 처음 시행되었으며, 1953년 Seldinger에 의하여 경피적 도자술(percutaneous catheterization technique)이 고안되어 CT가 등장하기 전까지 뇌질환의 진단에 널리 이용되었다. 현재는 CT/MRI 등 영상진단과 CT angiography, Doppler ultrasonography 및 MR angiography 등의 비침습적인 혈관영상기법의 이용으로 진단적 가치로서의 뇌혈관 촬영술의 중요성은 많이 줄었으나, DSA를 비롯한 혈관촬영기기의 발달과 catheter technology의 발전으로 뇌혈관질환에 대한 중재적 시술의 중요성이 부각되고 있다.

A. 혈관촬영술의 적응증

혈관촬영술은 박리(dissection), 열상(laceration), 가성동맥류(pseudoaneurysm) 및 혈전증(thrombosis)과 같은 외상성 혈관손상, 뇌지주막하 출혈, 뇌혈관질환, 뇌혈관기형, 원발성 및 전이암, 그리고 혈관폐색성 질환 등이 촬영적응증이 된다.

B. 혈관촬영술의 합병증

전반적으로 약 0.16%의 합병증이 보고되고 있으며 국소적 합병증으로 혈종(hematoma), 혈관내막파열(intimal tear), 가성동맥류 등이 있으며 전신적 합병증으로는

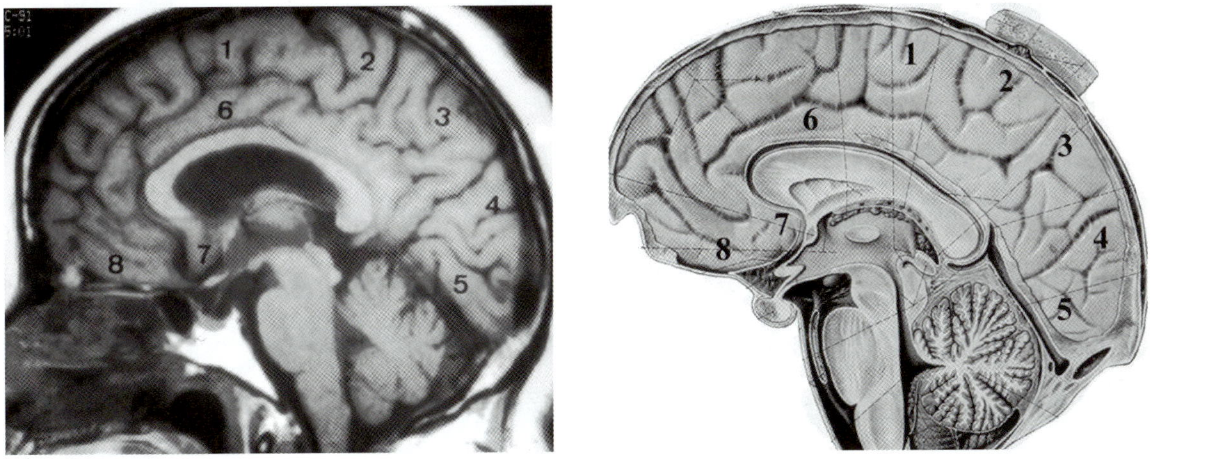

그림 4−8. T1 강조 Sagittal image of Brain과 뇌의 sagittal schema의 비교. 1. superior frontal gyrus/2. Paracentral lobule/3. Precuneus/4. Cuneus/5. Calcarine cortex/6. Cingulate gyrus/7. Paraterminal gyrus/8. Gyrus rectus

조영제에 대한 과민성반응과 신손상(renal demage), 그리고 뇌합병증(cerebral complication)으로는 색전증(embolism)에 의한 신경학적 결손(1/1,000) 등이 있다.

C. 혈관촬영술의 종류와 혈관 해부학

카테타를 사용하는 고식적인 뇌혈관 촬영은 카테타의 삽입 부위에 따라 나타나는 혈관 촬영상이 정하여지며, 내경동맥 및 외경동맥촬영과 추골동맥 촬영이 있다. 각각의 정상 촬영상과 그 해부학은 다음 그림 4-9, 4-10와 같다.

D. 뇌혈관의 분포 영역

뇌혈관의 분포영역은 뇌혈관 질환 특히 뇌경색의 진단 및 임상 증상과의 연계를 이루는데 매우 중요하다. 일반적으로 전뇌동맥은 대뇌반구의 내측부, corpus callosum 및 뇌기저핵의 일부에 분포하여, 중뇌동맥은 대뇌반구의 외측부 및 뇌기저핵에 분포하고, 후뇌동맥은 후두 및 측두엽의 내측부, thalamus와 중뇌에 분포한다. 그 외 내경동맥의 분지인 anterior choroidal artery는 측두엽의 일부, internal capsule 및 뇌실에 분포하고, basilar artery 및 그 분지들이 소뇌 및 뇌간에 분포된다. 이에 대한 뇌 횡단면에서의 분포영역은 다음의 그림 4-10과 같다.

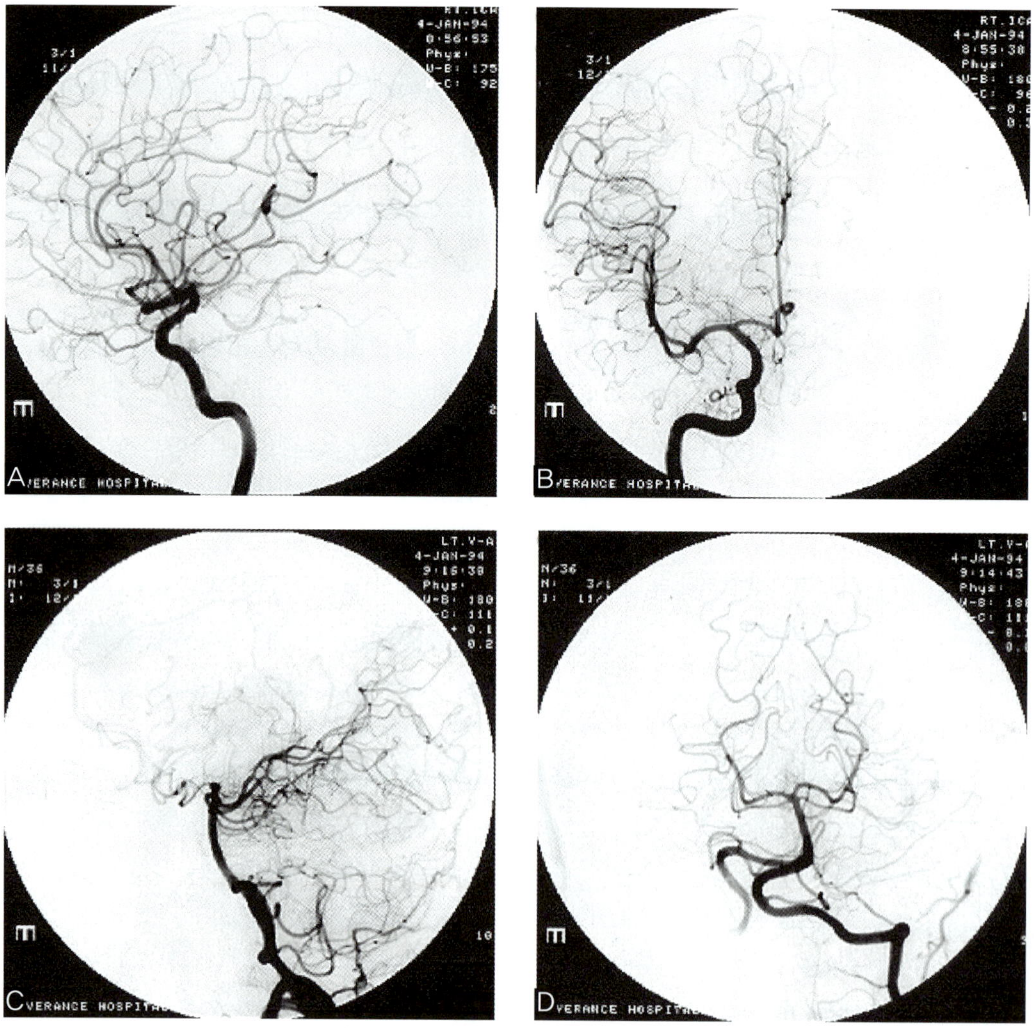

그림 4-9. 정상 뇌혈관 촬영. A. 내경동맥 혈관촬영상 (lateral) B. 내경동맥 혈관촬영상(AP) C. 추골동맥 혈관촬영상(lateral) D. 추골동맥 혈관촬영상(AP)

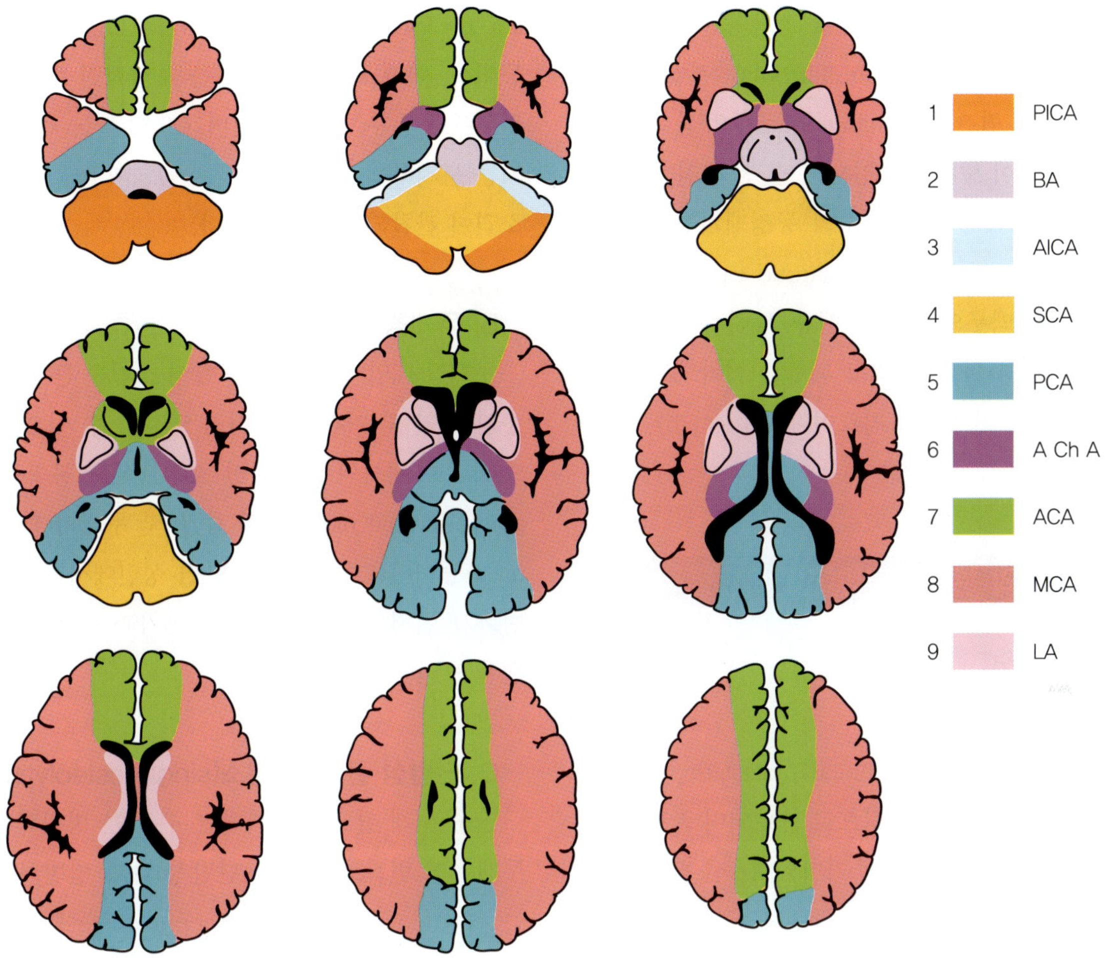

그림 4-10. 뇌혈관 분지 별 분포영역. (PICA: posterior inferior cerebellar artery, BA: basilar artery, AICA: anterior inferior cerebellar artery, SCA: superior cerebellar artery, PCA: posterior cerebral artery, A Ch A: anterior choroidal artery, ACA: anterior cerebral artery, MCA: middle cerebral artery, LA: lenticulostriate arteries)

E. 뇌혈관의 중재적 방사선 시술법

뇌혈관 질환에 대한 중재적 방사선 시술은 목적에 따라 분류할 때 동정맥기형(AVM), 종양, 급성 출혈 등에 시술되는 색전치료(embolotherapy), 동맥류(aneurysm)와 동정맥루(arteriovenous fistula)에 시술되는 혈관재건(reconstruction), 그리고 혈전용해술(thrombolysis)과 혈관확장술(transluminal angioplasty)과 같은 revascularization이 있으며 이 중 가장 많이 적용되는 것은 병적 혈관을 폐쇄시키는 '색전술(embolization)'로서 이때 중요한 점은 가능한 한 정상 혈관을 유지하면서 병적 혈관('nidus')만을 선택적으로 차단하는 것이다.

F. 색전물질(embolic agents)의 종류

① Absorbable (biodegradable) : gelfoam

② Nonabsorbable particle : polyvinyl alcohol (PVA)과 detachable balloon

③ Nonabsorbable liquid : cyanoacrylate

④ Cytotoxic liquid : absolute ethanol, chemotherapeutic agent

G. 중재적 시술의 주요 적응증

시술의 적용은 질환의 종류에 따라 일괄적으로 시행하는 것이 아니라, 환자의 상태, 연령 및 다른 치료방법과의 비교를 통하여 예상되는 치료결과와 합병증을 고려함이 중요하다. 중재적 시술의 주요 적응증은 뇌수막종(meningioma), 맥관섬유종(angiofibroma), 부신경절종(paraganglioma), 혈관종(hemangioma)와 악성 혹은 전이암과 같은 혈관이 풍부한 종양의 수술 전 색전술, 경막동정맥루(dural AVF), 뇌와 척수의 동정맥기형과 같은 혈관기형의 치료, 경동맥 해면루(carotid cavernous fistula)와 같은 동정맥루의 치료, 동맥류, 특히 수술이 불가능한 거대동맥류의 치료, 그리고 뇌혈관 협착 및 4~6시간 이내의 급성 뇌 경색증의 치료이다(그림 4-11).

II. 병적 소견의 분석과 감별진단

1. 단순두개촬영

A. 두개 골절

골절은 종류에 따라 선상(linear), diastatic, 함몰형(depressed) 및 comminuted형으로 분류되며 골절을 잘 관찰하기 위하여는 골절 부위에 가까이 X-선 필름을 위치하고 골절면에 직각이 되도록 촬영하는 것이 중요하다. 때로는 정상 구조로서 골절과 구별하기 어려운 구조들이 있으며, 이는 다음과 같다. (1) 혈관 groove, 특히 meningeal groove, (2) fissure, synchondrosis와 suture line (3) 연조직의 변화로서 skin folding, skin laceration 등이다. 이때 골절을 시사하는 특징적인 소견으로는 (1) 원위부로 갈수록 가늘어지며, (2) 혈관 groove에서 관찰되는 분지하거나, 주변의 높은 음영의 halo가 있는 등의 소견이 관찰되지 않는 점이다.

B. 두개강 내압 상승

두개강 내압 상승의 단순 촬영 소견은 환자의 연령, 상승의 원인 및 기간 등에 따라 달라질 수 있으며, 일반적으로 소아에서의 특징적인 소견으로는 봉합선의 분리, convolutional marking의 증가 및 두개의 확장과 thinning 등이다(그림 4-12). 반면 성인에서는 터어키안의 변화가 현저하며, 터어키안의 팽창과 cortical line의 소실을 보인다.

C. 단발성 골 파괴 병소(single osteolytic lesion)

단순 두개 촬영에서 관찰할 수 있는 병변의 대부분은 두개골의 변화로서 이중 단발성 파괴 병변의 원인으로는, (1) meningocele이나 encephalocele에 의한 골 손상으로 이는 두개 중심선상에 호발하며 주위와 경계가 좋고, (2) epidermoid나 dermoid는 두개골의 diploic space내 팽창형의 병소로 얇은 골경화 경계를 보이고,

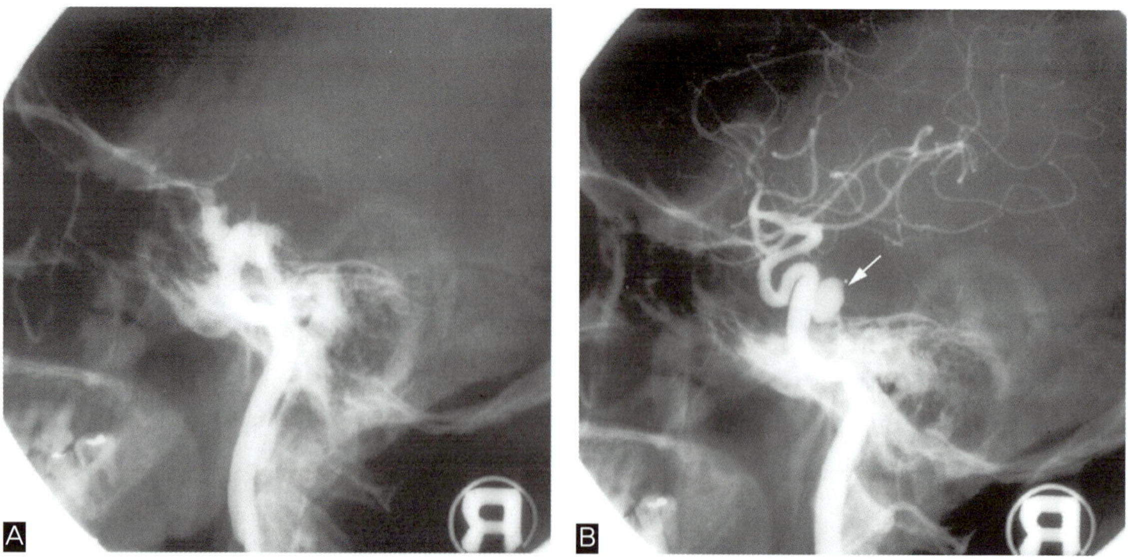

그림 4-11. 외상성 CCF (carotid cavernous fistula)의 detachable balloon embolization. 전 후의 사진으로 경동맥의 파열된 부위에 balloon(화살표)이 위치하여 치유된 소견을 볼 수 있다.

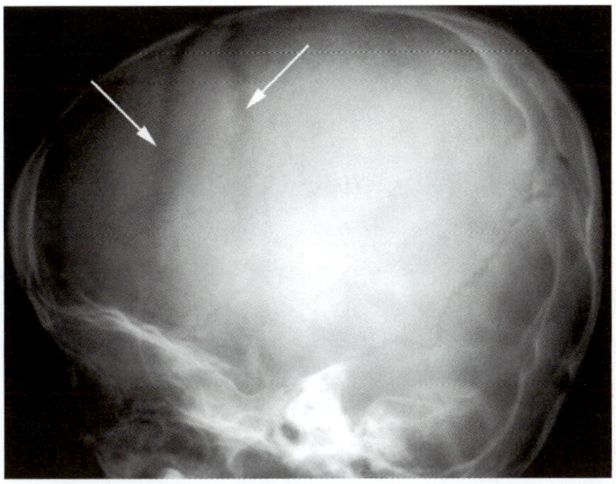

그림 4-12. 8세 소아의 단순 두개촬영. 수두증과 동반된 두개강 내압 상승으로 인하여 coronal suture의 separation(화살표)과 calvarial thinning을 보인다.

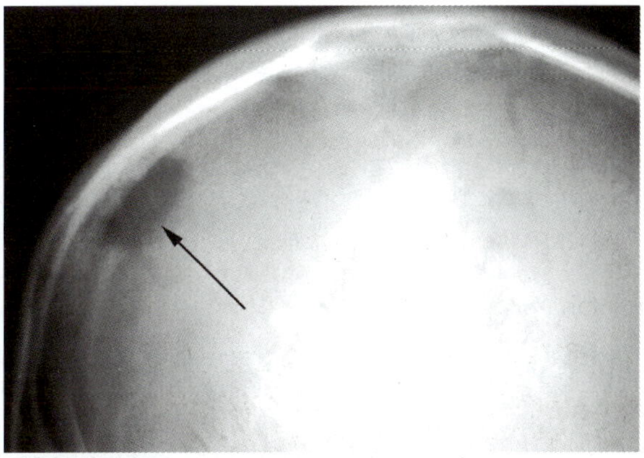

그림 4-13. 12세 남아에서 eosinophilic granuloma에 의한 단순두개촬영상의 소견. Osteolytic lesion(화살표)이 관찰되며, 이는 경계가 불분명하고 주변의 골경화가 없는 것이 특징으로 'bevelled edge'모양의 defect로 알려져 있다. 경우에 따라서는 다발성의 병변으로 나타날 수도 있다.

(3) Langerhans' cell histiocytosis (LCH)는 국지적(geographic) 양상으로 때로는 다발성으로 발생할 수도 있으며, 특징적으로 'bevelled edge'를 나타낸다(그림 4-13). 그외 (4) hemangioma는 honeycomb 양상의 골파괴 소견을 보이며, (5) 전이암 및 plasmocytoma는 불규칙한 motheaten 양상의 경계가 불분명한 골파괴를 초래한다.

D. 다발성 골파괴 병소(multiple osteolytic lesions)

대표적으로 호발되는 병변으로는 전이암 및 multiple myeloma가 있으며, 이때 두개골의 'punched-out' 병변을 초래하며, 그외 histiocytosis, 골수염 및 neuroblastoma의 전이 등이 있다.

E. 두개강내 석화화의 감별진단

정상인에서 관찰되는 두개강내 석회화 음영은 연령군에 따라 달라질 수 있으나, 대부분 연령이 많아질 수록 그 출현 빈도가 증가한다. 석회화를 보이는 정상구조는 다음과 같다. (1) 경질막(dura) : falx, tentorium, petroclinoid ligament 등, (2) Arachnoid granulation, (3) 송과선(pineal gland)과 habenula, (4) Choroid plexus, (5) 기저핵 및 dentate nuclei, (6) 뇌동맥

다양한 뇌실질의 염증성질환, 종양, 퇴행성 변화에 의하여 석회화를 동반할 수 있으며, 일부 특징적인 석회화를 보이는 질환은 다음과 같다. 특히 다발성 periventricular calcification은 소아에서 tuberous sclerosis나 TORCH에 의한 congenital infection에서 보인다. 병적인 석회화를 모양별로 분류하면 다음과 같다.

- linear calcification–oligodendroglioma, astrocytoma
- curvilinear calcification–aneurysm, AVM, cystic craniopharyngioma
- tramline calcification–Sturge–Weber syndrome
- soap–bubble calcification–paragonimiasis
- cottonwool calcification–glioma, granuloma

2. 전산화 단층촬영

CT 소견의 분석은 CSF space인 뇌실과 뇌조(cistern)의 정상 위치와 크기를 인지하고, 이의 변화를 초래하는 병변을 관찰하여, 병소의 음영, 조영증강 소견 및 종괴효과(mass effect)와 주변의 뇌부종 등을 파악하는 것으로, 이때 뇌실질의 음영(25–40 Hounsfield unit)을 기준으로 고, 동등 및 저음영의 병소로 분류할 수 있다.

A. 고음영의 병소를 초래하는 질환

조영전 CT에서 주위의 뇌실질보다 고음영을 나타내

는 경우는 석회화, 급성 출혈 및 고 밀도 병변 등이 있으며, 고 세포 밀도의 대표적인 종양으로는 lymphoma, medulloblastoma, germinoma 출혈성 전이암 및 meningioma이 있다(그림 4-14).

그 외 낭성 병변의 경우 대부분은 저음영을 나타내나 craniopharyngioma의 예와 같이 낭내 성분이 고단백질로 구성된 경우나 화학적 반응으로 calcium soap 등을 형성하는 dermoid 등에서 고음영을 보일 수도 있다.

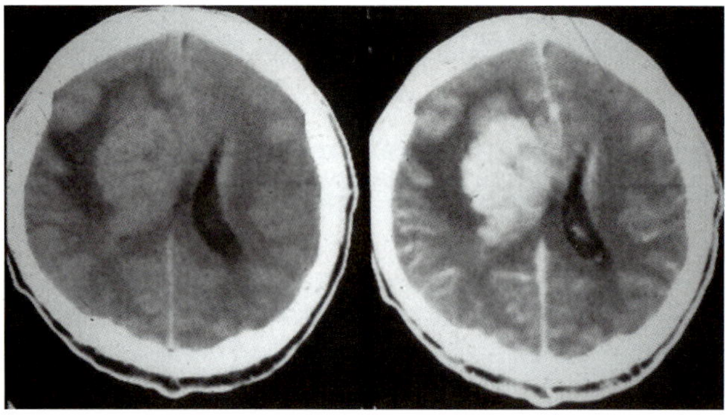

그림 4-14. Primary cerebral lymphoma의 조영 전 후의 CT. 조영전 고음영의 병소가 조영후 영상에서 BBB 파괴에 의한 강한 증강을 보인다.

B. 조영증강 현상

조영증강현상은 BBB의 파괴나 혈류의 증가에 기인되며, 따라서 악성 종양이나 염증성 질환의 경우 및 혈관성 병변에서 다양한 모양의 조영증강을 보이게 된다. 뇌 질환 중 조영 후 강한 조영을 보이는 병변으로는 meningioma, lymphoma, 전이암, 동정맥 기형, 동맥류 등이 있다. 또한 병소의 외연을 따라서 환상의 조영증강을 특징적으로 보이는 경우로는 악성 신경교종(glioblastoma multiforme), 전이암, 뇌 농양(abscess), resolving infarction 나 hematoma, 부분혈전을 보이는 동맥류 및 방사선괴사(radiation necrosis) 등이 있다(그림 4-15).

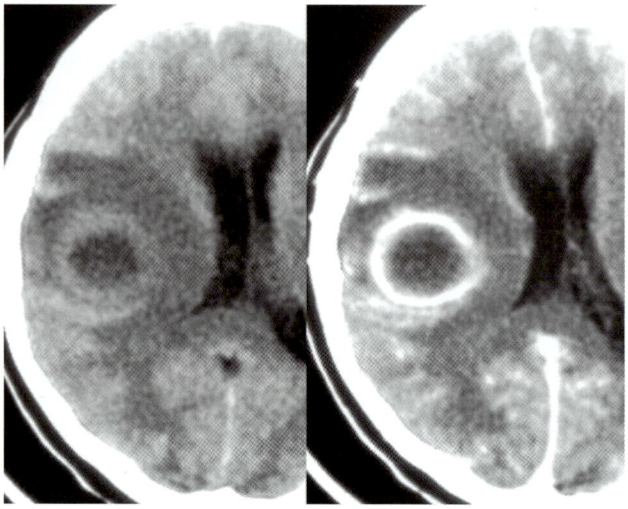

그림 4-15. Pyogenic abscess의 조영 전 후의 CT. Capsule의 형성에 의하여 농양 벽이 강한 환상 조영증강을 보이며, 얇고 균일한 증강이 특징이다.

III. 뇌출혈과 뇌혈관 질환 (Cerebro-vascular Disease)

1. 두개강내 출혈

두개강내 출혈은 두부외상이나 자연적으로 발생할 수 있으며, 임상적으로 급성 발작의 신경학적 결손 및 의식장애를 동반한다. 따라서 일차적인 방사선학적 진단은 CT에 의하는 경우가 많으며 출혈 부위와 임상적 소견에 따라 출혈의 원인이 확실치 않거나 보다 정확한 규명이 필요 시에는 혈관촬영이나 자기공명영상을 시행하게 된다.

두개강내 출혈의 방사선학적 접근은 CT나 MRI를 시행하여 출혈의 부위 별 분류가 가장 중요하며, 이는 다음의 그림 4-16와 같이 뇌실질, 뇌실 및 뇌막내 출혈로 구분된다. 이러한 분류와 환자의 임상적 소견에 따라서 원인 및 출혈 시기를 판별하게 되나, 뇌혈관 촬영이나 다른 영상 진단술의 적용이 필요한 경우도 있다.

A. 출혈의 일반적 영상소견

1) 전산화단층촬영

급성 출혈(출혈후 3일 이내)은 정상뇌(30~40HU)에 비하여 고음영(80~100HU)으로 나타나며 이는 혈종내

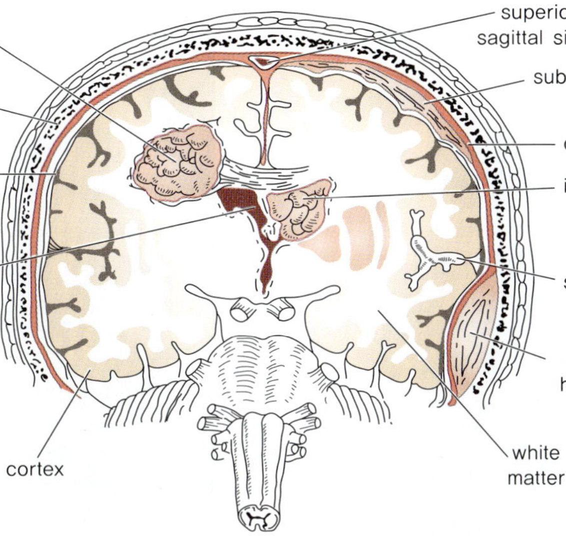

그림 4-16. 두개강내 출혈의 부위별 분류

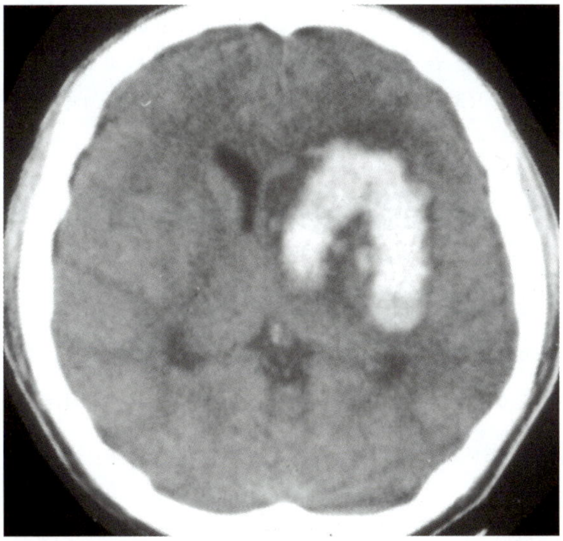

그림 4-17. 동정맥 기형에 의한 뇌실질내 출혈의 CT소견. 급성기 출혈의 고 음영 병소와 종괴 효과를 볼 수 있다. 이때 혈관촬영이나 다른 영상 소견이 없이는 고혈압이나 다른 원인의 뇌출혈과 감별하기가 어렵다.

protein-hemoglobin 결합체에 의하기 때문에 hematocrit level이 낮은 환자에서는 상대적으로 고음영의 정도가 낮아진다(그림 4-17). 아급성(subacute) 출혈(출혈후 3~14일)은 proteinhemoglobin product의 degradation에 의하여 혈종의 외면에서부터 음영이 낮아진다. 이때 뇌조직과 같은 음영을 보일 수 있다. 만성 출혈(2주 이후)은 뇌실질보다 낮은 음영으로 보인다.

2) 자기공명영상

철 화합물은 Fe이온의 상태에 따라 주위 뇌조직에 서로 다른 자기 영향을 미치기 때문에 다양한 신호 강도를 보이게 된다. 따라서 혈종 내 hemoglobin에 함유된 Fe 이온의 상태 변화에 따라 시기별로 다음과 같은 T1 및 T2 신호 강도를 보이며 이는 혈종의 시기뿐 아니라 출혈의 원인을 밝히는데 중요한 근거를 제시하게 된다.

B. 출혈의 위치와 원인에 따른 특징

1) 지주막하 출혈(subarachnoid hemorrhage)

출혈이 지주막하강, 뇌조, 뇌실내에 위치하며, 주된 원인은 뇌 동맥류의 파열(99%)이나 드물게는 외상에 의하거나, 동정맥기형의 출혈에 의할 수 도 있다.

자기공명영상보다는 CT가 훨씬 좋은 진단방법으로 초기에 고음영의 출혈상을 볼 수 있으며, 이차적인 소견으로 수두증 및 혈관연축에 의한 뇌경색도 유발할 수 있다(그림 4-18).

2) 경막하 출혈(subdural hematoma)

경막하 출혈은 경막하강내 bridging vein의 외상성 파열에 의하며, 경막외 출혈에 비하여 두개골골절을 동반하지 않는 경우가 흔하다. 유아기와 노인 층에서 호발한다. 이때 특징적인 방사선학적 소견으로는 뇌표면에 넓

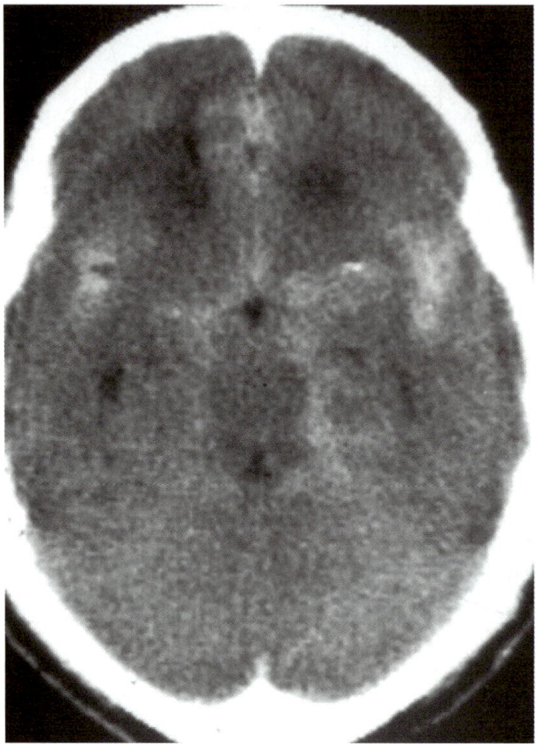

그림 4-18. 동맥류의 파열에 의한 급성기 지주막하 출혈. Suprasellar cistern과 양측 sylvian cistern의 고음영 출혈이 관찰된다.

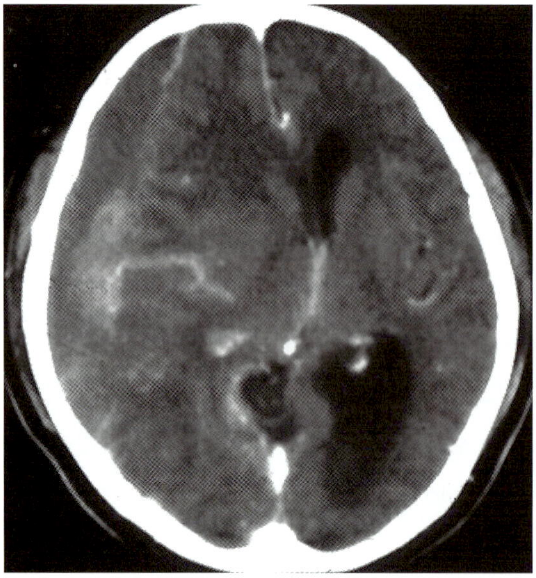

그림 4-19. 아급성기의 경막하 출혈의 CT. 우측 반구의 외측으로 반달모양의 저음영과 고음영의 혈종이 관찰되며, 이로 인한 subfalcial herniation의 소견으로 뇌실과 뇌량의 우측 편위가 관찰된다.

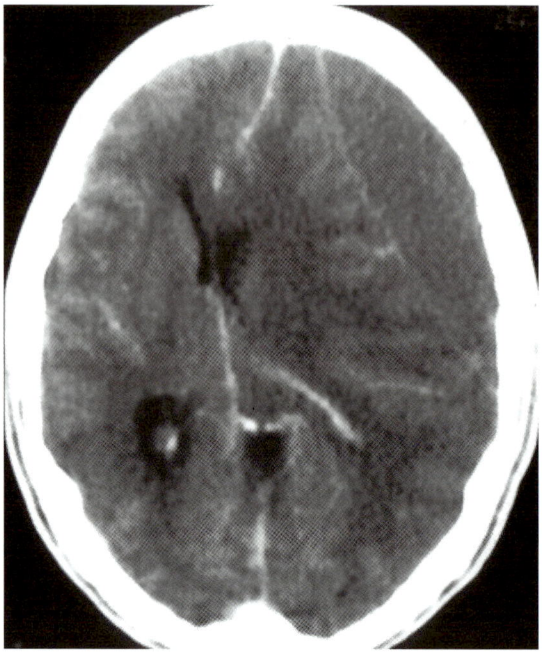

그림 4-20. 만성 경막하 출혈의 CT. 조영후 CT는 만성 경막하 출혈 뇌실질과 같은 음영(density)을 보이는 혈종의 wall enhancement를 보인다. 또한 심한 종괴효과로 subfalcial herniation을 볼 수 있다.

게 퍼지는 초승달 모양(crescentic shape)의 혈종이며, 봉합선을 가로 지를 수 있으나, 대뇌겸(falx)이나 천막(tentorium)을 넘지 않는다. 때로 양측성을 보이며 위치적으로 아랫부분에 hematocrit layering을 보일 수도 있다(그림 4-19, 20).

3) 경막하 수종(subdural hygroma)

외상에 의한 지주막의 파열로 경막하강내 CSF 가축적된 상태로 저음영의 초승달 모양을 보인다. 이때 만성 경막하 출혈 및 경막하삼출(subdural effusion)과 감별을 요한다.

4) 경막외 출혈(epidural hematoma)

외상에 의한 경막동맥(meningeal artery)의 파열(90%)이나 정맥동(venous sinus)의 손상(10%)에 기인하며, 5mm 이상의 두께를 보이는 경막외 출혈은 응급수술을 요한다.

방사선학적 특징으로는 인접한 두개골 골절을 동반하

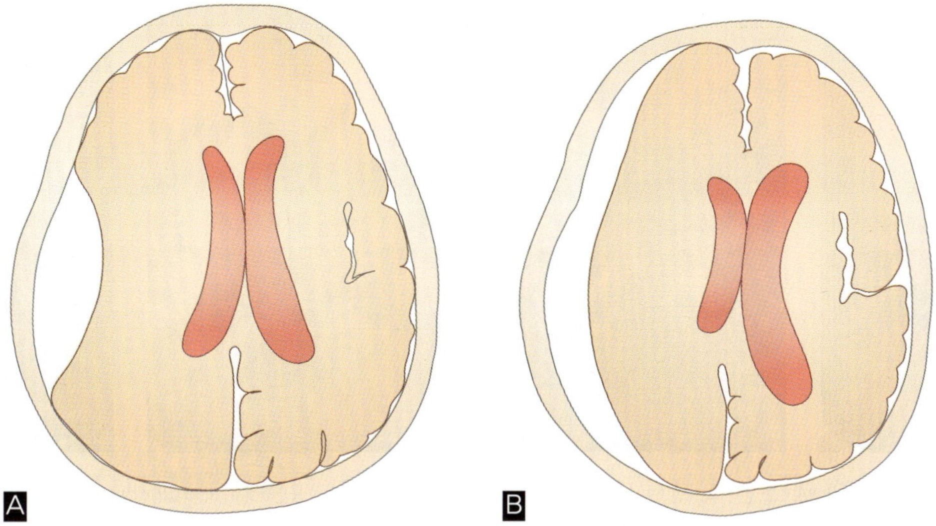

그림 4-21. 외상에 의한 경막외 출혈(epidural hematoma)(A)과 경막하 출혈(subdural hematoma)(B)의 그림. 경막외 출혈은 외상에 의한 동맥이나 정맥동의 출혈로 양측으로 볼록한 모양을 보이는 반면, 경막하 출혈은 bridging vein의 파열에 의한 출혈이 비교적 공간이 넓은 강으로 유출되어 초생달 모양을 보이는 것이 특징이다(*그림 4-19, 4-22 참조).

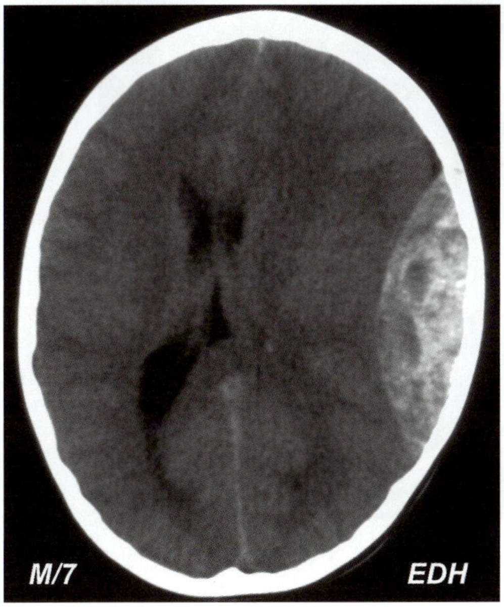

그림 4-22. 급성 경막외 출혈의 CT. 급성 경막외 혈종에 의한 고음영의 biconvex 병변과 이에 의한 뇌실의 압박과 herniation의 전형적인 소견을 보여주고 있다.

는 경우가 흔하며, 혈종은 양측으로 볼록한 모양으로 봉합선을 넘어가지 않는다(그림 4-21, 22).

5) 외상성 뇌실질내 출혈

뇌좌상에 의하여 갑작스러운 가속/감속(acceleration/decceleration) 혹은 회전충격(rotational injury)을 받게 되면 직접적으로 외부의 충격에 노출된 부위의 coup injury와 그 반대편의 counter-coup injury를 초래한다.

외상성 뇌실질내 출혈은 반상의 혹은 융합된 모양의 출혈을 보이며 이에 비해 미만성 축삭손상(diffuse axonal injury)은 뇌피질과 백질의 경계에서 2cm 내에 주로 보이며 국소적 부종이나 반상출혈소견을 나타낸다. 임상적으로는 심한 의식장애를 동반하나, CT 소견은 미미한 경우가 많고, 이 경우 MRI를 시행하여 미만성 축삭손상을 확인할 수 있다.

2. 고혈압성 뇌출혈(hypertensive hemorrhage)

출혈의 부위와 양에 따라 예후가 결정된다. 흔히 호발하는 부위는 기저핵(80%)과 뇌교(pons)(10%)이며 이 외에 소뇌, 특히 치상핵부위에 잘 일어난다(그림 4-23, 24).

3. 뇌경색증(cerebral infarction)

색전 혹은 혈전에 의한 혈관폐색이나 혈관염, 박리 등의 다양한 원인에 의하여 발생하며, 임상적으로는 일과성 뇌허혈(transient ischemic attack, TIA) 혹은 뇌졸중

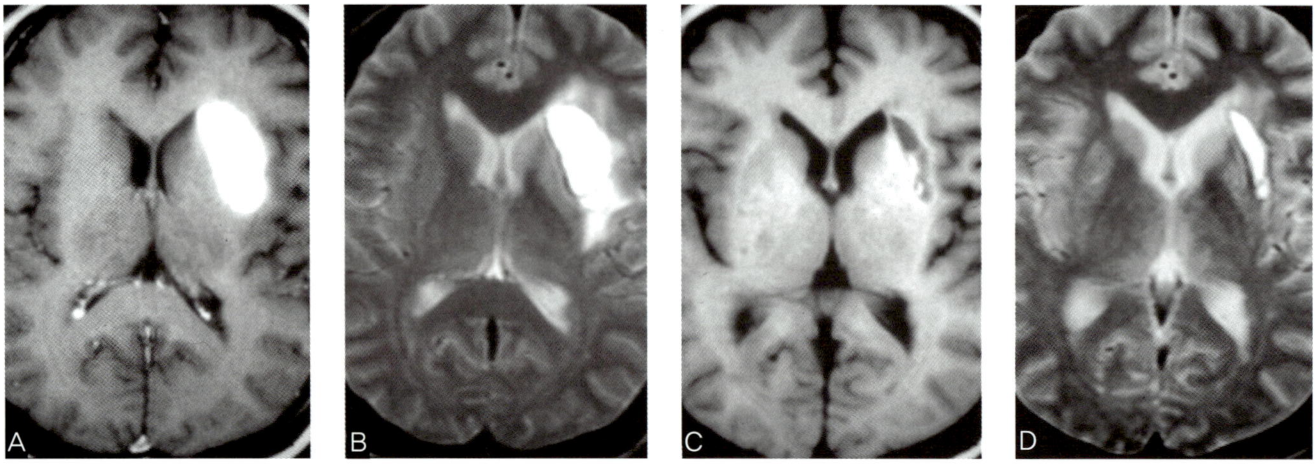

그림 4-23. 고혈압성 출혈의 MR소견. A. 출혈 1주 후 T1강조영상과 B. T2강조영상에서 extracelluar methemoglobin 성분에 의한 고신호강도를 보인다. C. 출혈 4개월 후 T1강조영상과 D. T2강조영상에서 혈종이 resolution된 후 저신호강도의 hemosiderin rim에 둘러싸여 있다.

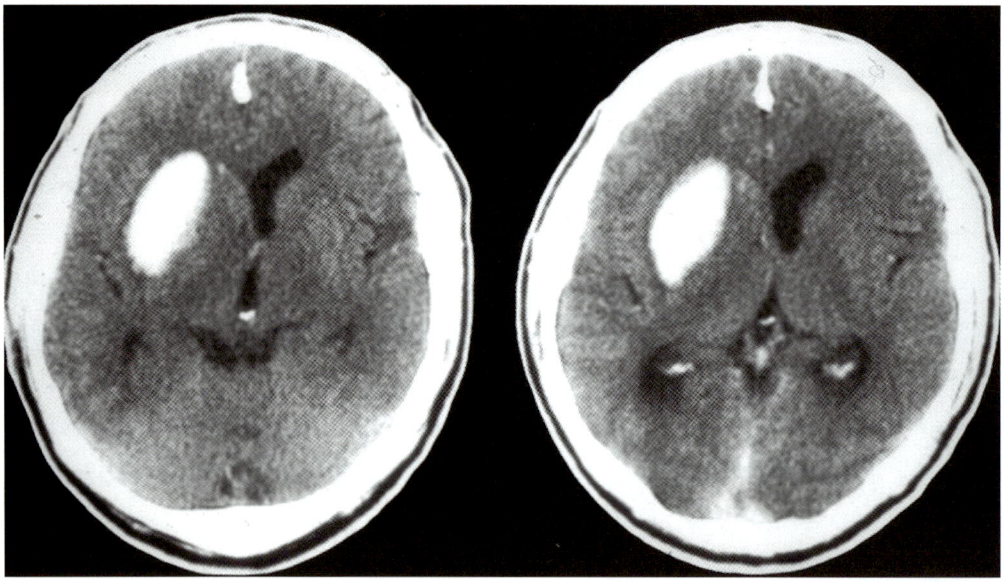

그림 4-24. 고혈압성 뇌출혈의 CT. 우측 기저핵의 피각(putamen)에 위치한 고음영의 혈종이 관찰된다.

표 4-1. 혈종의 시기별 화학 구조와 MR소견

Stage	Biochemistry	Pathophysiology	Location	Appearance	
				T1	T2
Hyperacute	Oxy-Hb	Fresh blood	Intracellular	Iso	High
Acute	deoxy-Hb	deoxygenation	Intracellular	Iso	Low
Early subacute	met-Hb		Intracellular	High	Low
Late subacute	met-Hb	RBC lysis	Extracellular	High	High
Chronic	hemosiderin	iron storage	Extracellular	Low	High

(stroke)의 양상을 나타낸다. 진단은 CT/MRI와 같은 뇌 영상법과 혈관촬영, MR angiography, Doppler ultrasonography 등의 혈관영상법을 이용한다.

뇌허혈은 뇌의 국소부위 혹은 전반적으로 혈류의 감소로 인한 뇌실질의 변화를 보이는 것을 의미하며, 임상적으로는 뇌졸중으로 발현되고 이는 역동적인 일련의 현상으로써 허혈의 부위, 정도 및 뇌경색의 발현은 시간이 경과함에 따라 변화를 보인다.

허혈성 뇌졸중의 소견 및 증상을 보이는 경우 시행되는 영상진단의 목적은 뇌허혈의 존재에 대한 입증과 동맥경화 등의 원인이 되는 질환의 감별에 있을 뿐 아니라, 뇌허혈의 진행이나 재발을 예방하기 위한 적절한 치료의 지침으로서의 역할이 중요하다. 이러한 의미에서 자기공명영상의 이용은 허혈성 뇌질환의 임상 및 기초연구에 새로운 가능성을 제시하고 있으며, 이에 대한 올바른 이해가 요구된다.

- 선택적 취약도(selective vulnerability) : 뇌허혈에 대한 조직학적 변화는 세포유형에 따는 선택적 예민도, 측부혈관의 발달정도 및 혈류감소의 정도와 기간에 영향을 받는다. 뇌세포중에서는 neuron 〉 astrocyte 〉 oligodendroglia 〉 microglia 〉 endothelial cells의 순으로 예민하며, 특히 neuron 중에서도 국소적으로 그 예민도가 달라서 CA1 hippocampal pyramidal cells, 뇌피질의 III, V, VI neocortical layer, cerebellar Purkinje cells, neostriatum의 small/ medium-sized neurons이 예민하여 가장 먼저 손상받을 수 있다.
- 호화관류(luxury perfusion) : 뇌경색 부위에 혈류증강을 보이는 현상으로 경색발생 후 1~2주 사이에 주로 관찰되며, 혈관촬영에서 정맥의 조기출현(early venous drainage)과 모세관의 농염(capillary blush)의 소견으로 처음 기술되었으나, CT/MRI에서 조영증강 현상의 소견으로 보인다. 그 기전은 BBB 파괴에 기인한다고 알려져 있으나, 재관류손상(reperfusion injury) 등의 다양한 기전이 관여된다.
- 출혈성 경색(hemorrhagic infarction) : 뇌경색내 점상출혈이나 혈종형성은 주로 cardioembolic infarct에서 발생하여 이 중 병리조직상 51~78%에서 관찰되며, CT보다 MRI가 예민하여 전체 뇌경색중 25~30%에서 출혈 소견을 보인다. 그 기전은 색전물질이 원위부로 이동하여 뇌경색 부위의 재관류(reperfusion) 시 손상된 혈관상피조직을 통하여 혈액이 유출되는 현상으로 설명하나, 연뇌막측부혈행(leptomeningeal collateral)에 의한 재관류로도 혈관폐색의 원위부에서도 드물게 관찰된다(그림 4-25).

A. 영상진단 소견

혈관내 혈전이 조영전 CT에서 고음영으로 관찰된다

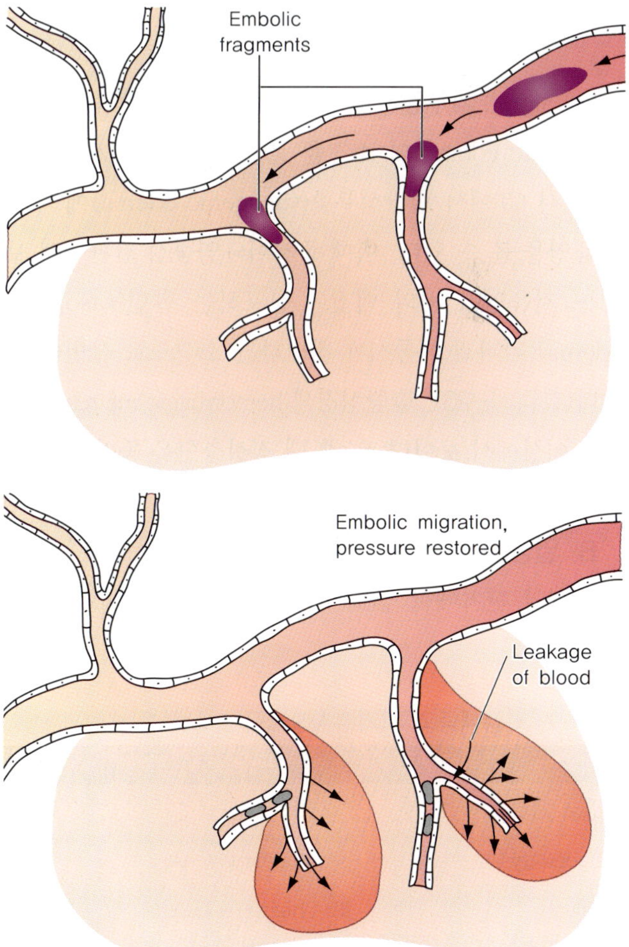

그림 4-25. Hypothetical mechanism of hemorrhagic transformation. 색전물질의 원위부 이동에 의한 재관류에 의하여 손상된 모세혈관 내피조직으로 출혈이 발생한다.

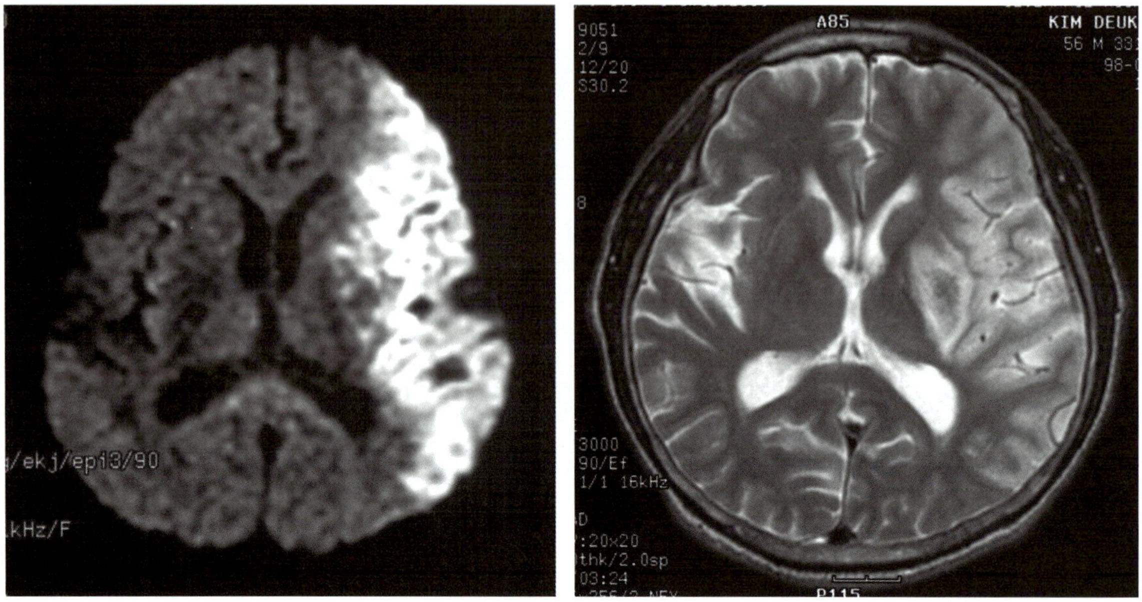

그림 4-26. Left MCA infarction. 뇌경색 12시간 경과후의 확산(A) 및 T2강조영상(B)에서 세포독성부종과 혈관성부종에 의한 고신호병변을 볼 수 있다.

(cord sign). 뇌부종은 6시간 내 MR에서 세포독성부종(cytotoxic edema)의 소견을 볼 수 있으며, 12~24시간 경과 시 CT에서 혈관성부종(vasogenic edema)에 의한 저음영을 볼 수 있다. 이때 종양이나염증성 질환에서 보이는 저음영이 뇌의 백질에 분포하는 반면(vasogenic edema) 뇌피질을 동시에 침범하는 소견으로 감별할 수 있다(그림 4-26). 출혈성경색(hemorrhagic infarction)은 40% 이상에서 보이며 2~3주 내 점상출혈을 동반한다.

B. 열공경색증(lacunar infarction)

고혈압 환자에서 심부 뇌혈관의 동맥혈전(lipohyalosis)에 의한 혈관폐색으로 발생하며, 특징적으로 기저핵, 시상(thalamus), 뇌간(brain stem)에 위치하는 1cm 내의 작은 뇌경색증이다.

MRI에서 작고 둥글거나 혹은 작고 가늘고 길다란 병변으로 T1강조영상에서 저신호, T2강조영상에서 고신호를 보이며, 때로 조영증강을 보일 수도 있다. 감별진단의 대상으로는 Virchow Robin spaces와 subependymal myelin pallor가 있을 수 있으며, 고식적인 spin-echo technique의 T2WI에서 열공경색증은 CSF보다 고신호를 보여 구별이 가능하다.

표 4-2. 뇌경색증의 시기별 MR 소견

	First day	First week	First month	〉 1 month
Stage	acute	acute	subacute	chronic
CT density	subtle hypodense	hypodense	hypodense	hypodense
MRI	T2 : high +/− edema	T2 : high + edema	varied appearance	T1 : dark, T2 : bright
Mass effect	mild	maximum	varied appearance	atrophy
Hemorrhage	No	40~60%	decreased	−
Enhancement	No	Yes (2~3wks)	No	No

C. 저산소성 허혈성 뇌병증 (Hypoxicischemic encephalopathy; HIE)

HIE는 지속적인 저혈압, 심장박동정지 등의 전반적인 혈류의 감소, 신생아질식(neonatal asphyxia) 등의 저산소상태나 일산화탄소중독(CO inhalation) 등에 의한 원인으로 허혈상태에 약한 부위에 손상을 초래하는 상태를 의미한다. 이때 관찰할 수 있는 주된 병변은 큰 동맥들의 경계부위에 생기는 경색(arterial "border zone" infarcts)과 뇌 전반에 걸친 cortical laminar necrosis이다.

MRI의 소견으로는 ACA, MCA, PCA사이의 arterial "border zone"에 T2 고신호강도를 보이며 조영증강이 나타나고, cortical laminar necrosis에 의하여 serpentine, gyriform의 T1 고신호강도가 관찰되며, 기저핵의 특히 피각의 T2 고신호강도를 보일 수도 있다.

4. 혈관 폐색성 질환 (vascular occlusive diseases)

뇌혈류의 장애를 초래하는 혈관폐색의 원인으로 는 동맥경화증(atherosclerosis)이 가장 흔하며, 이때 혈류의 장애뿐 아니라 cerebral emboli의 가장 주요 원인이 된다. 동맥경화증외의 fibromuscular dysplasia, idiopathic progressive arteriopathy of childhood (Moya moya disease), 외상성 혈관박리(traumatic dissection) 등이 있고 Takayasu's arteritis나 giant cell arteritis와 같은 혈관염(vasculitis) 등이 원인이 된다.

1. Atherosclerosis
2. Fibromuscular dysplasia
3. Idiopathic progressive arteriopathy of childhood (Moya moya disease)
4. Traumatic dissection
5. Arteritis : Takayasu's arteritis, giant cell arteritis, etc

A. 동맥경화증(atherosclerosis)

비침습적 검사방법으로는 B mode and Doppler ultrasonography, ocular phlethysmography, intravenous digital subtraction angiography (IVDSA), MR angiography, dynamic CT angiography 등이 있다(그림 4-27).

질환의 기본적인 병리생리학은 동맥의 내막(intima)에 지방침착과 주위의 섬유소침착(fibrous deposition)에 의하며, 이차적으로 평활근세포의 증식과 궤양에 의한 혈소판응집으로 색전(emboli)을 형성하게 된다. 주로 침범되는 부위는 총경동맥 분지부위와 추골동맥의 기시부위이나 우리나라에서는 두개강내 특히 중뇌동맥을 침범하는 경향이 있다. 이때 혈류역학적으로 의미 있는 협착의 정도는 혈관내경의 60% 이상으로 인정되고 있으나, 심한 혈류의 감소는 90% 이상인 경우에 주로 발생한다(그림 4-28).

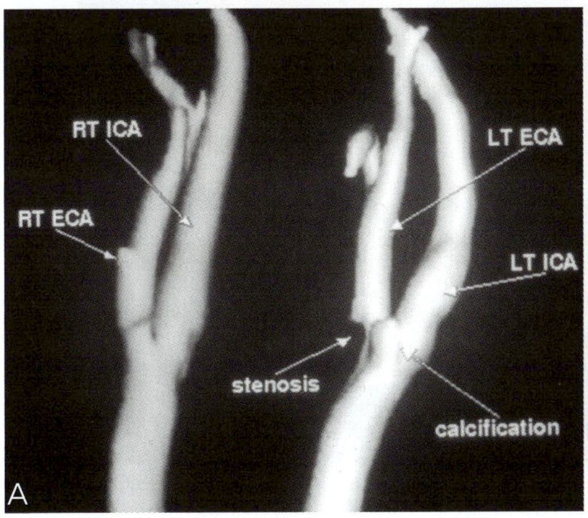

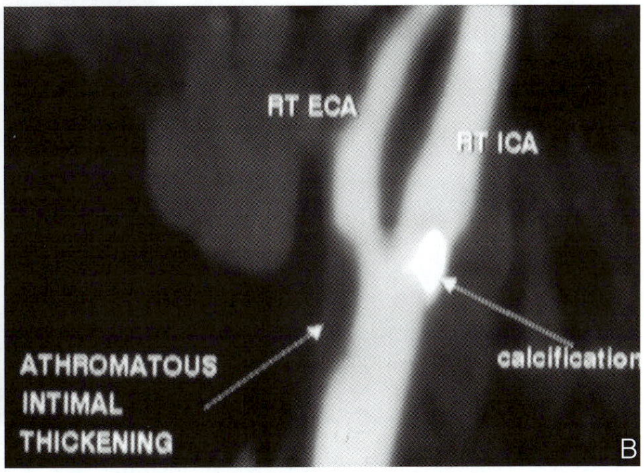

그림 4-27. A. Dynamic CT angiography. Surface rendering technique, B.Maximum intensity projection technique 우측 common carotid bifurcation level에서 calcificed atherosclerotic plaque에 의한 협착을 관찰할 수 있다.

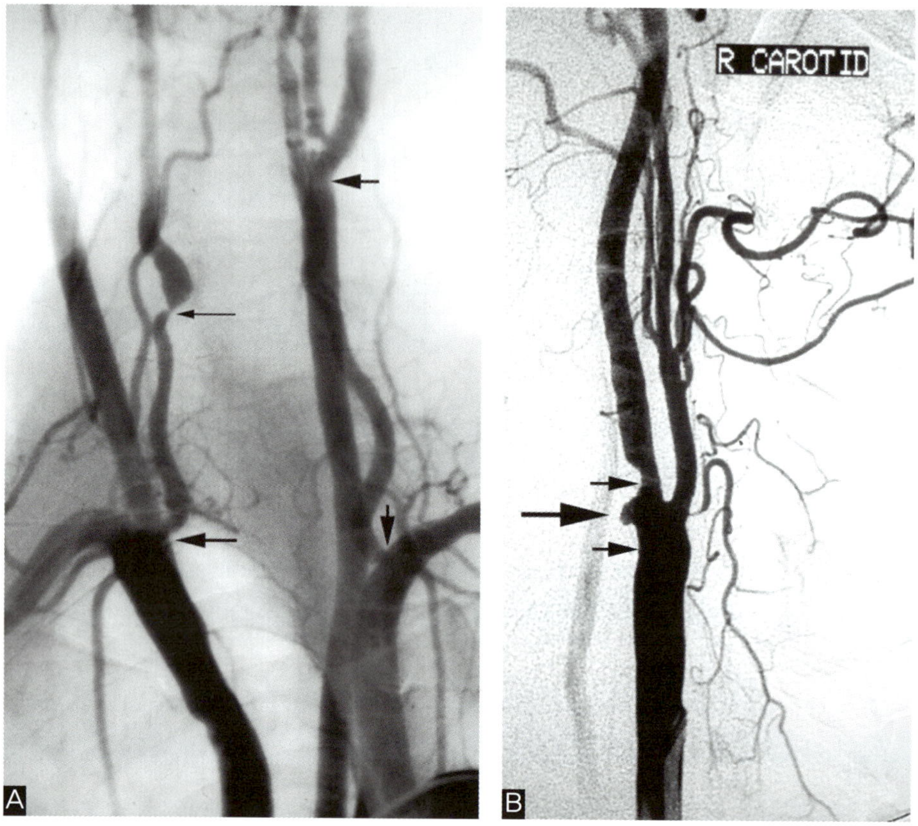

그림 4-28. Angiography of severe atherosclerotic narrowing of major arteries. A. Film subtraction angiography of aortic arch. 양측 추골동맥 기시부와 총경동맥분지 부위에서 동맥경화성 협착을 관찰할 수 있다(arrows). B. Digital subtraction angiography of right common carotid artery. 총경동맥분지 부위에서 중심부의 궤양(large arrow)과 atheroma (small arrows)에 의한 협착을 볼 수 있다.

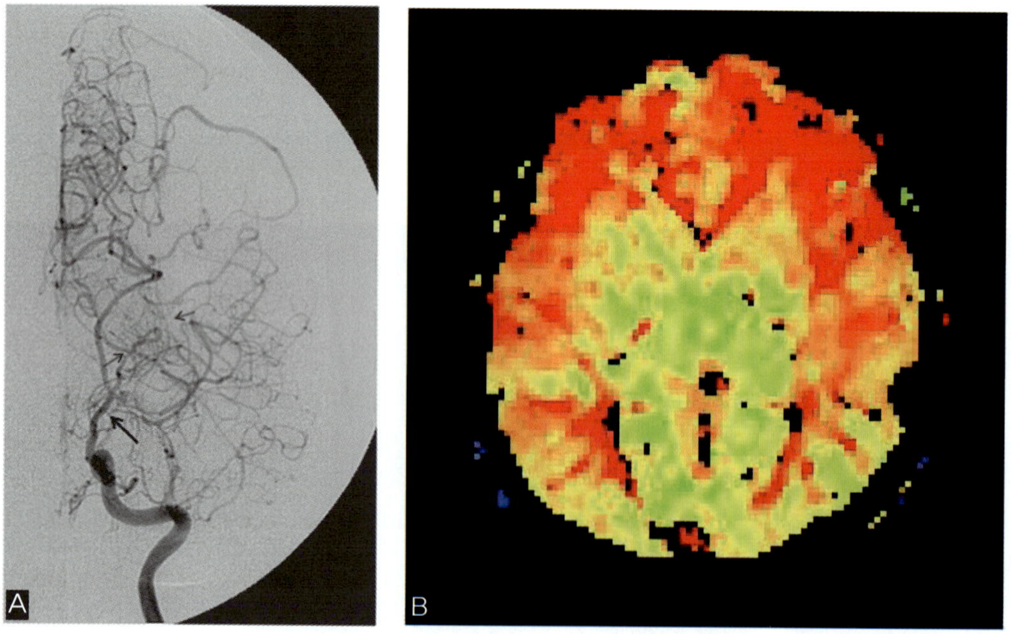

그림 4-29. Moyamoya질환의 angiography. A. Moyamoya병에 의한 경동맥의 원위부의 폐색(large arrow)과 기저부위의 관통동맥들에 의한 측부순환(small arrows)을 볼 수 있다. B. Perfusion MRI에서 양측 앞쪽 영역에 관류가 지연(red)된 것을 확인할 수 있다.

B. Moyamoya disease

소아나 청소년기에 주로 발생하는 원인을 알 수 없는 내경동맥의 원위부의 점차 진행되는 폐색을 초래하는 질환으로, 일본과 한국을 비롯한 극동 아시아에서 호발되며, 혈관폐색에 의한 측부순환 특히 뇌기저부위의 관통동맥들(basal perforators)의 발달을 초래하여 혈관촬영상 화산의 연기 같은 모양으로 보인다 하여 'moya moya'라는 이름으로 불린다(그림 4-29).

5. 뇌혈관기형 (Cerebrovascular malformations)

뇌혈관기형에는 뇌혈관 형성과정의 이상으로 인해 발생할 수 있는 4가지 유형의 질환, 즉 뇌 동정맥기형(arteriovenous malformation, AVM), 정맥기형(venous malformation, venous anomaly), 모세혈관확장증(capillary telangiectasia), 해면상정맥기형(cavernous malformation, cavernoma)과, 혈류역학적인 변화에 의한 뇌 동맥류가 있다.

A. 뇌 동정맥기형 (brain arteriovenous malformation; AVM)

증상을 유발하는 혈관기형 중 가장 흔히 발견되며, 20~40대에서 주로 출혈(50%)로서 발견되나, 단순한 두통, 간질, 점차 진행되는 신경학적 결손을 초래할 수도 있다.

병변은 기본적으로 미세동정맥루(microarteriovenous fistula)를 갖는 '핵(nidus)'과 이에 혈액을 공급하는 동맥들의 증식 및 유출되는 정맥의 팽창으로 구성되어 있다(그림 4-30).

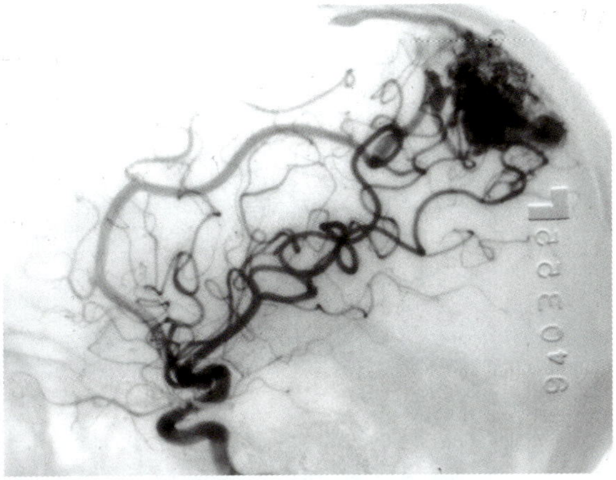

그림 4-30. 뇌 동정맥기형의 경동맥 촬영상. 두정엽에 위치한 AVM으로 섭식동맥인 전뇌동맥과 중뇌동맥의 증식, 그리고 피질로의 정맥유출(cortical venous drainange)을 보인다.

B. 해면상 정맥기형(cavernous angioma, cavernous malformation)

자기공명영상에서 발견되는 뇌혈관기형 중 가장 빈번한 질환으로 60%에서 간질을 주증상으로 보이며, 30~50%에서 다발성으로 발생한다. 병리학적으로는 혈관내피에 싸여있는 동양혈관강들(sinusoidal vascular spaces)로서 내부에 정맥혈, 혈전, 정맥석(phlebolith), 석회화, 섬유화 등의 다양한 구성을 갖고 있다.

방사선학적인 검사 중 혈관촬영에서는 정상 소견을 보이나, MRI에서 다양한 시기의 혈전과 주변의 hemosiderin rim을 보이면 진단이 가능하다(그림 4-31).

C. 뇌 동맥류(cerebral aneurysm)

뇌 동맥류는 다양한 원인에 의하여 발생하며, 형태적으로 낭상(saccular), 방추상(fusiform), 진균성(mycotic) 및 박리형(dissecting type)으로 분류된다. 가장 흔한 유형은 낭상 동맥류로 부검에서 5%의 빈도로 발견되나, 임상적으로는 40~60대의 고혈압의 소인을 보이는 환자에서 지주막하 출혈로 발현된다.

주로 발생하는 부위은 circle of Willis의 동맥이 분지하는 곳으로 그 빈도는 다음의 그림 4-32와 같으며, 방사선학적 진단법으로는 catheter angiography가 제일 좋은 검사가 되며 이외에 CT angiography와 MR angiography가 이용된다(그림 4-33).

IV. 뇌 종양

1. 뇌종양의 분류

- Glioma (35%) : astrocytoma, oligodendroglioma,

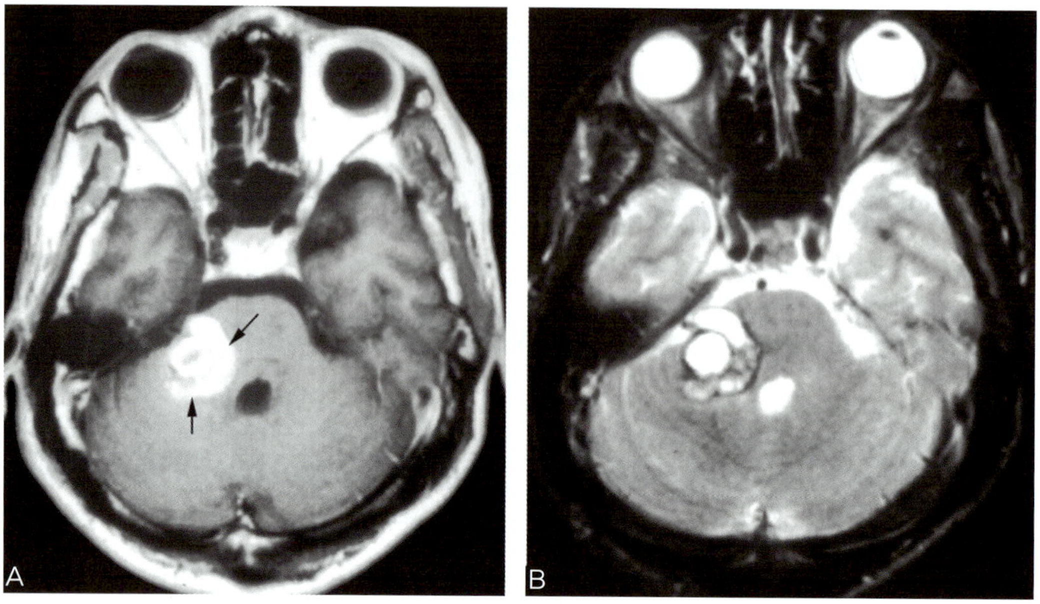

그림 4-31. 해면상 정맥기형(Cavernous malformation)의 T1(A)과 T2 강조영상(B). 다양한 시기의 혈종의 extracellar methemoglobin 성분에 의한 고신호강도와 주위의 hemosiderin에 T2 shortening효과로 저신호강도 소견을 관찰할 수 있다.

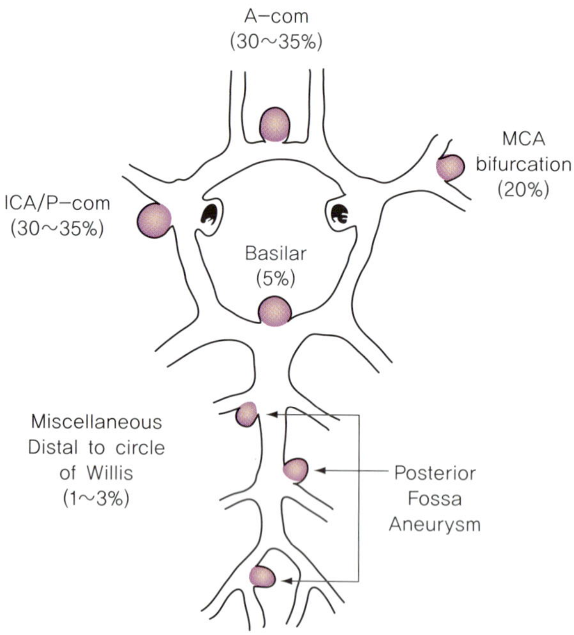

그림 4-32. 뇌 동맥류의 발생 부위 및 빈도

ependymoma, choroid plexus papilloma, medulloblastoma

- Other primary tumors (35%) :
  - Congenital tumors : craniopharyngioma, teratoma, dermoid, lipoma, hamartoma, germinoma
  - Vascular tumors : hemangiopericytoma, paraganglioma, hemangioblastoma
  - Nerve sheath tumors : schwannoma, neurofibroma
  - Sarcoma : meningeal sarcoma, parenchymal sarcoma
  - Pituitary tumors (5%)
  - Meningioma (15%)
  - Calvarial tumors : osteoma, chondroma, chondrosarcoma, chordoma, eosinophilic granuloma, epidermoid
- Metastasis (15%)

2. 뇌종양의 방사선학적 특징

감별 진단을 위한 일차적인 분석은 종양의 위치별 분류로써 종양의 발생 부위가 뇌실질내(intra-axial)인지, 아니면 뇌실질밖(extra-axial)인지를 구별하는 것으로 CT나 MRI에서 표 4-3의 소견을 중심으로 구별할 수 있다. 경우에 따라서는 혈관촬영을 시행하여 주된 유입 혈관과 혈관의 전위 소견을 통하여 감별에 도움이 될 수도 있다(그림 4-34).

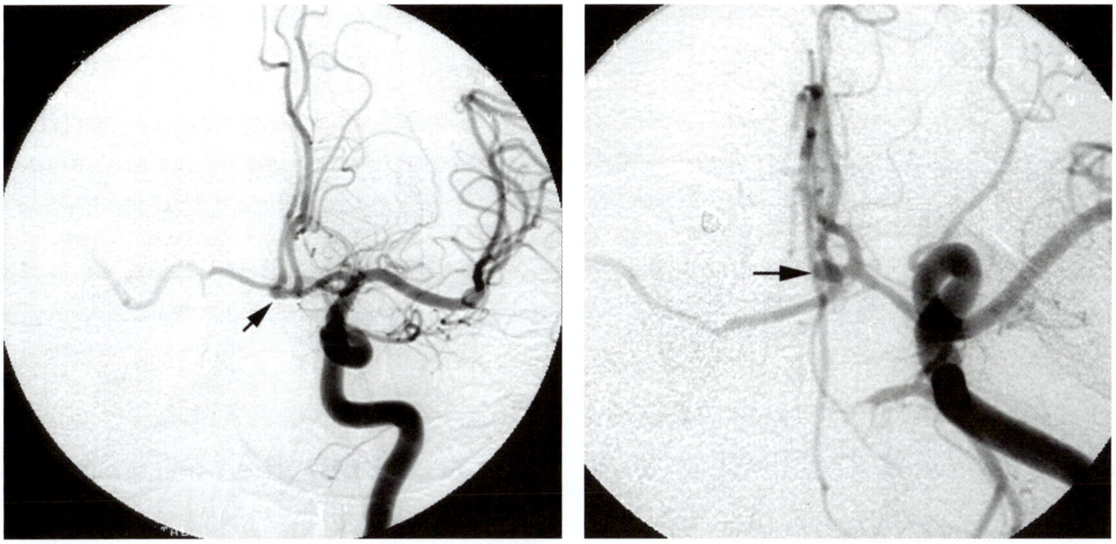

그림 4-33. Anterior communicating artery의 aneurysm (left carotid angiogram)

표 4-3. 종양의 발생 부위(intra-axial vs. extra-axial)별 감별진단

Feature	intra-axial	extra-axial
contiguity with bone or falx	no	yes
bony change	no	yes
CSF space, cisterns	effaced	often widened
Corticomedullary buckling	no	yes
GM/WM junction	destruction	preservation
Vascular supply	internal	external

표 4-4. 뇌부종의 원인 별 분류와 방사선학적 소견

	vasogenic edema	cytotoxic edema
Cause	tumor, trauma, hemorrhage, infection	ischemia
Mechanism	BBB defect	Na-K pump defect
	extracellular	intracellular
Steroid response	Yes	No
Imaging	WM affected (cortical sparing)	GM + WM affected

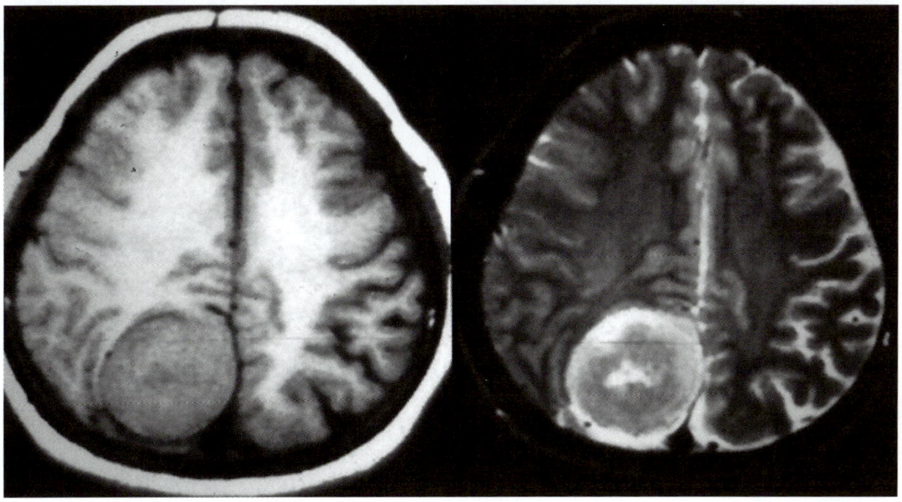

그림 4-34. 방시상수막종(parasagittal meningioma)의 MRI. 축외종양의 소견으로 superficial location과 corticomedullary junction의 displacement를 관찰할 수 있다.

종양의 범위를 알 수 있는 가장 좋은 검사는 MRI로서 Gadolinium 조영증강 후의 T1강조영상이나, 교종의 경우는 BBB의 손상이 없는 경우가 있기 때문에 조영증강 범위의 밖에 종양의 파급이 있을 수 있다. 따라서 조영증강되지 않는 low-grade astrocytoma의 경우에는 T2강조영상에서 부종과 같이 고신호강도를 보이는 범위를 종양의 범위로 판단할 수 있다.

종괴효과를 나타내는 방사선학적 소견은 대뇌소구의 소실(sulcal effacement), 뇌실압박, 수두증 등과 뇌조직의 herniation(subfalcial, transtentorial, tonsillar) 등이다.

3. 신경교종(glioma)

A. 성상세포종(Astrocytoma)

일반적으로 성상세포종의 분류는 병리학적으로 구분되어지는 특징으로, 영상소견으로는 병리학적 분류보다는 그 악성도(grade)에 따라 다음의 표 4-5과 같은 분류가 가능하나, 소아 연령군에서는 영상소견의 특징과 병리학적 악성도가 일치하지 않는 경우가 많다(그림 4-35).

B. 다형성교아종(glioblastoma multiforme)

가장 흔한 원발성 악성 뇌종양으로써 50세를 전후하

표 4-5. 신경교종의 병리학적 분류와 이의 임상 및 방사선학적 소견

	low-grade astrocytoma	anaplastic astrocytoma	glioblastoma multiforme
peak age	younger	middle age	50 years
maligancy grade	low	high	very high
histology	benign	malignant	very aggressive
Imaging features			
multifocal	no	occasional	occasional
enhancement	−/+	++	+++
edema	little or no	abundant	abundant
calcification	frequent	less	uncommon
others		necrosis/hemorrhage.	necrosis/hemorrhage.

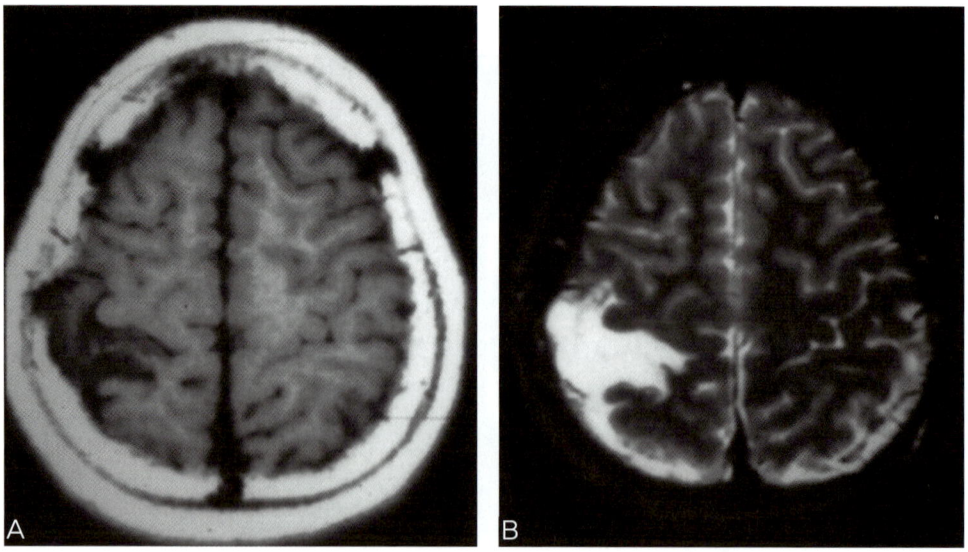

그림 4-35. Low-grade astrocytoma의 MRI. T1강조영상(A)에서 저신호, T2강조영상(B)에서 고신호를 보이는 종양이 우측 두정엽의 중심후회(postcentral gyrus)에 위치하고 있다.

여 호발하며, 방사선학적 소견으로는 CT에서 저음영의 종괴로서, 조영증강시 강한 조영증강을 나타낸다. 또한 출혈과 괴사를 동반하는 경우가 많으며 석회화는 드물다(그림 4-36).

C. 핍돌기교종(oligodendroglioma)

20대에서 40대에 호발하는 비교적 천천히 자라는 교종으로서, 뇌종양의 5%를 점유한다.

CT에서 저음영의 종괴로, 대부분의 경우(90%) 커다란 결절성의 혹은 선상 석회화를 동반한다. 대뇌반구에 호발하며, 피질을 침범하는 경우가 많고, 조영증강의 정도는 종양의 분화가 안 될수록 강하다(그림 4-37).

D. 상의세포종(ependymoma)

뇌실의 ependymal lining cell에서 발생하여, 뇌실내나 인접한 부위에 호발하며, 소아에서는 제4뇌실(70%), 성인에서는 측뇌실(30%)에서 주로 발생한다. 제4뇌실의 종양은 인접한 foramina를 통하여 CPA와 대조(cisterna magna)로 파급되는 경향이 있다. 수두증을 흔히 동반하며, 약 50%에서 석회화와 낭성변화를 볼 수 있다(그림 4-38).

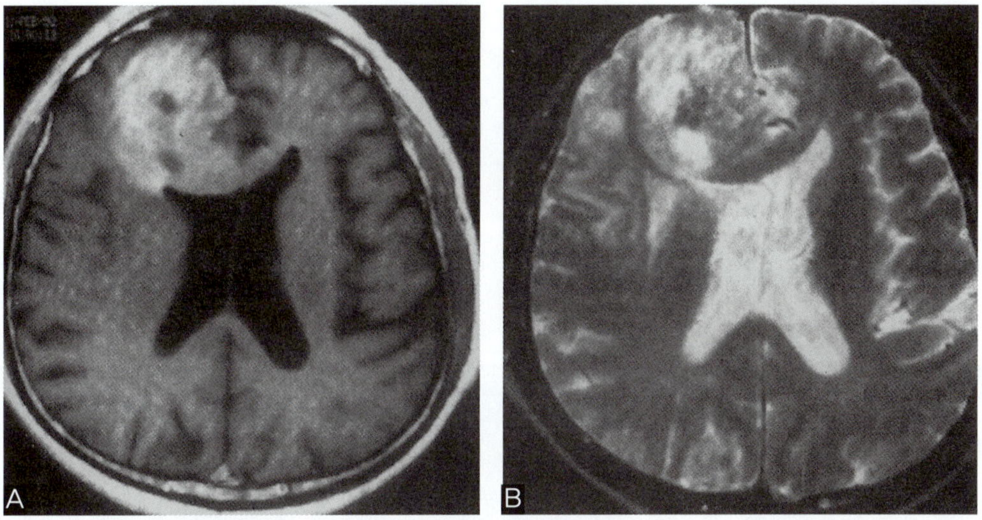

그림 4-36. 다형성교아종의 조영후 MR(A)과 T2강조영상(B). 강한 조영증강을 보이는 종양의 외연을 따라 혈관성부종(vasogenic edema)이 T2강조영상에서 고신호로 나타난다. 뇌량(corpus callosum)의 슬부(genu)를 통하여 좌측 전두엽으로의 파급을 볼 수 있다.

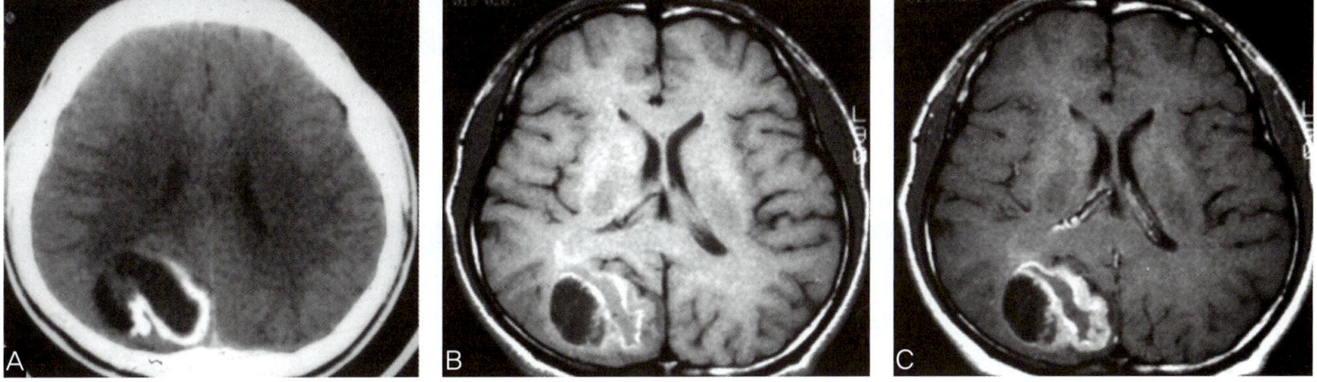

그림 4-37. 핍돌기교종의 조영전 CT(A), T1강조영상(B), 조영후 T1강조영상(C). 낭성 부분과 주변의 석회화를 보이는 고형성분이 있으며, 고형성분은 조영증강을 보인다.

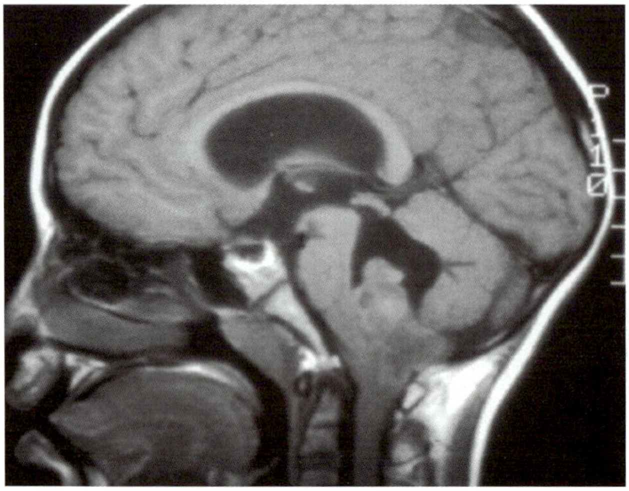

그림 4-38. 제4뇌실 상의세포종의 조영 전 T1강조영상. Foramen magendie를 통하여 cisterna magna로 종양의 전이를 보인다.

E. 맥락총유두종(choroid plexus papilloma)

뇌실내 맥락총 상피조직에서 발생하는 드문 종양으로, 5세 이하의 소아(85%)에서 호발한다. 호발부위는 소아에서는 측뇌실의 삼각부위(trigone)이며, 드물지만 성인에서는 제4뇌실에서 발생한다. 뇌실내 종괴로 보이며, CSF의 과잉생산에 의한 수두증을 보인다. 조영증강 시 강한 조영 증강을 보이며 석회화를 흔히 동반한다.

F. 수아종(medulloblastoma)

제4뇌실의 천정에 있는 primitive neuroepithelial cell에서 기원하는 종양으로 2~8세에서 주로 발생하는 소아의 가장 흔한 후두개와의 악성종양이다. 방사선학적 소견으로는 조영전 CT에서 고음영을 나타내는 cerebellar midline mass로써, 강하고 균일한 조영증강이 특징이다. 90%에서 수두증을 동반하며, 드물게 석회화(10%)를 볼 수 있다. Spinal CSF seeding(30~50%)을 초래하며, 이는 조영후 spinal MR에서 가장 잘 발견된다(그림 4-39).

3. 기타 뇌종양

A. 유피종(dermoid)와 유표피종(epidermoid tumor)

유피종은 neural tube closure 전에 남아 있는 ectodermal element에서 발생하는 선천성 종양으로 유표피종과 비교할 때 다음 표 4-6와 같은 특징을 보인다.

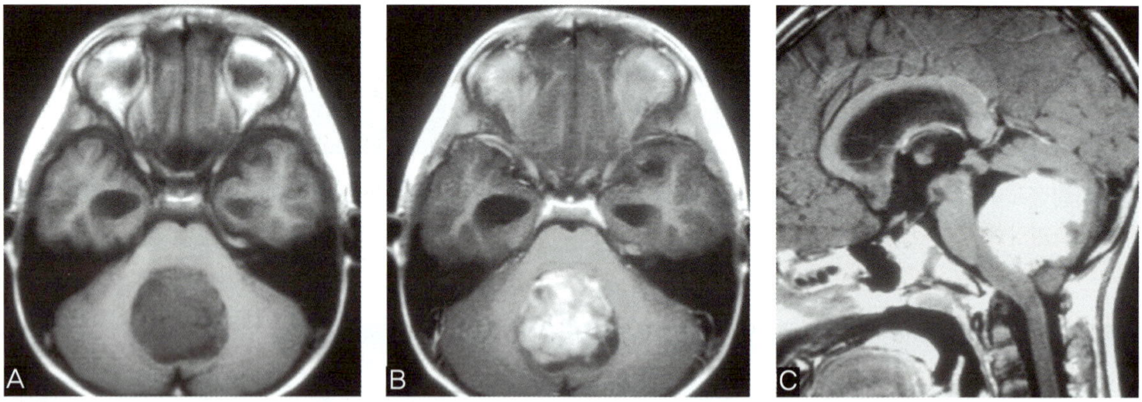

그림 4-39. 수아종의 조영전 T1(A), 조영후 axial(B),과 sagittal T1강조영상(C). Cerebellar vermis에 위치한 종양이 강한 조영증강을 보이며, 제4뇌실 압박에의한 수두증을 동반하고 있다.

표 4-6. Features of epidermoid and dermoid tumor

	epidermoid	dermoid
origin	ectoderm	ectoderm + mosoderm
content	epithelium, keratin, cholestrol crystal	fat, hair, sweat gl., epithelium
location	cerebellopontine angle cistern, diploic space, intraventricular	posterior fossa midline lesion
age	adults	children
density	water, calcification (30%)	fat, inhomogeneous

B. 림프암(lymphoma)

원발성 뇌 림프암은 주로 non–Hodgkin's형이며, AIDS나 장기이식환자에서 호발한다. 발생부위는 주로 뇌실에 연한 기저핵(50%), 뇌량(corpus callosum), 후두개와이며 단발성 혹은 다발성 종괴로 나타난다. CT에서 균일한 고음영으로 보이며 강하고 균일한 조영증강을 보인다(그림 4–40). 석회화나 출혈, 낭포는 동반하지 않으며 steroid치료 시 종양의 크기가 감소하는 현상이 특징이다.

C. 수막종(meningioma)

뇌종양의 15%를 차지하며 45세 전후의 여자(M : F = 1 : 2)에 호발한다. 흔한 발생부위는 겸(falx) 주위의 대뇌궁융부(cerebral convexity), 접형골연(sphenoid ridge), juxtasellar, 후신경구(olfactory groove), 후두개와(posterior fossa), 천막(tentorium) 등이며 소아에서는 측뇌실에서도 잘 발생한다.

방사선학적 소견으로 수막종은 대표적인 축외종양으로 둥글고, 분엽형이며(lobulated), 뚜렷한 경계를 가지며 드물게는 pancake모양의 en plaque형으로 나타나기도 한다. 이는 조영전 CT에서 고음영이며 강하고 균일한 조영증강을 보인다(그림 4–41). MR소견은 T1/T2강조 영상에서 뇌실질과 비슷한 신호강도를 나타내며, 조영후 강한 조영증강과 'dural tail' sign을 보인다. 또한 약 20%에서 인접한 두개골내판의 골증식(hyperostosis)을 동반하며 혈관촬영에서 경막동맥의 혈액공급을 받으며, 'spoke–wheel'모양의 강한 종괴염색을 보이고 정맥기까지 tumor blush가 계속 보이는 것이 특징이다(그림 4–42, 43).

D. 신경초종(schwannoma)

뇌종양의 약 8%를 점유하며, nerve sheath의 Schwann cell에서 발생하고, 주로 청신경(90%)과 삼차신경에 호발한다. Neurofibromatosis type 2와 동반하는 경우 양측성의 청신경초종, 다발성 신경초종, 수막종 등을 보인다(그림 4–44, 45).

표 4–7. 수막종과 신경초종의 감별진단

	Meningioma	Schwannoma
location	dural based	cranial nerve
contrast enhnacement	strong, homogeneous	heterogeneous
calcification	frequent	rare
effect on adj. Bone	hyperostosis	pressure erosion
SI on T2WI (GM와 비교)	isointense(50%)	hyperintense

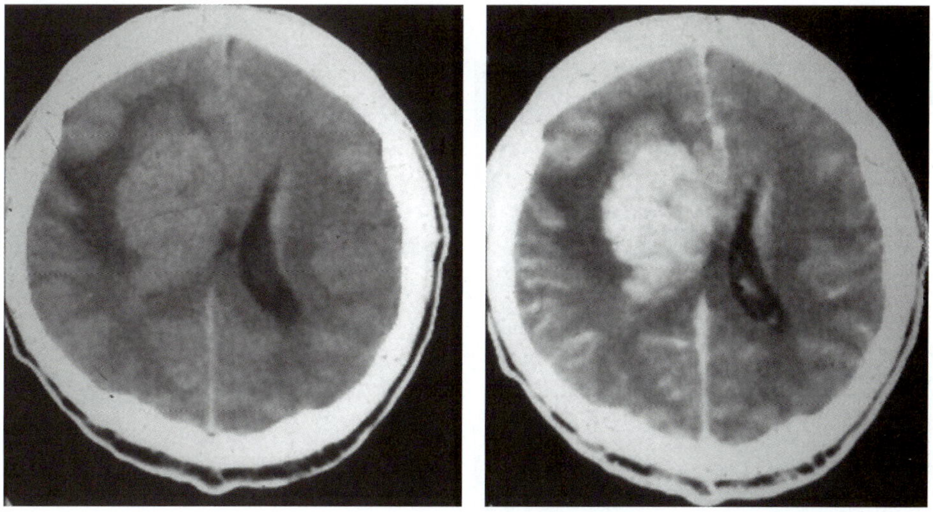

그림 4–40. 뇌 원발성 림프암의 조영전후 CT. 우측 기저핵의 종양은 고음영으로 조영후 강하고 균일한 조영증강을 보인다. 종양 주위의 혈관성부종이 저음영을 보이고, 조영후 뇌실벽으로의 종양의 파급을 볼 수 있다.

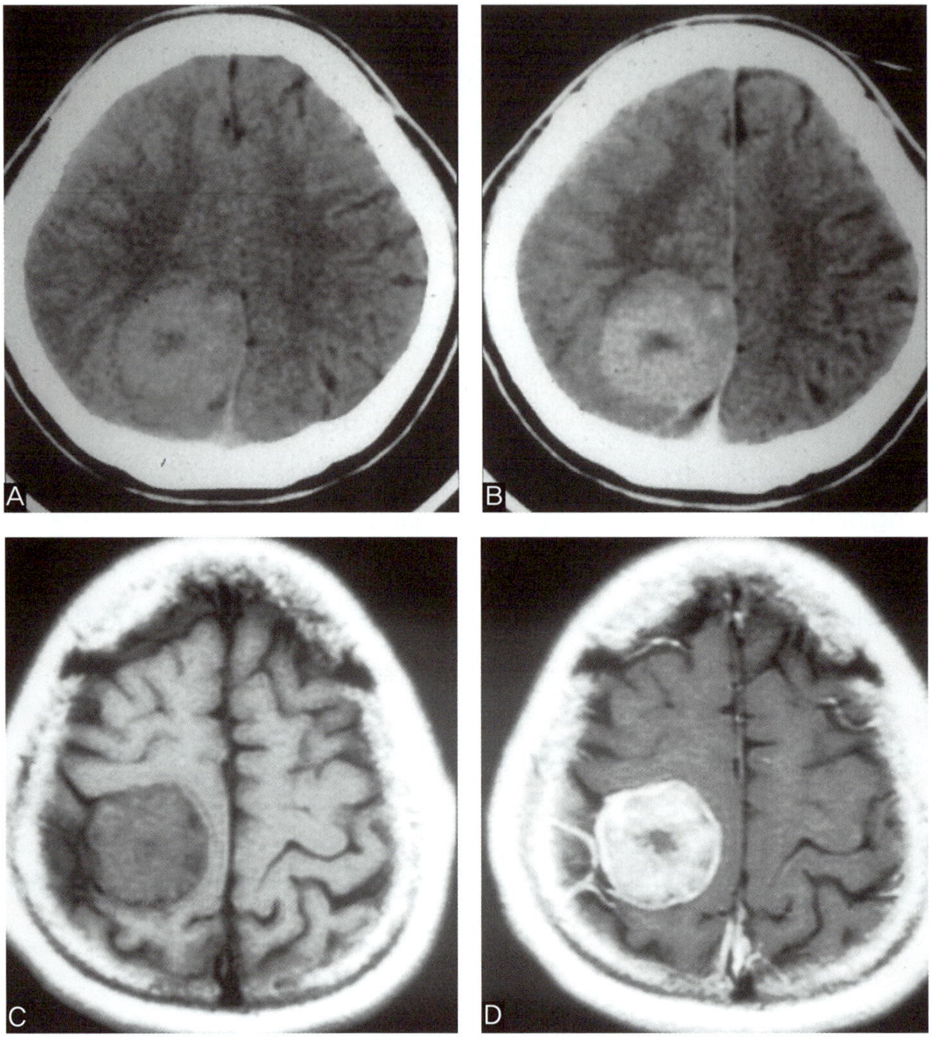

그림 4-41. 우측 두정엽부위의 방시상수막종(parasagittal meningioma)의 CT와 MRI. A, B. 조영 전 후의 CT에서 균일한 고음영의 병소가 상시상정맥동에 연하여 관찰된다. C, D. 조영 전후의 T1강조영상에서 인접한 뇌피질을 압박하는 종양이 강하고 균일한 조영증강을 보인다.

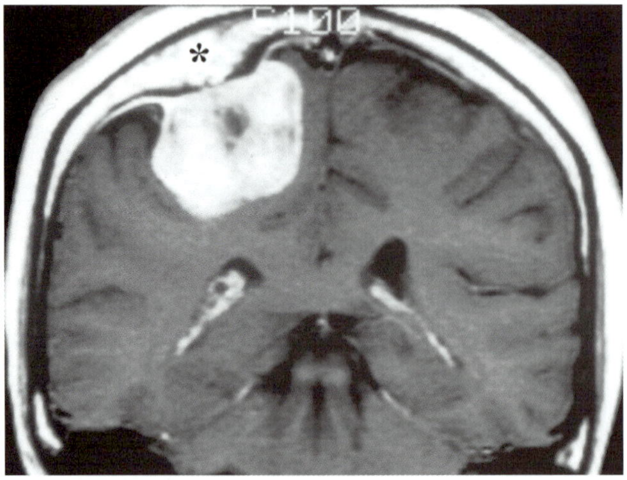

그림 4-42. Convexity meningioma의 조영후 T1 관상면영상. 인접한 두개골의 골증식(*)을 볼 수 있다.

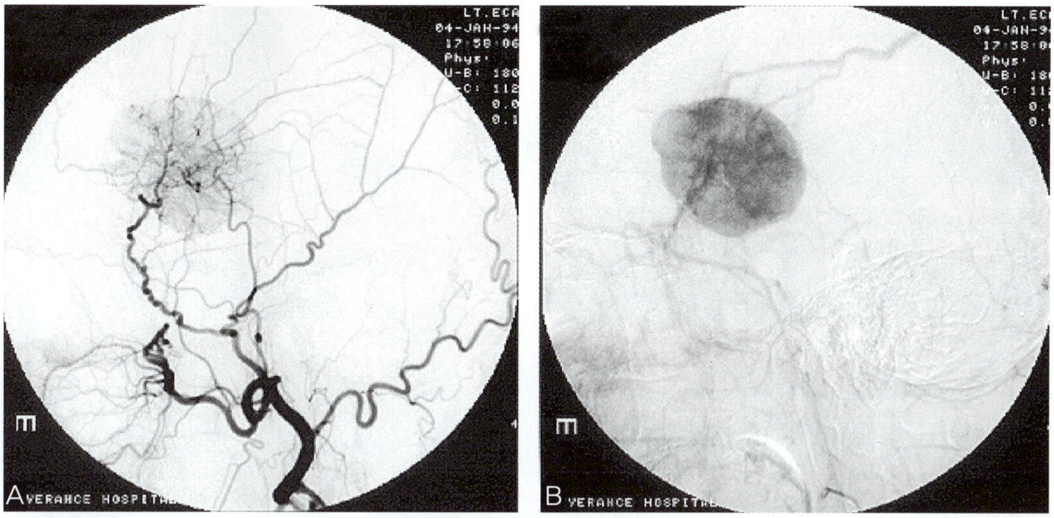

그림 4-43. Convexity meningioma의 external carotid angiogram. 중경막동맥의 혈액공급을 받는 종양의 강한 tumor blush가 보이며(A), 정맥기(B)까지 종괴염색이 지속되고 있는 것을 볼 수 있다.

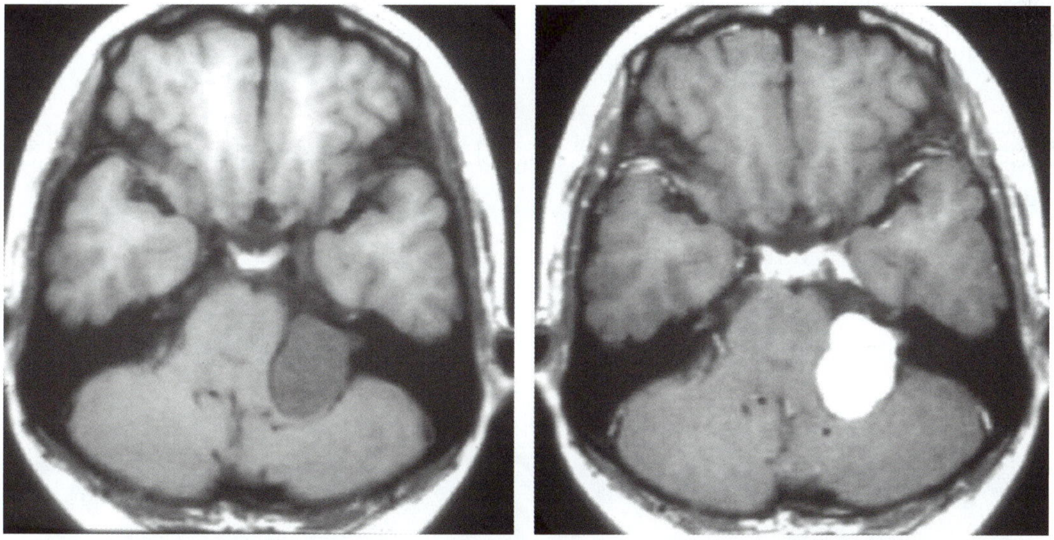

그림 4-44. 좌측 CP angle에 위치한 청신경초종의 조영 전후의 T1강조영상. 저신호강도의 종양이 강한 조영증강을 보이며, 내이도로의 종양의 파급을 볼 수 있다.

E. 전이암(metastasis)

뇌종양의 15%를 점유하며, 호발부위는 뇌피질과 뇌백질의 경계부위, 심부 뇌실질부위, 뇌간의 순이다. 방사선학적 특징은 다발성 혹은 단발성의 뇌실질의 종괴로 뚜렷한 뇌부종을 동반하며 강한 조영증강을 보인다. 성인에서의 흔한 원발성 종양은 폐암, 유방암, 전립선암이며, 소아에서는 신경아세포종, 림프암/백혈병, 육종(sarcoma)이다(그림 4-46).

F. 송과선 종양(pineal tumor)

송과선은 바이오 리듬과 깊은 관련이 있다고 알려져 있으며, 해부학적으로 제 3뇌실의 후방에 위치하고, 정상 성인에서 50%의 석회화를 보인다. 이러한 석회화가 1cm 이상인 경우 소아에선 송과선 종양을 의심할 수 있다. 또한 이 부위의 병소의 임상소견으로는 perinaud syndrome이 전형적이다.

송과선에서 발생하는 종양은 다양하며, Germ cell tumors (germinoma, teratoma, endodermal sinus tumor, cho-

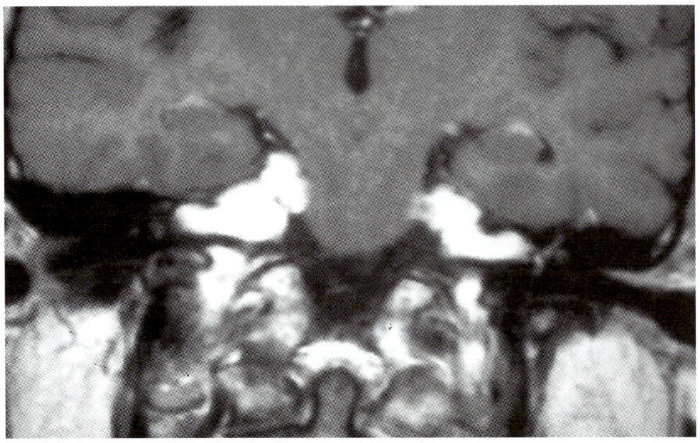

그림 4-45. Neurofibromatosis type II의 조영후 T1강조영상. 양측성 청신경초종의 내이도내의 파급을 볼 수 있으며, 종양은 강한 조영증강으로 고신호 강도로 관찰된다. 이러한 양측성 청신경초종은 neurofibromatosis II의 전형적인 형태이다.

roicarcinoma)와 Pineal parenchymal tumors (pineocytoma, pineoblastoma)로 대별된다(그림 4-47).

G. 배아종(germinoma)

한국과 일본 등 극동 아시아에서 높은 빈도를 보이는 종양으로 특히 사춘기 남자에 호발한다. 특징으로는 송과선의 팽창을 보여, CT상 고음영의 종괴이며, 균일한 조영증강을 보이고, central calcification을 동반할 수 있다. 또한 뇌실과 subarachnoid space로 전이를 잘한다.

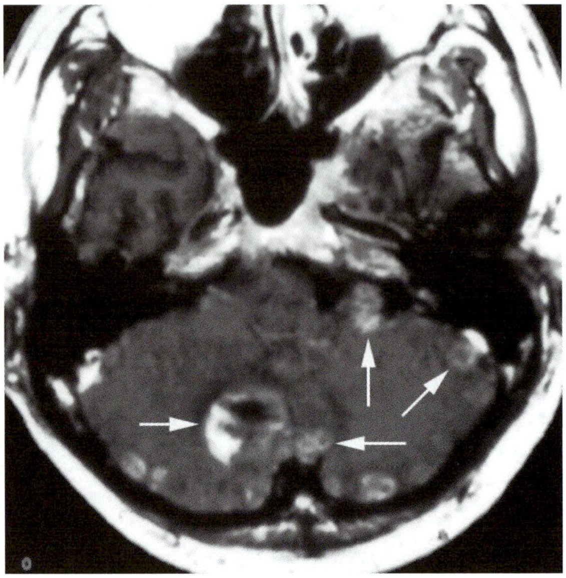

그림 4-46. 전이성 대장암의 조영후 T1강조영상. 특징적으로 조영증강되는 다발성 종괴(arrows)와 심한 뇌 부종을 관찰할 수 있다.

4. Sellar Turcica 주위의 종양

정상 뇌하수체는 3~8mm의 높이이며 사춘기 여자와 임신기에 10mm의 크기로 정상적인 hypertrophy를 보

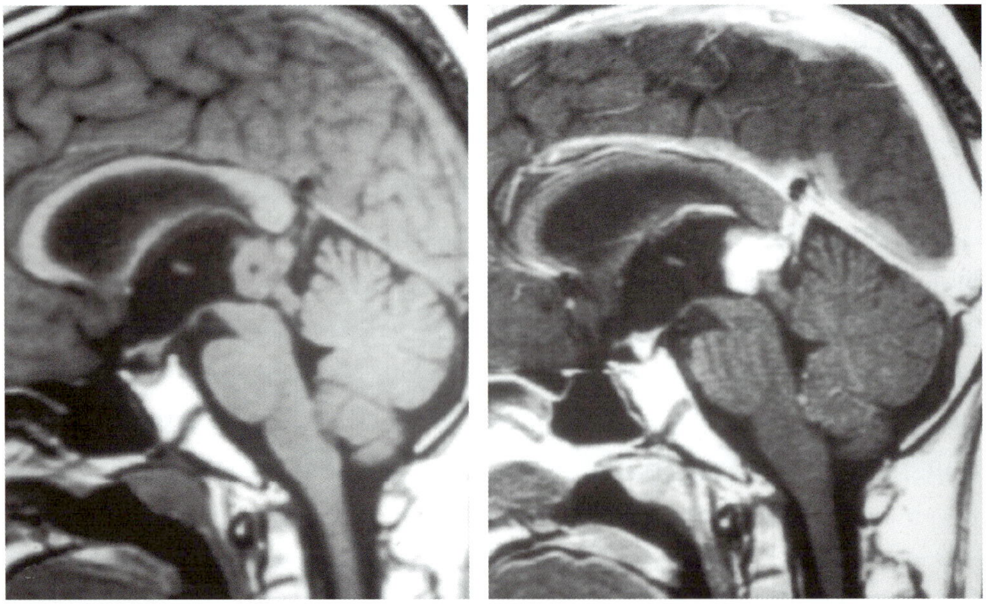

그림 4-47. 송과선 배아종(Pineal germinoma)의 조영증강 전후의 sagittal T1강조영상. 강한 조영증강으로 보이는 고형 종괴를 송과선(pineal gland) 부위에서 볼 수 있다.

인다. 또한 pituitary stalk은 tuber cinereum과 뇌하수체 후엽 사이에 위치하며 2~5mm의 diameter이다. 또한 BBB가 없고 혈류의 분포가 많기 때문에 정상적으로 강한 조영증강을 나타낸다. Suprasellar cistern은 diaphragma sellae 상부에 위치하며, 횡단면에서 별 모양을 보인다. Cistern 내에는 Willis circle, optic chiasm과 optic nerve, pituitary stalk이 있다(그림 4-48). 또한 cistern이 diaphragma sellae의 defect를 통하여 sella로 herniation된 상태를 'empty sella'라 한다.

뇌하수체와 주변 부위에는 뇌하수체 선종을 비롯하여 다양한 질환이 발생되며, 침범 부위에 따라 내분비 장애, 안구 운동 장애 및 여러 특징적인 임상 소견을 보이게 된다. 이때 감별진단을 위하여 주로 MRI를 시행하게 되며, 대상 질환은 다음과 같다; (1) Aneurysm, (2) Craniopharyngioma, (3) Dermoid/ epidermoid tumor, (4) Germinoma, (5) Hamartoma, (6) Histiocytosis X, (7) Lymphoma, (8) Meningioma, (9) Metastasis, (10) Pituitary adenoma, (11) Rathke's cleft cyst, (12) Tuberculoma/ sarcoidosis.

A. 뇌하수체 선종(pituitary adenoma)

뇌하수체 전엽에서 발생하는 양성종양으로 뇌종양의 15%를 점유한다. 병리학적으로는 immunohistochemical stain에 의한 hormone production의 유형에 따라 분류하고 있으며, 방사선학적으로는 10mm 이하의 미세선종(microadenoma)과 그 이상 크기의 'macroadenoma'로 분류하며, 종양이 sellar turcica를 벗어나서 주위 조직을 invasion할 때 'invasive adenoma'라 한다(그림 4-49).

미세선종의 영상 진단은 CT보다 MRI가 sensitive하며, 조영증강 전후의 coronal T1강조영상과 dynamic MR이 가장 좋은 진단 방법이다. 조영전 종양은 저 신호를 보이며, 뇌하수체의 asymmetry, 볼록한 뇌하수체 상연, pituitary stalk의 deviation 및 터어키안의 골 미란(bony erosion)을 보인다. 또한 조영후 조영증강되는 정

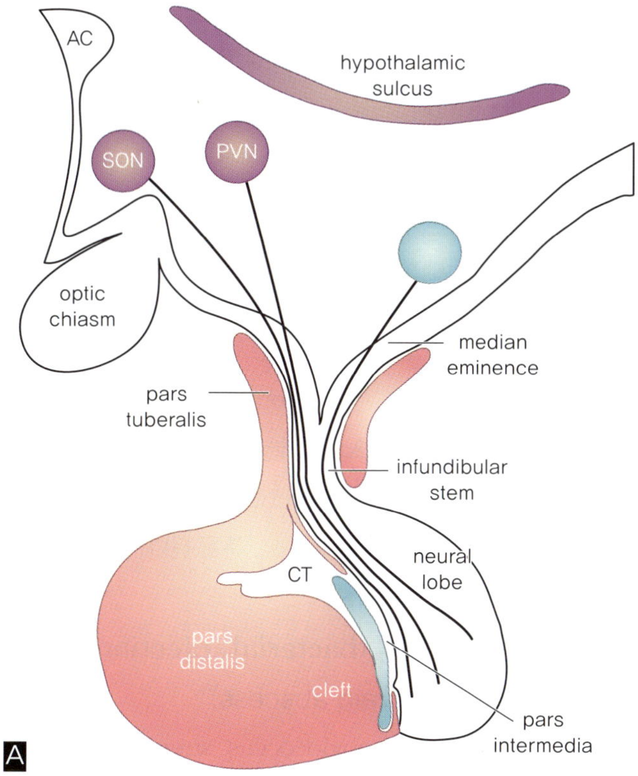

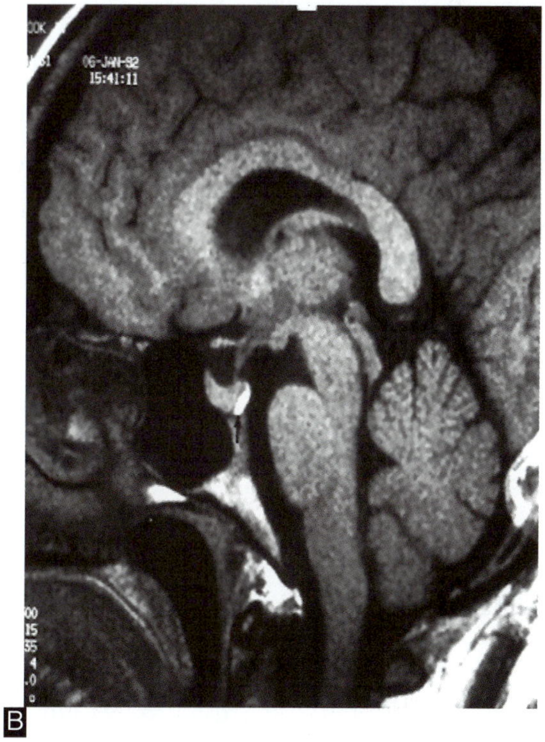

그림 4-48. Hypothalamopituitary axis의 regional anatomy(A)와 정상인의 sagittal T1강조영상(B). 정상 adenohypophysis는 중등도의 신호강도를 보이는 반면, neurohypophysis는 내부의 secretory granule의 fat성분에 의하여 고신호를 보인다.

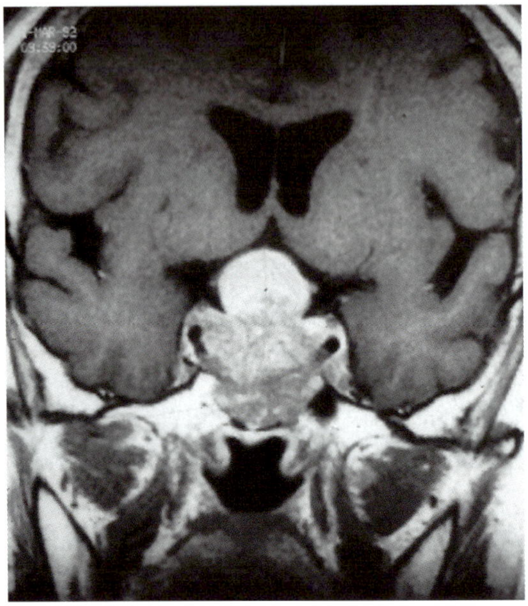

그림 4-49. Invasive macroadenoma의 조영후coronal T1강조영상. Suprasellar/infrasellar extension을 보인다.

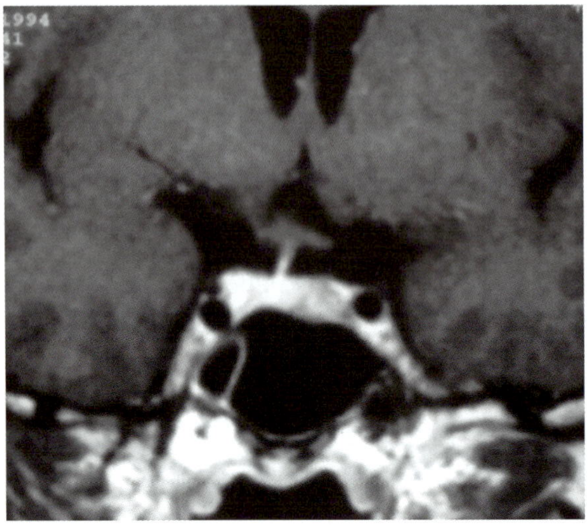

그림 4-50. 뇌하수체 미세 선종의 조영후 T1강조영상. 뇌하수체 좌측에 종양이 저 신호강도를 보이며 mass effect에 의한 stalk의 deviation이 관찰된다.

상 뇌하수체에 비하여 저신호강도를 보이며, 특히 dynamic study의 조영후 1분 영상에서 가장 잘 보인다(그림 4-50).

종양의 크기가 1cm 이상으로 커지면 종양의 파급 방향에 따라 suprasellar, infrasellar, retrosellar 및 parasellar 방향으로의 침범을 보이며, suprasellar extension시는 optic chiasm의 압박에 의한 bitemporal hemianopsia를 초래하며, parasellar extension은 인접 cavernous sinus의 침범을 보인다.

B. 두개 인두종(craniopharyngioma)

Rathke's pouch의 epithelial remnant에서 발생하는 양성 종양으로 20세 이하에서 suprasellar cistern의 가장 흔한 종양이다(뇌종양의 3%). 임상적으로는 growth retardation, diabetes insipidus, bitemporal hemianopsia를 초래한다.

특징적인 영상 소견은 낭성 종양으로 70%의 빈도를 보이며, 내부의 성분에 따라 다양한 CT 음영과 MR 신호강도를 보인다. 75~90%에서 석회화를 동반하며, 종양이 커지면 foramen Monro의 폐색에 의한 수두증을 초래한다. 다른 선천성 낭성 질환과의 가장 중요한 감별점으로는 고형 종괴를 함유하여 조영 증강 및 석회화를 보인다는 점이다(그림 4-51). Craniopharyngioma는 내부 content에 따라 다양한 신호를 보여주며, 특히 cholesterol의 함유에 따라 그림 4-51에서와 같이 T1강조영상에서 뇌실질보다 높은 신호강도를 보이며, solid portion과 cyst wall의 조영증강을 관찰할 수 있다.

V. 뇌 염증성 질환

뇌 염증성 질환은 부위별로 수막염(meningitis), 뇌실염(ventriculitis), 뇌 농양(brain abscess)과 뇌염(cerebritis), empyema 등으로 나눌 수 있으며, 원인균 별로는 세균성(bacterial), 진균성(fungal), 기생충성(parasitic), 바이러스성(viral) 염증 등으로 분류된다.

1. 세균성 염증(bacterial infections)

A. 뇌 농양(brain abscess)

소아에서는 staphylococcus, streptococcus 및 pneumococcus 등에 의하며, 성인에서는 호기성세균과 혐기성세균의 복합에 의한다. 감염 기전은 50%에서 부비동

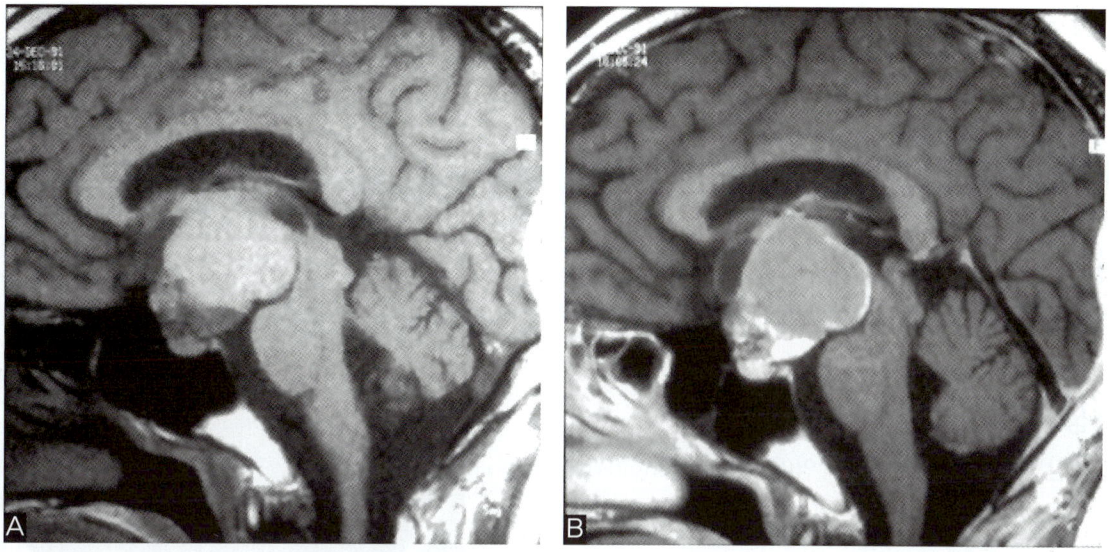

그림 4–51. Cystic craniopharyngioma의 조영전후 T1강조영상. Cyst내 cholestrol crystal로 인하여 고신호강도를 보이며, solid portion의 조영증강을 관찰할 수 있다.

염(sinusitis)이나 유양돌기염(mastoiditis)의 합병증에 의하며 30%에서 패혈증 상태에 의한 혈행성 염증이다.

뇌 농양의 영상소견은 혈행성인 경우 뇌피질과 뇌백질의 경계 부위에 호발하나, 외상이나 부비동염에 의한 경우는 원인균의 진입부위(entry site)에 인접한 뇌에 위치한다. 농양 주변으로 종괴 효과와 혈관성 부종을 보이며, 농양은 환형의 조영증강이 나타난다. 이러한 피막 형성은 7~14일 사이에 일어나며, 뇌실쪽으로 향한 부위가 얇은 경향이 있고, MR T2강조 영상에서 저신호강도(free radical에 의한?)를 보인다. 이차적인 농양(daughter abscess)을 형성하는 경우가 많으며, 뇌실내로 터지게 되면 뇌실염(ventriculitis)을 초래하여 조영후 뇌실막의 조영증강(ependymal enhancement)을 동반한다(그림 4–52).

농양의 감별진단은 주로 환상조영증강을 보이는 질환들로 다형성 교아종, 전이암, 용해기(resolving stage)의 혈종 등이 있다.

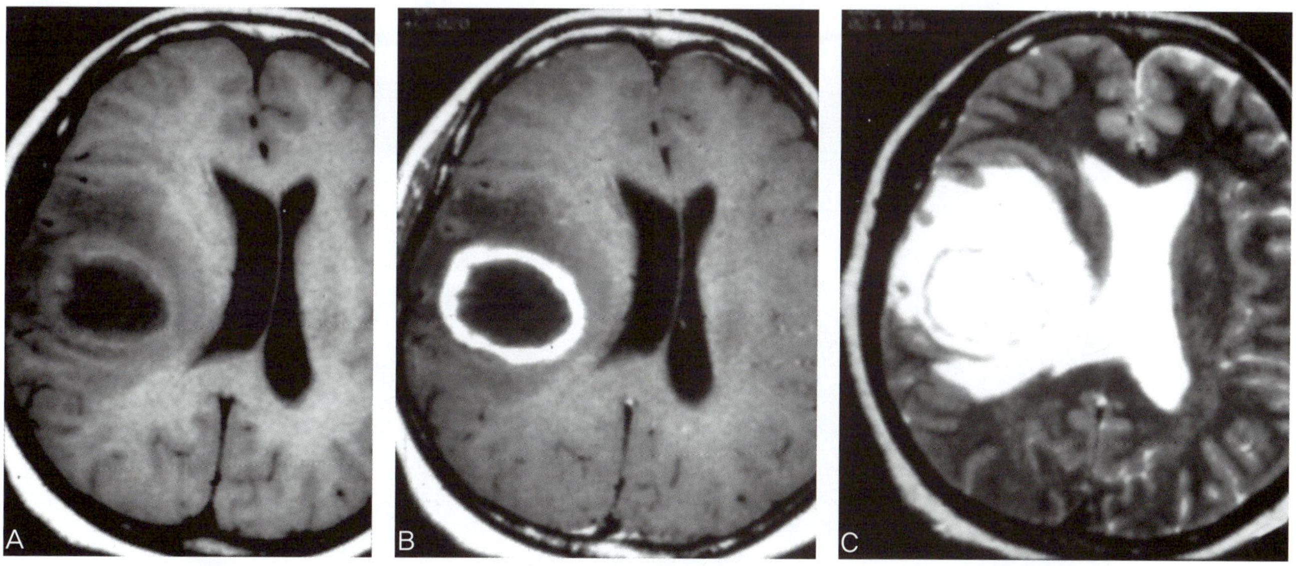

그림 4–52. 화농성뇌 농양의 MR 소견. A. T1강조영상, B. 조영후 T1강조영상, C. T2강조영상 환상의 강한 조영증강을 보이는 뇌 농양의 벽은 T2강조영상에서 저신호강도를 나타낸다.

B. 경막하 농양(subdural empyema)

경막하(subdural empyema) 혹은 드물게는 경막외(epidural empyema)의 농양으로서 신경외과적으로 응급을 요하는 질환이다. 경막하 혹은 경막외의 저 음영의 액체가 모여 있는 것으로 두꺼운 띠모양의 조영증강을 보이며, 정맥경색(venous infarction)을 동반할 수 있다(그림 4-53).

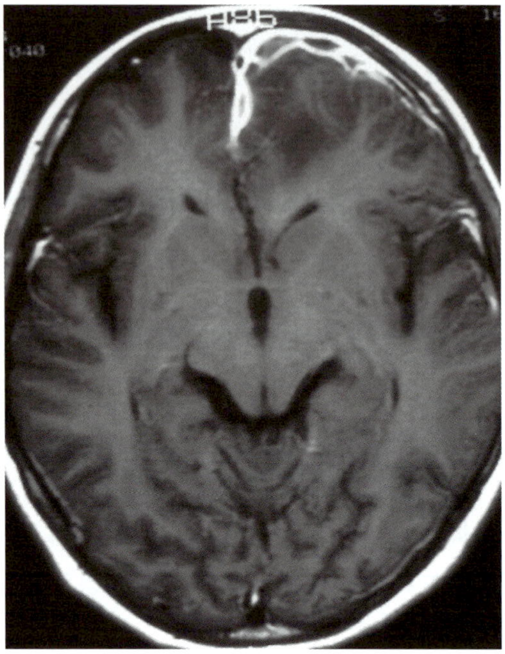

그림 4-53. 경막하 농양의 조영후 T1강조영상. 좌측 전두엽 부위에 경막하 조영증강과 내부의 농(pus)이 관찰된다.

C. 결핵성 수막염(tuberculous meningitis)

결핵균의 감염은 주로 뇌기저막염(basal meningitis)을 초래하나 때로는 뇌실질내 결핵종(parenchymal tuberculoma)의 형태를 보일 수도 있다. 영상 소견으로는 뇌 기저막의 강한 조영증강과 혈관염에 의한 국소적 경색이 흔히 관찰되며, 주로 교통성 수두증이 동반될 수 있다(그림 4-54, 55).

2. 그외 감염성 뇌질환

A. 뇌낭미충증(neurocysticercosis)

Taenia solium (tapeworm)에 감염된 돼지고기를 설익은 상태에서 섭취하면, 충란이 창자벽을 뚫고 혈행성으로 CNS를 포함한 여러 장기에서 낭포(cyst)를 형성하게 된다. 이러한 낭포는 살아있는 유충(larva)을 함유하고 있으나, 일정 기간 후 죽게 되며 이때 낭포내 독성물질에 의한 염증성 반응을 일으킨다. 오랜 기간이 경과하면 석회화병소로 변화한다.

CT 및 MRI에서 다양한 시기의 병소를 볼 수 있으며, 병소의 위치에 따라 뇌실질(parenchymal), 뇌조(cisternal) 그리고 뇌실형(ventricular type)으로 분류할 수 있

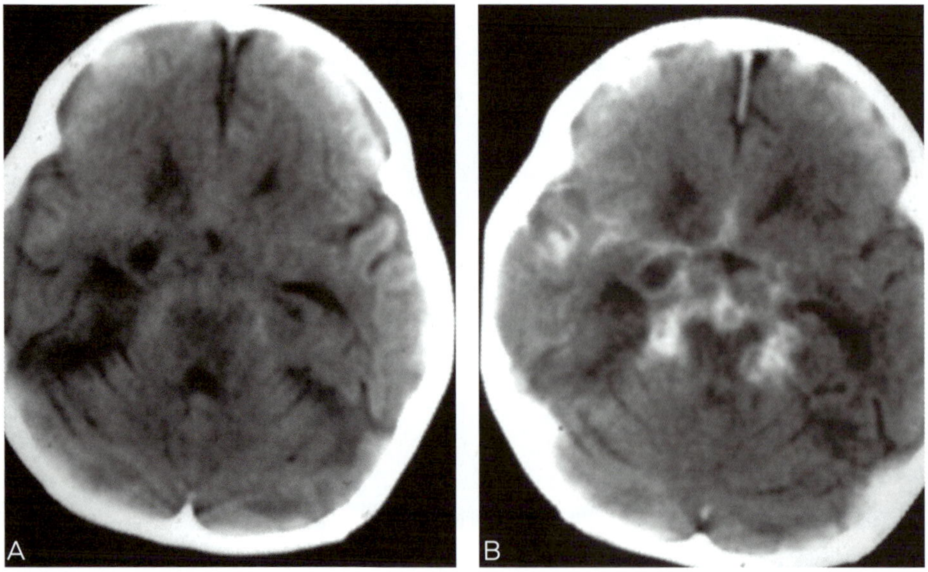

그림 4-54. 결핵성 수막염의 조영전후 CT. 특징적인 뇌기저막의 강한 조영증강과 환상의 결핵종들을 볼 수 있다.

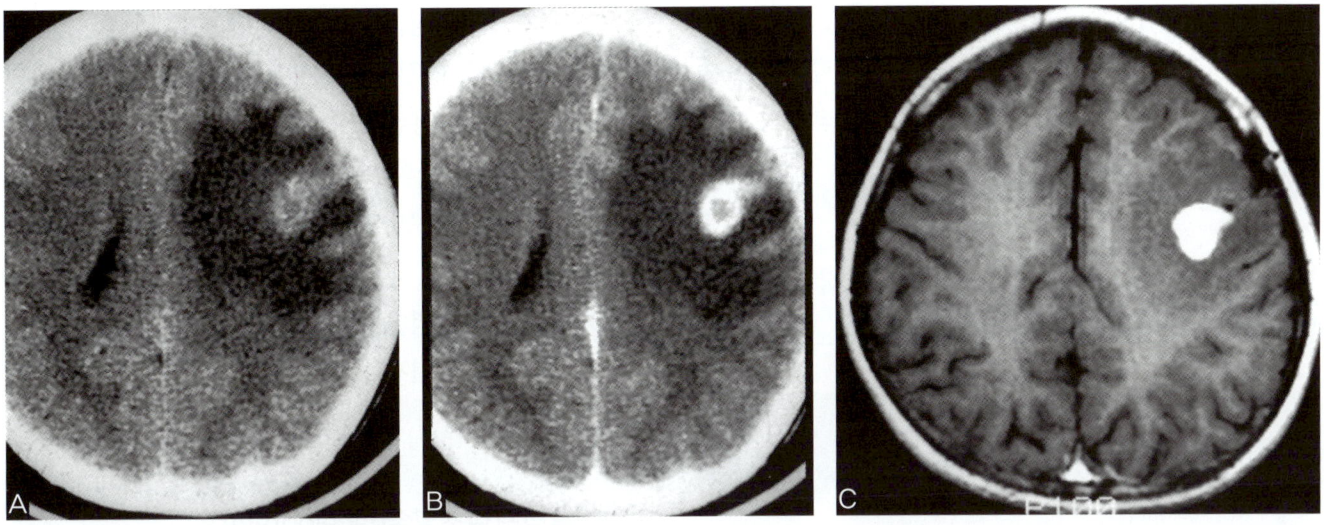

그림 4-55. 뇌실질내 결핵종의 조영전(A), 조영후 CT(B), 및 T1강조 MRI(C). CT에서 고음영의 결절과 주변의 심한 혈관성부종을 볼 수 있으며, 조영후 환상 혹은 결절 모양의 조영증강이 관찰된다.

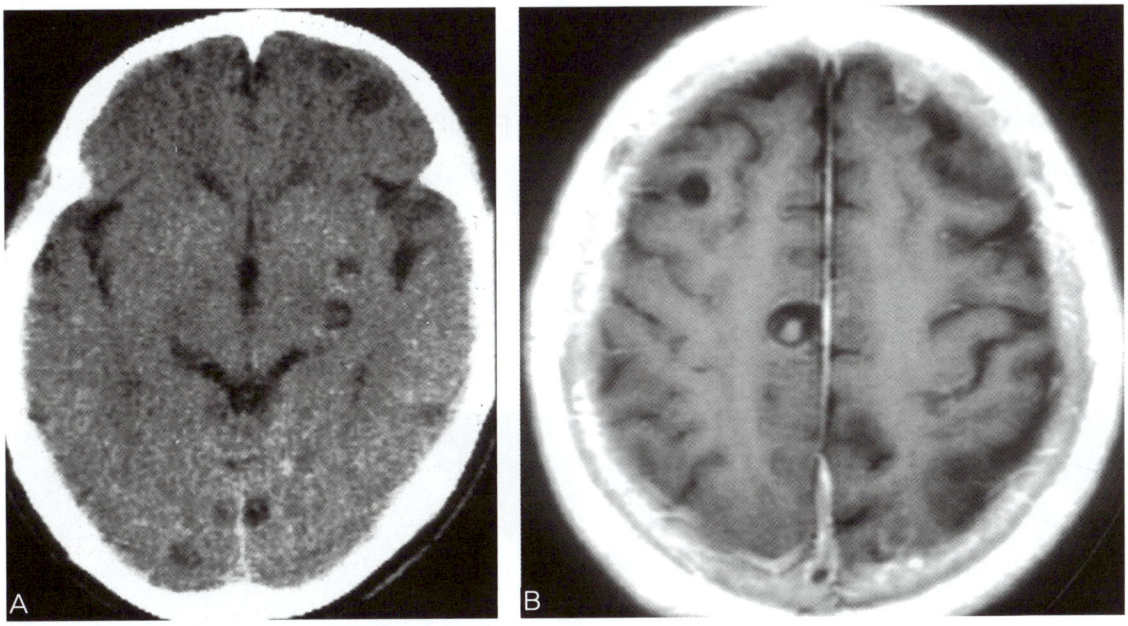

그림 4-56. 뇌낭미충증의 CT(A)와 조영후 T1강조영상(B)에서 1cm 내외의 다발성 낭포와 내부의 점 모양의 두절(scolex)을 보인다. 이러한 모양은 살아있는 뇌낭미충증의 전형적인 양상이다.

다. 물과 같은 음영의 다발성 낭성 병변과 내부의 작은 두절이 관찰되며 두절은 MR에서 고신호강도를 보인다. 유충이 죽은 후 퇴행성 변화로 환상 조영증강과 주위의 부종이 관찰되며 결국은 작은 다발성 석회화로 남게 된다(그림 4-56).

B. 헤르페스뇌염(herpes encephalitis)

성인에서는 herpes simplex type 2 virus의 감염에 의하며, 비교적 전형적인 방사선학적 소견을 보인다.

초기엔 정상 소견이나 감염 후 2~3일 경과 후 MR (CT는 4~5일)에서 이상 소견이 관찰된다. 양측성이나 비대칭성의 모양을 보이고 측두엽의 도(insula), 전두엽의 안와회(orbital gyrus)와 대상회전(cingulate gyrus) 등의 변연계(limbic system)를 주로 침범하여 다량의 뇌부종을 초래한다. 시간이 경과함에 따라 출혈성 괴사와 조영증강을 보인다(그림 4-57).

2. 척추 및 척수질환

I. 척추골의 단순 X-선 촬영 (plain X-ray of Spine)

1. 척추골의 단순 X-선 촬영법 및 각종 검사법

A. 단순 X-선 촬영

골격부의 외상, 퇴행성 변화, spondylolisthesis 등을 평가하는데 적합하다(그림 4-58, 59).

B. 전산화단층촬영(CT)

추간판병리(disc pathology), 추간판탈출증의 형, 정도, 추간판협착증, 종양 등의 연조직밀도에 따른 병리를 평가하는 데 적합하다.

C. 자기공명영상(MR)

CT의 적응증과 유사하나 시상면(sagittal)이나 관상면(coronal) 등의 다양한 면으로 영상을 얻을 수 있는 장점이 있는 반면 bone의 osteoporotic change나 석회화병변의 평가에는 CT보다 열등하다.

D. 척수조영촬영술(myelogram)

경막낭의 압박 여부나 척추에 생기는 종양 등의 종괴의 특성화에 적당함.

E. 후방관절조영술(facetogram)

후방관절병변을 파악할 뿐만 아니라 증상을 유발시켜서 정확한 병변의 위치 및 정도를 알 수 있고 동시에 steroid 등을 관절낭에 투여함으로써 진단과 함께 치료 효과도 얻을 수 있는 검사이다.

F. 척추간판조영술(Discogram)

추간판에 조영제를 주입함으로써 추간판의 파열 여부 및 그 방향을 알 수 있다.

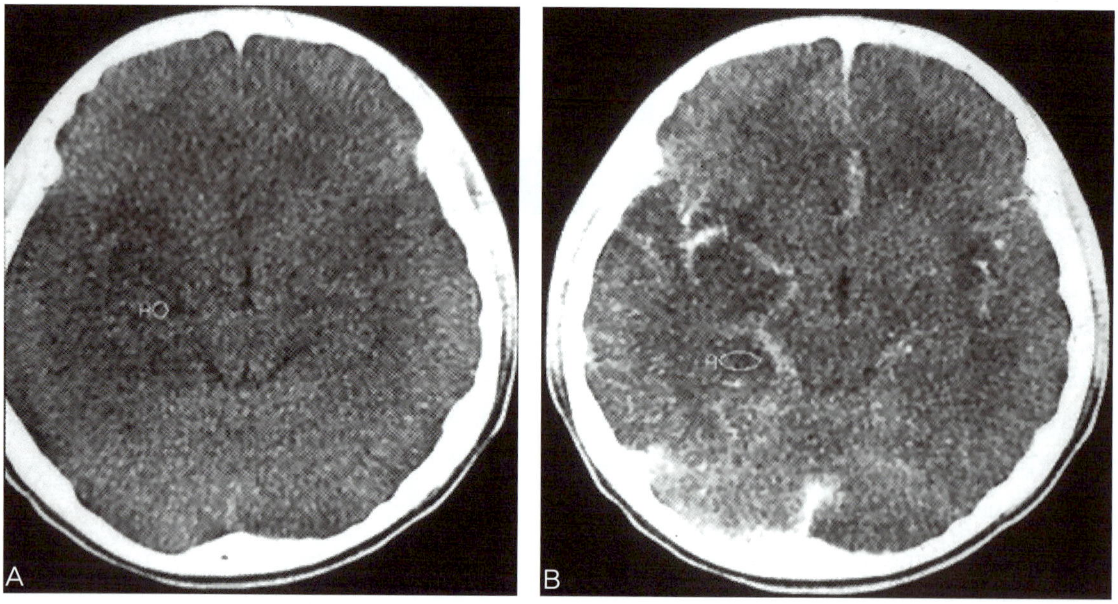

그림 4-57. 헤르페스뇌염의 조영 전후 CT. 초기 조영전 CT사진(A)에서 측두엽의 다량의 부종을 보이며, 도 피질(insular cortex)의 침범을 보인다. 조영후(B) gyrus를 따라 경한 조영증강을 관찰할 수 있다.

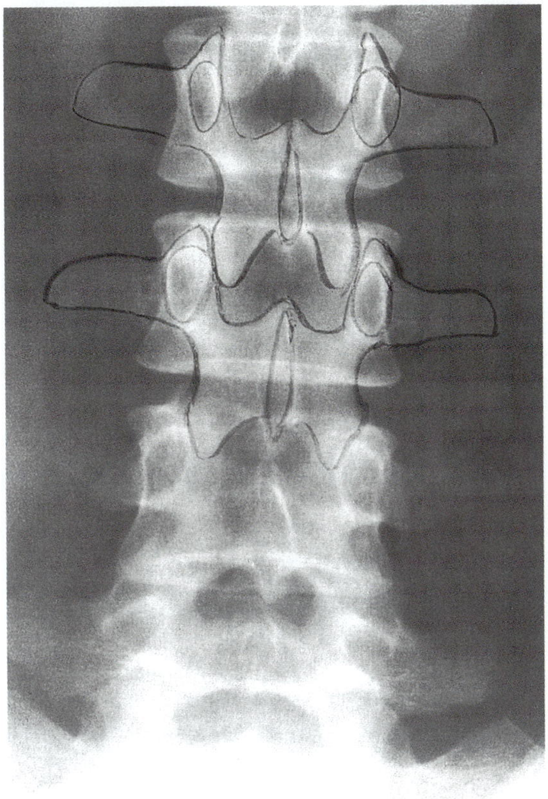

그림 4-58. Spine A-P view. Neural arch의 경계를 따라서 선을 그으면 황소의 머리(Cow's head sign)의 형태가 나타난다. 눈은 pedicle, 뿔은 superior articular process, 코는 spinous process, 귀는 transverse process, 턱은 inferior articular process에 해당된다.

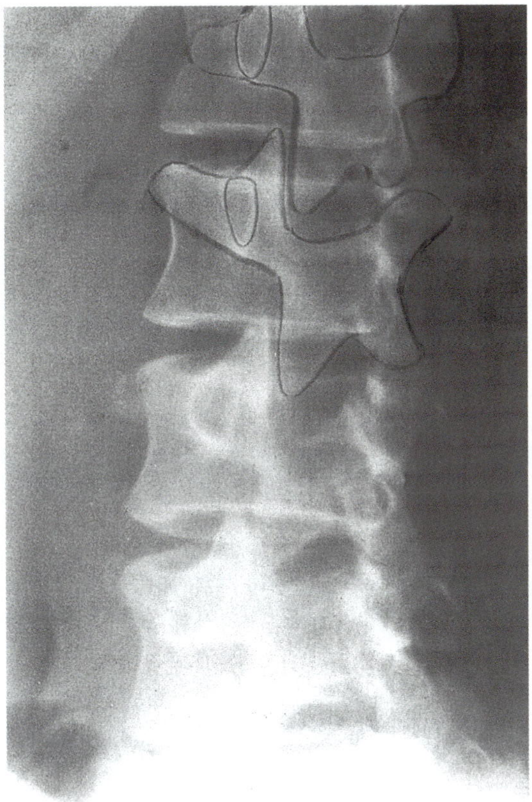

그림 4-59. Spine oblique view. Pars interarticularis가 잘 나타난다(Scotty dog sign). pedicle이 개눈에 해당되며 귀가 superior articular process에, 다리가 inferior articular process에 해당되고 neck부위가 pars interarticularis가 되며 이 부위의 결손이 있는 경우 spondylolysis가 된다.

G. Combined method

Myelo CT, CT discography, faceto CT 등과 같이 2가지 검사법을 함께 시행함으로써 보다 좋은 결과를 얻을 수 있는 경우도 있다.

2. 척추골의 단순 X-선상 소견

A. 척추의 만곡

척추에는 생리학적 곡선(physiological curve)이 있는데 방척추근(paraverterbral muscle)의 연축(spasm)에 의하여 척추의 곡선이 소실되고 경직(rigid) 상태가 되는 수가 있으며 국소적 외상, 염증, 종양 등이 그 원인이다. 또 척추의 만곡이상으로는 척추가 측방으로 편위된 측만증(scoliosis), 척추 만곡이 후방으로 향한 후만증(kyphosis), 전방으로 향한 전만증(lordosis) 등이 있다.

B. 척추분리증(spondylolysis)

한쪽 또는 양측의 척추궁의 협부에 결손이 있을 때를 척추분리증(그림 4-60)이라고 하며 협부결손이 심하면 척추골 측면상에서도 나타나지만 일반적으로 사위상에서만 볼 수 있고 개의 목에 걸려 있는 목걸이 같은 골결손이 나타나는 것이 특징이다. 흔히 Scotty dog sign이라고 명칭한다.

C. 척추전방위증(spondylolisthesis)

척추분리증이 진행되거나 또는 척추외상으로 하부(下部) 요추나 천추의 체부로부터 그 위의 요추 체부가 전방으로 전위를 일으키는 것을 말하며 기술한 척추분리증이나 척추전방전위증은 주로 제4요추나 제5요추에서 발생한다. 크게 pars interarticularis의 결손에 의한 척추분리성 척추일증(spondylolytic spondylolisthesis)(그림 4-61)

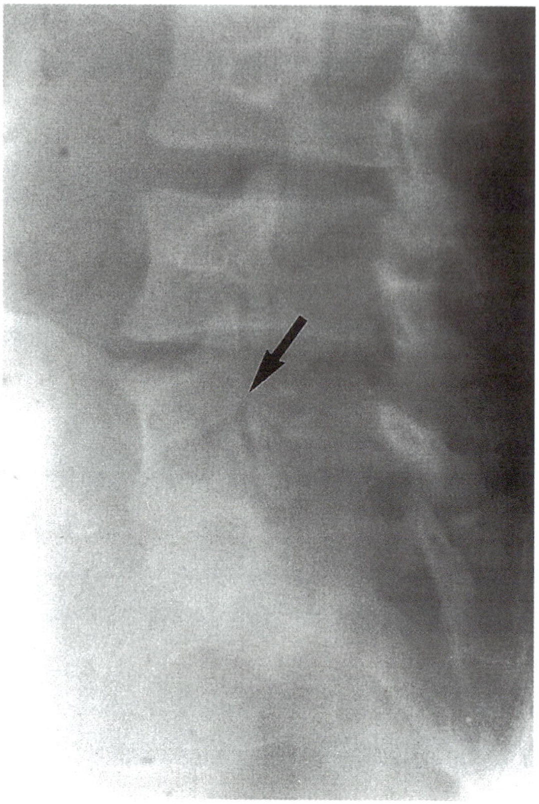

그림 4-60. Spondylolysis는 특히 spine oblique view에서 pars interarticularis의 defect(화살표)로 잘 나타난다.

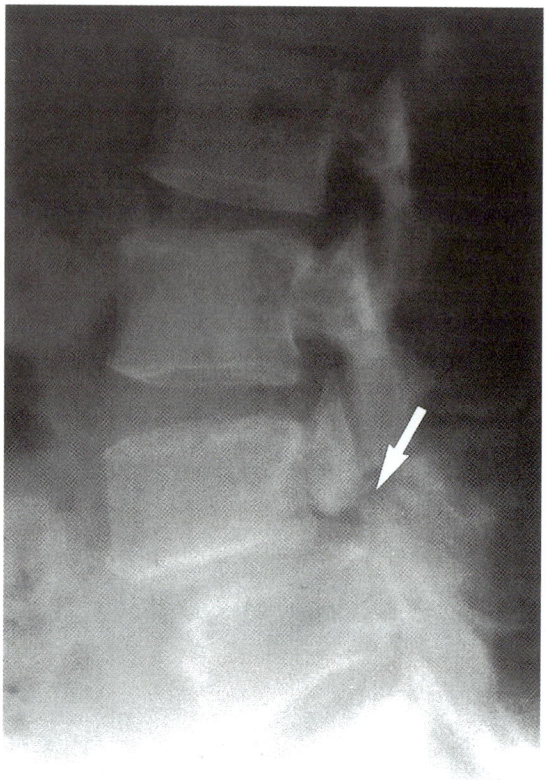

그림 4-61. L4가 L5의 전방으로 밀려나가며 L4의 pars interarticularis에 spondylolysis(화살표)가 있다. Spondylolysis의 95%는 L5에서 생기며 L4와 L3에서는 드물게 생긴다. 그러나 degeneratine spondylolisthesis는 주로 L4-L5 level에서 50대 이상 중년에 잘 생긴다.

과 Facet joint의 퇴행성 변화에 따른 퇴행성 척추일증(degenerative spondylolisthesis)으로 구분된다.

D. 척추경(pedicle)과 척추경간거리 (interpedicular distance)

척추경은 척추궁(lamina)의 뿌리에 해당되며 척추관(spinal canal)의 양측 측벽을 이루고 있으며 전후상에서 난원형(oval)으로 나타나는데 이 형태가 변하고 양측 척추경 사이의 거리가 정상치보다 크면 척추관내에 확대성 병소(expanding lesion)를 의심해야 한다. 또 척수종양에서는 척추경의 미란을 볼 수 있다. 정상적으로 L3-4 부위에서 척추관의 직경이 13~27mm이고 단면적이 1.5~3.5cm^{2}이며 이보다 작은 경우 척추관 협착증이 된다.

E. 척추간공(intervertebral foramen)

척추간공이 있을 때는 그 원인으로서 비대성 골극(hypertrophic spur), 척추체부나 척추궁의 압궤(collapse) 등을 생각해야 한다. 반대로 척추간공의 확대가 있을 때는 척추관 내의 신경섬유종(neurofibroma)과 같은 확대성 병소를 생각해야 된다.

3. 척추골의 각종질환

A. 선천성 기형

1) 환추골의 후두골화(occipitalization of atlas)

환추골(제1경추)의 후궁(posterior arch)이 후두골에 유합된 것을 말한다.

2) 척추분절부전(failure of normal segmentation), 괴추 (blocked vertebra)

2개 이상의 척추가 서로 유합된 것을 말한다. 선천적

으로 여러 개의 경추가 유합된 것을 Klippel Feil 증후군(그림 4-62)이라고 하며 경추의 수가 감소하고 따라서 목이 짧아지고 측만증 내지 후만증으로 된다.

3) 척수정중이개(diastematomyelia)

척수가 정중선에서 두 개로 나누어지는 이 질환은 주로 흉추 하부 및 요추부에서 발생하며, 척수에 정중선열구(midline cleft)가 있는 것이 특징이다.

4) 이분척추(spina bifida)

척추골의 양쪽반의 골유합이 완성되지 못하고 분열되어 있는 것을 말하며 추체가 분열되어 있는 것을 전부척추피열(spina bifida anterior), 추궁이 분열되어 있는 것을 후부 척추피열(spina bifida posterior)이라고 부른다. 8세 이하의 소아에서는 제 5요추나 제1천추의 척추궁은 아직 골성 유합을 일으키지 않으며 정상성인에 있어서 제5요추에서는 1~2%, 제1천추에서는 25~30%의 이분척추를 볼 수 있다.

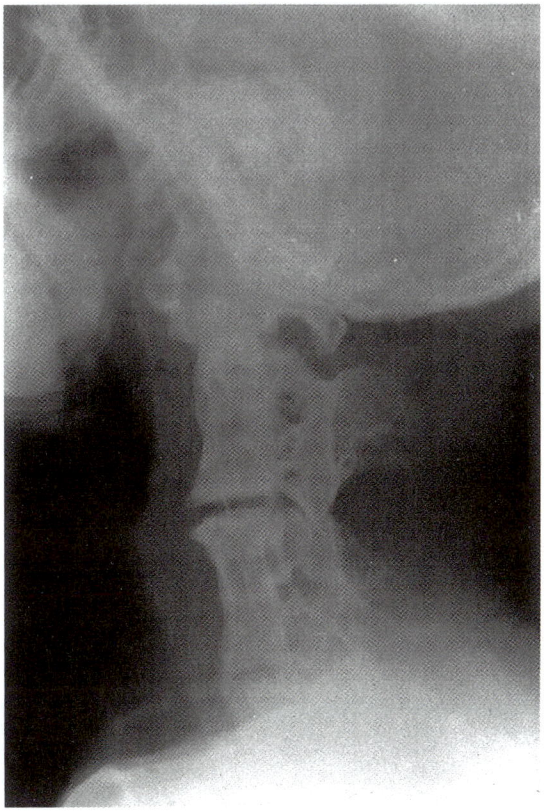

그림 4-62. 여러개의 경추가 서로 합쳐져서 block vertebra가 되는 상태로 Klippel-Feil syndrome이라고 한다.

5) 척추(관) 협착증[spinal (canal) stenosis]

척추체부의 뒷면과 척추궁의 가장 높은 점 사이의 거리가 척추관 깊이에 해당하는 경추는 11mm 이하 요추는 16mm 이하이면 척추관 협착증을 생각할 수 있다.

B. 외상(Spinal trauma)

- 환추후두골전위(Atlanto-occipital dislocation)
- 제퍼슨골절(Jefferson fracture) : C1 neural arch fracture
- 치상돌기골절(Odontoid process fracture) : type 1, 2, 3
- Hangman's fracture : 과굴곡(hyperflexion)으로 C2 pedicle fracture
- 과굴곡과 과신전염좌(hyperflexion and extension sprain)
- Locked facets : 경추와 굴곡시 facet joint locking됨
- 압박골절(Compression fracture) : low T-spine and upper L-spine에 빈발
- Seat belt fracture : 안전벨트압박으로 mid L-spine의 transverse fracture
- Instability of the spine : L-spine의 facet joint와 ligament loosening

최근에는 자동차 사고 등으로 다양한 척추골 골절 등이 생길 수 있으며 특히 경추에 빈발하는 1~6번까지의 골절상은 후송, 검사도중 또는 미처 제때에 발견하지 못하여 사망률이 아주 높을 수 있으므로 특히 주의하여야 한다. 두부나 목의 손상에서 목이 과굴곡(hyperflexion)하면 해부학적 구조상 치상돌기에 부착되어 있는 황색인대가 찢어지고 치상돌기가 골절되기 쉬우며 제1, 2경추간의 탈구를 일으킬 수 있다. 치상돌기와 제1경추의 전궁(anterior arch)사이의 간격이 정상 성인에서는 2mm(소아에서는 3mm)이나 이것이 5mm 이상 떨어져 있거나, 치상돌기와 제1경추 후궁사이가 10mm 이하로 좁아져 있을 때는 제1~2경추의 탈구를 생각해야 한다.

자동차 의자의 안전벨트가 급정거 시 복부를 압박하며 요추의 횡단골절을 일으키는 경우가 있는데 이러한 경우 대동맥 파열 등 심각한 손상이 동반될 수 있으므로 주의를 요한다.

C. 척추골 종양

Metastasis, multiple myeloma, chondrosarcoma, osteosarcoma, Ewing's sarcoma, chordoma, giant cell tumor, osteoblastoma, osteoid osteoma, hemangioma (그림 4-63), aneurysmal bone cyst, osteochondroma, Paget's disease 등이 있다.

D. 척추의 염증성질환

1) 화농성 척추염(pyogenic spondylitis)

초기에는 효소의 단백질분해 효과로 disc space의 감소가 급격히 진행되며 1~2주 지나면 endplate가 점차 불분명해지며 subchondral bone의 파괴가 보인다. 8~12주가 지나면 골의 경화성 변화가 나타나나 결핵성 척추염 만큼 척추주위 농양(paravertebral abscess)은 많지 않다. 주로 포도상구균(staphylococcus aureus)이 가장 흔한 원인균이며 그외 폐렴구균(pneumococcus), 연쇄상구균(streptococcus) 등이 모두 발생할 수 있다.

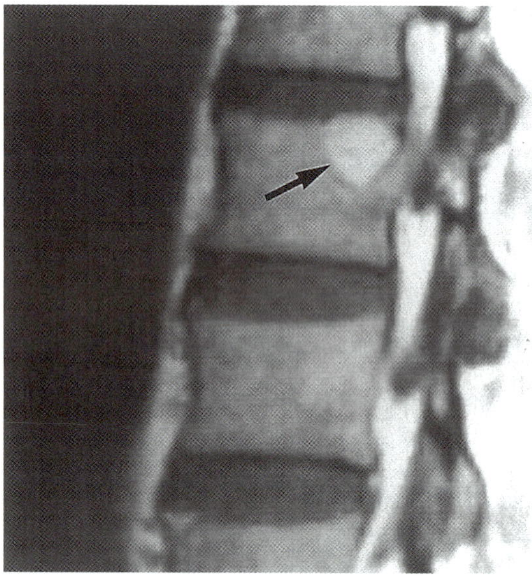

그림 4-63. Hemangioma. Autopsy의 경우 전체 인구의 많은 경우 30% 정도까지 vertebral body에 있는 경우가 있다. Flow rate가 낮아 metabolism ratio가 낮아서 이차적으로 fat accumulation이 잘 생기게 되며 이에 따라서 T1영상에서 고신호강도(화살표) T2 영상에서 중신호강도로 보이며 흔히 coarse trabecular의 특징적인 소견이 보인다.

2) 결핵성 척추염(tuberculous spondylitis)

초기에는 화농성 척추염(pyogenic spondylitis)과 비슷하게 disc space의 감소가 오나 임상증상이 심하지 않아서 계속 진행된후 척추주위 농양 등의 형성이 잘 유발(그림 4-64)되나 골 경화성 변화는 심하지 않다.

3) 척추골관절염(osteoarthritis), 퇴행성 척추염(degenerative spondylitis), 변형성척추증(spondylosis deformans)

척추간판이 노화현상으로 탈수, 세분(fragmentation), 변성을 일으켜서 팽출(bulge)되고 이차적 석회침착과 척추체의 반응성골증이 일어나 X-선상 척추체부의 변연부에 골극이나 골용선(bone ridge)이 생기고 이것이 척추관이나, 척추간공을 조여서 척수나 척수근을 압박하게 된다.

선천적으로 척추관이 협소한 사람은 증상이 빨리 나타나는데 척추공간의 수직성 확장, 척추궁의 수직성 또는 수렴성배열(convergent alignment), 두텁고 진한 척추경 등이 선천적 협소척추관(narrow spinal canal)의 X-선 소견이다.

4) 경추후종인대 골화증(ossification of posterior longitudinal ligament of cervical spine; OPLL)

전후상에서도 보이지만 측면상에서 더 뚜렷하게 보이는데 척추 체부후연(後緣)에 붙어서 폭이 수 mm의 선상 석회침착상이 몇개의 척추골에 걸쳐서 나타나고 척추관의 전후경도 좁아진다(그림 4-65).

II. 척추조영촬영술(Myelography)

초기에 iodinized oil인 pantopague 등을 이용하여 척수지주막 하강을 조영하였으나 oil contrast media가 지

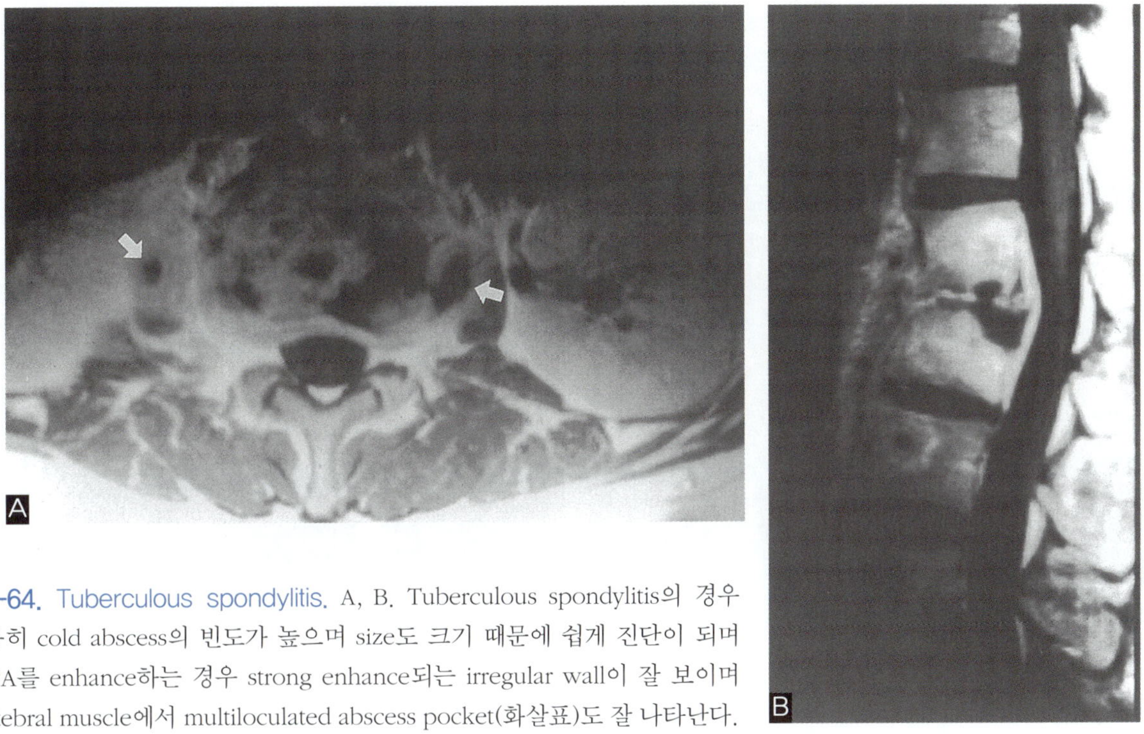

그림 4-64. Tuberculous spondylitis. A, B. Tuberculous spondylitis의 경우 MR상 특히 cold abscess의 빈도가 높으며 size도 크기 때문에 쉽게 진단이 되며 Gd-DTPA를 enhance하는 경우 strong enhance되는 irregular wall이 잘 보이며 paravertebral muscle에서 multiloculated abscess pocket(화살표)도 잘 나타난다.

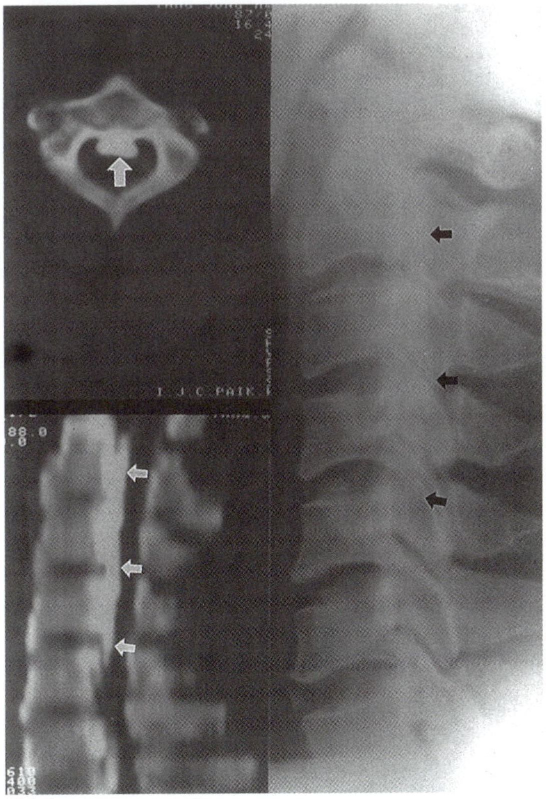

그림 4-65. Ossification of posterior longitudinal ligament (OPLL). 동양인에서 비교적 흔하며 CT나 C-spine lateral에서 high density의 posterior longitudinal ligament가 C-spinal body 후면의 spinal canal 쪽으로 보이며(화살표) 이차적으로 spinal stenosis가 생길 수 있다.

주막에 염증성 반응을 일으켜 지주막염(adhesive arachnoditis) 등 부작용이 많아 수용성 비이온성 조영제(Metrizamide, Isovist, Iopamidol 등)가 개발된 후 더 이상 사용하지 않으며, 최근에 MR의 발전으로(특히 T2WI 영상의 발전으로 척추조영촬영술마저도 그 이용도가 급격히 감소하고 있다. 그러나 척추조영촬영상 척추관 병변의 감별 모식도(그림 4-66)는 병변의 해부학적 이해를 위해 필요하다.

III. 척추간판조영(Discography)

X-선 투시로 확인하면서 요부 혹은 경부에서 천자침을 원하는 척추간판 내에 삽입한 다음 조영제를 주입하고 X-선 촬영을 하여 척추간판의 상태를 검사하는 방법이다. 척추간판의 퇴행성 변화 및 탈출상태 등을 검사하는데 도움을 주나 실제로 척추간판 탈출증의 진단에는 별로 이용되지 않고 있다. 화학적 수행용해술(chemonucleolysis)을 시행하기 직전에 척추간판의 상태를 확인하는 방법으로 이용되기도 한다.

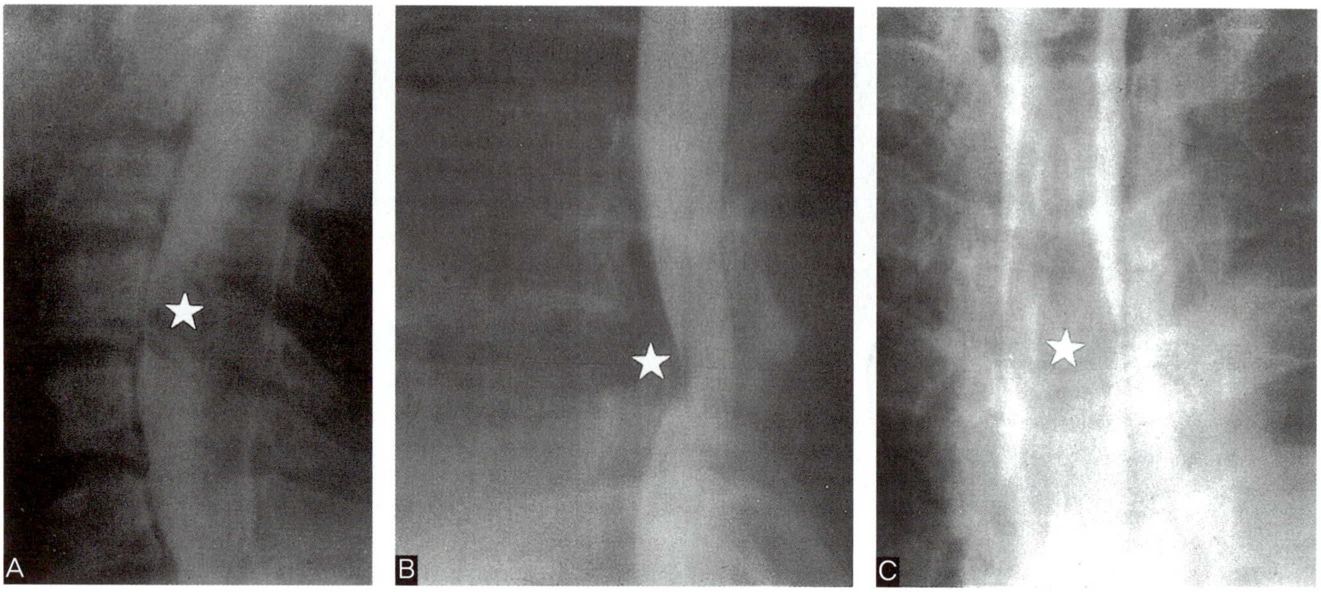

그림 4-66. Myelogram상 spinal lesion. 크게 intradural extramedullary lesion(A), intradural intramedullary lesion(C), extradural lesion(B)로 나뉘게 되며 별표 부위가 병소 부위이고 흰 음영부위가 myelogram의 조영제 음영 부위가 된다. 최근 MRI의 보급으로 myelogram의 중요성은 많이 감소되었으나 spinal lesion의 이해를 위해서 중요하다.

angiography)

척수에는 anterior longitudinal fissure에 하나의 큰 전척수동맥(anterior spinal artery)과 척수 뒷부분 양측에 두개의 후척수동맥(posterior spinal artery)이 있다. 이들은 vertebral, deep cervical intercostal, lumbar artery 등에서 혈액공급을 받으며 특히 하부흉추에서 상부요추 부위에서 나오는 가장 큰 동맥을 Adamkiewicz artery라고 한다. 주로 척수동정맥 기형(spinal arteriovenous malformation) 등에 색전술(embolization) 등 치료 목적으로 혈관 촬영을 많이 하며 그외 혈관아세포종(hemangioblastoma) 등 특수한 척수종양의 진단에 이용된다.

V. 척추 CT (Spine CT scan)

척추는 골조직과 연부조직으로 구성된 가늘고 긴 구조물이며 척추 CT는 관찰대상에 따라 단순(plain) CT, 조영제 주입 CT, CT myelography 등으로 나뉘어지며 적절히 이용하며 필요에 따라서 3Dreconstruction을 할 수 있다(그림 4-67). 최근 MRI의 해상력이 좋아지고 보급이 확대되면서 이 척추 CT는 점차 MRI로 대체되고 있다.

1. 요추간판탈출증(herniated lumbar disc)

척추간판 탈출증의 CT상에서는 탈출된 연조직의 종괴가 척수의 경막강을 누르고 돌출된 것을 확인할 수 있고 이 척수간판은 고밀도 음영(90~120 H.U)이므로 주위 연조직과는 구별이 된다. 또 이것이 돌출되고 신경근이 밀린 것을 확인함으로써 진단할 수 있다. 척추간 판탈출증의 소견으로 (1) 척추간판 후 변연, (2) 경막강의 함입(indentation), (3) 석회화, (4) 경막의 지방층내 연조직 mass, (5) 경막강의 이동, (6) 척수 신경 소매(sleeve)의 이동 또는 압박 등을 들고 있다. 이 척추간판 탈출증과 감별해야 될 질환중에는 척추간판팽륭(bulging disc)이 가장 많고 그 이외에 척추의 만곡으로 인한 pseudodisc, 후척추정맥총(posterior spinal vein plexus), 병합신경근(conjoined nerve root) 등이 있다. 또 척추간판의 측방 탈출증(lateral disc herniation)은 과거 척추조영촬영으로 진단이 어려웠으나 CT로 확진할 수 있게 되었다.

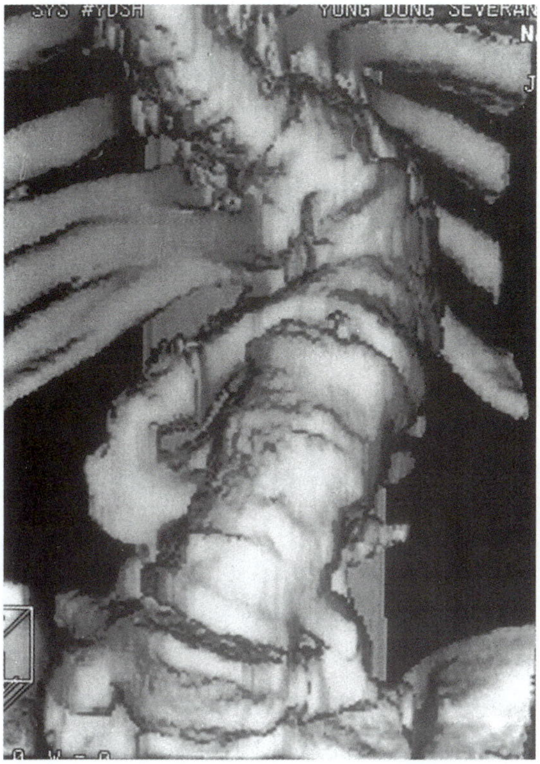

그림 4-67. Scoliosis. 척추는 상하방향으로 길게 보이는 구조물이므로 만약 구조적으로 휜다든지 변형이 있는 경우 CT나 MR 등의 단층촬영으로 전체를 확인하는 것이 어렵다. 따라서 전체의 윤곽을 확인하기 위하여 computer system을 이용한 3D-reconstruction CT를 하면 많이 도움이 된다. 이 case는 T11-12에 hemivertebra로 인한 이차적 심한 scoliosis가 동반되어 있다.

2. 요추 협착증(lumbar spinal stenosis)

요추의 협착증은 중심형, 측방형 및 관절하 협착(subarticular stenosis)으로 나눌 수 있다. 중심형은 선천성으로도 올 수 있으나 퇴행성 변화로 인해서 이차적으로 올 수도 있으며 전후경이 11.5mm 이하, interpeduncular diameter가 16mm 이하일 때를 말하며 CT myelogrpahy를 하여 경막강의 협착 정도가 얼마나 심한지 확인하는 것이 필요하다. 측방형은 foraminal stenosis라고도 하며 superior articular process의 골증식으로 신경관내 exiting nerve root의 bony impingement로 오며 이 외측함요(lateral recess)의 폭은 정상으로 5mm 이상이므로 3mm 이하이면 협착이 있다고 말할 수 있다.

관절하 협착은 외측함요의 협착으로 traversing nerve root를 압박하게 되는 것을 말한다.

VI. 척추 MRI (Spine MRI)

척추와 척수는 구조상 아래 위로 길게 연결되므로 이를 일목요연하게 검사할 수 있는 MRI가 최근 아주 유용하게 이용되며 이로 인해 상대적으로 myelography, CT 등의 비중이 점차 감소되고 있다.

추체의 피질골은 수소원자가 없기 때문에 T1, T2WI에서 공히 저신호강도(검게)로 나타나며 해면골은 지방을 포함하고 있는 정도에 따라 차이가 나지만 대체로 T1WI에서는 고신호강도(희게)로 T2WI에서는 저신호강도로 나타난다.

수핵(nucleus pulposus)과 섬유륜(anulus fibrosus)의 내측섬유(inner fiber)는 수분을 많이 함유하고 있어서 T1WI에서는 해면골에 비해 저신호강도로, T2WI에서는 고신호 강도를 보인다. 섬유륜(anulus fibrosus)의 외측섬유(outer fiber)와 종인대(longitudinal ligament)는 T1, T2WI에서 추체 피질골과 같이 저신호강도를 보여 섬유륜의 내측섬유와 수핵과 구분되어 나타난다.

뇌척수액(CSF)은 T1WI에서 저신호강도, T2WI에서 고신호강도를 보이지만 이 역시 혈관과 같이 흐름의 속도에 따라서 신호강도가 바뀌어질 수 있다. 척수공동증(syringomyelia)은 척수중심관(spinal central canal)에 뇌척수액이 차면서 척수 자체가 커질 수 있다(그림 4-68).

1. 척추관 및 척수종양 (tumor of the spinal canal and cord)

A. 척수수질내 종양(intramedullary tumors) (그림 4-69)

- Glioma (95%) : Ependymoma (65%)
  Astrocytoma (30%)
  Oligodendroglioma (3%)
- Hemangioblastoma : 1.6~3.6%,

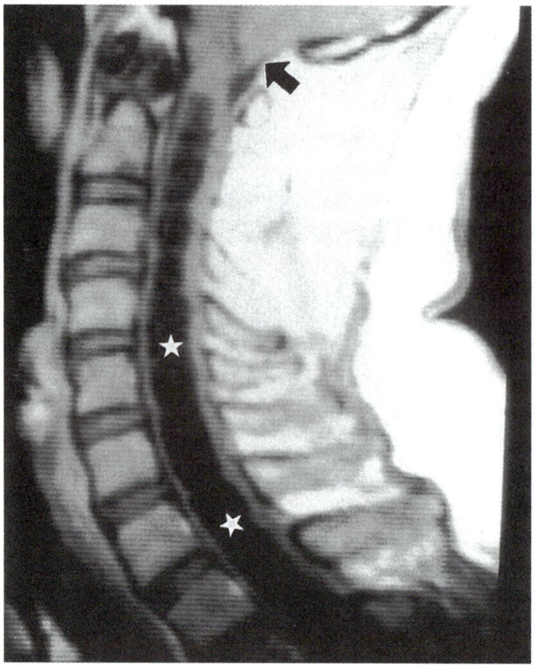

그림 4-68. Syringomyelia의 진단은 MRI의 발전으로 쉬워졌다. 전체 C-cord의 central canal이 diffuse하게 커져 있으며(별표) cord parenchyme의 stretching and thinning되어 있다. cerebellar tonsil이 아랫쪽으로 내려와서(화살표) Arnold-Chiari malformation type II에 동반된 syringomyelia이다.

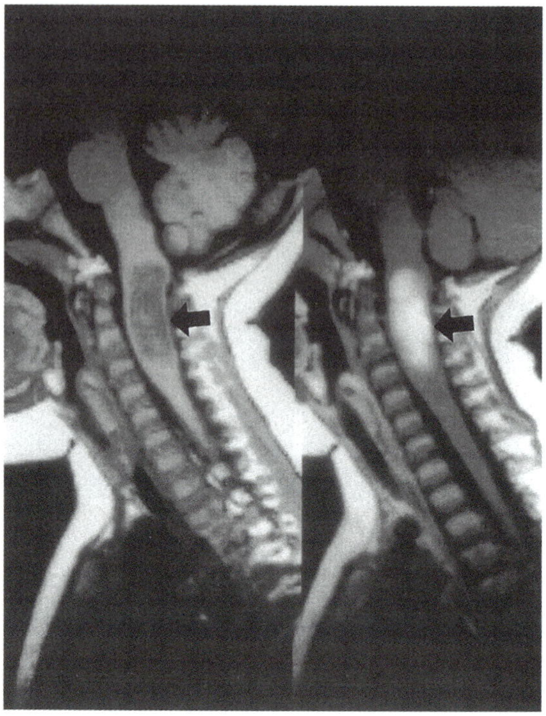

그림 4-69. Spinal cord에 생기는 glioma. T1WI상 defined low signal intensity로 보이며 Gd-DTPA에 잘 enhance(화살표)된다. 거의 대부분은 low grade benign tumor이다.

von Hippel–Lindau dis

- Metastasis : rare
- Lipoma (Syringomyelia)

B. 경막내 수질외 종양 (intradural extramedullary tumor)(그림 4-70)

- Nerve sheaths (neurinoma, neurofibroma)
- Spinal cord coverings (meninginoma)
- Drop metastasis
- Congenital dysraphic malformation (dermoid, lipoma, epidermoid)

C. 경막외 종양(extradural tumors)

Metastasis, lymphoma, abscess, hematoma

2. 추간판탈출증 (herniated lumbar disc; HLD)

MR을 시행하는 환자 중 가장 흔한 원인이 신경증상이다. 시상면으로써 추간판 탈출과 돌출한 절편의 직접영상화가 가능하고 추체의 추간판 상관관계를 보는 데는 MR이 유일한 검사방법(그림 4-71)이다. 횡단면으로 추간판병변의 위치를 좀 더 정확하게 볼 수 있으며 신경근에 대한 추간반의 압박정도를 알 수 있다.

T1WI의 횡단면은 고신호강도의 경막외지방조직, 저신호강도의 척수강(thecal sac), 신경근들과 추간판절편을 구분하여 보는데 아주 훌륭한 영상을 제공한다. 가끔은 경막외병변이 퇴행성 추간판 탈출증인지 골증식인지 MR로써 감별 진단이 어려운 경우가 있으며 이런 경우는 단순 X-선촬영과 CT로 구분이 용이하다.

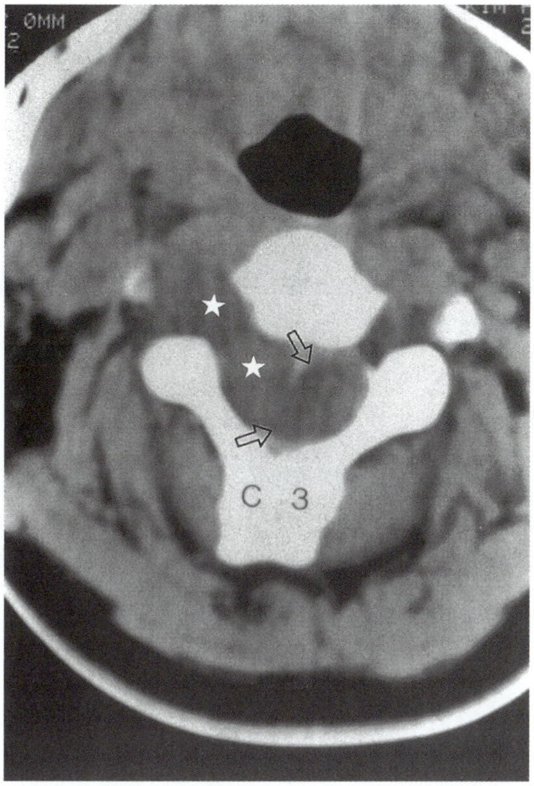

그림 4-70. Schwannoma. Rt. side C3에 생긴 Schwannoma가 Rt. neural foramen을 widening시키는 dumbbell shape의 mass(별표)로 보이고 있다. Dural sac과 spinal cord가 반대편으로 밀려서 compression 받고 있다(화살표).

A. 추간판탈출증의 유형(Type of HLD)

- Protruded nucleus pulposus
- Extruded nucleus pulposus
  - Subligamentous type
  - Transligamentous type
- Sequestrated disc fragment
- Calcified herniated nucleus pulposus

B. MRI criteria for diagnosis of disc diseases

- Disc space narrowing
- Decrease in nucleus pulposus signal
- Effacement of epidural fat
- Posterior protrusion of nucleus
- Defect in CSF contour
- Distortion of thecal sac

3. 퇴행성 추증(degenerative spondylosis)

MR은 척추의 퇴행성변화에 대한 해부학적 구조와 병리학적 변화를 규명할 수 있다. 즉 추체의 골수의 신호강

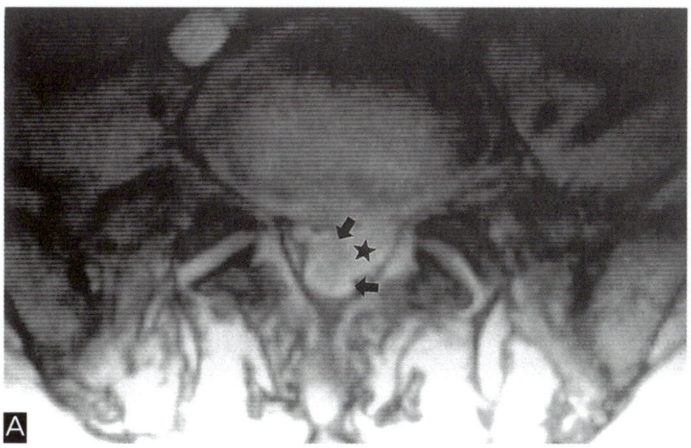

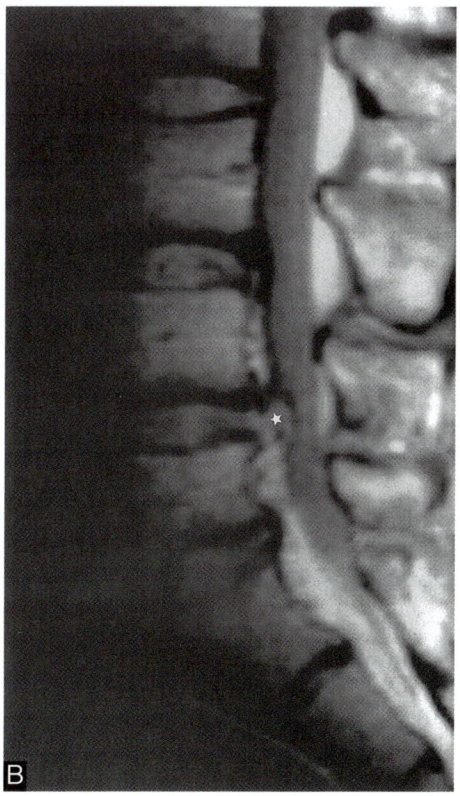

그림 4-71. HLD. A, B. Gradient echo의 axial MRI에서 Lt. side posterolateral 방향의 ruptured disc 모양(별표)이 L5-S1에서 보이며 이차적으로 dural sac(화살표)이 반대편으로 밀리고 있다.

도의 변화, 추간판의 신호강도의 변화와 모양, 섬유륜의 팽륜, 수핵의 탈출정도, 황색인대의 비후, 척수강도의 압박정도, 척수의 압박 그리고 척수의 신호강도의 변화 등을 나타내어 퇴행성 변화의 정도를 추정할 수 있어 예후 판단과 치료의 방향 설정에 많은 도움이 된다. 또 MR은 섬유륜의 팽륜이나 수핵의 돌출성 정도를 알 수 있고(그림 4-72) 수핵의 탈출에 의한 척수강이나 척수의 변화 등 주위 조직들에 미치는 2차적 영향을 파악할 수 있다.

4. 외상(trauma)

외상후 신경학적으로 이상소견이 있는 경우에 특별한 MR의 금기증이 없는 한 우선적으로 시행하는 것이 아래와 같은 이유로서 바람직하다.

- 환자를 움직이지 않고 여러 방향으로 영상을 얻을 수 있다.
- 골절에 의한 주변 척수변화를 직접적인 영상을 얻을 수 있다.
- 척수압박에 관한 정보를 얻을 수 있다.

5. 선천성 질환(congenital abnormalities)

지방수막류(lipomeningocele), 척수이분증(diastematomyelia) 및 tethered cord 등의 모든 선천성질환에서는 MR이 가장 좋은 진단방법이며 척수의 세밀한 해부학적 평가를 하는데는 고해상력 T1WI가 이용된다. 선천성 질환은 흔히 지방병소를 동반하며 T1WI에서는 고신호강도로, T2WI에서는 경미한 고신호강도로 나타난다. 척추측만(scoliosis)을 동반하는 선천성질환이 있는 경우는 관상면을 얻음으로써 많은 도움을 받는다.

6. 원판염 및 골수염(discitis/osteomyelitis)

원판염이나 골수염에 의해서 침범된 추간판의 면이나 주변의 피질은 MR에서 특징적인 변화를 나타낸다. T1WI에서 추간판강내나 주변 추체에 저신호강도를 보이고 T2WI에서 이런 주위에 현저한 고신호강도를 나타내며 이러한 소견들은 방사성 동위원소 골주사와 비슷한 진단적 정확도를 나타내며 부가하여 척수강이나 척수에 관한 정보를 함께 얻는 장점이 있다.

3. 두경부 질환

I. 영상 진단 방법

1. 단순 방사선 촬영

비강이나 부비동의 염증 유무를 판단하기 위해서 시행할 수 있는 가장 간단하고 저렴한 검사 방법이다. 부비동 평가를 위한 단순 방사선 촬영은 보통 (1) anteroposterior (AP) view, (2) Water's view (3) lateral view의 세 방향으로 시행한다(그림 4-72).

2. 전산화단층촬영(CT)과 자기공명영상(MRI)

CT는 임상에 이용되기 시작한 이후로 두경부 질환의 영상 진단에 있어 가장 기본적인 영상 진단 방법으로 인정되어 널리 사용되고 있다. 두경부의 복잡한 해부학적 구조를 단면 영상으로 표현하며, 일반적으로 얻는 축상면 영상 외에 시상면, 관상면 영상까지 얻으면 복잡한 두경부의 해부학적 구조물에 대한 이해가 좀 더 쉽다. 필요할 경우 3차원 재구성 영상을 얻어 수술의에게 입체 정보를 제공할 수 있다.

MRI의 가장 큰 장점은 연조직 대조도가 우수하다는 것이다. 따라서 근육, 두개기저(skull base), 두개강내 침범 등을 평가하여 다양한 두경부암의 병기결정(staging)에 널리 사용되고 있다. CT와는 상호 보완적인 역할을 한다.

두경부에 위치한 구강, 인두, 후두 등의 장기는 대부분 육안이나 내시경으로 쉽게 관찰이 가능하며 다른 장기에 비해 쉽게 조직을 채취하여 조직병리학적 진단이 이루어지므로 영상진단의 가장 중요한 역할은 병변의 감별진단보다는 병변 파급 부위의 평가, 즉 병기결정 또는 치료후 추적검사이다. 두개기저, 부비동 등과는 달리 골조직이 거의 없고 연조직으로 이루어진 비인두, 구인두 등에서는 CT보다 MRI가 병변의 범위를 평가하는데 훨씬 유

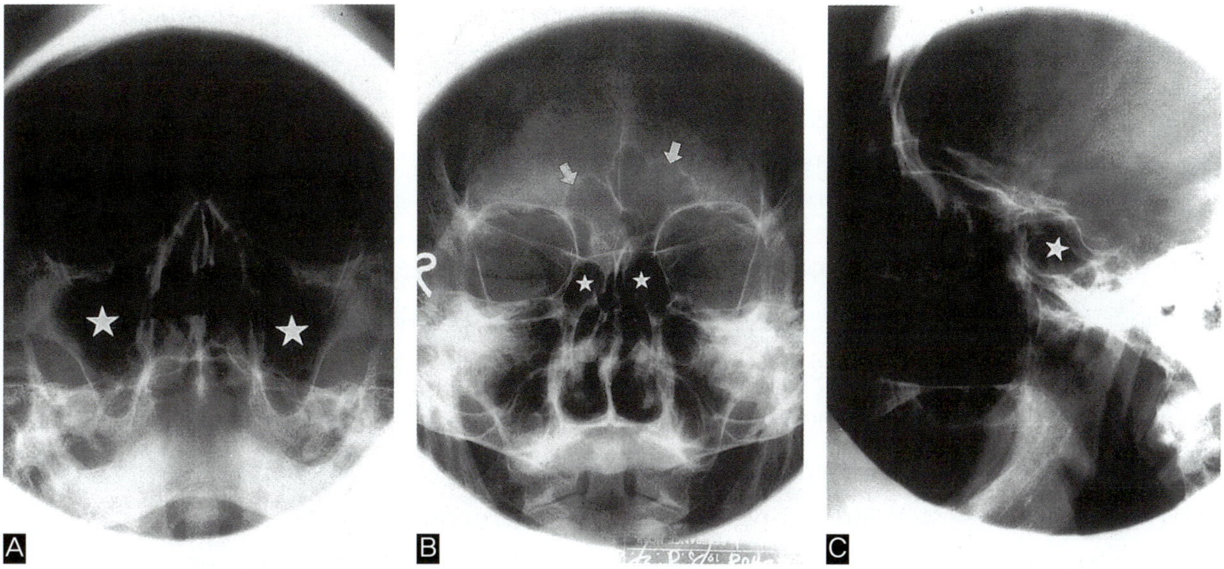

그림 4-72. PNS view. A. Water's view에서 상악동(★)과 사골동의 전방세포가 잘 관찰된다. B. AP view에서 사골동의 후방세포(★)와 전두동(화살표)이 잘 관찰된다. C. Lateral view에서 접형동(★)이 잘 관찰된다.

리하나, 호흡 및 연하 운동 등으로 움직임이 상대적으로 많은 후두, 하인두 등에서는 영상 획득 시간이 짧은 CT가 해부학적 변화를 관찰하는데 유리하다. 측두골에서는 아직까지 CT 영상의 절편 두께가 MRI보다 얇고 이소골과 같은 작은 골조직의 변화를 쉽게 알 수 있으므로 CT가 MRI보다 많이 이용되고 있으나 MRI 기법의 발전으로 최근 이용도가 많이 높아지고 있다.

3. 초음파(ultrasonography)

갑상선이나 타액선의 종괴를 확인하고 특징을 파악하는데 유용한 검사법이며, 두경부암이나 다른 장기 암의 림프절 전이를 확인하는 데도 도움이 된다. 초음파 유도하에 미세침 흡인 생검술(fine needle aspiration biopsy)을 시행하여 세포, 조직학적 진단을 얻기 위한 목적으로도 많이 사용된다.

4. 혈관 조영술(angiography)

두경부의 일부 종양은 외경동맥에서 풍부한 혈류를 공급받으며 혈관 분포가 많아서 수술시 출혈을 줄이기 위하여 색전술(embolization)이 필요한 경우가 있다. 색전술은 (1) 수막종(meningioma), (2) 맥관섬유종(angiofibroma), (3) 사구종양(glomus tumor), (4) 동정맥기형(arteriovenous malformation, AVM) 등에서 이용될 수 있다.

5. 타액선조영술(sialography)

Stenson's duct나 Wharton's duct 등에 요오드 조영제를 주입해서 촬영하는 타액선조영술이 타석(sialolith)이나 타액선의 염증을 확인하기 위해 이용될 수 있다.

6. 핵의학 검사

타액선(salivary gland)과 누선(lacrimal gland) 등의 타액 배출 기능을 검사하기 위하여 ^{99m}Tc-pertechnetate를 정맥 주사하여 시간 별로 동위원소 배출 기능을 검사할 수 있다. 특히 Warthin tumor는 다른 타액선 종양보다 동위원소 섭취율이 높아서 감별에 도움이 된다.

II. 안와(Orbit)

1. 영상 해부

해부학적으로 안와(orbit)는 (1) 안구(globe), (2) intraconal region, (3) conal region, (4) extraconal region으로 분류한다. 외안근(extraocular muscle)이 고깔(cone) 모양을 형성하는데, 이를 기준으로 내부를 intraconal region이라 하여 시신경과 시신경초(optic nerve sheath), 혈관, 지방을 포함하며 외부를 extraconal region이라 하고 눈물샘(lacrimal gland), 지방, 골안와(bony orbit)를 포함한다.

안구는 공막(sclera), 포도막(uvea), 망막(retina)의 3층으로 구성된다. 포도막은 맥락막(choroid), 섬모체(ciliary body), 홍채(iris)로 이루어지며 망막은 내측의 감각 망막과 외측의 망막 색소 상피(retinal pigmented epithelium)로 이루어진다.

2. 안구 병변

1) 망막아종(retinoblastoma)

망막에서 발생하는 악성 종양으로 남녀의 발생 비율은 동일하다. CT에서 90% 이상이 석회화를 보이므로 3세 이하의 소아에서 안구 내 석회화가 있으면 일단 망막아종을 의심해야 한다 (그림 4-73). MRI T1강조영상에서 초자체(vitreous)에 비해 약간 신호 강도가 높으며 T2강조영상에서는 저신호강도를 보이고 비균질한 조영증강이 관찰된다.

3) 포도막 흑색종(uveal melanoma)

성인의 안구 내 발생 종양 중 가장 흔한 일차성 종양이며 85%는 맥락막(choroid)에서 발생한다. 종양 안에 포함되어 있는 melanin의 상자성(paramagnetism) 특성 때문에 T1과 T2 이완시간(relaxation time)이 짧아져, 특징적으로 T1강조영상에서 고신호, T2강조영상에서 저신호강도를 보일 수 있다 (그림 4-74). 종양은 조영증강이 잘 되어 동반한 망막박리와 감별이 가능하다. 포도막의 염증, 전이성 종양, 혈관종 등과 감별이 필요하다.

3. Intraconal region

1) 시신경 교종(optic nerve glioma)

소아, 특히 5세 이하에서 흔하며 시신경의 성상세포(astrocyte)에서 발생하는 양성 종양이나 드물게 성인에서 발생하는 경우 악성도가 높다. 영상 검사에서는 시신경이 방추형으로 커지고 다양한 정도의 조영증강 소견을 보인다. 시신경관을 따라 두개강내 침습을 보일 수 있으며 신경섬유종성(neurofibromatosis) 환자에서 양측성 시신경 교종이 생길 수 있다.

2) 시신경 수막종(optic nerve meningioma)

시신경 경막의 지주막에서 발생하는 수막종이 흔하며

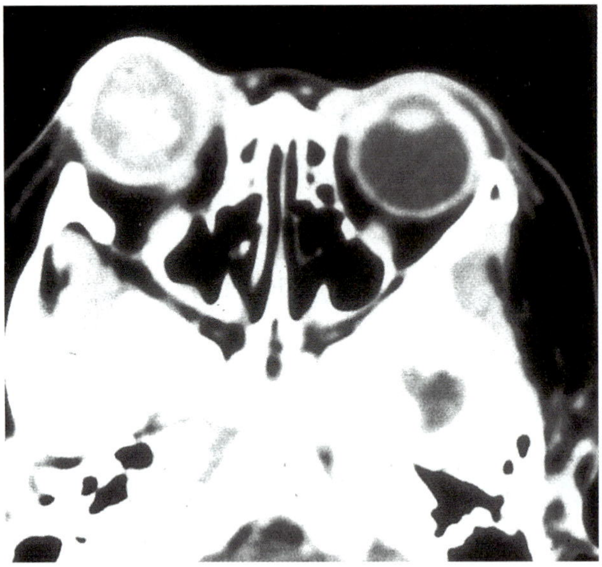

그림 4-73. 망막아종(retinoblastoma). CT에서 석회화를 보이는 종괴가 오른쪽 안구 내에 관찰된다.

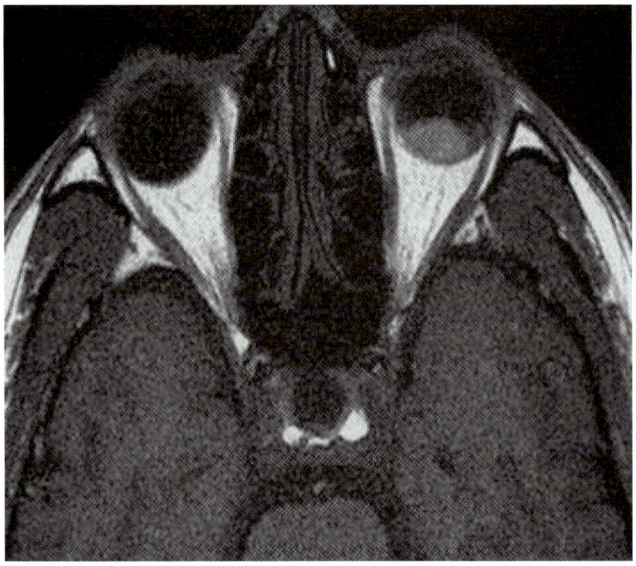

그림 4-74. 포도막 흑색종(uveal melanoma). T1강조 MR영상에서 왼쪽 안구 내에 고신호강도를 보이는 종괴가 관찰된다.

영상에서 시신경 주위로 균질하게 조영증강되는 관상(tubular) 종괴로 관찰된다 (tram-tract sign). 선형 또는 점상형 석회화가 특징적인 소견으로 시신경 교종과 감별하는데 도움이 된다.

3) 시신경염(optic neuritis)

다발성 경화증(multiple sclerosis)이 가장 흔한 원인으로 급격한 시력 저하를 유발한다. 급성기에는 시신경이 약간 커지고, T2강조영상에서 고신호강도를 보이며 조영증강되는 소견을 보인다. 만성기에는 시신경이 위축된다.

4) 해면상 혈관종(cavernous hemangioma)

성인의 안와에 생기는 가장 흔한 종괴로, 10~30세에 흔하며 서서히 자라는 정맥 기형(venous malformation)으로 비종양성 병변이다. 보통 섬유성 가성막으로 잘 경계지워지며 안와 내 어디든지 발생할 수 있지만 80% 이상에서 intraconal region에 발생한다. 가운데부터 반점형 조영증강을 보이다가 점차 균질한 조영증강을 보이며 가끔 석회화가 있을 수 있다.

4. Conal region

1) 가성종양(idiopathic orbital inflammatory disease; pseudotumor)

정확한 원인을 알 수 없는 안와의 염증성 질환으로 다른 원인을 배제한 후에 진단한다. 특징적으로 급성 안구통증을 호소하며 대부분 스테로이드 치료에 증상 호전을 보인다. 대개는 일측성(75%)으로 발생하고 외안근을 침범하는 것이 가장 흔한 형태이지만, 여러 구획에 다발성으로 나타날 수 있고 한 조직에서 다른 조직으로 옮겨 다니는 것이 특징적이다. 풍부한 염증세포와 섬유화로 인해 MRI T1과 T2강조영상에서 모두 저신호강도를 보이며 조영증강이 잘 된다 (그림 4-75).

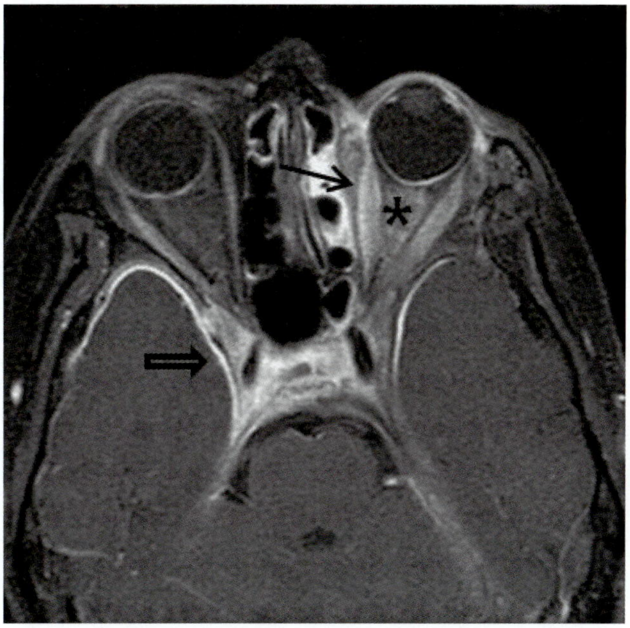

그림 4-75. 가성종양. 조영증강 T1강조 MR영상에서 두꺼워진 외안근(화살표)과 안와 지방(★)의 조영증강 소견이 관찰된다. 뒤쪽으로 해면정맥동(cavernous sinus)과 두개강내 경막(열린 화살표)을 따라서도 염증에 의한 조영증강이 관찰된다.

2) 갑상선 안구병증(thyroid ophthalmopathy)

성인에서 안구돌출증(proptosis)의 가장 흔한 원인이며, 안구병증의 정도가 갑상선기능항진증의 임상 증상이나 호르몬 수치와 반드시 상관 관계를 갖지는 않으며 치료의 반응도 다르다. 대개 외안근이 양측으로 두꺼워지며 하직근, 내직근, 상직근의 순으로 흔히 침범되고 정상보다 조영증강이 잘 되는 소견을 보인다 (그림 4-76). 가성종양과 달리 힘줄(tendon)은 잘 침범하지 않는다.

III. 비강과 부비동(Sinonasal cavity)

1. 영상 해부

비강과 연결되는 부비동은 상악동, 사골동, 접형동, 전두동이 있으며, 15세 정도에 성인과 비슷한 크기와 모양을 갖게 된다. 상악동은 태어날 때부터 존재하여 가장 먼저 함기화(pneumatization) 되며, 사골동과 접형동은 3세 정도에, 전두동은 6세 정도에 가장 늦게 함기화된다. 따라서 소아에서는 부비동이 선명하게 관찰되지 않을 수 있으므로 판독할 때 주의가 필요하다. 단순한 부비동염

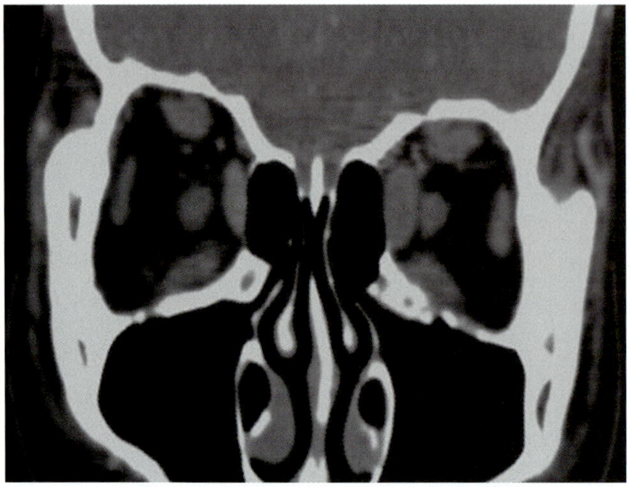

그림 4-76. 갑상선 안구병증. CT에서 양쪽 하직근, 내직근, 상직근이 외직근에 비해 상대적으로 두꺼워져 있다.

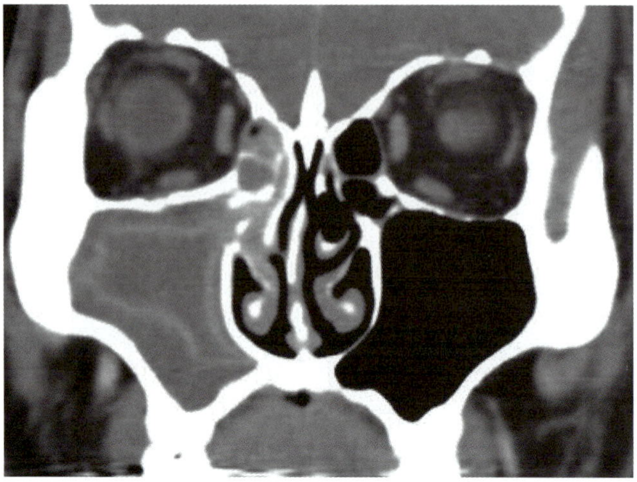

그림 4-77. 부비동염. CT에서 오른쪽 상악동 점막의 조영증강, 점막하 부종 및 분비액 증가가 관찰된다. 사골동의 점막 비후도 동반되어 있다.

의 확인을 위해서는 손쉽게 촬영이 가능한 단순 방사선 촬영이 여전히 가장 많이 이용되고 있으며, 종양성 병변이 의심되는 경우에는 조영증강 MRI를 시행하여 종양의 파급 범위를 판단한다.

2. 부비동염

비강과 부비동의 점막에 염증이 있을 때는 점막의 조영증강, 점막하 부종 및 분비액 증가가 특징적으로 관찰된다 (그림 4-77). 급성 부비동염의 경우 공기액체층(air-fluid level)이 보이고, 만성 부비동염에서는 골벽의 비후성 경화와 부비동의 위축이 관찰될 수 있다. 특히 점막골막비후(mucoperiosteal thickening)는 급성과 만성 부비동염에서 같이 관찰될 수 있는 소견이며, 영상 검사만으로 급성과 만성 부비동염을 구분할 수는 없으므로 반드시 임상 소견을 참고하여 판단한다. 염증성 질환에서 증가하는 분비액은 단백질 함유량에 따라 MRI에서 서로 다른 신호 강도를 보인다. 반면 부비동의 악성 종양은 대부분 악성도가 높고 세포충실성(cellularity)이 높은 종양으로서 MRI에서 낮은 신호 강도를 보이기 때문에 염증에 의한 분비액과 구분할 수 있다.

비부비동염과 동반되어 저류낭(retention cyst), 용종(polyp) (그림 4-78), 점액낭종(mucocele)이 흔하게 관찰될 수 있다. 점액낭종은 부비동의 구멍(ostium)이 폐쇄되면서 부비동의 점막이 벽을 형성하고 병변의 팽창에 의한 압박성 골미란이 특징이다.

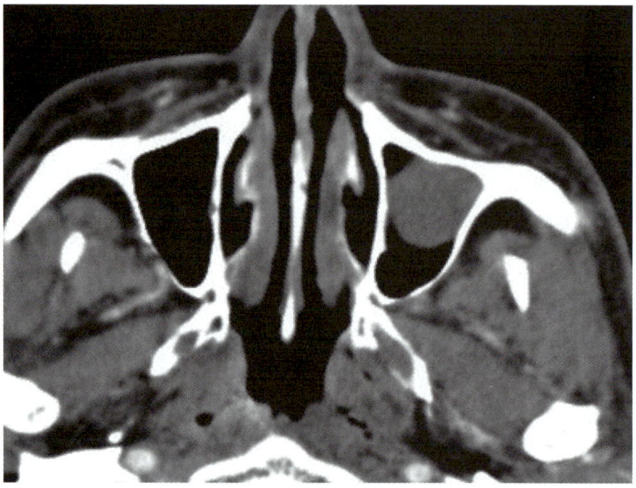

그림 4-78. 용종(polyp). CT에서 왼쪽 상악동 내에 저음영을 보이는 단일성 용종이 관찰된다.

진균성 부비동염(fungal sinusitis)이 드물게 발생할 수 있으며, *Aspergillus fumigatus*가 가장 흔한 원인균이다. Fungal ball (mycetoma, 균종)은 석회화를 포함하며 MRI의 모든 영상에서 저신호강도를 보이는 것이 특징이다.

3. 양성 종양

도립유두종(inverted papilloma)은 전체 비강 종양의 4% 정도를 차지하는 양성 종양이다. 양성 종양이지만 국소 재발률이 높고, 편평세포암종(squamous cell carcinoma)으로 변성될 가능성(약 10%)이 있어 조기에 정확히 진단하여 종양을 완전히 제거하는 것이 중요하다. 대부분 중비도(middle meatus) 근처의 비강 외측벽에서 발생하여 상악동이나 사골동으로 자란다 (그림 4-79).

연소성 맥관섬유종(juvenile angiofibroma)은 10대 남자에서 발생하며 접형구개구멍 (sphenopalatine foramen)에서 기원하여 날개구개오목(pterygopalatine fossa), 비인두, 비강 쪽으로 파급된다. 혈관이 풍부한 양성 종양으로 조영증강이 매우 잘 되는 것이 특징이며, 수술 중 출혈을 줄이기 위해 수술 전 색전술을 시행하여 도움을 받을 수 있다.

4. 악성 종양

편평세포암종(squamous cell carcinoma)는 비강과 부비동에 발생하는 가장 흔한 악성 종양으로서 80~90% 정도를 차지한다. 공격적인 골파괴를 보이는 연조직 종괴로 흔히 나타나며, 세포충실성(cellularity)이 높기 때문에 MRI의 모든 영상에서 중등도 또는 저신호강도를 보인다. 종양의 발생 위치가 예후와 치료에 매우 중요하며 안와, 날개구개 오목(pterygopalatine fossa), 두개기저 등의 침범 여부를 잘 관찰해야 한다. 영상 검사의 역할은 초기 병기결정(staging)과 재발의 조기 발견을 포함한 치료 후 추적에 있다.

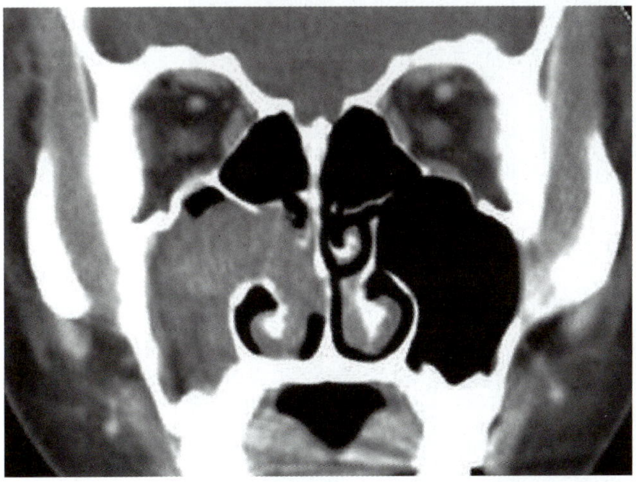

그림 4-79. 도립유두종(inverted papilloma). 조영증강 CT에서 오른쪽 비강 외측에서 상악동으로 자라며 조영증강을 보이는 폴립양 종괴가 관찰된다. 누두부(infundibulum)의 확장도 관찰된다.

그 외에 후각신경모세포종(olfactory neuroblastoma), 림프종, 흑색종(melanoma), 소타액선 종양 등이 발생할 수 있다.

IV. 측두골(Temporal bone)

1. 영상 해부

귀는 외이, 중이, 내이로 분류한다. 외이는 외측의 섬유연골(fibrocartilage) 부분과 내측의 고실뼈(tympanic bone) 부분으로 구성되며, 외이와 내이의 경계는 고막(tympanic membrane)이다. 중이는 고막과 측두골 사이의 공간으로 망치골(malleus), 모루골(incus), 등자골(stapes)로 구성된 이소골이 위치하며, 유돌동(mastoid antrum)으로 연결된다. 내이는 측두골 내부에 있는 달팽이관(cochlea), 전정(vestibule), 반고리관(semicircular canal) 등으로 구성된다. 측두골 부위는 중이강(middle ear cavity)과 유양돌기(mastoid)의 염증 유무를 확인하고 이소골과 같은 작은 골조직의 변화를 쉽게 관찰하기 위한 목적으로 얇은 절편 두께의 측두골 CT를 많이 이용하고 있다 (그림 4-80). 내이도나 두개기저의 종양성 병변을 평가하기 위해서는 MRI가 필요하다.

2. 이유돌염(otomastoiditis)

이유돌염(otomastoiditis)과 중이염(otitis media)이란 용어를 섞어서 사용하는 편이다. 급성 이유돌염은 세균 감염이 원인으로 소아에서 흔히 발생한다. 항생제 투여로 쉽게 호전되기 때문에 영상 검사는 보통 합병증이 의심될 때 시행한다. 만성 이유돌염은 대개 이관(eustachian tube)의 기능 부전에 의해 중이강과 유돌봉소(mastoid air cell)의 염증이 반복되어 발생한다. 영상에서는 중이강과 유돌봉소의 혼탁(opacification)이 보이며 염증이 진행하면 이소골의 미란이 발생할 수 있는데, 모루골(incus) 원위부가 가장 호발 부위다. 또한 만성 이유돌염의 합병증으로서 중이강과 유돌봉소의 석회화나 골화(ossification)가 관찰될 수 있다.

3. 후천성 진주종(acquired cholesteatoma)

진주종(cholesteatoma)은 중층편평상피(stratified squamous epithelium)에서 기원한 박탈성 케라틴(exfoliated keratin)으로서, 종양이라고 말하기는 어렵다. 진주종은 선천성과 후천성으로 나뉘는데, 후천성이 전체의 98%를 차지한다. 후천성 진주종은 다시 중이강 내 생기는 위치에 따라 pars flaccida type과 pars tensa type의 두 종류로 나눌 수 있으며, 전자가 80%를 차지한다. Pars flaccida cholesteatoma는 Prussak 공간(lateral epitymapnic recess)에서 발생하며 scutum, 이소골, 외측 상고실(epitympanum, attic) 벽의 미란을 보이는 것이 특징이다 (그림 4-81). 진주종에 의한 국소 합병증은 거의 대부분 골 파괴에 의해 발생한다.

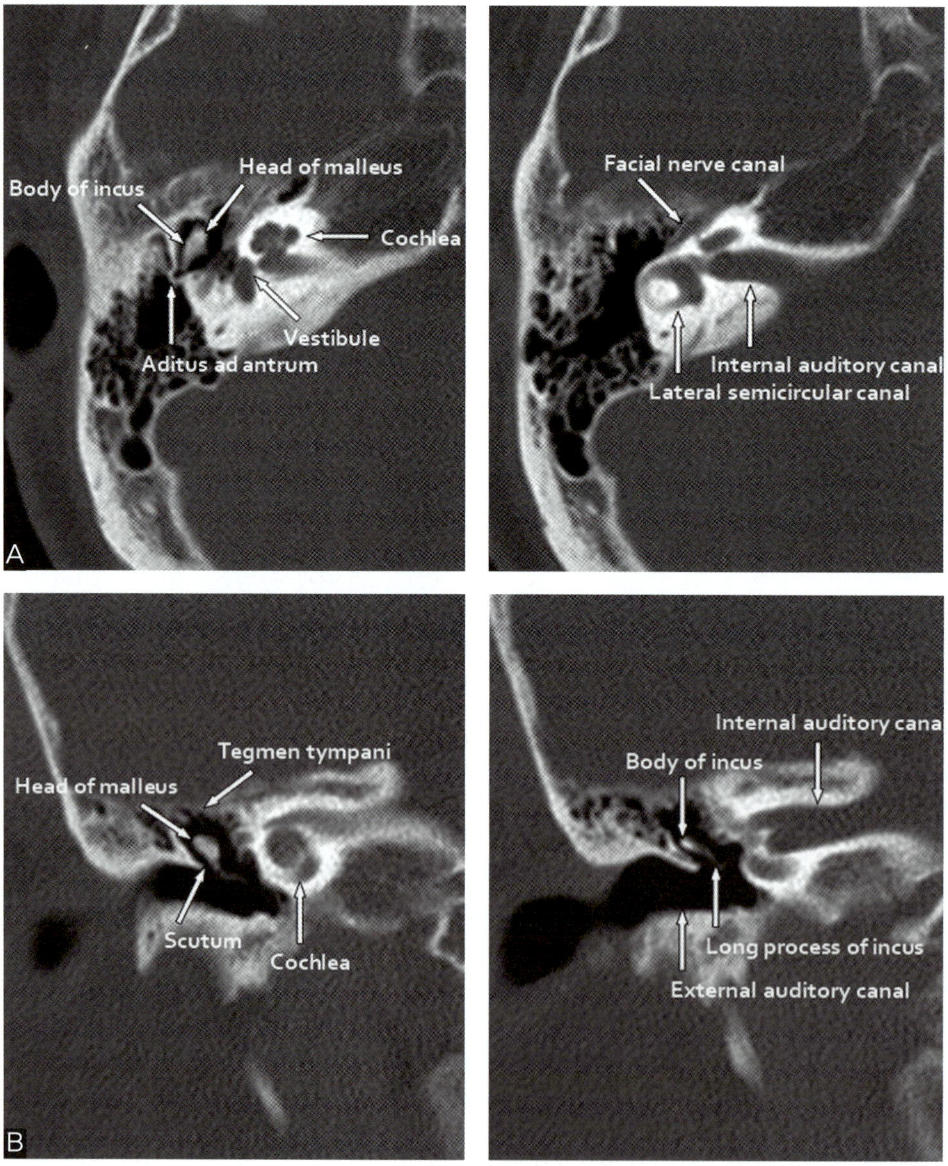

그림 4-80. 측두골의 영상 해부. 우측 측두골 CT 횡단면 영상(A)과 관상면 영상(B)에서 주요 해부학적 구조물을 관찰할 수 있다 (명칭 참조).

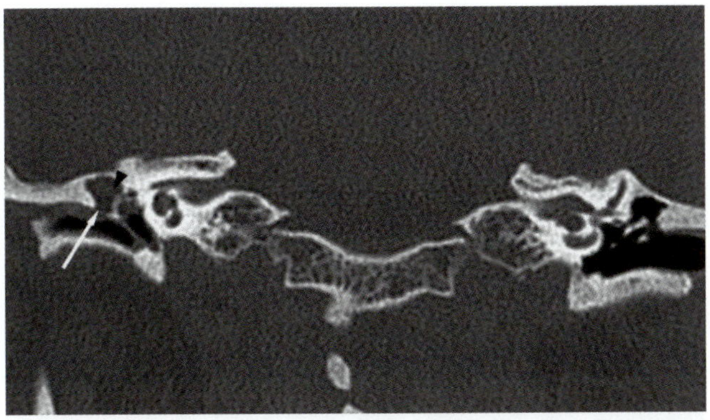

그림 4-81. 후천성 진주종. 관상면 측두골 CT에서 오른쪽 중이강 내 Prussak 공간에서 연부조직 음영이 관찰되며 scutum(화살표)과 망치골(화살촉)의 미란이 보인다.

4. 청신경초종(acoustic schwannoma)

소뇌교각(cerebellopontine angle, CPA)과 내이도에서 발생하는 가장 흔한 종양으로 약 85~90%를 차지하며, 8번 뇌신경의 Schwann 세포에서 발생한다. 일반적으로 T1강조영상에서 뇌실질과 비슷한 신호강도를 보이며 강한 조영증강을 보인다. 종양 내 낭종 형성과 출혈이 흔한 편이며, 이는 소뇌교각에서 발생하는 다른 종양과 감별하는데 도움이 되는 소견이다. 내이도 내에 국한되어 있는 작은 종괴로 관찰되거나 내이도와 소뇌교각에 걸쳐 있는 아이스크림콘 모양의 종괴로 관찰되는 것이 특징적이다 (그림 4-82).

5. 측두골 골절

측두골 골절은 측두골의 종축과 골절선의 주행 방향에 따라 종골절(longitudinal fracture)과 횡골절(transverse fracture)의 두 형태로 분류할 수 있으나 CT가 보편화되면서 실제로 많은 골절이 위의 두 가지 형태가 공존하는 혼합골절(mixed fracture)이라는 것이 밝혀졌다. 종골절이 측두골 골절의 80% 이상을 차지하며, 고막 천공, 이소골 손상, 전도성 난청이 흔하게 나타난다. 횡골절은 내이 구조물, 내이도, 안면신경 손상, 감각신경성 난청이 더 많이 발생하며, 영구적 손상이 더 흔하다.

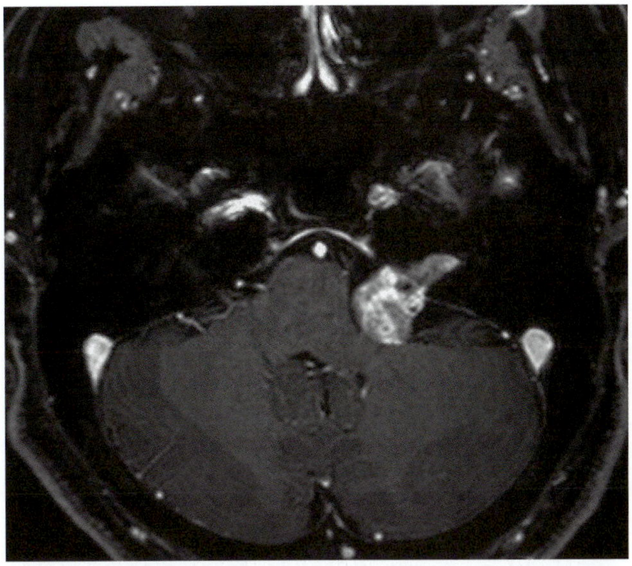

그림 4-82. 청신경초종. 조영증강 T1강조 MR영상에서 왼쪽 내이도에서 기원하여 소뇌교각(cerebellopontine angle)으로 자라는 조영증강되는 종괴가 관찰된다.

V. 인두와 후두

1. 영상 해부

인두는 점막과 근육으로 둘러싸인 상부 호흡 및 소화기관으로 비인두(nasopharynx), 구인두(oropharynx), 하인두(hypopharynx)로 나뉘어지며, 비인두는 위쪽으로 두개기저(skull base)와 경계 지어지고 하인두는 아래쪽에서 식도로 이행된다. 비인두의 지붕은 접형동의 바닥과 기저접형골 (basisphenoid)이 이루고 있으며 앞쪽은 후비공(choana)과 연결된다. 외측 벽에서 내측 익상돌기판(medial pterygoid plate), 귀인두관융기(torus tubarius), Rosenmuller fossa 등이 관찰된다. 구인두는 혀바닥 (tongue base) (혀의 뒤쪽 1/3), 구개편도(palatine tonsil), 연구개 및 인두벽으로 이루어지며, 외측 벽은 구개설근(palatoglossus muscle)에 의해 앞쪽편도기둥(anterior tonsillar pillar), 구개인두근(palatopharyngeus muscle)에 의해 뒤쪽편도기둥(posterior tonsillar pillar)이 만들어지고 그 사이 공간에 구개편도(palatine tonsil)가 위치한다. 하인두는 이상동(pyriform sinus), 후벽(posterior wall), 윤상연골후부(postcricoid region)

의 세 부분으로 구분한다.

후두는 위로 후두개(epiglottis)의 상단에서부터 아래로 윤상연골(cricoid cartilage)의 하연까지를 말하며, 후두실(laryngeal ventricle)과 진성대(true vocal cord)를 기준으로 성문상부(supraglottis), 성문(glottis), 성문하부(subglottis)의 세 부위로 나뉜다. 성문상부는 후두개, 피열후두개주름(aryepiglottic fold), 거짓성대(false vocal cord)를 포함하며, 성문은 진성대, 전연합부(anterior commissure), 후연합부(posterior commissure)를 말한다. 진성대 하방에서부터 기관 시작 부위까지를 성문하부라 한다.

구강, 인두, 후두의 병변을 평가하기 위해서는 CT나 MRI와 같은 단면 영상 기법이 많은 도움이 되며, 악성 종양의 정확한 병기결정에 필수적이다. 아직 영상 검사만으로 종양의 조직학적 진단까지 이르는 데는 어려움이 있지만, 종양의 심부 조직 파급이나 경부 림프절 전이 등을 정확히 확인함으로써 치료 방침의 결정에 많은 도움을 주고 있다.

2. 비인두암

악성 종양은 비인두에 발생하는 가장 흔한 질환이며 대부분 편평세포암종(squamous cell carcinoma)이다. 비인두는 두경부의 다른 부위에 비해 정확한 육안 검사가 어렵고 종양이 점막하층으로 파급되어 육안으로는 잘 관찰되지 않는 경우가 있으므로 영상 진단의 역할이 상대적으로 중요하다. 따라서 영상 검사에서 (1) 종양의 점막하층 파급, (2) 종양의 두개기저 혹은 두개강내 파급, (3) 인두후(retropharyngeal) 림프절 등 심부 림프절 전이 유무 등에 대한 판단이 필요하다.

비인두암은 Rosenmuller fossa에서 가장 호발하고(그림 4-83) 주변 조직으로 확장, 침범을 잘 한다. 점막하 파급을 통해 구개(palate)와 이관(eustachian tube)을 침범하여 장액성중이염(serous otitis media)을 일으킬 수 있으며 앞쪽으로 비강과 날개구개오목(pterygopalatine fossa), 옆쪽으로 인두주위공간(parapharyngeal space), 뒤쪽으로 인두후공간(retropharyngeal space)을 통해 척

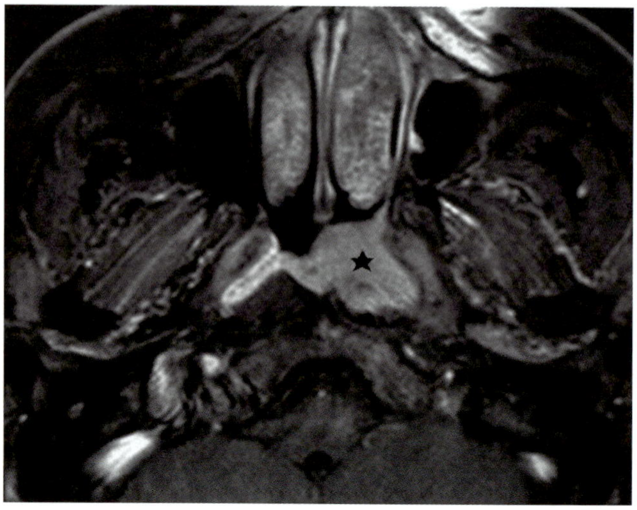

그림 4-83. 비인두암. 조영증강 T1강조 MR영상에서 왼쪽 Rosenmulller fossa에서 자란 폴립양종괴(★)가 관찰된다.

추앞 근육(prevertebral muscle), 아래쪽으로 구인두, 그리고 위쪽으로 경사대(clivus), 접형동, 파열구멍(foramen lacerum), 타원구멍(foramen ovale)으로 파급될 수 있다. 두개강내 침범은 해면정맥동(cavernous sinus)으로의 침범이 가장 흔하며, 진단 당시 림프절 전이가 90% 정도에서 관찰된다.

3. 편도농양

편도농양(tonsillar abscess) 혹은 편도주위농양 (peri-otonsillar abscess)은 어린이와 젊은 성인에서 가장 흔한 경부 감염 질환의 하나로, 급성 화농성 편도염이 진행하면 농양이 형성될 수 있다. 편도와(tonsillar fossa)에 국한되어 있던 농양이 인두주위공간(parapharyngeal space)이나 턱밑공간(submandibular space) 등으로 파급될 수 있으며, CT와 같은 단면 영상 검사가 심부조직 파급의 범위를 확인하는 데 도움을 줄 수 있다. CT에서 단순 편도염은 편도의 비후와 미만성 조영증강을 보이는 반면, 농양은 조영증강되는 두꺼운 벽을 가진 저음영 병변으로 관찰되기 때문에 구분할 수 있다 (그림 4-84).

4. 성대 마비

성대마비가 있는 경우 미주신경(vagus nerve)과 되돌

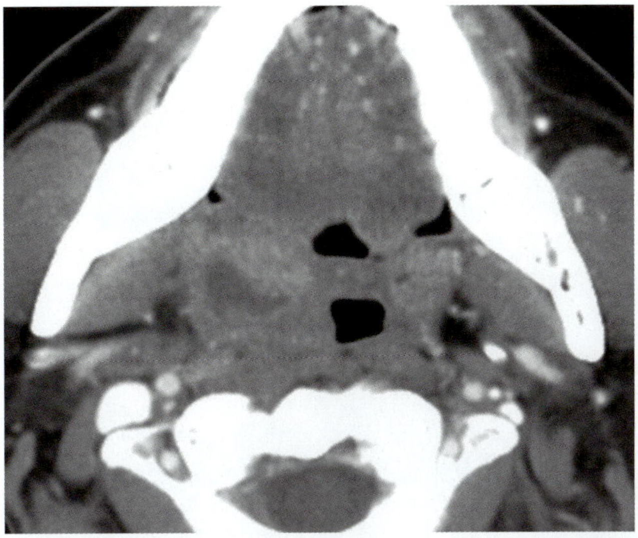

그림 4-84. 편도농양. CT에서 양측 편도의 비후와 조영증강이 관찰되며, 오른쪽 편도에는 저음영을 보이는 농양이 보인다.

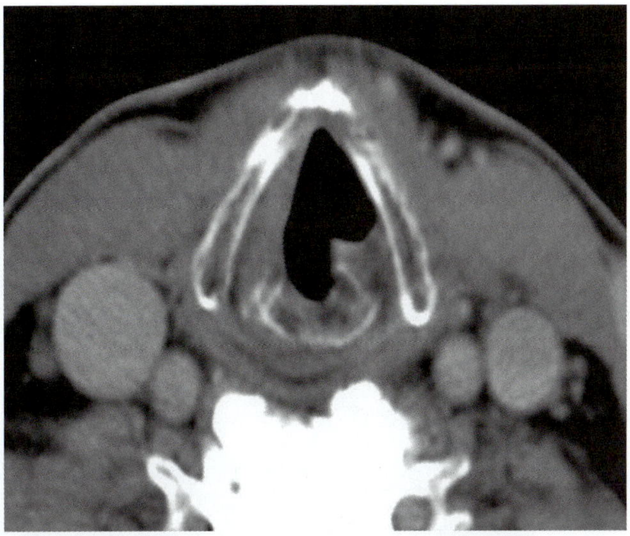

그림 4-85. 성대 마비. CT에서 왼쪽 갑상피열근(thyroarytenoid muscle)의 위축과 왼쪽 후두실(laryngeal ventricle)의 확장이 관찰된다.

이후두신경(recurrant laryngeal nerve)의 주행 경로를 모두 포함하여 영상 검사를 시행하는 것이 중요하며, 두개기저와 상종격동을 포함하도록 한다. 되돌이후두신경은 오른쪽에서 쇄골하동맥을, 왼쪽에서 대동맥궁을 감고 다시 위로 올라오는 경로를 보인다.

성대마비의 영상 소견은 병변측 갑상피열근(thyroarytenoid muscle)의 위축, 성대의 paramedian fixation, 피열후두개주름(aryepiglottic fold)의 내측 이동, 피열연골(arytenoid cartilage)의 내전방 이동, 이상동(pyriform sinus)과 후두실(laryngeal ventricle)의 확장, 계곡(vallecula)의 확장 등이 있다 (그림 4-85).

VI. 갑상선과 부갑상선

1. 영상 해부

갑상선은 두개의 양쪽 엽(lobe)과 협부(isthmus)로 이루어지며, 목의 아래쪽 중앙에 기관(trachea)의 앞쪽을 둘러싸면서 위치한다 (그림 4-86). 갑상선을 평가하는 데는 초음파가 일차적으로 사용되고 있는데, 갑상선이 피부 가까이 위치하기 때문에 접근도가 좋고, 해상도가 우수하여 결절의 특징을 파악하기 용이하며, 초음파로 관찰하면서 실시간으로 생검을 할 수 있다는 장점이 있다. 갑상선암의 주변 조직 침범 (기관이나 식도 등) 또는 경부 림프절 전이 여부 등을 평가하기 위해 CT나 MRI가 보조적으로 사용될 수 있다.

2. 갑상선 결절

갑상선 결절이 악성인지 양성인지 구분하는 것이 가장 중요하며, 이를 수술 전에 선별하고 진단하는 데는 현재까지 초음파 유도하 미세침 흡인 생검술(fine needle aspiration biopsy)이 가장 간편하고 신뢰도가 높은 검사법이다.

악성 갑상선 결절이 의심되는 초음파 소견은 (1) 앞뒤로 긴 모양, (2) 침상 경계, (3) 현저히 낮은 에코, (4) 미세석회화가 관찰되는 경우로 이런 소견 중 하나만 관찰되어도 악성 결절의 가능성이 높다 (그림 4-87).

3. 갑상설관낭(thyroglossal duct cyst)

갑상선은 발생 과정 중에 혀의 후면에 있는 맹공(foramen cecum) 부위에서부터 아래쪽의 기도 주위까지 내려오는 경로를 보이는데, 이 때 형성되는 갑상설관(thyroglossal duct)이 완전히 퇴화되지 않으면 갑상설관낭

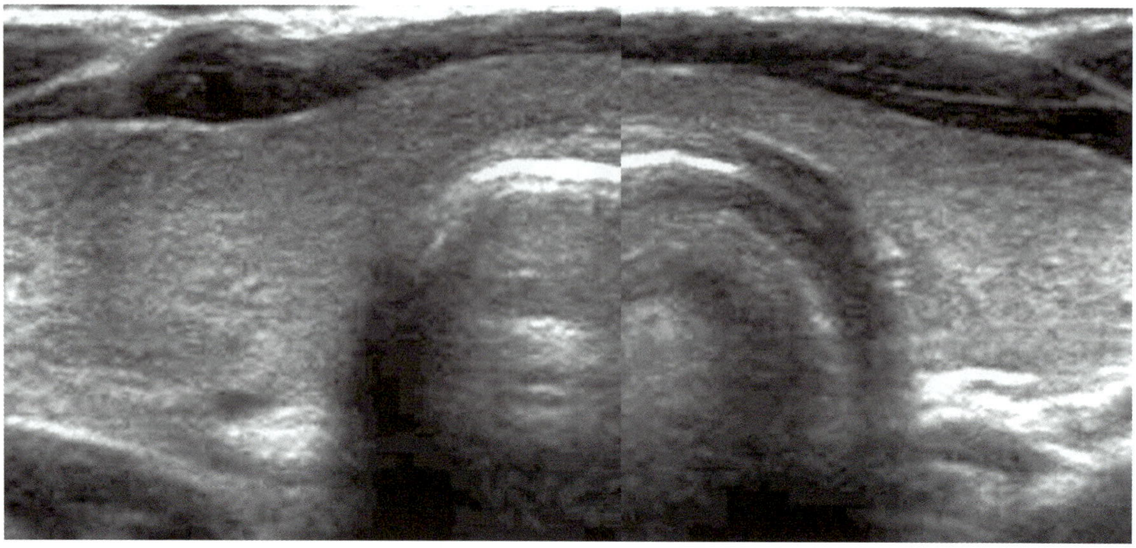

그림 4-86. 정상 갑상선의 초음파 해부. 갑상선은 기관의 앞쪽을 둘러싸면서 양쪽 총경동맥의 내측에 위치한다. 양쪽 엽(lobe)과 협부(isthmus)로 이루어지며 주변 근육보다 높고 균질한 에코를 보인다.

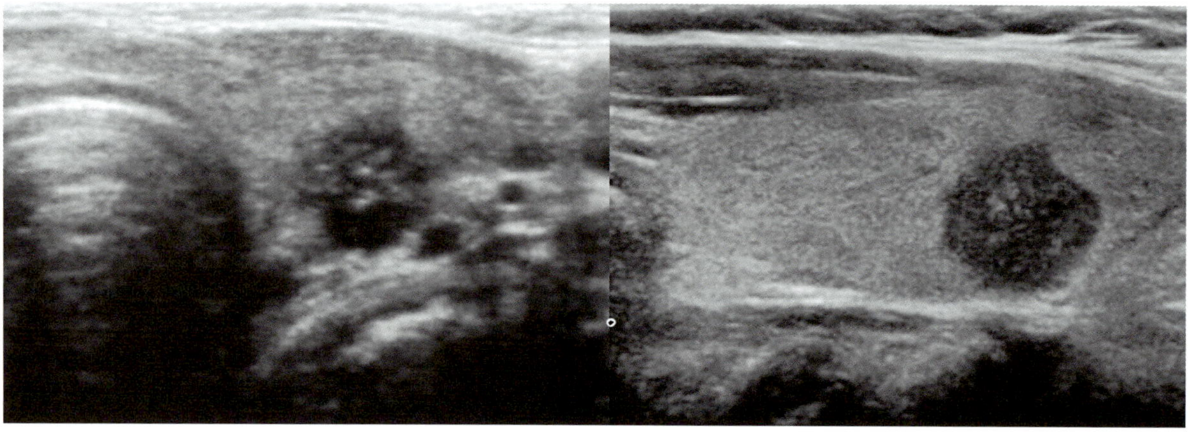

그림 4-87. 악성 갑상선 결절. 초음파 검사에서 앞뒤로 긴 모양을 보이거나 현저히 낮은 에코를 보이거나 미세석회화가 관찰되는 갑상선 결절은 악성일 가능성이 높다.

(thyroglossal duct cyst)이 된다. 비교적 흔한 선천성 질환이며 65%는 설골(hyoid bone) 아래, 20%는 설골 위, 15%는 설골 위치에 생긴다. 초음파나 CT에서 설골 부위 중앙에서 낭성 종괴가 관찰되면 의심할 수 있으며 (그림 4-88) 드물게 갑상설관낭에서 갑상선암이 발생하기도 한다.

4. 부갑상선 선종

부갑상선항진증의 영상 진단에는 초음파와 ^{99m}Tc-sestamibi 스캔이 가장 많이 사용되며 이들은 상호 보완적인 역할을 한다. 일차 부갑상선항진증의 가장 많은 원인으로 부갑상선 선종(adenoma)이 89% 정도를 차지하는데, 부갑상선 선종은 초음파에서 갑상선의 후면에 경계가 좋으며 갑상선보다는 낮고 균질한 에코의 고형성 종괴로 관찰되며, ^{99m}Tc-sestamibi 스캔의 지연 영상에서 국소 섭취를 보인다 (그림 4-89).

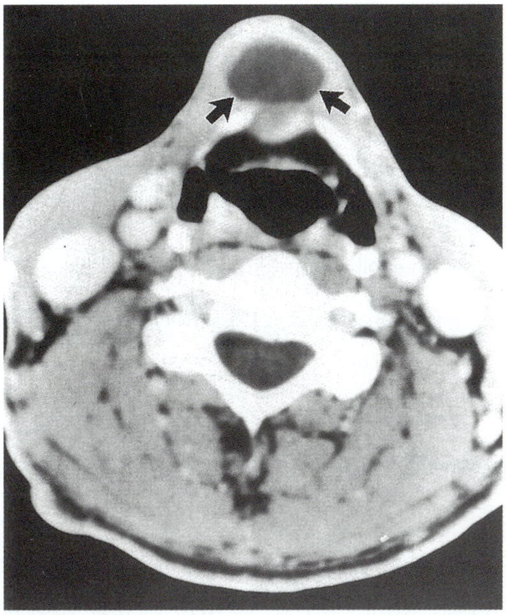

그림 4-88. 갑상설관낭(thyroglossal duct cyst). CT에서 설골 하부의 중앙에 위치하며 strap muscle에 싸여 있는 낭성 종괴(화살표)가 관찰된다.

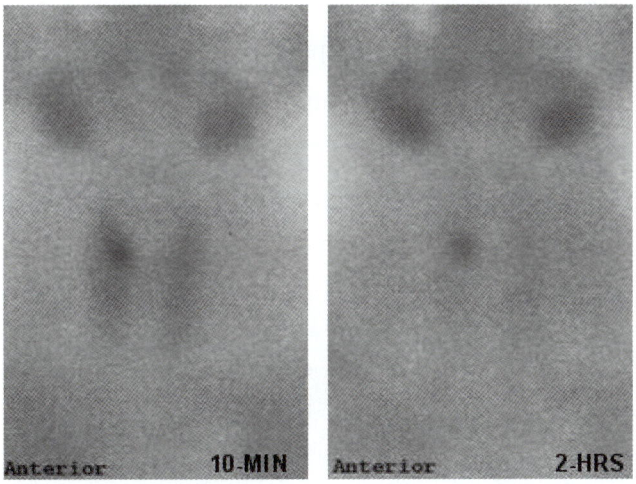

그림 4-89. 부갑상선 선종. ^{99m}Tc-sestamibi 스캔 지연영상에서 갑상선 우엽의 상극 부위에서 delayed washout 소견 보이는 종괴가 관찰된다.

VII. 타액선(Salivary gland, 침샘)

1. 영상 해부

주타액선은 이하선(parotid gland), 악하선(sugmandibular gland), 설하선(sublingual gland)으로 나뉘며, 그 외에 구강 점막이나 구개 부위에 존재하는 소타액선(minor salivary gland)이 있다.

이하선은 가장 큰 침샘으로서 발생학적으로는 가장 먼저 형성을 시작하지만 피막형성 (encapsulation) 과정은 다른 침샘보다 늦어 피막형성 이전에 형성을 시작한 림프절이 정상적으로 이하선 내부에 존재할 수 있다. 하악골의 상행지(ascending ramus)와 유양돌기(mastoid process)의 사이에 위치하며 다른 침샘에 비해 지방 조직이 풍부하여 CT에서 상대적으로 저음영을 보이며 초음파 검사에서는 높고 균질한 에코를 보인다. 안면 신경을 기준으로 표재엽(superficial lobe)과 심부엽(deep lobe)을 나누는데, 하악골의 심부에 위치하는 심부엽이 20%를 차지한다 (그림 4-90). 안면신경은 경상유돌기구멍(stylomastoid foramen)으로부터 나와 이하선 내로

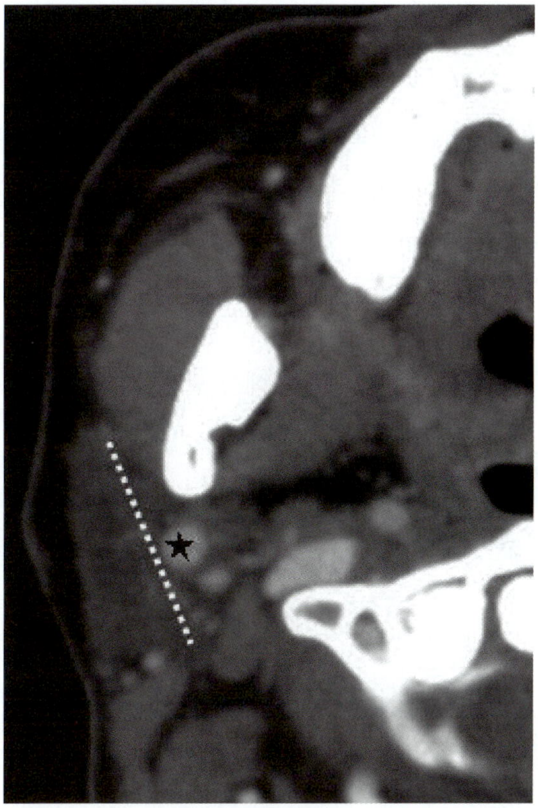

그림 4-90. 정상 이하선의 영상 해부. 이하선은 하악골과 유양돌기(mastoid process)의 사이에 위치하며 안면 신경을 기준으로 표재엽(superficial lobe)과 심부엽(deep lobe)으로 나뉜다. 안면신경은 경상유돌기구멍(stylomastoid foramen)에서 나와 이하선 내로 주행하며 후하악정맥(★, retromandibular vein)과 외경동맥 분지의 외측을 따라 앞쪽으로 주행한다 (가상선 참고).

주행하며 후하악정맥(retromandibular vein)의 외측을 따라 앞쪽으로 주행한다. 이하선은 교근(masseter muscle)의 외측을 따라 주행하는 Stenson's duct로 분비되며 볼점막(buccal mucosa)으로 개구한다.

악하선은 턱밑공간(submandibular space)에서 하악설골근 (mylohyoid muscle)의 하방에 위치하는 표재엽과 하악설골근의 후면을 감고 돌아 혀밑공간(sublingual space)으로 연결되는 심부엽으로 나뉜다. Wharton's duct로 분비되며 구강저부(floor of mouth)로 개구한다.

설하선은 구강저부(floor of mouth)의 앞쪽 외측, 하악설골근(mylohyoid muscle)의 위쪽에 위치한다.

2. 타액선염

급성 이하선염은 주로 바이러스성 또는 세균성 감염에 의해 발생하며 CT에서 이하선의 종창(swelling), 음영 증가, 미만성 조영증강 등의 소견이 보인다. 침샘 결석(sialolithiasis, 타석)은 이하선보다 악하선에서 빈번하게 발생하며 방사선비투과성(radiopaque) 결석이 많다. CT, 타액선 조영술(sialography), 초음파 검사에서 결석과 확장된 관(duct) 및 침샘 실질의 변화를 관찰할 수 있다(그림 4-91).

3. 종양

타액선 종양은 큰 타액선에서 발생한 종양일수록 양성의 가능성이 높아 이하선 종양의 80%, 악하선 종양의 60%, 설하선 종양의 25~45%, 소타액선에서 발생한 종양의 20~40%가 양성 종양이다. 따라서 이하선을 제외한 타액선에서 발생한 종양은 항상 악성의 가능성을 염두에 두고 영상 검사를 판독할 필요가 있다. 타액선 종양은 악하선보다 이하선에서 10~15배 정도 빈번하게 발생하며, 다형성선종(pleomorphic adenoma)이 가장 흔한 타액선 종양으로 전체의 60~70% 정도를 차지한다.

다형성선종(pleomorphic adenoma)은 90% 정도가 표재엽에서 발생하므로 초음파로 관찰하는 것이 용이하며 보통 경계가 좋은 균일한 종괴로 관찰되나 (그림 4-92) 크기가 클 때는 종양 내부의 낭성 변화나 출혈도 관찰된다. Warthin 종양은 두 번째로 흔한 이하선 종양으로서 이하선과 그 주변에서만 발생한다. 경계가 좋은 종괴로 내부에 낭성 변화가 흔히 관찰되며 약 10% 정도에서 양측성으로 발생하기 때문에 반대측 이하선까지 확인하는 것이 필요하다.

가장 흔한 악성 종양은 이하선에서는 점액표피양암종(mucoepidermoid carcinoma)이며 악하선, 설하선, 소타액선에서는 선양낭성암종(adenoid cystic carcinoma)이다. 악성 종양의 경우 수술 전에 MRI나 CT를 시행하여 종양의 전체 파급 범위와 림프절 전이 유무 등을 반드시 평가해야 한다.

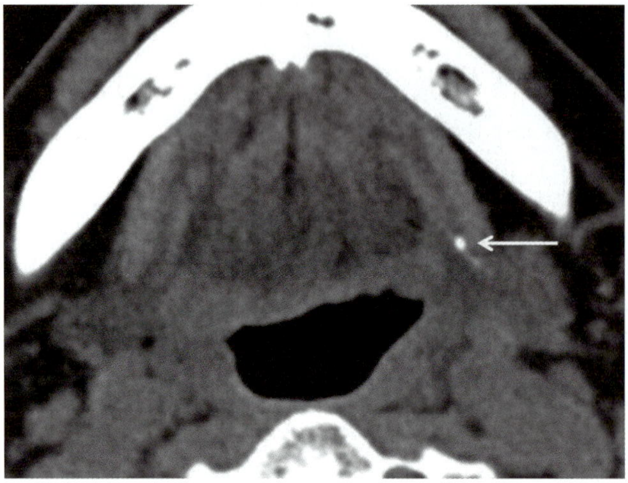

그림 4-91. 침샘 결석(타석). CT에서 왼쪽 악하선의 hilum 부위에 작은 방사선비투과성(radiopaque) 결석(화살표)이 관찰된다.

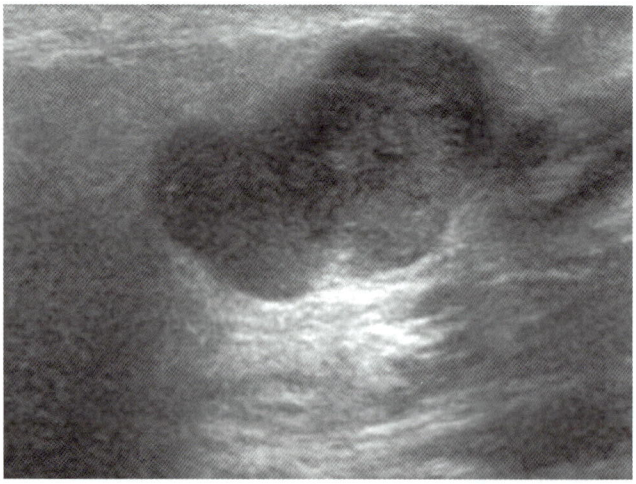

그림 4-92. 다형성선종(pleomorphic adenoma). 초음파 검사에서 이하선 내에 경계가 좋은 소엽상(lobulated) 저에코 종괴가 관찰된다.

| Chapter |

5 복부 영상의학

1. 식도

I. 정상 식도

1. 식도의 정상해부학

식도는 하인두의 윤상연골(cricoid cartilage)에서 식도열공을 통해 위분문으로 연결되는 25~30cm 길이의 점막층(mucosa), 점막하층(submucosa), 근육층(muscle)으로 구성된 원통형 구조물이다. 근육층은 내환층(inner circular muscle)과 외종층(outer longitudical muscle)으로 구성되어 있다. 장막층(serosa)이 결여되어 있으며 느슨한 결합조직(loose adventitia)으로 주변 조직과 구분된다. 근육층은 식도의 상부 1/3은 골격근(striated muscle), 하부 1/3은 평활근(smooth muscle)으로 이루어져 있으며 중간부 1/3은 두 가지가 함께 분포되어 있다.

해부학적으로 윤상연골부터 종격동의 상부까지를 경부식도(cervical esophagus), 횡격막까지를 흉부식도(thoracic esophagus), 위식도접합부(gastroesophageal junction, GE junction)까지를 복부식도(abdominal esophagus)로 나누지만, 식도 전체를 3등분하여 상부(upper), 중부(middle), 하부(lower) 식도로 나누기도 한다. 상부는 기도(trachea)의 후면에, 중하부는 심장의 후면에 접한다.

식도에는 세 가지의 정상적인 협착부가 있는데 대동맥 융기부(aortic notch), 좌측 주기관지(left main bronchus), 좌심실(left atrium)의 외인성 압박(extrinsic compression)으로 인한 함몰이다(그림 5-1).

2. 식도의 영상진단

1) 식도 조영술(esophagography)

식도의 기본 영상검사법으로 식도조영술이 주로 이용되는데, 이중 조영 영상(double contrast), 점막 이완 영상(mucosal relief), 바륨 충만 영상(barium filling) 등을 촬영한다. 이중 조영 영상과 점막 이완 영상은 상호 보완적으로 이용하여 점막의 작은 변화나 점막 주름의 비대 등을 관찰할 수 있다. 바륨 충만 영상은 식도의 윤곽, 신전성(distensibility), 점막하 및 벽내 종괴와 식도의 위치 변경 등을 관찰하는 데 유용하다.

2) 전산화 단층촬영(computed tomography; CT)

전산화 단층촬영은 주로 식도의 악성 종양의 병기를 결정하거나 기관지암의 식도 침범여부를 파악하기 위해 시행한다. 식도 질환의 침범 범위를 파악하는 데 중요한 정보를 제공하며 방사선치료 영역을 결정하는 데 필수적이다.

이 외에도 내시경 초음파 검사, MRI 등이 이용된다.

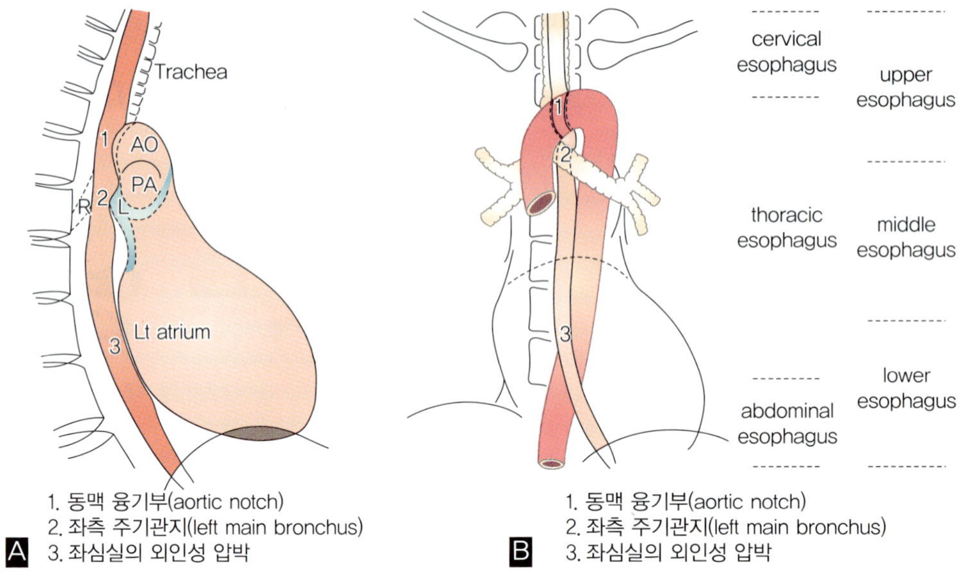

그림 5-1. A. 식도의 측면상 B. 식도 전면상

II. 식도판독의 중요사항

1. 식도 구경

대부분의 악성 종양, 궤양성 질환 및 부식성 제제에 의한 식도 염증 치유 후의 협착에 의해서 식도 구경이 감소한다.

2. 식도 강내 음영결손

음식물, 이물질, 공기 등에 의한 일시적인 음영 결손이 있을 수 있으며 대부분의 경우는 종양에서 음영 결손이 나타난다.

3. 가장자리의 윤곽

불규칙하고 비대칭형의 윤곽은 악성 종양인 경우가 많으며, 매끄럽고 둔각을 형성하는 윤곽은 외부 병변 또는 점막하 종양에 의하여 형성된다.

4. 점막 모양

점막 표면의 과립, 궤양, 점막절단, 점막주름의 비대, 변형, 결절모양 변화 등 다양한 양상을 나타내고 종양과 비종양성 질환의 감별에 중요하다.

5. 연동운동(peristalsis)

X-선 투시하에 식도의 연동운동을 관찰한다. 식도의 연동운동은 세 가지로 분류하는데 일차 연동운동(primary peristalsis)은 음식물의 삼킴과 함께 시작되는 위에서 아래 방향으로 진행되는 순차적인 식도의 수축(contraction)을 의미한다. 이차 연동운동(secondary peristalsis)은 음식 섭취가 아닌 부분 자극(local stimulation)이나 팽만(distention)에서 시작되는 규칙적이고 추진적인(propulsive) 운동이다. 일차와 이차 연동운동이 위에서 아래로 순차적으로 진행되는 반면 삼차 연동운동(tertiary contraction)은 평활근에서 주로 발생되는 불규칙적이고 짧은 연동으로 고연령층으로 갈수록 빈도와 강도가 증가된다.

III. 식도의 운동장애

1. 원발성 식도운동 장애

A. 무이완증(achalasia)

무연동운동(aperistalsis)과 하부식도괄약근 장애(lower esophageal sphincter dysfunction, LES dysfunction)를 특징으로 한다. 원인은 미상이나, 신경계 질환의 일종

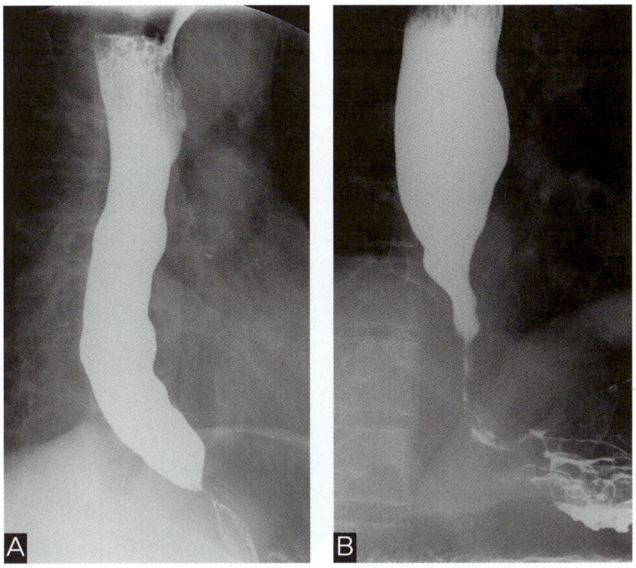

그림 5-2. 무이완증. A. 원발성 무이완증 : 식도조영검사상 평활하고 대칭적이며 부리모양의 하부식도 협착이 보이며 상부식도는 늘어나 있다. B. 이차성 무이완증 : 악성종양에 의해 하부식도가 불규칙하게 협착되어 있다

으로 여겨지며 신경절 세포(ganglionic cell)가 감소되어 있다. 주로 젊은 층(30~50세)에 많고 증상은 연하곤란, 체중감소 등이며, 진단은 압력측정(manometry)으로 하부식도 괄약근의 압력과 불완전 이완을 측정하는 것이 가장 정확하다. 식도 조영술상 원위부는 대칭형 또는 부리모양(beak–like)으로 평활한 경련성 협착을 보인다(그림 5–2, 3). 식도 하단에 발생한 식도암과 구별이 어려운데, 협착 부위가 불규칙적이고 비대칭적인 식도암에 비하여 무이완증은 매끈하고 대칭적이라는 점이 구별점이다.

2. 이차성 식도운동 장애

A. 공피증(scleroderma, systemic sclerosis)

식도, 위 및 소장의 평활근을 주로 침범하는 교원성 혈관질환이다. 휴식기 하부식도괄약근의 압력이 없거나 낮아져 위식도 역류가 생긴다. 식도조영술상 식도가 확장되고 원위부 식도 2/3에서 연동운동이 감소한다. 이차적인 질환이 없으면 위식도의 접합부는 열려 있다. 위식도의 역류의 합병증으로 소화성 협착이나 역류성 식도염을 보일 수 있다.

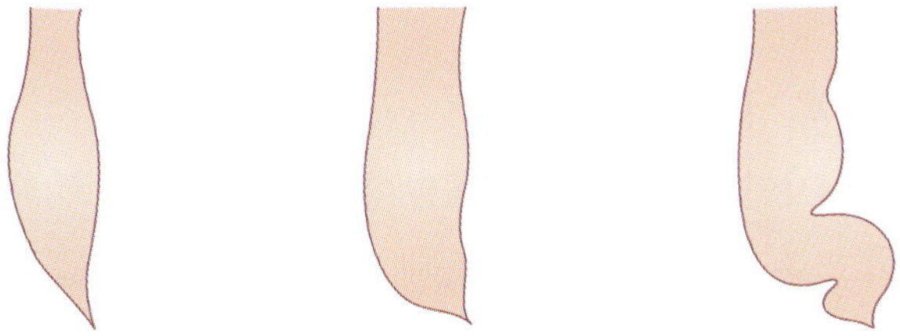

그림 5-3. 무이완증의 형태

B. 바렛 식도(Barrett's esophagus)

오랫동안의 위식도 역류에 의하여 원위부 식도의 점막이 편평상피에서 입방상피로 변환되어(원주이형성 : columnar metaplasia) 위점막과 같은 상태로 되는데 역류환자의 약 10%에서 동반된다. 식도 선암의 발생 빈도가 15% 정도인 전암성 병변이다. 식도 조영술 소견은 세망형 점막(reticular mucosal pattern), 식도협착, 역류와 관련된 궤양이다(그림 5–4).

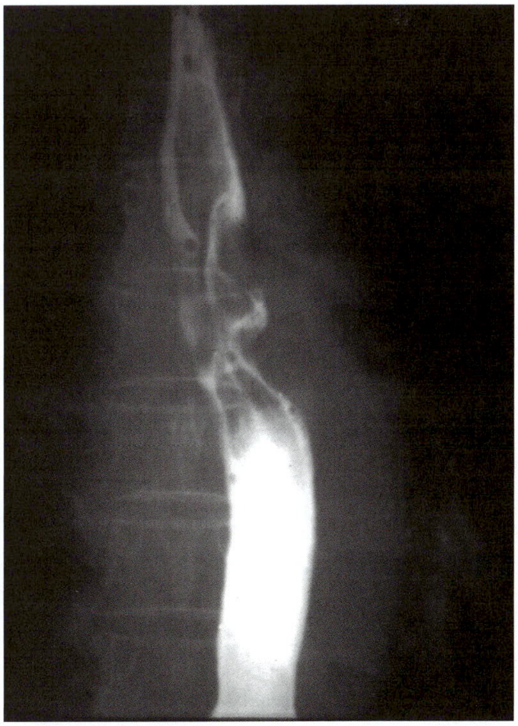

그림 5-4. Barrett's ulcer

IV. 식도염(esophagitis)

1. 역류성 식도염(reflux esophagitis)

전형적인 임상증상은 가슴앓이(heart burn)와 연하곤란이고 종종 역류가 동반되는데 역류된 물질이 담즙이거나 산성이 높은 위액인 경우 더욱 악화된다. 초기에는 부종과 염증으로 원위부 식도의 점막면에 선명한 작은 결절 혹은 과립상의 모양이 나타나고, 진행하면서 주름이 두꺼워져 식도조영술에서 분엽상 혹은 조가비 모양(scalloped apperance)으로 변하면서 때로 식도정맥류같이 보이기도 한다. 또한 얕은 궤양이 미란성으로 원위부 식도에 선상(streaky) 바륨 침하상으로 보이며 궤양이 깊으면 주위 점막의 수축 및 선상궤양이 선명하게 관찰되기도 한다.

역류성 식도염이 치유되면서 반흔을 남기고 점차 식도가 좁아져 전형적인 궤양 반흔을 보일 수 있다. 그러나 불규칙하고 편향성 협착을 초래하는 예가 더 많고 이러한 수축으로 횡적 주름과 벽내 게실증의 소견도 때로 발견된다(그림 5-5).

2. 칸디다 식도염(Candida esophagitis)

감염성 식도염의 가장 흔한 원인이다. 주로 면역결핍을 유발하는 암, 당뇨병, 장기이식, 장기간 치료를 요하는 질환 및 AIDS 환자 등에서 발견되고, 건강한 사람에게도 일시적으로 오는 진균감염이다. 식도염에서는 환자가 급성 연하통을 호소하는 것이 대부분이다. 식도조영술에서 비교적 명확한 다발성의 반점모양(plaque-like) 병변이 보이며 장축방향으로 길쭉한 경향을 보인다. 반점모양이 커지면 조약돌 모양을 보이기도 하고 점막이 전체적으로 지저분하다. 상부와 중부 식도에 호발하며 오래되면 협착이나 수축을 초래한다(그림 5-6).

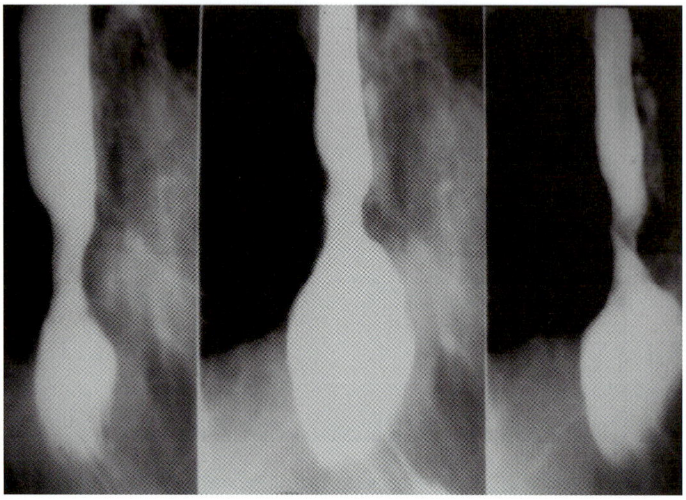

그림 5-5. 역류성 식도 협착의 사진

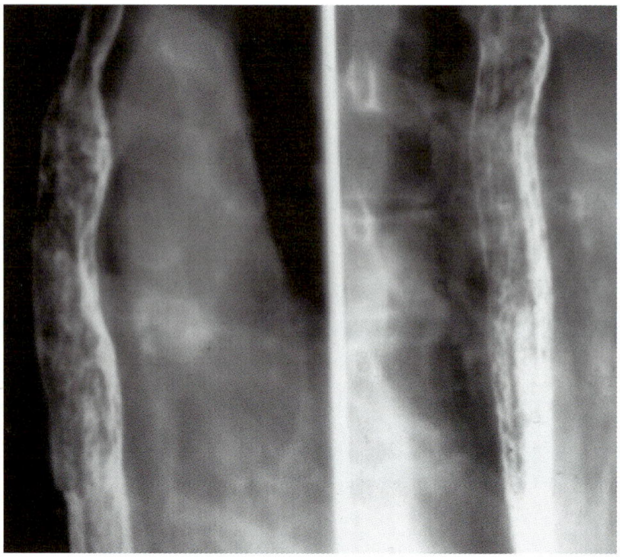

그림 5-6. 칸디다 식도염

3. 부식성 식도염(caustic esophagitis)

양잿물, 빙초산 혹은 기타 부식성 제제를 섭취한 환자에서 초기에 미만성의 점막궤양과 부종 및 위막(pseudomembrane)을 형성하고 식도는 확장된다. 10일 정도 지나면 급성부종이 없어지고 식도 내강의 긴 협착성 수축을 초래하며, 나중에는 섬유화에 의한 긴 협착이 영구히 남고 암 발생의 가능성이 높다. 바륨을 이용한 식도조영검사는 급성 염증이 가라앉을 때까지는 시행하지 않는 것이 원칙이며, 수용성 조영제를 먼저 사용하여 천공유무를 확인하는 것이 좋다. 식도의 협착은 대개 부식제가 일시적으로 머무는 생리적 협착 부위에 잘 생긴다(그림 5-7).

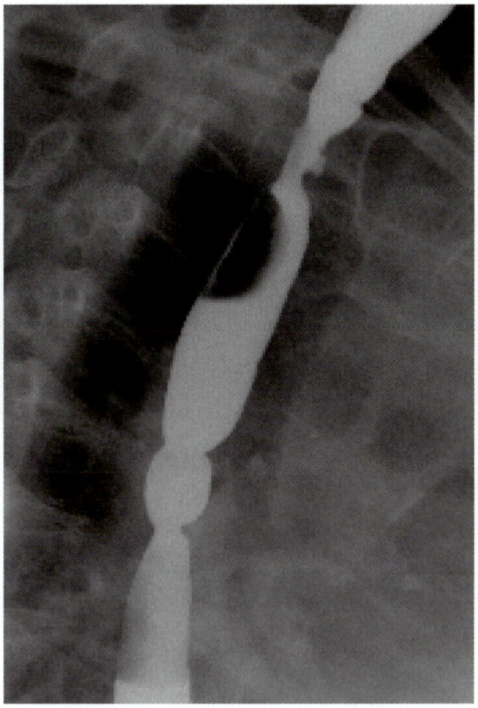

그림 5-7. 부식성 식도염

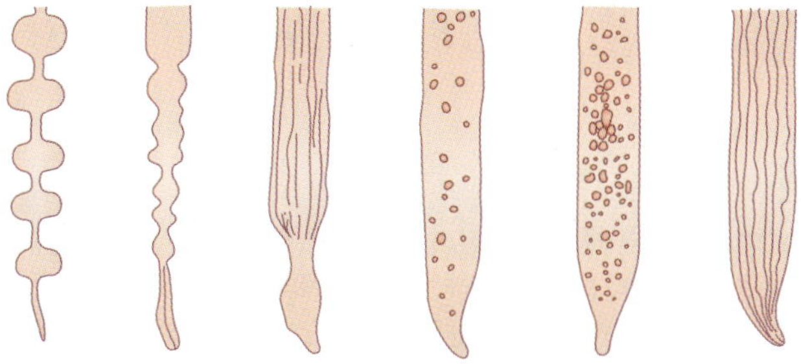

그림 5-8. 식도염과의 감별을 요하는 경우들의 그림

4. 식도염의 감별진단

A. 결절

경계가 선명하지 않은 결절이면 역류성 식도염, 쟁반 같은 결절은 칸디다 식도염에서 관찰되며, 국한성(localized)이면 표재성 식도암과 감별이 어렵다.

B. 궤양

횡행성의 식도 주름, 역류성 식도염에 의한 주머니 형성 혹은 외낭 형성과 감별하여야 하나, 궤양은 원형이고 주위 주름이 궤양으로 모이는 것으로 감별된다.

C. 점막주름

만성식도염에서 확장된 주름이 식도정맥류와 유사하나 뱀이 움직이는(serpentine) 모양을 보이거나 발살바법(Valsalva maneuver)을 시행할 때 커지는 것이 식도정맥류의 특징이다.

D. 윤곽

식도염은 벽의 신전성이 양호하고 미만성이며, 윤곽의 변형을 초래하는 경우는 만성에서만 관찰되어 진행된 식도암과 감별이 용이하나 표재성 식도암과의 감별은 어렵다(그림 5-8).

V. 식도 종양

1. 양성 종양

식도의 양성 종양은 비교적 드물고 대부분 임상증상이 없으며 식도검사에서 우연히 발견되는 경우가 많다. 그러나 때로 발생부위 및 종양의 크기에 따라 연하곤란, 위장관 출혈 등의 원인이 되기도 한다. 양성 종양은 대부분 점막하 종양이며 이 중 평활근종(leiomyoma)이 50% 이상으로 가장 많다. 평활근종은 평활근(smooth muscle) 기원의 종양으로 중부(30%)와 하부(60%)식도에 흔히 발생한다. 드물게 무정형의 석회화를 보일 수도 있으며 다른 식도 종양에서는 석회화가 생기지 않기 때문에 석화화된 식도종양이 보이면 평활근종을 강하게 시사한다. 식도조영술상 경계가 명확한 점막하 종괴로 보이고 CT에서는 균일한 연부조직의 종괴로 보이기 때문에 다른 종양과 감별하기 어렵다(그림 5-9).

2. 악성 종양

식도 악성종양은 대부분 편평세포암(squamous cell carcinoma)이며 최근 바렛 식도(Barrett's esophagus)에서 발생하는 선암(adenocarcinoma)이 증가하고 있는 추

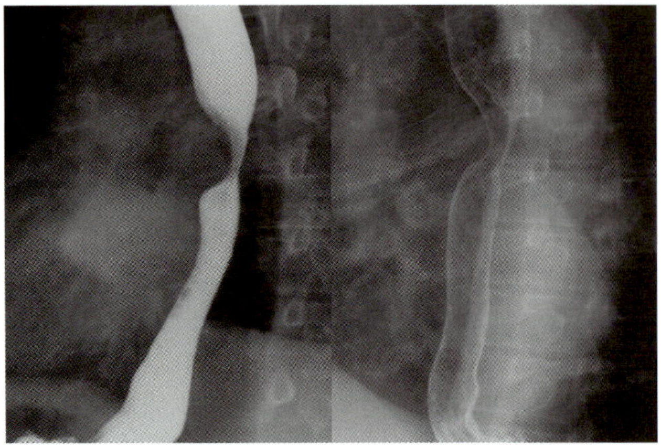

그림 5-9. 식도의 평활근종

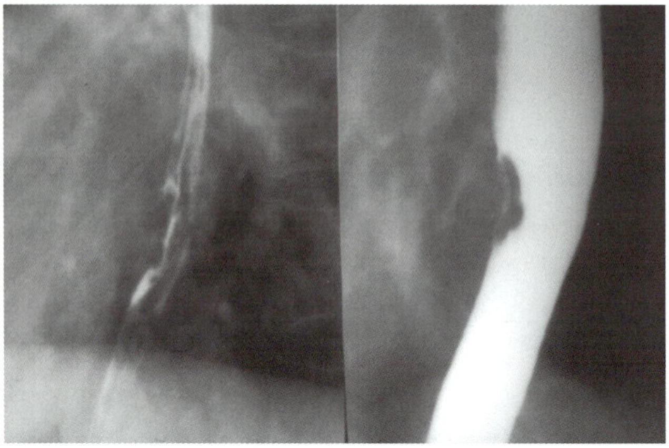

그림 5-10. 조기 식도암

세이다. 상부 및 중부에서는 편평세포암이 대부분을 차지하고 식도하부에서는 선암이 호발하며, 진행된 식도암의 5년 생존율은 15% 정도이다. 식도는 장막이 없어 암이 주위장기로 빨리 퍼지고 조기진단이 어렵다.

식도 이중 조영술은 정확한 식도의 점막검사에서 중요하고 유용한 방법으로 변화가 나타난 모양에 따라 소결절형(nodularity), 경직형(rigidity), 급구경직형(abrupt luminal angulation or shelving), 궤양형(slceration), 협착형(stenosis) 등으로 나눈다.

A. 조기 식도암(early esophageal cancer)

점막(mucosa) 및 점막하층 (submucosa)에 국한된 암으로 임파절 전이가 없는 경우를 의미한다. 5년 생존율이 90% 이상이다. 식도 이중조영술에서 직경 3.5cm 미만의 작은 돌출성 병변(small protruded lesion)으로 보이지만 중앙부에 궤양이 있는 플라크형(plaquelike lesion)이나 분엽상의 경계를 가진 무경성 용종(sessile polyp)으로 보일 수 있다. 대부분의 조기식도암은 국소형이지만 표재성 확산암(superficial spreading carcinoma)은 점막하층 이상의 침윤이 없이 장축으로 식도벽을 따라 미만성으로 확산하며, 식도 조영술에서 작은 반점 모양의 결절 혹은 과립모양을 나타낸다.

B. 진행성 식도암(advanced esophageal cancer)

진행성 식도암은 식도 조영술에서 형태에 따라 침윤성, 용종형, 궤양성, 정맥류형의 네 종류로 분류할 수 있고, mix된 형태를 보이는 경우가 많다(그림 5-11, 12).

1) 침윤성 병변(infiltrative form)은 불규칙하게 내강이 좁아지거나 협착이 있고 결정성 또는 궤양성 점막이 보이고 정상 점막과의 경계가 급격하게 나타난다.
2) 용종형 병변(polypoid form)은 종괴가 분엽 모양을 보이며 식도 내강으로 돌출되어 있어 음영 결손을 나타낸다.
3) 궤양성 병변(ulcerative form)은 주로 종괴가 평탄하고 궤양으로 대치되어 있어 측면에서 보면 불규칙한 반달형 궤양(meniscoid ulcer)이 종양에 의한 방사성 투과성 테(radiolucent rim)로 둘러싸여 있는 모양을 보인다.
4) 정맥류형 병변(varicoid form)은 점막하로 퍼지는 종양으로 식도주름이 구불구불하게 두꺼워져 식도정맥류와 비슷하다. 이 두 질환을 투시에서 감별할 수 있는데 정맥류는 연동운동이 있어 호흡이나 발살바법에서 크기가 모양이 변하는데 반하여 종양은 고정된 형태이고 주변 점막과 경계가 급격하여 구분할 수 있다.

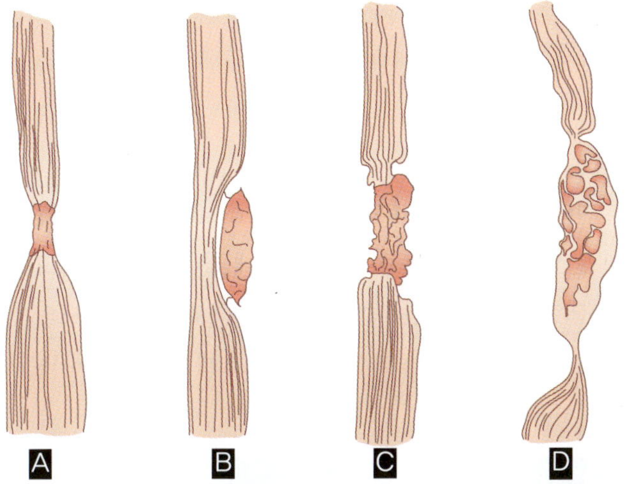

그림 5-11. 진행성 식도암의 식도조영소견. A. 침윤성, B. 용종형, C. 궤양성, D. 정맥류형

C. 선암(adenocarcinoma)

선암은 거의 대부분 바렛 식도에서 생긴다. 편평세포암과 구분되는 선암을 시사하는 특징적인 형태학적 소견은 없지만 위식도 접합부에 생기는 암의 90%가 선암이며 용종형 또는 침윤성이 많다. 가끔 무이완증과 방사선학적으로 감별이 어려운 경우가 있는데, 일반적으로 선암의 경우 무이완증 환자보다 나이가 많고 증상의 진행 경과가 매우 짧다.

D. 기타 악성종양

식도의 전이암은 매우 드물며 주로 종격동 종양이 직접 침범하는 경우가 많고 혈행성 전이는 거의 없다. 식도에 발생하는 육종에는 평활근육종이 있으며, AIDS 환자에서는 카포시(Kaposi) 육종이 생길 수 있다.

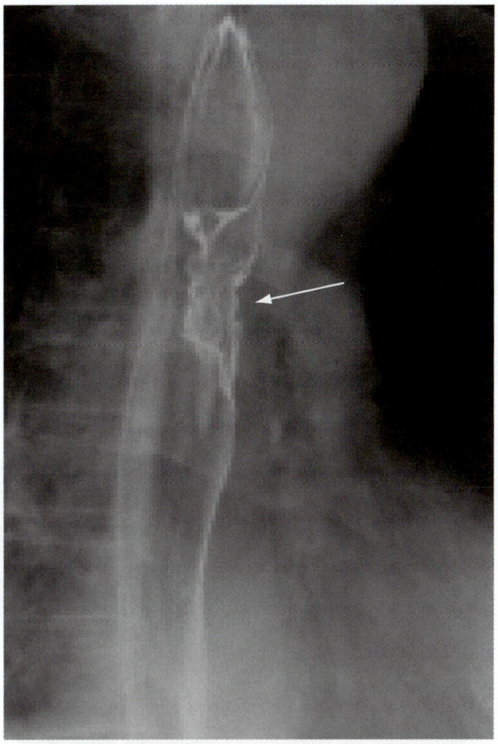

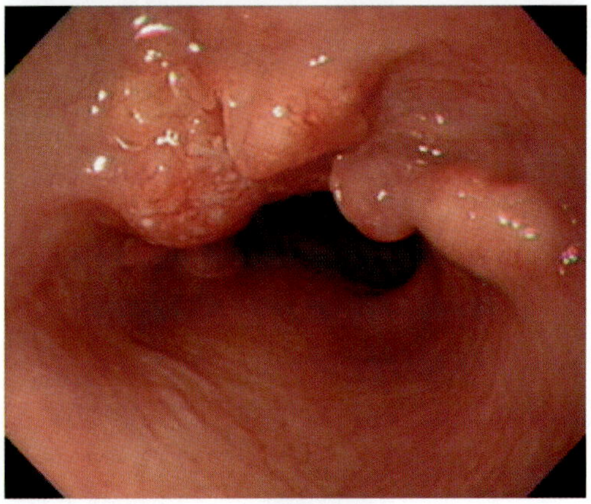

그림 5-12. 진행성 식도암

VI. 식도의 기타질환

1. 식도 게실(diverticulum)(그림 5-13)

식도 게실은 견인형(traction type)과 내압형(pulsion type)으로 구분한다.

A. 견인형 게실

폐문근처 식도의 중간부위에 잘 생긴다. 인접한 종격동의 수술, 방사선 치료, 기관지부위 결핵 등에 의한 scarring에 의해 발생할 수 있다.

B. 내압형 게실

견인형 게실보다 흔하고 motor dysfunction과 연관되어 발생한다. 상부와 하부의 식도에 잘 발생하고 넓고 짧은 경부를 가지며 첨부는 복부를 향하고 있다. 식도의 상단에 생기는 내압형 게실을 Zenker 게실이라고 하며 이

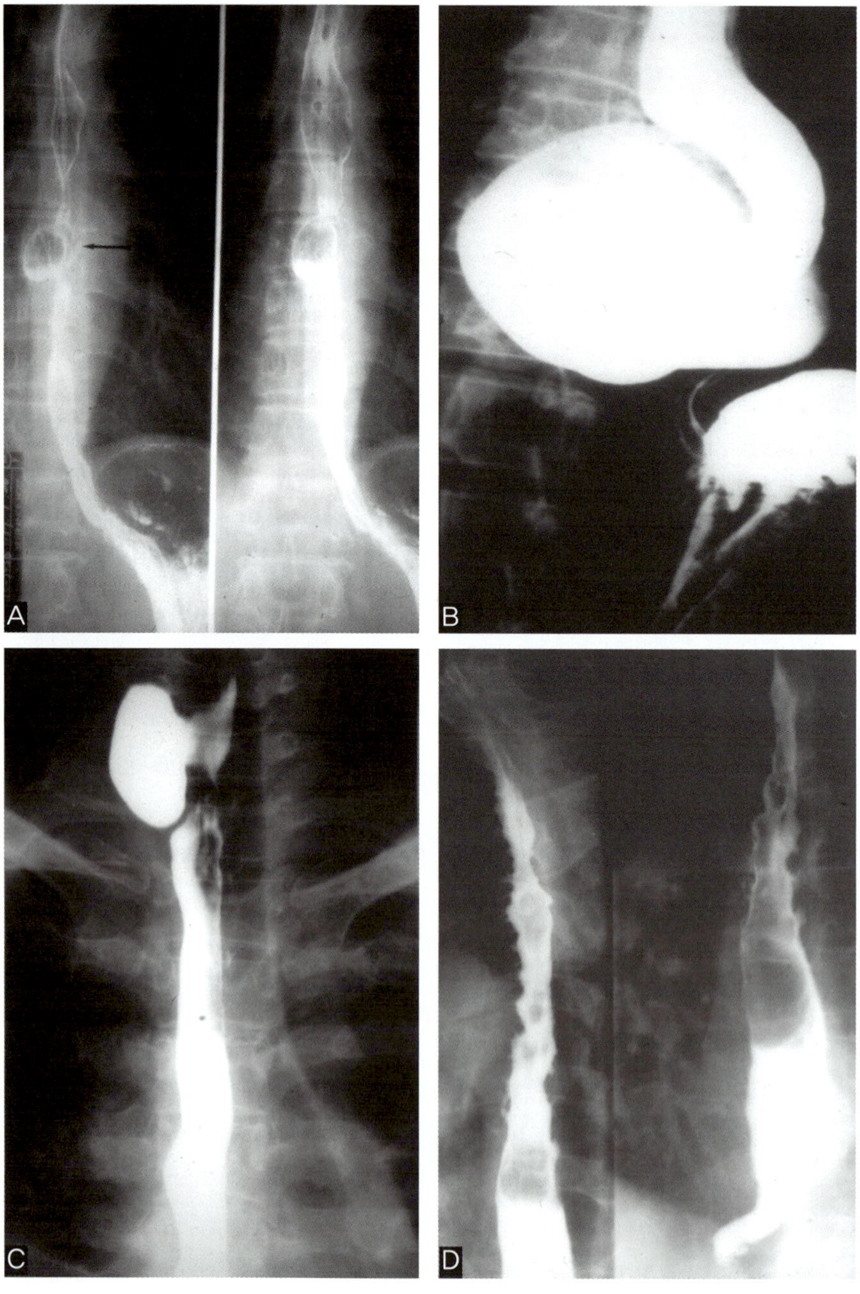

그림 5-13. 유형별 식도 게실사진. A. 견인형 B. 내압형 C. Zenker D. 벽내 게실증

는 하인두근(inferior pharyngeal muscle)이 선천성으로 약한 것이 원인으로 인두의 후면으로 외낭이 형성된다.

C. 벽내 게실증(intramural diverticulosis)

식도 벽내에 미만성으로 발생하고 내부돌출에 의한 음영결손을 보이는 매우 드문 게실이다.

2. 식도 정맥류(esophageal varices)

대부분 간경화증이나 혈전성 문맥폐쇄 등에 의하여 문맥혈류가 막혀 문맥압이 올라가면 하부식도정맥으로 연결되는 부행로가 형성되고 그 결과 식도정맥의 확장으로 주로 식도하부에 정맥류가 생긴다. 항진되면 문맥에서 분지되는 관상정맥이 확장된다. 이어서 관상정맥으로 정맥혈류를 가지는 식도 점막하층의 식도정맥의 확장을 일으켜 정맥류를 형성한다.

식도조영술상 음영결손이 미만성으로 불규칙하고 장축으로 관찰되어 조약돌 또는 뱀같이 구불구불한 모양을 보이며, 환자가 눕거나 발살바법으로 복압을 증가시키면 더 명확하게 보인다(그림 5-14).

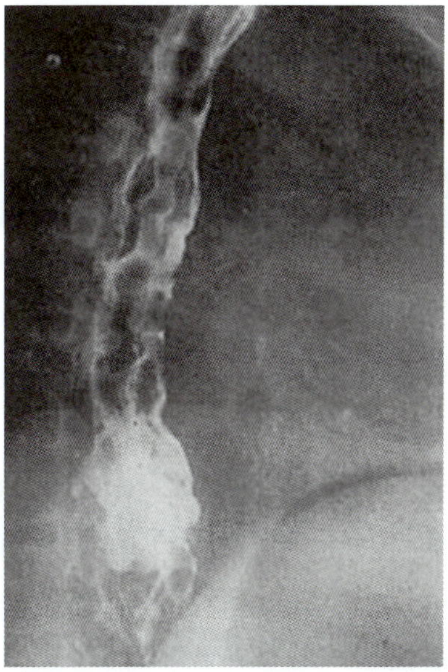

그림 5-14. 식도정맥류

3. 식도 열공 탈장(esophageal hiatal hernia)

A. 활주형(sliding type)

위의 일부가 식도열공(esophageal hiatus)을 통하여 흉곽 내로 빠져나가 횡격막 상부의 흉곽 내로 탈출하는 경우로 위식도 경계가 횡격막 상부에 위치한다.

B. 식도주위형(paraesophageal type) 활주형

위식도 경계가 원래 위치인 횡격막 하부에 위치하고 분문부(fundus)의 일부가 횡격막 상부로 빠져나가 식도의 옆에 위치한다(그림 5-15).

위 점막이 횡격막 위에서 관찰되고, 횡격막에 의해 패이는 것(notch)을 보면 진단할 수 있다.

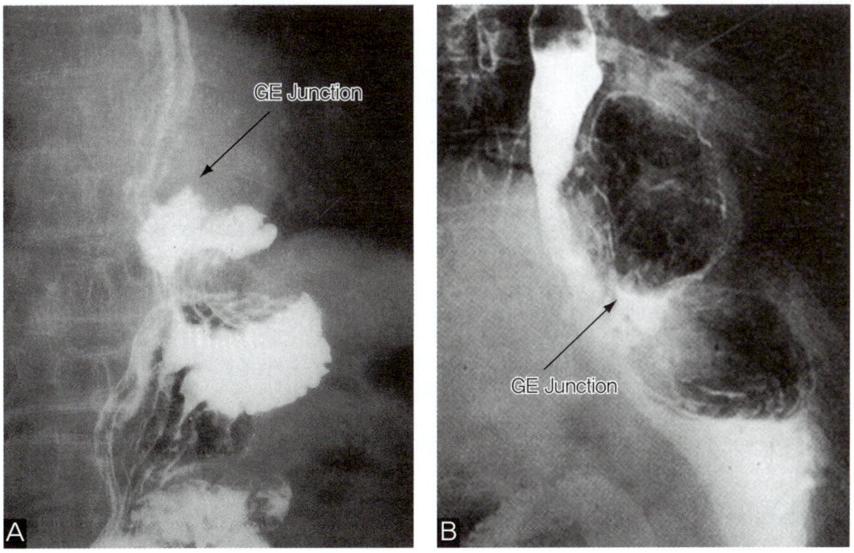

그림 5-15. A. 활주형, B. 식도주위형

2. 위

I. 정상 위

1. 위 정상 해부학(그림 5-16)

위장의 크기와 모양은 다양하나 일반적으로 위식도 접합부(gastroesophageal junction) 주위를 분문(cardia), 위 분문 위쪽부위를 기저부(fundus), 위의 소만부(lesser curvature)의 각절흔(angular notch)에서 반대쪽 대만부(greater curvature)로의 가상선인 위각(gastric angle)을 중신으로 그 근위부를 체부(body), 말단부를 전정부 (antrum), 전정부에서 십이지장으로 이행하는 부위를 유문(pylorus)이라 한다.

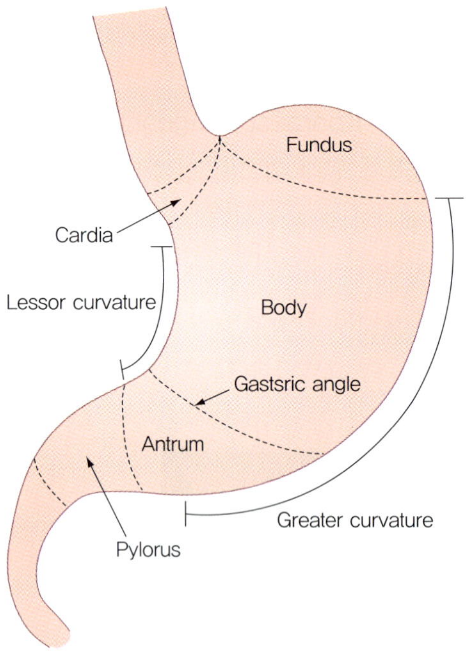

그림 5-16. 위의 모식도

2. 검사 방법

1) 위장관 조영술

단일조영검사(single contrast study)는 위의 전체적인 모양을 볼 수 있으며 병변이 음영 결손(filling defect)으로 나타난다. 압박검사(compression study)로 병소를 세밀하게 관찰할 수 있으나 위상부 일부분은 늑골에 가려져 있어 관찰이 어렵다. 이중조영검사(double contrast study)는 바륨조영제와 공기를 적당량 주입하여 위 점막에 고르게 부착된 바륨과 공기의 이중 조영효과에 의해 위 점막의 변화나 궤양 분화구(ulcer crater) 등을 관찰하며, 조기 위암의 발견에 유용하다. 흐름 기법(flow technique)은 환자몸을 좌우로 기울이면서 바륨이 천천히 흐르도록 하여 미세한 돌출 또는 함몰 병변을 진단하는 데 유용하다.

위소구(areae gastricae)는 정상적인 위 점막샘(gastric mucosal glands)이 이중조영에서 나타나는 현상으로, 주로 가는 그물모양(fine reticular)으로 보이며 전정부의 점막에서 관찰할 수 있다.

2) 초음파 검사

복부 초음파 검사는 고해상도 초음파 기기가 발달함에 따라 초음파 시 물을 마시게 하여 위 병변의 평가에 이용될 수 있으며, 주위조직으로의 파급유무 및 정도, 원위부 전이 유무를 알아내는 데 유용한 검사이다.

내시경 초음파 검사(endoscopic ultrasonography; EUS)는 위벽의 층을 잘 구분할 수 있어 점막하 종양에서 종괴가 위치한 층을 정확히 알아낼 수 있다는 장점이 있다.

3) CT 위장조영술

상부 위장관 질환에서 CT는 병기결정, 치료효과 판정, 재발 여부, 외인성 병변의 진단 등에 이용된다. CT 검사 시 경구 조영제를 이용하여 위내강을 적절히 팽창시키는 것은 진단의 정확도를 높이는 데 중요하다. 경구조영제에는 양성, 중성, 음성 조영제가 있다. 양성조영제는 위 내부를 고음영으로 영상화할 수 있는 가스트로그라핀이나 묽은 바륨용액을 사용하며, 중성 조영제는 물, 음성 조영제는 지방을 함유하는 조영제 혹은 기체를 이용하여 위장을 팽창시킨다.

3차원 입체 영상은 여러 가지 영상재구성 기법을 이용하여 위장관 질환을 입체적으로 재구성하는 방법이다. 다평면재구성영상(multiplanar reformation; MPR)이나

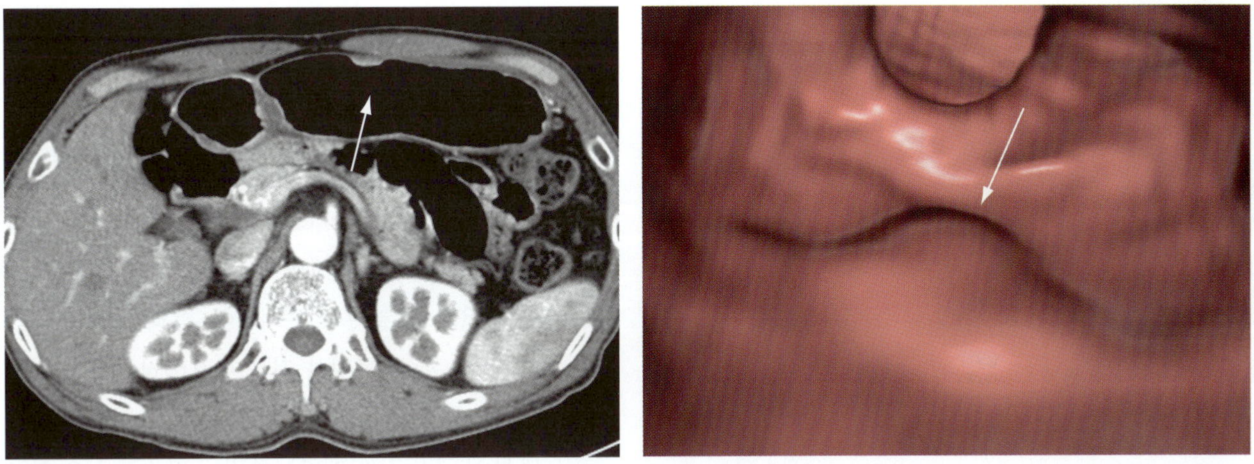

그림 15-17. 위암의 3차원 입체영상소견

volume rendering (VR)이 대표적이다. CT 위장조영술 검사는 CT를 이용하여 위의 내강 속에서 내시경검사에서 보이는 소견을 재현해내는 방법이다. 발포제를 이용하여 위를 팽창시킨 후 영상재구성 방법을 이용한다(그림 15-17).

II. 위염(gastritis)

1. 미란성 위염(erosive gastritis)

미란(erosion)은 얕은 점막상피의 손상(shallow epithelial defect)으로 점막근층(muscularis mucosa) 이상 패이지 않은 점막의 얕은 궤양을 말한다. 대부분 다발성으로 오지만 아스피린 복용, 술, 스트레스, 외상, 화상 및 스테로이드 복용 등이 원인이 되며, 최근에는 헬리코박터균(*Helicobacter pylori*)이 주원인으로 생각되고 있다.

임상증상은 위궤양과 유사하고 출혈을 보이는 경우도 있으나, 증상이 없이 내시경이나 위투시 검사에서 우연히 발견되는 경우도 있다. 호발부위는 위전정부(antrum)이고 위의 이중조영에서 점상(punctate) 또는 세극(slit) 모양의 바륨축적이 부종성 점막에 의한 방사성 투과성 테두리에 의하여 둘러싸인 소견(varioliform; 마마모양)을 보인다(그림 5-18). 또 주변에 점막 부종이 없이 위 유문부의 주름이 단지 조가비 모양이나 결절형으로 두꺼워진 경우(scalloped or nodular antral folds; 편평형)도 있다.

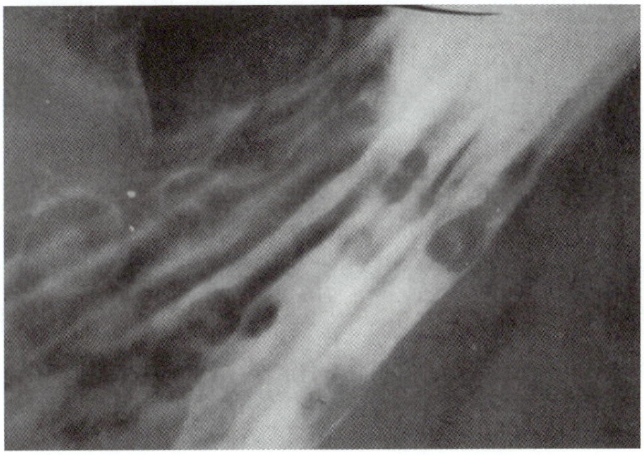

그림 5-18. 미란성 위염에 의한 음영결손

2. 비후성 위염(hypertrophic gastritis)

위선의 증식에 의해 위산의 분비가 증가되는 위염이다. 위점막의 주름은 위선의 증식과 부종에 의해 두꺼워진다. 바륨조영검사상 위 점막이 불규칙하게 두꺼워지는데(〉10mm), 위의 기저부와 체부의 대만쪽에 특징적으로 관찰되며 림프종, 메네트리에병, 점막하 침윤성 암종 등과 감별해야 한다(그림 5-19).

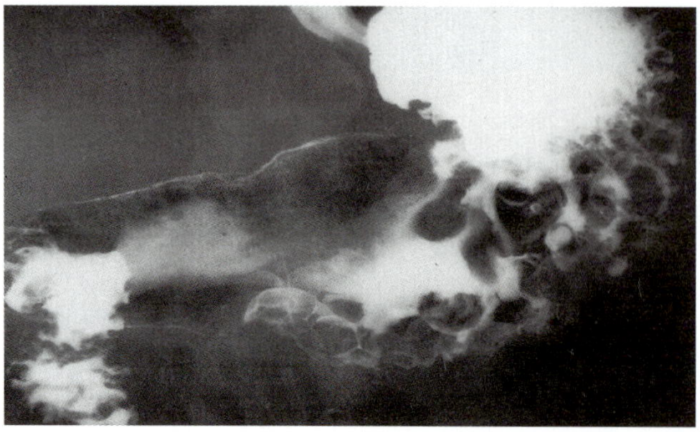

그림 5-19. 비후성 위염

3. 메네트리에병(Ménétrier's disease)

위선의 과도한 증식, 위주름의 심한 비후, 저염산증(hypochlorhydria), 저단백혈증을 특징으로 하는 원인 미상의 질환이다. 또한 점액이 위로 많이 분비되어 단백 상실성 장질환(protein-losing enteropathy)을 유발하고 치료가 잘 되지 않아 위를 절제해야 하는 경우도 있다. 바륨조영소견상 위 기저부와 체부의 대만부에 매우 두꺼워진 위 주름이 보이며, 국소적으로 심하게 주름이 두꺼워지면 용종성 위암과의 감별이 어렵다.

III. 위궤양(gastric ulcer)

소화성 궤양은 헬리코박터균(*Helicobacter pylori*), 비스테로이드계 항염증성 약품(NSAID)에 의해 발생되는 것으로 알려져 있으며 그 외 담배, 알코올, 커피, 스테로이드, 담즙의 역류, 지연된 위배출, 유전적 요인 등이 원인이 될 수 있다. 위궤양은 위체부와 전정부의 소만 혹은 후벽에 90% 이상이 발생한다.

바륨조영술상 궤양의 모양은 대부분 경계가 매끄럽고, 둥글거나 난원형이다. 발병 후 검사시기, 치료 유무에 따라 선형(linear), 간형(rod shape), 별 모양(star shape) 등 다양한 모양을 나타낼 수 있다. 크기는 대부분 1cm 정도이나 3cm 이상의 큰 궤양도 생길수 있으며 이 경우 출혈이나 천공의 위험이 높다. 궤양은 위윤곽 밖으로 돌출하며 이러한 모양은 양성 궤양의 특징으로 비후된 위벽내에 국한되어 생기는 악성 궤양과 구별된다.

A. 양성 위궤양의 바륨검사소견(그림 5-20)

1) 궤양 분화구(ulcer crater) 또는 궤양 함요(ulcer niche) : 점막이 궤양에 의하여 결손되고 진행하면서 근육층의 결손이 초래되어, 플라스크 모양의 분화구(crater)를 형성한 것을 함요(niche)라고 한다.
2) 투과(penetration) : 궤양이 점막과 점막하층을 투과하여 근육층까지 침투하면 플라스크 모양의 궤양을 형성한다.
3) 방사형 점막주름(radiating mucosal folds) : 주변의 위 점막이 궤양을 향하여 끊어지지 않고 주행하여 마치 수레바퀴살(spoke-wheel) 모양을 보인다.

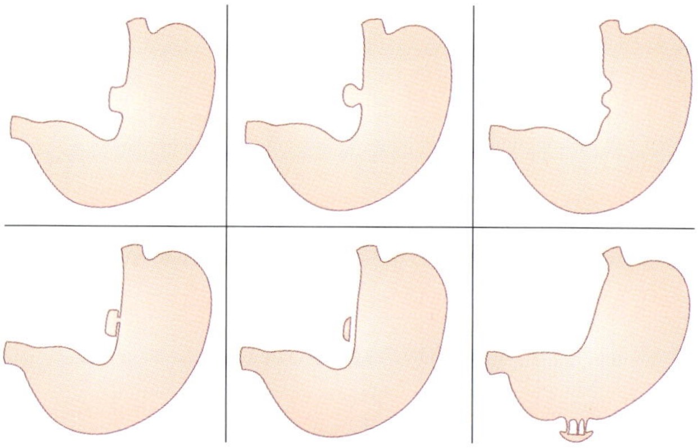

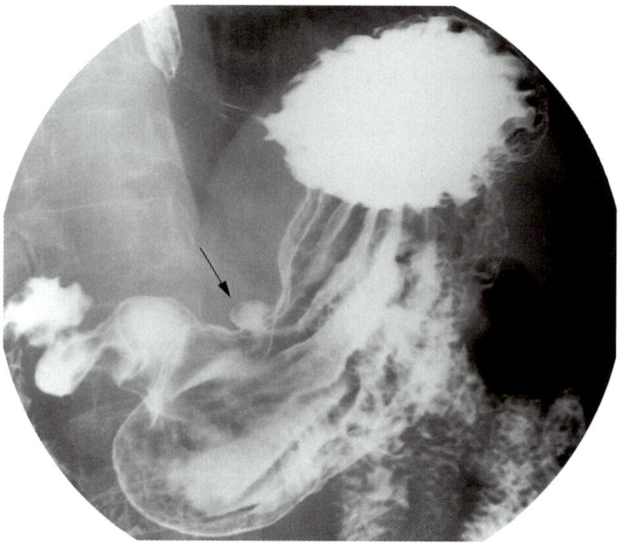

그림 5-20. 양성궤양의 위장조영술 소견

4) Hampton 선 : 1mm 두께의 방사선 투과성 테두리(radiolucent halo)가 궤양을 둘러싸고 있는 소견을 말한다. 이는 궤양주위 점막의 경한 부종에 의하여 융기되어 나타나는 소견으로 서서 찍은 압박사진의 소만부에서 잘 관찰된다.
5) 깃단추 징후(collar−button sign) : Hampton 선과 유사하나 중등도의 부종으로 2mm 정도의 방사선 투과성 테두리가 마치 단추처럼 보인다.
6) 궤양 둔덕(ulcer mound) : 주위 점막이 넓게 심한 부종을 형성하여 융기됨으로 마치 동산처럼 보이는 매끄러운 음영결손으로 나타난다.

B. 악성 위궤양의 바륨검사소견(그림 5−21)

1) 음영결손 : 종괴에 의한 위의 음영결손
2) Carman 초승달 징후 : 음영결손 내의 궤양에 의한 바륨 집적 형태
3) 위 주름 변화양상
   - 단절(interruption) : 암 침윤에 의한 위 주름의 집중 중단
   - 융합(fusion) : 암 침윤에 의한 개개 점막주름들의 융합
   - 곤봉상(clubbing) : 암 침윤에 의한 점막말단의 비후

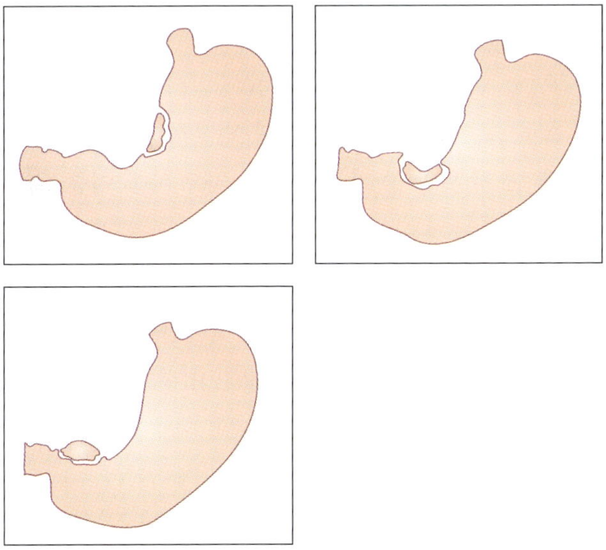

그림 5−21. 악성 위궤양의 위장조영술 소견

C. 바륨 조영상 위의 양성 궤양과 악성 궤양의 감별점

	양성 궤양	악성 궤양
발생부위	위 전정부와 체부에 호발	모든 부위
궤양의 위치와 모양	위윤곽 밖으로 돌출, 원형 혹은 타원형	위윤곽내 불규칙
궤양둔덕	정상부위로 점차 이행 궤양이 중심부에 위치	정상부위로 급격한 이행 궤양이 중심부를 벗어남
궤양주위 점막 주름	궤양의 변연부까지 모여듦 방사상, 규칙적, 대칭적	불규칙, 결절형
Hampton선	+	−
Carman 초승달 징후	−	+
대만의 절흔형성	+	−
연동운동	+	−
치유	+	−

IV. 위암(gastric carcinoma)

위암은 국내에서 남자는 1위(22%), 여자의 경우는 유방암, 갑상샘 다음으로 3위(13.7%)를 차지하는 매우 흔한 악성 종양이다. 대부분 40세 이후에서 발생하나 35세 이하에서도 발생빈도가 적지 않으며 남자의 발생빈도가 여자보다 2배 더 높다.

위암은 식생활 습관, 감염(*Helicobacter pylori*), 유전인자 등이 복합적으로 작용하여 발생하는 것으로 설명되고 있다. 위암을 일으칼 수 있는 전단계 질환으로는 만성 위축성 위염(atrophic gastritis), 장이형성(intestinal metaplasia), 위장 용종, 위장 부분 절제, Ménétrier병 등이 있다. 위암은 위장의 어느 부위에서도 생길 수 있으나 전정부(antrum)에서 가장 흔하다.

1. 진행성 위암(advanced gastric cancer)

진행성 위암에서는 Borrmann의 육안적 분류를 주로 사용한다. 위장조영술에서 Borrmann 제1형(용종형, polypoid or fungating type)은 위 내강으로 돌출하는 분엽상 종괴로 음영결손을 나타내며 표면에 작은 궤양을 동반할 수 있다. Borrmann 제2형(궤양융기형, ulcero-fungating type)은 종괴 내부의 대부분을 궤양이 차지하고, 궤양의 변연은 불규칙하나 종양의 변연은 정상점막과 분명한 경계를 이루어 위암의 전형적 소견인 카르만씨 반월 징후(Carman's meniscus sign)를 보인다.

Borrmann 제3형(궤양침윤형, ulcero-infiltrative type)은 불규칙한 궤양과 그 주위로 불규칙한 침윤에 의한 음영결손을 나타내며 위벽의 국소 비후와 경직을 보이고, 암 침윤에 의한 병변이 궤양형보다 더 크다. Borrmann 제4형(침윤형, infiltrative type)은 미만성으로 암이 널리 퍼져 있고 섬유조직이 많은 결체조직증식(desmoplasia)을 보여 증식성 위벽염(linitis plastica)이라고 불린다. 위 내강의 협소와 경직된 위벽을 보이며 바륨이 십이지장으로 빨리 배출된다. 때로는 점막층의 변화없이 점막하층이나 근육층으로 미만성 침윤을 일으켜, 내시경 검사로도 병변을 발견하기 어려운 경우가 있다(그림 5-22).

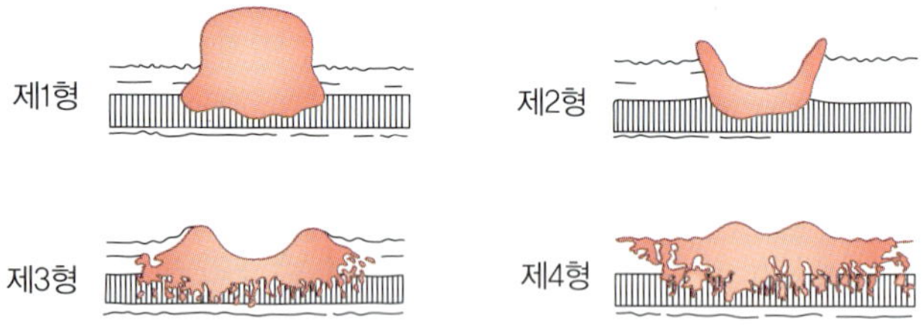

그림 5-22. 진행성 위암의 육안적 분류(Bormann형)

2. 조기 위암(early gastric cancer)

조기 위암은 임파선 및 원격 전이의 여부와 관계없이 암조직이 점막 및 점막하층에 국한한 경우로 정의한다. 형태에 따라 크게 다섯 가지로 분류한다. 분류 중 Type IIc 혹은 Type IIc + III의 빈도가 전체 조기 위암의 70% 이상으로 높은 빈도이고, Type I, Type IIa는 60대 이상에서 호발하는 경향이 있다(그림 5-23).

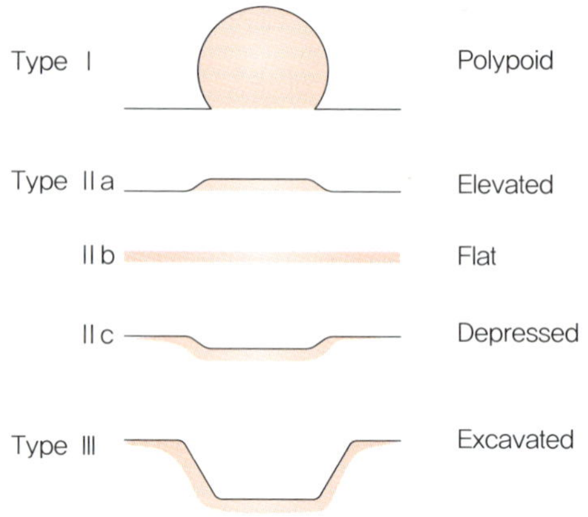

그림 5-23. 조기 위암의 육안적 분류

- Type I(융기형; polypoid) : 위 내로 융기되어 있으며 대략 점막 주름보다 높고, 크기가 대개 2cm 이상이며 드물게 유경성(stalk)을 보인다. 용종과의 감별이 요구된다.
- Type IIa(표면 융기형; elevated) : 높이가 낮은 평탄한 융기로, 점막 주름보다 낮은 경미한 융기이다. Type I과 Type IIa의 구별은 종양의 높이에 따라 5mm 이상이면 Type I, 5mm 이하는 Type IIa로 나눈다.
- Type IIb(표면 평탄형; flat) : 주위 점막면과 비교하여 거의 요철이 없다. 약간 불규칙한 면이나 결절을 보이는 경우가 있으나 육안검사와 영상진단으로 발견이 쉽지 않다. Type IIa와 IIc는 최초 Type IIb에서 시작하여 진전되면서 모양이 변화한 것으로 추정하고 있다.
- Type IIc(표면 함몰형; depressed) : 얕은 정도의 함몰을 보이며 작은 궤양이나 반흔을 동반하기도 한다. 조기 위암 중 가장 빈도가 높고 바륨 이중조영에서 진단이 용이하다(그림 5-24).
- Type III(함몰형; excavated) : 점막근층이 파괴된 깊은 함몰이 있고, 실제 깊은 위궤양이 동반되어 있으며, IIc + III 등 복합형이 많고 III형만을 보이는 경우는 드물다.

3. 위암의 CT 소견

위암 환자의 CT는 대부분 위장관조영술이나 내시경

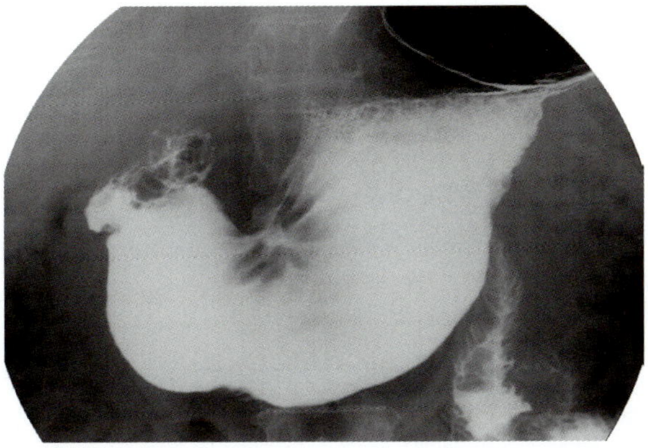

그림 5-24. Type IIc 조기 위암

검사 등으로 이미 위암으로 진단된 후 수술전 병기 결정을 위해 시행한다. 위암을 잘 묘출하기 위해서는 조영제를 먹여 위장을 적절히 팽창시켜 조영제로 차있는 위장 내강으로부터 종괴가 잘 구별되도록 해야 한다. 조영증강 CT에서 점막층은 조영증강이 잘되어 보이는 내층으로 나타나고 중간의 저음영을 보이는 층은 점막하층에 해당되며 조영증강을 보이는 바깥층은 근육층 및 장막에 해당한다. 위암 종괴가 위치한 위벽의 바깥 변연이 불규칙하거나 대망 또는 소망에서 선상, 망상 또는 불규칙한 침윤이 관찰되면 CT에서 T3 이상의 stage로 진단한다.

*TNM stage (AJCC 7th edition)

T stage	
T1	Tumor invades lamina propria, muscularis mucosae, or submucosa
T2	Tumor invades muscularis propria
T3	Tumor penetrates subserosal connective tissue
T4	Tumor invades serosa(visceral peritoneum) or adjacent structures
N stage	
N1	Metastasis in 1~2 regional LNs
N2	Metastasis in 3~6 regional LNs
N3	Metastasis in 7 or more regional LNs
M stage	
M0	No distant metastasis
M1	Distant metastasis

V. 양성 점막종양

위에 발생하는 양성 점막 종양은 1~3%의 빈도로 발견되며 암과 감별해야하므로 임상적으로 중요하다. 용종은 일반적으로 1~2cm 정도이고 우연히 발견되는 경우가 많다.

1. 과형성성 용종(hyperplastic polyp)

위의 용종중 가장 흔하며(75~90%) 만성 위염이 있는 부위의 상피세포가 과도하게 재생, 증식되어 형성되는 비종양성 용종이다. 양성종양이지만, 최근 보고에 의하면 용종내에 부분적인 이형성증이 생길 수 있으며 암으로도 변화할 수 있다고 한다. 대부분 1cm 이하의 크기이며 둥글거나 타원형의 무경(sessile) 용종이다. 대부분 여러 개가 보이며 크기가 비슷하다.

2. 선종성 용종(adenomatous polyp)

위의 용종중 약 20%를 차지하며 관상(tubular), 융모상(villous), 관상-융모상(tubovillius)으로 분류한다. 2cm 이상인 경우 50%에서 악성으로 이행하며 악성의 위험도는 용종의 크기가 클수록 높다. 과형성성 용종과의 감별점은 보통 1cm 이상의 크기이며, 전정부에 호발하고, 대부분 단발성 병변으로 분엽 모양을 보인다는 점이다.

3. 용종 증후군(polyposis syndrome)

가족성 선종 용종증(familial adenomatous polyposis coli; FAP), Gardner 증후군, Peutz-Jegher 증후군, Cronkhite-Canada 증후군, 연소성 용종증후군(juvenile polyposis), Cowden병 등이 있다.

VI. 점막하 종양(submucosal tumor)

1. 위장관 간질종양 (gastrointestinal stromal tumor; GIST)

GIST는 KIT (CD117) 면역조직화학염색에 양성인 위장관의 간질종양으로 정의한다. 장벽의 근육층신경일기(myenteric plexus) 내에 정상적으로 존재하는 Cajal의 간질세포(intestitial cell of Cajal)나 전구체(precursor)에서 기원하는 것으로 알려져 있다.

위장관 어디서나 발생할 수 있으며 위(50~60%)에 가장 호발하고 소장(20~30%), 대장(10%), 식도(5%) 순의 발생빈도를 보인다. 40~80대 남자에서 약간 더 호발한다. 크기가 커질 때까지 증상이 없다가 이후 촉진성 종괴 또는 복통으로 발견된다.

악성 위험성을 결정하는 데 가장 중요한 요소는 종양의 크기와 유사분열비(mitotic rate)이다. 종괴의 크기가 작고 유사분열비가 낮을수록 악성 위험도가 낮은 간질종양일 가능성이 높지만 때로는 전이할 수 있기 때문에 절대적인 기준은 아니다. 또한 같은 크기, 같은 유사분열비를 보여도 소장 GIST가 위장 GIST보다 악성 위험성이 좀 더 높다.

바륨조영술상 경계가 좋고 표면이 평활하며 주변 위와 종양의 경계가 부드러운 둔각(obtuse angle)을 보인다. 위를 덮고 있는 정상점막의 위소구가 보이거나 정상적인 점막주름이 지나가는 소견을 보일 수 있다. 크기가 커지면 표면 궤양을 종종 형성한다(그림 5-25). CT상 위 내벽에 둥글고 경계가 좋은 매끈한 종괴로 대개 균일하게 조영증강되며 근육과 같거나 약간 강한 조영증강을 보인다. 종괴의 크기가 클수록 출혈과 괴사에 의한 큰 낭성 공동과 궤양을 자주 동반한다.

2. 평활근종(smooth muscle tumor)

근종(leiomyoma), 근육모세포종(leiomyoblastoma), 근육종(leiomyosarcoma) 등이 속한다. 병리조직학적으로 KIT (CD117)음성, smooth muscle actin (SMA) 양성, Desmin 양성, CD34 양성을 보인다. 이전에 보고된 많은 예의 근종과 근육모세포종이 위장관 간질종양이며, 따라서 방사선학적 소견은 위장관 간질종양과 동일하다. 악성의 판정은 주로 유사분열 활성도에 따라 결정되나 동일 종양내에서도 유사분열 활성도, 세포 비전형성(cellular atypia), 핵 다형태성(nuclear pleomorphism)이 다양하고, 분화가 좋은 종양도 높은 유사분열 활성도를 보일 수 있기 때문에 악성의 선별기준은 아직 모호하다. 그러나 보다 크고, 소엽상이며 궤양을 동반할수록 악성을 시사하는 소견이다.

3. 신경종(neural tumor)

양성 위종양의 5~10%를 차지하며, 대부분 신경초종(nerve sheth tumor)으로 Schwann cell로 구성된다. 대부분의 신경초종은 양성이지만 일부에서 육종화를 보일 수 있다. 방사선학적으로 다른 간질종양과 구별되지 않는다.

4. 지방종(lipoma)

양성 위종양의 2~3%를 차지하며 주로 단일종괴로 전정부에 호발한다. 부드러워서 바륨 검사상 경계가 분명

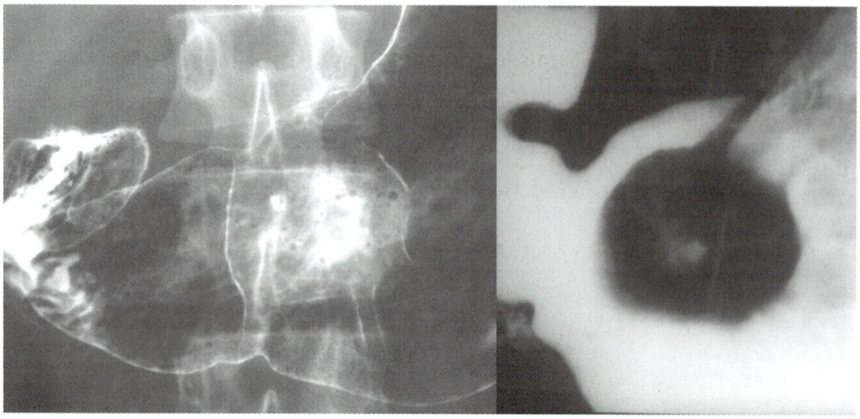

그림 5-25. 위의 양성 점막하 종양

한 점막하 병변으로 보이며 연동운동이나 압박검사에 크기나 모양이 변화한다. CT로 확진이 가능하며, −80~−120HU의 균질한 지방음영을 보이는, 경계가 잘 지워지는 종괴이다.

5. 혈관종(hemangioma)

양성 위종양의 2% 미만이며 종괴내 정맥돌(phlebolith)의 존재는 혈관종을 시사할 수 있다.

VII. 기타 악성종양

1. 림프종(lymphoma)

위 악성종양의 1~5%의 빈도로 발생하며 림프절 외에 가장 호발하는 장기가 위장이다. 90% 이상은 비 호치킨(non−Hodgkin) 림프종이며, 대개 위와 국소 림프절에 국한되어 발생하고 그 형태는 용종형, 궤양형, 침윤형 또는 중간형으로 분류한다.

위 조영소견은 다발성 결절과 궤양에 동반된 위점막 비후, 황소의 눈(bull's eye) 모양을 보이고, 특징적으로 위병변이 위 내강의 광범위한 부위를 침범하고 있으나 위 내강의 협착이 없고 위병변이 십이지장으로 파급되는 현상이 있으면 진단이 용이하다. 이외에 국한성 종괴의 위 내외 성장(endogastric/ exogastric growth, 25%)이 주로 림프종에서 관찰된다. 궤양은 흔히 볼 수 있고 중심부에 얕은 궤양을 형성하므로 주의 깊게 관찰하여야 한다(그림 5−26).

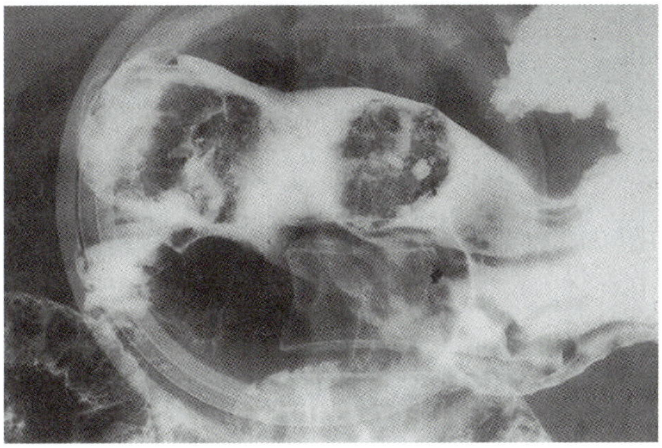

그림 5−26. 위 림프종

3. 소장

I. 소장의 영상진단

1. 소장 바륨 조영술

A. 경구 소장 바륨조영술(small bowel series)

기본적으로 먼저 바륨을 마신 후 일정한 시간 간격으로 오버헤드(overhead) 사진을 촬영하여 바륨이 전 소장과 우측 대장에 채워졌을 때 압박 검사(compression study)와 spot 사진을 촬영한다. 시행하기는 용이하나 시간이 많이 걸리고 이중조영 촬영을 할 수 없어 작은 병소의 진단에는 한계가 있다(그림 5−27).

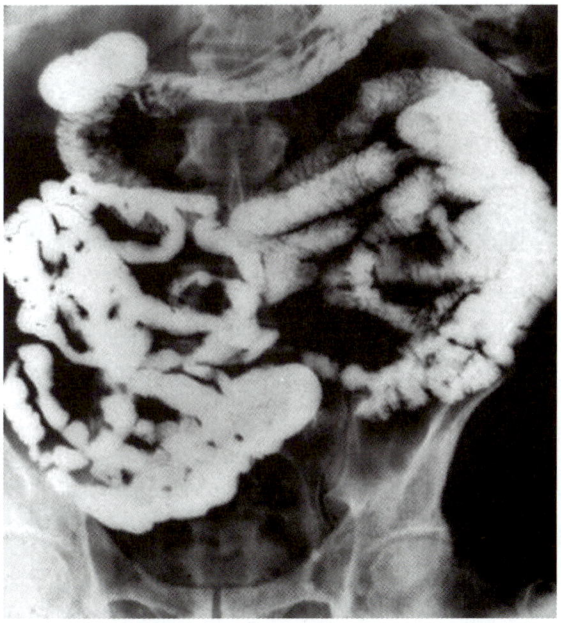

그림 5−27. 정상 경구 소장 조영사진상

B. 고위장관법(enteroclysis)

카테터를 공장까지 삽입한 후 조영제를 주입하는 방법으로 바륨단독조영, methylcellouse 이중조영, air 이중조영촬영법을 통하여 점막의 상태를 경구적 바륨조영법보다 잘 표현하여 진단율을 높일 수 있다(그림 5−28).

2. 혈관 조영법

소장출혈의 경우 그 위치와 원인질환의 진단에 이용되며 때로 카테터를 통한 치료를 행할 수 있다.

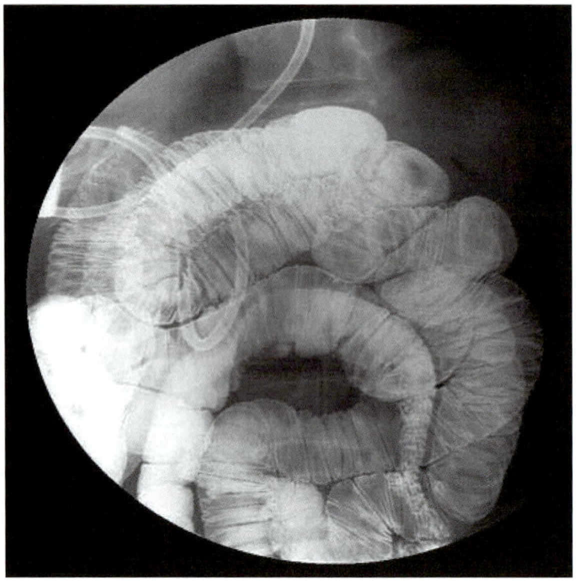

그림 5-28. 소장 air 이중조영술 사진상

3. CT

최근 다중절편 CT의 도입으로 빠른 속도로 얇은 영상을 얻을 수 있어 소장질환에서의 CT의 역할이 증대되고 있다. 좋은 소장 영상을 얻기 위해서 내강 확장이 필요하며 이를 위해서 경구 조영제를 투여한다.

CT 소장조영술(enterography)은 1,200~1,500mL 정도의 경구조영제를 검사 전에 먹고 소장의 연동을 감소시키는 약제를 투여한 후 CT를 시행하는 방법이다.

CT 고위관장법(enteroclysis)은 투시유도하에서 카테터를 하향십이지장(descending duodenum)이나 십이지장공장연결점에 위치한 후 경구 조영제 1,500mL를 펌프로 주입하고 CT실로 옮긴다. CT실에서 연동억제제를 주입한 후 경구조영제 1,500mL를 더 투여하고 조영증강 CT를 시행한다.

경구조영제에 의해 내강이 충분히 팽대되었을 경우 소장벽 두께가 3mm를 넘으면 장벽 비후로 판단하고 비후의 정도와 양상, 정맥 조영제에 의한 조영증강 여부와 양상, 장관 주변부의 변화, 복강내 다른부위의 이상소견 등을 살펴서 감별진단을 한다.

II. 염증성 질환

1. 크론병(Crohn's disease)

장벽 전층을 침범하는 만성 육아종성 염증으로 구강에서 항문까지 소화관의 어떤 부위에서도 발생할 수 있으나, 환자의 80% 정도가 소장에 병변을 보이며 말단회장이 가장 호발 부위이다. 환자의 60%에서 소장과 대장을 동시에 침범한다. 대장에서는 상행결장을 90% 이상에서 침범하며, 직장은 50%에서 침범하고 항문주위의 누공, 농양등의 병변을 잘 형성한다. 침범부위는 다발성이며 침범부위 사이에 정상 부위가 끼어있는 형태로 분포한다.

바륨검사의 소견은 장간막 쪽의 종축의 선형궤양(longitudinal linear ulcer)과 장간막 반대쪽 벽의 가수포(antimesenteric border의 pseudosacculation) 형성 등이 보일 수 있으며, 말기에는 장막층까지 침범하는 깊은 궤양으로 인한 열구, 조약돌 모양(cobblestone appearance), 거대 염증성 가용종 등이 나타난다(그림 5-29). 궤양과 같은 급성기 병변과 염증 후 가용종과 같은 만성

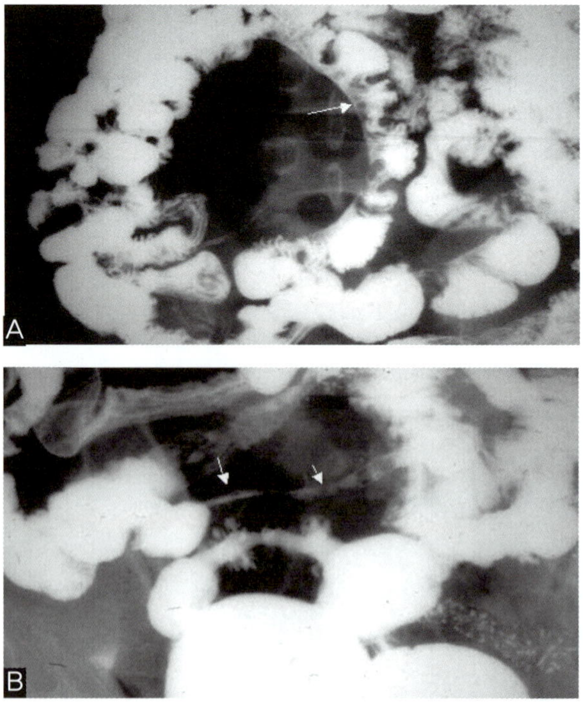

그림 5-29. 크론병. A. 소장의 mesenteric border 에 종축 궤양(화살표)이 보이며 반대측에는 pseudosacculation이 보임, B. 소장에 긴 협착(화살표)을 보임.

비활동기 병변이 혼재하는 것이 특징이다.

진행되면 장관벽과 장간막의 침윤에 의해 굳은 연관 모양으로 되어 협착을 나타내고 장관이 확장되지만 결핵 때 보다는 심하지 않다. 협착의 길이는 여러 가지 있지만 결핵성 장염보다는 긴 경우가 많다. 또 장관의 사이, 방광, 질, 피부 등에 누공을 만드는 것은 결핵성 장염에서는 볼 수 없는 소견이다.

2. 결핵성 장염

결핵성 장염은 대개 입으로 섭취한 결핵균에 의해서 발생한다. 회맹부를 중심으로 상행결장과 말단 회장에 호발하며, 초기에는 말단 회장의 lymphoid follicles이 불규칙하게 커지거나 점막의 비후로 나타날 수 있다(그림 5-30). 진행되면 이 부위에 궤양이 생긴다.

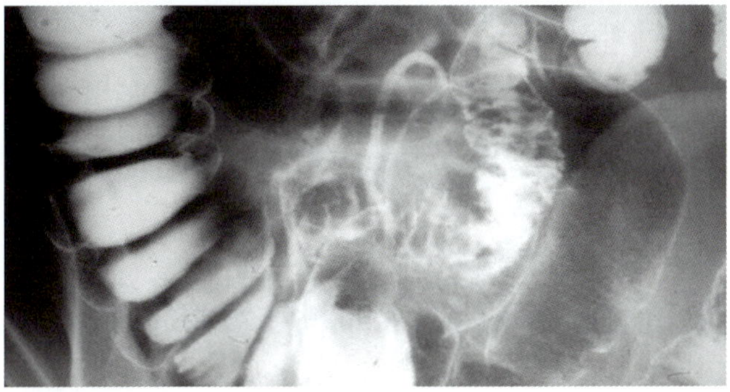

그림 5-30. 초기 결핵성 장염. 소장의 말단부에 점막이 비후되어 있음.

초기 병변은 아프타성 궤양으로 나타나며 횡축(transverse) 또는 환형(circumferential) 궤양을 형성한다. 급성기에는 염증과 연축(spasm)으로 병변 부위에 바륨이 차지 않고 빨리 통과하게 되며(Stierlin sign), 병변이 진행되면 섬유화와 변형이 나타나게 된다. 흔히 회맹판변형으로 판막이 벌어져 보이거나(Fleischner sign) 상행결장이 짧아지면서 결장팽대가 소실됨에 따라 상행결장과 말단회장 사이의 각도가 커지기도 한다.

만성으로 진행되면 실모양으로 되거나(string sign), 협착(stenosis)을 유발한다(그림 5-31).

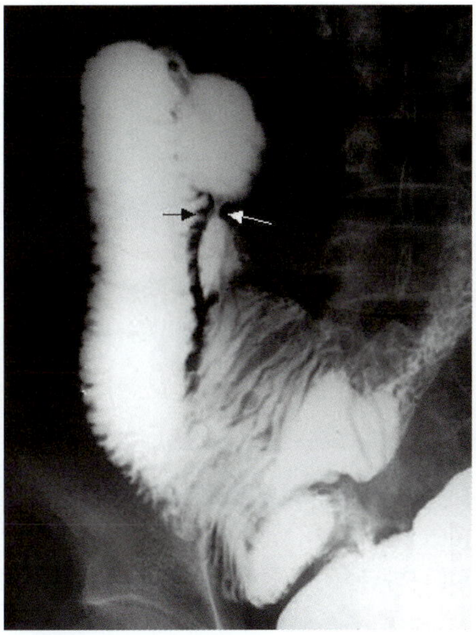

그림 5-31. 진행된 결핵성 장염. 소장에 짧은 협착을 보임

3. Behçet 병

터키의 피부과 의사인 Hulusi Behçet의 이름을 따서 생긴 이 질환은 지중해지역에서 일본에 이르는 실크로드 주변 지역에 많이 발생한다고 하는 구강 및 생식기 궤양, 안구, 피부질환을 주증상이 특징인 질환으로 장관은 1~10%에서 침습하며 그 호발 부위가 회맹부로 특히 크론병과의 감별이 문제가 되며 결핵과도 감별이 문제가 된다. 병리적으로는 혈관염이 주된 감별 소견으로 강조되나 크론병에서도 혈관염을 동반할 수 있기 때문에 병리적으로도 감별이 용이하지 않다. 바륨소견으로는 질환의 기본이 혈관염에 의한 이차적이고 국소적인 허혈(ischemia)이며 주변과 경계가 분명한 궤양으로 특징지어진다. 크론병보다 궤양 주변의 염증반응이 적다. 장전층을 침범하여 궤양의 깊이가 깊고 천공을 잘 일으켜 수술전 복막염, 맹장염 등의 질환으로 오진되는 사례가 있다. 궤양은 단독 혹은 다발성일 수 있으며 회맹판을 중심으로 인접 소장과 대장에 병변이 걸쳐있는 경우가 많으며 궤양이 크론병에서 보는 궤양보다 크다. 궤양융기가 있을 수 있고 간혹 위에서 보는 양성궤양 모양과 같이 주변 주름이 궤양주위로 모여드는 소견을 볼 수 있다. 결핵이나 크론병에서보다 장협착이 적다(그림 5-32).

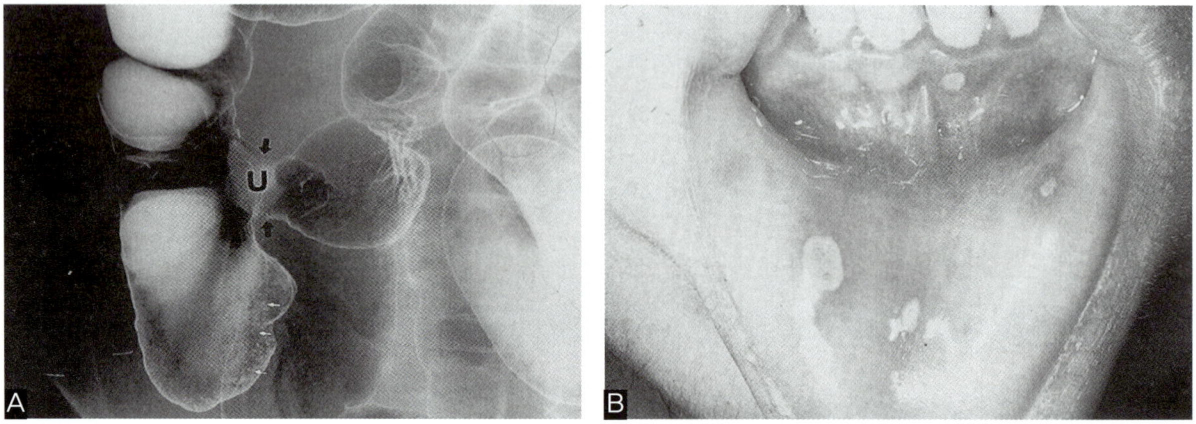

그림 5-32. Behçet병. A. 대장조영술. 회맹부의 혈관염에 의한 이차적인 국소적인 허혈로 인해 회맹부에 깊은 천자성 궤양(deep punctate ulceration, U), 섬유성변화에 의한 회맹부의 틈새화(gaping), 그리고 인접한 염증성 변화로 인한 점막반점(mucosal stippling)이 나타남. B. 동일한 환자의 구강내 점막궤양. 구강외에도 생식기, 안구궤양과 피부질환을 동반할 수 있다.

III. 흡수부전증후군

1. 원발성

스프루(sprue), 소아지방변증(celiac disease)

2. 이차성

전신성 질환으로서 Whipple병, 경피증, 림프종, 아밀로이드증(amyloidosis), 당뇨병 등이 있다.

소장의 원발 질환으로서 소장림프관확장증, 기생충, 림프종, 다발게실, 맹계제(blind loop), Crohn병, 결핵, 장간막혈관부전, 소장 절제 등이 있다.

IV. 소장종양

소장의 원발성 종양은 전체 위장관 종양 중 2~6%를 차지하는 흔하지 않은 종양이다. 양성종양은 성인의 장중첩증의 중요한 원인이다. 잠혈적 출혈이 30~40%에서 발생할 수 있다. 양성종양의 90%는 선종, 간질종양, 지방종, 혈관종이다. 양성종양은 경구소장 바륨조영상에서 유사한 형태학적 특성을 보인다. 선종은 보통 작고(1~3cm), 표면이 매끈하거나 분엽상의 융기형 병변이다. 간질종양은 CT상 균일한 음영을 보이고 조영증강이 균등하나 크기가 커지면 괴사, 출혈이 보일 수 있다. 지방종은 CT에서 내부음영이 지방조직에 해당하는 소견을 보이면 확진할 수 있다.

Peutz-Jegher 증후군은 소화관의 용종증과 입술, 구강점막에 멜라닌 색소침착을 일으키는 가족성 질환이다. 조직학적으로 과오종(hamartoma)이며 암으로 되는 경우는 극히 드물다(그림 5-33).

악성종양은 선암(carcinoma), 유암종(carcinoid), 악

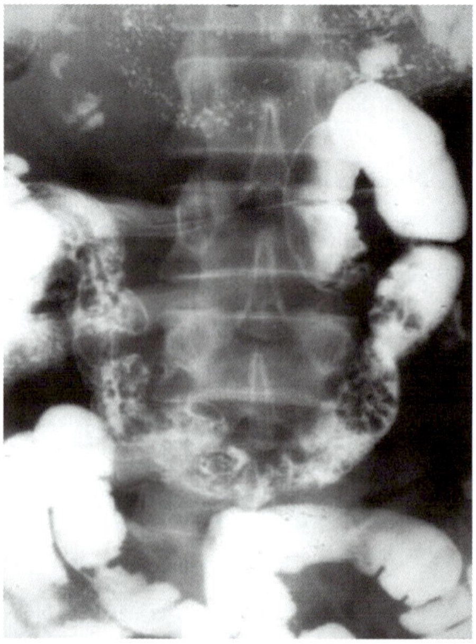

그림 5-33. Peutz-Jeghers syndrome. 소장에 다발성 용종을 관찰 할 수 있음.

성 위장관간질종양, 림프종, 전이성종양이 있다.

선암은 윤상 협착형을 취하는 것이 가장 많으며 현저한 경화상을 나타내서 짧은 협착, 내부점막파괴의 소견을 갖는 것이 특징이다(그림 5-34).

림프종은 병변부위 장관의 정상 점막상이 결여된 동맥류형, 부정형 궤양, 부정형 용종, 미만성 침윤형 등 여러 형을 나타낸다. 선암과 비교하면 병변부위 장축 방향 길이가 길며, 내강이 확장된 경향이 있거나 또는 내강의 협착이 없는 경우가 많다(그림 5-35).

악성 위장관간질종양은 주로 내강 바깥쪽으로(exoluminal) 종괴를 형성하며 간혹 종괴내에 괴사를 일으켜 소장강내와 연결을 보이면 진단에 큰 도움이 된다(그림 5-36).

전이성 종양에서 잘 보이는 변화는 장간막으로의 침윤에 의해 장관이 고정된 상태이며, 악성 흑색종(malignant melanoma)의 전이는 다발궤양을 수반한 황소눈알(bull's eye)을 나타내는 것이 특징이다.

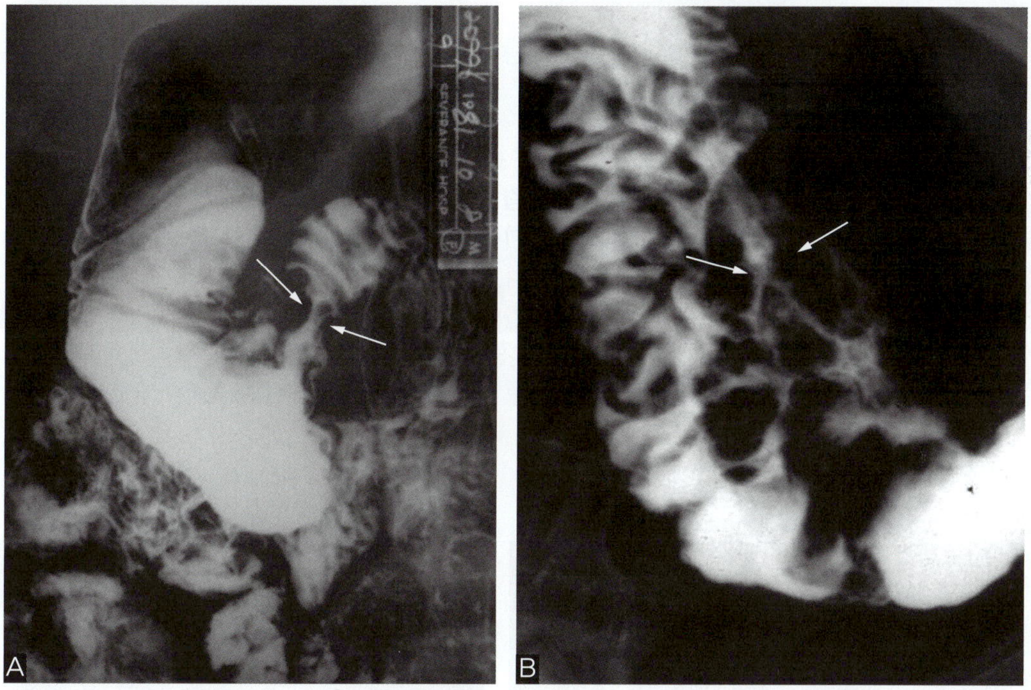

그림 5-34. 악성선암. A. 십이지장 3rd portion에 짧은 협착(화살표). B. 십이지장의 2nd portion에 궤양을 동반한 침윤성 병변(화살표).

4. 대장

대장은 맹장(cecum), 상행결장(ascending colon), 횡행결장(transverse colon), 하행결장(descending colon), S자결장(sigmoid colon), 직장(rectum)으로 나누어진다. 상행결장과 하행결장은 결합 조직에 의해 후복벽에 직접 고정되어 있고 맹장, 횡행결장, S자 결장은 장간막에 의해 느슨하게 고정되어 있다. 외측종측근(outer longitudinal muscle layer)이 모여 3개의 띠(cord)로써 결장띠(taenia)를 이루며 이것이 대장의 팽기(haustral marking)를 이룬다. 대장에는 정상적으로도 여러 군데에서 장이 좁은 부위가 있어 마치 선암에 의한 협착과 감별해야하는 생리적인 협착부위가 있다.

위와는 위결장인대에 의하여 연결되어 있어 위암의 경우 이 인대를 따라 파급되어 대장의 상연(superior border)침범에 의하여 가죽끈(tethered)모양을 보이며

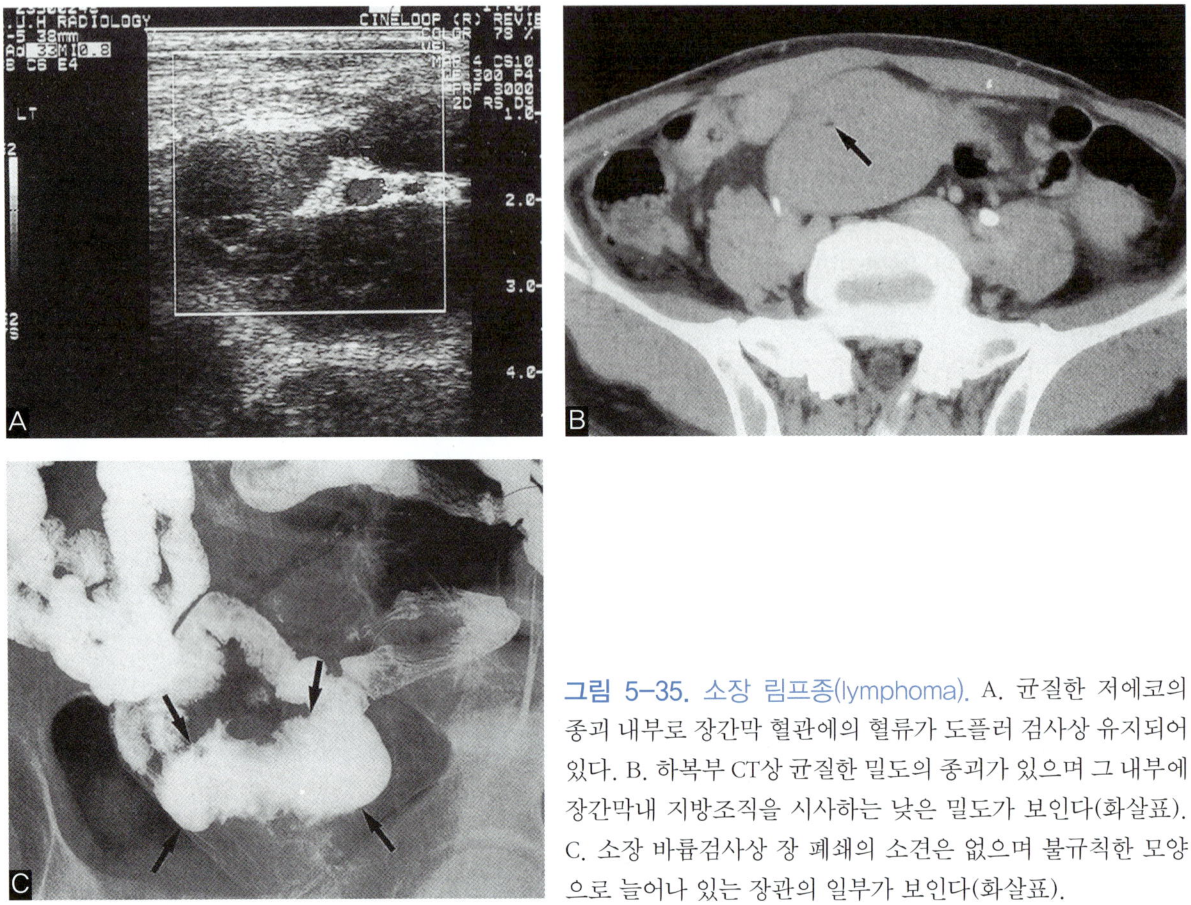

그림 5-35. 소장 림프종(lymphoma). A. 균질한 저에코의 종괴 내부로 장간막 혈관에의 혈류가 도플러 검사상 유지되어 있다. B. 하복부 CT상 균질한 밀도의 종괴가 있으며 그 내부에 장간막내 지방조직을 시사하는 낮은 밀도가 보인다(화살표). C. 소장 바륨검사상 장 폐쇄의 소견은 없으며 불규칙한 모양으로 늘어나 있는 장관의 일부가 보인다(화살표).

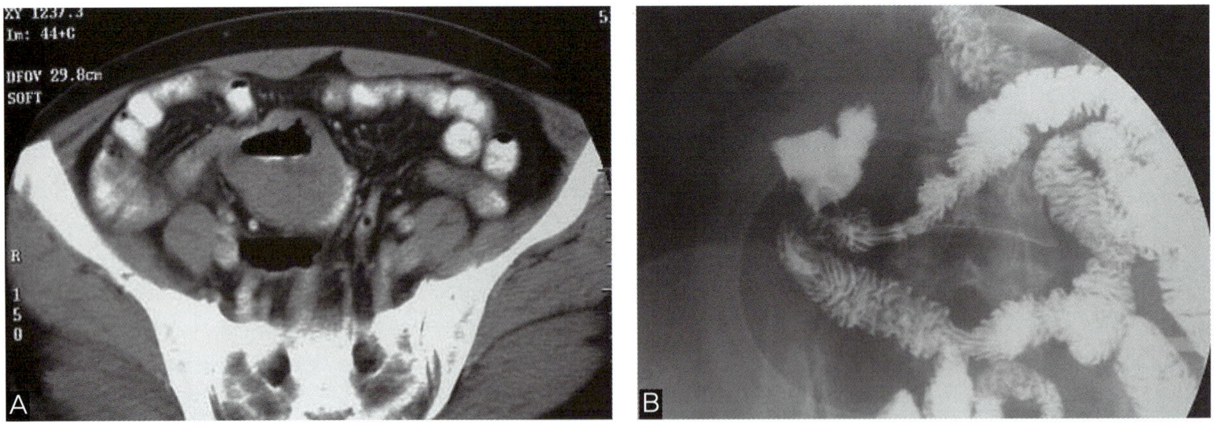

그림 5-36. 악성 위장관간질종양. A. 소장과 연관된 종괴가 보이며, 종괴 내부에 air-fluid level이 관찰됨. B. 소장검사에서 괴사된 종괴 내부로 바륨이 들어감.

횡행결장의 결장간막을 따라 췌장염이 파급되어 췌장염에서 대장의 마비를 초래하여서 '대장 절단 징후(colon cut-off sign)'를 보이는 원인이 된다.

*장관협착의 감별점

	악성 협착	양성 협착
침습길이	짧다	길 수도 짧을 수도 있다.
대칭성	비대칭	대칭
Shouldering	유	무
점막파괴	유	없을 수도, 있을 수도 있다.
경계	급작성	점진적

*용종성병변과 함몰병소의 감별점

	용종성 병변	함몰성 병변
정면	내측연이 명확	외측연이 명확
측면	강내로 돌출	강외로 함몰
충만결손	있다	바륨으로 채워진 병소
Target sign	유	있을 수 있다.
Stalk	유	무
Hat sign	유	무

*상피성종양과 점막하종양의 감별

	상피성종양	점막하종양
종양의 위치	강내로 돌출	강외로 돌출이 크다
종양과 점막경계각	예각	둔각
종양표면	불규칙	매끄러움
주름	손상됨	늘어남

I. 대장질환의 영상진단

1. 단순 복부 촬영

쉽게 촬영할 수 있으면서도 대장 폐색 및 천공 등의 주요 질환을 감별 진단하는 데 용이하다. 일반적으로 앙와위의 직립자세에서 촬영하며 전후촬영을 시행한다. 단순 복부 촬영에서 대장은 정상적으로 가스를 포함하고 있고 앙와위에서는 대부분 횡행결장과 S자 결장에 가스가 분포한다. 직립자세에서 촬영한 단순 복부 촬영에서 가스-수면상은 일반적으로 장폐색을 의미하지만, 대장에서는 장폐색이 없는 경우에도 정상적으로 나타날 수 있다.

2. 대장 조영술

일반적으로 항문을 통하여 바륨 현탁액을 주입한 후 공기를 주입하여 장관을 적당히 팽창시켜 촬영하는 이중조영술(double contrast enema)을 주로 시행한다. 작은 용종형 병변 검출, 염증성 대장질환의 초기 변화, 직장의 검사에 단일 조영술(single contrast enema)보다 우월하다. 단일 조영술은 환자가 너무 어리거나 나이가 많을 때, 심하게 아파하거나 중증 장애자일 때 주로 시행하며 장폐색, 누공, 장중첩증이나 게실염이 의심될 경우에 이용된다. 장천공이 의심될 경우에는 수용성 조영제로 검사해야 한다.

3. 단면 영상 검사

CT, MRI, 초음파 검사 등이 있으며, 이 중 CT가 가장 많이 이용되고 있다. CT는 대장 및 직장의 다양한 질환에 있어서 대장벽, 장막, 그리고 장간막으로의 침범 범위를 관찰하는 데 유용하다. 경우에 따라서 충수돌기염, 크론병, 대장폐색, 농양, 게실염 등의 질환에서는 최초 검사로 시행되기도 한다. CT에서 대장은 층을 구별할 수 없는 균질한 음영으로 관찰되고 그 두께는 일반적으로 3 mm를 넘지 않는다.

4. CT 대장 조영술(그림 5-37)

CT 대장조영술(CT colonography)은 항문을 통해 직장관(rectal tube)을 넣고 공기를 주입하여 대장을 부풀려서 CT를 촬영하여 대장내 용종, 대장암과 같은 점막병변을 찾고자 도입된 최신 영상기법이다. 공기로 부푼 대장을 volume rendering 기법을 이용하여 3차원으로 재구성하여 장관 내강을 내시경 검사에서 보이는 것처럼 재현해 판독하게 된다. 최근에는 미국암학회(American Cancer Society)에서 제안하는 대장암 검진의 선별검사 중 하나로 자리잡게 되었다. 대장 용종의 크기에 따른 악

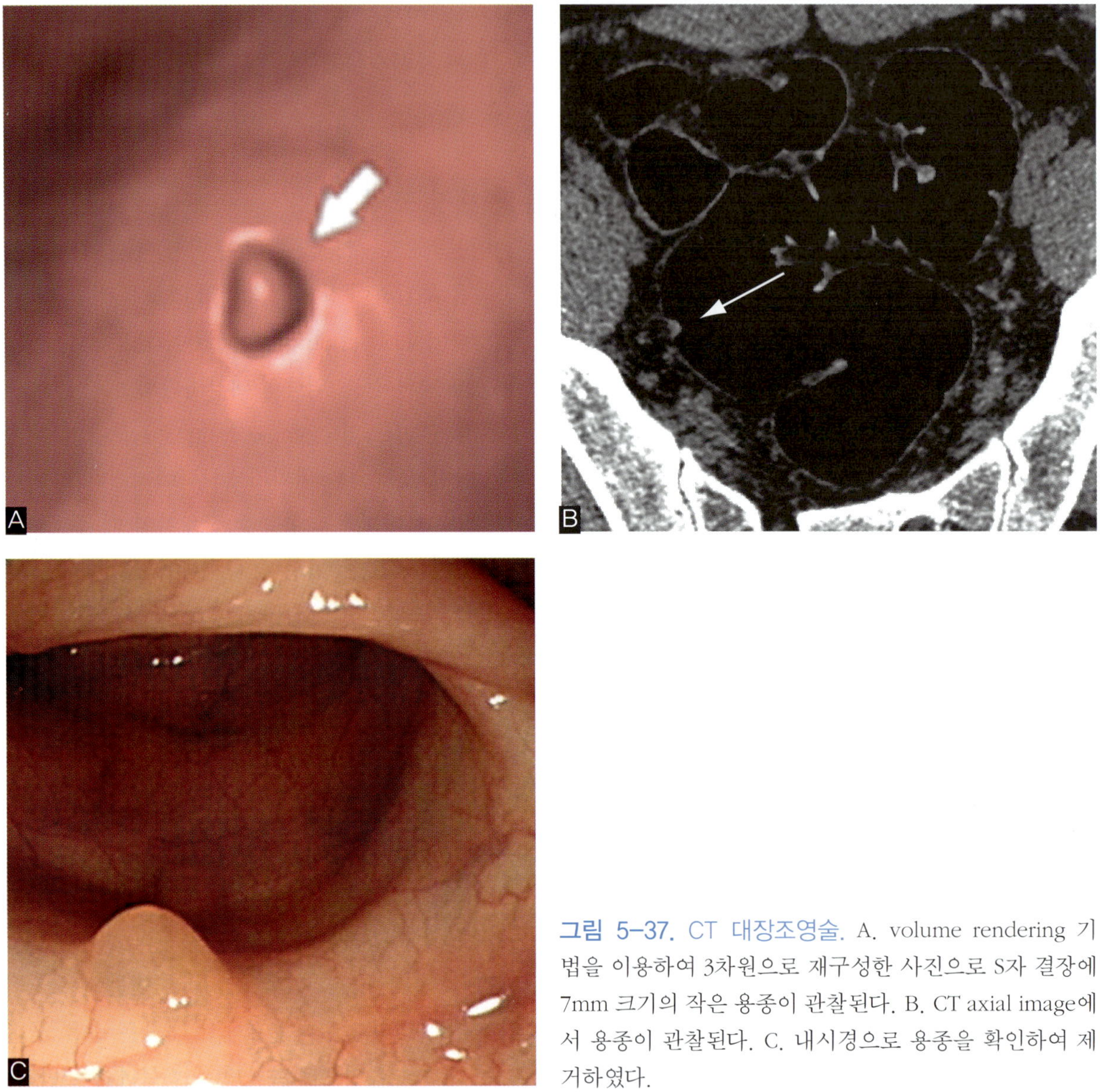

그림 5-37. CT 대장조영술. A. volume rendering 기법을 이용하여 3차원으로 재구성한 사진으로 S자 결장에 7mm 크기의 작은 용종이 관찰된다. B. CT axial image에서 용종이 관찰된다. C. 내시경으로 용종을 확인하여 제거하였다.

성 가능성을 고려하여 CT 대장조영술에서 발견하고자 하는 용종의 크기는 6mm 이상이다.

장 내에 남아 있는 잔변은 대장 용종과 비슷하게 보여 위양성으로 진단될 수 있고, 장내에 물이 남아 있는 부분은 3차원 재구성에서 제외되므로 위음성의 결과를 낳게 된다. 잔변과 용종의 구별을 용이하게 하기 위해 잔변 표시제(fecal tagging agent)를 사용하기도 하며, 여기에는 잔변을 표지할 목적으로 사용되는 다양한 농도의 바륨제재와 장내 물을 표지할 목적으로 사용되는 가스트로그라핀(gastrograffin)과 같은 수용성 조영제를 사용하기도 한다.

대장을 팽창시키는 데는 일반적으로 공기와 CO_2가 모두 적합하며, 이 중 CO_2는 공기에 비해 비용이 들지만 장 내에서 좀 더 빨리 흡수되어 장 팽창으로 인한 통증이 오래 가지 않는 장점이 있다.

5. 혈관 조영술 및 중재 시술

혈관 조영술은 대장의 허혈성병변, 혈관이형성증, 정맥류 등의 진단에 제한적으로 이용되고 있다. 대장에서 혈관 조영술은 일반적으로 질환의 진단보다는 대장 출혈을 치료하는 데 중재적으로 이용된다.

II. 염증성 대장질환

1. 대장 조영술

A. 초기점막 변화

질병 초기에 각 질환에 따라 차이가 있으나 가장 초기의 변화로 점막의 충혈과 세포 침윤을 볼 수 있다. 충혈 자체만으로는 방사선학적 변화를 기대할 수 없다. 부종은 점막 주름의 비후를 초래한다. 아주 초기에는 점막은 모래 또는 낟알 모양(sandy or grainy)을 보이는데 이는 부분적으로 점액의 양과 질에 의해 기인될 수 있다.

현미경적으로 점막 여포(crypt)의 기저 주변에 세포의 침윤은 미만성 점막 질환의 초기 소견으로 이것이 진행하여 여포 농양이 되며 궁극적으로 장관 쪽으로 터져 점막의 불규칙과 미란을 유발하며 방사선학적으로 낟알 같은(grainy) 표면 변화를 유발한다. 궤양성 장염에서는 장의 전 부분이나 넓은 부분이 동시에 변화를 보인다.

아프타양 병변(aphthous lesion)은 크론씨 병이나 다른 육아종성(granulomatous) 질환의 초기에 특징 지어지는 병소로 정상점막에 림프구의 응집으로 인하며 기존 림프여포(lymphoid follicle)의 염증을 반영한다고 믿고 있다. 방사선학적으로는 미란에서 볼 수 있는 중심부에 바륨반점 주위에 잘 알려진 방사선투과성 테두리(radiolucent halo)로 보여진다.

육아종(granuloma)은 크론씨병에서 주로 관찰되며, 이와 유사한 소견이 결핵에서도 관찰되나 결핵의 특징적 소견인 중심부의 건락화 괴사(caseous necrosis)를 볼 수 없다. 육아종은 궤양성 장염을 포함한 다양한 질환에서 관찰되기도 한다. 병리학적으로 림프구의 응집이 전 장벽에 걸친 분포(transmural aggregation)를 보이고 이것이 혈관 주위에 배열하고 장막과 장주변 지방까지 파급될 경우 비교적 크론씨병에 합당한 소견이라고 할 수 있다. 점막의 충혈은 보통 궤양성 장염에 현저한 양상이나 육아종성 질환에서는 비교적 두드러진 소견이 아니다.

B. 궤양

궤양성장염의 경우 궤양은 주로 점막에 국한되며 일부에서 점막하층을 침범한다. 비록 점막에 세포 침윤이 일어나지만 표피는 비교적 저항성(resistant barrier)이다. 점막하층은 괴사되며 쉽게 떨어져 나간다. 궤양이 점막하층을 따라 옆면으로 진행되나 표피는 비교적 잘견디어 '칼라단추(collar button)' 궤양을 초래한다. 이와 같은 궤양은 궤양성 장염에서 볼 수 있다. 궤양성 장염에서는 같은 정도로 동시에 넓은 범위에서 침습되는 것이 특징적이다.아메바성 장염이나 크론씨 병에서도 칼라단추 궤양을 발견할 수 있는데, 이들 질환은 누덕누덕 기운 듯(patchy) 침습하거나 전층의 염증을 보이며 칼라단추 궤양은 궤양성장염처럼 오래 지속되지 않는다.

크론씨병에는 산재된 아프타성(aphthous) 병소가 일시적으로 칼라단추 궤양으로 이행될 수 있다. 이때의 궤양은 궤양성 장염과는 다르게 보다 불규칙적으로 진행되어 서로 교차되는 직선형의 갈라진 틈 모양의 균열 병소를 형성하여 비교적 큰 정상 점막의 불규칙적인 섬을 형성한다. 심한 상호연결 되는 열구가 흔하며 흔히 주위 장기인 방광이나 질과 누공을 형성할 수 있다.

C. 점막돌출과 폴립

질병의 특성이나 병기에 따라 몇 개의 서로 다른 기전에 의해서 점막 돌출이 일어나며 정상모양 표피의 과증식은 여포(crypt)내면으로 과잉 점액의 축적을 유발하여 작은 폴립이 형성된다.

점막하층에 국소적으로 많은 삼출액이 축적되는 것은 허혈성 장염 중간기(intermediate)의 특징적인 소견이다. 방사선학적으로는 엄지로 누른(thumb-printing) 모양을 보인다.

심한 점막이나 점막하 궤양이 있을 경우 작은 섬모양의 점막하 조직이 남아 있을 수 있는데 이것이 그 위에 점막이 붙어 있을 경우 버섯모양의 돌출을 보이며 육안적으로나 방사선학적으로 폴립으로 보인다. 이것은 신생물이 아니고 점막이나 점막하 조직의 잔존물이기 때문에 가성폴립이라고 부른다. 가성폴립은 심한 궤양성 질환에서 볼 수 있으며, 특히 궤양성 장염에서 흔히 볼 수 있다.

구불구불하거나 종축으로 진행되는 궤양들은 서로 교차하여 비교적 침범 안 된 점막을 고립시킬 수 있으며, 이들은 가성폴립과 유사하나 전형적으로 궤양의 부위에 비해 크며 그 윤곽이 불규칙하다. 이러한 양상을 조약돌 모양(cobblestoning)이라고 말하며 크론씨병에서 흔히 볼 수 있다.

D. 구경의 변화

팽기(haustral marking)의 소실, 장의 길이가 짧아짐, 협착 등의 변화는 만성 궤양성 장염의 전형적인 소견으로 다른 덜 만성적인 장염에서는 흔히 볼 수 없다. 급성 궤양성 장염에서 볼 수 있는 결장팽기의 소실은 점막근육층(muscularis mucosa)의 비대(hypertrophy)에 의하며 정지기(quiescent phase)에는 다시 돌아온다. 만성에서는 그 변화가 다시 회복되지 않으며 점막하층과 근육층(muscularis propria) 사이에 약간의 섬유화와 상처조직(scarring)이 생기고, 비록 경벽의(transmural) 염증은 아니지만 근육층에 심한 섬유화(fibrosis)가 흔한 소견으로 이것이 방사선 소견상의 변화를 설명할 수 있다.

염증이 장 전층으로 침습되면 염증이 균일한 경우, 예를 들어 방사선 장염, 허혈성 장염(ischemic enteritis), 혹은 림프육아종(lymphogranuloma)에서는 협착이 균일하며, 매끄럽게 가늘어지며 원주형 협착을 보인다.

크론씨병이나 혈관염과 같은 병에서는 가장 심하게 침습되는 부위에 섬유화가 일어나 비대칭성 협착이나 크고 불규칙한 종괴가 흔하게 관찰된다. 덜 침습된 부위는 비교적 늘어날 수 있어 가성게실을 형성한다.

이와 같이 염증성 장염에서는 방사선학적 소견이 넓은 스펙트럼으로 나타나며 어느 한 변화를 표현하기 위해 이용되는 특정 용어가 하나의 특정 질환에서만 관찰할 수 있는 것이 아니며 더구나 그 병에 특징적이지 않다. 많은 질환에서 그들의 발달 과정이 유사하게 보이는 시기를 거치며 주어진 방사선학적 소견이 많은 질환에서 나타날 수 있다. 이 점을 항상 유념해서 질환의 감별 진단의 한계를 인식해야 하겠다.

2. 게실질환

게실증(diverticulosis)은 점막과 점막하층이 근육층의 약한 곳을 통과해 낭모양의 외부 돌출(outpouching)되는 상태로 근층의 비대를 동반한다. 서양에서는 S자 결장에 많이 생기지만 한국인에서는 거의 대부분 우측 결장에 생기고 최근 좌측 결장에 생기는 경우도 증가하는 추세이다. 게실염(diverticulosis)은 게실증의 가장 흔한 합병증으로 천공에 의하여 발생하며 게실증 환자의 10~20%에서 생긴다. 대장조영술상에서 대장의 연축, 근육층 비대, 소낭형성(sacculation) 등을 볼 수 있으며 CT상 대장벽의 분설정 비후와 결장 주위 지방의 충혈과 염증이 게실과 동반되어 관찰된다(그림 5-38).

3. 결핵성 결장염

결핵성 결장염(tuberculosis colitis)은 입으로 섭취한

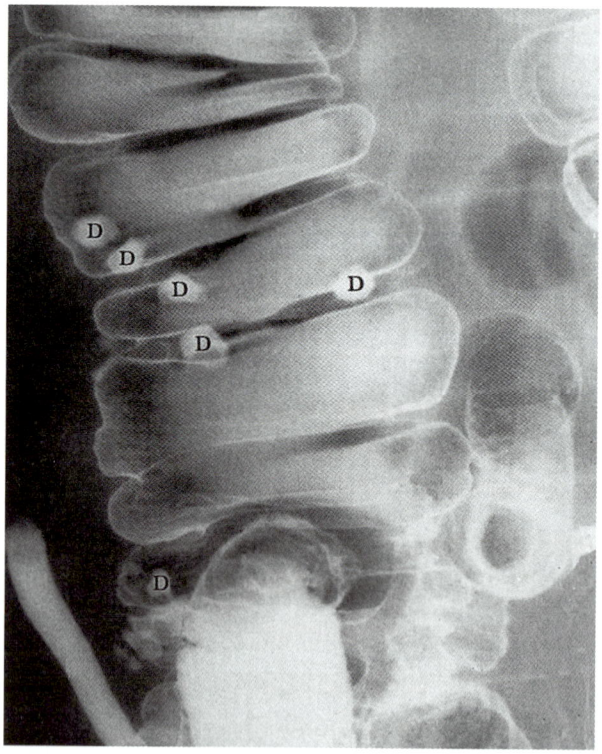

그림 5-38. 대장게실(Colonic diverticulum)의 대장조영술. 상행결장의 장벽에 여러 개의 경계가 분명한 바륨으로 충만된 게실(D)들이 관찰됨. 이러한 대장의 게실은 직행혈관(vasa recta)이 결장근육과 점막하층을 뚫고 지나가는 weak piont에서 생기는 병변으로 taenia omenatlis와 taenia libra 사이에서는 잘 발생하지 않는다.

결핵균에 의해 림프관이 풍부한 말단회장과 맹장부위에 발생한다. 건락(caseation) 괴사와 허혈로 점막 궤양이 발생하고 초기에는 얇고 깊은 궤양이 보인다. 결장에서는 림프선이 횡축으로 배열되어 있어 궤양도 횡축으로 배열된다

대장조영술에서는 횡측(transverse) 또는 환형(circumgerential) 궤양이 가장 중요한 소견이다. Stierlin 징후는 급성기에 말단 회장과 맹장사이에서 연축과 바륨 이동이 빠르기 때문에 바륨이 차지 않아서 해부학적 구분이 소실되는 현상이며, 병변이 진행되면 섬유화와 변형이 나타난다. Fleischner 징후는 회맹판이 심하게 비후되어 말단회장과 상행 결장의 각이 커지는 것이다. 염증이 진행하면 섬유화, 림프관 폐색 때문에 결장 벽이 두껍고 뻣뻣해진다.

초기 소견은 아프타성 미란, 경련, 운동항진이며 진행되면 결절성 점막, 횡축에 배열된 환형 궤양, 염증성 가성용종(inflammatory pseudopolyp), 회맹판의 변형, 협착 등이 보인다. 협착은 비교적 짧은데 비하여 크론씨병에서는 보다 길다. 드물게 결장에 단일 협착으로 나타나면 악성종양과 감별하기 어려우나 정상점막과의 이행부위가 완만하고 협착 내부에서 정상 점막 주름이나 결장 팽대가 남아있는 소견으로 감별이 가능하다(그림 5-39).

*결핵성 장염과 Crohn 병의 감별진단

	결핵성 장염	Crohn 병
항문 병변	드묾	흔함
회맹판 병변	대부분	흔히 침범
협착의 길이	3cm 이하	김
장 누공	드묾	흔함
궤양		
위치	Circumferential	장간막측 따라서
방향	Transverse	Longitudinal
항결핵제에 대한 반응	빨리 반응	때때로 반응

4. 크론병(Crohn's disease)

전형적인 육안병리 소견은 병변이 불연속적 그리고 비대칭으로 침습되는 점이며 그외에 중요한 소견으로 경계가 분명한 예리한 열구(knife-like) 종축의 궤양의 모양을 보이며 cobblestoning, 벽이 두껍고 전층의 염증에 누공을 형성한다.

질병 초기에는 비교적 표재성의 염증반응으로 아프타 모양의(aphthoid) 궤양을 볼 수 있고 궤양이 진행되면 대개 종축의 방향으로 진행되며 크기에 관계없이 연이 매우 분명하다. 여기에 횡축의 열구와 점막하부종이 동반되면 조약돌(cobblestones)이 형성된다. 항문의 침습은 크론씨 대장염의 진단에 중요하며 약 75%에서 동반

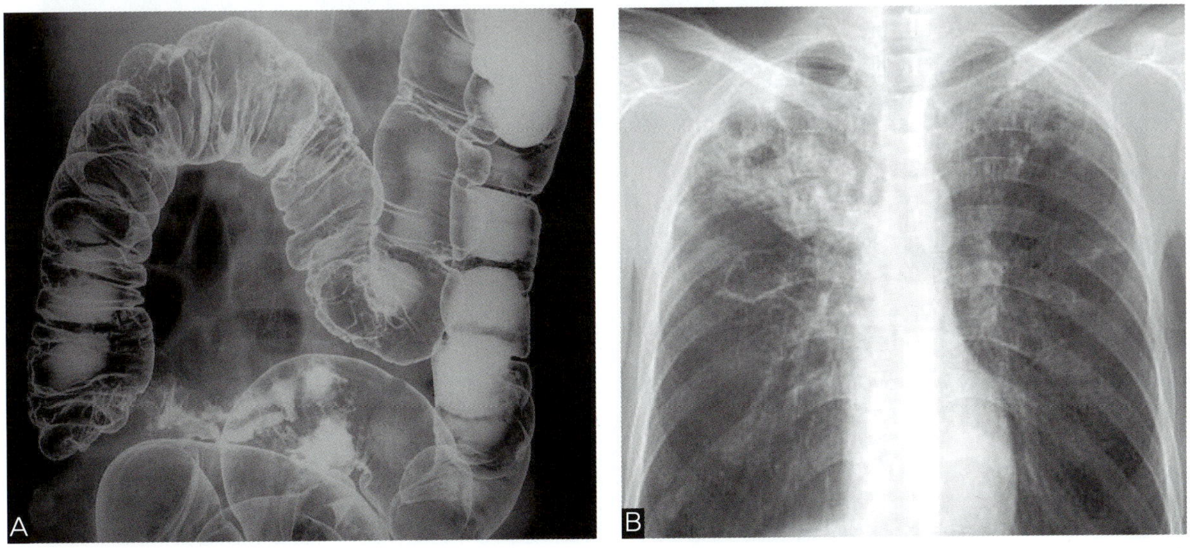

그림 5-39. 결핵성 결장염. A. 말단회장에 점막 비후와 환영궤양이 있음. B. 우측 폐 상부에 활동성 결핵 소견을 보임.

되며 만성 열구, 누공과 궤양을 보인다.

방사선학적 소견은 병기와 분포에 따라 여러 형태를 보이나 크론씨병을 의심할 수 있는 소견은 분절의, 불연속적(skip) 침습, 비대칭적, 긴 종축궤양, 횡축의 열구, 조약돌모양(cobblestoning), 협착이 결핵의 경우보다 길 가능성이 있고, 누공형성, 그리고 병행하는 소장의 소견을 들 수 있다(그림 5-40).

5. 궤양성 결장염(ulcerative colitis)

장 점막에 일차적인 변화를 일으키는 질환으로 초기의 변화는 점막의 부종과 충혈에 의한 작은 미만성 과립화(diffuse granularity)이다. 질환이 진행되면 표재성 궤양이 나타나며 미세과립화(fine granularity)를 보이는 주변 점막을 배경으로 바륨이 붙어있는 점각(stippled) 양상을 보인다. 병이 진행되면 떨어진 점막이 육아 조직으로 대치되며 만성 궤양성 장염의 특징인 거친 과립화(coarse granular)한 양상을 보인다.

가장 중요한 방사선 소견은 직장으로부터 시작되는 연속적이며 대칭성의 소견으로 급성기의 방사선 소견은 세 가지 중요 병리 소견인 부종, 궤양, 그리고 장관의 운동성의 변화에 의하여 결정된다. 궤양은 작은 가지모양(spiculation) 혹은 칼라단추 형태를 보이며, 장운동의 변화는 경련과 자극과민으로 나타난다.

질병이 진행된 경우 장의 길이가 짧아지고 협착을 보이며 점막의 변화는 주로 염증성 용종(polyposis)의 정도에 따라 결정된다. 염증성 협착은 섬유화 반응에 의한 것보다 점막근육의 비대와 수축에 의한다.

독성 거대결장(toxic megacolon)은 궤양성 장염에서 주로 보이나 크론씨병, 위막성 장염, 장티푸스, 콜레라, 베세트씨병, 허혈성 장염 등에서도 볼 수 있다. 대장이 확장되는 원인으로는 보카스 등은 염증이 전층을 침범하여 이차적으로 근총(myenteric plexus)을 파괴하여 확장된다고 하였으나 Sampson 등은 근육층의 심한 손상에 의하여 장의 운동을 상실하여 장이 확장된다고 하였다.

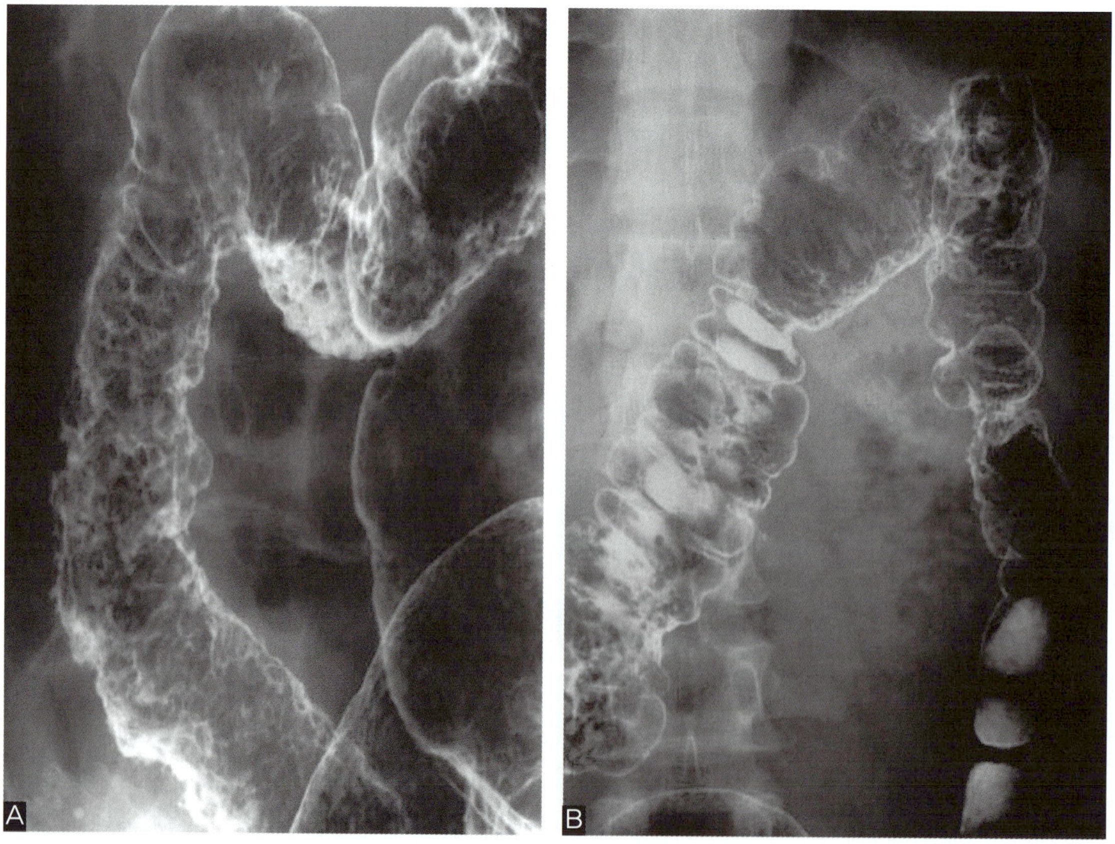

그림 5-40. 크론병. A. 상행 대장에 비교적 긴 궤양을 동반하는 병소 B. 횡행대장과 하행대장의 불연속적 침습을 보임.

원인의 설명이 어떠하던 간에 독성 거대결장(toxic megacolon)이 의심되는 경우에는 천공의 가능성이 높으니 바륨대장검사를 하면 위험하다(그림 5-41).

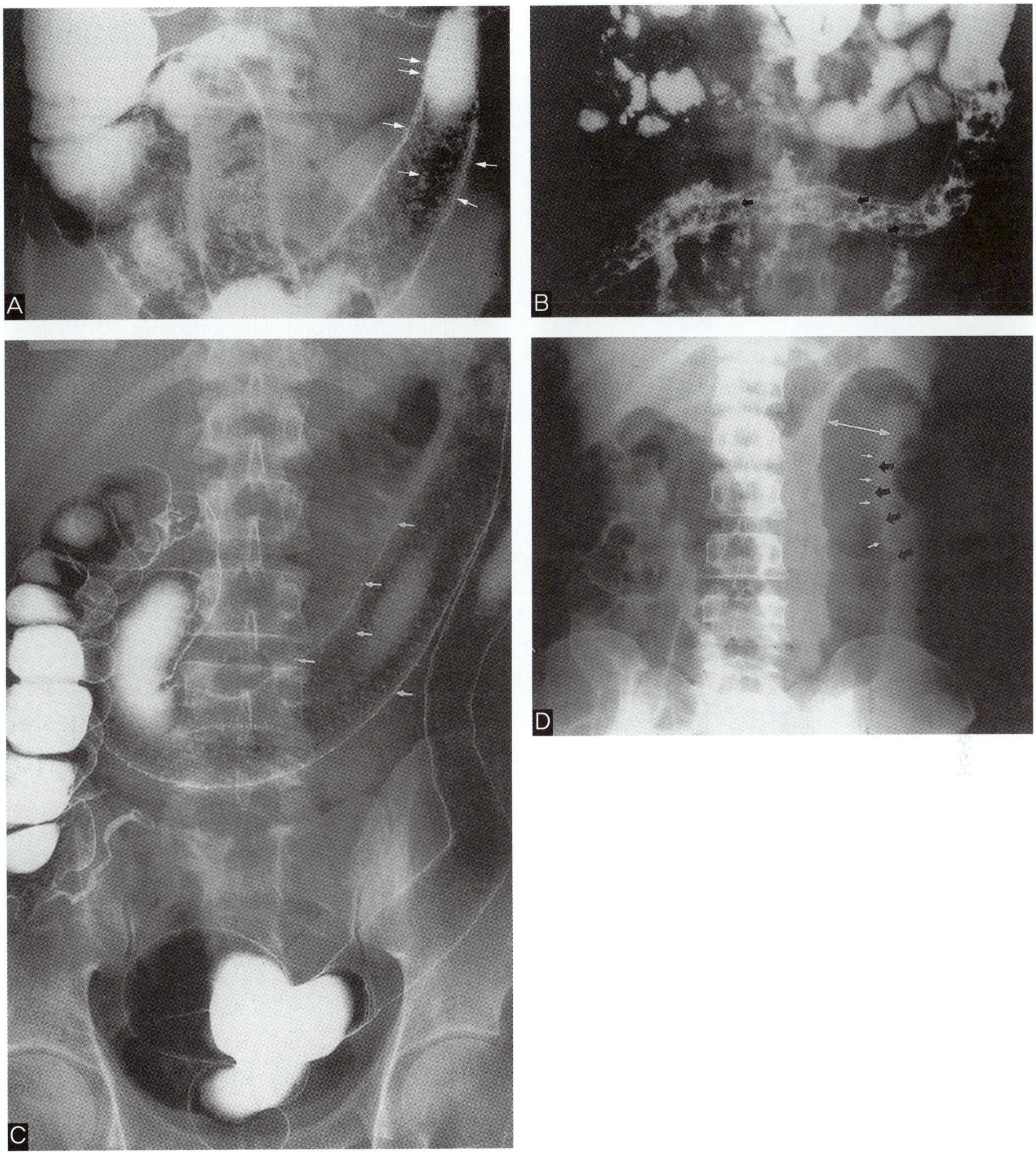

그림 5-41. 궤양성 결장염(ulcerative colitis)의 대장조영술. A. 초기소견 : 직장에서 횡행결장까지 연속적인 병변(continuous lesion)으로 팽기소실(loss of huastra), 점막나화(mucosal denudation), 그리고, crypt abscess를 시사하는 점막반점(mucosal stippling, 화살표)들이 나타남. B. 좀 더 진행되면서, 궤양성 병변이 점막하층을 따라서 진행되어서 마치 수많은 넓은 기저부를 갖는 플라스크양 궤양, 즉 collar button ulcer(화살표)의 형태로 나타남. C. 더욱 진행되면, 점막과 점막하층의 광대한 궤양으로 인해 정상적인 점막층과 점막하층의 극히 일부분만 남아서 염증성 가성폴립(inflammatory pseudo-polyp, 화살표)이 나타난다. D. 독성거대결장증의 단순복부사진. 궤양성 대장염의 합병증으로 독성거대결장증(toxic megacolon)이라는 생명에 지장을 줄 수 있는 상태가 발생할 수 있다. : 점막성 섬(mucosal island; 흰색화살표), 심부궤양(deep ulceration, 검정화살표), 대장팽창(colonic dilatation, 굵은 양쪽화살표) 등의 특징적인 소견을 관찰할 수 있다.

*궤양성 대장염과 Crohn 병의 감별진단

	궤양성 대장염	Crohn 병
분포	대장, 말단회장 이어진 병변	전소화기 건너뛴 병변
직장	90%	50%
항문	정상	누공 및 열구
대칭성	concentric	eccentric
궤양	표재성	아프타성
가성용종	20%	있음
중독성 거대결장증	흔함	흔치 않음
CT		
점막하 지방층	흔함	드묾
주변 장간막 섬유지방성 증식	없음	흔함
농양	없음	때때로 있음

6. 허혈성 결장염(ischemic colitis)

허혈성 결장염은 노인에서 복통의 흔한 원인이다. 원인은 출혈, 감염, 쇼크, 심박출량 감소, 혈압 강하게 복용 등이며 내장동맥의 관류저하나 연축 때문에 결장으로 가는 혈액 공급에 장애가 생기면 허혈성 결장염이 발생한다. 우리나라에서는 대장암과 연관되어 나타나는 허혈성대장염이 많다.

바륨대장검사상 비교적 특징적이며 초기 변화로 엄지로 누른 모양(thumb-printing)의 소견을 보이며 이는 점막하부종과 출혈에 의한다. 이 시기에 궤양을 동반할 수 있지만 충분히 깊지 않다. 궤양이 깊으면 칼라단추 궤양의 모양을 보인다. 치유시기가 되면 침습된 장벽이 편평(flatten)하고 경직(rigid)되며 협착을 동반한다.

III. 대장 용종과 대장암

1. 대장 용종

일반적으로 대장에 발생하여 강내로 돌출된 종괴를 용종(polyp)이라고 하며 조직학적인 유형에 관계없이 육안적으로는 유사하다. 그 조직학적 유형에 따라 선종성(adenomatous), 과증식성(hyperplastic), 소년기(juvenile) 등이 포함되며 대부분 증식성 용종(hyperplastic polyp)이며 선종성 용종(adenomatous polyp)은 악성의 가능성이 있고 많은 악성 선암이 선종성 용종(adenomatous polyp)에서 기인된다고 믿기 때문에 조기 발견이 중요시되고 있다. 연령이 증가하면 발생이 증가하고 발생부위는 직장S자결장(rectosigmoid colon)과 좌측대장에 많다.

5mm 이상인 용종은 대개 선종이며 약 25%에서 대장 다른 곳에 용종을 볼 수 있다. 융모성(villous) 선종은 증례는 적으나 관상성(tubular) 선종보다 악성 가능성이 높고 그 표면 양상은 망상형(reticular), 과립성(granular), 또는 엽상형 표면(frond-like surface)를 보이며 용종양(polypoid) 또는 편평양(en plaque form)으로 나타난다.

표면의 양상이 cauliflower 모양의 병변일 경우는 융모성(villous) 용종일 가능성이 높다. 2cm 이상의 융모성 종양(villous tumor)은 악성일 가능성이 높다.

비종양성 용종(non-neoplastic polyp)으로 연소성용종(juvenile polyp)을 들 수 있는데 주로 어린이나 어른에서 관찰된다(그림 5-42).

용종을 감별하는 데 있어서 가장 흔하고 어려운 것은 대변 찌꺼기이다. 일반적으로 대변 찌꺼기는 검사 도중에 움직이며, 공기를 함유하고 있고 바륨이 저류된 밑바닥 표면에서 발견된다. 대장 조영술상 충만결손으로 보이는 병변에서 모자형태를 보이는 bowler hat징후 또는 Mexican hat징후가 있으면 진성 용종이라고 할 수 있다. 용종이 대장 검사에서 확인되는 경우 내시경을 시행하여 조직검사나 제거를 시행하며 병리 결과에 따라 치료 방침을 결정한다.

A. 악성을 의심할 수 있는 용종의 소견

1) 용종의 크기

20mm 이상인 경우 악성 가능성이 높아진다.

2) 성장속도

악성 용종인 경우 자라는 속도가 양성보다 빠르나 보다 의미 있는 것은 주기적 촬영상에 종괴가 성장하는 증거를 보일 경우 악성을 생각해 보아야 한다.

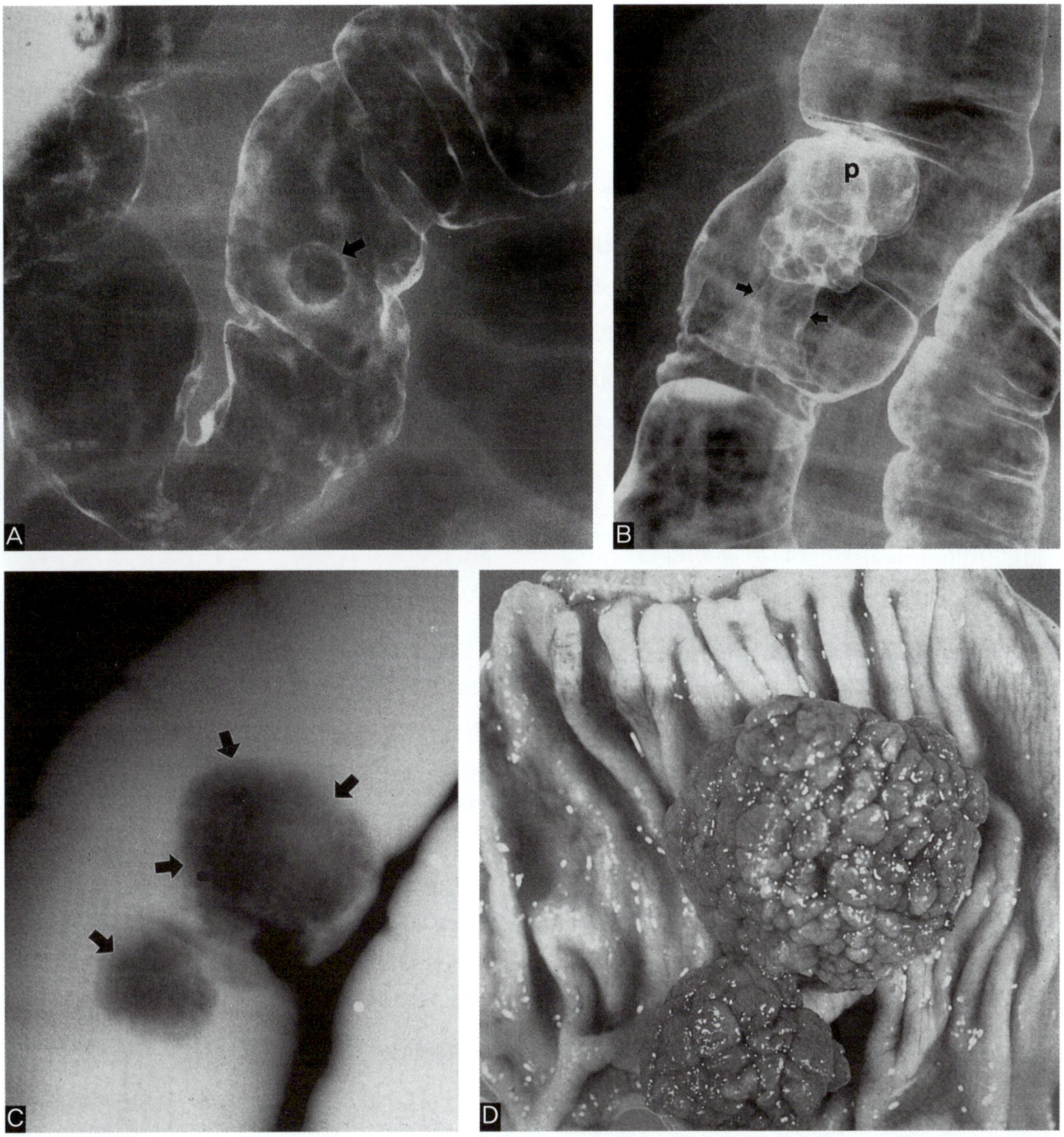

그림 5-42. 대장용종의 대장조영술. A. 횡행결장(transverse colon)에 바륨으로 채워지지 않는 용종(화살포)이 관찰됨. B. 횡행결장에 경(stalk, 화살표)을 포함하는 용종(P)이 관찰됨; 용종의 점막이 융모상으로 나타남. C. 대장점막에 무경의(sessile) 융모상(villous) 용종(화살표); 용종에서 융모상 성분(villous component)이 75% 이상일 때, 융모성 선종(villous adenoma)이라 하며, 암으로의 이행가능성이 높아진다. D. c병변의 수술후 병리소견; 융모성 성분이 육안으로도 확인한 융모성 선종임.

3) 목(pedicle)

길고 가는 목(pedicle)은 양성 용종을 의미하며 악성암과 유관한 목은 보통 짧고 두껍다.

4) 용종표면의 불규칙성

용종의 두부가 불규칙하고 분엽상(lobulated)이 될 경우 악성의 빈도가 증가한다.

5) 기저부 함입(indentation of the base)

용종 기저부의 함입(indentation) 혹은 주름(puckering)은 악성의 믿을 만한 소견이나 예외도 가능하다. 일반적으로 용종의 크기가 크면 클수록 장 둘레에 차지하는 부분이 크기 때문에 기저부 함입(basal indentation)의 가능성이 높아진다.

2. 대장암

대장암은 우리나라에서 암으로 인한 사망원인 중 네 번째를 차지하고 있다. 위험인자로는 고연령, 식생활 습관, 대장암의 가족력, 이전의 용종 또는 암 병력, 가족성 선종 용종증(familial adenomatoid polyposis coli; FAP)(그림 5-43), 염증성 질환 (Ulcerative colitis, Crohn's disease) 등이 있다. 대장암 중 약 50%가 직장과 S자형 결장에서 발생한다. 다발성인 경우는 1% 전후이다. 방사선학적 소견은 편평형(flat), 윤상형(annular), 용종형(polypoid), 경성(scirrhous)으로 나눌 수 있다.

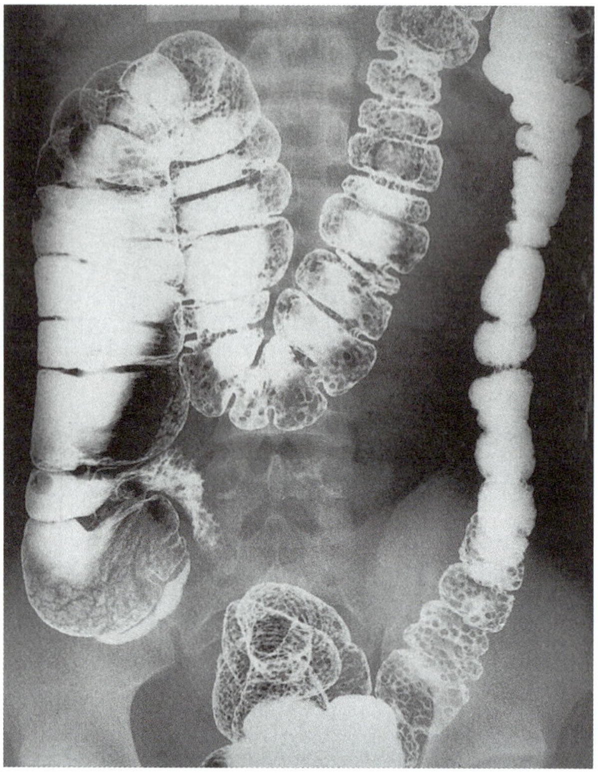

그림 5-43. 가족성 선종 용종증(familial adenomatous polyposis coli; FAP)의 대장조영술. 대장전체와 회장의 미부(terminal ileum)에 3mm 미만의 작은 셀 수 없을 정도의 수 많은 폴립들이 관찰됨.

A. 윤상형 선암(annular carcinoma)

주 소견은 심한 침윤과 경직(rigidity)을 보이며 좌측 대장에 흔하나 어느 부위에도 가능하다. 내강의 협착을 보이며 정상 부위와 급격한 이행을 보이기 때문에 전형적인 'apple core' 협착을 보인다. 감별해야 할 병은 염증성 질환의 협착이나 정상적인 생리적 협부(physiologic narrowing)이다(그림 5-44).

B. 용종형 선암(polypoid carcinoma)

대장 용종은 크기가 커지면 악성의 가능성이 많고 표면이 불규칙하고 결절성이다. 돌출형(fungating) 암은 흔히 우측 대장에서 많이 발생된다. 성인에서 발생한 장 충첩증의 원인으로 대장의 용종형 선암의 빈도가 높다.

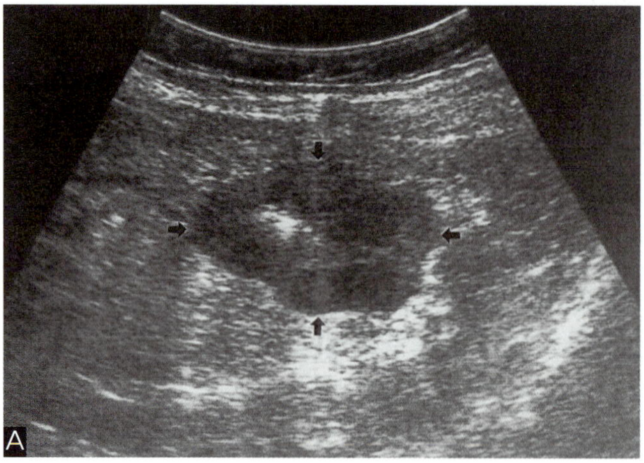

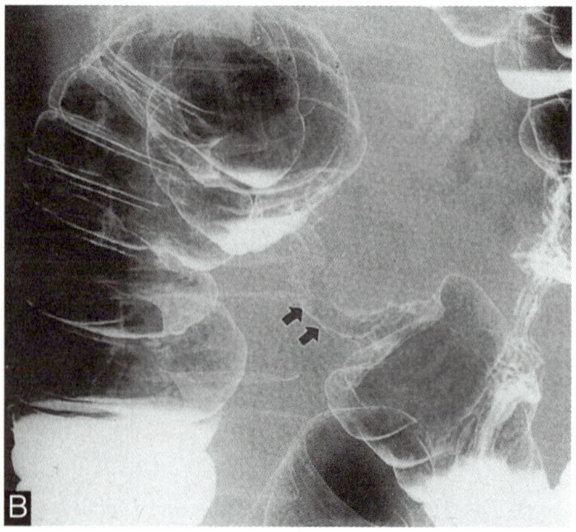

그림 5-44. 대장암. A. 초음파 : 횡행결장의 불규칙한 비후(화살표), B.대장조영술 : 불규칙한 점막(화살표)과 전형적인 apple-core형태의 소견(화살표).

C. 경성암(scirrhous carcinoma)

아주 희귀한 경우로 긴 분절(segment)의 협착으로 나타나며 심한 섬유화 반응을 보이고 매우 심한 궤양성 대장염(burned out ulcerative colitis)이나 크론병, 때로 방사선결장염(radiation colitis)과의 감별이 필요하다.

IV. 대장의 기타 종양

1. 양성 대장 종양

A. 지방종(lipoma)

대장에 발생하는 비상피성(nonepithelial) 종양으로는 지방종(lipoma)이 가장 많으며 흔히 발생되는 부위는 맹장(cecum)과 상행결장(ascending colon)이며 바륨대장검사소견은 분명한 경계 표면이 매끈한 용종으로 연한 조직이다. 지방종이 크기가 커지면 강내로 돌출되며 가경(pseudo-pedicle)을 형성하여 장중첩의 원인이 된다. 초음파나 CT 스캔을 이용하여 쉽게 진단이 가능하다(그림 5-45).

B. 혈관종(hemangioma)

특징적인 정맥결석(phlebolith)을 볼 수 있으며 대장조영술상에는 정맥류나 두꺼워진 점막주름(thickened fold)의 양상으로 나타난다.

2. 악성 대장 종양

A. 림프종(lymphoma)

위장관계에서는 위, 소장 다음의 순으로 발병되며 대장에 원발성이거나 다발 부위 침범의 한 부분으로 나타나기도 한다. 방사선상의 소견은 침윤형, aneurysmal dilatation형, 폴립양형, 장관내와 밖으로 종괴를 형성하는 형, 결절형, 장간막형등의 형태로 나타난다.

B. 유암종(carcinoid)

대부분의 유암종(carcinoid)은 소장이나 충수돌기(appendix)에 생기며 10% 미만에서 직장, 맹장(cecum) 그 외

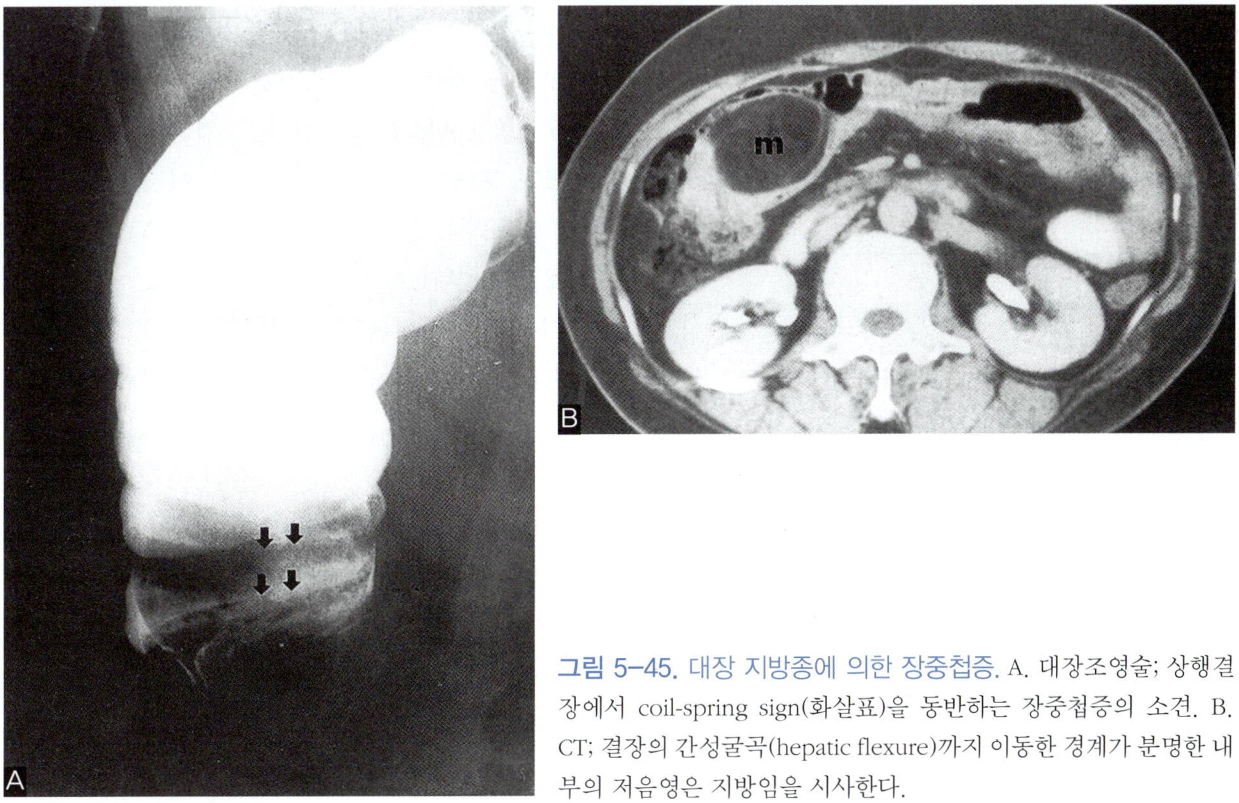

그림 5-45. 대장 지방종에 의한 장중첩증. A. 대장조영술; 상행결장에서 coil-spring sign(화살표)을 동반하는 장중첩증의 소견. B. CT; 결장의 간성굴곡(hepatic flexure)까지 이동한 경계가 분명한 내부의 저음영은 지방임을 시사한다.

의 대장에 생긴다. 대부분의 유암종(carcinoid)은 1cm 미만으로 대장 검사상 우연히 작은 결절로 발견된다. 2cm 이상일 경우 침윤성(invasive)을 보여 전이할 수 있다.

C. 간질 종양(stromal tumor)

위장관에서는 과거 악성평활근종(leiomyosarcoma)로 진단되었던 종양의 대부분이 악성 간질종양(malignant stromal tumor)이다. 다른 부위에서와 마찬가지로 상부 점막주름의 펴짐(overlying fold stretching)을 볼 수 있거나 주로 외부 돌출성 종괴효과(exophytic mass effect)를 보인다.

D. 전이암

혈행성 전이와 직접 파급(direct extension) 혹은 복막전이(peritoneal seeding)에 의한 전이암이 문제가 된다. 골반강내 난소의 종양이나 골반 전이암이 직장 S자결장(rectosigmoid colon)을 침범할 경우 앞쪽에서 종괴효과(mass) 영향을 관찰하며 점막의 비후나 불규칙성(irregularity)을 관찰한다. 위암이 직접 파급될 경우는 위결장(gastrocolic) 인대를 따라 파급되어 횡행결장(transverse colon)의 윗부분을 침범하여 가죽줄모양(tethered appearance)을 보인다.

5. 간

I. 정상해부학

간은 체중의 약 2%를 차지하는 가장 큰 복부 장기로써, 다양한 국소성 미만성 질환의 진단과 평가에 영상검사가 중요한 역할을 한다.

간의 대부분은 복막으로 둘러 쌓여 있으나, 횡격막과 직접적으로 닿아 있는 노출부(bare area)와 담낭 및 하대정맥과 인접한 부위는 복막이 덮여 있지 않다. 간내 병변의 진단과 치료를 위해서는 구역적인 구분을 잘 이해하여야 한다.

간의 구역을 구분하는 데는 간 내의 여러 혈관들과 간에 존재하는 여러 틈새가 기준이 된다. 좌우엽은 위쪽으로 중앙간정맥(middle hepatic vein)을 중심으로, 아래쪽은 담낭이 위치하는 엽간틈새(interlobar fissure)에 의해 구분된다. 우엽은 우간정맥을 중심으로 앞쪽은 전구역(anterior segment), 뒤쪽은 후구역(posterior segment)로 나눌 수 있다. 좌엽은 내구역과 외구역으로 나누는데, 위쪽은 좌간정맥, 중간은 좌문맥의 상행부, 아래쪽은 간원인대(ligamentum teres)에 의해 구분된다. 간원인대는 배꼽동맥(umbilical vein)의 잔유물로서 좌문맥의 앞쪽부분에 연결되는데, 이 인대가 주행하는 길을 간원인대틈새(fissure)라고 한다. 우엽의 전후구역, 좌엽의 내외구역에 속하지 않고 간의 뒤쪽 중심에 위치하는 것이 꼬리엽(caudate lobe)으로서, 하대정맥과 좌문맥을 연결하는 정맥관(ductus venosus)의 잔유물인 정맥인대틈새(fissure for ligamentum venosum)의 뒤쪽에 존재하며, 오른쪽으로는 협부(isthmus)에 의해 우엽과 연결되고, 뒤쪽으로는 간내 하대정맥을 감싸고 있다. 외과적 절제술이 발달함에 따라, 간 구역을 좀 더 세분하는 Couinaud 분류가 많이 사용되는데, 이 분류에서는 간 전체를 8개의 구역으로 구분하며, 꼬리엽을 I번, 좌엽의 외구역 중 좌문맥의 후상부를 II번, 전하부를 III번, 좌엽 내구역을 IV번으로 분류한다. 우엽 역시 전구역과 후구역을 우문맥 주행면을 경계로 나누어 전하구역, 후하구역, 후상구역, 전상구역의 순으로 각각 V, VI, VII, VIII번으로 명명한다(그림 5-46).

다른 장기와 달리 간의 혈류 공급은 간동맥과 문맥으로부터 이중으로 이루어지며, 문맥 혈류가 전체의 2/3~4/5를 차지한다. 간동맥은 복강동맥(celiac trunk)으로부터 유래한다. 복강동맥은 기시부 근처에서 온간동맥(common hepatic a.)과 비장동맥(splenic a.)으로 갈라지며, 온간동맥은 위샘창자동맥(gastroduodenal a.)을 낸 후에는 고유간동맥(proper hepatic a.)이 되어 작은그물막(lesser omentum)의 자유모서리(free margin)를 형성하는 간샘창자인대(hepatoduodenal ligament)로 둘러싸여 간문을 향해 진행하는데, 이때 문맥의 앞 쪽, 총

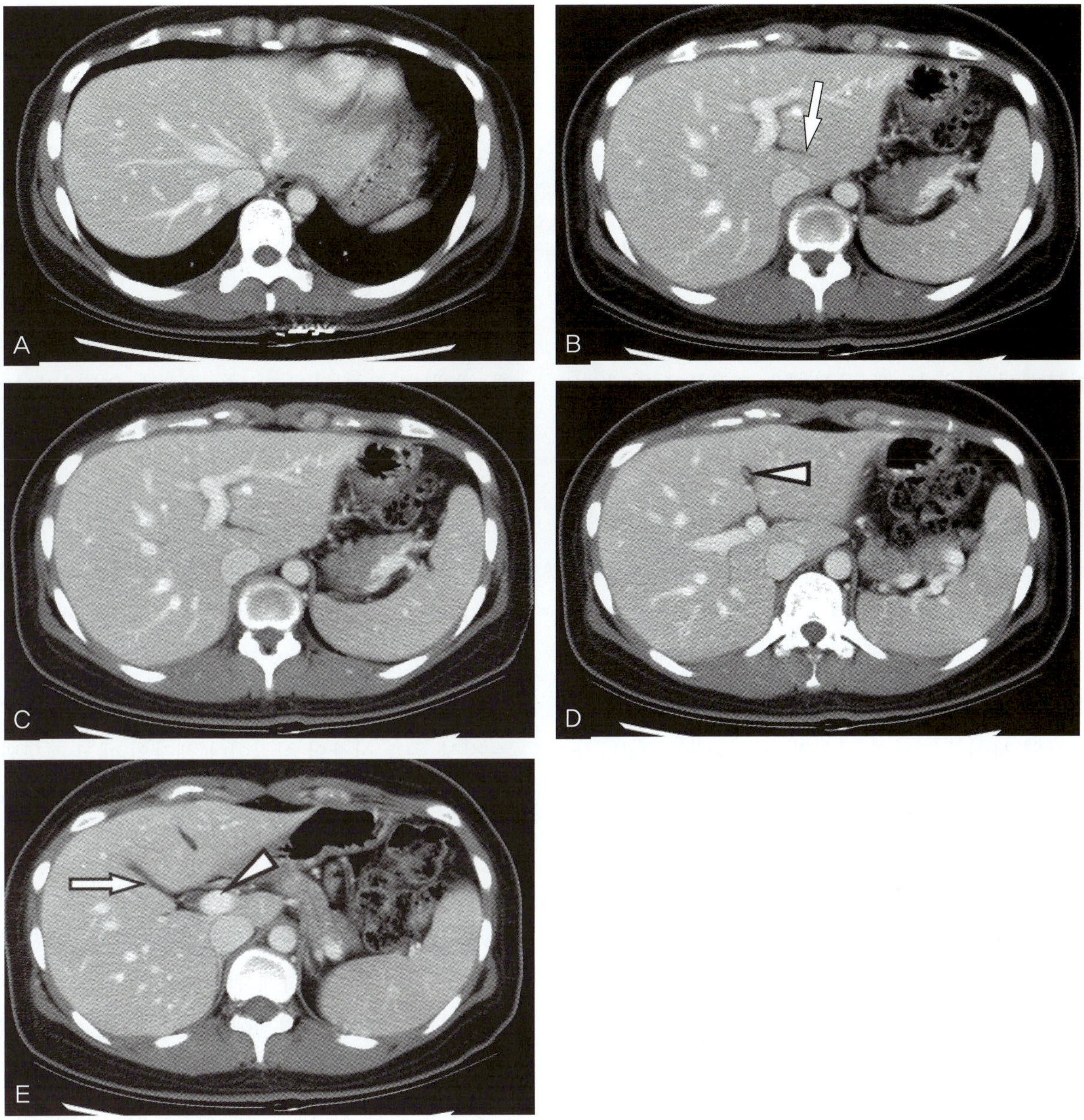

그림 5-46. 정상 간의 조영 후 CT.

A. 간정맥이 하대정맥으로 유입되는 위치에서의 사진. 세 가닥의 간정맥을 확인할 수 있다. 우측의 우간동맥을 중심으로 우엽을 전구역 및 후구역으로 나누며, 중앙 간정맥을 중심으로 좌우엽을 구분한다. 좌간정맥은 좌엽을 내구역과 외구역으로 나누는 기준이 된다.

B. 정맥인대 틈새가 관찰되는 자리. 정맥인대 틈새(화살표)는 저음영으로 관찰되며 이 틈새와 하대정맥 사이에 꼬리엽이 위치한다.

C. 좌문맥이 관찰되는 부위. 좌문맥은 좌엽의 내외구역의 중심으로 주행한다.

D. 우문맥이 관찰되는 부위. 우문맥은 좌엽내구역의 후면을 따라 우엽의 중심을 향해 주행하고 있다. 좌엽 내외구역 사이에 간원인대틈새가 저음영으로 보이며, 그 안에 간원인대(화살촉)가 고음영으로 관찰된다.

E. 엽간 틈새(interlobar fissure)(화살표)가 관찰되는 부위. 엽간틈새의 아래쪽으로 담낭이 위치하는 담낭틈새가 위치하며 이 두 틈새는 좌엽과 우엽을 구분하는 기준이 된다. 간문부에 주문맥(화살촉)과 그 후방에 하대정맥이 보이며, 이 두 구조물의 내측으로 꼬리엽이 관찰된다.

수담관의 내측에 위치한다. 고유간동맥은 간문 주변에서 좌우 간동맥으로 갈라지며, 때로는 중앙간동맥(middle hepatic a.)이 같이 갈라진다. 중앙간동맥은 좌엽의 내엽을 공급하며, 대개는 좌간동맥에서 분지한다. 문맥 혈관은 췌장 후상면을 따라 수평으로 주행하는 비장정맥과 상장간동맥의 우측을 따라 상방으로 주행하는 상장간정맥이 만나서 형성되며, 간동맥과 마찬가지로 간샘창자인대 안에서 간문을 향해 주행한다. 간문 근처에서 우문맥과 좌문맥이 갈라지는데, 우문맥은 오른쪽을 향해 비교적 수평적으로 주행하다가 전구역과 후구역의 중심을 향해 분지한다. 좌문맥은 비교적 짧고 앞쪽 위쪽으로 주행하며, 기시부는 좌엽 내구역과 꼬리엽 사이, 말단부는 내구역(medial segment)과 외구역(lateral segment) 사이를 지나고, 각 구역의 중심으로 분지를 낸다. 간 실질 내에서 간동맥과 문맥 그리고 담관은 같이 주행하며 간의 구역 중심을 지나는 반면(구역내; intrasegmental), 간정맥은 구역 사이를 지난다(구역간; intersegmental). 간정맥은 간 상부에서 우간정맥, 중앙간정맥, 좌간정맥의 세 개의 큰 가지를 형성하여 하대정맥의 간상부로 주입된다. 그 외에, 우엽의 아래쪽에 하대정맥으로 직접 주입되는 우하간정맥(right inferior hepatic vein)이 존재하는 경우도 적지 않다.

II. 검사방법

1. 초음파(ultrasonography; US)

간은 초음파 검사로 관찰하기가 용이한 장기이다. 또한 초음파 검사는 다양한 평면으로 실시간 영상을 얻으며, 비교적 저렴한 비용으로 정확하면서도 신속하고 안전하게 시행할 수 있고, 환자에 대하여 특별한 전처치를 필요로 하지 않는 검사이다. 그러나, 초음파 검사는 간의 첨부나 늑골에 의해 가리워진 부위 등에 맹점이 있을 수 있고, 검사자의 숙련도에 따라 결과의 정확도가 달라질 수 있으며, 검사에서 얻어진 영상을 제3자가 판독하기는 어려울 수 있다. 탐촉자(transducer)의 주파수가 높을수록 해상도는 높아지나, 투과도가 떨어지므로 검사 대상에 따라 적절한 주파수를 선택하여야 한다. 어른의 경우 간을 검사하기 위해서는 보통 2~5MHz의 탐촉자를 사용하여야 전체를 멀리까지 관찰할 수 있지만, 간 표면에 있는 병변을 관찰하거나, 마른 환자, 소아 등을 검사하는 경우에는 5~7MHz 탐촉자를 사용하면 해상도가 높은 영상을 얻을 수 있다.

정상 간의 크기는 간의 중앙선에서 종단면을 그렸을 때, 대개 13cm 이하이고, 15cm 이상이면 비정상인 경우가 많다. 또 간 우엽이나 좌엽의 모서리가 뭉툭한 경우에는 이상인 경우가 많다. 정상 간 실질의 에코는 균일하며, 내부에는 혈관이나 담관의 구조만이 보여야 하는데 에코 양상이 증가 또는 감소하거나 모래를 뿌려 놓은 듯이 지저분한 경우에는 만성 간 병변일 가능성이 높다. 그러나 이와 같은 소견은 주관적이어서 신뢰성이 떨어질 수가 있으므로, 간 실질 에코의 이상을 판단하기 위해서는 정상 우측 신장의 실질이나 췌장의 에코 정도와, 문맥(portal vein) 벽의 에코와 비교한다. 정상 간의 에코는 신피질보다 약간 높으며, 정상 췌장은 젊은 사람의 경우 간 실질 에코와 비슷하나 30~60세 이상에서는 간보다 약간 높은 에코를 보인다. 간 내에서 문맥 혈관의 벽은 밝은 에코를 띠고 뚜렷하게 관찰되는데, 만성 간질환 환자나 지방간이 진행된 경우에는 문맥 벽의 에코가 분명하게 보이지 않는다.

초음파 검사 시 간에 부분적으로만 지방이 침착하면, 그 부분은 고에코성으로 보이며, 반대로 부분적으로 지방이 적은 부분은 저에코성으로 보이므로, 국소적 지방 침착이나 지방회피(fat sparing)가 국소적 병변처럼 보일 수 있다(그림 5-47).

간 정맥은 간의 상방으로 주행하면서 넓어지고 벽의 에코가 없다. 사진에서 절단면으로 관찰되는 문맥은 변두리로 갈수록 가늘어지고 벽의 에코가 가늘게 관찰된다. 간경화나 지방간에서는 문맥 벽의 에코가 불분명하여진다.

도플러 초음파 검사는 혈류가 있는 부위에서 탐촉자에 대한 방향에 따라 다른 색깔이 나타나게 하거나 시간

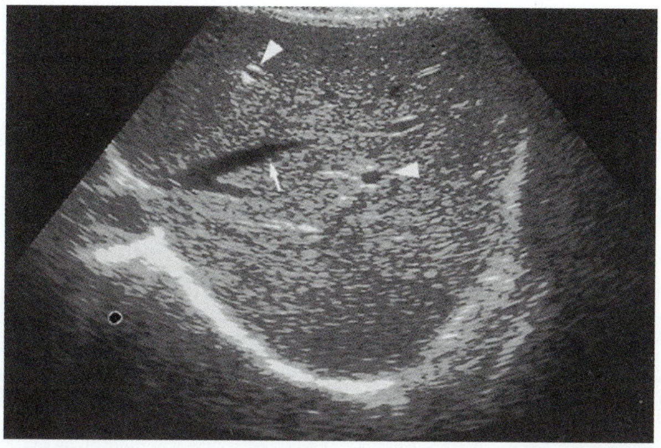

그림 5-47. 정상 간의 초음파. 간 정맥(화살표)은 간의 상방으로 주행하면서 넓어지고 벽의 에코가 없다. 사진에서 절단면으로 관찰되는 문맥(화살촉)은 변두리로 주행하면서 가늘어지고 정상적으로 벽의 에코가 가늘게 관찰된다. 간경변이나 지방간에서는 문맥 벽의 에코가 불분명하여진다. 보통 간정맥과 평행하게 스캔하면 문맥은 절단면으로 보이고, 그 반대일 경우도 마찬가지이다.

에 따른 속도 변화를 커브로 나타낼 수 있어 간내 혈역학적 변화를 평가하는 데 유용하며, 간동맥, 간정맥, 문맥 등은 각각 고유한 도플러 파형을 나타낸다. 도플러 검사로 혈류를 찾음으로써 혈관과 담관도와의 감별이 어려울 때 이를 쉽게 구분할 수 있으며, 혈관 내의 혈전, 혈관 역류, 혈관류(aneurysm), 단락(fistula) 등을 진단할 수 있다(그림 5-48).

최근에는 아주 미세한 혈류 변화에 대한 예민도를 높여 주는 초음파 조영제와 조직조화영상(tissue harmonic imaging) 기법이 발달하여, 국소적 간 종괴의 감별진단이나, 간암에 대한 혈관 색전술 후에 치료효과를 판정하는 데 이용되고 있다.

2. 전산화단층촬영(computed tomography; CT)

최근 나선식(spiral; helical) CT나 MDCT (multidetector CT)가 보편화되면서 간 질환, 특히 국소성 간 병변의 발견과 특성화에 있어 CT가 매우 중요한 역할을 하게 되었다. 나선식 CT는 짧은 시간 안에 많은 단면영상을 얻으므로, 간 전체의 영상을 한번의 호흡정지 기간 내에 얻을 수 있어, 호흡정지를 반복함으로써 병변을 놓칠 염려가 해소되었다(그림 5-49). 또한, 조영제 투여 후 동맥

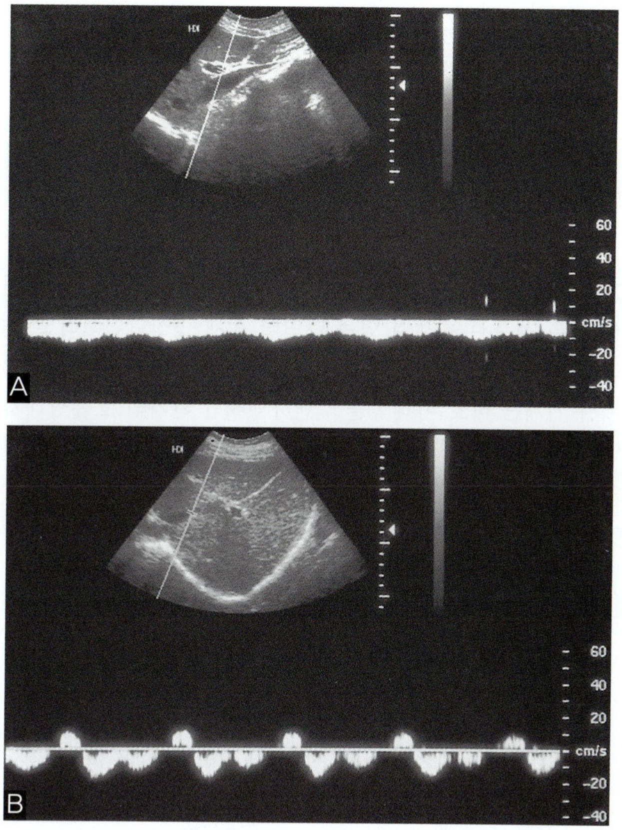

그림 5-48. 간 문맥 및 간 정맥의 정상 도플러 소견. A. 간 문맥. 정상적으로 호흡에 따른 혈류 속도의 변이가 관찰된다. B. 간 정맥. 우측심장의 박동에 따른 정맥압의 변화로 혈류 스펙트럼이 삼상 곡선을 나타내며 이는 목 정맥압 커브와 유사하다.

기, 문맥기 및 지연기 등 여러 시기의 영상을 얻을 수 있어, 간 병변의 혈류역학적인 변화를 평가하여 진단의 정확도를 높일 수 있게 되었다(그림 5-50).

정상 간은 조영제 주사전의 CT에서 약 50~75HU의 균일한 감쇠도(attenuation)를 나타내며, 비장보다 약 8~10HU 정도 높아 더 밝게 보인다. 이는 간내에 감쇠도를 높이는 글리코겐 성분이 많기 때문으로 생각되며, 간에 지방이 많이 침착되는 경우는 감쇠도가 낮아져 검게 보인다. 혈관은 정상 간보다 더 검게 보이는데, 빈혈이 있는 환자는 간과 혈관의 대조도가 훨씬 높아져 마치 간의 밀도가 높아진 것으로 보이기도 한다(그림 5-51, 52). 담도는 조영 전이나 조영 후 모두 저음영이므로 혈관과는 용이하게 구분된다. 정상 간담관은 CT에서 잘 관찰되지 않으나, 간문 근처의 비교적 큰 가지는 정상에서도 흔히 관찰된다.

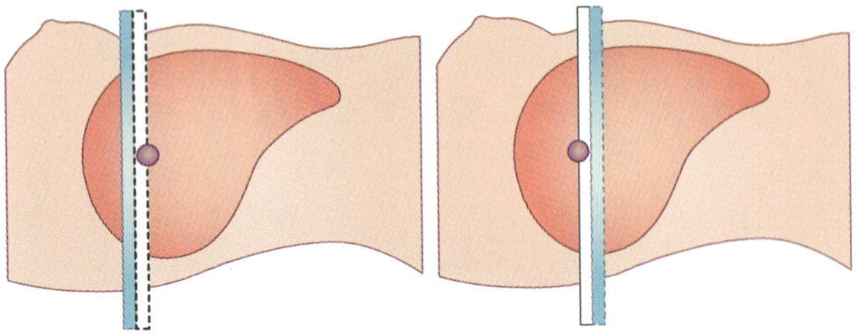

그림 5-49. 고식적 CT에서의 호흡에 의한 오기록. 그림에서 짙은 색으로 칠해져 있는 단면이 실제 영상단면이라고 하면, 왼쪽 그림에서는 병변 바로 위쪽을 스캔하였고, 다음 그림에서 기계는 바로 아래쪽을 스캔하였지만 환자의 호흡상태가 달라져 병변이 위쪽으로 옮겨가서 실제 영상단면에서는 병변이 보이지 않게 된다.

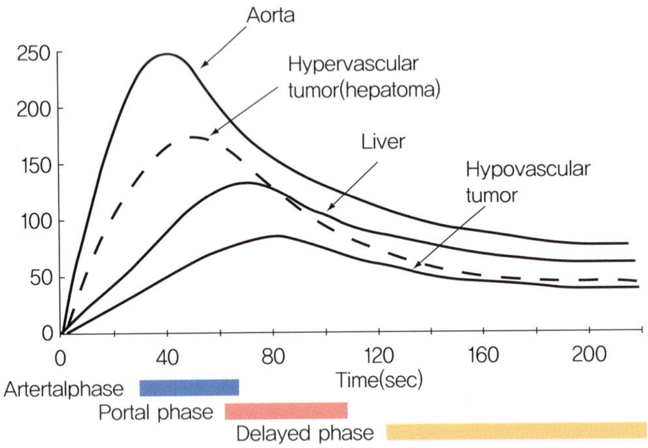

그림 5-50. 조영제 주사후 각 장기의 조영도 변화. 조영도의 차이에 따라 병변의 대조도가 달라지므로, 간암과 같은 고혈관성 병변은 동맥기에서 정상간과의 대조도가 가장 크고, 전이암과 같은 저혈관성 병변은 문맥기에서 가장 잘 보인다.

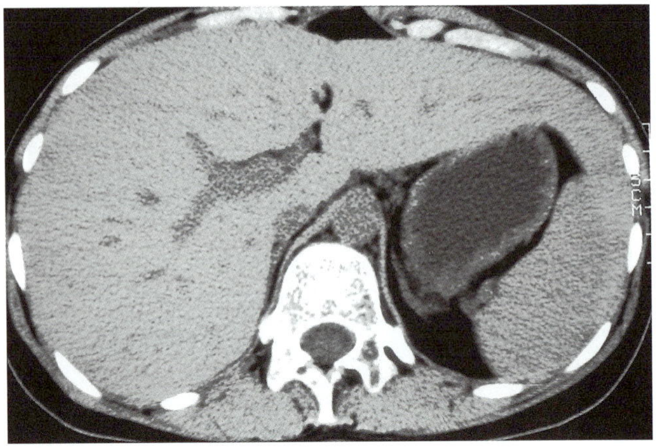

그림 5-51. 간의 조영전 CT. 간은 비장에 비해 약간 높은 음영을 보이며, 혈관내 혈액은 간 실질에 비해 약간 저음영으로 보인다.

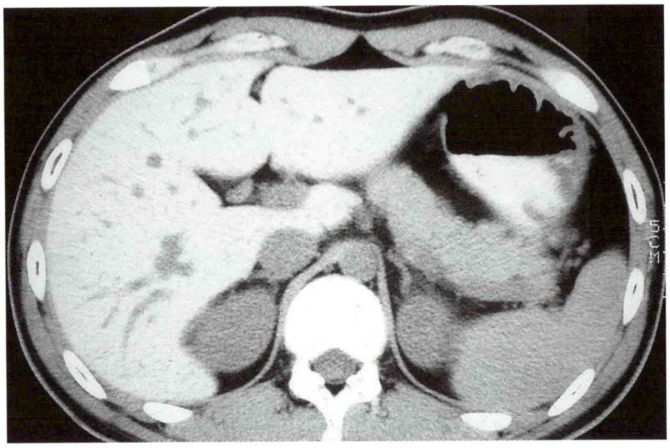

그림 5-52. 빈혈 환자에서의 조영전 CT. 혈류의 음영이 현저히 감소하여 간실과 혈관과 대조가 정상보다 뚜렷하게 관찰된다.

A. 조영전 CT

조영전 CT 는 조영후 CT보다 병변의 검출능이 떨어져 일반적으로는 잘 시행하지 않으나, 간내 결석이 의심되는 경우나, 지방이나 철침착 등을 발견하는 목적으로, 기타 석회화성 병변이나 출혈성 병변을 발견하고자 할 때 사용한다. 또, 간암에 대한 리피오돌 주입술 후에 추적 검사를 시행할 경우, 조영전 CT와 조영후 CT를 비교하면 남아 있는 생존 종양을 발견하기 용이하다. 고혈관성 종양의 간 전이암 일부에서는 조영전 CT에서 더 잘 보이는 경우가 있으나, 대부분 조영후 영상만으로 병변의 진단이 충분하다.

B. 역동적 CT (dynamic CT) 또는 다중시기 (multiphasic) CT

간에 대한 CT 검사를 위해서는 보통 약 100~150mL의 조영제를 3mL/sec 이상의 속도로 상완정맥에 주사하는데, 이 경우 조영제 주사 시작 후 약 25~30초부터 간동맥을 통한 조영효과가 나타나기 시작하고, 이때부터 문맥으로부터의 조영효과가 나타나기 전까지 약 30초간 주로 간동맥에 의한 조영효과가 지속된다(간동맥우위기; hepatic arterial dominant phase). 조영제 주사 후 약 55~70초 후부터는 문맥으로부터의 조영제 효과가 주로 나타난다(문맥우위기; portal venous dominant phase).

동맥기와 문맥기에는 혈관내에 많은 조영제가 남아 있어 간을 포함한 복부 장기보다 혈관의 조영도가 높은 상태를 유지하는데, 점차적으로 조영제가 간 실질내로 고루 분포하고 체내의 다른 부위에서도 간질조직으로 퍼지는 시기가 되면서 신장을 통한 배설이 일어나며, 간의 조영도는 점차 감소하며 혈관공간과 간질공간간의 조영도의 차이도 나타나지 않게 된다(지연기; delayed phase).

조영시기에 따라 간 실질과 병변의 조영 양상이 달라질 수 있으며, 같은 병변을 지속적으로 관찰하면서 조영 양상을 관찰하는 것이 병변의 발견과 감별 진단에 유용하다. 간에 생기는 병변에 따라 고혈관성 병변은(대표적으로 원발성 간암) 간동맥기에 조영증강이 많이 되어 관찰이 용이하고, 반대로 저혈관성 병변인 전이암과 같은 병변은 문맥기에 간 실질을 충분히 조영시키는 것이 발견을 높이는 데 도움이 된다. 나선식 CT에서는 각 시기별로 간 전체에 대한 영상을 얻을 수 있으며, 이와 같이 두 조영시기 이상에서 영상을 얻는 방법을 다중시기(multiphasic) CT 또는 역동적(dynamic) CT라고 부른다(그림 5-52). 동맥기와 문맥기, 또는 동맥기와 지연기 영상을 얻는 경우를 이중시기 CT라고 부르며, 동맥기 · 문맥기 · 지연기 영상을 얻는 경우를 삼중시기 CT라고 부르기도 한다. 간암은 동맥기에 고음영, 문맥기에 동등음영(isoattenuation), 지연기에 저음영을 보이는 경우가 많으므로, 동맥기와 지연기 영상이 병변의 발견을 위해 유리하나, 문맥기 영상은 문맥과 그 분지 및 측부혈관을 관찰하는 데 유용하므로, 간암이 의심되는 환자의 초기 검사에서는 삼중시기 검사가 필요하며, 색전술 치료 후 추적검사를 하는 경우에는, 조영전 영상을 추가하는 것이 좋은데, 이때는 방사선 조사량을 줄이기 위해 문맥기나 지연기를 생략하여도 무방하다. 이와 같은 다중시기 검사의 개념은 자기공명영상에서도 유사하게 적용할 수 있는데, 자기공명영상에서는 방사선 조사의 염려가 없으므로, 조영전 및 동맥기, 문맥기, 지연기 영상을 모두 얻는 것이 보편적이다.

C. 간동맥 CT와 문맥 CT

간동맥 CT (CT hepatic arteriography; CTHA)에서는 혈관촬영술을 위한 카테터를 간동맥에 위치시킨 다음, 조영제를 주사하면서 CT 촬영을 함으로써 간동맥에 의한 조영 효과만을 관찰할 수 있게 하며, 문맥 CT (CT arterioportography; CTAP)에서는 카테터를 상장간막동맥(superior mesenteric artery)이나 비장동맥(splenic artery)에 위치시킨 후 조영제를 주사하고 그 조영제가 장관이나 비장을 돌아 문맥을 통하여 간으로 주입될 때 CT를 시행함으로써, 간동맥에 의한 조영 효과를 배제하고 순수한 문맥 혈류에 의한 조영 효과를 평가할 수 있게 한다. 간동맥 CT에서는 간동맥으로부터 혈류를 주로 공급 받는 간암 등의 병변이 매우 현저하게 증강되어 고음영으로 나타나는 반면, 문맥 CT에서는 조영제가 간동맥으로는 공급되지 않으면서 문맥을 통해 정상 간을 매우 잘 증강시킴으로 문맥 혈류가 떨어진 간암이나 전이암 등의 병변이 뚜렷하게 관찰될 수 있도록 한다. 특히 전이암의 발견에 있어서 문맥 CT는 수술중초음파 검사와 함께 가장 예민한 영상학적 진단 검사 방법으로 인정된다(그림 5-53).

3. 자기공명영상 (magnetic resonance imaging; MRI)

자기공명영상은 간 질환의 영상 검사로 더욱 사용이 증가되고 있다. CT에서는 어떤 구조물이 밝고 어둡게 나타나는 양상이 그 물질의 X-선에 대한 감쇠도에 비례하는 반면, 자기공명영상에서는 각각의 영상 기법(pulse sequence)에 사용되는 매개변수(parameter)와 신체 구조물 자체가 갖는 고유의 T1 및 T2 이완 시간이 영상에서 나타나는 음영 정도를 결정한다. MRI 검사는 CT 검사와 달리 여러 종류의 영상기법을 사용함으로 검사시간이 CT보다 길지만, 그만큼 다양한 종류의 영상을 얻음으로써 병변의 발견율과 특성화의 정확도가 증가될 수 있다.

일반적으로 간의 자기공명영상 검사는 T1강조영상과 T2강조영상, 그리고 조영제 주사후 T1강조영상을 반복하는 역동적 검사 등으로 이루어진다(그림 5-54, 55).

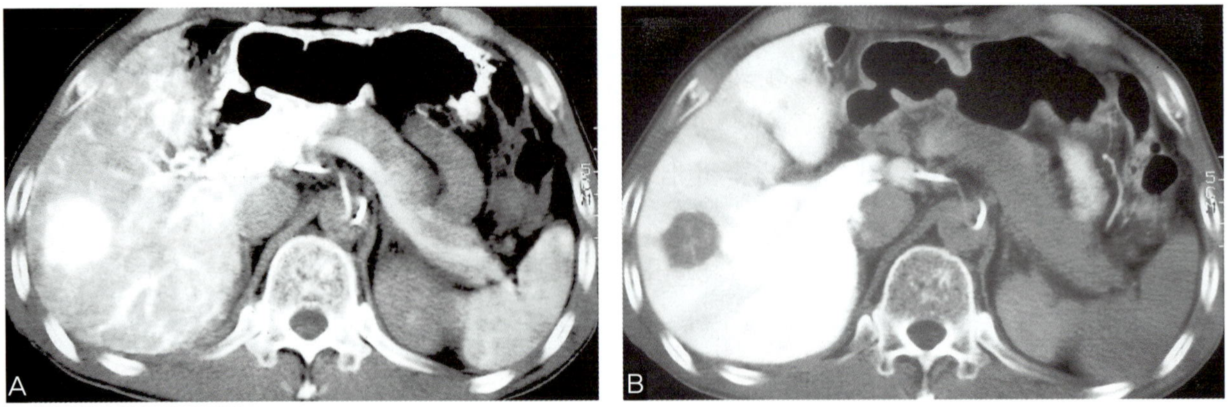

그림 5-53. 간암의 간동맥 CT 및 문맥 CT 소견. A. 간동맥 CT상에서 종괴는 간 동맥 혈류의 증가로 매우 강한 조영증강을 나타낸다. B. 문맥 CT상 종괴는 문맥 혈류의 감소에 의한 혈류 결손을 나타낸다.

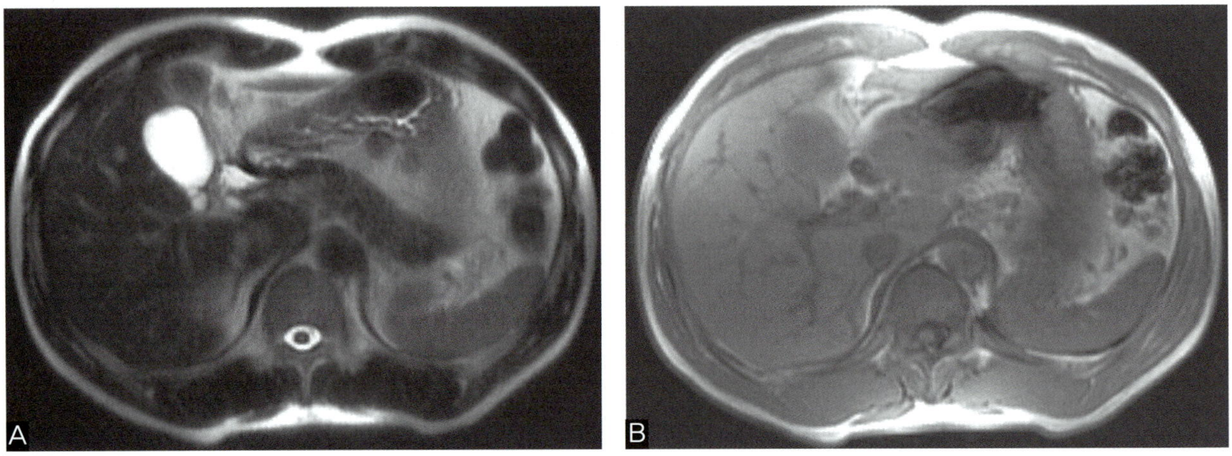

그림 5-54. 정상 간의 자기공명영상. A. T2 강조영상. 간의 신호 강도는 낮게 보이며, 담낭은 매우 밝은 신호 강도를 나타낸다. 비장은 간보다 하얗고, 담낭보다 검게 보이며, 췌장은 간과 비슷하거나 약간 높은 신호강도를 나타낸다. B. T1 강조영상. 간의 신호 강도는 비장이나 근육에 비해 약간 높다. 췌장은 이 사진에서 보이지 않으나, 간과 유사하거나 약간 높은 신호를 보이는 것이 보통이고, 담낭내 담즙은 성분에 따라 저음영에서 고음영 등으로 다양하게 보일 수 있다.

T1 강조영상은 대개 호흡을 정지한 상태에서 시행하는 2차원적 훼손경사에코(spoiled gradient echo)기법을 사용하는데, 물과 지방 성분으로부터의 신호가 합산되는 동위상(in-phase)영상과 물과 지방의 신호가 상쇄되어 영상에 나타나는 역위상(out-of-phase)영상을 모두 얻는다. T2강조영상은 장비의 여건에 따라 호흡을 정지한 상태에서 빠르게 영상을 얻어 동적 인공물을 피하는 기법으로 영상을 얻기도 하고, 시간이 좀 더 들지만 호흡을 하면서 호흡주기에 따라 신호 획득을 조절함으로써 진단에 적절한 영상을 얻는 호흡유발(respiratory triggered) 기법이 사용되기도 한다. T2 강조영상은 에코시간(echo time; TE)을 약 80~100msec 정도로 얻는 경우가 보통이나, 에코시간을 약 150~180msec로 하는 영상을 추가로 얻기도 하는데, 이 두 가지 영상을 동시에 얻으면 비고형성 병변(혈관종, 낭종 등)과 고형성 병변(간암, 전이암 등)의 감별에 매우 유용하다. 긴 에코시간 영상은 흔히 호흡정지기법으로 얻어서 검사 시간을 단축하고, 동적 인공물을 적게 한 영상을 얻는 것이 바람직하다. 역동적 영상은 2차원 또는 3차원 훼손경사에코기법이 사용되는데, 3차원 영상기법은 호흡정지 시간 동안 두께가 얇으

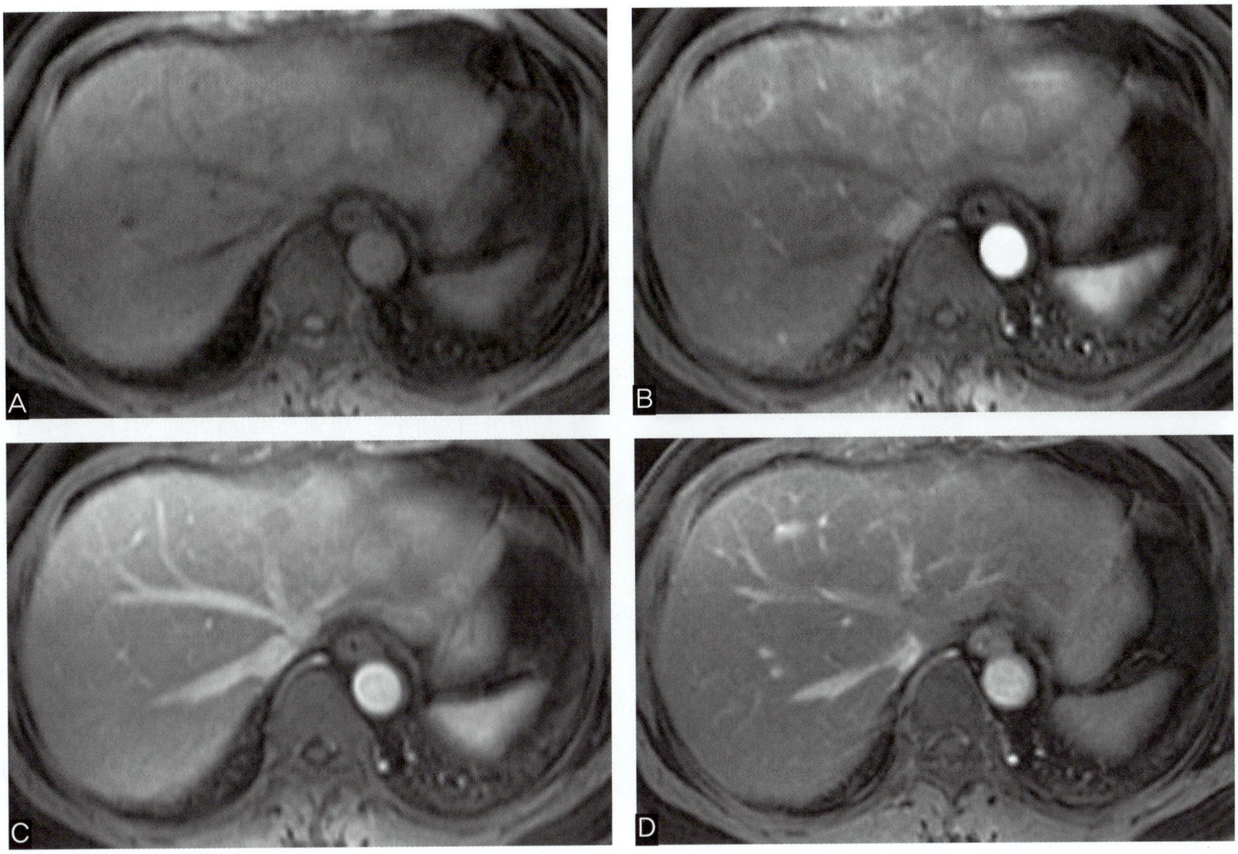

그림 5–55. 정상 간의 역동적 조영증강 자기공명영상. A. 지방억제기법을 사용한 조영제 주입 전의 훼손경사에코 T1강조영상에서 간 혈관들이 저신호강도로 보인다. B. 비특이적 가돌리늄 조영제 주사 후의 동맥기 조영영상에서 동맥과 간동맥 및 간문맥 분지들이 고신호를 보이나, 간실질은 현저히 증강되지 않았고, 아직 간정맥은 조영증강되지 않고 있다. C. 문맥기 영상에서 간실질의 신호강도가 현저히 증가하였으며, 간정맥도 조영증강이 잘 되고 있다. D. 지연기 영상에서 간실질의 신호강도는 감소하였으나, 아직 조영전보다는 높은 신호강도를 나타내며, 동맥과 정맥들도 조영증강이 남아 있다.

면서도 많은 단면을 얻을 수 있어 좀 더 고해상도의 영상을 얻을 수 있다. 때로는 T2*(T2 star)강조영상을 얻기도 하는데, 이런 종류의 영상은 철 축적이나, 혈종 등을 더욱 민감하게 진단할 수 있다.

T1 강조영상에서 간은 지방보다 저신호이나 비장이나 근육, 신장보다 약간 높은 신호강도를 나타낸다. 대부분의 간 병변은 저신호를 보이나, 아급성 혈종, 지방, 고농도의 단백질을 포함한 구조물 등은 T1강조영상에서 높은 신호를 나타낸다. T2 강조영상에서는 비장이 간보다 훨씬 높은 신호를 보이고, 척수액, 복수, 장관 내 액체 등이 고신호를 보이며, 신장 또한 높은 신호를 보인다. 담낭 내의 담즙은 T2 강조영상에서 아주 밝은 신호를 보이는 것이 보통이나, T1 강조영상에서는 공복 정도에 따라 담즙의 성분이 달라지므로 저신호강도에서 고신호강도로 다양하게 관찰될 수 있다(그림 5–56).

수년 전까지만 해도 자기공명영상에 사용되는 조영제는 CT 검사에 사용되는 요오드 성분 조영제와 마찬가지로 혈류를 통해 세포외액으로 퍼졌다가 신장으로 배설되는 비특이적인 T1조영제이며 세포외액 조영제인 gadopentetate dimeglumine을 주성분으로 하는 가돌리늄 제제만 사용되었으나, 최근에는 다양한 종류의 조직특이적인 조영제가 상용화되었다. 이 중 T2 조영제인 ferumoxides (Feridex IV®)나 ferucarbotran (Resovist®) 등의 초상자성 산화철제제(superparamagnetic iron oxides)는 간의 Kupffer세포나 비장의 대식세포에 섭취되어 T2 및 T2*강조영상에서 정상 간의 신호를 현저히 떨어뜨림으

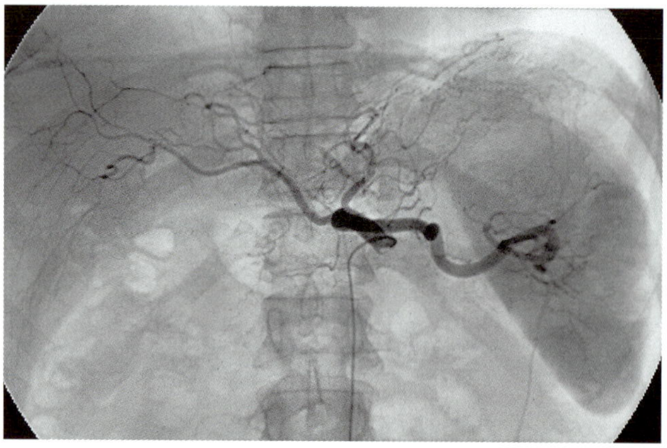

그림 5-56. 정상 복강동맥 촬영 사진

로써 병변의 발견율을 높인다. 조직 특이적인 T1 조영제인 mangafodipir trisodium (Teslascan®)은 간세포에 특이적으로 섭취되어 정상간과 병변간의 대조도를 높이며, 병변이 간세포에서 유래한 것인지 비간세포 유래성인지를 판단하는 데 도움을 준다. 또한 gadobenate dimeglumine (Multihance®)이나 gadoxetate(Eovist®)와 같은 조영제는 비특이적 조영제와 같이 신장으로도 배설되며, 부분적으로는 간세포에 섭취되어 이중적인 조영효과를 가짐으로써, 역동적 조영효과와 조직특이적 조영효과를 모두 나타낼 수 있다(그림 5-55).

4. 혈관촬영술

근래에는 혈관촬영술이 간 질환의 진단에 일차적인 검사가 되지는 않지만, 간암의 진단 및 치료에 널리 사용되고 있으며, 간 수술 전의 검사, 간 출혈의 진단 및 치료, 문맥압항진증의 평가 등에도 중요한 역할을 한다(그림 5-56).

동맥조영기에서 정상 간 혈관은 점진적으로 가늘어지며 5~6번째 분지까지 관찰되는데, 곧게 뻗어 나가거나 부드러운 굴곡을 보인다. 간경화의 혈관은 늘어지거나 현저한 굴곡을 보이고 때로는 나선형으로 꼬이는 듯이 보인다. 간암은 혈관이 풍부한 종괴로 나타나며, 말단 부위로 갈수록 가늘어지지 않고 불규칙한 직경을 갖는 이상한 모양의 종양 혈관이 형성되며, 작은 동맥류들이나, 비정상적인 동맥-문맥 또는 동맥-간정맥 단락(shunt) 등을 형성한다.

III. 양성 간 종양

1. 간혈관종

간혈관종은 한 층의 내피세포로 내막된 다수의 혈관성 통로들로 이루어진 종양으로 얇은 섬유성 기질에 의해 지지된다. 단발성 혹은 다발성으로, 육안적으로 경계가 분명하며, 내부는 혈액으로 채워져 있다. 직경 10cm 이상일 경우를 거대혈관종(giant hemangioma)이라고 부르며, 이 경우 섬유화나 괴사, 낭성 변화 등이 동반된다. 간에 생기는 가장 흔한 양성 종양으로, 빈도는 보고자에 따라 다양하다. 남성보다 여성이 빈도가 높다.

초음파검사의 특징은 경계가 분명하고 균질한 고에코성이며, 종괴 뒤로 후방음향증강(posterior acoustic enhancement)이 나타난다. 에코 양상은 내부에 낭성 또는 섬유화 정도에 따라 달라질 수 있으며, 주변 간 실질에 지방 침착이 있는 경우에는 저음영으로 보여 다른 간 종양들과 구별이 어려울 때도 있다(그림 5-57).

조영전 CT에서는 비교적 경계가 분명한 저음영의 종괴로 보이고, 조영제 투여 후 동맥기에는 종괴 변연부에서 결절형 또는 여러 개의 덩어리 모양으로 조영증강이 나타나며, 문맥기에는 점차적으로 중심부로 조영제가 차

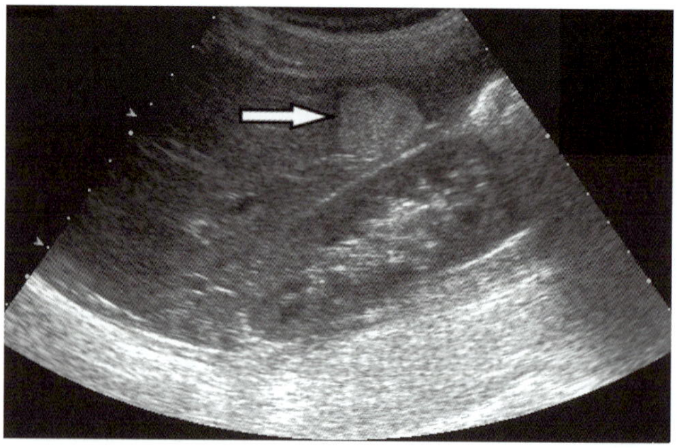

그림 5-57. 간혈관종의 전형적인 초음파 사진. 간 우엽의 종단면 초음파 사진에서 에코가 높은 결절성 병변이 관찰된다(화살표). 병변 내부에 작은 저에코 부위도 관찰된다. 정상 간과 콩팥 피질의 에코가 정상적으로 비슷하게 관찰된다.

들어가는 양상을 보이며, 지연기가 되어도 주변 간과 같은 정도이거나 높은 상태의 조영증강을 유지한다. 혈관종 내부에 섬유화된 조직이나 혈전이 채워져 있는 부위가 있을 경우 후기에도 조영증강되지 않고 저음영으로 남아 있는 부분을 볼 수 있는데, 대개 커다란 종괴에서 볼 수 있는 현상이다(그림 5-58, 59).

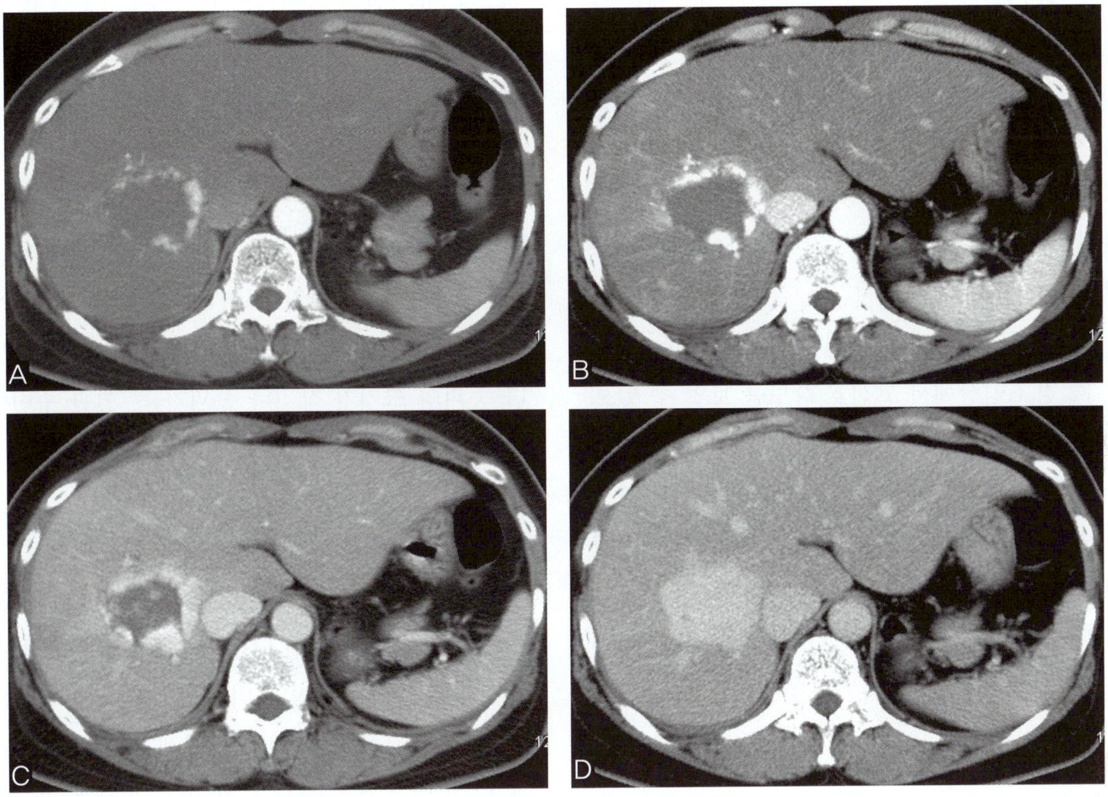

그림 5-58. 간혈관종의 전형적인 다중시기 조영증강 CT. A. 조기 동맥기 영상에서 저음영의 병변의 테두리를 따라 강한 결절형의 조영증강이 보인다. B. 후기 동맥기 영상에서 결절형의 조영증강이 더욱 뚜렷하고 커졌다. C. 문맥기 영상에서 조영증강이 바깥쪽에서 안쪽으로 차들어가는 것을 보여준다. 간의 음영이 현저히 증가하였고, 병변 내부는 거의 증강되지 않아 주변과 뚜렷하게 대비된다. D. 지연기 영상에서 조영증강이 안으로 완전히 차들어가고, 간의 조영증강은 문맥기보다 감소하였으나, 병변 내의 조영제는 남아 있어, 병변 전체가 고음영을 나타내며, 근처의 혈관과 비슷한 음영을 보이고 있다.

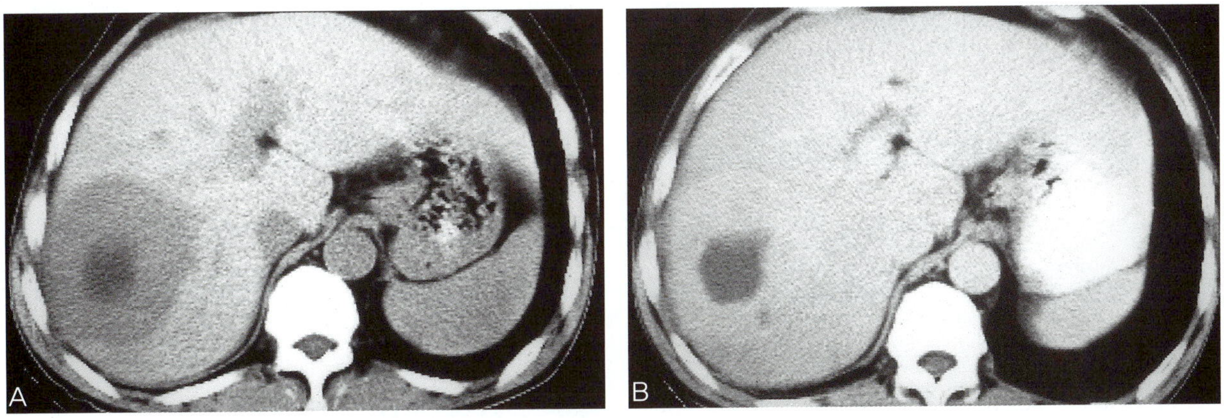

그림 5-59. 부분적 조영 결손을 보이는 혈관종. A. 조영전 CT상 도넛 모양의 저음영 종괴가 관찰된다. B. 조영후 CT에서 변연부는 균일한 고음영 증강을 보이나 중앙의 혈전 또는 섬유화 부위는 조영증강되지 않고 있다.

혈관촬영술 상에서도 동맥기에 종괴 주변으로 혈액 공간에 조영제가 채워짐으로써 나무 가지에 꽃이 피어 있는 모양을 보이고, 이 부위가 점점 넓어지는 양상을 보이다가 정맥기가 되어도 조영증강이 오래 지속되어 남아 있는 양상을 나타낸다(그림 5-60). 그러나, 최근에는 혈관종의 진단에 이 검사가 사용되는 경우는 드물다.

자기공명영상은 혈관종의 진단에 매우 유용한 영상 검사이며, 다른 검사에서 확신이 서지 않을 때 확진을 위한 방법으로 사용한다. T1 강조영상에서는 다른 간 종괴와 비슷하게 저신호로 보이나, T2 강조영상에서는 매우 밝은 고신호를 나타내며, 에코시간을 길게 하여 T2 강조의 정도가 커질수록 더욱 밝게 보인다. 간암과 같은 고형성 종괴도 T2 강조영상에서 고신호 강도를 보일 수 있으나 그 정도가 미약하며, 에코시간이 긴 T2 강조영상에서는 신호강도가 약해진다. 간 낭종은 조영전 자기공명영상에서는 혈관종과 유사한 소견을 보이나, 초음파상 쉽게 감별이 되고, 조영제 주사후 영상에서 전혀 조영증강이 되지 않는 것을 보고 쉽게 감별할 수 있다. 비특이적 세포외액 조영제 후에 역동적 자기공명영상을 시행하면, 역동적 CT와 유사하게 '변연부 증강'과 '중심성 충만'의 양상을 보인다. 변연부 조영증강의 형태가 전이암이나 담관세포암에서 나타나는 테두리 형태가 아니라 군데 군데의 혈관풀에 결절형으로 차들어가는 모습으로 나타나며, 지연기가 되어도 간 실질보다 높은 조영증강을 지속적으로 유지한다. 종괴가 작은 경우 T2 강조영상에서나 역동적 검사의 지연기에서 균일한 고음영을 보이지만, 크기가 큰 경우에는 내부에 섬유화나 혈전부위가 저음영으로 나타날 수 있다(그림 5-61).

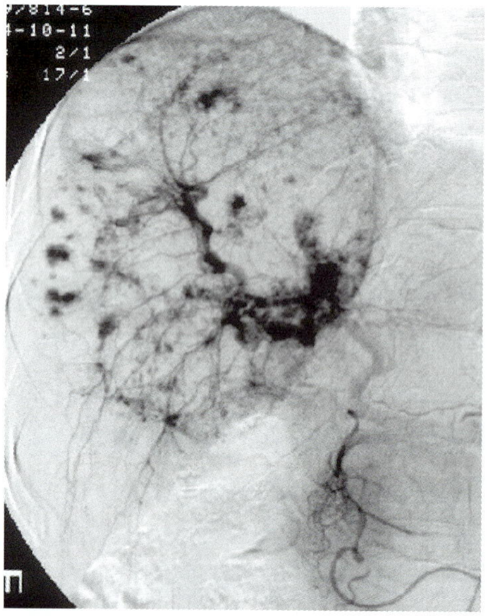

그림 5-60. 거대 혈관종의 혈관촬영술 소견. 간 우엽에 간동맥 분지를 종양에 의한 압박으로 현저히 전위 시키는 모양이 보이며 종괴의 주변부에서 나뭇가지에 꽃이 핀 모양의 혈관조영이 관찰된다.

^{99m}Tc-RBC를 이용한 방사성 동위원소 신티그라피 또한 혈관종의 진단에 유용한 검사로서, 동위원소 주사후 4시간 이후의 지연기에 찍은 영상에서 종괴에 열병소(hot uptake)가 관찰되면 정확하게 진단할 수 있다. 그러나 종괴의 크기가 작거나 종괴가 큰 혈관 주변에 위치하면 위음성을 나타낼 수 있다(그림 5-62).

2. 단순 낭종

단순 낭종은 일층의 입방담관상피에 의해 안으로 둘러싸인 단일성 단방성 낭성 병변이다. 벽은 얇은 섬유성 조직으로 둘러싸여 있으며, 주변의 간 실질에는 변화가 없다. 선천성 발생적 원인에 의해 생긴다고 생각되나 대개 나이 많은 어른에서 관찰된다. 비교적 흔히 볼 수 있는 병변으로 남성보다 여성에서 많다.

초음파에서는 무에코성의 종괴로, 매끄러운 경계를 가지며, 종괴벽은 얇아서 구분이 어렵고, 내부에 격막을 가지지 않는 것이 보통이다. CT에서는 부드러운 테두리를 가진, 경계가 분명한 종괴가 물과 같은 저음영으로 채워져 있으며, 내부에 격막이나 다른 구조를 갖지 않고 조영증강을 보이지 않는 것이 특징적인 소견이다(그림 5-63, 64).

자기공명영상에서 T1 강조영상에서는 균일한 저신호로, T2 강조영상에서는 매우 밝은 고신호로 보이는 것이 혈관종과 유사한 소견이나, 조영증강이 전혀 되지 않는 것으로 구별할 수 있다(그림 5-65).

3. 그 외의 양성 종양

국소결절성과증식(focal nodular hyperplasia)은 비교

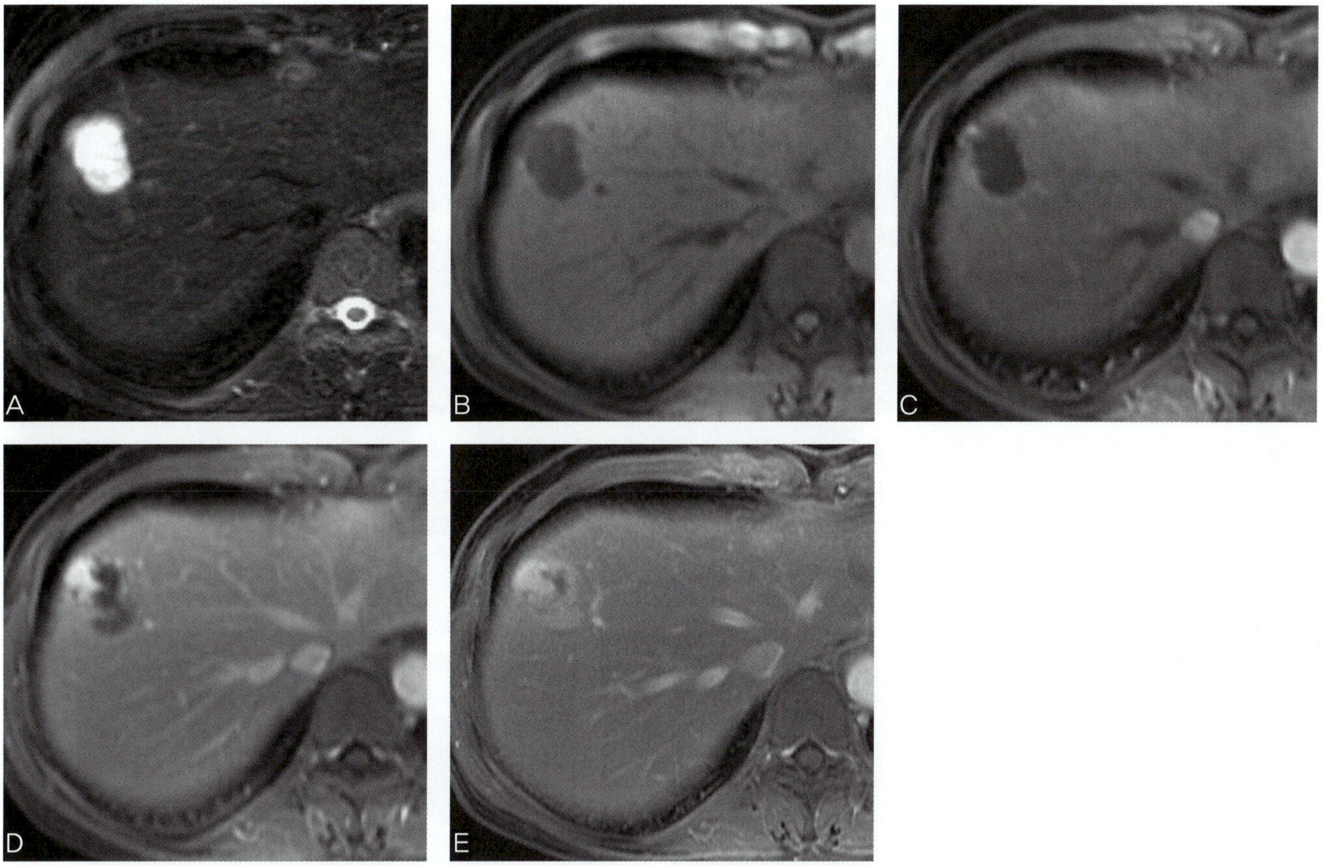

그림 5-61. 혈관종의 전형적 자기공명영상 소견. A. T2강조영상에서 매우 밝고 균일한 신호를 보이는 병변이 간 우엽 전방에 관찰된다. B. T1강조영상에서 병변은 저신호강도를 보인다. C. 역동적 자기공명의 동맥기 사진에서 병변의 주변부에 테두리 모양의 조영증강이 나타난다. D. 문맥기 영상에서 결절성 조영증강이 점차 안으로 차들어간다. E. 조영제 투여 후 5분에 얻은 지연기 영상에서 조영증강이 더욱 안으로 차들어가서 주변의 정상 혈관과 비슷한 정도로 지속되고 있다.

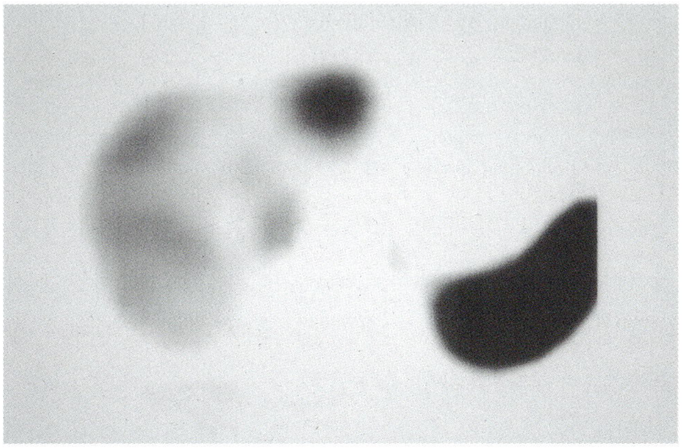

그림 5-62. 간혈관종의 전형적인 ^{99m}Tc-RBC 신티그라피 소견. 동위 원소 주사후 4시간 후 사진에서 간 좌엽의 외측부에 비장과 같은 정도의 열병소가 관찰된다(화살표).

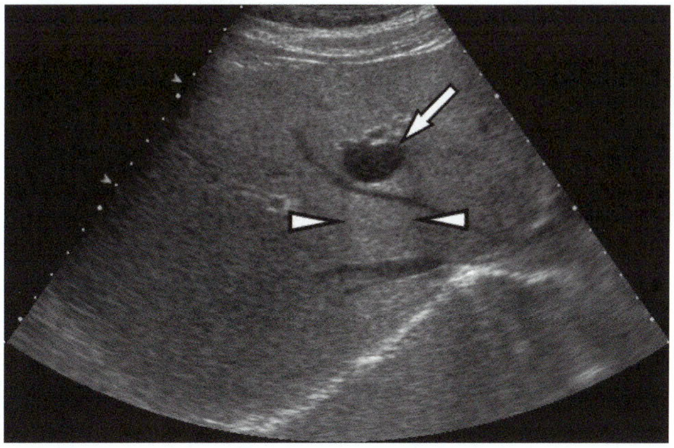

그림 5-63. 간 낭종의 초음파. 간 내에 경계가 분명한 무에코성 병변이(화살표) 보이고 병변 뒤로는 에코의 증강을 관찰할 수 있다(화살촉).

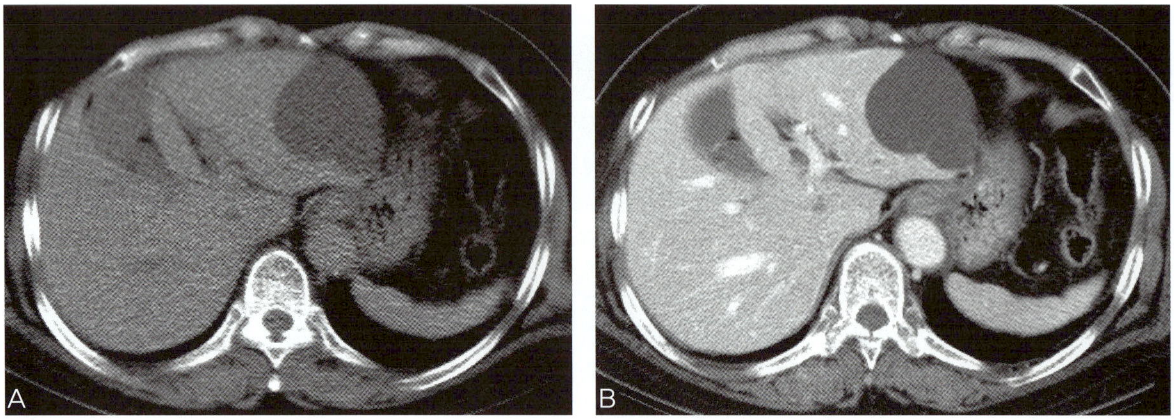

그림 5-64. 간 낭종의 CT. A. 간 좌엽에 경계가 분명하며 균일한 저음영의 종괴가 관찰된다. 약간의 굴곡이 보이나, 외벽이나 격막은 보이지 않는다. 우측에 보이는 담낭보다도 낮은 감쇠도를 보인다. B. 조영증강 사진에서 내부는 전혀 증강이 되지 않으나, 얇은 격막에 약간의 조영증강이 관찰되나, 그 벽은 매우 얇으며, 두껍게 조영증강되는 부위는 보이지 않는다.

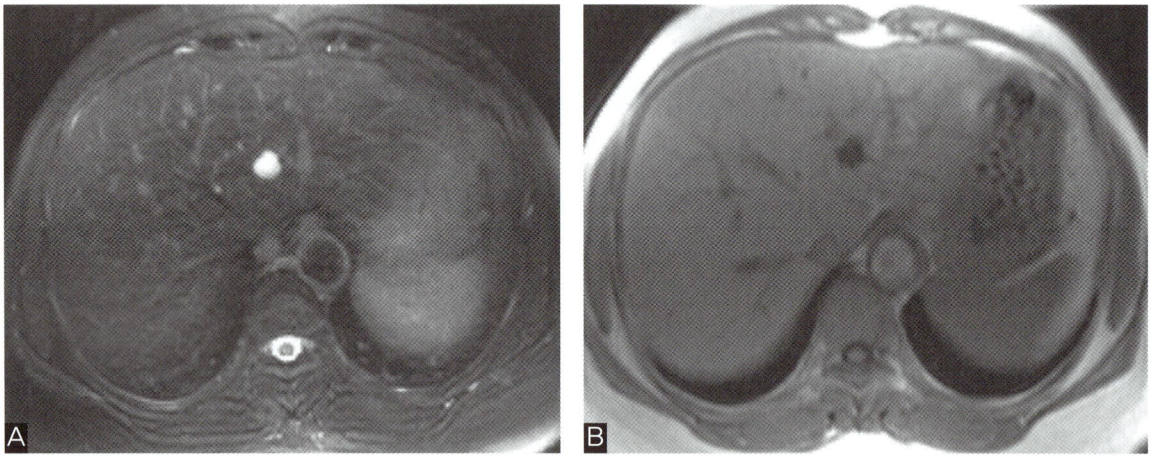

그림 5-65. 간 낭종의 자기공명영상 소견. A. T2 강조영상에서 신호가 매우 높은 작은 결절성 병변이 좌엽 내구역에 관찰된다. 병변의 신호강도는 척추강 내의 척수액과 비슷한 신호를 보인다. B. T1강조영상에서 이 병변은 저신호강도를 보인다.

적 드물지만 과혈관성으로 간세포암과 감별이 문제가 될 수 있는 양성, 고형 종괴로서, 현미경으로 보면 과증식성 간세포로 이루어진 종괴 내에 비정상적인 세담관과 중심성 섬유성 반흔을 동반한다. 육안적으로 균일한 조직 내에 중심성 반흔이 흔히 관찰되며, 주변 간 실질과 잘 구분되나 피막 형성을 하지 않는다. 초음파 검사에서는 정상 간과 유사한 에코를 보이고, CT 상에서는 조영전에는 다소 저음영이나, 동맥기에 강한 조영증강을 보이고, 지연기에는 정상 간과 유사한 정도의 음영을 나타낸다. 자기공명영상에서도 조영증강을 시행하지 않은 T1 및 T2 강조영상에서는 주변 간과 유사하지만 약간 차이가 나는 신호강도를 나타내며, 조영증강이 잘되고, 중심성 반흔을 관찰할 수 있다. 간세포 또는 망상내피조직 지향성 자기공명영상 조영제를 사용하면, 종괴 내에 조영제가 잘 축적되는 것을 관찰할 수 있다.

간선종(hepatic adenoma)은 종괴 내에 출혈이나 지방 축적 등을 잘 일으켜서 악성 종양과의 감별이 더 어려운 경우가 있으며, 드물지만 악성 변화를 하기도 한다. 최근에는 에스트로젠이나 단백동화 스테로이드와의 관련성 여부, 다발성인 경우 등에 따라 분류를 달리하고 있다.

그 외에 드물지만 지방성 종양, 여러 종류의 낭성 종양, 중간엽 종양(mesenchymal tumor) 등의 일부는 특징적인 소견을 나타내어 방사선적으로 진단할 수 있다.

IV. 악성 간 종양

1. 간세포암

간세포암은 가장 흔한 일차성 악성 간 종양이다. 남자가 여자보다 현저히 많으며, B 또는 C형 간염 이후에 생긴 만성 간염 또는 간경화에 동반되어 생기는 경우가 대부분이다.

간암의 영상 소견은 종양의 육안적 형태와 그 크기에 따라 차이가 있다. 육안적 형태는 결절형, 광범형(massive), 미만형(diffuse) 등으로 나눌 수 있으나 어느 한 형태로 단정하기 어려운 경우가 많다. 최근의 분류는 직경 2cm 이하의 간암을 소간암으로 정의한다. 결절형 간암은 육안적으로 섬유성 피막을 형성하는 경우가 많으며, 내부에도 섬유성 격막이 형성되어 '결절내 결절(nodule in nodule)' 양상이나 모자이크 양상을 나타내는 경우를 흔히 볼 수 있다. 종괴의 크기가 커지면 내부에 출혈이나 괴사가 잘 동반되어 영상검사에서 매우 불균질한 양상을 나타낸다. 광범형의 경우가 이와 같은 양상을 흔히 보인다. 미만형인 경우, 전체적으로 광범위한 간경화의 양상을 동반하여 종양의 경계는 물론 존재 여부를 알기 어려울 수도 있다(그림 5-66~68).

초음파 검사에서는 종괴의 병리학적 변화에 따라 에코 양상이 다양하다. 소간암의 경우, 저에코로 보이는 경우가 많으나, 지방변형(fatty metamorphosis)이나 동모양 혈관(sinusoid)의 확장을 동반하면 고에코로 보이기

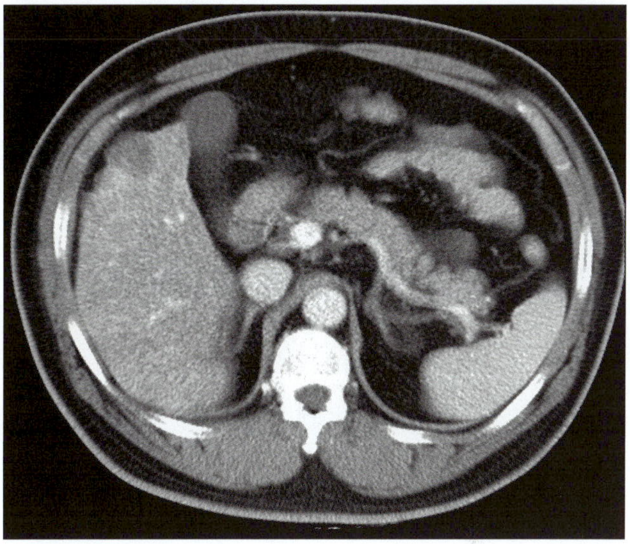

그림 5-66. 결절형 간암의 CT. 경계가 명확한 원형의 종괴가 간 우엽 아래쪽의 외측면을 돌출되어 있다.

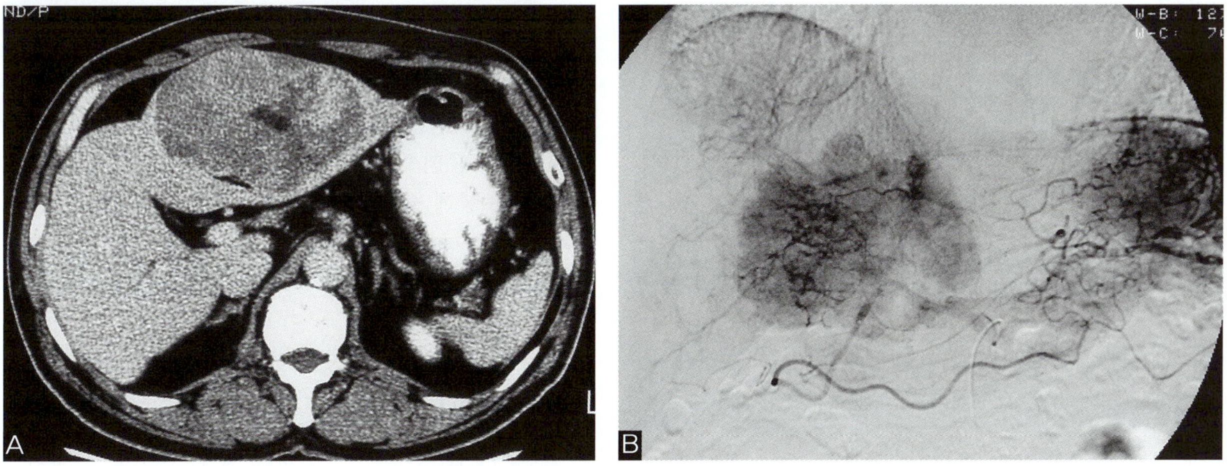

그림 5-67. 광범형 간암. A. 조영후 CT 사진에서 간 좌엽을 거의 차지하는 커다란 종괴가 간의 표면 밖으로 튀어나와 있고, 내부는 불균일한 감쇠도를 보이는데, 주변으로 섬유화성 가성 피막으로 둘러싸여 주변 간과의 경계는 비교적 명확하다. 중심부에는 괴사된 조직이 조영증강되지 않고 저음영을 보이고 있다. B. 복강동맥 혈관촬영술상 간 부위에 불규칙한 종양성 혈관의 증식으로 과혈관성을 나타내는 종괴가 보인다. 왼쪽에는 비장이 조영증강되고 있다.

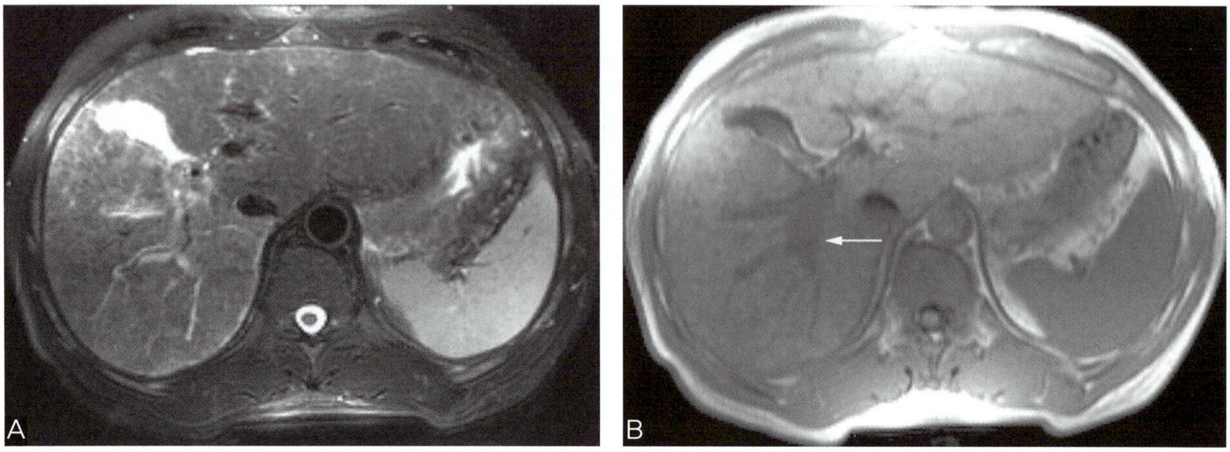

그림 5-68. 미만형 간암의 자기공명영상. A. T2강조영상에서 간 우엽에 전반적으로 신호강도가 증가하였는데, 내부의 혈관 구조에 종괴 효과가 나타나지 않아, 신호변화가 없으면 종괴의 유무를 판단하기 어렵다. B. T1강조영상에서 간 우엽에 광범위한 신호강도 감소를 보이는데, 부분적으로 정상 부위의 간과 비슷한 신호를 보이는 재생성 결절이 산재된 것을 볼 수 있다. 우문맥(화살표)이 종양성 혈전으로 인해 커져 있고, 내부의 신호가 다소 증가되어 있다.

도 한다. 내부에 불균질한 에코를 보이거나, 주변에 저에코성 테두리를 동반하는 고형성병변은 악성 병변을 강력히 시사한다. 초음파 검사는 간암 발생의 위험이 높은 환자를 정기적으로 추적하는 데 유용하며, 간암 발견을 위한 선별 검사로 가장 많이 사용되는 검사이지만, 초음파 검사의 일반적인 한계점 이외에도, 간경화로 인해 간의 수축이 심하고 에코가 불균일해진 경우나, 미만성 간암의 경우, 진단이 어려울 때도 적지 않다(그림 5-69~71).

조영전 CT에서 간암은 주변 간보다 저음영인 경우가 많으나, 주변 간과 대조도가 뚜렷하지 않아 관찰되지 않는 경우도 많으며, 내부에 출혈이나 철 또는 구리 축적으로 고음영을 보이는 경우도 있다. 역동적 CT 검사를 시행하면, 대부분이 고혈관성이므로 동맥기에는 간 실질보다 고음영의 결절을 관찰할 수 있으며, 문맥기에는 간 실질과 비슷한 음영을 보이거나 저음영으로 관찰되며, 지연기에는 간 실질보다 저음영으로 보인다. 종양이 저음영으로 보이는 지연기보다 고음영으로 보이는 동맥기에 간암의 발견율이 가장 높으므로 동맥기 CT가 간암의 발견에 매우 중요한 역할을 하지만, 때로는 동맥기나 문맥기에 관찰되지 않았던 병변이 지연기에만 관찰되기도 하므로, 초기 진단에는 지연기 영상을 얻는 것이 중요하다. 동맥기의 조영 양상은 종양 전반에 걸쳐 조영증강되는

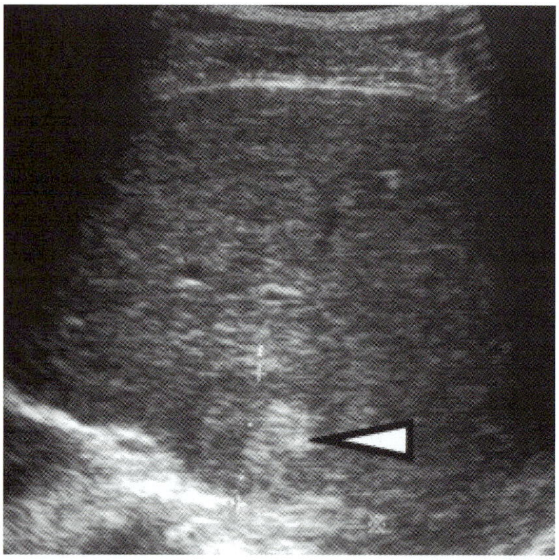

그림 5-69. 결절형 간암의 초음파. 혼합형 에코의 종괴가(화살촉) 간의 표면 밖으로 돌출하는 양상을 보이며, 결절내 결절의 모양과 함께 저에코의 테두리를 동반하고 있어 악성 종괴를 강하게 시사하는 소견이다.

형태가 되기도 하나, 종양 내부에 괴사를 동반하거나 저혈관성 부위를 동반하는 경우에는 불균질한 형태를 보이는 경우가 많으며,이는 종괴가 클수록 더욱 그렇다. 문맥기 영상에서는 간 문맥의 침범 여부를 잘 관찰할 수 있으며, 종괴의 피막이나 경계는 지연기 영상에서 뚜렷하게 보이는 경우가 많다(그림 5-72~74). 혈관촬영술과 함

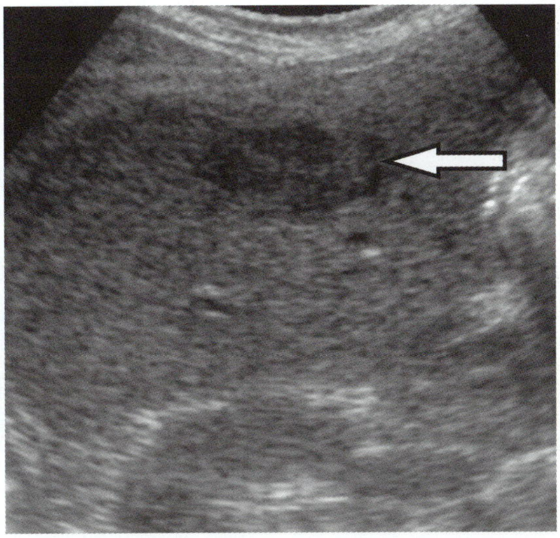

그림 5-70. 저에코성 간암. 간실질이 지방간으로 인해 전반적으로 에코가 증가한 상태에서 간암은 저에코성 병변으로 관찰되고 있다.

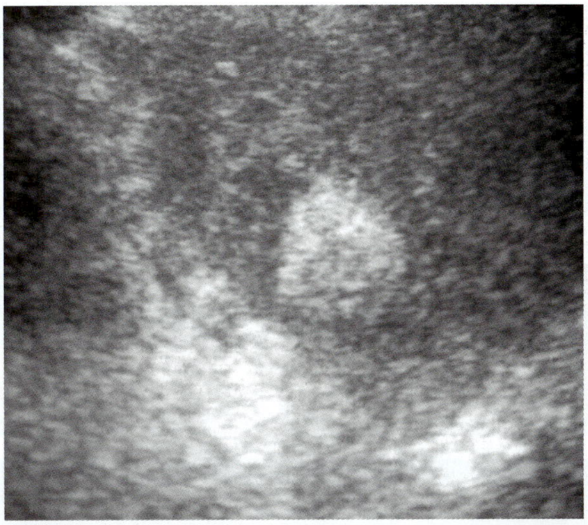

그림 5-71. 고에코성 간암. 비교적 균일한 고에코의 종괴를 보이는 소간암으로 혈관종과의 감별이 어렵다.

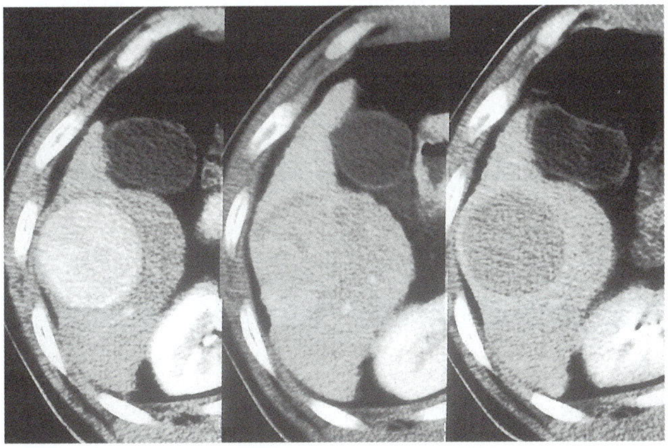

그림 5-72. 결절형 간암의 전형적인 역동적 CT 소견. 좌측에서부터 동맥기, 문맥기, 지연기의 사진으로 동맥기에서는 강한 고음영을 보이나 문맥기에서는 종괴의 경계가 분명치 않으며, 지연기에는 분명한 저음영으로 관찰된다.

께 요드화 오일(iodized oil; Lipiodol®)을 사용한 경동맥 치료술을 시행한 후 CT를 시행하면, 매우 높은 고음영의 리피오돌이 종괴 내에 축적되어 있는 것을 확인할 수 있으며, 그 축적 양상을 보고 치료 효과를 판정할 수 있다.

혈관촬영술은 간암의 진단과 치료의 두 가지 목적으로 사용될 수 있다. 간암의 혈관성을 평가하고, 문맥이나 간정맥의 침범 여부를 관찰할 수 있다. 대부분의 간암은 괴상한 모양의 신생 혈관이 증가한 고혈관성 종괴로 나타나며, 간동맥-문맥 또는 동맥-정맥간의 직접적인 연결이 있음으로써 동맥기에 정맥이 관찰되기도 하고, 문맥혈전과 그 주변의 측부혈관으로 인해 실과 줄(threads and streak) 양상을 보이기도 한다. 간동맥 CT나 문맥 CT를 시행하면 종양의 혈관 분포 양상을 더욱 뚜렷하게 관찰할 수 있으며, 간동맥 CT에서는 주변 간보다 매우 높은 조영증강을 보이고, 문맥 CT에서는 주변 간에 비해 현저히 낮은 음영으로 관찰된다. 간동맥 CT나 문맥 CT는 정맥 조영 CT나 혈관촬영술에서 관찰되지 않은 1cm 이하의 아주 작은 병변을 관찰하는 데도 매우 유용하다 (그림 5-75).

자기공명영상의 T1 강조영상에서의 신호 강도는 종괴 내의 지방 성분이나 조직학적 형태에 따라 고음영, 저음영 또는 동일음영 등 다양한 양상을 보인다. T2 강조영상에서는 대개 고음영으로 나타나지만 에코시간이 더욱 긴 T2 강조영상에서 일반적인 T2 강조영상에서보다 신호강도가 감소되어 보인다. 때로는 T2 강조영상에서 저음영 또는 동일 음영을 나타낼 경우가 있어, 전암 병변인 이형성 결절(dysplastic nodule) 또는 재생성 결절(regenerative nodule)과 감별이 어려운 경우도 있으나, 종괴 내의 불균질성이나 주변에 나타나는 가성피막(pseudocapsule) 등을 관찰함으로써 진단에 도움을 받

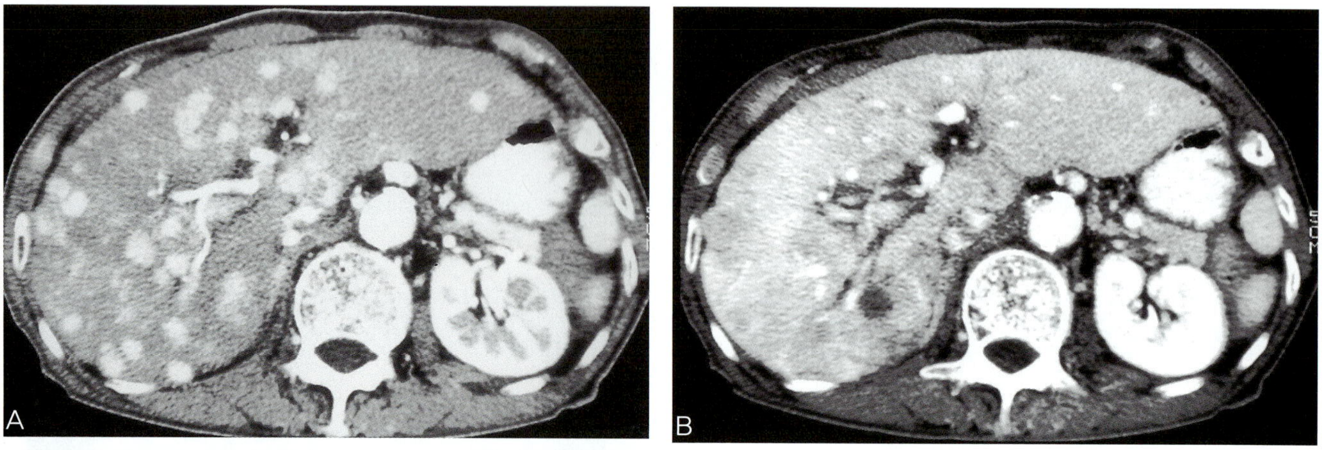

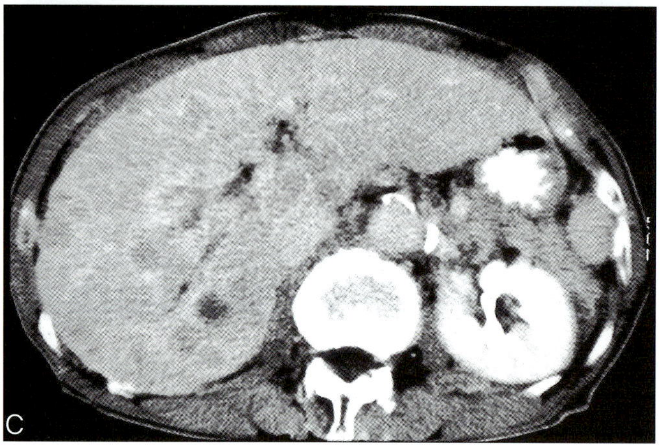

그림 5-73. 동맥기에서만 관찰되는 간암. A. 동맥기, B. 문맥기, C. 지연기 동맥기 CT 에서는 많은 수의 결절이 고음영으로 관찰되나, 문맥기나 지연기에서는 비교적 큰 크기의 종양만이 관찰된다.

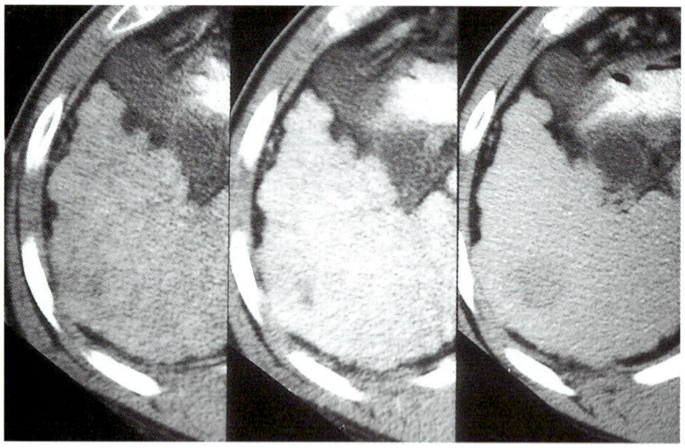

그림 5-74. 지연기에서만 관찰되는 간암

을 수 있다. 비특이적 세포외액 조영제 주입 후의 역동적 자기공명영상에서는 조영제 주사 직후에 고음영을 보이다가 점차 조영도가 감소되어 지연기에는 정상간에 비해 신호가 감소하는 양상을 보이는 것이 특징적이다(그림 5-76~79). 가돌리늄 조영제를 사용한 역동적 자기공명영상은 간암의 발견에 있어서 가장 예민한 비특이적 영상 검사이며, 최근에 사용되기 시작한 SPIO제제 또한 자기공명영상에서 간암의 발견율을 높여 주는 것으로 보고되고 있다.

2. 간내 담도세포암

담관세포암은 빈도가 높지는 않으나, 간세포암과는 다른 영상 양상을 보인다. 간세포암과는 달리 섬유성 피막을 형성하지 않아 경계가 불규칙하며, 내부에 출혈이나 괴사를 동반하지 않는 반면 섬유성 변화를 많이 동반하여 CT에서나 자기공명영상에서 비교적 균질한 음영을 보이며, CT나 자기공명영상의 T1 강조영상에서 저음영으로, T2 강조영상에서는 고음영으로 나타나는데, 섬유성 변화로 인해 종괴가 큼에도 불구하고 종괴에 의한 간 실질의 돌출이 별로 없이 간 피막의 수축이 관찰되기도 한다. 역동적 CT나 자기공명영상에서는 조영 초기에 종

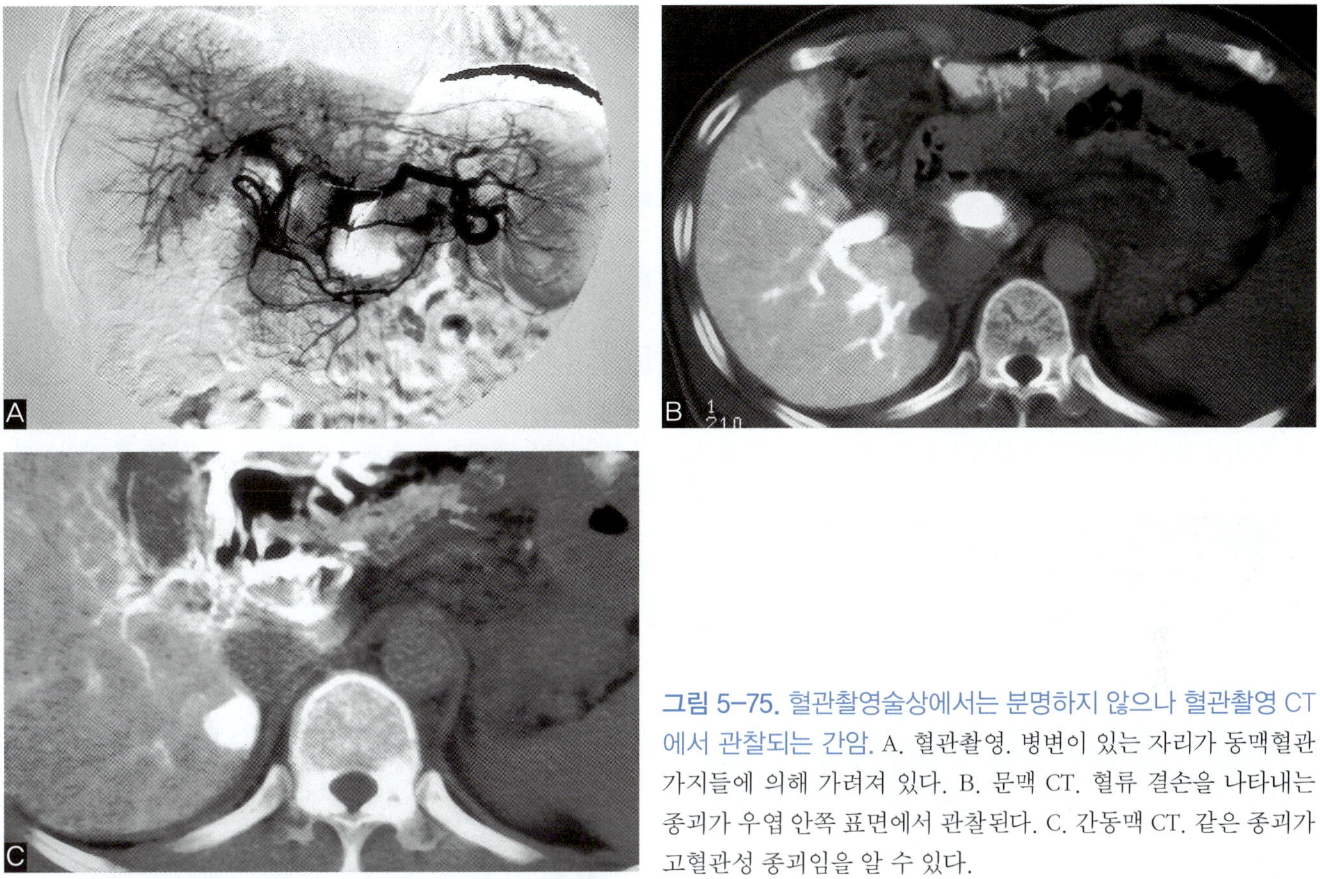

그림 5-75. 혈관촬영술상에서는 분명하지 않으나 혈관촬영 CT에서 관찰되는 간암. A. 혈관촬영. 병변이 있는 자리가 동맥혈관 가지들에 의해 가려져 있다. B. 문맥 CT. 혈류 결손을 나타내는 종괴가 우엽 안쪽 표면에서 관찰된다. C. 간동맥 CT. 같은 종괴가 고혈관성 종괴임을 알 수 있다.

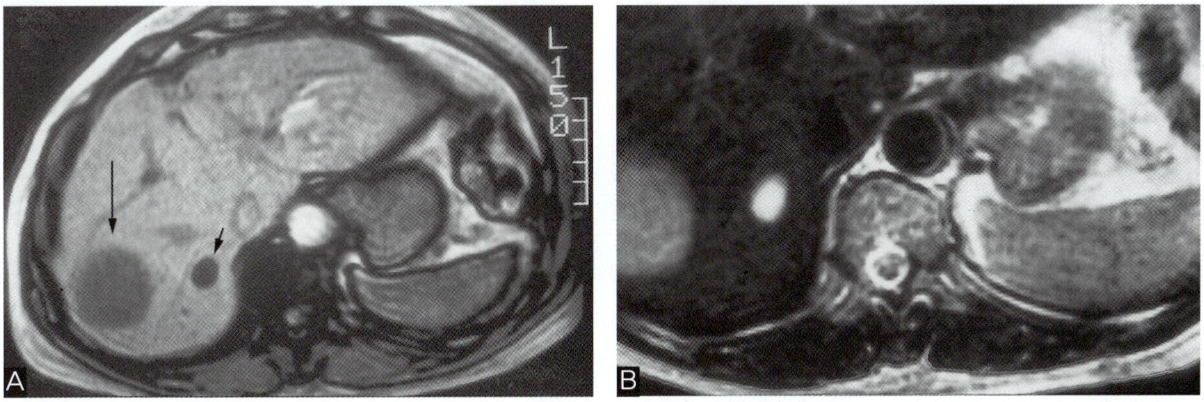

그림 5-76. 간암과 간낭종의 자기공명영상. A. T1 강조영상. 우엽외측에 간암이(화살표), 내측에 작은 크기의 낭종(화살촉)이 관찰된다. 간암은 낭종에 비해서는 신호강도가 약간 높다. B. T2 강조영상. 낭종에 비해 간암의 신호강도는 높지 않다.

괴 주변부에 비정형의 변연부 조영증강이 나타나며 후기에는 중앙부로 조영증강이 스며들어가는 듯한 양상을 보이는데, 혈관종과는 달리 현저히 강한 증강이나 변연부의 결절형 증강이 나타나지는 않는다. 이는 변연부에 증식한 종양 혈관을 통해 종양내부의 섬유성 조직으로 조영제가 확산해 들어가면서 나타나는 현상이다(그림 5-80).

3. 전이암

전이암은 일차적인 암의 성질이나 전이 형태에 따라

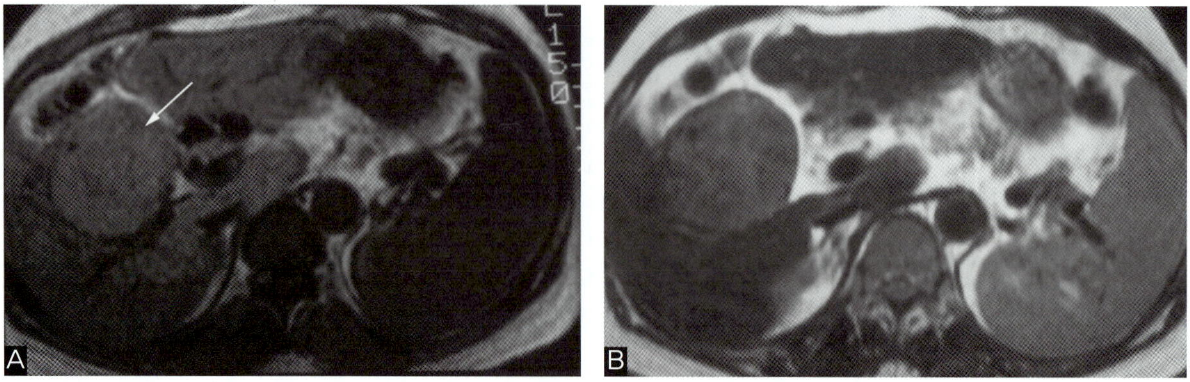

그림 5-77. T1 강조영상에서 고신호를 보이는 간암. A. T1 강조영상. 간 우엽에서 내측으로 돌출되는 큰 종괴(화살표)가 보이며, 주변 간 실질에 비해 높은 신호강도를 나타내고 있다. B. T2 강조영상. 같은 종괴가 간 실질에 비해 높은 신호강도로 관찰된다.

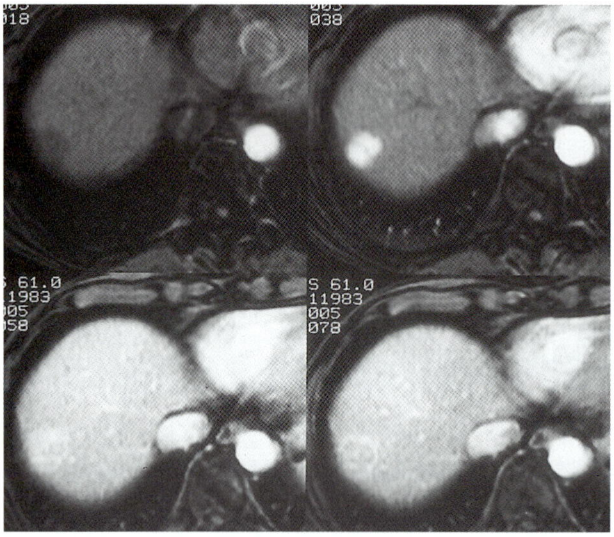

그림 5-78. 소간암의 역동적 자기공명영상 소견. 동맥기에서 강하게 조영증강되는 종양이 문맥기와 지연기로 가면서 신호강도가 주변 간에 비해 감소되나 종괴 주변의 가성 피막은 지연기에서 뚜렷해진다. (좌상) 조영전, (우상) 동맥기, (좌하) 문맥기, (우하) 지연기.

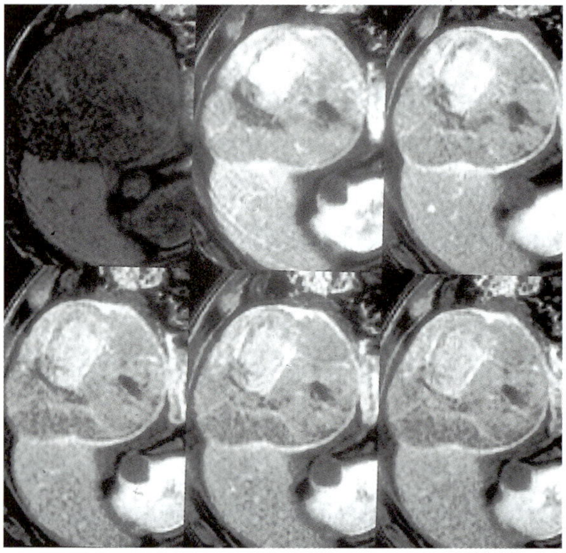

그림 5-79. 큰 간암의 역동적 자기공명영상 소견. 가성 피막으로 둘러쌓인 종괴 내부는 불균질한 양상을 띠고 있으며, 고혈관성의 부위는 동맥기에 주로 조영증강되나, 괴사 부위는 조영증강되지 않는다. (좌상) 조영전, (중상) 조영제 주사후 30초, (우상) 1분, (좌하) 2분, (중하) 3분, (우하) 5분영상.

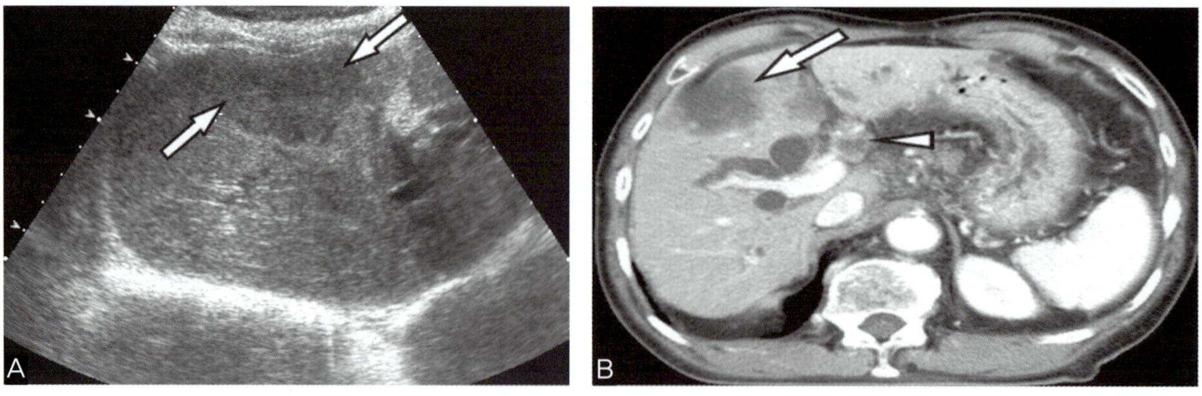

그림 5-80. 간내 담관암의 방사선학 소견. A. 초음파. 경계간 불분명한 저에코성의 종괴가 간 좌엽내구역에 관찰된다(화살표). B. CT. 저음영의 불규칙한 경계를 갖는 종괴가 보이며(화살표), 종괴 주변의 간 윤곽이 움츠려져 있다. 간문부 주변의 림프절비대로 인하여 담도가 눌려 간내 담도가 확장되었다.

크기나 성장 정도 및 혈관성이 다양하고, 방사선학적 소견도 변이가 많다. 따라서 일차성 병변의 진단 여부가 병변의 감별에 중요한 역할을 하며, 원발 종양이 진단되지 않은 경우에도 다양한 크기의 고형성(solid) 결절이 특히 만성 간질환의 병력이 없는 환자에서 발견된 경우에는 전이암을 의심할 수 있다.

초음파 검사는 전이암의 유무를 진단하는 데 높은 예민도를 나타내나 그 모양은 다양하다. 대장암 등 위장관암의 전이나 혈관성이 풍부한 암으로부터의 전이는 고에코성인 경우가 많고, 폐암이나 기타 빠른 성장을 보이는 종양은 전이암 주변의 간 실질이 압박을 받으면서 황소눈(bull's eye) 혹은 표적(target) 양상을 보인다. 림프종의 간 침범의 경우는 저에코성 결절로 보이거나 미만성의 침습 양상을 나타낸다. 원발성 암이 낭성 구조를 잘 형성하는 경우, 즉 난소나 췌장의 낭종성선암 등은 낭성 전이를 나타내기도 한다. 대장 등에서 생긴 점액성선암(mucinous adenocarcinoma)의 전이는 원발 부위에서와 유사하게 고에코성을 나타내고, 석회화를 동반하기도 한다(그림 5-81).

CT 상에서도 전이암은 종양의 크기와 혈관 증식정도, 출혈 및 괴사 정도 등에 따라 다양한 양상을 나타낼 수 있다. 대개는 조영 후 CT에서 주변 간보다 저음영을 보이나, 낭종보다는 높은 음영을 보인다. 정상 간과의 대조도는 간의 조영증강이 잘 된 문맥기에서 가장 현저하므로, 조영제의 양과 주사 속도를 적절히 하여 문맥기에 검사하는 것이 병변을 정확하게 발견하는 데 중요하다. 다중시기 CT 소견은 동맥기에는 종괴의 변두리가 주로 조영증강되는 테두리성 조영, 문맥기에는 현저한 저음영, 그리고 지연기에 조영 초기의 테두리성 조영이 소실되면서 종양 내부도 일부 조영증강이 되고 주변 간 실질과의 대조도가 다소 감소하는 것이다(그림 5-82). 전형적인 전이암에서 볼 수 있는 테두리성 조영증강은 전이암의 변두리에 주로 고혈관성 종양 조직이 분포하고 내부에는 괴사된 조직이 존재하기 때문에 나타나는 현상이다. 출혈을 동반한 전이암은 조영전 CT에서 고음영을 보이기도 하며, 과혈관성 전이암은 동맥기부터 조영증강이 잘 되어 고음영을 보인다. 드물게 낭성 형태를 보이는 전이암이 발견되기도 하는데, 이 경우에도 대개는 경계가 불규칙하고 조영증강이 불균일하게 되는 부분을 동반하는 경우가 많아 단순 낭종과는 구별되는 경우가 많다. 그러나, 종괴의 크기가 작은 경우에는 CT만으로 양성 병변과 전이암을 구분하기 어려운 경우도 적지 않다.

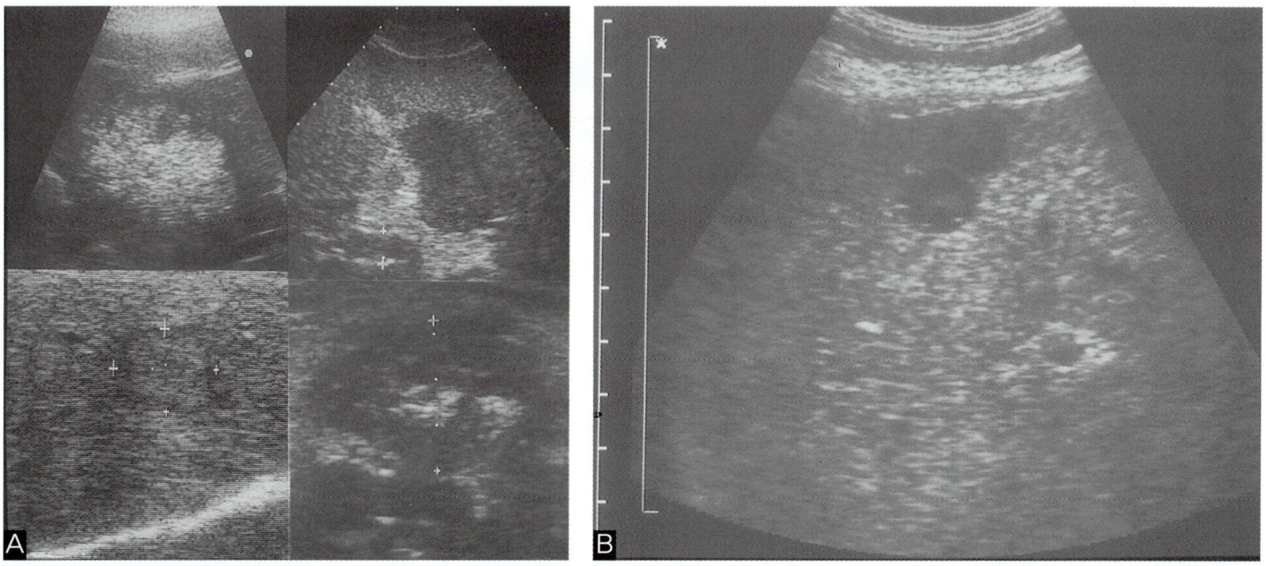

그림 5-81. 간 전이암의 다양한 초음파 소견. A. (좌상) 균일한 고에코성 전이. (우상) 저에코성 전이. (좌하) 고에코성 전이의 저에코 테두리. (우하) 혼합형 에코. B. 전형적 황소 눈 모양의 전이. 유방암의 전이 환자로써 고에코성 중심부를 둘러싸는 두꺼운 저에코 테두리를 관찰할 수 있다.

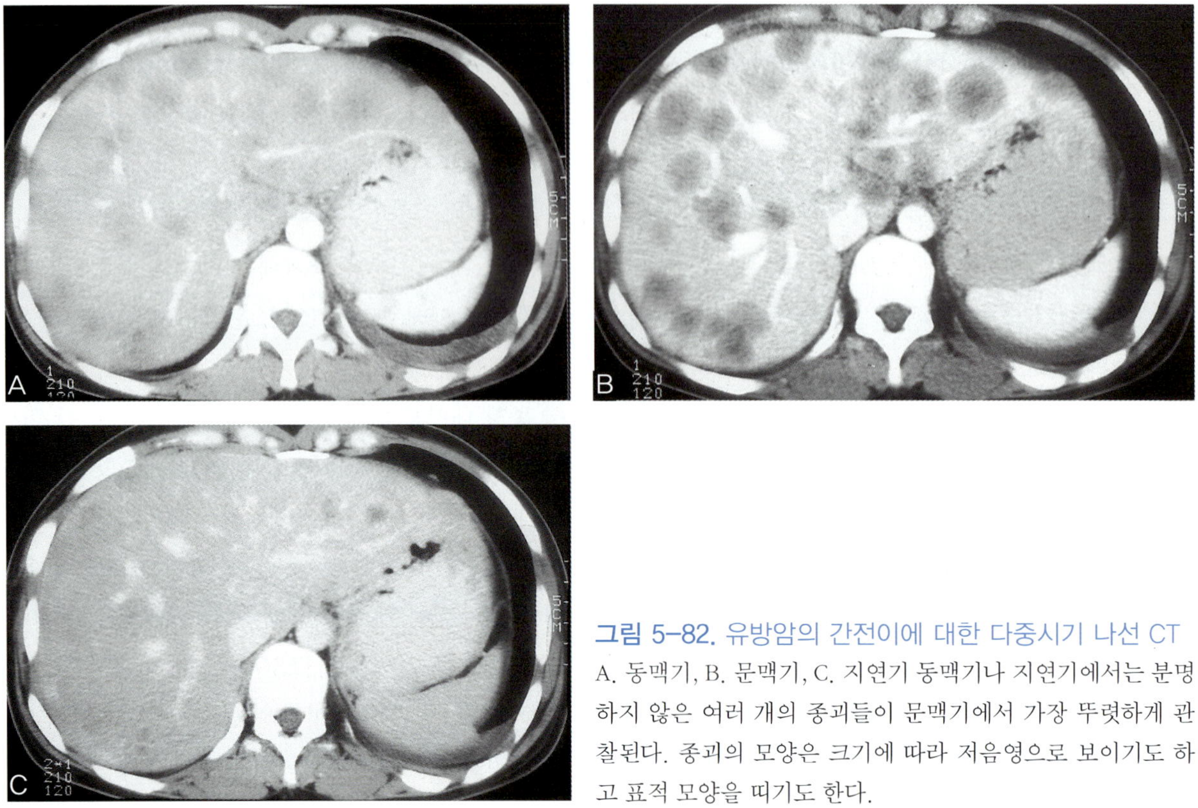

그림 5-82. 유방암의 간전이에 대한 다중시기 나선 CT
A. 동맥기, B. 문맥기, C. 지연기 동맥기나 지연기에서는 분명하지 않은 여러 개의 종괴들이 문맥기에서 가장 뚜렷하게 관찰된다. 종괴의 모양은 크기에 따라 저음영으로 보이기도 하고 표적 모양을 띠기도 한다.

자기공명영상은 암 환자의 병기를 결정하는 과정에서 CT나 초음파에서 발견된 병변의 특성이 애매할 경우나, 전이암의 수술적 제거를 위해 병변의 수를 명확히 하고자 할 때, 추가적으로 흔히 사용되는 검사이다. 자기공명영상에서 전이암은 도넛 모양, 표적 모양, 또는 원광(halo)을 동반한 결절형 등으로 나타나는 것이 특징적이나, 그 외에도 다양한 모양을 보일 수 있다. T1 강조영상에서는 중앙 부위가 저음영이고, 테두리쪽이 중간 음영을 보이는 것이 보통이고, SPIO계통의 T2 강조영상에서는 반대로 중앙이 고음영, 테두리가 중간 음영을 보이는 경우가 많다. 멜라닌이나 많은 양의 점액성분, 지방, 아급성 출혈(subacute hemorrhage)을 동반한 경우에는 T1 강조영상에서 고신호를 보이기도 하며, 혈관성이 풍부한 전이암은 T2 강조영상에서 매우 높은 고신호를 보여 혈관종과의 감별이 필요할 때도 있다(그림 5-83, 84). CT 상에서 병변의 크기가 작아 양성의 가능성이 높은 낭성 병변인지, 악성의 가능성이 높은 고형성 병변인지를 구분하기 어려울 때, 자기공명영상을 시행하면 양성 낭종은 T2강조영상에서 매우 높은 고신호를 보여, 쉽게 구분할 수 있으나, 고형성 병변은 CT에서보다 오히려 불분명하게 보일 수 있는데, 이 경우 위에서 언급한 간세포 또는 망상내피세포 특이성 조영제를 사용하면 병변을 더욱 분명하게 관찰할 수 있고, 아주 작은 병변에 대한 예민도를 높일 수 있다. 지금까지 전이암의 발견에 가장 예민한 검사로 인정 받는 것은 수술대에서 간을 노출시킨 다음 직접적으로 시행하는 수술장 초음파 검사이지만, T2 조영제를 사용한 자기공명영상은 이에 못지 않은 예민도를 갖는 것으로 보고되고 있다. Mn-DPDP와 Gd-BOPTA도 전이암 발견에 예민도가 높은 것으로 알려져 있으며 최근에 개발된 간세포 조영제인 프리모비스트는 전이암 발견에 있어 좋은 결과를 보여주고 있다(그림 5-85).

IV. 국소적 간 감염증

간에 국소적 병변을 일으키는 감염성 질환으로는 화

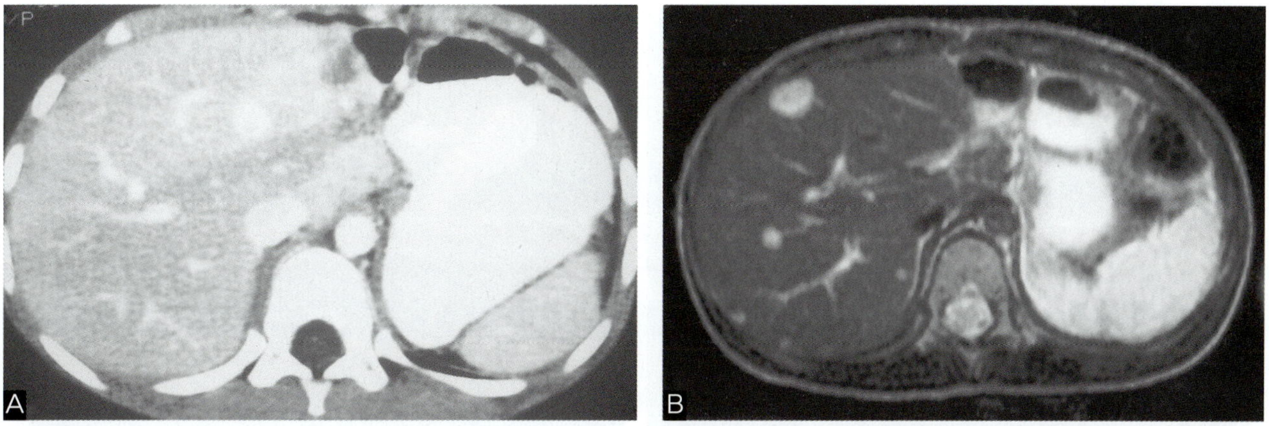

그림 5-83. CT에서 분명하지 않으나 자기공명영상에서 잘 관찰되는 전이암. A. 고식적 CT 상에서 분명한 종괴가 관찰되지 않는다. B. T2 강조 자기공명영상에서 여러 개의 고신호강도의 종괴가 다양한 크기로 관찰된다.

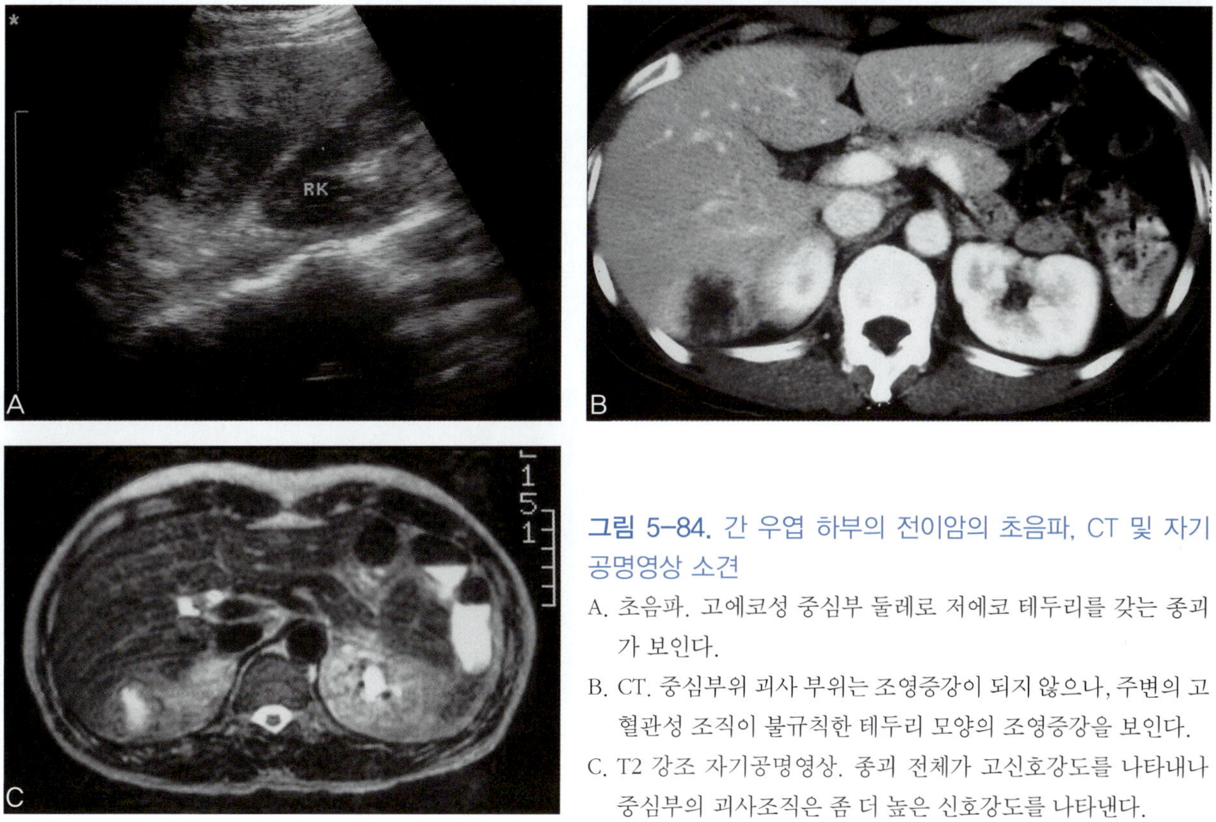

그림 5-84. 간 우엽 하부의 전이암의 초음파, CT 및 자기공명영상 소견

A. 초음파. 고에코성 중심부 둘레로 저에코 테두리를 갖는 종괴가 보인다.
B. CT. 중심부위 괴사 부위는 조영증강이 되지 않으나, 주변의 고혈관성 조직이 불규칙한 테두리 모양의 조영증강을 보인다.
C. T2 강조 자기공명영상. 종괴 전체가 고신호강도를 나타내나 중심부의 괴사조직은 좀 더 높은 신호강도를 나타낸다.

농성 간 농양과 아메바성 간 농양, 결핵성 농양, 에키노코쿠스성 포충증, 칸디다증 등이 있다.

화농성 농양은 다양한 경로를 통해 발생할 수 있으나, 최근에는 담도폐쇄에 의해 이차적으로 발생하는 경우가 가장 많다. 간 농양은 시간에 따라 조직 변화가 달라지므로, 임상적 증상을 참고하지 않으면, 다른 국소적 간 종양과 감별이 어려운 경우도 있다. 초음파에서는 무에코 혹은 저에코성 종괴가 불규칙하게 비후된 벽을 가진 형태로 보이며, 내부에 간 실질이 괴사되어 생긴 찌꺼기가 떠서 움직이는 양상을 보일 수 있다. 조직이 덜 괴사된

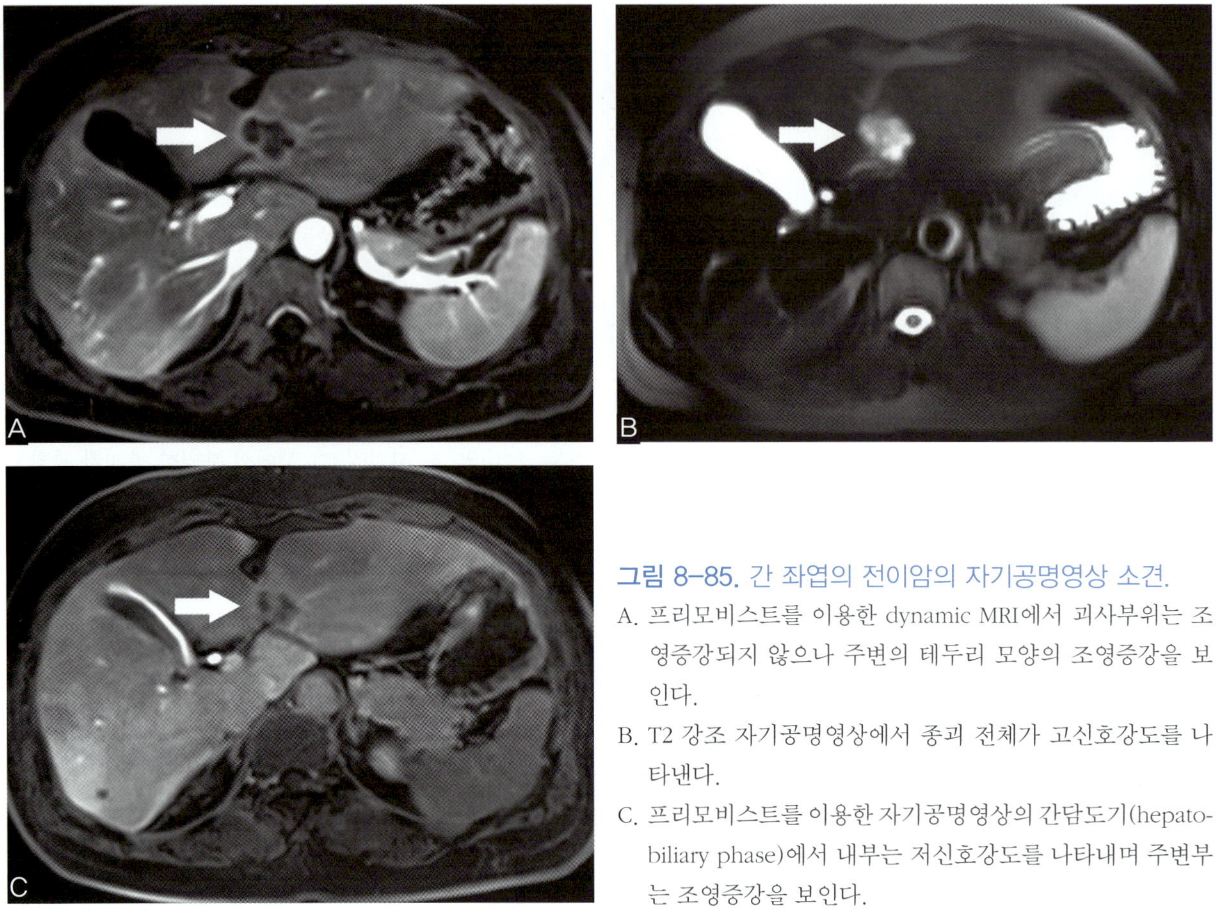

그림 8-85. 간 좌엽의 전이암의 자기공명영상 소견.
A. 프리모비스트를 이용한 dynamic MRI에서 괴사부위는 조영증강되지 않으나 주변의 테두리 모양의 조영증강을 보인다.
B. T2 강조 자기공명영상에서 종괴 전체가 고신호강도를 나타낸다.
C. 프리모비스트를 이용한 자기공명영상의 간담도기(hepatobiliary phase)에서 내부는 저신호강도를 나타내며 주변부는 조영증강을 보인다.

경우에는 고에코성 병변으로 보일 수도 있다(그림 5-86). CT에서는 종괴 내부로 조영증강이 되지 않는 괴사 부위가 있고 테두리에는 조영증강이 잘 되는 두꺼운 벽이 형성되어 있으며, 사이에는 완전히 괴사되지 않은 중간층이 보일 수 있다. 화농성 농양의 초기에는 여러 개의 괴사된 부위가 포도 송이처럼 모여서 서로 합쳐져 가는 듯한 양상으로 보이는 경우도 있다(cluster sign). 종괴 내부의 대부분이 괴사된 경우에는 전체적으로 저음영으로 보이고 벽 또한 비교적 균일한 모양을 보인다. 진단에 큰 도움이 되는 종괴 내에 공기 음영이 보이는 경우는 많지 않다(그림 5-87, 88). 초음파 검사하에서 병변을 천자하여 흡입하거나 카테터배액술을 시행하는 것이 중요한 치료법이 된다.

그 외의 다른 감염성 질환은 임상 양상과 특징적 방사선 소견을 비교하여 진단할 수 있다.

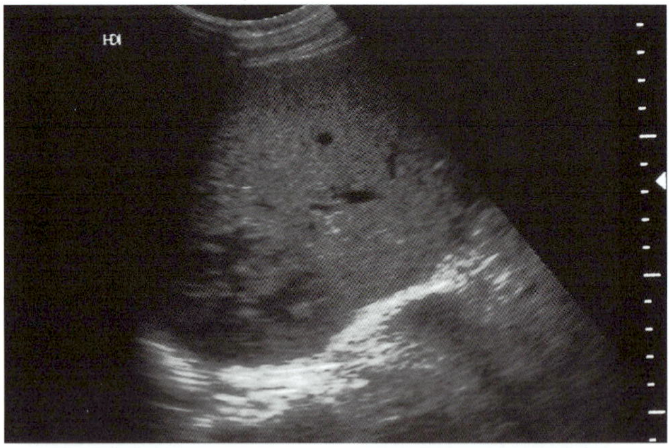

그림 5-86. 간농양의 초음파 소견

V. 미만성 간질환

1. 지방간

간의 지방변형(fatty metamorphosis) 혹은 지방증

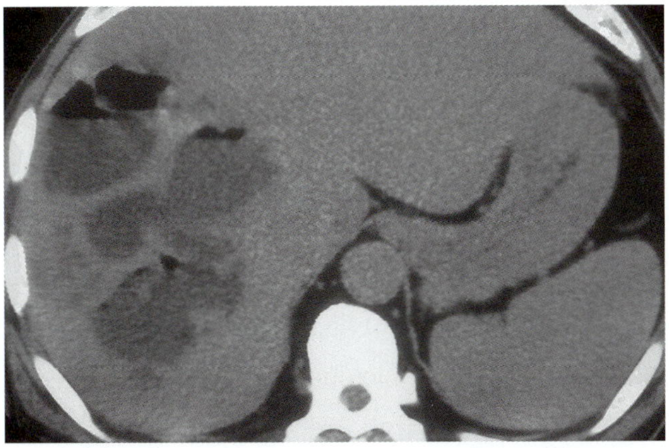

그림 5-87. 간 농양의 CT. 불규칙한 경계와 비정형의 형체를 띤 낭성 종괴 내에 부분적인 격막이 관찰되며, 공기와 농에 의해 공기-액체 경계가 수평선을 그리고 있다.

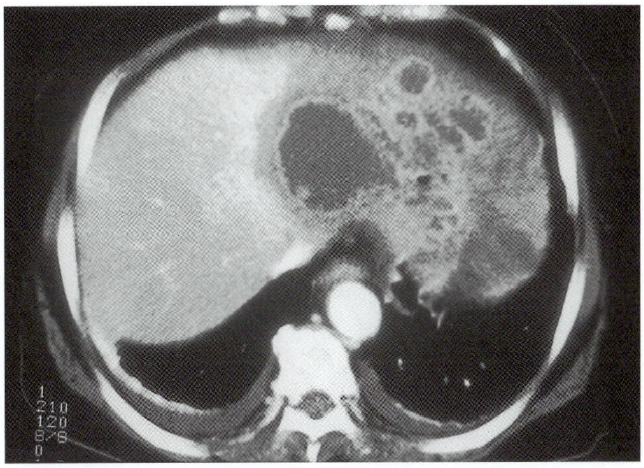

그림 5-88. 간 농양의 CT. 주요 농양의 둘레로 작은 크기의 소 농양들이 포도송이 모양을 이루고 있다.

(steatosis)은 다양한 독성이나 허혈성 또는 감염성 원인에 의해 발생할 수 있으며, 특히 비만증이 있는 사람이나, 당뇨병 환자, 알코올성 간 질환 환자에서 흔히 관찰된다.

조영전 CT는 지방간의 발견에 유용한 비침습적 검사이다. 정상 간은 비장보다 감쇠도가 8~10HU 높으나, 지방간은 비장이나 근육보다 저음영으로 보이고, 심하면 혈관보다 간 실질이 저음영으로 보이거나 담낭 담즙과 비슷한 음영을 보인다. 지방 침착이 전반적으로 나타나는 경우에는 진단에 어려움이 없으나, 부분적인 경우는 국소적 종양처럼 보일 수도 있는데, 모양이 비정형적이고 주변의 간 혈관이나 간의 윤곽에 종괴 효과가 없다는 점 등이 감별에 도움이 된다. 특히 국소적 지방간은 간낫인대(falciform ligament) 주변에서 흔히 발견된다. 반대로 다른 부위에 지방 침착이 있으면서 국소적으로 지방 침착이 적은 경우(fat sparing)에도 종양과의 감별이 필요하다. 이 경우는 좌엽 내하방, 구역간 틈새 주변의 담낭 오목(fossa), 피막하 부분, 간문 주변 등에 주로 관찰되며, 쐐기모양으로 종괴 효과가 없다는 점이 진단에 도움을 준다(그림 5-89, 90).

초음파에서 지방간은 전반적인 고에코성을 나타내며, 그 정도는 지방 침착 정도에 비례하는 경향이 있으며, 임상 및 생화학적 수치와도 상관관계가 있다. 정도가 심해지면 간의 뒤 쪽이 잘 안보이게 되고, 간 혈관 또한 관찰

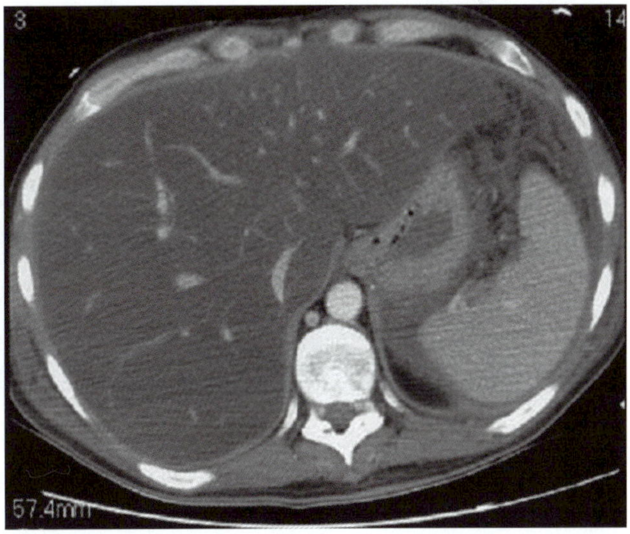

그림 5-89. 미만성 지방간의 CT. 간의 감쇠도가 감소하여 비장이나 근육보다 검게 보이며, 혈관이 간보다 고음영을 보인다.

하기 힘들어진다. 초음파에서도 전반적인 고에코성 변화가 아닌 국소적 지방 침착이나, 국소적 지방 회피가 나타나면 진단이 애매할 수 있으며, 다른 보완적인 검사가 필요할 경우도 많다(그림 5-91).

자기공명영상 검사에서 고식적인 스핀에코 방식의 T1 또는 T2 강조영상에서는 지방 침착을 뚜렷이 알기 어렵다. 그러나 지방억제기법을 사용하거나, 동위상 및 역위상 경사에코기법을 비교하면 간 내의 전반적인 혹은 국

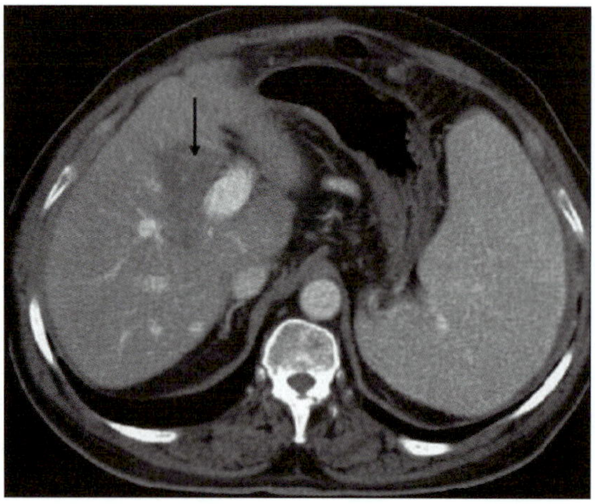

그림 5-90. 국소적 지방간의 CT. 국소적인 지방 침착으로 인한 결절 모양의 저음영 부위가 간 좌엽 내구역의 후방에서 관찰된다. 특징적인 위치와 음영 양상 및 모양으로 종괴와 감별할 수 있으나, 때로는 자기공명영상 등의 다른 검사가 필요하기도 하다.

소적인 지방 침착을 예민하게 진단할 수 있으며, 그 정도 또한 예측할 수 있다(그림 5-92).

2. 간경화

간경화란 만성적 간 질환으로 실질이 전반적으로 괴사됨으로써, 섬유화와 함께 결절성의 재생 조직이 생성되면서 간의 소엽(lobule) 및 혈관 구성을 파괴하는 상황을 말한다. 소결절성(micronodular) 경화는 3mm 이하의 비슷한 크기의 결절이 모든 소엽을 침범하며, 대결절성 경화는 3mm~3cm의 다양한 크기의 결절이 일부의 소엽을 제외하고 침범한다. 대부분의 경우에 경화의 진단은 임상 및 혈뇨학적 검사로 이루어지지만 영상검사 또한 간경화의 진행 상태를 평가해 줄 수 있는 지표로 활

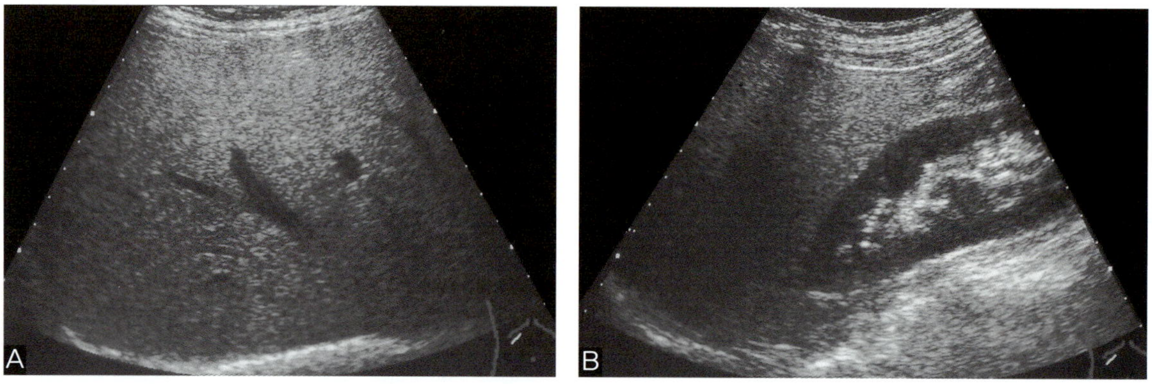

그림 5-91. 지방간의 초음파 소견. A. 간 전면의 실질 에코가 현저히 증가하였고, 전면에서의 심한 에코 감쇠로 간 후면은 어두워져 잘 보이지 않는다. 정상 간에서 간 정맥 벽은 에코가 다르지 않으나 문맥 벽의 에코를 관찰할 수 없는 것은 간 실질 에코가 증가하였음을 시사한다. B. 간 전면의 에코가 신 실질 에코에 비해 현저히 증가하여 보이나, 에코의 감쇠가 심하여 간 후면의 에코는 감소하여 보인다.

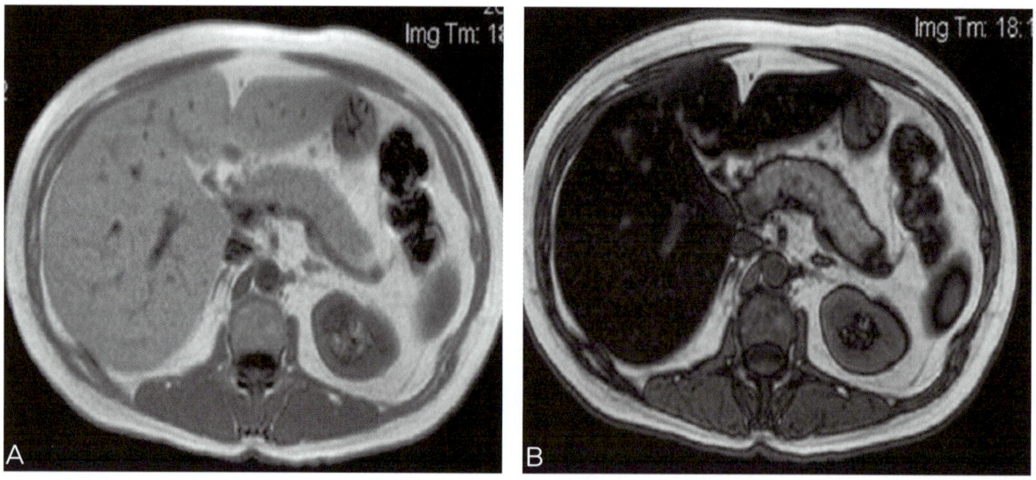

그림 5-92. 국소적 지방 회피의 자기공명영상 소견. A. 지방-물 신호의 동위상 영상. 간 전체가 비교적 균일한 신호를 나타내고 있다. B. 지방을 억제한 지방-간 역위상 영상. 지방이 침착된 부위의 신호 강도는 감소하였으나, 국소적으로 지방 침착이 회피된 부위는 주위보다 높은 신호를 보이고 있다.

용될 수 있다.

초기에는 전반적인 간비대의 소견이 CT에서 나타나지만 이 시기에는 경화를 진단하기 어렵고, 좀 더 진행되어 좌엽의 비대와 함께 우엽의 위축이 관찰되면 간경화를 의심하게 된다. 심해지면, 간 표면에 결절들로 인해 오돌토돌한 모양을 관찰할 수 있다. 간경화 때 나타나는 또다른 형태학적 변화는 좌엽 내구역과 우엽의 위축, 좌엽외구역과 꼬리엽의 상대적 비대이다. 이로 인해 담낭 주변의 공간이 넓어지고, 꼬리엽/우엽비가 증가한다. 같은 이유로 담낭과 하대정맥을 연결하는 선과 관상면이 이루는 각도가 작아진다(그림 5-93). 또한 우엽과 꼬리엽 사이에 굴곡이 현저해지는데, 이는 알코올성 경화에 더 현저하다.

초음파에서 간 에코가 전반적으로 증가하고 지저분하여지지만 이것만으로는 만성 간염이나 지방간과의 감별은 용이하지 않다. 그러나 고주파수의 탐촉자를 사용하여 고해상도 영상을 얻으면 간 표면의 결절 양상을 관찰할 수 있다(그림 5-94).

자기공명영상은 간경화의 진단에 있어 일차적인 검사로 사용되지는 않으나, CT나 초음파에서 관찰할 수 있는 소견을 자기공명영상에서도 관찰할 수 있다. 초음파 검사상 수많은 재생 결절들이 관찰되어 간 전체의 에코가 지저분한 경우는 초음파 검사나 CT 검사로 미만성 간암과의 감별이 어려울 때가 있는데, 자기공명영상은 비교적 미만성 간암을 진단하는 데 유리하다. 또한 커다란 재생성 결절과 간암과의 감별이 어려운 경우 자기공명영상에서의 신호변화로 감별진단에 도움을 줄 수 있다. 재생성 결절은 대부분 T1 강조영상에서 고신호, T2 강조영상에서 저신호로 보이며, 소간암의 경우에는 T2 강조영상에서 고신호를 보인다(그림 5-95).

문맥압항진에는 여러 원인이 있으나 간경화가 가장 중요한 원인으로, 재생성 결절과 섬유화가 혈관 구조에 변화를 초래하여 문맥 혈류에 저항을 초래한다. 영상 검사로는 이로 인해 나타나는 정맥류의 유무, 곁혈관(collateral vessel)의 형성, 비장비대, 복수 등을 관찰할 수 있다.

초음파 검사는 문맥고혈압을 발견하고 평가하며 지속적으로 관찰하는 데 유용하다. 문맥혈관이 정상보다 확장되거나(>1.2cm), 숨을 들여 마신 상태에서 정상적으로 나타나는 문맥확장이 나타나지 않는 것도 이상 소견으로 볼 수 있다. 상장간막정맥이나(>11mm) 비장정맥(>10mm), 관상정맥(coronary vein) (>6mm) 등의 확장이나 태생 후에 닫혀진 배꼽정맥 주변의 곁혈관이 관찰된다. 이중 도플러(duplex Doppler) 검사나 색도플러(color Doppler) 검사를 시행하면 문맥 및 연관된 정맥의 혈류 속도나 방향을 파악할 수 있어 문맥 혈류가 감소한 것을 확인할 수 있으며, 정상에서 관찰되는 호흡에 따

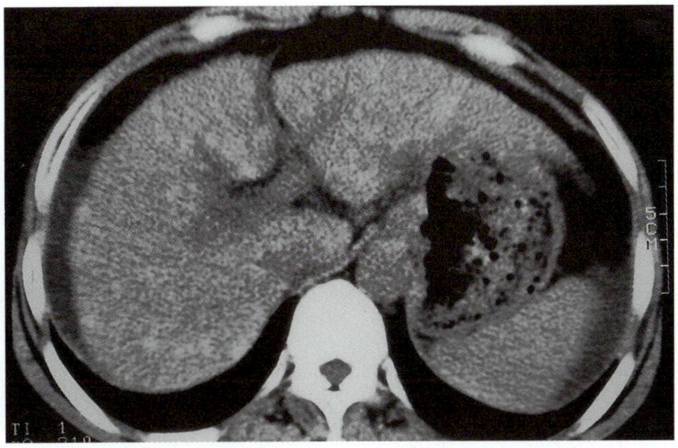

그림 5-93. 간경변의 조영전 CT. 간 표면이 매끄럽지 못하며, 수 많은 결절들이 관찰된다.

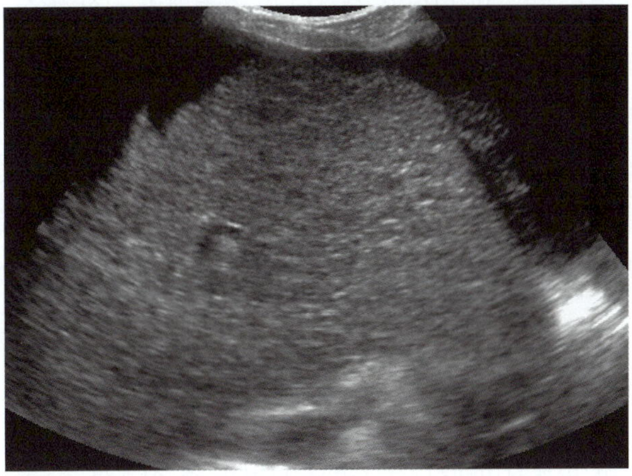

그림 5-94. 간 경변의 초음파. 간 우엽에 대한 초음파 사진으로 많은 간의 에코가 거칠고, 표면이 울퉁불퉁하게 보인다. 간 주변에 복수가 관찰된다.

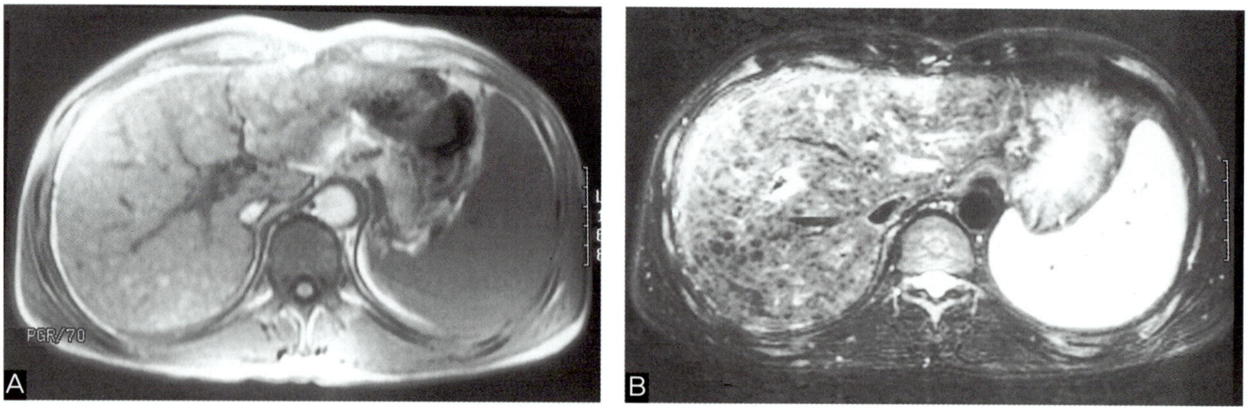

그림 5-95. 간경변의 자기공명영상. A. T1 강조영상. 많은 경변 결절들이 고음영으로 관찰되며 간표면이 오돌토돌해진 것을 볼 수 있다. B. T2 강조영상. 양성 경변 결절 들은 T2 강조영상에서는 저신호강도를 나타낸다.

른 문맥 혈류의 변이가 감소되고, 간정맥의 정상적 삼상형태(triphasic pattern)가 소실되거나 줄어든다. 또한 수술로 시행한 혈관연결술(비장-신정맥, 문맥-하대정맥, 장간막정맥-하대정맥)의 성공 여부를 판정하거나 상태를 추적하는 데도 초음파 검사가 유용하며, 경경정맥간내문맥전신연결(transjugular intrahepatic portosystemic shunt; TIPS) 시 유도 역할을 하거나 시술 후 기능을 평가할 수 있다.

조영전 CT에서는 곁혈관들이 단면으로 영상에 나타나면 림프선비대와의 구별이 어려울 수 있으나, 조영제 투여 후에 혈관 조영이 잘 된 상태에서 영상을 얻으면 곁혈관을 잘 관찰할 수 있다. CT는 초음파 검사로 관찰하기 어려운 후복막이나 심장 또는 식도 주위의 곁혈관을 관찰하는 데 유용하다.

자기공명영상은 문맥고혈압의 진단에 일차적으로 이용되지는 않으나, 조영제 없이도 혈류가 있는 혈관과 혈전에 의해 막힌 혈관을 분별할 수 있고, 다양한 평면으로 영상을 얻을 수 있어 곁정맥이나 혈관연결술 후의 개존 여부를 알 수 있다. 문맥고혈압으로 인한 비장비대시에 비장 소포(follicle)나 주변 비주(trabeculae)에 작은 출혈로 혈철소(hemosiderin)와 칼슘이 축적되면 작은 크기의 철증결절(siderotic nodule)인 Gamna-Gandy 결절이 출현하는데, 자기공명영상에서는 이 결절들이 잘 관찰된다.

혈관촬영술은 문맥고혈압으로 인한 정맥류나 위장관 출혈 등에 대한 중재적 치료의 목적으로 중요한 역할을 하나, 간경화나 문맥고혈압의 일차적 진단을 위해서는 사용되지 않는다.

VI. 혈관성 질환

1. Budd-Chiari 증후군

다양한 원인으로 굵은 간정맥이나 하대정맥의 간상부구역(suprahepatic segment)에서 간정맥 혈류가 폐쇄되어 야기되는 변화를 일컫는다. 폐쇄 정도나 속도에 따라 임상적으로 급성 또는 만성적인 증상 발현이 있을 수 있으나, 우상복부 복통, 간비대, 구토, 복수 등의 증상이 나타난다. 원인으로는 하대정맥에 막성폐쇄(membranous obstruction of vena cava; MOVC)가 가장 많고, 다양한 약물이나 혈액 또는 면역성 질환에 의한 혈전, 종양 등도 폐쇄의 원인이 된다.

병리적 변화는 급성기에는 간이 비대되며 동굴모양혈관(sinusoid)이 확장되고 중심소엽성(centrilobular) 출혈성 괴사가 생긴다. 만성기가 되면 간이 결절형 또는 비정형적으로 변형되며 꼬리엽이 비대된다. 이때에는 중심소엽성(centrilobular) 섬유화가 특징적이다. 전반적으로 간 우엽은 위축되는 반면 꼬리엽과 좌엽은 영향을 덜 받아 비대해지는데, 그 이유로는 꼬리엽의 경우 우하정맥이라는 다른 혈관에 의해 하대정맥으로 혈류가 방출될 수 있다는 점과, 정상적인 문맥혈류와 함께 인슐린과 같은 간영양제(hepatotrophic agent)가 좌엽과 꼬리엽으로는 비교적 유지되기 때문으로 여겨진다.

초음파 검사는 간정맥의 협착과 벽의 비후 및 근위부의 확장을 관찰할 수 있다. 정맥혈관 내에 에코성의 혈전이나, 간내 또는 간외 곁혈관을 관찰할 수도 있으며, 보통 우하간정맥(right inferior hepatic vein)의 확장이 동반된다. 만성기가 되면 간정맥을 관찰할 수 없게 되기도 한다. 만성의 경우, 꼬리엽의 비대나, 간 모양의 변성, 복수 등도 흔히 관찰되는 소견이다. 도플러 검사를 시행하면 간정맥내의 혈류의 파형이 편평해지거나 소실되든지 정상과는 반대 방향의 혈류를 보일 수 있다.

CT 소견은 혈관 폐쇄의 정도와 시간 경과에 따라 정도의 차이가 있는데, 혈전에 의한 경우 급성기에는 조영전 검사에서 혈관내의 혈전이 고음영으로 관찰될 수 있다. 조영제를 투여하면, 간의 조영 양상이 불균일해지는데, 이는 정상적인 혈류를 가진 외엽과 꼬리엽을 포함한 간 중심부가 먼저 조영증강되는 반면, 폐쇄의 영향을 많이 받는 부위인 간 변두리가 늦게 조영증강되기 때문이다. 만성기가 되면 초음파에서와 같이 꼬리엽의 비대와 간 모양의 변화를 관찰할 수 있으며, 폐쇄된 혈관은 줄어들어 정상에서 관찰이 용이한 큰 간정맥이나 하대정맥을 관찰하기 어려워진다.

자기공명영상으로는 혈관 및 혈류를 잘 관찰할 수 있으며, 하대정맥에 대한 관상면 영상을 얻을 수 있다. 간정맥이 좁아져 있거나 혈류가 소실된 것을 확인할 수 있으며, 간정맥 또는 하대정맥의 혈전 또는 협착 등도 용이하게 발견할 수 있다. 다른 검사에서와 마찬가지로 복수나, 꼬리엽의 비대, 간 실질의 불균일화 등도 쉽게 발견할 수 있다.

혈관촬영술 검사로 하대정맥촬영술이나 쐐기간정맥촬영술(wedged hepatic venography), 복부-장간막동맥촬영술(celiac-superior mesenteric angiography) 등이 이용된다. 복부동맥촬영술상에서는 간동맥이 전반적으로 좁아지며 늘어지거나 구부러져 보일 수 있고, 간 실질은 불균일한 염색을 보이며 문맥혈류는 감소된다. 쐐기간정맥촬영술상에서 관찰할 수 있는 거미줄모양은 간내 측부 혈관이나 림프선으로 조영증강되어 나타나는 소견이다. 하대림프정맥 촬영술상에서는 하대정맥에서의 혈전이나 막에 의한 음영 결손과 혈류 순환의 장애나 간종대나 비대된 꼬리엽으로 인한 압박 소견을 관찰할 수 있다. 혈관촬영술상의 대부분의 소견은 초음파 검사나, CT, 자기공명영상 등으로 관찰할 수 있는 소견이나 얇은 막에 의한 결손은 혈관촬영술에 의해서만 정확하게 위치를 파악할 수 있는 경우가 많다(그림 5-96, 97).

2. 문맥혈전

문맥혈전은 동굴모양혈관전(presinusoidal) 문맥고혈압의 중요한 원인이며, 대부분 만성적 경과를보여 문맥고혈압의 증상인 비장비대, 정맥류, 복수 등의 증상이 나타난다. 우리나라에서는 간암이나 간경화가 가장 많은 원인이 되나, 그 외에 위, 췌장 및 담관 등의 암종이나 위장관의 염증성 질환, 정맥염 등이 원인이 되기도 한다.

문맥은 초음파 검사로 쉽게 찾을 수 있는 구조이므로 정상 문맥이 보이지 않는 경우는 문맥혈전에 의한 폐색을 진단할 수 있다. 만성적 문맥폐쇄의 경우, 혈관 자체가 소실되거나 문맥 내의 혈전이 채워져서 혈관강이 소실된다. 급성기의 문맥 혈전이 국소적인 경우는 주변에 혈류가 유지된 무에코성 혈관강(lumen)이 대비되어 쉽게 진단할 수 있으나, 혈전이 광범위한 경우는 문맥 전체가 저에코성으로 보여 혈류가 있는 정상 문맥과 감별이 어려울 수 있다. 이때는 도플러 검사로 문맥 혈류가 소실된 것을 발견함으로써 진단할 수 있다. 만성적 문맥폐쇄시 나타나는 또 다른 변화는 폐쇄된 문맥 주위로 해면모양변화(cavernous transformation)가 형성되는 것이다. 이는 구불구불하게 곁순환 정맥이 확장되는 것으로써 초음파상 여러 개의 비정형의 관상 구조들이 엉켜 있는 듯이 관찰된다. 이외에 문맥고혈압과 같이 비장비대나 곁순환 혈관, 복수 등을 발견할 수도 있다.

역동적 조영검사를 시행할 경우, 혈전의 성질과 조영

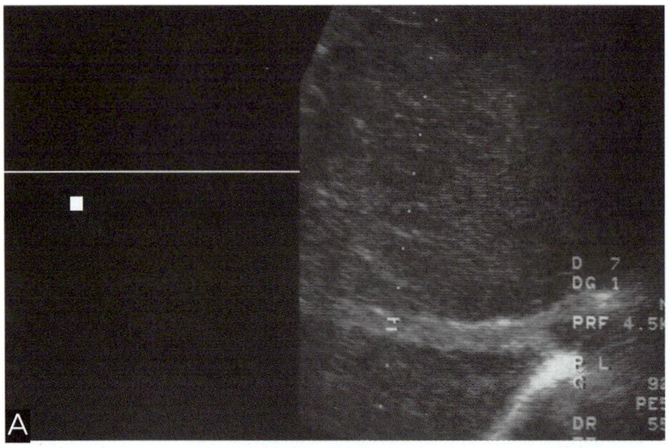

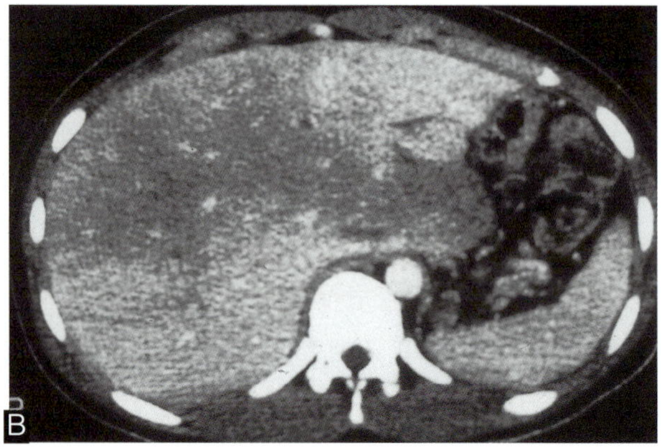

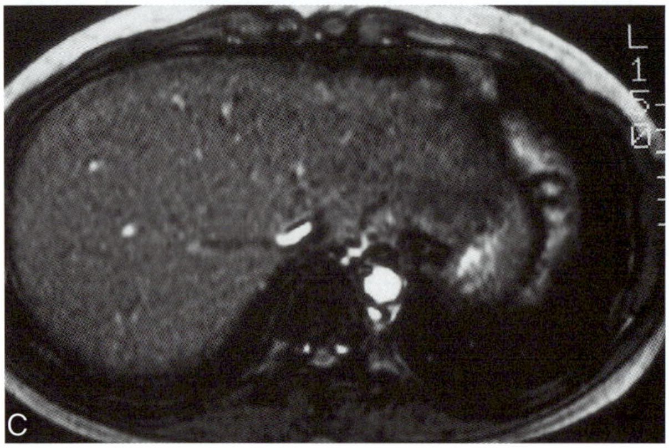

그림 5-96. Budd-Chiari 증후군의 방사선학적 소견

A. 초음파. 우간정맥의 내강이 폐쇄되어 있고 도플러 검사에서 혈류 스펙트럼이 보이지 않는다.

B. CT. 꼬리엽을 포함한 좌엽의 종대가 관찰되며 간 실질의 조영양상이 불균질하다.

C. 자기공명영상. 경사자계 방식에 의한 영상에서 하대정맥 내에서는 혈류신호가 고음영으로 보이나 우간정맥(화살표)에서의 혈류신호가 나타나지 않는다.

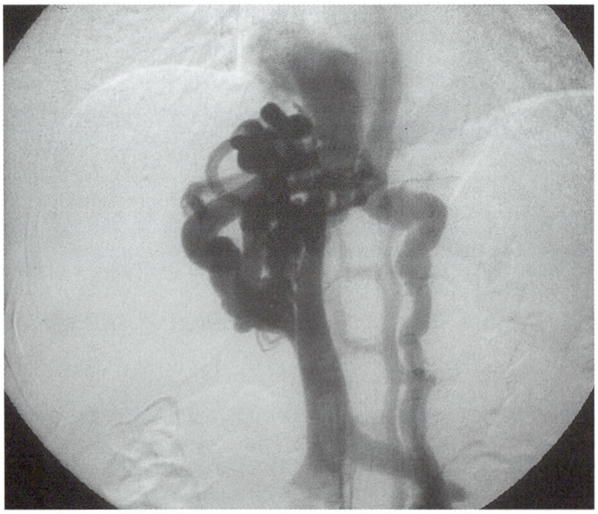

그림 5-97. Budd-Chiari 증후군의 하대정맥촬영술 소견. 하대정맥이 간정맥과 합치는 부위 하방에서 폐쇄되어 우하간정맥을 통한 간내 측부순환 혈관과 척추주위 정맥총을 통한 측부순환이 잘 발달되어 있다.

시기에 따라 다른 양상을 관찰할 수 있다. 무혈관성의 단순 혈전은 간동맥기 및 문맥기 모두에서 조영증강이 없어 저음영을 보이는 반면, 종양 혈전의 경우 동맥기에 혈전 자체가 조영증강되며, 문맥기나 지연기의 음영도 단순 혈전에서보다 높게 나타난다. 조영전 검사에서 급성 혈전은 정상 혈관에 비해 고음영으로 관찰된다.

자기공명영상도 조영제 없이 혈관을 뚜렷이 나타나게 할 수 있다. 자기공명영상에서 나타나는 소견은 문맥이 관찰되지 않거나 문맥내의 혈전이 관찰되는 것이다. 급성 혈전은 T1 및 T2 강조영상에서 모두 고신호로 나타나며, 만성 혈전은 T2 강조영상에서만 고신호로 나타난다. 측부혈관은 일반적인 CT나 초음파 검사에서 보다 자기공명영상에서 용이하게 관찰된다.

혈관촬영 또한 문맥 혈전을 진단할 수 있는데, 문맥혈전을 관찰하기 위해서는 많은 양의 조영제를 상장간동맥이나 비장동맥으로 주입하여 촬영하여야 한다. 문맥폐쇄가 만성적일 경우 문맥주위로 곁혈관이 발달하여 해면모양변화가 나타난다(그림 5-98).

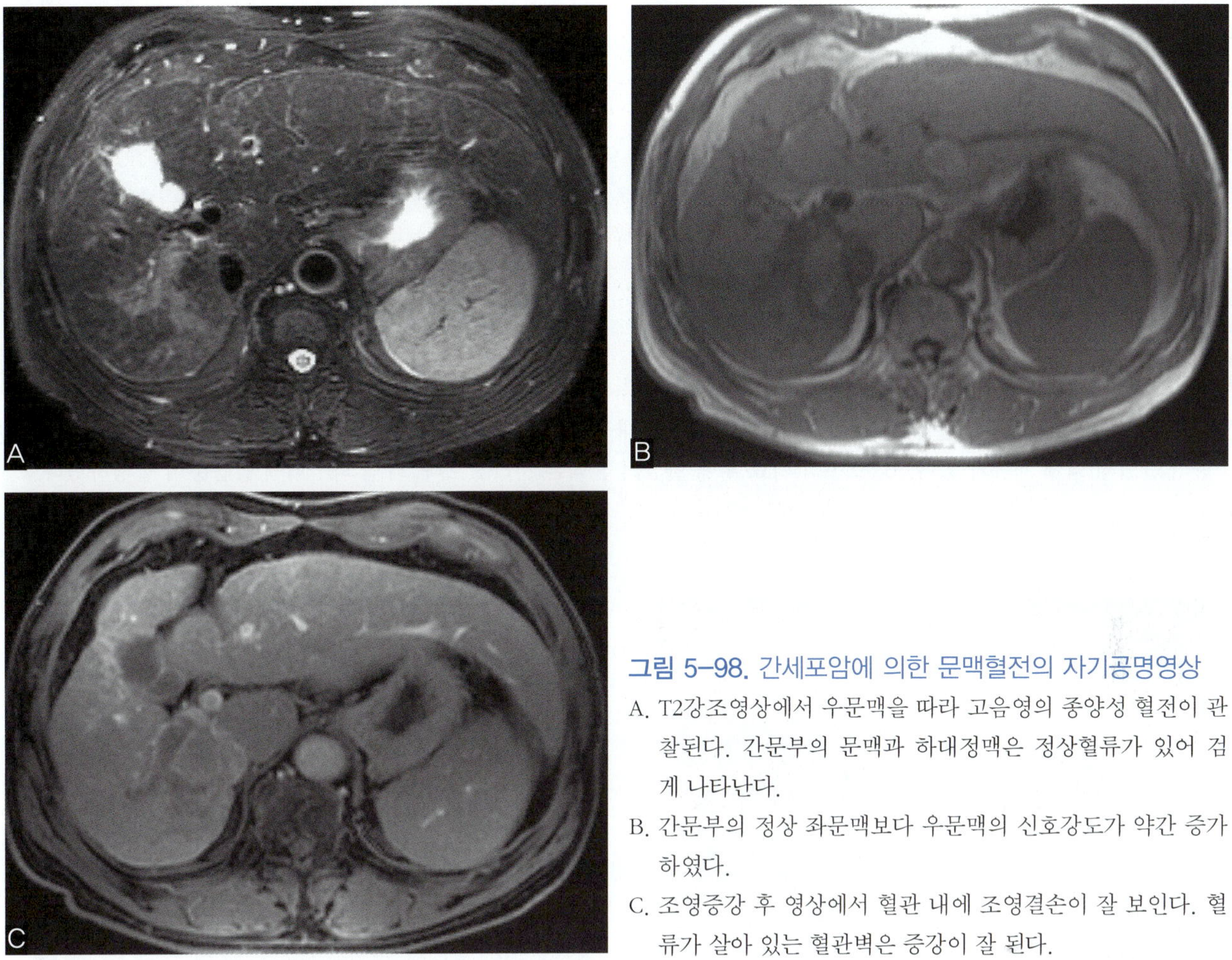

그림 5-98. 간세포암에 의한 문맥혈전의 자기공명영상
A. T2강조영상에서 우문맥을 따라 고음영의 종양성 혈전이 관찰된다. 간문부의 문맥과 하대정맥은 정상혈류가 있어 검게 나타난다.
B. 간문부의 정상 좌문맥보다 우문맥의 신호강도가 약간 증가하였다.
C. 조영증강 후 영상에서 혈관 내에 조영결손이 잘 보인다. 혈류가 살아 있는 혈관벽은 증강이 잘 된다.

VII. 간 손상

간은 상복부에 위치하고 복부 내에서 가장 큰 장기이므로 둔상이나 열상에 의해 흔히 손상을 받을 수 있다. 임상 경과는 손상의 정도에 따라 달라지며, 이에 따라 수술적 치료나 보존적 치료를 선택할 수 있으므로 영상학적 검사가 환자의 처리에 중요한 역할을 한다. 손상의 정도는 간 실질의 열상의 깊이나 동반된 혈종의 크기에 따라 평가하는데 이를 위해서 CT가 가장 정확하고 용이한 진단적 검사이다. 간 파열이 있을 경우 CT상에서는 불규칙한 파열선이 저음영으로 나타나는데 그 깊이나 침범 정도를 잘 관찰할 수 있다. 동반된 혈종은 급성기에는 정상 실질보다 높은 음영을 보이나 조영제 투여 후에는 조영증강되지 않으므로 저음영을 나타낸다. 혈종은 대개 간 표면을 따라 관찰되지만 때로는 실질 내에서 둥그렇게 보일 수 있어 종양과 감별하여야 한다. 손상 후에 나타날 수 있는 합병증인 가성동맥류(pseudoaneurysm)나 담즙종(biloma) 등도 CT로 진단할 수 있다(그림 5-99, 100). 손상 면이 간 중심 가까이로 진행되어 있거나, 많은 양의 담즙성 낭종이 형성된 경우, 큰 담도 손상을 시사하며, 간담도 동위원소 검사나 내시경적역행성담도촬영(ERCP)을 시행하여 확진할 수 있는데, 커다란 간내 담도의 손상이 확인되면 내시경적으로 담도 스텐트를 삽입하여 담즙 누출을 억제할 수 있다.

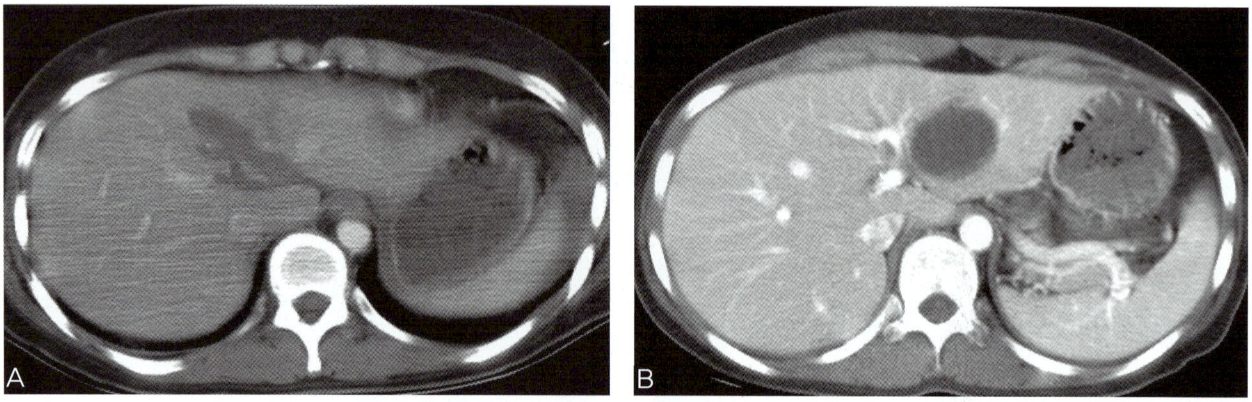

그림 5-99. 간 둔상에 의한 간문부 열상. A. 간문부에서 좌엽 내구역으로 열상에 의한 불규칙한 저음영이 관찰된다. 비장 주변으로 소량의 출혈성 액체 저류가 있다. B. 보존적 치료 후에 열상의 흔적은 사라졌으나, 좌엽 외구역에 담즙종이 발생하였다.

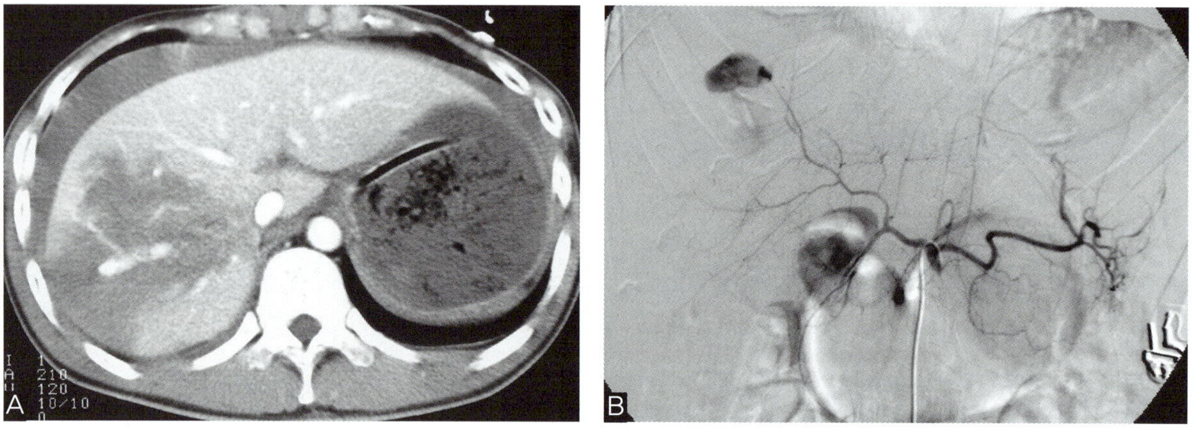

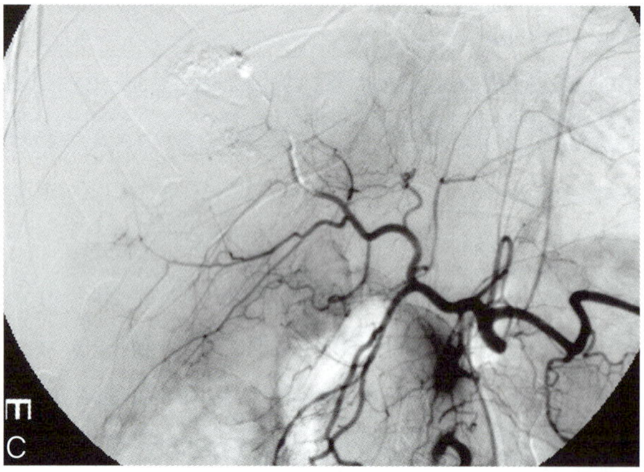

그림 5-100. 외상성 간 실질 출혈

A. 외상성 간 파열로 인해 간 우엽에 광범위한 조영결손이 있고, 그 내부에 조영제의 혈관밖 유출에 의한 불규칙한 모양의 고음영이 관찰된다.

B. 간동맥촬영상에서 우동맥의 가는 분지에서 현저한 혈관밖유출이 뚜렷하게 관찰된다.

C. 동맥색전술후에 혈관밖유출이 소실된 것을 볼 수 있다.

6. 비장(지라)

비장은 신장, 위, 횡격막, 그리고 대장에 연결되는 복막인대에 의해 지지되며, 외측면은 매끈하고 내측면은 굴곡이 많다. 외측면에 틈이 생겨 분엽화 되는 경우도 있는데, 이것을 외상에 의한 파손으로 오인하지 않도록 주의하여야 한다. 조직학적으로 비장은 정맥동으로 이루어진 적수(red pulp)와 림프조직으로 이루어진 백수(white pulp)로 구성된다. CT 촬영 시 많은 양의 조영제를 빠르게 주사하고 동맥기 영상을 얻을 경우, 적수와 백수의 조영도가 일시적으로 다르게 나타나서 마치 얼룩말 무늬를 나타내게 되는데(zebra effect), 이것을 병변으로 오인하지 말아야 한다.

부비장(accessory spleen)은 약 10~40%에서 관찰되는데, 흔히 비장문 주변에 발생하며, 대개 3cm 미만이다. 질감이나 조영양상이 정상 비장과 유사한 것으로 전이암 등 다른 병변과 구분할 수 있으나, 때로는 동위원소 검사나 MRI 검사가 필요한 경우도 있다. 부비장과 구분하여야 하는 것으로, 비장증(splenosis)이 있는데, 이는 비장 수술이나 손상 후에 떨어져 나간 비장 조직이 증식하여 종괴양상으로 나타나는 경우이다. CT나 MRI에서 조영양상이 부비장과 비슷하나, 부비장이 나름의 주공급 혈관과 문(hilum)을 갖는 반면에, 비장증의 경우 특정 공급 혈관이나 문이 형성되어 있지 않고, 위치가 불특정적이며, 떨어져 나간 조직이 잘 고일 수 있는 부위에서 관찰된다(그림 5-101).

비장의 길이는 횡단면 영상에서 길이가 12cm 미만이다. 다양한 원인에 의해서 비장비대가 나타날 수 있는데, 임상적으로 가장 흔하게 관찰할 수 있는 원인은 간경화에 의한 문맥고혈압이고, 그 외에 백혈병, 림프종 등 조혈계통 질환이 흔한 원인이다.

문맥고혈압에 의한 비장 비대시 출혈에 의한 Gamma-Gandy 결절이 보일 수 있다(그림 5-102).

혈관종은 비장에 발생하는 가장 흔한 양성 종양으로 방사선 소견은 간혈관종과 유사하다. 그 외에 양성 종괴로는 림프관종, 단순 낭종 등이 있다(그림 5-103).

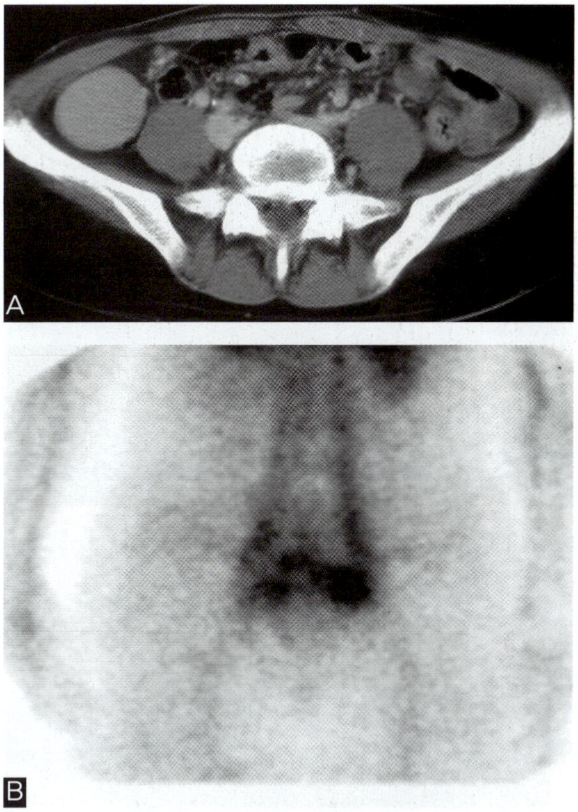

그림 5-101. 비장증. 이전에 비장절제술을 받은 환자의 CT 검사에서(A) 우하복부에 고음영의 종괴가 관찰된다. ^{Tc99}m-RBC 스캔(B)에서 열병소가 같은 부위에 관찰되어 비장증을 진단할 수 있다.

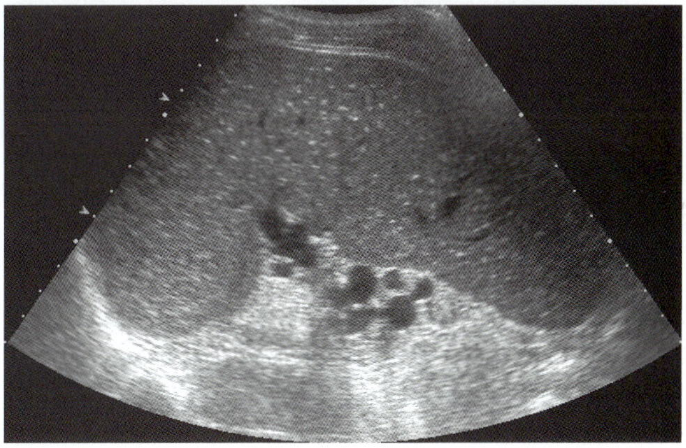

그림 5-102. Gamna-Gandy 결절의 초음파. 문맥고혈압에 의한 비장비대가 있는 환자의 비장을 비스듬하게 스캔한 사진에서 실질내에 수많은 고에코성 점들이 관찰된다. 문분부에 확장된 혈관들이 관찰된다.

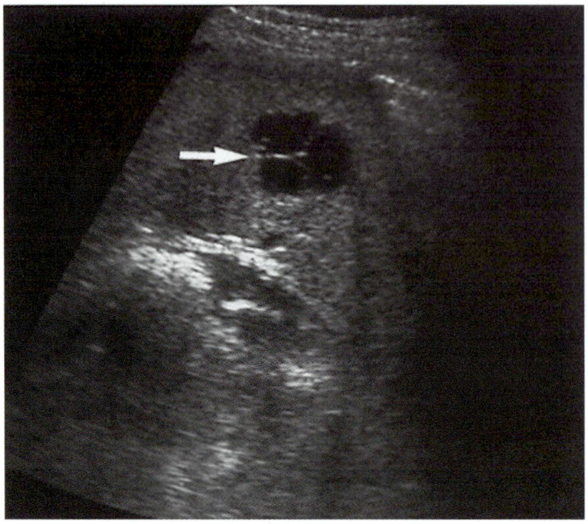

그림 5-103. 표피양낭종. 초음파에서 비장 안에 얇은 격막을 동반한 무에코성 낭종이 관찰된다.

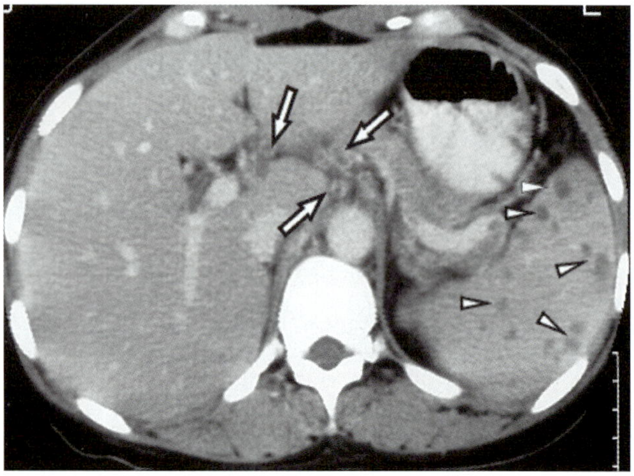

그림 5-104. 복부 결핵의 비장 및 림프절 침범. 비장에 저음영의 작은 결절들이 보이며, 간문부 주변과 췌장 뒤에 띠모양의 조영증강을 보이는 림프절증이 관찰된다.

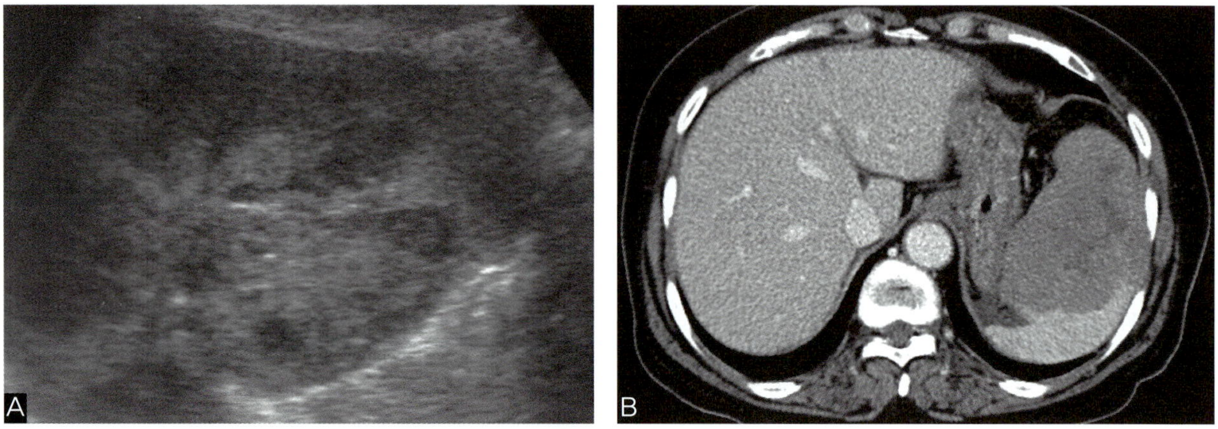

그림 5-105. 비장 림프종. 초음파 검사(A)에서 비장에 경계가 불규칙하고 불분명하고 혼합성에코의 종괴가 관찰된다. 조영 후 CT (B)에서 종괴의 모양이 분명하게 관찰되는데, 부정형의 모양과 불균일한 음영을 나타내고 있다.

낭종은 내막세포가 있는 진성 낭종과 내막세포가 없이 섬유성 벽으로만 둘러싸인 가성 낭종이 있는데, 가성 낭종은 췌장염의 합병증으로 생긴 경우가 많다. 양성 종양 중 고형성 종괴로 나타나는 것에는 과오종(hamartoma)이 있는데, 비교적 균일한 질감을 갖는 드문 양성 종양으로 내부에 부분적인 낭성 변화를 포함하기도 한다.

염증성 질환으로는 면역기능이 떨어진 사람에서 주로 나타나는 진균증으로 캔디다증, 아스페르길루스증 등이 생길 수 있으며, 우리나라에 흔한 결핵 또한 비장의 국소적 병변을 일으킬 수 있다. 진균증이나 좁쌀결핵은 다수의 작은 결절 형태로 나타나는데, 결핵의 경우 불균질한 내용물을 갖는 커다란 종괴 형태로 나타나기도 한다.

비장 경색이나 파열은 특별한 외상이 없이도 발생할 수 있는데, 경색은 심장 질환을 앓는 환자에서 비장혈관 색전증에 의해 발생할 수 있으며, 경색 부위에 에코 및 CT 감쇠도 변화, MR 신호변화 등이 나타나고, 조영증강이 나타나지 않는다. 비외상성 비장파열은 드물지만 생명을 위협하는 위중한 상태에 이르게 할 수 있는 것으로, 다양한 염증성, 종양성 질환에 의해 발생할 수 있다.

비장의 악성 종양으로는 전이암, 림프종, 맥관육종

(angiosarcoma) 등이 있을 수 있다. 림프종은 원발성이나 이차성으로 나타날 수 있으며, 특별한 종괴가 관찰되지 않으면서 비장이 전반적으로 커지는 경우, 다수의 결절로 나타나는 경우, 한두 개의 커다란 종괴의 형태를 보이는 경우 등이 있다. 전이암은 대개 다수의 크고 작은 결절로 나타나는데, 대부분 고형성이지만 낭성인 경우도 있으며, 드물지만 한두 개의 종괴로만 나타나는 경우도 있다. 악성 종양이 있는 환자에서 병기 결정을 할 때 비장 전이가 있는지도 잘 살펴야 하지만, 다른 부위의 전이 없이 비장에만 전이가 발견되는 경우는 많지 않다.

비장 손상은 둔상이나 관통상 등 여러 원인에 의해 발생할 수 있는데, 피막하 또는 실질내 혈종, 찢김, 조각나기 양상 등으로 나타날 수 있으며, 드물게는 외상후 수일 후에 지연 파열(delayed rupture)이 나타나기도 하므로, 초기 영상 검사소견이 정상이었다 하더라도 임상경과를 잘 관찰하여야 한다. 비장 파열은 혈액복막(hemoperitoneum)을 일으키는데 주로 파열부위에 많이 고인다. 혈종은 초기에는 비조영(noncontrast) CT 상에서 고음영의 액체 양상을 띠나, 시간이 지남에 따라 음영이 감소한다.

7. 담도와 담낭

담도질환의 일차적인 진단검사는 초음파이며 초음파만으로도 담도의 확장 여부를 결정하고 담석이나 종양을 발견, 진단할 수 있는 경우가 많다. CT는 초음파상 병변에 대한 진단이 불확실한 경우나 주변조직이나 다른 장기와을 해부학적 연관성을 정확히 알기 위해, 그리고 전반적인 병변의 범위를 평가하는 데 중요하다. 담도와 담낭의 해부학적으로 직접 영상화하기 위해서는 담도조영술이 필요한데 과거 황달 환자의 담도를 평가하기 위해 사용했던 동위원소를 이용한 담도조영술(예, DISIDA scan)은 담낭염의 진단이 초음파로 애매할 경우 담낭관(cystic duct)의 폐쇄 유무를 확인하는 데 사용하며 경구 담낭조영술(oral cholecystography)은 현재 담낭 질환의 진단보다는 담석에 대한 초음파쇄석술을 시행할 때 담낭의 기능을 평가하는 데 이용된다. 직접 담도에 조영제를 투여하는 내시경적 역행담췌관조영술(endoscopic retrograde cholangio-pancreatography, 이하 ERCP)이나 경피경간 담도조영술(percutaneous transhepatic cholangiography, 이하 PTC)은 고화질의 영상과 중재적시술을 동시에 시행할 수 있는 장점이 있으나 해부학적 진단이 우선적일 경우에는 보다 안전하며 기술적 실패율이 적은 자기공명영상 담췌관조영술(magnetic resonance cholangio-pancreatography, 이하 MRCP)이 그 역할을 대신하고 있다.

I. 담낭

담낭은 해부학적으로 간, 십이지장, 대장의 간 굴곡(hepatic flexure of colon)에 인접하고 있으며 담낭의 질환에 의해 인접 장기의 변화를 초래할 수 있다. 담낭은 다른 위장관의 조직학적 구조와는 달리 점막하층이 없으며 정상적인 담낭벽의 두께는 1~2mm 정도이다. 담즙이 차 있는 경우 초음파상 3mm 이상의 두께를 보이면 담낭벽이 비후되었다고 판정한다.

1. 담석

- 단순 X-선 촬영 : 상복부에 석회화된 담석이 보이는 경우는 15% 정도이다(그림 5-106).
- 초음파검사 : 담낭내 고에코의 병소와 후방그림자(posterior acoustic shadowing)를 보이며 환자의 체위를 바꿀 경우 중력에 따라 담낭내의 위치가 변한다. 초음파를 통한 담석의 진단율은 95% 전후이다(그림 5-107 A).
- CT : 석회화가 되어 있는 경우에는 주변담즙에 비해 고밀도로, 콜레스테롤 담석인 경우에는 저밀도로 관찰되나 담석이 담즙의 밀도와 차이가 적어서 전혀 구별되지 않는 경우도 적지 않다(그림 5-107 B)
- 자기공명영상 : 대부분의 결석은 신호가 매우 낮아

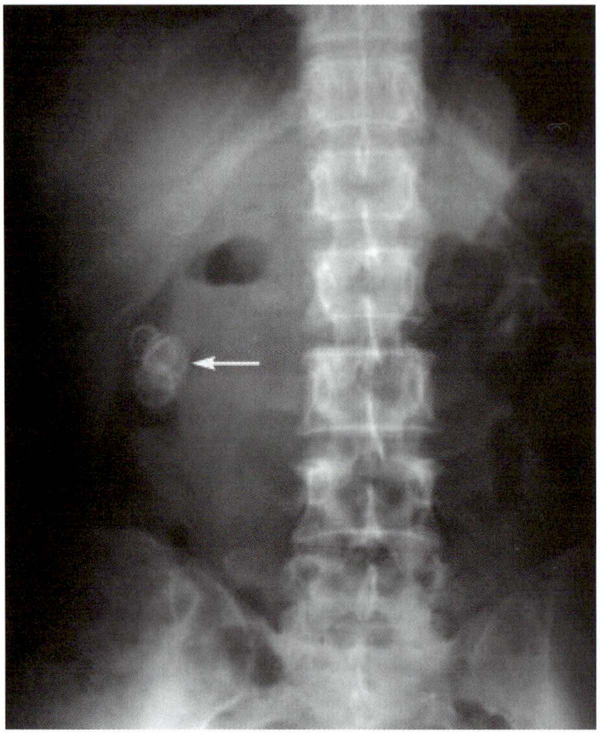

그림 5-106. 담석증의 단순 X-선 촬영. 우상복부의 담낭이 위치하는 간하부위에 석회화된 담석이 여러 개 모여있다(화살표).

서 T2강조영상에서 주변 담즙의 고신호강도와 잘 구분된다(그림 5-117).

- 경구담낭조영술 : Telepaque 3gm을 검사 전날 복용한 후 다음날 12~14시간이 경과한 후 촬영하며 조영증강된 담즙과 구별되어 낮은 밀도로 보인다.

2. 담낭염

A. 급성 담낭염

대부분의 경우 담낭관(cystic duct)의 폐쇄로 인해 초래된다. 진단에는 초음파가 주된 역할을 하며 주 소견으로 담낭결석(90% 이상), 담낭벽의 부종, 담낭벽내 가스를 볼 수 있다. 담낭결석과 함께 해당부위를 초음파탐촉자로 압박할 경우 호흡이 멎는 듯한 통증을 느끼는 Murphy's sign이 있으면 담낭염으로 진단할 수 있다. 부차적인 소견으로 담낭벽이 5mm 이상, 횡축직경이 5cm 이상, 담낭주변 액체고임 등을 확인할 수 있다(그림 5-108, 109). 진단이 불확실한 경우 동위원소담도조영술로 조영제의 담낭내 유입 여부를 관찰함으로써 담낭관의 폐쇄 여부를 확인하여 진단에 도움을 얻을 수 있다.

B. 만성 담낭염

담석에 의한 반복적인 염증에 의하여 담낭벽이 비후되고 담낭이 수축되는 소견을 보이며 담즙으로 차 있는 부위가 없으면 초음파상 담낭벽과 담석의 에코만 보이는 'Double arc sign' 혹은 'WES triad (Wall, Echogenic stone, Shadowing)'의 소견이 나타날 수 있다(그림 5-110).

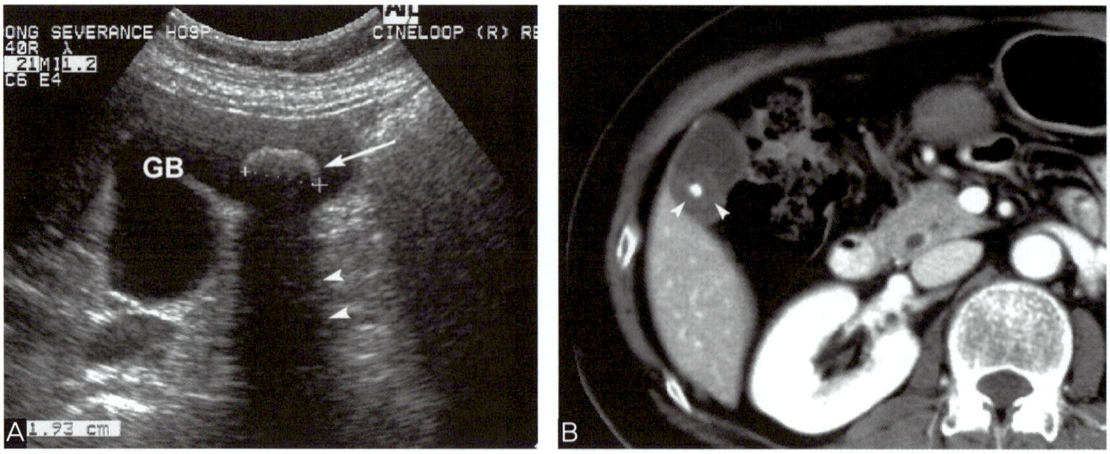

그림 5-107. 담석. A. 초음파 : 구부러진 담낭(GB)내에 고에코의 담석(화살표)이 있고 후방그림자(화살촉들)가 동반되어 보인다. B. CT : 같은 환자에서 담석(화살촉들)은 감쇄밀도가 높은 중앙의 석회화부위와 감쇄밀도가 주변담즙과 비슷한 바깥쪽 부위를 동시에 포함하고 있다.

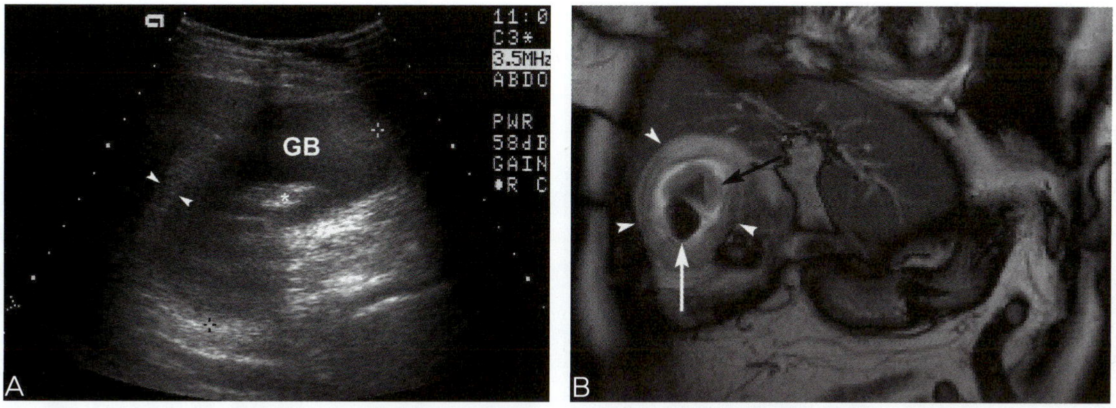

그림 5-108. 급성 담낭염. A. 초음파 : 팽창된 담낭과 두꺼워진 담낭벽(화살촉들) 그리고 고에코의 담석(별표)이 보인다. B. 자기공명영상 : 관상면 T2강조영상에서 두꺼워진 담낭벽(화살촉들)과 함께 2개의 담석들(화살표들)아 주변의 고신호강도의 담즙과 대비되어 낮은 신호강도로 보인다.

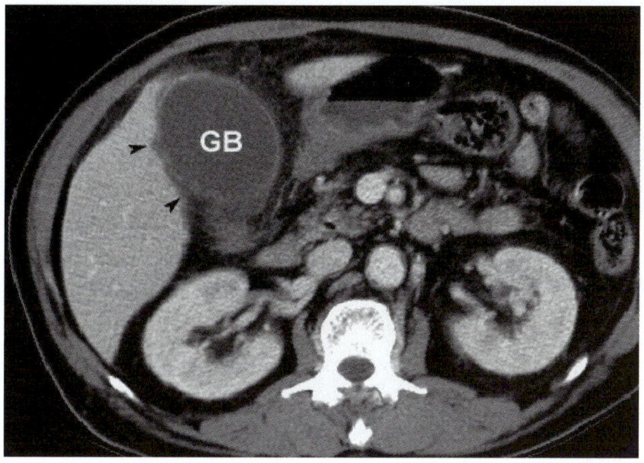

그림 5-109. 담낭농양(GB empyema)의 CT 팽창된 담낭(GB). 불규칙적인 담낭벽(화살촉들)과 함께 주변지방조직으로의 염증의 파급이 관찰된다.

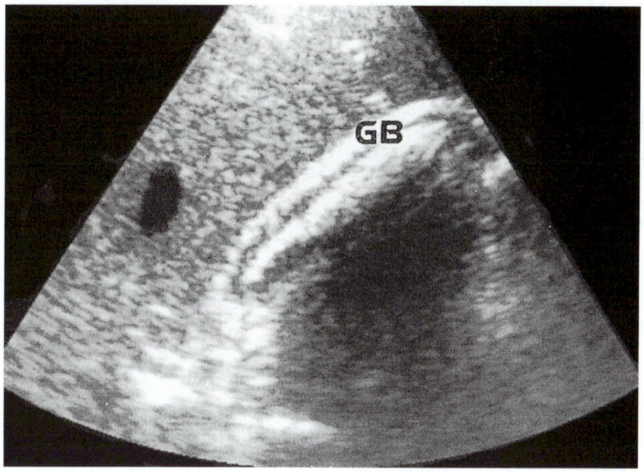

그림 5-110. 만성담낭염의 초음파. 담낭내부의 담석과 함께 위축된 담낭은 만성염증에 의한 근육층비후와 섬유화 반응으로 담낭벽의 비후가 초래됨.

3. 과증식성 질환(hyperplastic cholecystosis)

A. 콜레스테롤종증(cholesterolosis)

상피하층(subepithelial)에 콜레스테롤을 포함한 세포들이 침착된 것으로서 초음파상 5mm 이하의 고에코의 결절들이 담낭벽에 다발성으로 산재되어 있지만 후방 그림자(shadowing)는 없으며 벽에 고정되어 있다(그림 5-111).

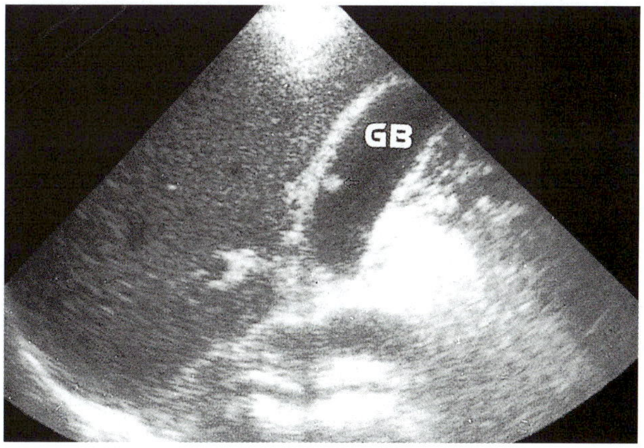

그림 5-111. 담낭폴립의 초음파. 담낭벽에 고정된 고에코의 융기된 병변(화살표)으로 후방음영이 없음.

B. 선근종증(adenomyomatosis)

상피세포와 근육층의 과증식에 의해 담낭벽이 현저하

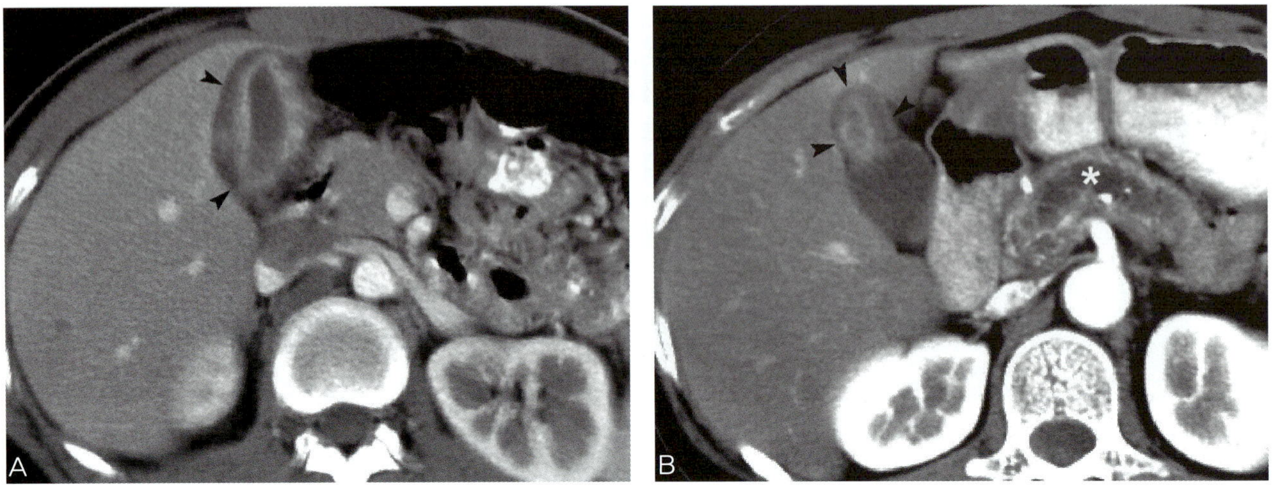

그림 5-112. 담낭선근종증의 CT. A. 미만형 : 담낭벽 전체가 바깥쪽의 낮은밀도와 안쪽의 높은밀도로 균일하게 두꺼워져 보인다. B. 국소형 : 같은 양상의 담낭벽비후가 기저부에 한정되어 있다.

게 두꺼워지는 현상으로 근육층내로 점막층이 빠져나가는 다발성 게실이 특징적이며 이를 Rokitansky-Aschoff sinus라고 한다. 범위에 따라 미만형, 분절형, 국소형 등으로 나눈다(그림 5-112).

4. 담낭의 신생물

A. 양성종양

선종(adenoma)이 양성종양 중에서는 가장 흔하며 대개 1cm 이내의 크기를 보인다. 초음파 추적검사상 크기가 커지면 악성변이의 가능성이 크므로 1cm 이상의 용종에 대해서는 수술적 제거가 원칙이다.

B. 악성종양

많은 경우 담석을 동반하며 대부분 선암(adenocarcinoma)이다. 형태적으로 담낭을 종괴로 꽉 채우는 형, 불규칙적인 용종형, 담낭벽의 비후를 보이는 등의 3가지 유형이 있다(그림 5-113, 114). 림프절전이가 흔하며 췌장 두부 후방의 림프절에 전이하여 폐쇄성 황달을 일으킬 수 있다.

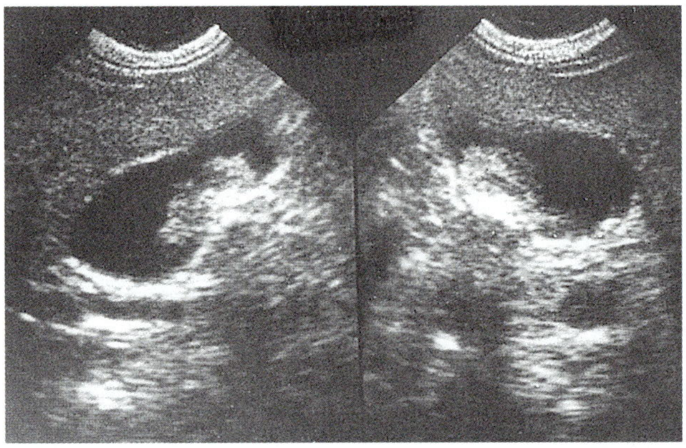

그림 5-113. 폴립양 담낭암(Polypoid GB cancer)의 초음파. 담낭벽에 비교적 균일한 저에코의 폴립양 종양이 관찰됨.

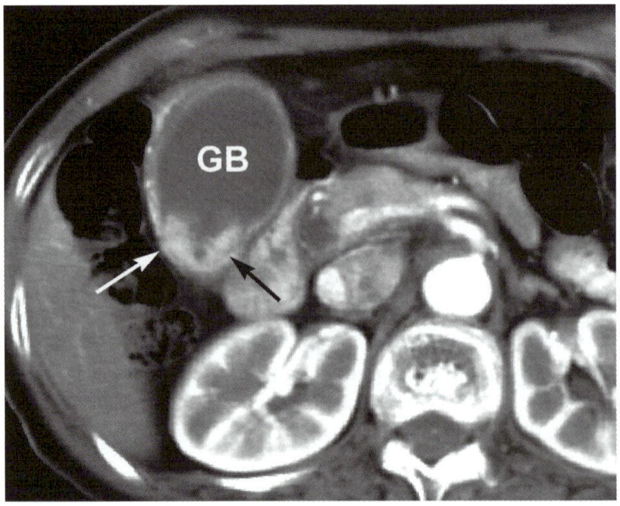

그림 5-114. 담낭벽의 비후를 보이는 담낭암의 CT. 담낭경부에 강한 조영증강을 보이는 미만성의 비후(화살표들)가 관찰된다.

II. 담도

담도는 정상적으로 총간관(common hepatic duct, 이하 CHD) 부위에서는 문맥의 전방에 위치하나 총담관(common bile duct, 이하 CBD)은 췌장두부의 후방으로 유두(papilla)를 통해 십이지장에 개구한다. 담도벽에는 평활근이 적거나 없고 대신 탄성섬유가 풍부한데 초음파 검사상 총간담관의 내경은 보통 4mm 이하이다(그림 5-115). 내경이 6mm 이상으로 측정되면 담도가 확장된 것으로 간주한다. 담도의 확장 여부가 애매한 경우 역동적 검사방법으로 지방 섭취나 cholecystokinin 투여 후 담도내경의 변화를 관찰함으로써 담도의 이상을 진단할 수 있는데 이때 정상적인 경우 내경이 2~3mm 정도 감소하는데 비해 원위부 폐쇄 시에는 담도의 내경이 늘어나게된다.

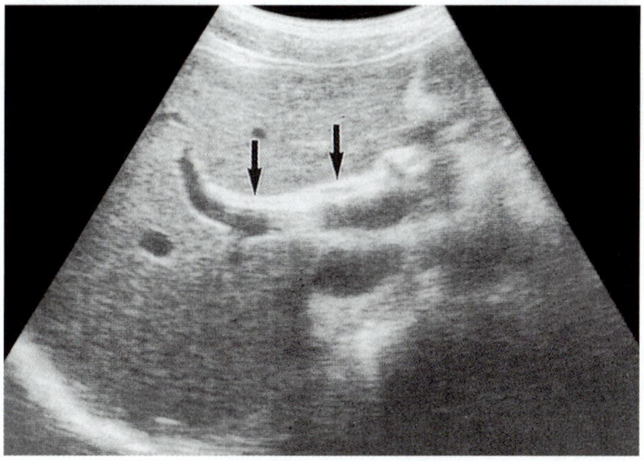

그림 5-115. 간문부 초음파. 간문맥의 앞쪽으로 총담관의 전벽이 보이고 있으며(화살표) 총담관의 직경은 정상이다.

1. 담도 폐쇄

담도 폐쇄의 선별 검사로는 초음파의 역할이 절대적이며 담도의 직경이 CHD 부위에서 6mm 이상이 되면 일단 담도 폐쇄를 의심하여 폐쇄의 위치와 원인을 확인한다. 담도의 폐쇄 위치가 원위부(distal CBD)일 경우에는 초음파상 주변의 위장관내 가스로 인해 원인 파악이 쉽지 않으므로 CT, MRCP 또는 원인 질환의 진단과 중재적치료를 위해 ERCP를 시행한다. 상부폐쇄일 경우 초음파로 담석이나 담관암 등의 원인을 어느 정도 판단할 수 있으며 정확한 해부학적 위치를 파악하기 위해 MRCP, PTC 등이 필요하다. 담즙정체가 심하거나 패혈증이 있는 경우 치료목적으로 경피경간 담도배액술(percutaneous transhepatic biliary drainage, 이하 PTBD)을 시행한다. 악성종양에 의한 담도 폐쇄가 의심되는 경우 CT를 이용하여 종양의 본질, 주위 장기와의 관계, 병기(stage) 등을 결정한다.

2. 담도 폐쇄의 원인

간내담도는 담관암, 담석, 간흡충증, 간세포암 등에 의해 폐쇄될 수 있으며 간내담도가 확장되면 간문맥과 나란히 주행하는 tubular structure가 간초음파상 too many tube sign 혹은 parallel channel sign으로 나타난다(그림 5-116, 117). 간외담도도 담석이나 담도암에 의해 폐쇄될 수 있으며 췌장암이나 유두주변암 등도 담도 폐쇄의 원인이 된다(그림 5-118).

3. 담도 결석

우리나라에 흔한 재발성 화농성 담관염과 관련되어 나타나는 간내담석은 근위부 담도확장과 동반되며 초음파상 고에코로 후방음영을 동반하지만(그림 5-119) 담낭에서 생긴 담석에 비해서는 상대적으로 에코가 낮고 후방 그림자(shadowing)가 보이지 않는 경우도 적지 않다. CT상으로는 석회화가 있는 경우 'target sign'이 보일 수 있으며(그림 5-120) 조영증강이 없으므로 종양과 감별된다. PTC나 ERCP로 방사선 투과성의 충만결손(그림 5-124)을 관찰할 수 있으며 특히 MRCP로는 담도폐쇄를 일으킨 충만결손의 근위부와 원위부 담도가 동시에 나타나기 때문에 다발성 담도결석을 쉽게 파악할 수 있다(그림 5-121).

4. 담도 종양

A. 원발성 담관암

대부분 경화성 선암으로 침윤성으로 자라며 용종의 형태는 드물다. 초음파상에 종괴가 보이는 경우가 흔치

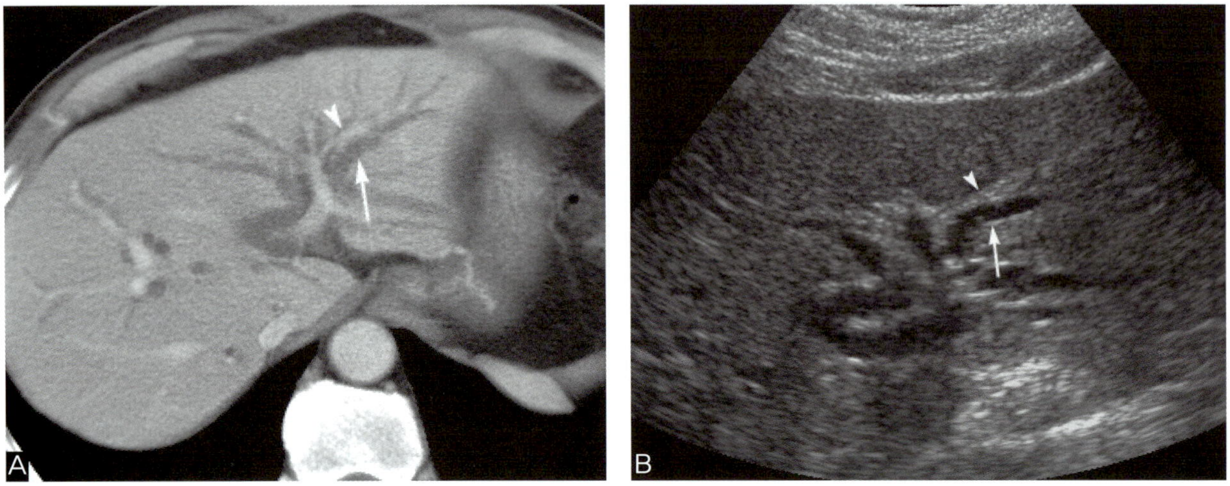

그림 5-116. 간내담도의 확장. A. 초음파검사에서 간좌엽의 담도가 확장되어(화살표) 간문맥분지(화살촉)와 나란히 주행하는 parallel channel sign이 보인다. B. CT상 조영증강된 간문맥(화살촉)과 늘어난 담도(화살표)가 나란히 주행한다.

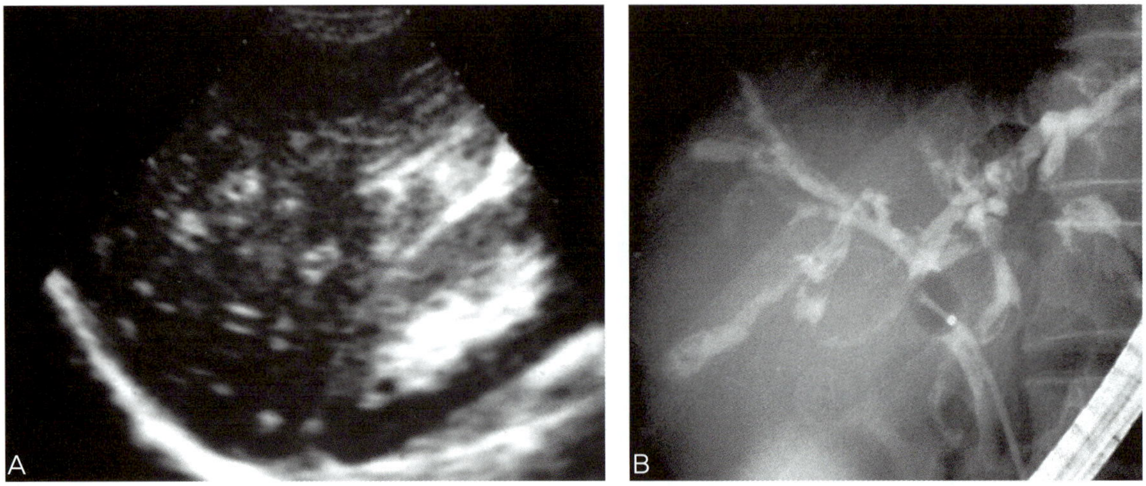

그림 5-117. 간흡충증. A. 초음파상 간우엽 불규칙적으로 늘어난 말초간내담관에 의해 선상의 증가된 에코가 간문맥분지의 저에코와 대비되어 있다. B. 내시경적역행담관조영술에서 불규칙적으로 늘어난 말초담관들과 담관내부의 충체들이 함께 보인다.

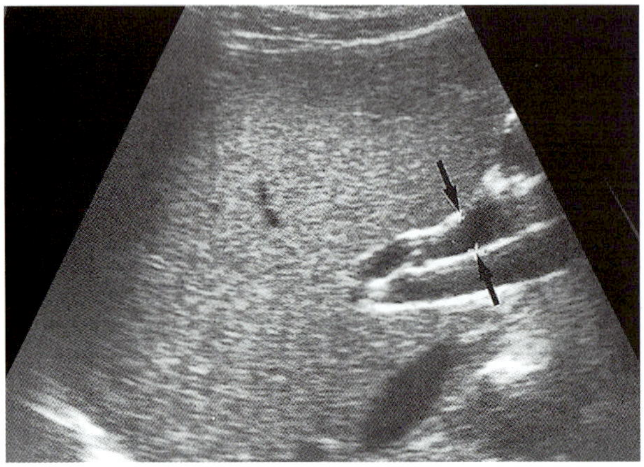

그림 5-118. 확장된 간외담도의 초음파

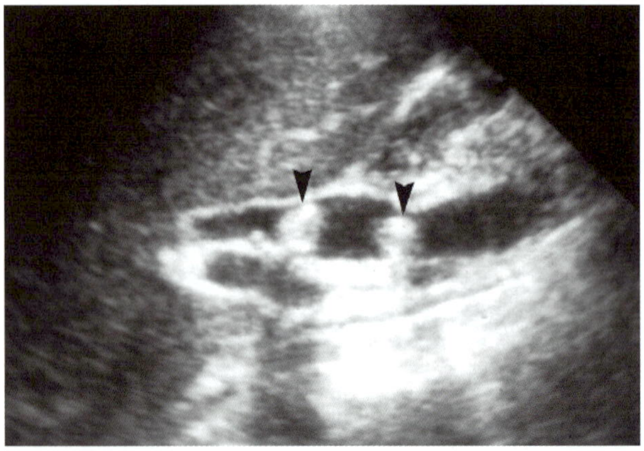

그림 5-119. 담관결석의 초음파. 총담관 근위부에 고에코의 2개의 담석(화살촉)이 후방 그림자를 동반하고 있다.

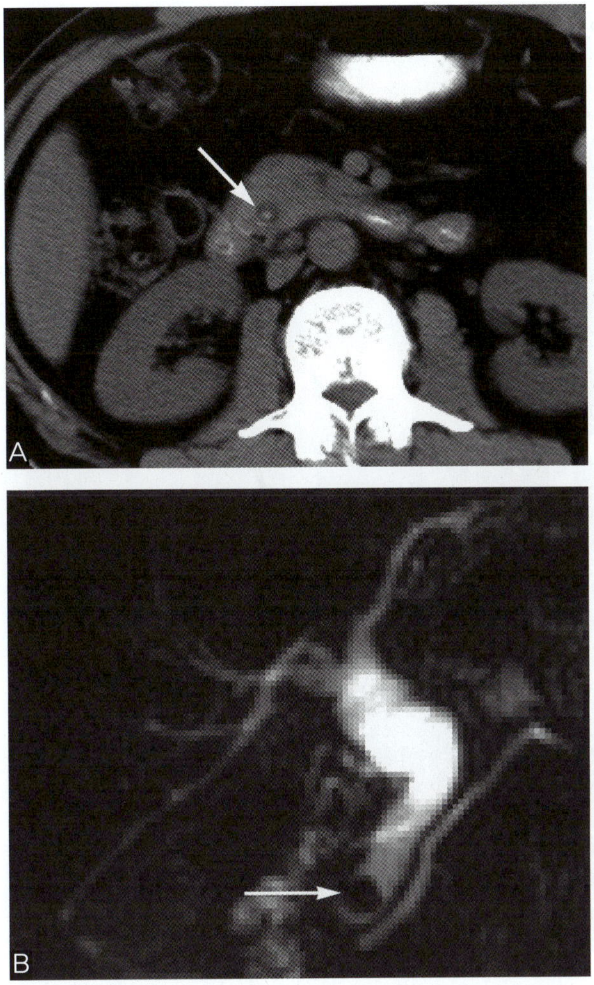

그림 5-120. 간외담관결석. CT상 중앙부의 석회화와 가장자리의 낮은 음영을 보이는 담석(화살표)이 총담관원위부에 있으며(A), 자기공명영상담관조영술(B)과 내시경적역행성담과조영술(C)에서도 같은 부위의 담석이 보인다(화살표).

않으며 급성 담도 폐쇄의 소견으로 보인다. 한국인에서는 간흡충증과의 관련이 보고된다. 간문부담관암(Klatskin종)은 원발성 담관암이 간문부를 침습한 것을 말하며, 확장된 좌우 간내담도가 점차 좁아져 간문부에서 합쳐지지 않는 특징을 보인다(그림 5-122). 종괴가 보이지 않는 경우가 많으므로 경화성 담관염과 감별이 어려울 수 있다. 악성에 비해 양성종양은 매우 드물며 폐쇄성황달을 일으키는 경우도 많지 않다.

B. 유두 주변암

총담관이 유입되는 십이지장 유두 주변에 발생하는 종양의 경우 기존의 초음파검사나 CT로는 담도 하부의 폐쇄 외에는 종양을 확인하기 쉽지 않으나 최근 내시경적 초음파(endoscopic ultrasound)를 이용하여 종양을 확인할 수 있다(그림 5-123).

5. 폐쇄성 황달에 대한 진단적 접근

황달 환자에서 초음파의 역할은 담도의 직경을 측정함으로써 즉시 폐쇄성 황달인지 내과적인 황달인지를 구분할 수 있고 폐쇄성 황달인 경우 담도 폐쇄의 위치와 폐쇄의 원인을 동시에 규명할 수 있다. 비록 CT는 폐쇄의 위치와 원인에 대한 정보를 초음파보다 정확히 제공할 수 있지만 초음파의 정확도, 높은 감도, 저렴한 가격, 재

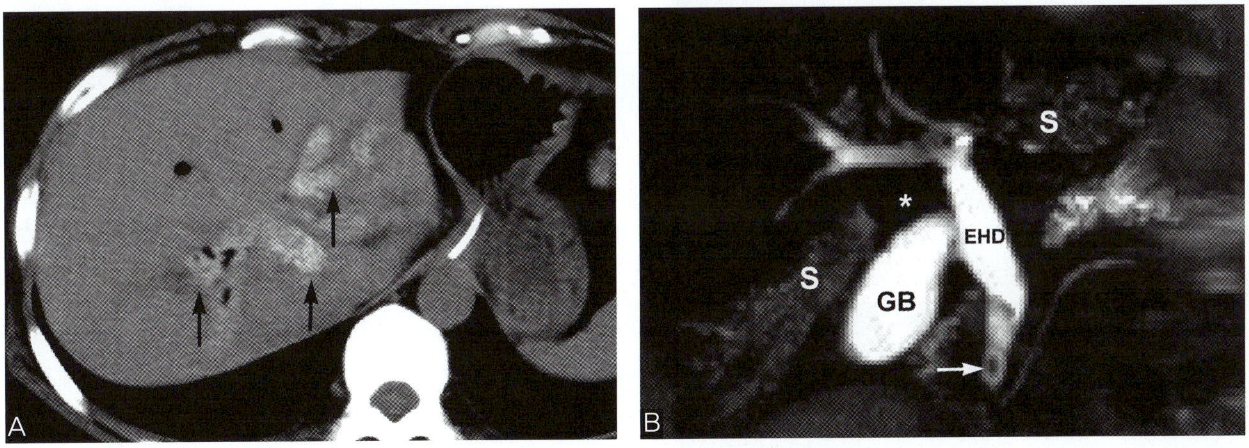

그림 5-121. 간내담관결석. A. 조영증강전 CT상 석회화된 고밀도의 담석들이 확장된 간내담관을 채우고 있다(화살표). B. 같은 환자의 자기공명영상에서 낮은신호강도의 담석이 우측 간내담도원위부를 채우고 있어서 담도가 보이고 있지 않으며(*) 근위부의 확장된 담도내에는 수많은 작은 담석들로 채워져 있다(S). 간외담도(EHD)도 늘어나 있으며 원위부에 담석이 보인다(화살표). GB=담낭.

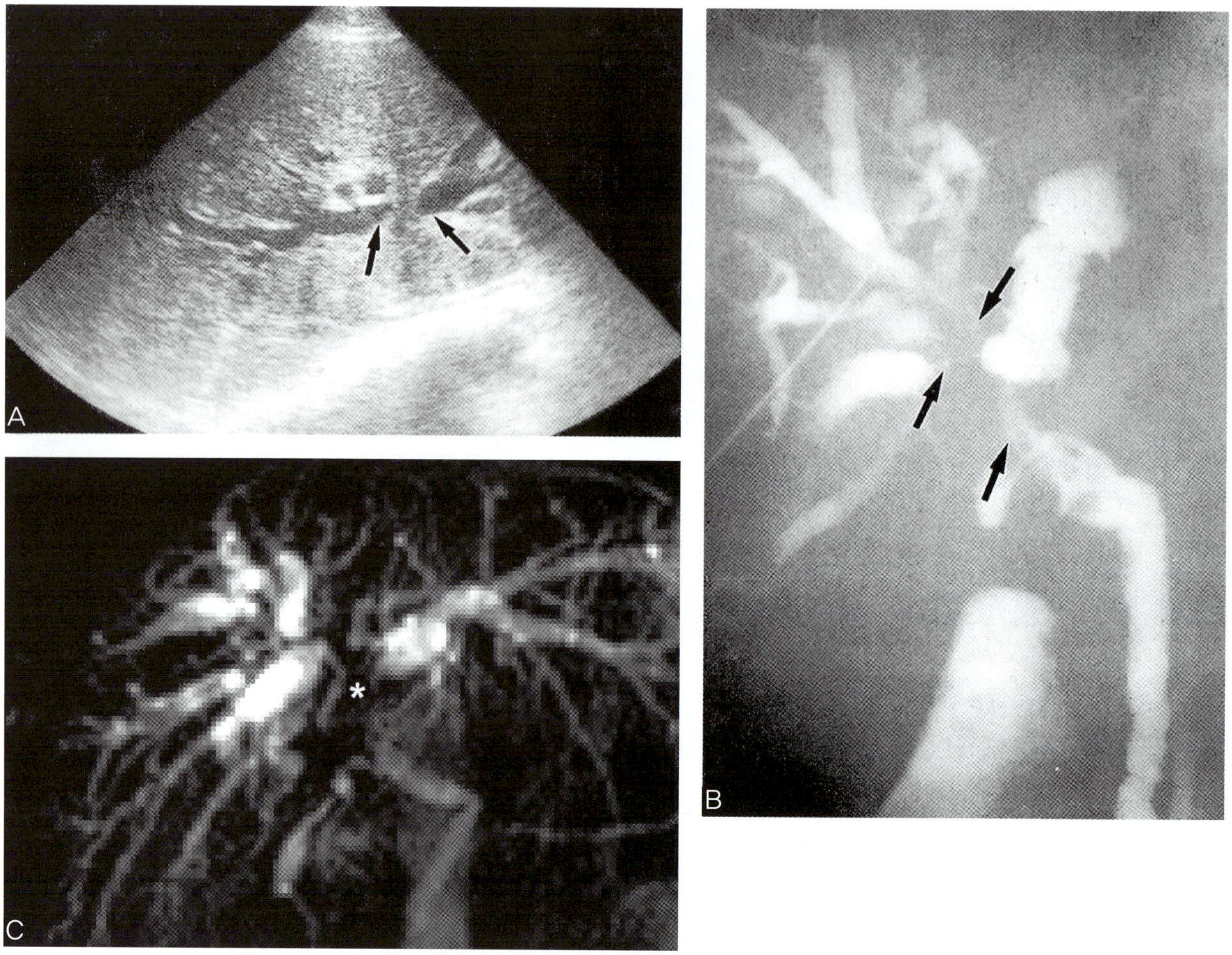

그림 5-122. 간문부 담관암. A. 간문부 횡단 초음파상 양측 간내 담관이 늘어나 있으며 서로 분리되어 있으나 종괴는 윤곽이 잘 그려지지 않는다(화살표). B. 자기공명담관조영술에서 늘어난 간내담관들이 간문부(*)에서 서로 합쳐지지 않고 있다. C. 경피적 담관조영상 간문부를 중심으로 양측 담관과 총담관 사이에 심한 협착이 있다(화살표).

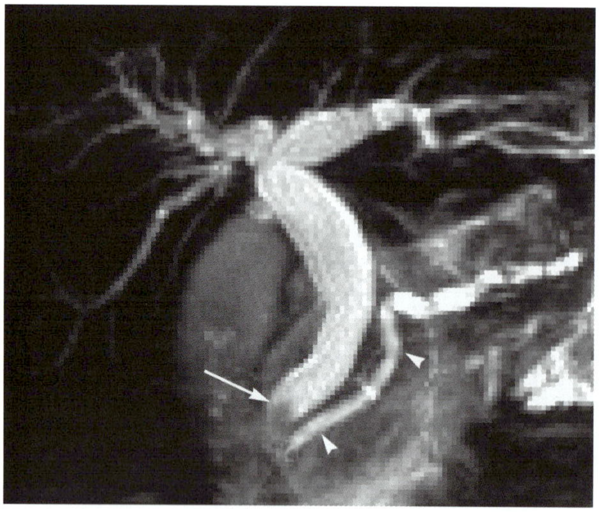

그림 5-123. 유두주변암. 자기공명담췌관조영술에서 담관과 췌관(화살촉)이 동시에 확장되어 있다. 총담관원위부의 일부 협착이 보이나(화살표) 병변을 정확히 구분하기 어렵다.

현성이 좋기 때문에 초기 선별검사에 가장 이상적이라 할 수 있다. 일단 담도 폐쇄를 의심하여 폐쇄의 위치와 원인을 확인한 다음 담도의 폐쇄 위치가 담도 하부일 경우 다음 검사로는 ERCP가 원인 질환의 진단과 치료를 위해 시행되며 상부 폐쇄인 경우 PTC 혹은 치료 목적으로 PTBD를 시행한다. 중재적치료가 필요치 않거나 유보할 수 있는 경우에는 보다 비침습적인 검사인 MRCP가 ERCP나 PTC를 대체하고 있는데 특히 침습적 검사가 기술적으로 용이하지 못한 어린이나 노인, 병세가 심하거나 이미 수술을 받은 환자에 대해서는 MRCP를 시행하는 것이 좋다. 악성종양이 담도 폐쇄의 원인일 경우 수술전 병기의 확인을 위하여 CT를 이용하여 종양의 본질, 주위 장기와의 관계, 병기 등을 결정한다.

8. 췌장

췌장은 미부(tail portion)의 일부가 복강내로 열려 있는 것을 제외하고는 대부분 후복막강에 위치하며 얇은 결체조직막으로 싸여 있고 우측으로는 십이지장의 제2부에서 좌측으로는 비장의 비문(splenic hilum)까지 이르고 있다. 후방으로는 대동맥, 대정맥과 척추, 전방에는 소낭(lesser sac)과 위 후벽이 위치하며 췌장의 체부 및 미부의 후방에 있는 비장정맥은 초음파 검사상 췌장의 위치를 확인하는 지표가 된다.

I. 염증질환

1. 급성 췌염(acute pancreatitis)

경증인 경우 형태적인 췌장의 변화는 전혀 없거나 부어 있는 정도의 소견이지만 중증일 경우 췌장 주위에 액체가 고이거나 췌장 내부와 주변조직의 괴사, 출혈, 화농의 정도에 따라 급성 췌염에 대한 일차적 검사인 초음파나 CT상 변화를 관찰할 수 있다.

A. 단순복부사진

주변 위장관에 염증이 파급됨으로 인해 마비성 장폐색(ileus)이 생긴다. 십이지장에 부분적으로 오는 경우나 결장의 장간막에 염증이 퍼져 일어나는 colon cut-off sign(그림 5-124), 또는 전반적으로 장내 개스가 적은 소견을 볼 수 있다. 중증인 경우 후복막강의 광범위한 지방괴사로 인해 'renal halo sign'이 보일 수도 있다.

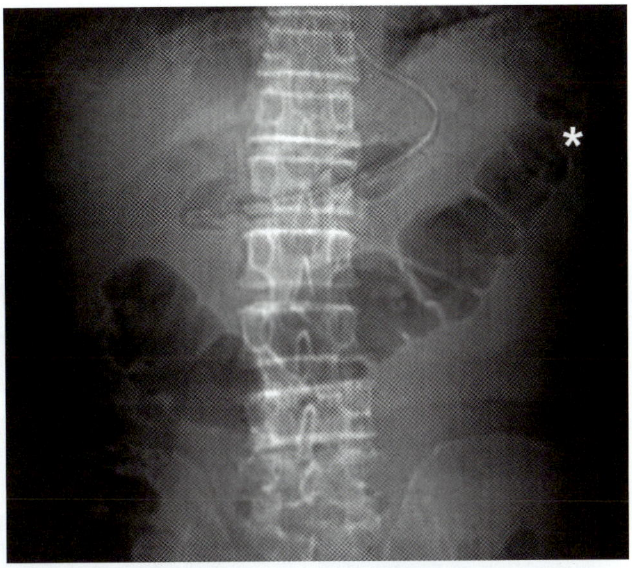

그림 5-124. 급성 췌염의 단순복부. 급성 췌염의 염증성병변이 횡행결장인대로 파급되어 결장의 기능성연축(functional spasm)이 발생하고 그로 인해 비장굴곡(*) 원위부로는 대장내 공기의 진행이 되지 않을 때 colon cut-of sign이 보일 수 있다.

B. 초음파검사

췌장이 전반적으로 커지고 초음파상 에코가 떨어져 보이지만 출혈, 괴사가 진행되면 에코가 불균일해진다. 췌장주변의 액체저류, 가성낭종은 저에코로 보인다.

C. CT

급성 췌염의 초기검사와 추적검사로 가장 일반적으로 쓰이고 있으며 역동적 조영증강스캔(dynamic contrast enhanced scan)을 통해 췌장과 주변조직의 변화를 가장 정확히 파악할 수 있다. 췌장의 종대, 췌장 주변 지방의 염증성 침윤뿐만 아니라 췌실질괴사, 액체저류, 가성낭종, 농양, 주변혈관의 혈전증이나 가성 동맥류 형성 또는 위장관누공 등의 합병증 유무와 그 범위를 평가할 수 있다(그림 5-125). 위와 같은 CT소견으로 급성 췌염의 예후를 예측할 수 있는데 췌장효소치가 상승했음에도 정상 CT소견일 경우에는 grade A, 췌장의 부종만이 보이는 경우 grade B, 췌주변조직에 침윤이 있는 경우 grade C, 어느 한 부위에 액체저류가 동반된 경우 grade D, 그리고 두 부위 이상에 액체저류가 있는 경우 grade E로 하며(grade A~E, 1점~5점) 이와는 별도로 췌장 자체의 괴사정도에 따라 점수를 부과하여(정상, 0점; 1/3 미만, 1점; 1/3~1/2, 2점; 1/2이상, 3점) 두 점수의 합을 내며 이를 CT severity index라 정의한다.

2. 만성 췌염(chronic pancreatitis)

형태학적인 변화가 없거나 섬유화, 석회화, 가성낭종

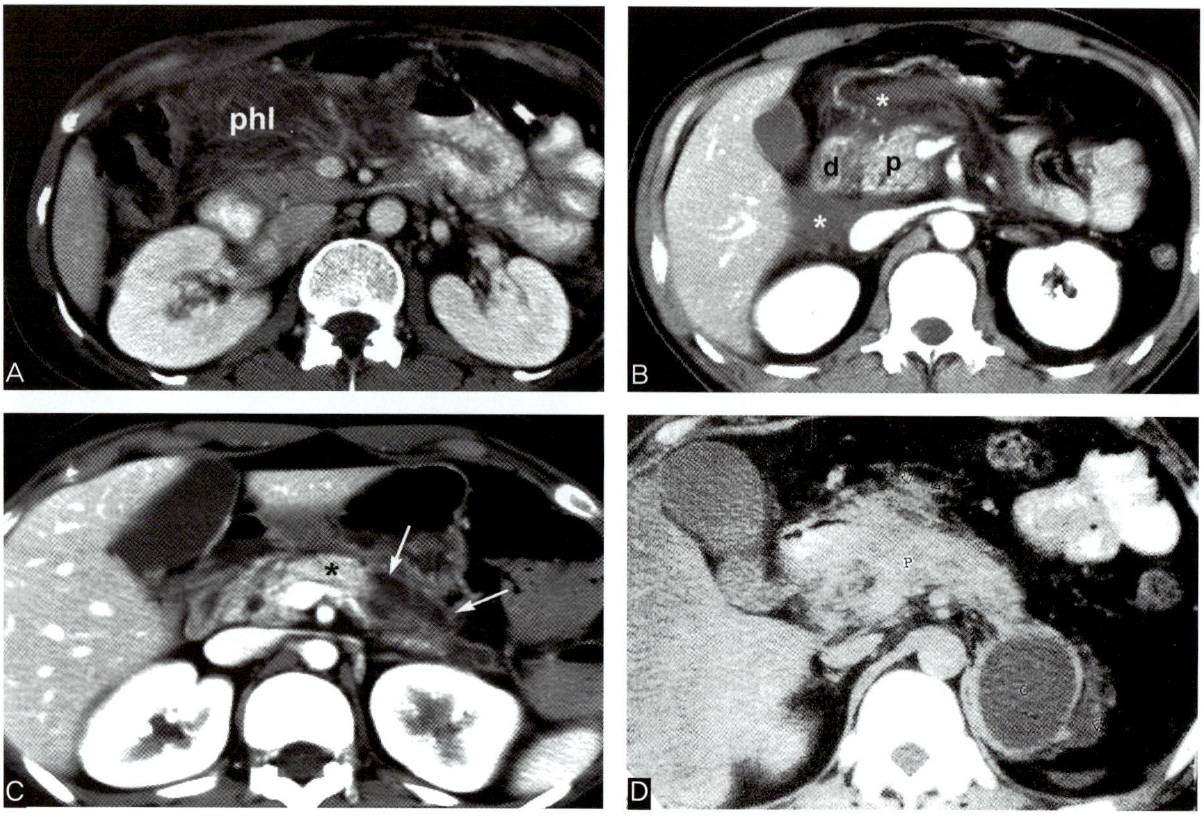

그림 5-125. 급성 췌염의 다양한 CT소견. A. 췌염이 장간막을 따라 파급되어 지방층에 염증성 변화(phl=phlegmon)를 일으켰다. B. 췌두부(p)와 십이지장(d)의 앞뒤로 췌염의 의한 액체저류(*)가 후복막강과 장간막을 따라 보인다. C. 두부쪽의 체부(*)가 강한 조영증강을 보이는 것과는 달리 체부의 일부가 전혀 조영증강이 없는 체실질 괴사소견(화살표)이 보인다. D. 췌장 가성낭(Pancreatic pseudocyst)의 CT: 췌장의 미부에 낭성 병변(c)과 함께, 췌장주위로 염증성 병변의 파급이 관찰됨(화살표).

의 형성, 췌관 혹은 담관의 확장에 의한 변화를 관찰할 수 있다.

A. 단순복부사진

췌장의 위치를 따라 석회화 병소가 종종 발견된다(그림 5-126).

B. 초음파, CT

췌실질의 석회화, 췌관의 확장, 췌관내 결석, 췌장의 전반적인 에코증가, 췌장 윤곽의 불규칙성, 그 외에 가성낭종과 담도의 확장을 볼 수 있다(그림 5-126). 가성낭종은 급성 췌염이나 만성 췌염에서 모두 보일 수 있으며 대개 단방성으로 벽이 두껍고 낭벽내부가 비교적 매끈하다(그림 5-125). 국소췌염은 췌선암과 감별이 어려울 때도 적지 않다.

C. ERCP, MRCP

췌관의 확장과 협착이 반복적으로 나타나 염주알 모양으로 보인다(그림 5-127).

II. 췌종양

췌장은 내분비 및 외분비 기능을 모두 가지는 소화기관이므로 기원세포에 따라 외분비세포인 췌관상피세포(ductal cell)나 선방세포(acinar cell)종양, 그리고 내분비세포인 도세포(islet cell)종양으로 분류할 수 있다.

1. 췌관상피세포선암(ductal cell adenocarcinoma)

가장 문제가 되는 흔한 원발성 악성종양으로 췌선암으로 부른다. 침윤성성장으로 주변장기를 쉽게 침범하

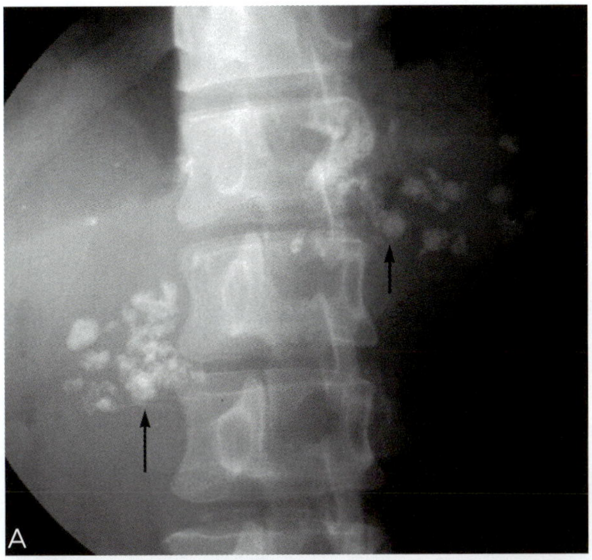

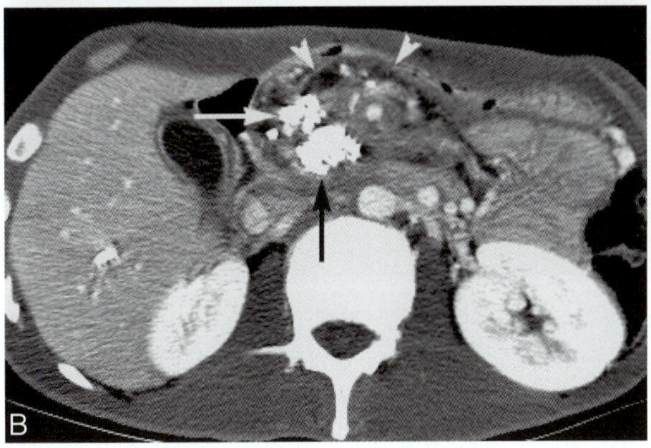

그림 5-126. 만성 췌염. A. 단순복부사진에서 상복부 중앙부위에 수많은 고밀도의 석회화(화살표) 소견이 보인다. B. 췌장두부위치의 CT상 췌실질내 석회화(화살표)소견과 확장된 췌관이 일부(화살촉)가 보인다.

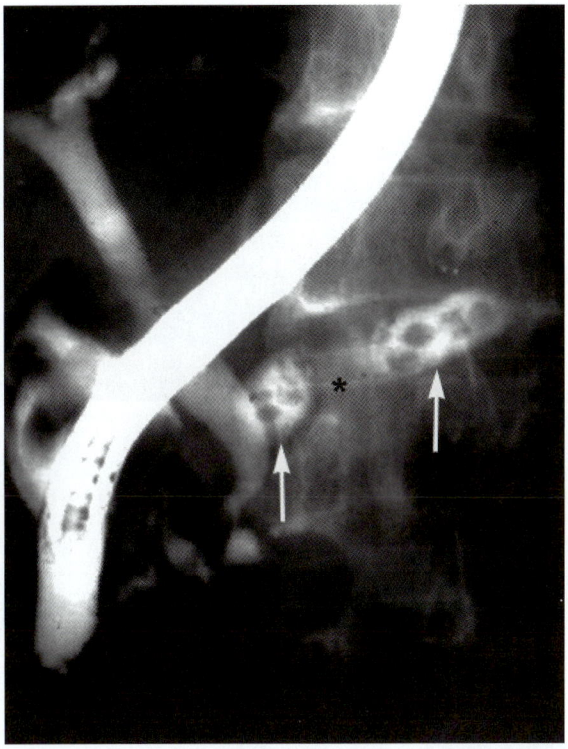

그림 5-127. 만성 췌염의 내시경적 역행성 췌조영술. 췌관의 확장(화살표)과 협착(*)이 동시에 있으며 췌관내에 수많은 결석들이 보인다.

는데 두부에서 발생하는 경우가 가장 많으며 이때 총수담관을 침범하여 황달을 일으키기 쉽다.

체부나 미부에서 발생할 경우에는 발견이 더 늦어지며 체중감소와 요통이 주증상인 경우가 많다. 또한 성인에서 특별한 원인이 없이 췌염이나 당뇨가 생기면 췌선암의 가능성을 생각해 보아야 한다.

A. 초음파소견

대부분이 주변 췌실질에 비해 에코가 떨어진다. 두부에 발생한 경우 부수되는 소견으로 췌관이나 담도의 확장을 볼 수 있다(그림 5-128).

B. CT

보통 2cm이하의 병변은 발견이 쉽지 않다. 종괴는 주변 실질보다 밀도가 떨어지는 경우가 많고, 췌관 및 담관의 확장, 복강동맥(celiac trunk)이나 상장간막동맥(SMA)주변의 연부조직비후(soft tissue thickening)나 종괴가 직접 췌장 후복막쪽으로 파급되는 모습을 보인다(그림 5-128). 국소 림프절 전이, 간전이 등의 소견도 용이하게 관찰된다.

C. 자기공명영상

CT에 비해 연부조직의 대조도가 높아서 작은 병변을 찾는데 유리하다. T1강조영상에서 췌실질보다 낮은 신호강도로 나타난다. 췌선암은 혈관이 적고 섬유성간질이 많아 동맥기에는 주변췌실질에 비해 조영증강이 되지 않는다.

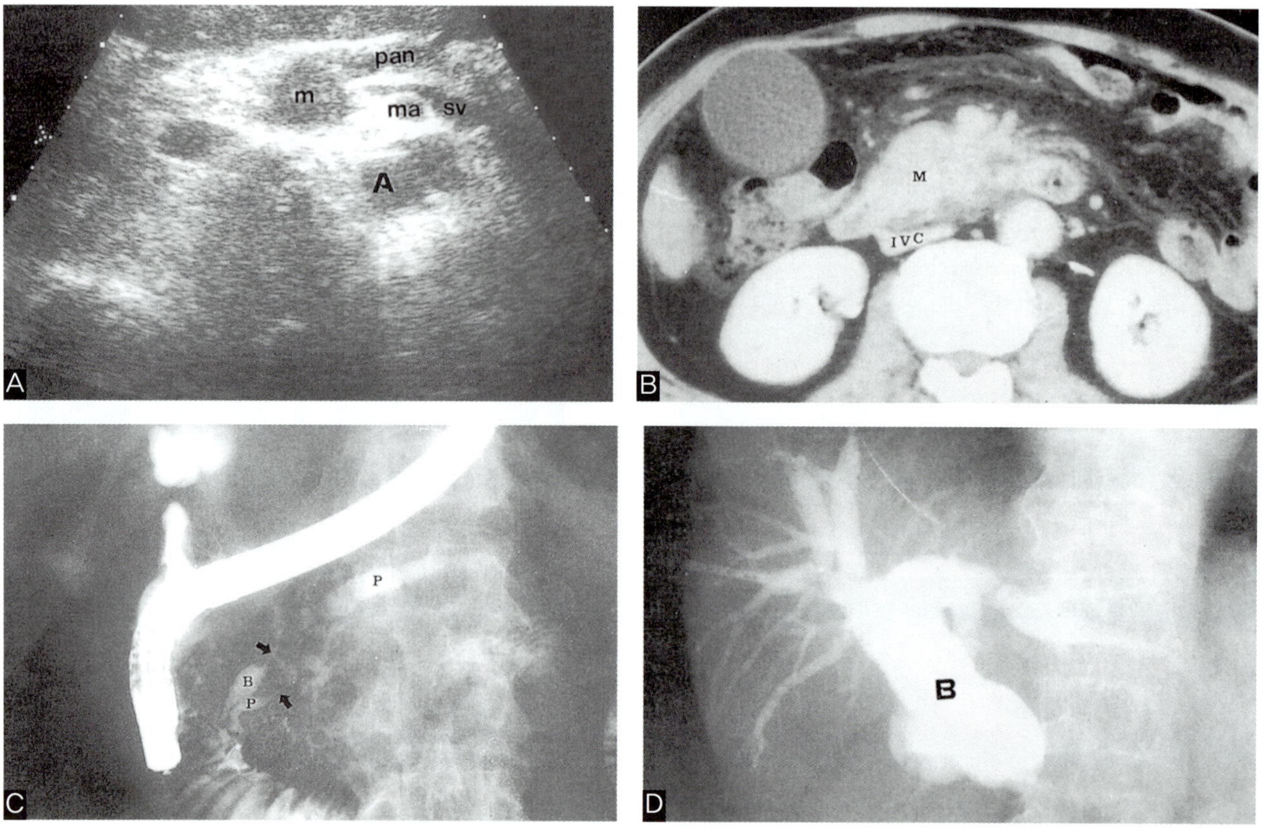

그림 5-128. 췌장암(Pancreatic carcinoma). A. 초음파 : 췌장(pan) 두부에 비교적 균일한 저에코의 종괴(m). A; Aorta, SV; splenic vein, ma; superior mesenteric artery. B. CT : 췌장두부에서 하대정맥(IVC)을 압박하는 경계가 불분명하고 조영증강이 잘 되는 종괴(M). C. ERCP(내시경적 역행성 담췌조영술) : 'double duct sign' - 종괴에 의해 췌장내 담도(B)와 췌관(P)이 함께 연속적으로 협착(화살표)되어서 원위부 췌담도확장이 초래된 소견을 말함. D. PTC(경피적 경간 담도조영술) : 종괴에 의해 근위부의 담도(intra- & extrahepatic bile duct : B)가 확장됨.

D. ERCP, MRCP

병변에 의해 췌관과 담관의 원위부가 좁아지면서 그 근위부가 동시에 확장되는 double duct sign을 확인할 수 있다. 협착이 심한 경우 ERCP로는 조영제가 폐쇄부를 통과하여 근위부에 이르지 못하지만 MRCP에는 그러한 제한이 없다.

2. 장액성낭선종(serous cystadenoma)

다수의 매우 작은 낭(microcystic)으로 구성된 양성종양으로서 초음파상에는 해면상의 작은 낭들에 의해 고에코의 병소로 보이며 CT상에는 경계가 좋은 저밀도의 종괴로 간혹 중심부에 성상반흔(stellate scar)을 관찰할 수 있다. 드물지만 큰 낭종형태를 보이는 경우도 있다.

3. 점액성낭성신생물 (mucinous cystic neoplasm)

노년층 여자에서 췌장미부에 많이 발생하는 종양으로서 크기가 큰(macrocystic) 단방 혹은 다방성의 종괴로 악성의 잠재성이 있으며 내부에 고형의 부위도 있다. 내부의 점액성분 때문에 T1강조 자기공명영상에서 고신호강도를 나타낸다. 외부로 소엽상을 보이며 석회화와 주변 혹은 간으로의 전이도 동반될 수 있다(그림 5-129).

4. 췌관내유두상점액성종양 (intraductal papillary mucinous tumor; IPMT)

조직학적으로는 점액성낭성신생물과 동일하지만 주

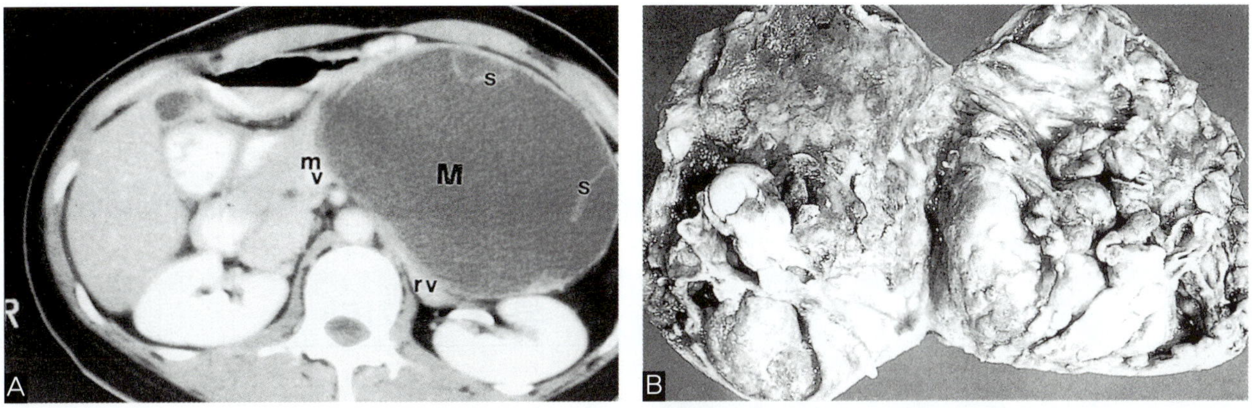

그림 5-129. 췌장 점액암종(Pancreatic mucinous neoplasm). A. CT : 췌장체부에서 커다란 피막과 내부에는 격막(internal septation)이 있는 종괴(m)가 관찰됨. Beak sign이 관찰되고, 좌신정맥(rv)과 상장간막정맥(mv)을 압박하여서 이 종괴는 췌장 기원의 종괴임을 시사함. B. 병리소견 : 내부에서 폴립양 병변이 나타나는 낭성종양의 절개된 모습.

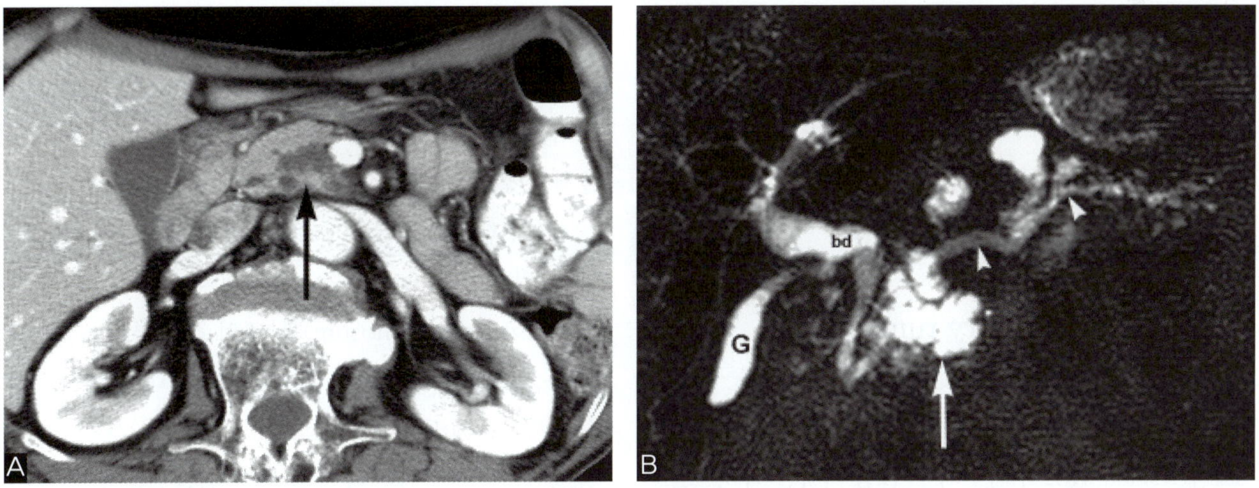

그림 5-130. 췌관내유두상점액성종양. A. CT상 췌두부에 다엽성의 저밀도병변(화살표)이 보인다. B. 자기공명담췌조영술에서 췌두부의 포도송이모양의 낭성병변(화살표)과 함께 늘어난 췌관(화살촉)아 고신호강도로 보인다. bd=간이담관, G=담낭.

로 노년층 남자에서 췌장두부에 흔하며 췌장관상피세포에서 유두상으로 증식하면서 점액을 분비하여 임상적으로 췌관폐쇄로 인한 췌염으로 발견되곤 한다. 점액으로 확장된 췌관은 T2강조 자기공명영상에서 고신호강도로 보인다(그림 5-130). ERCP에서는 내시경을 통해 췌관내 점액을 직접 볼 수 있지만 그 점액 때문에 조영제를 췌관내로 적절히 주입할 수 없는 한계가 있다.

5. 도세포종(islet cell tumor)

분비되는 호르몬에 의해 증상을 보이는 기능성종양이 많지만 비기능성종양도 드물지 않다. 인슐린종은 대개 크기가 작아 초음파나 CT로 발견하기가 힘들다. 혈관검사를 하면 다른 호르몬을 분비하는 종양과 마찬가지로 혈관과다성 종양이지만, 발견율은 70% 전후이다. 혈관검사로도 발견이 안 될 경우에는 문맥을 통해 비장정맥의 정맥혈 중 부위별 인슐린치를 측정하여 간접적으로 위치를 정하거나 수술대에서 초음파를 시행하여 발견율을 높일 수 있다. 비기능성종양은 호르몬에 관련된 증세가 없어 큰 종괴로 발견되는 경우가 많으며 그에 따라 악성의 빈도도 높다. CT상 췌선암에 비해 명확한 경계를

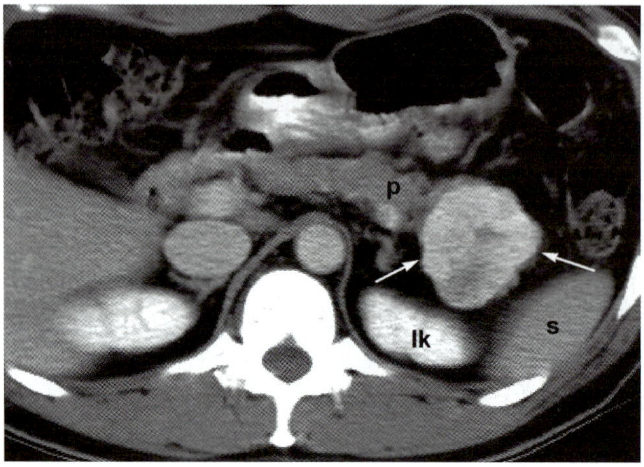

그림 5-131. 췌장의 비기능성 도세포종. 췌미부(p)에 주변조직과 경계가 분명하고 비교적 균일하게 조영증강되는 종괴가 있다(화살표들). 조영증강의 정도는 신장(lk)과 비장(s)의 중간 정도로 강하게 보인다.

보이며 혈관성이 높아 조영증강이 잘 된다(그림 5-131). 크기가 커짐에 따라 내부에 조영증강이 되지 않는 심한 괴사 소견을 동반하기도 한다.

6. 고형성가성유두종양 (solid pseudopapillary tumor; SPT)

서구인에서는 희귀하나 한국인에서는 간혹 보는 췌장종양으로 주로 젊은 여자에서 발생되며, 경계가 좋고 피막으로 둘러싸여 있으며 내부의 출혈성 괴사를 특징으로 하는 저급(low grade) 악성종양이다(그림 5-132).

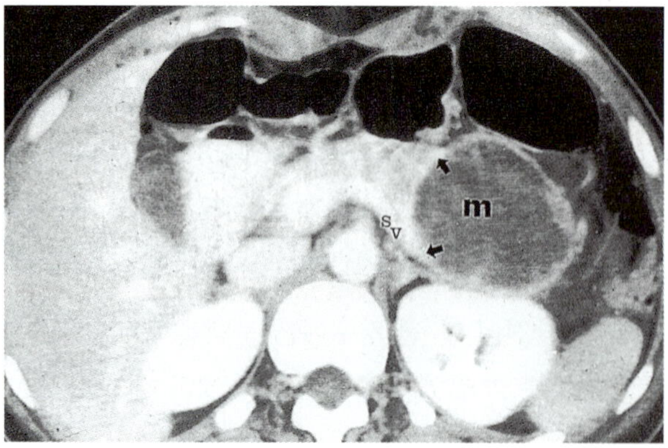

그림 5-132. 고형성가성유두종양. 췌미부에 발생한 종양(m)으로 내부의 출혈성괴사 부위는 조영증강이 되지 않는다. 조영증강되는 섬유성피막(화살표)으로 둘러싸여 있다. SV=비장정맥.

7. 췌장발아종(pancreaticoblastoma)

주로 7세 미만의 소아에서 발병하며 췌장의 구상돌기(uncinate process)에서 발생하고 내부에 출혈성 괴사낭성 변화를 보이는 큰 종괴이다.

9. 복강 및 기타

1. 복강의 구조 및 영상기법

A. 해부학

복강은 벽측복막(parietal peritoneum)과 내부장기에 덮여있는 장측복막(visceral peritoneum) 사이의 공간이며 내부장기들을 고정시키고 연결하는 인대(ligament)나 장간막(mesentery)은 일종의 복막주름이다. 복막주름의 내부는 복막하공간(subperitoneal space)으로 지방조직, 혈관, 림프, 신경계를 포함하며 감염, 신생물, 염증, 출혈성 질환들이 인접조직으로 확대되는 경로가 된다.

겸상인대(falciform ligament)는 간과 전복벽을 연결하고 위간인대(gastrohepatic ligament)는 간의 정맥관삭(ligamentum venosum)과 위의 소만곡(lesser curvature)을 연결한다(그림 5-133). 위간인대와 연속되는 간십이지장인대(hepatoduodenal ligament) 내부로 간동맥, 문맥과 총수담관이 주행하며 위간인대와 함께 소망(lesser omentum)을 형성한다. 소낭(lesser sac)은 췌장과 좌측 신장 앞으로 위, 소망, 위결장인대, 횡행결장간막, 횡경막에 의해 둘러싸인 공간으로 우측의 대망공(epiploic foramen=foramen of Winslow)을 통해 나머지 복강과 교통한다(그림 5-133). 길게 늘어진 위비장인대(gastrosplenic ligament)의 뒤쪽 주름은 횡행결장간막과 결합되고 앞쪽 주름은 위장의 대만곡(greater curvature)과 횡행결장사이의 위결장인대(gastrocolic ligament)가 되며 그 하방에서 서로 융합된 위비장인대가 아랫쪽으로 길게 뻗어내려가 대망(greater omentum)을 형성한다(그림 5-134). 장간막은 장관과 후복벽을 연결하는 복막주름으로서 상행, 하행결장의 장간막은 발생과정 중에 후복벽의 복막과 결합되어 없어진다.

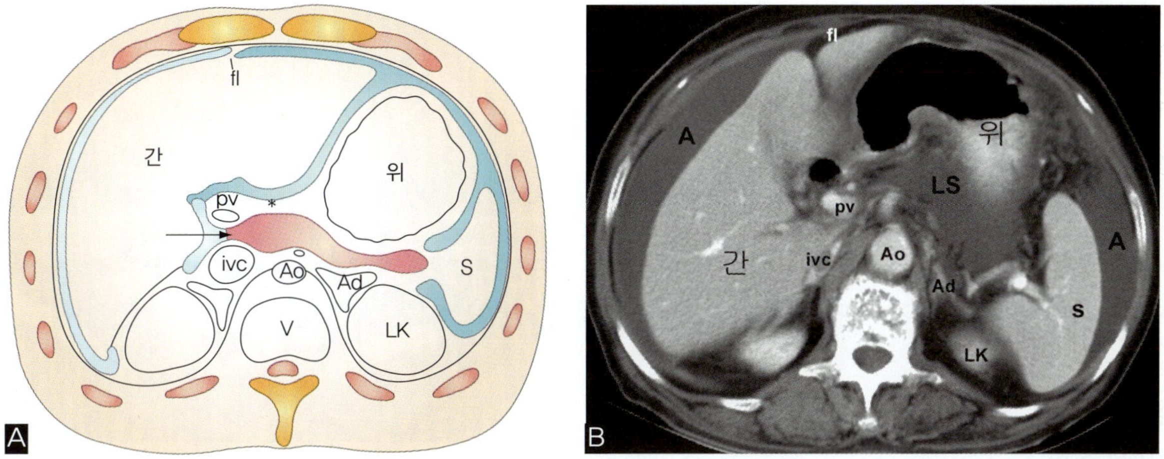

그림 5-133. 상복부 단면도. A. 회색과 검정색으로 표시된 부위가 복강으로 실질장기와 복벽사이의 공간이며 복막으로 둘러싸여 있다. 소낭(화살표)은 간문맥(pv)과 하대정맥(ivc)사이의 대망공(화살표)을 통해 나머지 복강과 교통한다. B. 상복부 CT. A=복수(ascites), Ad=부신, Ao=대동맥, fl=겸상인대, LS=소낭(lesser sac), s=비장, v=척추, LK=신장, *=소망(lesser omentum).

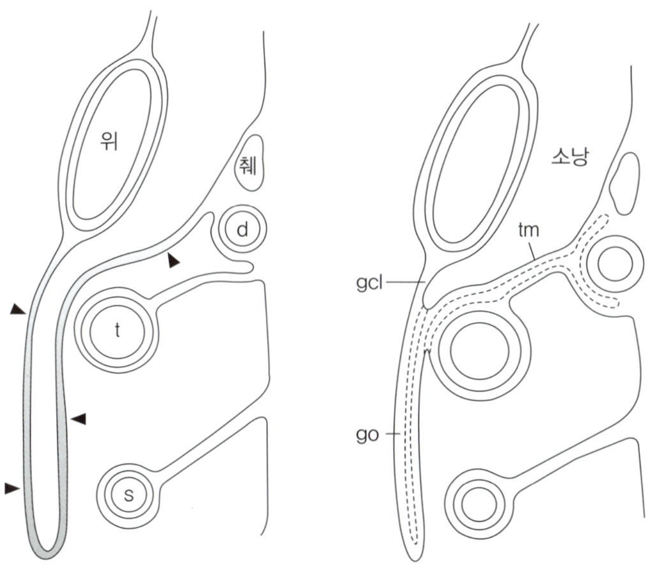

그림 5-134. 대망의 형성. 길게 늘어진 두겹의 위비장인대(화살촉들)가 위결장인대(gcl), 횡행결장간막(tm)의 일부가 되며 횡행결장하부로는 서로 결합하여 대망(go)을 형성한다. d=십이지장, t=횡행결장, s=소장.

B. 복강의 영상기법

단순복부촬영이 유용한 경우는 복강내 가스가 있을 때 정도이며 장간막, 대망, 소망 등의 복강내 구조물들을 직접 영상으로 보기 위해서는 CT가 가장 유용하다. 경구조영제와 혈관조영제를 이용하면 연부조직이나 액체저류를 장관과 구별하기 쉬워지며 실질장기와 복막이 조영증강되어 진단에 도움이 된다. 초음파의 경우 장관내의 가스, 장간막의 지방층에 의한 고에코가 병변에 대한 적절한 평가를 어렵게 할 수 있으며 자기공명영상은 조직대조도가 높고 다면촬영이 가능한 장점이 있지만 공간해상력이 CT에 비해 낮고 호흡과 장관의 움직임으로 발생하는 인공물(artifact)에 의해 화질이 떨어진다.

2. 복강, 장간막, 대망 및 복부 외벽 질환

A. 복강내 액체저류

간경화 등에 의한 문맥고혈압(portal hypertension), 신증후군 등에 의한 저알부민증으로 오는 여출성 복수와 악성신생물이나 복막염에 의한 삼출성 복수가 가장 많다. 원인질환이 CT상 직접 나타나지 않는 경우에는 염증성여출액과 신생물에 의한 복막암종증(peritoneal carcinomatosis)과의 감별이 쉽지 않다. 특히 우리나라에 많은 결핵성 복막염은 CT상 복막비후, 소방형성, 복막결절, 대망침윤 등 암종증과 겹치는 소견이 많다.

복강내 액체는 중력에 따라 골반강내 pouch of Douglas(여자에서는 Cul-de-sac, 남자에서는 rectovesical fossa)에 먼저 차게 되지만 복부내의 음압과 호흡의 영향으로 방광주변에서부터 결장주위홈(paracolic gutter)을 따라 복강내로 올라간다. 특히 우측은 간하공간(right subhepatic space=Morrison's pouch), 횡경막 하공간(subphrenic space) 그리고 소낭(lesser sac)과도 연결되는데 이러한 액체저류의 편향성으로 인해 복강내 농양은 골반강, 우측 간하부, 횡경막하부에 호발하며 이 밖에 회맹부의 소장간막주름사이, S결장간막, 우측 결장주위홈도 악성 복막파종의 호발부위가 된다(그림 5-135).

B. 장간막 질환

1) 종양성 질환

① 데스모이드(desmoid) : 현미경적으로는 매우 침습적인 질환이지만 CT상에는 경계가 뚜렷한 균일한 고형조직밀도로 보인다. 섬유성분이 많아 CT조영제에 지연조영증강이 되지만 점액양변성(myxoid degeneration)부위는 조영증강이 떨어진다(그림 5-136).

② 지방종, 지방육종 : 양성 지방종은 균일한 지방조직밀도로 나타나며 경계가 좋지만 악성 지방육종은 지방조직과 고형조직밀도가 뒤섞여 있다.

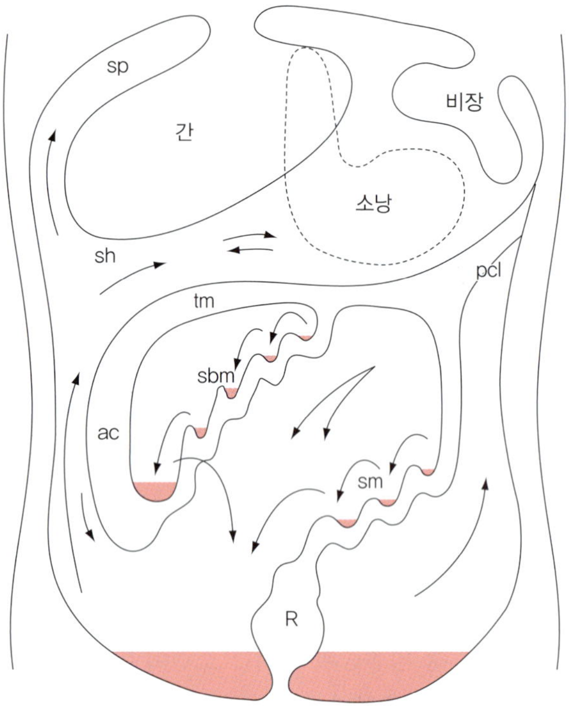

그림 5-135. 복강내 액체의 흐름. 복강내 액체는 중력, 음압, 호흡의 영향에 따라 화살표방향으로 흐른다. ac=상행결장, pcl=횡경막결장인대, R=직장. sbm=소장간막, sm=S결장간막, sh=우측간하부, sp=횡경막 하공간, tm=횡행결장.

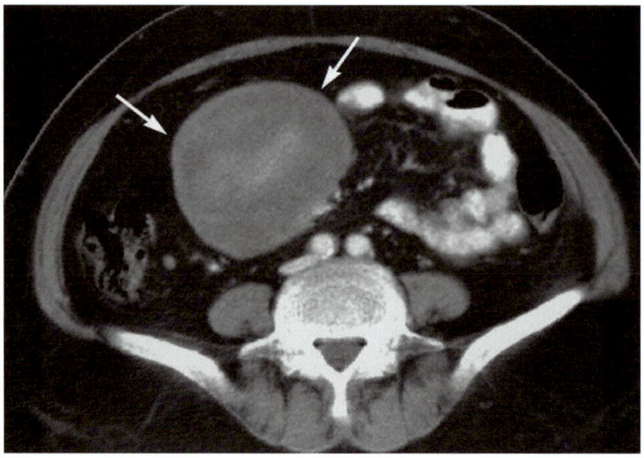

그림 5-136. 데스모이드. 소장간막에서 발생한 경계가 명확한 고형의 종고가 보인다(화살표들).

③ Castleman종(=angiomatous lymphoid hyperplasia) : 균일한 고형조직으로서 조영증강이 강한 경우가 많다.

④ 악성 중피종(mesothelioma) : 복막이 불규칙한 결절성으로 두꺼워지고 대망, 장간막을 침범하며 위장관을 유착, 고정시킨다. 장간막 주름이 두꺼워지면 CT상 방사상으로 뻗은 stellate pattern이 나타난다.

⑤ 전이암 : 복막주름을 통한 인접장기의 침범, 림프성 전이, 복강내 파종등의 경로를 통한다. 암종증이 미만성으로 장간막을 침범하여 두꺼워지면 역시 stellate pattern이 보일 수 있다(그림 5-137). 가성점액종(pseudomyxoma peritonei)은 주로 충수돌기나 난소의 점액분비종양이 복강내로 파열되어 다량의 점액성분이 장간막, 복강, 대망 등에 축적된 것으로 다방성, 다격막성 낭종, 석회화를 동반한 저밀도의 종괴 등이 보이고 특히 간표면의 압박변형소견(scalloping)이 특징적이다(그림 5-138).

⑥ 림프종 : 다양한 크기의 림프절종괴로 나타나며 특히 non-Hodgkin 림프종에서는 50%가량에서 장간막을 침범한다. 장간막의 내부혈관을 둘러싼 주변조직의 비후를 나타내는 'sandwich sign'이 진단

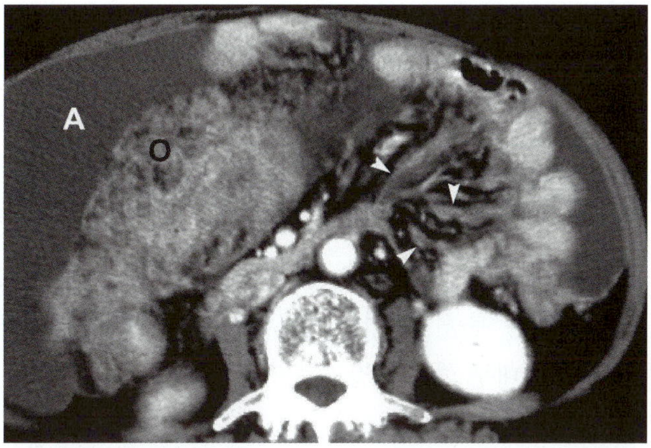

그림 5-137. 장간막의 전이성 암종. 진행된 복막암종증의 CT에서 미만성 침윤으로 장간막이 두꺼워져 방사상 패턴을 보인다(화살촉). 두꺼워진 복막으로 둘러싸인 복수(A)와 omental cake(O)도 동반되어 있다.

에 도움이 된다(그림 5-139).

⑦ 유암종(carconoid tumor) : 결합조직형성반응(desmoplastic reaction)이 많아 주변 장간막을 고착시키고 인접된 장관을 좁히는 경향이 있다. CT상 종괴주변으로 심한 섬유성 퇴축을 보인다.

⑧ 장간막 낭성 종괴의 감별 : lymphangioma, pseudocyst, enteric duplication, enteric cyst, teratoma, mesothelial cyst.

2) 염증성, 침윤성 질환

① 췌염 : 횡행결장간막과 소장간막에 복막하로 염증이 확대되며 봉소염(phlegmon), 액체저류, 출혈, 가성낭종, 농양을 평가하는 데 CT가 가장 유용하다.

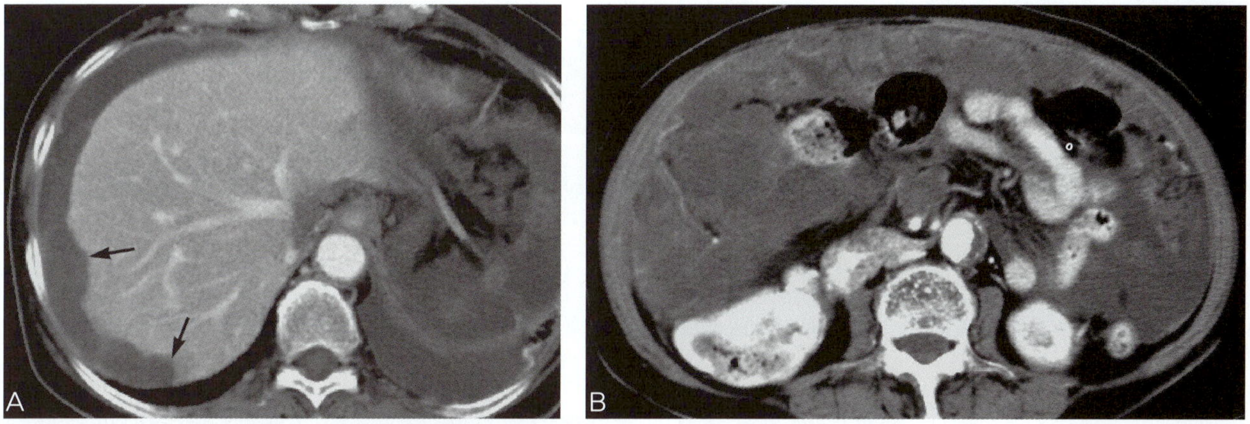

그림 5-138. 가성점액종. A. 대장의 점액성암종에서 기인한 가성점액종이 간표면을 압박하고 있다(화살표). B. 대망, 장간막, 복강내에 다량으로 축적된 점액성분이 보인다.

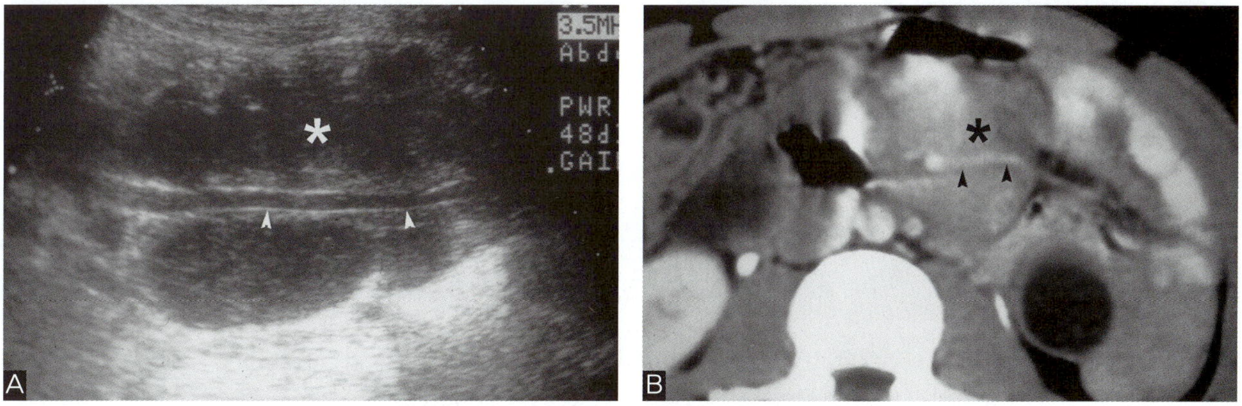

그림 5-139. 장간막 림프종 : sandwich 징후. A. 초음파상 저에코의 종괴(*)를 관통하는 혈관(화살촉)이 보인다. B. CT상 경로와 직경이 잘 유지되고 있는 조영증강된 혈관(화살촉)이 종괴(*)내에 보인다.

② 크론병 : 장간막에 섬유지방성증식(fibrofatty proliferation), 누공, 농양등이 동반되면 CT상 밀도가 증가한다(그림 5-140).

③ 게실염 : 증세를 동반한 게실염의 20%가량은 장간막농양이나 누공을 동반한다.

④ 지방층염(panniculitis) : 5, 60대 남자에서 소장근위부 장간막에 많다. 염증(mesenteric lipodystrophy)과 섬유성변화(retractile mesenteritis)에 따라 CT상 뚜렷한 고형종괴에서부터 지방조직과 뒤섞인 경계가 좋지않은 고밀도의 병변으로 나타난다.

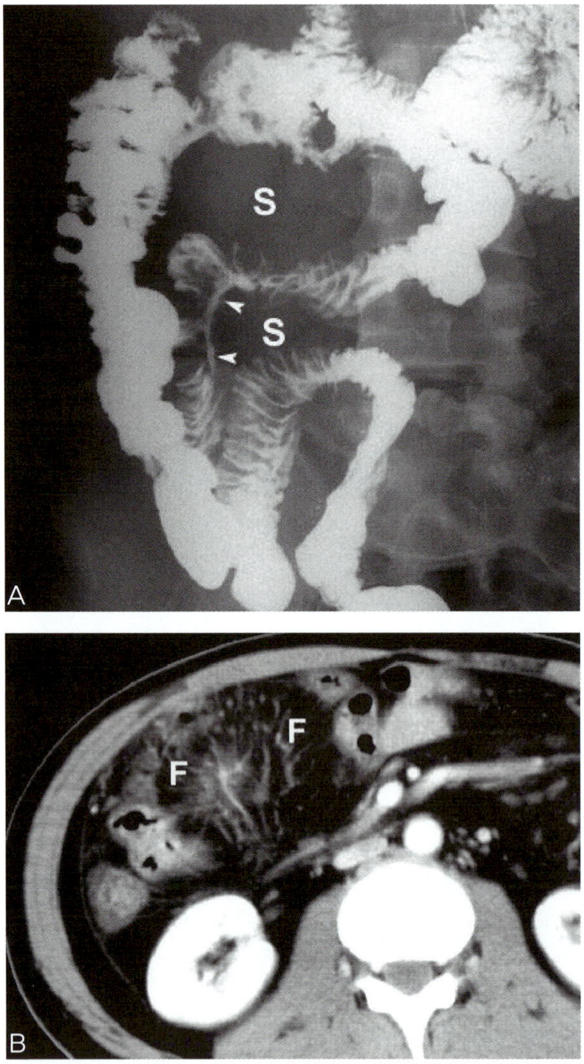

그림 5-140. 크론병. A. 바륨조영사진에서 소장의 종축을 따라 궤양(화살촉)이 있고 장관들 사이의 거리가 벌어져 보인다(S). B. CT상 장간막의 섬유지방성 증식(F)으로 장관들 사이가 벌어지고 밀도가 증가된다.

⑤ 결핵 : 장간막, 대망, 췌장주위 림프절 비대가 많고 40% 정도는 중앙부 괴사를 동반한다. 간비종대, 고밀도복수, 복막의 조영증강, 장벽비후 등이 보인다.

⑥ 외상 및 출혈 : 둔상, 동맥류파열, 항응고치료, 혈소판감소증 등으로 내출혈이 오며 급성출혈 시 CT hounsfield단위가 50~60 정도로 증가한다.

⑦ 장간막 부종 : 전반적으로 장간막의 CT밀도가 높아져 내부 혈관이 잘 보이지 않게 된다.

C. 대망의 질환

① 종양성 질환 : 난소로부터의 전이암이 가장 많고 위암, 대장암, 췌암, 유방암, 자궁내막암 등도 흔하다. 원발암이 발견되지 않는 선암(adenocarcinoma)도 드물지 않으며 영상검사상 대망전이가 발견되면 이미 병변이 복강내로 퍼져 있음을 의미한다. CT상 'omental cake'이라는 표현은 종괴가 완전히 대망을 대체하고 있는 경우이며 작은 결절들과 침윤소견만 있는 경우에는 'smudged omentum'이라 한다(그림 5-137, 141).

② 염증성 질환 : 췌염이 심한 경우 횡행결장을 지나서 대망에 염증, 농양, 가성낭종을 형성하기도 한

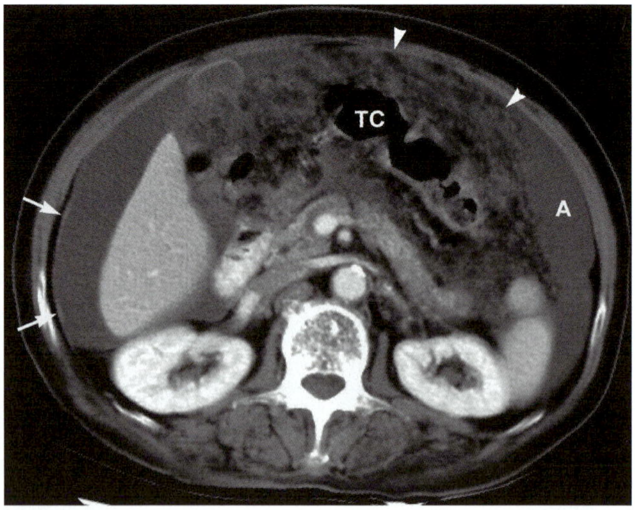

그림 5-141. 대망의 암전이. 대장암의 복막암종증에서 악성침윤으로 대망이 얼룩져(smudged omentum, 화살촉) 보이며 일부 복막의 비후가 있다(화살표). 복막결핵에서도 동일한 CT 소견을 보일 수 있다. A=복수, TC=횡행결장.

다. 복막결핵이 있는 경우 'omental cake'이나 'smudged omentum' 소견이 동반될 수 있으므로 이 소견만으로는 전이암과 감별이 되지 않는다. 간혹 비특이적인 지방층염이 생길 수 있다(그림 5-142).

③ 대망 낭종 : 장간막 낭종과 동일하다.

④ 기타 질환들 : 원발성 분절성 경색증(primary segmental infarct), 염전(torsion) 등은 급성복증을 일으키며 각각 CT밀도의 증가, 소용돌이 모양의 혈관을 보인다.

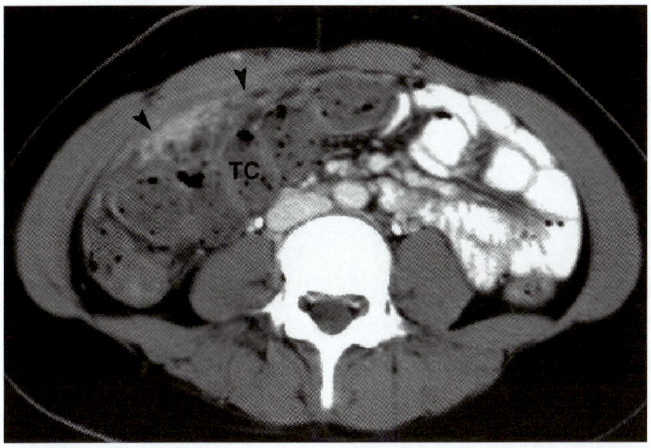

그림 5-142. 대망의 지방층염. 대망이 비특이적인 염증적 종괴로 대체되어 강한 조영증강이 보이며(화살촉) 전이암에 의한 omental cake과 감별이 어렵다. TC=횡행결장.

D. 복부, 골반 탈장

1) 복강내부 탈장(internal hernia)

장관이 정상적인 복강내에서 복막이나 장간막의 틈새를 통해 빠져나가 복부내의 다른 구획에 둘러싸인 형태로서 동통, 장폐쇄등의 증세가 있을 때 바륨검사, CT가 도움이 된다. 일정 부위에 고정된 장관내로 바륨이 잘 진행되지 않고 근위부장관이 확장된다. 좌측 십이지장주위 탈장(left paraduodenal hernia)이 가장 흔하며 횡단면 CT상 고정된 장관 앞쪽으로 주행하는 하장간막정맥(inferior mesenteric vein)과 상행좌측결장정맥(ascending left colic vein)이 보인다(그림 5-143). 우측 십이지장주위 탈장은 상장간막동맥과 그 회장결장분지들이 장

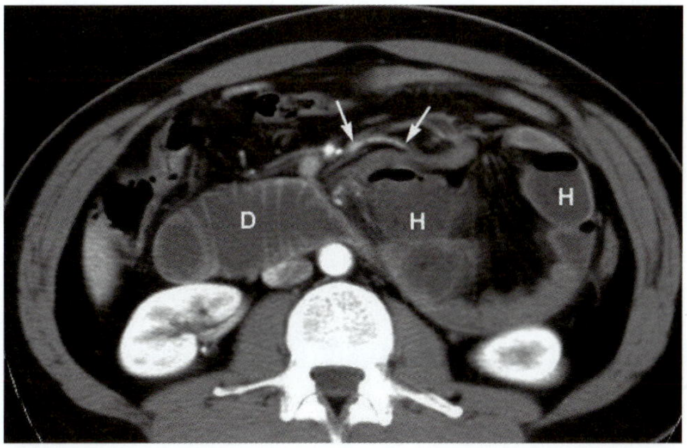

그림 5-143. 좌측 십이지장주위 복강내 탈장. 좌상복부에 장간막과 함께 후복벽쪽으로 탈장된 소장(H)의 일부가 보이며 탈장근위부의 십이지장(D)이 확장되어 있다. 하장간막정맥에 유입되는 상행좌측결장정맥(화살표)이 탈장된 장관의 앞쪽에 위치하고 있다.

관 앞쪽에 위치한다. 그 외에 Winslow공 탈장, 맹장주변탈장(pericecal hernia), S결장간 탈장(intersigmoid hernia), 경장간막 탈장(transmesenteric hernia), 경대망 탈장(transomental hernia) 등이 있다.

2) 복강외부 탈장(external hernia)

① 복벽 탈장 : 선천적 혹은 수술 후에 약해진 복벽을 통해 대망, 장관 또는 다른 복부장기들이 복막에 싸인채로 빠져나간 형태이다. 아이들에 많은 제대탈장(umbilical hernia) 이외에 선천적으로 근육이 없거나 근막이 약한 부위에 복측 탈장(ventral hernia), Spigelian탈장(그림 5-144), 요부탈장(lumbar hernia) 등이 올 수 있다. 복부수술환자의 5%에서 수술후 4개월 이내에 절개부 탈장(incisional hernia)이 있으며 주로는 정중선 가까이의 절개부에 많고 장관감돈이 빈번하다.

② 골반, 서혜부 탈장 : 모든 복부탈장의 75%가 서혜부탈장으로서 장관을 포함한 복막낭이 서혜관을 통해 빠져나온 간접성 서혜부탈장(indirect inguinal hernia)이 가장 흔하다. 단순복부영상에서 서혜부에 가스음영을 포함한 연부조직이 보이고 바륨위장관검사로 장관의 탈장을 확인할 수 있다. 초

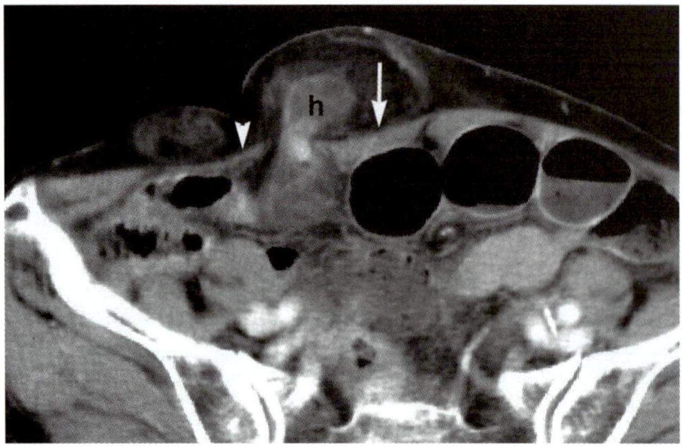

그림 5-144. Spigelian탈장. 우측복직근(화살표)과 복사근(화살촉) 사이로 빠져나간 소장의 탈장(h)이 피하지방층에 보인다.

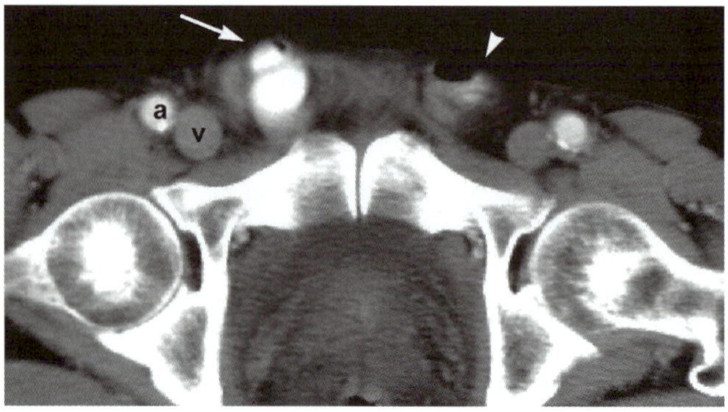

그림 5-145. 서혜부탈장. CT상 고밀도의 경구조영제가 차 있는 소장의 우측서혜부탈장(화살표)과 공기음영이 있는 소장의 좌측서혜부탈장(화살촉)이 동시에 보인다. a=대퇴동맥, v=대퇴정맥.

음파나 CT는 탈장된 내용물을 파악하여 다른 병들을 감별하는 데 도움이 된다(그림 5-145). 하복벽의 약한 부위를 통해 발생하는 직접성 서혜부탈장은 장관폐쇄를 일으키는 경우가 드물다. 대퇴부탈장(femoral hernia)은 여자에 많고 서혜인대 아래로 복재정맥(saphenous vein)을 따라 내려가며 장관감돈이 많다. 그 외 폐쇄공(obturator foramen), 좌골공(sciatic foramen)을 통하거나 골반하부의 근막을 통한 회음부 탈장 등이 있다.

E. 복부 외벽 질환

복벽은 바깥쪽에서부터 피부, 피하조직, 표층근막, 복근, 심부근막, 복막전지방(properitoneal fat)과 복막으로 이루어져 있다. 외상이나 수술 후 혹은 면역력이 저하된 환자에서 봉소염(cellulitis)이 생길 수 있으며 배액이 필요한 농양형성 여부를 CT로 감별할 필요가 있다(그림 5-146). 방선균증(actinomycosis)은 섬유화가 심한 종괴를 형성하는 특징이 있어 종종 악성종양과 감별이 어렵다. 복강내 종양이 직접 복벽을 침범할 수 있으며 간혹 양성종양이나 악성육종, 혈행성 전이암 등이 발견된다.

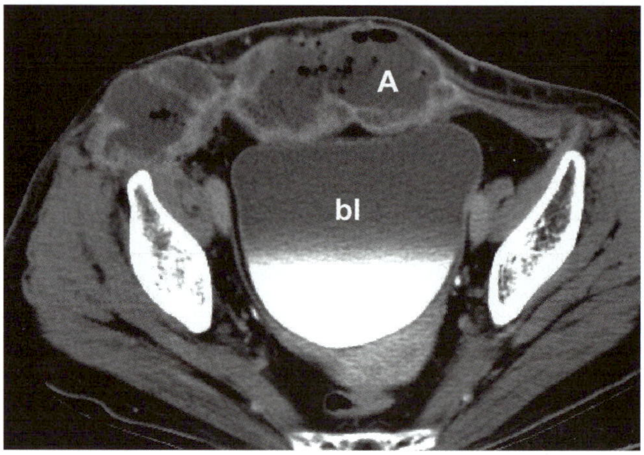

그림 5-146. 복벽 농양. 가장자리의 조영증강으로 경계지워지는 농양(A)내에 액체와 공기음영이 보인다. bl=방관.

10. 급성 복증

A. 담도성 선통

방사선 비투과성의 담석은 약 15% 정도로 실제 단순복부사진에서는 잘 보이지 않아 별로 도움이 되지 않으므로, 선별검사로 초음파를 이용하고 불확실한 경우에는 ERCP, CT 또는 MRCP를 이용한다. 가끔 우결장곡(hepatic flexure)이나 십이지장의 측벽을 누르는 연부조직이 있는 경우 담낭의 팽창을 의심할 수 있다.

- 담석 장폐쇄(gallstone ileus) : 담관 내에 공기가 있고 소장의 폐쇄와 이소성 담석(ectopic gallstone)을

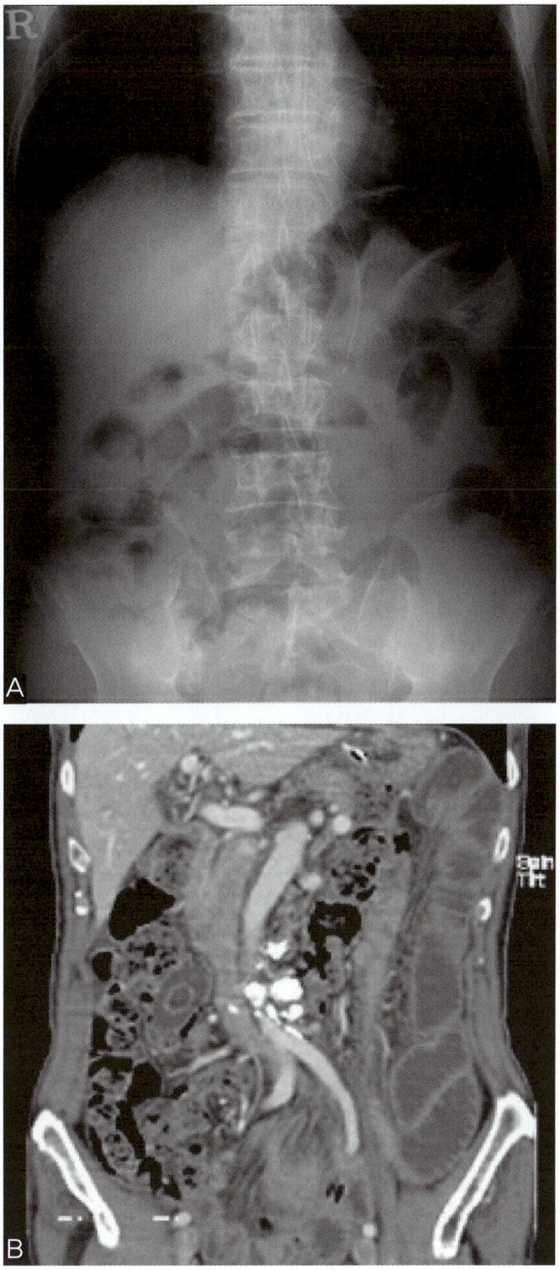

그림 5-147. 담석 장폐쇄. 소장의 폐쇄(A) 와 이소성 담석(B)이 보인다.

발견하면 진단이 가능함(그림 5-147).

B. 십이지장 천공

천공에 의한 복강 내 공기를 확인하기 위하여 환자를 세우거나 측와위(lateral decubitus view)로 복부 사진을 촬영한다. 우상복부의 십이지장 주위나 모리슨낭(Morison's pouch)에 소량의 유리 공기가 보일 수 있으나, 정

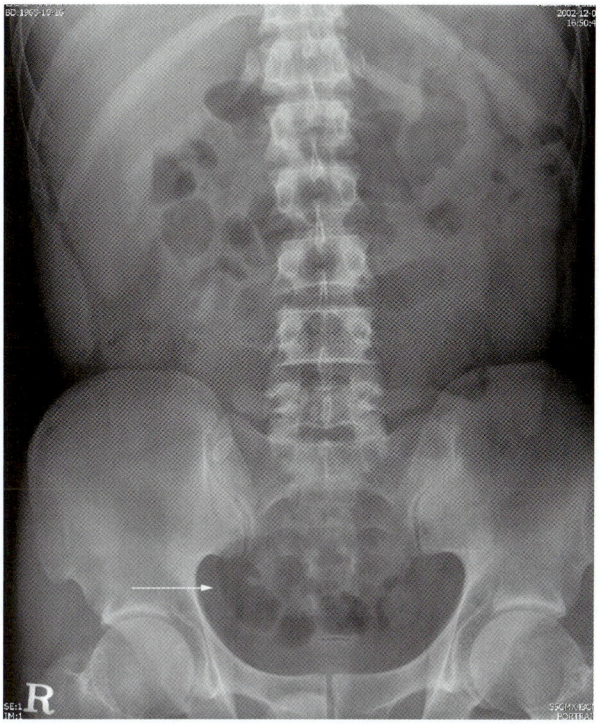

그림 5-148. 결석(화살표)을 동반한 급성 충수염의 단순복부 사진

상적인 십이지장구의 공기와 구별해야 한다.

C. 급성 충수(돌기)염

대부분 전형적인 임상적 소견으로 진단이 가능하며 단순복부사진에서는 충수의 결석이 약 10%에서 관찰되고 결석이 있는 경우 천공될 가능성이 높아진다(그림 5-148). 초음파를 이용하면 95% 이상까지 진단율을 높일 수 있다. 초음파에서 충수돌기의 직경이 6mm 이상이고 압통이 있을 경우 진단이 가능하다. 바륨대장검사에서는 충수돌기가 안보이고 이것이 붙는 맹장부위가 외부에서 압박을 받는 소견을 보이며 압통을 호소하면 진단에 더 도움이 된다.

D. 요관 결석

단순복부사진에서 결석의 90% 정도는 요관을 따라 관찰되며, 경정맥요로조영술(IVP) 검사상 결석부위 이상에서 요관이 완전 또는 불완전하게 폐쇄되어 확장된 근위부 요관을 확인하면 진단할 수 있다. 또한 수신증이 진

행된 경우 커진 신장의 음영을 복부사진에서 관찰할 수 있다.

E. 급성 췌장염

단순복부사진에서 colon cut-off sign, sentinel loop, 흉강 삼출액(effusion), renal halo sign을 볼 수 있다. 하행 십이지장이 확장되고 염증성 삼출액에 의한 자극으로 인해 원위부 횡행결장이 좁아지고 대장의 팽출상(haustral marking)이 소실될 수 있다.

F. 급성 장폐쇄

소장이 폐쇄되면 장이 막힌 위치, 정도, 기간, 구토의 빈도 등에 따라 다양한 방사선학적 소견을 보이며, 그 원인으로는 수술 후 장의 유착이 가장 많다. 근위부 소장이 막히면 한두 개의 약간 확장된 장관은 잘 관찰되지 않으며, 원위부 소장이 막히면 공기로 팽창된 여러 개의 장관이 더 일찍 발견된다. 직경 3cm 이상이면 비정상적인 확장으로 판정하는데 완전 소장폐쇄가 발생한 후 약 3~5시간 이내에 팽창된 소장 내의 공기와 저류된 액체를 관찰할 수 있다(그림 5-149).

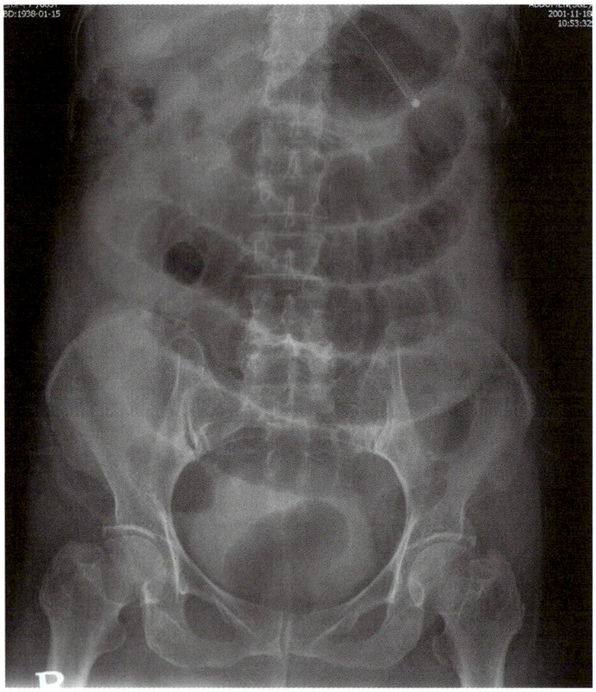

그림 5-149. 급성 소장 폐쇄

대장 폐쇄의 원인은 원발성 대장암이 가장 많으며 S자 결장에 호발한다. 막힌 곳의 근위부 장관은 공기로 확장되고, 원위부 결장이나 직장에는 공기가 거의 보이지 않는다. 가끔 소장과 대장폐쇄증의 감별이 중요한데, 소장폐쇄 시 확장된 소장은 주로 복강의 중앙부를 차지하고, 소장 내면을 채우는 공기에 의해 윤상주름(valvulae conniventes)이 확연한 반면, 대장폐쇄 시 확장된 대장은 주로 복강의 주변부나 골반강 내에 위치하고 대장 팽출상을 확연히 관찰할 수 있다.

기계적 장폐쇄	마비성 장폐쇄
협착 근위부 장관의 역 U자 또는 고리 모양의 확장	드물다
장관 고리 2 limbs의 각기 다른 level에서 공기액체층이 보인다	가끔 보인다
결장 내 가스가 거의 없다	결장 내 가스가 약간 있다
'string of pearls' sign	염증시를 제외하곤 매우 드물다

G. 급성 게실염

대장의 게실은 맹장과 상행결장에 호발(서양은 S자 결장에 호발)하고, 약 10~25%의 게실은 내부에 대변성 물질(fecal material)이 들어차면 점막손상으로 인해 장벽 또는 장막부위로 게실 파열이 발생하여, 그 장벽의 비후, 장의 마비, 장벽주변 염증 및 농양, 복막염, 심하면 장폐쇄까지 초래할 수 있다.

H. 급성 장허혈증

장의 운동마비 소견을 보이며 점막하 출혈 또는 부종에 의한 엄지손가락 누른 모양(thumb-printing)을 관찰하면 도움이 된다. 또한 장벽이나 문맥 내에서 공기가 관찰되면 치명적일 수 있다(그림 5-150).

I. 장중첩증

가장 많은 원인은 횡행결장이나 S자 결장의 용종성 종양이며 회결장형(ileocolic type)이 가장 많다. 함입된 대장 내의 공기 안에 오목한 음영 결손을 보이며 소장의 확

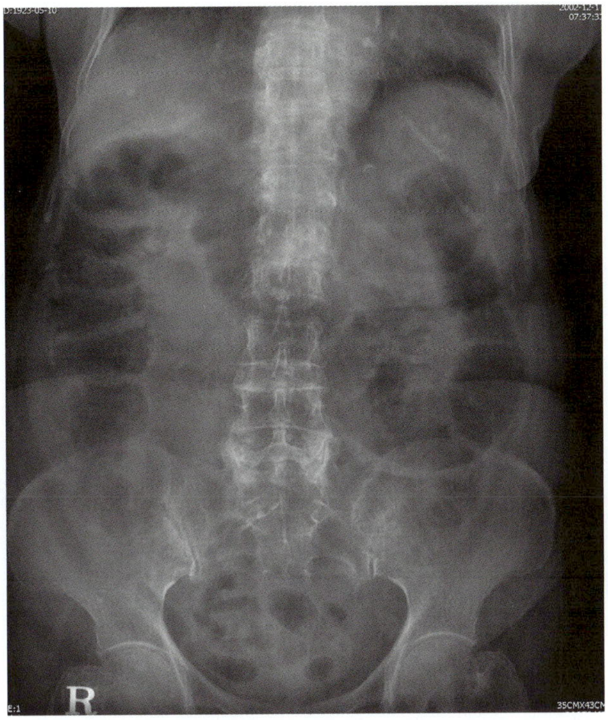

그림 5-150. 급성 결장 허혈증

장을 유발한다. 바륨대장검사에서는 막힌 부위에 바륨이 끼어들어가 나선형(coiled spring) 모양을 보인다.

J. 탈장

복강의 외부와 내부 탈장으로 분류되며, 외부 탈장은 서혜부, 대퇴부, 제대부(umbilical), 전자부(obturator) 등에 발생하고, 내부 탈장은 횡격막, 윈슬로우공(foramen of Winslow), 십이지장 주위(paraduodenal), S자 결장 사이, 맹장 주위 등에 발생한다. 탈장된 장관의 확장, 폐쇄, 부종 및 심할 경우 괴사 등으로 발전할 수 있다 (그림 5-151).

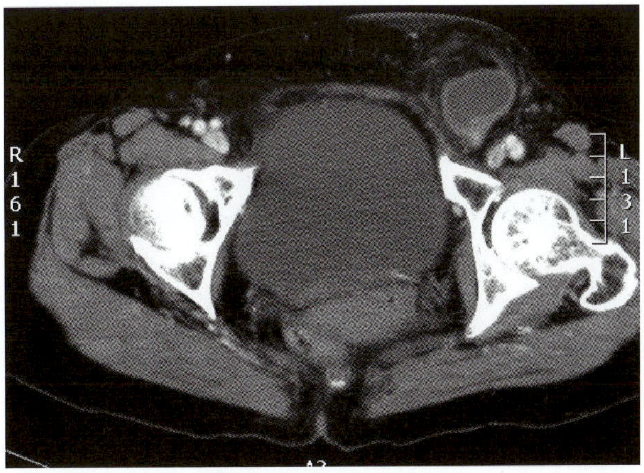

그림 5-151. 탈장의 CT

K. 자궁외 임신과 난소 염전

1) 자궁외 임신

자궁외 임신 자체보다는 불완전한 복막 착상으로 인한 복강내 출혈이 문제가 된다. 초음파검사에서 자궁내막의 임신성 탈락막화(decidual cast; hyperechoic endometrial thickening) 또는 가성 임신낭(pseudogestational sac), 자궁외 임신낭(extrauterine gestational sac)이나 심박동, 복강내 출혈을 시사하는 고에코 체액 등을 관찰할 수 있다.

2) 난소 염전(Ovarian torsion)

대개 사춘기 전이나 젊은 여성에서 호발하며, 약 70% 정도는 커진 난소(거대 난포, 난소혹 등) 또는 난관과 같은 자궁 부속기의 과운동성(hypermotility)으로 인해 난소가 회전되어 난소의 혈류 또는 림프류의 장애로 심한 복통을 초래한다. 초음파검사에서 골반강 내 액체저류, 커진 난소의 혈류성 팽윤으로 인한 종괴화, 도플러 신호의 소실 등을 초래한다.

| Chapter | 6

산부인과 영상의학

I. 산과계

산과 영역의 영상진단법은 초음파검사, 전산화단층촬영, 자기공명영상이 있으나 방사선이나 자기장 문제가 없고, 비침습적이며, 상대적으로 비용이 덜 들면서도 정확한 진단을 할 수 있는 초음파검사가 임산부와 태아를 관찰할 수 있는 기본적인 일차적 영상진단법으로 사용되고 있다.

1. 초음파검사 기계 및 방법

1) 경복부 초음파검사 (Transabdominal sonograpy)

2~5MHz 경복부 탐촉자를 사용하여 충분한 투과성으로 영상을 만들 수 있다. 경복부 초음파 검사 시에는 환자의 방광이 충분히 충만되어야만 정확한 검사를 할 수 있는데, 그 이유는 충만된 방광이 골반강내의 소장들을 골반강 밖으로 밀어올리고, 자궁을 좀 더 수평의 위치로 놓이게 할 뿐 아니라 음향창 역할을 하여 골반강내 깊은 곳의 병변도 검사를 할 수 있게 해주기 때문이다. 이 검사 방법은 골반 강 내 구조의 전체적인 영상 제공과 주변 주요 장기와의 상관관계를 관찰하는 데 유용하여 주로 임신 중·후반기에 시행된다.

2) 경질 초음파검사(Transvaginal sonography)

초음파 주파수가 높아지면 투과 깊이는 짧아지나 해상도는 좋아지는 원리를 이용하여 5MHz 이상의 고주파 탐촉자를 질을 통하여 삽입하여 보고자 하는 장기 가까이에서 높은 해상도의 영상을 얻는다. 경질 초음파 검사는 방광을 비우고 시행하며 투과 깊이가 짧으므로 임신 초기에 널리 이용되며 임신 후반기에는 태반 위치 확인이나, 태아 뇌의 관찰과 같은 특별한 경우에만 사용된다.

3) 도플러 초음파검사

기본적인 해부학적 구조와 동시에 혈역학적 정보를 얻을 수 있어 다양한 생리학적 지표를 관찰할 수 있다. 자궁내 태아발육지연을 포함한 고위험 산모에서 동반되기 쉬운 합병증의 예후를 예측하는 데 자궁-태반, 태아-태반순환, 태아 대뇌 동맥, 대동맥 등의 도플러 초음파 검사가 유용하게 쓰인다. 또한, 색도플러 검사를 이용하여 태아 심장 질환, 제대기형과 같은 여러 기형의 진단에도 도움을 받을 수 있다.

2. 산전 초음파 검사의 역할 및 검사 시기

1) 임신 제1주기

(1) 자궁내 임신의 확인 : 자궁내 태아의 수, 생존 유무 확인

(2) 임신 연령(태령) 측정 : 특히 월경이 불규칙적이거

나 분만 예정일이 불확실할 때 초기에 태령을 가장 오차가 작게 측정할 수 있다.

(3) 비정상 임신의 감별 진단 : 계류 유산, 자궁외 임신 등의 진단

(4) 태아 구조 관찰 : 경질 초음파의 발달로 구조적 기형의 조기 진단이 가능하게 되었다.

(5) 산모의 자궁 및 자궁 부속기의 관찰 : 자궁 근종, 자궁 기형, 난소 종괴의 유무 및 감별 진단

2) 임신 제2, 3주기

(1) 태아의 수, 생존, 위치 확인

(2) 태령, 태아 체중 측정, 성장 평가

(3) 태아의 해부학적, 기능적 이상의 검색

(4) 태반의 위치, 이상 유무, 성숙도 평가

(5) 양수 양의 측정

3) 산전 초음파 검사의 형태와 검사 시기

(1) 일반 초음파 검사(Routine, level I, basic)

특별한 적응증 없이 임신 주기마다 최소 1회씩, 일반적으로 임신 7~8주에(또는 10~13주에 nuchal translucency 측정을 위해 추가) 시행한다. 중기에는 18~22주에 시행하는데 이 시기에는 중요 장기들의 해부학적인 관찰이 가능하고, 태아 계측치도 오차가 적으며, 이상 소견이 발견되었을 때 염색체 검사 등을 시행할 시간적 여유가 있고, 태아의 생활력이 아직 없을 시기이기 때문이다. 임신 말기에는 32주 이후에 시행하여 태아의 성장, 체중, 중기 때 관찰되지 않을 수 있는 기형 등을 관찰하고 태반의 이상 유무도 확인한다.

(2) 정밀 초음파 검사(Targeted, level II)

임신 중 합병증이나 태아 기형의 위험도가 높은 산모에서 시행하는 검사로, 고해상도의 다양한 기능을 갖춘 기기를 이용하여 산전 초음파 검사의 숙련도가 높은 전문의에 의해서 시행된다. 검사 시기는 심장 구조의 관찰이 용이한 20~22주가 적절하다.

정밀 초음파 검사의 일반적인 적응증은 다음과 같다.

① 고령 산모

② 산모 혈청 생화학 검사의 이상 소견

③ 선천성 기형, 유전 질환의 과거력이나 가족력

④ 임신 중 약물, 방사선 등의 기형 유발 물질에 노출되었을 때

⑤ 당뇨 등의 산모 질환

⑥ 다태 임신

⑦ 일반 초음파 검사에서 이상 소견이 의심될 때

(3) 제한적 검사(Limited)

주로 응급 상황에서 태아의 위치 확인, 태아의 생존 유무 확인 등의 제한된 목적만을 위해서 시행되며, 유전자 검사 등을 할 때 안전하게 검사를 할 수 있도록 지침 역할을 하기도 한다.

3. 임신 초기의 초음파 검사

1) 정상 초음파 소견

(1) 태낭(Gestational sac)

임신 초기에 초음파에서 가장 먼저 관찰되는 구조적 지표이다. 경질 초음파로는 임신 4.5주에 보이기 시작하며 5mm 이상이면 항상 관찰된다. 정상 태낭은 원형 또는 타원형으로 반향적인 변연을 갖고 있으며 자궁 중앙부나 기저부에 위치한다(그림 6-1, 화살표).

(2) 난황(Yolk sac)

난황은 태낭 내에서 맨 처음으로 보이는 구조로 태낭 직경이 10mm보다 크면 꼭 보여야 한다. 원형의 낭성 구조로 6mm 이하이다(그림 6-1, 화살촉).

(3) 배아(Embryo)/태아(Fetus)

임신 10주를 기준으로 그 이전을 배아, 이후를 태아라 한다. 배아는 경질 초음파에서 태낭 직경이 18mm, 경복부 초음파에서 25mm 이상일 때는 반드시 보여야 하며, 이 시기의 태낭 크기는 약 7주 크기이다. 배아 크기가 5mm 이상이면 배아의 심장 박동이 거의 모든 예에서 관찰된다. 태아의 시기가 되면 태아 두부, 체부, 척추 등 해

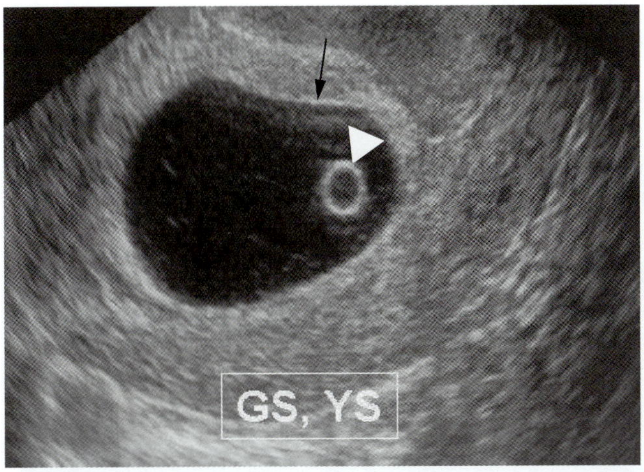

그림 6-1. 임신 5주의 정상 경질초음파 소견 원형의 태낭(화살표)내에 난황(화살촉)이 관찰된다.

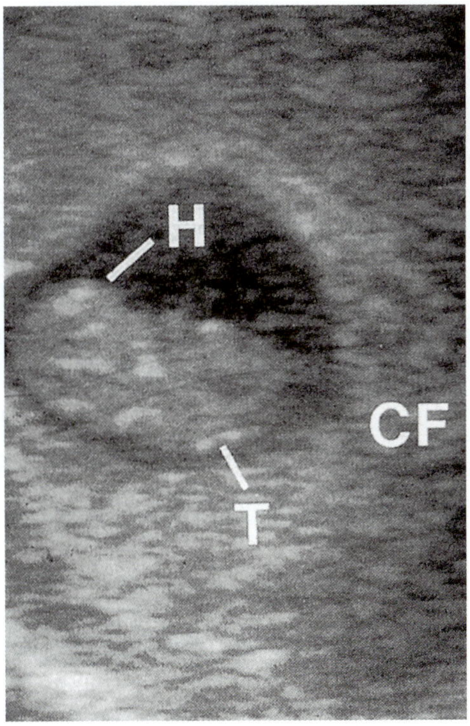

그림 6-2. 임신 10주의 태아. 태아 두부(H)와 체부(T)가 구분되며 태반이 될 chorionic frondosum(CF)이 보인다.

부학적 구조의 관찰이 가능하게 된다(그림 6-2).

(4) 양막, 융모막 및 태반

(Amnion, chorion and placenta)

임신이 진행되면서 배아나 안쪽의 양막강이 바깥 쪽의 융모강보다 빨리 자라서 임신 1기 후반에는 양막이 융모막과 합쳐지게 된다. 태낭을 싸고 있는 탈락막(decidua)이 두꺼워지고 부분적으로 비대해져 이 부분이 태반이 된다.

2) 비정상 초기 임신

(1) 계류 유산/배아 사망

(Missed abortion/Embryonic demise)

태령 20주 전에 배아나 태아의 사망 후 자궁내에 남아 있는 것을 계류 유산이라 한다. 배아가 태낭내에 보이나 심장 박동이 관찰되지 않을 때는 진단이 어렵지 않으나, 배아 크기가 5mm 이하이고 확실치 않을 때는 추적 검사가 필요하다.

비정상 임신을 조기에 정확히 진단하려면 정상적인 발생지표를 잘 아는 것이 필수적이다. 또한 월경주기가 불규칙적이거나 소견이 확실치 않을 때는 1주 정도 후에 추적 검사를 해야 한다.

(2) 고사란(Blighted ovum/Empty gestational sac)

고사란이란 배아가 발달하지 못한 태낭을 의미한다. 경복부 초음파에서 평균 태낭 직경이 25mm, 경질 초음파에서 18mm보다 큰데 배아가 관찰되지 않거나, 경복부 초음파에서 20mm, 경질 초음파에서 10mm보다 큰데 난황이 보이지 않을 때 진단할 수 있다(그림 6-3). 이외에 양막이 배아 없이 팽창되어 있거나, 태낭 모양과 탈락막이 불규칙하거나, 태낭의 위치가 낮은 이차적인 소견을 동반할 수 있다. 소견이 의심스러울 때는 항상 단기간의 추적 검사를 시행하여야 한다.

3) 자궁외 임신(Ectopic pregnancy)

자궁외 임신은 자궁강내 이외에 다른 위치에 포배가 착상하는 것으로 가장 흔한 위치는 난관이며(약 95%) 드물게는 자궁각, 자궁 경부, 난소 그리고 복강 내에도 착상이 가능하다. 자궁외 임신과 자궁내 임신이 공존하는 이소성 임신(heterotopic pregnancy)은 자연적 임신인 경우 발생률이 매우 드물어(1/6,800~1/30,000) 자궁내

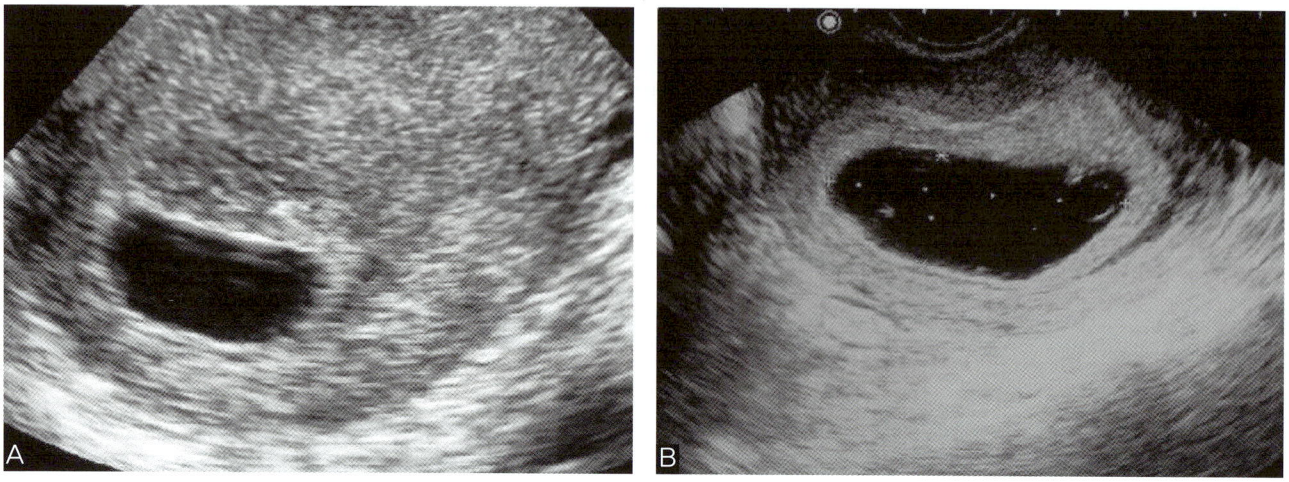

그림 6-3. 고사란(경질초음파 소견). A. 태낭 평균 직경이 15mm인데 태낭내에 난황, 배아 모두 관찰되지 않는다. B. 태낭 크기가 25 mm이고 태낭내에 난황만 관찰된다.

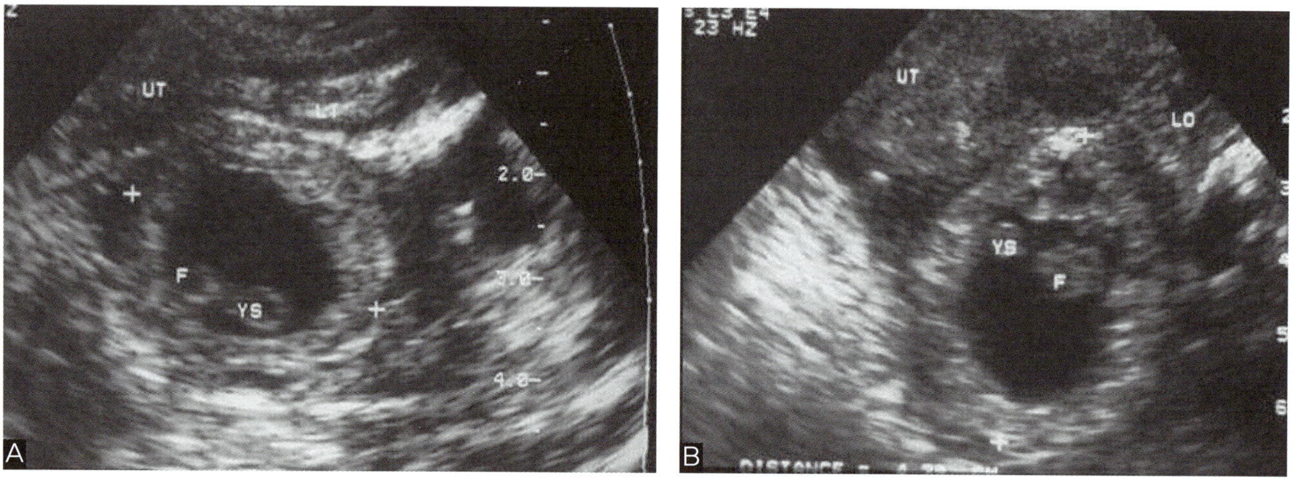

그림 6-4. 좌측 자궁외 임신. 경질초음파상 자궁(UT)과 좌측 난소(LO)사이에 살아 있는 배아(F), 난황(YS), 양막(A)이 있는 태낭 구조가 관찰된다.

태아가 존재하면 자궁외 임신의 가능성은 제외시킬 수 있다. 그러나, 최근 들어 배란 유도나 시험관 임신 등의 발달로 이소성 임신의 빈도가 증가하고 있어 이러한 시술을 시행한 경우에는 자궁내 태아가 존재하더라도 자궁외 임신의 가능성을 주의 깊게 검사하여야 한다.

(1) 자궁내 소견

자궁강은 비어 있고 탈락막 반응이 있을 수 있으며 경우에 따라 자궁강 내에 액이 고여 태낭과 혼동되기도 한다.

(2) 자궁 부속기 소견

생존 배아를 가진 태낭을 자궁외 부속기 내에서 관찰하면 진단이 확실하나(그림 6-4) 이와 같은 경우는 경복부 초음파로 5% 이내, 경질 초음파로는 15~21%로 보고되고 있다. 가장 흔한 소견은 다양한 크기와 모양의 자궁 부속기 종괴와 이차적인 소견으로 맹낭(cul-de sac)에 액이 고여 있는 것인데(그림 6-5), 이와 같은 초음파 소견은 황체 낭종, 자궁내막종, 난소 낭종 염전, 난관 임신 등의 다른 난관 병변 등과 감별 진단을 해야 한다. 또한 초음파에서 이상 소견이 관찰되지 않는 경우도 종종

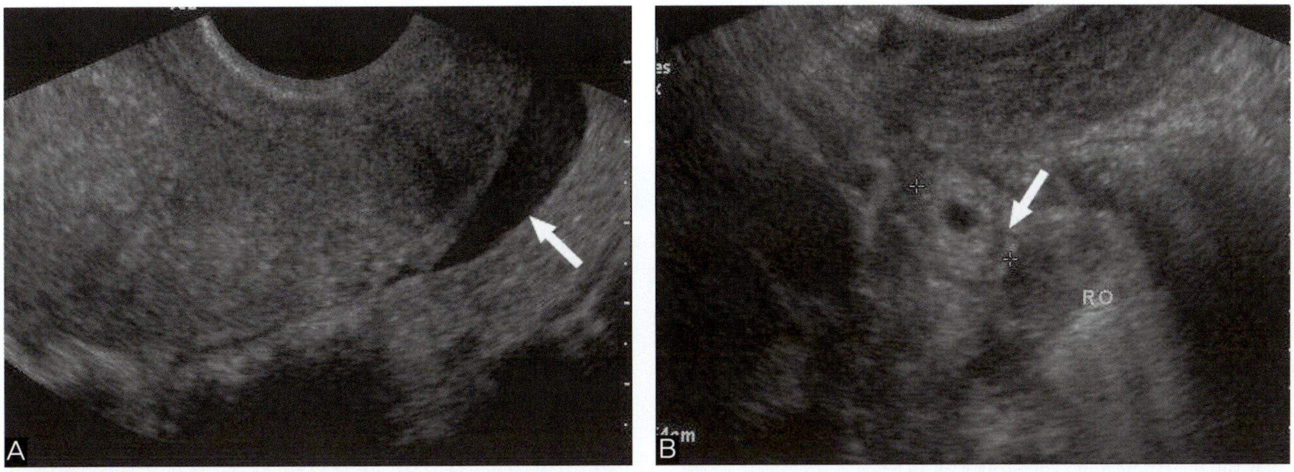

그림 6-5. 우측 자궁외 임신. 맹낭에 액이 고여 있으며(A. 화살표), 우측 자궁 부속기에 도너츠 모양의 종괴가 보인다(B. 화살표).

있는데 이 경우에는 환자 혈청의 융모생식샘자극호르몬(human chorionicgonadotropin, hCG) 측정치와의 비교 관찰 및 추적 검사가 도움이 된다.

4) 태아 목덜미 투명대(Nuchal translucency)

1990년대부터 새롭게 강조된 소견으로, 임신 10~14주 사이에 태아 경추 후부의 피부와 연조직 사이에 투명하게 보이는 부분을 명칭하며, 일반적으로 3mm보다 두꺼우면 비정상으로 간주한다. 목덜미 투명대가 증가된 경우 염색체 이상, 특히 Down 증후군과의 관련성이 높으며, 염색체가 정상이어도 임신 제2기의 태아 선천성 기형, 각종 증후군의 빈도가 높은 것으로 보고되어 염색체 검사 및 정밀 초음파 추적 검사가 필수적이다.

4. 태아 연령과 체중의 측정

1) 임신 제1주기

(1) 태낭 크기

태낭의 직경은 전후, 좌우, 상하의 직경을 각각 측정하여 그 평균치를 낸다. 임신 8주 이내의 태령 결정에 유용하다.

(2) 배아 크기

배아가 관찰되기 시작하면 머리엉덩이 길이(crown-rump length, CRL)를 측정하는데 배아나 태아의 최장 길이를 잰다. 태령 측정 방법 중 가장 오차가 적으며, 임신 6~10주에는 4~5일의 오차를 보인다. 11주 이후에는 태아의 여러 생물학적 요인에 따라 오차가 커지며 이 시기 이후에는 태아의 머리 크기를 측정하기도 한다.

2) 임신 제 2, 3 주기

(1) 두정골사이직경(Biparietal diameter)

태아 두부의 축 스캔에서 측정하며, 측정 면이 중요한데 중앙에 겸상(falx), 양측에 시상부(thalamus) 그리고 전 1/3에 투명중격강(cavum septum pellucidum)이 보이는 면이어야 한다. 임신 중반기 특히 20주 전후에는 비교적 정확한 태령의 지표가 되나 임신 주수가 증가할수록 오차는 커진다.

(2) 두위(Head circumference)

태아 두부 모양의 다양성으로 장두증(dolichocephaly)이나 단두증(brachycephaly)인 경우는 태령이나 체중 측정 시 두정골사이직경보다 두위를 이용하는 것이 현명하다.

(3) 복위(Abdominal circumference)

태아 간 축방향(axial) 스캔에서 측정하며, 구조적 지표는 좌 문맥의 제대 부분이 간 내를 지나가는 부위인데 이 단면에서 태아의 위장이 잘 보이며 태아의 복부가 가능한 한 원형이어야 한다. 태령 예측에는 오차가 많은 것으로 보고되었으며, 태아 체중과 관련이 많아 태아의 자궁내 발육의 지표로서 의의가 크다.

(4) 대퇴골 길이(Femur length)

태아의 장골 중 가장 길고 쉽게 영상을 얻을 수 있어 대퇴골 길이를 주로 이용한다. 태아 두부 크기 측정이 어려울 때 유용하게 이용하며, 비정상 소견이 관찰 될 때는 태령 예측치로 이용할 수 없다.

(5) 태아 연령(태령, Gestational age)

태아 연령을 정할 때는 위의 4가지 지표로 구한 태령의 평균치를 택하는 것이 정확도도 높으며 이들의 측정 시 자동적으로 태아의 중요한 해부학적 구조물을 관찰하게 되는 장점이 있다. 모든 측정치가 임신이 진행될수록 오차 범위가 커지므로 월경주기가 정확치 않을 때는 임신 1기의 머리엉덩이 길이를 이용하는 것이 좋고, 임신 1기 기준으로 태령이 정해지면 임신 말기의 측정치와 차이가 있어도 태령을 바꾸는 것은 바람직하지 않다. 이 외에도 태령 측정의 지표로는 대퇴골 외의 장골, 소뇌 직경, 발길이, 안와 직경 등이 보고되나 보편적으로 사용되지는 않는다. 또한 태아 장의 에코 양상, 각 골화점(ossification center)의 출현 유무 등은 주관적인 지표로 보조적인 역할을 한다.

(6) 태아 체중의 측정

앞의 태령 측정지표에 의해 각각으로부터 또는 함께 구할 수 있으며 함께 구하는 것이 정확도 면에서 앞선다. 95% 신뢰도 구간 범위는 대체로 ±15% 정도이다.

(7) 태아 발육 부전
(Intrauterine growth retardation; IUGR)

태아 체중이 태령 기준으로 10퍼센타일 미만일 때로 정의하며, 대칭성과 비대칭성으로 구분한다. 태아 신장이 정상이고 양막이 파열되지 않은 경우 양수 과소증을 동반하기도 한다. 태아발육부전은 유형의 진단보다는 그 원인, 정도 그리고 발현 시기가 더욱 중요하며, 일단 의심이 되면 원인을 찾고 분만 시기와 방법 결정을 위해 초음파 검사로 계속적인 관찰을 하는 것이 도움이 된다.

5. 태아 기형의 초음파 진단

기본(routine) 초음파 검사로 발견할 수 있다. 또한 경질 초음파 검사의 발달로 태아의 해부학적 구조를 초기에 고해상도의 영상으로 관찰이 가능해져 태아 기형의 조기 진단율과 정확도가 더욱 향상되었다. 태아 기형 초음파 진단의 필수 조건은 태아의 정상 해부학적 구조의 이해와 분석이다.

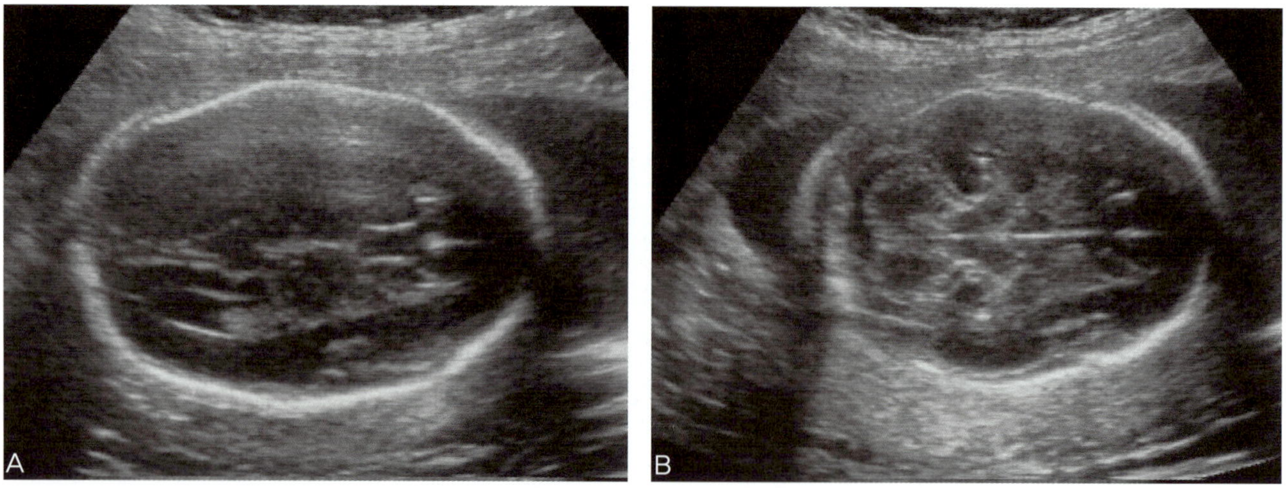

그림 6-6. 정상 태아 두부. 임신 22주의 태아 두부의 횡단면으로 측뇌실, 시상부, 투명중격강이 보이고(A), 소뇌를 포함한 후두부 관찰을 위한 표준 횡단면이다(B).

1) 최소한 관찰되어야 할 태아 해부학적 구조

(1) 뇌실 및 소뇌 반구를 포함한 후두부(그림 6-6)

(2) 척추

(3) 흉강 내 위치를 포함한 심장의 사방 영상(four-chamber view)(그림 6-7)

(4) 간, 위 및 횡격막(그림 6-8)

(5) 양측 신장

(6) 태아 제대 삽입 부위(그림 6-9)

(7) 태아 전복벽의 이상 유무

2) 통상적인 일반 초음파검사에서 관찰되는 주요 태아 대기형

(1) 태아 두경부 및 척추

① 무뇌증(Anencephaly)

신경관의 두부 끝이 닫히지 않아 두개 구개궁과 대뇌 반구의 결손을 보이는 기형으로, 초음파에서 두개 결손과 전형적인 개구리 모양의 변형된 대뇌반구 조직이 보이며 뇌기저부, 안면 및 두개골 기저부는 정상이다. 경복부 초음파로는 14주 이후에 진단이 가능하나, 경질 초음파로는 두개골이 관찰되는 12주 이후에도 조기 진단이 된다(그림 6-10).

② 수두증(Hydrocephalus)

비정상적인 뇌척수액의 과다한 축적으로 인해 뇌실이 확장된 병변으로 원인은 상당히 다양하다. 초음파에서 뇌실 크기 측정은 몇 가지 방법이 있으나, 측뇌실의 넓이

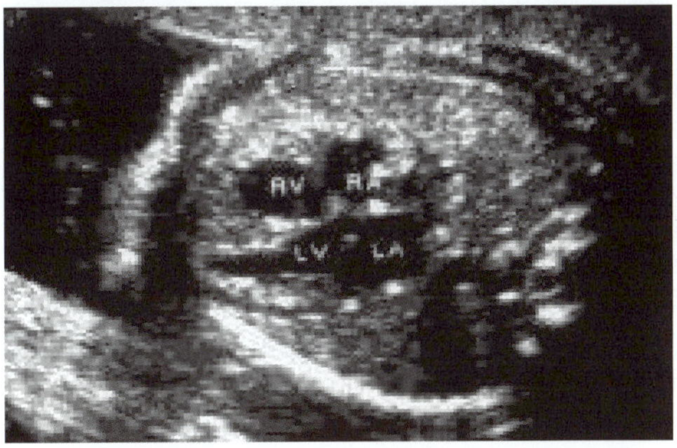

그림 6-7. 심장의 사방 영상(four chamber view)

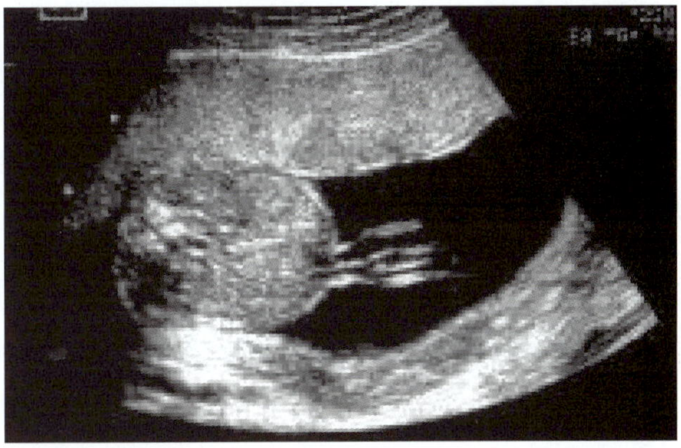

그림 6-9. 태아 제대 삽입 부위

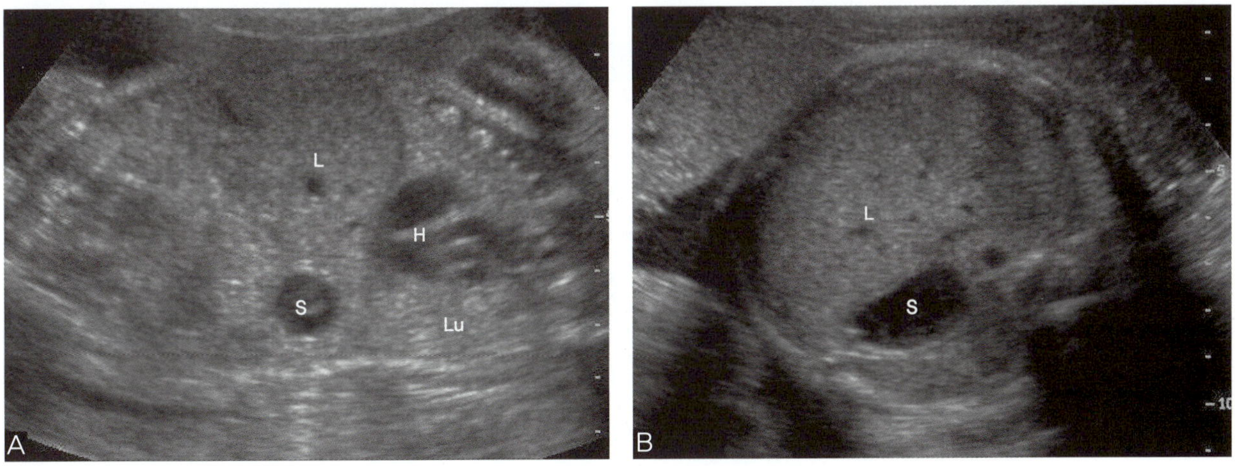

그림 6-8. 간장, 위장 및 횡경막. A. 태아 흉복부 시상면으로 심장(H)과 폐(Lu), 횡격막, 간장(L), 위장(S)이 정상적으로 관찰된다. B. 태아 상복부 횡단면으로 우측에 간장(L), 좌측에 위장(S)이 보인다.

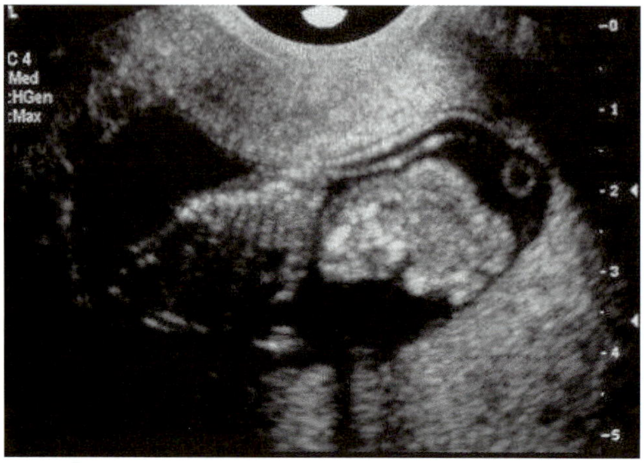

그림 6-10. 무뇌증. 13주 태아의 경질초음파 사진으로, 정상 두개골이 관찰되지 않으며, 불규칙적인 대뇌 조직이 보인다.

를 측정하여 임신 2주기 이후에는 1cm 이상을 비정상으로 간주한다. 뇌실 확장은 병명이기보다는 소견이며 뇌실 확장의 원인을 찾는 것이 초음파 진단의 중요한 역할이다.

③ **뇌류**(Encephalocele)

두개골 결손을 통해 뇌조직이나 뇌막이 탈출되는 기형으로 후두부에 가장 흔히 발생한다. 초음파에서 머리 크기가 작고 두개골 결손과 탈출된 뇌나 뇌막 조직을 관찰할 수 있다.

④ **이분 척추 및 수막척수류**(Spina bifida/Meningomyelocele)

신경관의 미부에 결손이 생기는 신경관 결손으로 이분 척추와 수막 척수류가 동반되면 초음파 진단이 가능하다. 척추의 횡단면에서 척추가 U-모양으로 보이고 등쪽 피부의 결손과 함께 척추 후면에 낭종 또는 반낭종의 연결된 종괴를 관찰할 수 있다(그림 6-11). 초음파에서 관찰되는 가장 흔한 뇌에 동반되는 소견으로 뇌실 확장, 바나나양상, 레몬양상이 있다.

⑤ **전전뇌증**(Holoprosencephaly)

전뇌의 불완전 분할에 의한 기형으로 정도에 따라 무엽(alobar), 반엽(semi-lobar), 엽(lobar) 형으로 분류하며 무엽과 반엽 형은 생존이 불가능하다. 뇌겸을 포함한 뇌정중선 구조의 불형성, 시상의 결합, 단뇌실과 안면부 기형의 동반 등의 소견을 볼 수 있다.

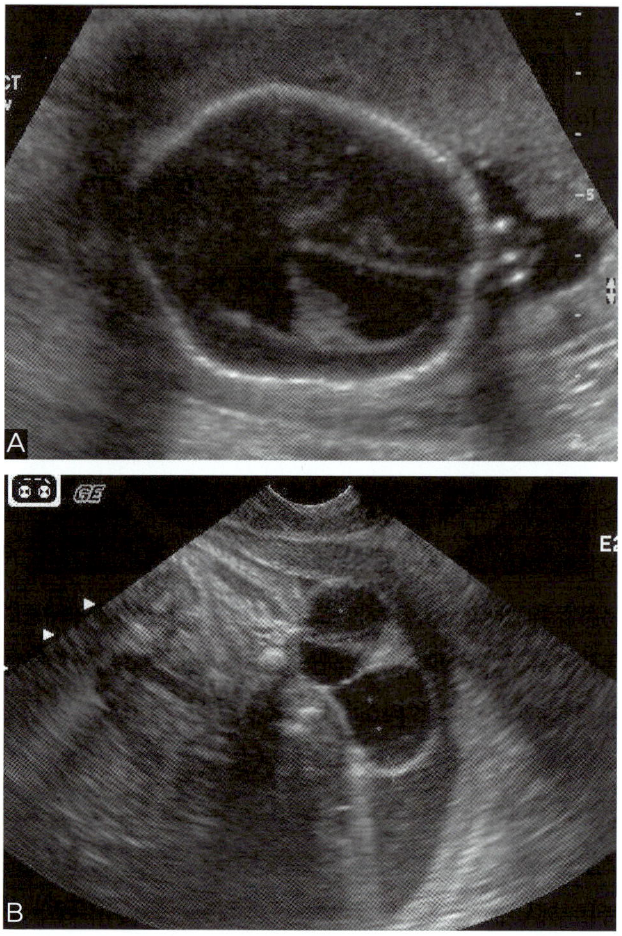

그림 6-11. Arnold-chiari 기형. A. 태아 두부 횡단면에서 측뇌실의 확장 소견과 레몬모양의 두개골이 관찰된다. B. 같은 태아의 요척추 횡단면 사진에서 척추와 피부결손과 함께 반낭종의 종괴가 보여 수막척수류를 진단할 수 있다.

(2) 태아 흉부

① **선천성 심장질환**

심장의 구조 및 위치의 특성상 단순한 횡, 종축면의 관찰은 의미가 적고 다양한 각도의 영상면이 진단율을 좌우하므로 다른 어느 부위보다 정상 해부학적 소견을 숙지하는 것이 중요하다.

② 흉곽내 종괴

태아 흉곽내 종괴는 병변에 따라 낭종성, 고형성, 혼합성으로 관찰되며 주요 원인 질환은 폐분리증(pulmonary sequestration), 선천성 낭종 유선종기형(congenital cystic adenomatoid malformation), 횡격막 탈출증(congenital diaphragmatic hernia) 등이 있다.

(3) 태아 복부

① 위장관 폐색

식도 폐쇄는 위장이 안 보이고 양수 과다증이 동반되는 것이 주 소견이나, 50% 정도에서는 위장이 정상이고 양수 과다는 임신 제3기가 되어야 분명해지며, 초음파에서 확장된 상부 식도를 관찰할 수 있는 경우가 적어 진단이 쉽지는 않다. 십이지장 폐쇄는 가장 흔한 소장 폐쇄로 양수 과다와 확장된 십이지장과 위장이 보이는 double bubble 소견을 관찰할 수 있다. 특히 식도와 십이지장 폐색은 다른 기형이나 염색체 이상의 동반 빈도가 높아 정밀 검사가 필요하다. 십이지장 하부의 소장 폐쇄는 여러 개의 확장된 소장을 볼 수 있고, 병변이 원위부일수록 소장 수가 많아지고, 양수 과다는 근위부일수록 심하고 빨리 나타난다.

② 요로 확장

태아에서는 대부분 요로 폐색이 원인이다. 요로 폐색에서 보이는 초음파 소견은 폐색의 위치, 정도 및 기간에 따라 다양하고 예후와 산후 처리가 달라질 수 있다. 요도 폐색은 후요도막이 가장 흔한 원인으로 방광의 심한 팽대와 후요도의 팽대로 특징적인 열쇠 구멍 모양의 방광을 관찰할 수 있고, 방광벽 비후, 양측 요로와 신우 신배 확장, 그리고 양수 과소증 소견이 동반될 수 있다. 요관 방광부 폐색의 흔한 원인은 요관 이분증이며, 초음파상 상부 부위는 폐색에 의한 신우 신배의 확장소견이 흔히 관찰되고, 하부는 방광 요관 역류를 동반하여 정상 소견을 보이는 경우가 많다. 동측에서 확장된 요로와 방광내의 요류(ureterocele)가 관찰되기도 한다. 요관신우부 폐쇄는 가장 흔한 수신증의 원인으로 심한 신우 확장을 보이고, 심한 확장으로 신실질 위축과 신배 확장을 동반하기도 한다(그림 6-12).

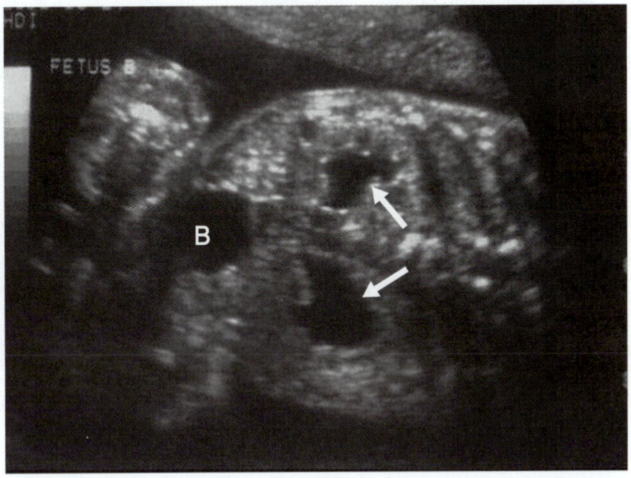

그림 6-12. 수신증. 양측 신장에 신우 및 신배의 확장 소견이 보이며(화살표) 방광(B)은 정상으로 요관 신우부 폐쇄가 원인인 수신증 태아이다.

③ 낭성 신질환

다낭성 신이형증(Multicystic dysplastic kidney)은 초음파에서 신실질이 보이지 않고 신이 있는 부위에 다수의 낭성 종괴로 보인다(그림 6-13 A).

폐쇄성 낭성 신 이형증(obstructive cystic renal dysplasia)은 요로 폐쇄로 인한 신실질의 낭성 변화로 폐쇄성 질환에 의한 수신증과 신실질 내의 작은 낭종을 관찰할 수 있으며, 경우에 따라서는 다낭성 신이형증과 감별진단이 쉽지 않다. 소아성 다낭신(infantile polycystic kidney)은 신수질 부위에 작은 수많은 낭성 변화가 오는 질환으로 양측 신장이 커지고 신실질 음향이 증가되고 방광이 보이지 않는다(그림 6-13 B).

④ 무발생신(Renal agenesis)

양측성 무발생신은 심한 양수 과소증이 주요 소견이며, 이 소견은 16주 이후에 확실해진다. 양수 과소증으로 인해 태아의 신장이 없다는 것을 초음파로 진단하기 쉽지 않은 경우가 종종 있어 소변이 차 있는 방광이 안 보이는 것이 진단에 중요하며 방광이 안 보이는 경우에도

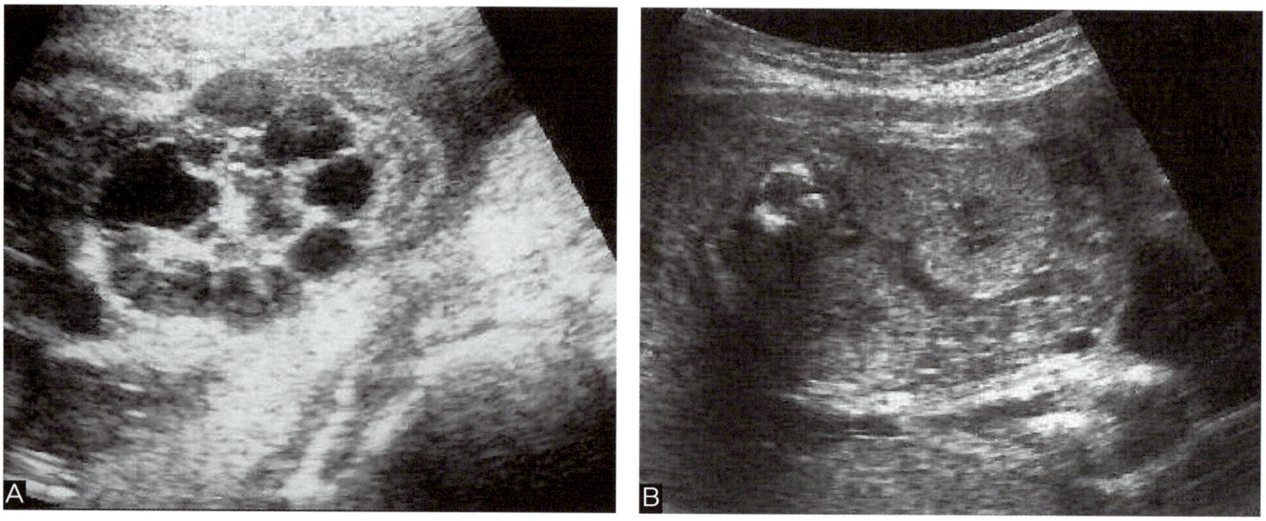

그림 6-13. 낭성 신질환. A. 다낭성 신이형증, B. 소아성 다낭신

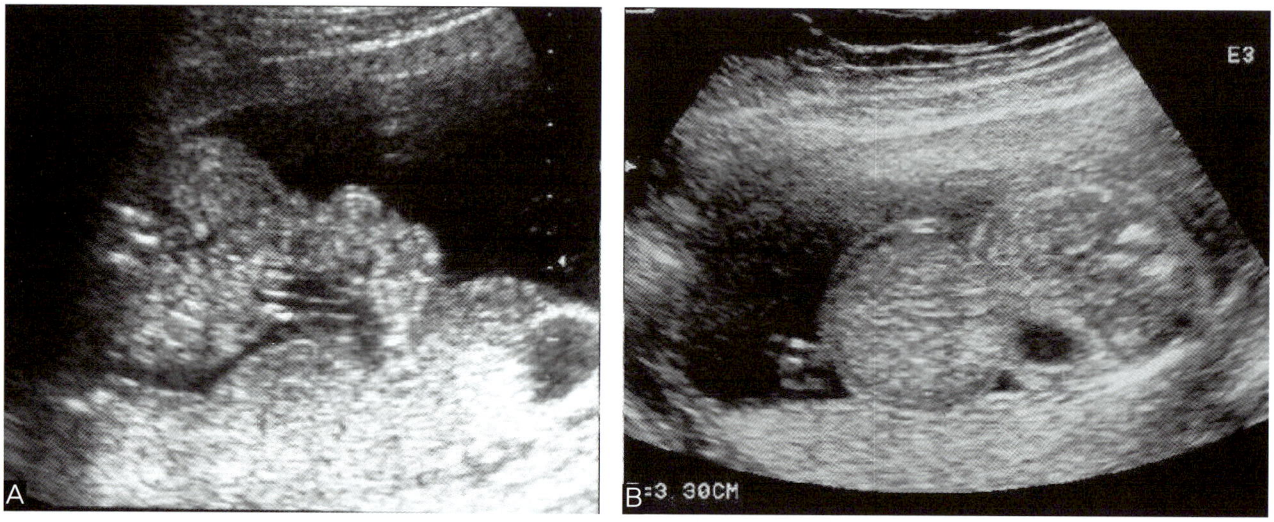

그림 6-14. 태아 체벽결손. A. 복벽 균열, B. 제대 탈출

배뇨 직후일 수 있으므로 30~60분 후에 확인할 필요가 있다. 일측성 무발생신은 양측성 보다는 빈도가 높으나 양수의 양이 정상이고 신장의 위치에 있는 부신이나 장관이 신장처럼 보여 산전 진단이 쉽지는 않으나 다른 비뇨 생식기계 기형을 동반하는 경우가 많다.

(5) 태아 체벽 결손(fetal body wall defect)

임신 7~8주에 측면과 전면 복벽의 융합이 일어나며 8주경부터 복강내의 공간이 좁아 중장(midgut)의 일시적인 제대 탈출이 발생하고 12주경에 복강내로 복원된다. 태아 체벽 결손은 제대탈출(omphalocele), 복벽균열(gastroschisis), 배설강외번(cloacal exstrophy), 복합체벽결손(complex body wall defect)으로 구분할 수 있는데, 이들의 발생 기전은 아직 명확히 밝혀지지 않았다. 제대탈출은 전복벽 결손을 통해 제대의 기저부로 복강내 장기가 탈출하는 기형으로 초음파에서 태아 복벽 전중부에 복부 장기를 포함한 막을 갖고 있는 종괴가 관찰되며(그림 6-14 B), 다른 기형 및 염색체 이상의 동반 빈도가 높다. 복벽균열(gastroschisis)은 제대 우측 복벽 결손으로 장관, 특히 소장이 탈출되며 탈출된 장기를 싸는 막

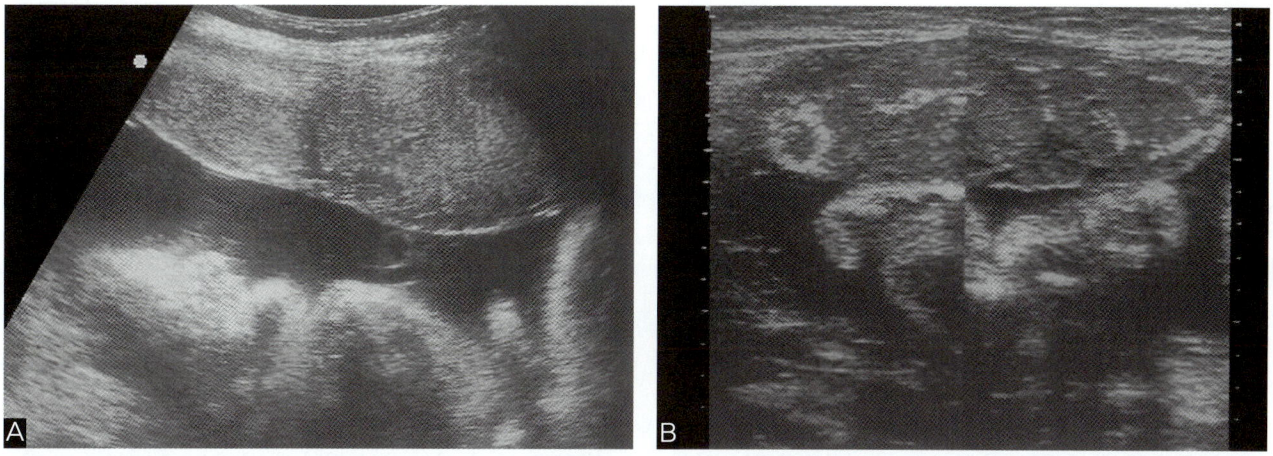

그림 6-15. 정상태반. A. grade I placenta : dense chorionic plate without calcification, B. grade III placenta : multiple calcification within the placenta

이 없으며(그림 6-14 A) 다른 기형의 동반율이 낮아, 제대 탈출과의 감별 진단이 중요하다

(4) 태아 근골격계

근골격계 이상은 심한 이형성증뿐 아니라 경도의 단지나 다지증 등의 경미한 기형도 염색체 이상이나 다른 장기의 심각한 기형을 동반하는 증후군의 한 소견일 가능성이 있어 모두 대기형으로 간주할 필요가 있다. 골 이형성증(skeletal dysplasia)은 특징적인 초음파소견을 보이는 경우를 제외하고는 산전 초음파에서 감별진단이 쉽지 않으며 임신 말기나 출생 직후에 사망하는 치명적 이형성증(lethal dysplasia)의 대표적인 기형을 진단하는 것이 중요하다. 치사 이형성증(thanatophoric dysplasia)은 가장 흔한 치명적 이형성증이며, 소지증이 심해 사지가 체부에 직각으로 매달려 있는 전화 수화기 모양을 하는 것이 특징적인 소견이고, 이외에 좁은 흉곽, 내번 사지, 크로버잎 모양 두개, 편평추, 척추관 협착, 연조직 과잉증 등이 관찰된다. 불완전 골형성증(osteogenesis imperfecta)은 교질(collagen)의 결손이 기본적 이상이며 Type I, IIA, IIB, IIC, III, IV로 구분하고 type IIA가 산전 진단되는 가장 흔한 기형이다. 초음파에서 심한 단지증, 두개골 에코의 감소, 투과성 증가, 수많은 골절에 의한 아코디언 모양 그리고, 다발성 늑골 골절로 인한 압박된 흉곽 등의 소견이 보인다. 연골 무형성증(achondrogenesis)은 연골 조직의 이상으로 정상 골형성에 장애가 있어 심한 단지증과 함께 척추나 요골을 포함한 대부분의 골격의 골화가 안되거나 심하게 저하된 소견을 보이나 두개골 골화는 정상적으로 관찰된다.

6. 태반, 제대 및 양수의 초음파 검사

1) 태반

임신 초기의 태반은 균질한 고에코의 띠로 보이며 이 부분이 유모 융모막(chorionic frondosum)이다. 제2, 3 주기의 태반은 균일한 에코 양상을 유지하며 융모막 면(chorionic plate)은 태아에 면한 부위를 형성하고 있고 임신 주수에 따른 석회화의 정도에 따라 태반의 정도를 분류할 수 있다(grade 0, I, II, III, 그림 6-15). 태반의 크기는 중심부의 두께가 5cm 이상이면 태반 비대로 본다.

(1) 전치 태반(Placenta previa)

임신 중, 후반기 질 출혈의 가장 중요한 원인이며, 진단에는 초음파 검사가 일차적 선택 진단법이다. 태반 위치는 태반의 하측 변연부와 자궁 내경구와의 인접 정도를 측정하며, 자궁 경부와 함께 자궁 입구를 덮고 있는 태반을 관찰함으로써 전치 태반을 진단할 수 있는데, 이때 방광을 적당하게 충만시켜야만 정확한 진단을 할 수 있다. 간혹 방광이 너무 충만되거나 자궁 하부의 수축으로 인해 전치 태반을 오진할 수가 있으므로 여러 번의 검사로 확인이 필요한 경우가 있다.

(2) 태반 조기 박리(Abruptio placenta)

임신 후기의 태반 박리는 초음파에서 이상 소견의 관찰이 쉽지 않고 출혈 시기, 위치 및 크기에 따라 다양하게 보이나, 융모막하 혈종, 태반의 불규칙적 비대 등의 소견이 임상 소견과의 연관성에 도움이 된다.

2) 제대(Umbilical cord)

임신 후반기의 제대 직경은 1~2cm이다. 제대는 하나의 큰 정맥과 두 개의 작은 동맥으로 구성되어 있다.

3) 양수

양수는 태아 발육 및 성장에 중요한 역할을 하여 양수의 이상이 태아성장에 직접 영향을 주어 폐 형성 부전과 같은 구조적 기형을 유발시키기도 하고 양수의 비정상 소견이 양수의 생성과 흡수에 이상을 가져올 수 있는 태아 기형의 간접적 징후가 될 수도 있다. 양수 양의 측정은 주관적으로 평가하는 것이 손쉽고 간편하나 경험이 부족한 경우에는 신뢰도가 떨어진다. 객관적인 측정법은 가장 깊은 양수 주머니의 깊이를 재는 것으로(그림 6-16), 2~8cm를 정상범주로 간주한다. 임신 제3기에는 4곳의 양수 깊이를 합한 양수지표(amniotic fluid index; AFI)를 측정하여 5~22cm를 정상 범위로 삼는다. 양수과다증의 경우 원인을 찾지 못하는 경우가 많으나, 태아 중추신경계이상, 위장관 폐색, 근골격계 기형, 구순열, 구개열, 태아 부종, 울혈성 심부전증, 태반 종양, 다태 임신, 산모 당뇨 등이 원인이 될 수 있다. 양수 과소증의 가장 흔한 원인은 조기 양막 파열이며, 자궁내 태아 발육부전과 과다 성숙 증후군 시에도 동반된다. 태아 기형은 양측성 신무발생증을 포함한 신장의 이상이 주된 원인이고, 반대로 양수과소증이 내반족, 고관절 탈구, 폐형성 저하증 등의 이차적인 태아의 변형을 초래하기도 한다.

7. 중재적 초음파검사

1) 진단적 중재 초음파

(1) 융모막검사

초음파 유도하에서 임신 10~12주 사이에 시행하며, 영양모세포(trophoblast) 조직을 얻어 태아 염색체검사를 한다.

(2) 양수검사

가장 널리 이용되는 산전 검사로 태아 세포가 포함된 양수를 배양하여 태아 염색체 이상 유무를 관찰하며 그 외 양수내의 필요한 임상검사도 한다. 임신 16~20주에 시행하며 22주 이후에는 세포의 배양 성공률도 낮고 결

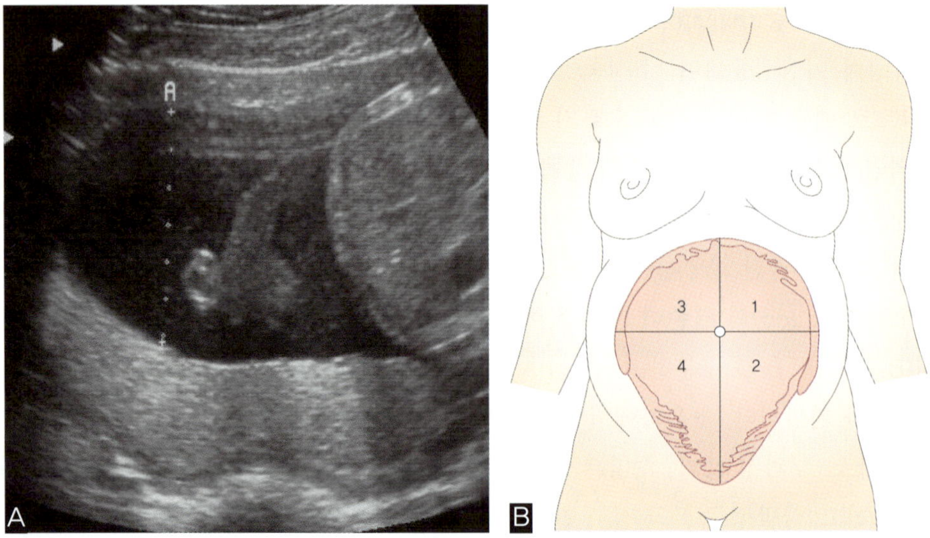

그림 6-16. 양수 측정법. A. 단양수 주머니 측정법(single anniotic fluid pocker measurement), B. 양수지표 측정법

과가 나오기까지 3주 이상의 시간이 소요되어 제대 천자로 대치하는 경우가 많다.

(3) 제대천자

제대에 포함된 제대 동맥혈을 채취하여 검사한다. 융모막검사, 양수검사에서의 소견 확인, 염색체 검사를 빨리 해야 하는 경우, 태아 혈액형, 태아 빈혈, 대사질환 진단 등을 목적으로 22주 이후 언제나 시행할 수 있다.

2) 치료 목적의 중재 초음파

선천성 횡격막 탈출, 폐쇄성 요로병증(obstructive uropathy) 등의 몇몇 기형에서 자궁내 태아 치료 시 초음파 유도 하에 시행하나, 아직 효과에 관해서는 논란이 많다.

8. 전산화단층촬영과 자기 공명 영상의 역할

1) 전산화 단층촬영(CT)

현재까지는 제한된 범위에서만 사용되고 있다. 둔위 태향(breech presentation) 시 질식 분만을 시도하고자 할 때 골반 계측법(pelvimetry)으로 이용하기도 하는데, 통상적인 골반 계측법보다 방사선 노출이 적다는 장점이 있다. 또한 다태 임신 시 단일양막(monoamniocity)을 확진하기 위해 양수 조영술(amniography)을 시행하기도 한다.

2) 자기 공명 영상(MRI)

MRI는 비침습적이며, 산모의 복부, 골반 강내 전체적인 다각도의 직교면 영상을 제공하고 초음파 검사로 얻을 수 없는 조직 특성의 정보를 얻을 수 있다는 장점이 있다(그림 6-17). 단점은 너무 비싸고, 검사 시간이 길고 태아보다도 산모 위주의 영상면, 산모와 태아의 움직임에 의한 영상의 퇴행 등이다. MRI는 초음파 검사가 기술적으로 어렵거나 초음파 검사의 정보가 결론 내리기 어려울 때 보조적인 검사로 사용할 수 있다.

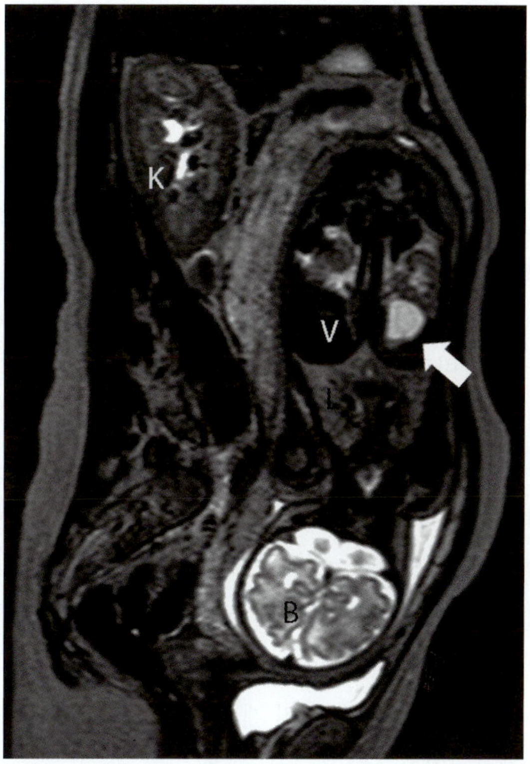

그림 6-17. 태아의 자기공명영상. 산모의 시상면 영상에서 태아를 관찰할 수 있으며, 태아의 뇌(B), 폐(L), 간(V) 등을 볼 수 있으며, 태아의 좌측 부신에 출혈 소견(화살표)을 관찰 할 수 있다. 산모의 신장(K)이 관찰된다.

II. 부인과계

1. 부인과 질환의 영상 진단방법

부인과 질환의 진단에 일차적인 검사는 초음파 검사이다. 초음파 검사 시 소변을 참아 소장 가스를 골반강 위쪽으로 밀어올리고, 방광자체를 음향창으로 이용하여 검사를 시행한다. CT는 종양내 석회화 유무 진단에 도움이 되며, 악성종양의 병기 결정, 특히 전이 여부 평가에 중요한 역할을 담당한다. MRI는 높은 조직대조도를 이용해 종양의 국소적 침범 부위 평가와 내부 구성물질의 분석에 널리 이용된다. 자궁난관조영술(hysterosalpingography)은 현재 주로 불임의 원인 검사로 난관의 개폐 유무를 확인하는 데 이용되며 그 외 자궁기형이나 자궁내 질환의 감별에 이용된다

1) 골반강의 정상 영상 소견

초음파 검사에서 정상 성인의 자궁근층(myometrium)은 균일한 중간정도의 에코를 나타내며 자궁경부와 연속적으로 연결되어 있다. 근층 바깥 부위로 간혹 궁상 혈관(arcuate vessel)들이 저 에코(low level echo)로 관찰된다. 자궁내막(endometrium)은 월경주기에 따라 변화를 보이며, 초기 증식기(early proliferative phase)에는 근층에 비해 고 에코의 얇은 띠모양을 보이며, 중기와 후기 증식기에는 내부에 고 에코부위를 저 에코부위로 감싸는 형태를 보여 세줄 형태(triple line)를 보인다. 분비기(secretary phase)에는 전체적으로 균일한 고 에코의 형태로 보인다. 난소는 다양한 위치에서 관찰되나 일반적으로 자궁경부 주위에서 관찰된다. 자궁경부와 비슷한 정도의 에코를 보이는 실질부분(stroma)과 낭종과 유사한 에코를 보이는 여러 개의 난포(follicle)들을 함께 관찰할 수 있다(그림 6-18).

전산화 단층 촬영에서 자궁은 방광과 직장 사이에서 관찰되고, 유연한 형태와 균일한 감쇄(attenuation)를 보이며 조영 증강 전에는 주변 근육과 비슷한 감쇄를 보이나 조영 증강 후에는 높은 조영증강을 보인다. 내부 자궁내강(endometrial cavity)은 조영증강이 덜 된다. 난소는 결체조직과 유사한 감쇄를 보이며 내부에 물과 비슷한 정도의 감쇄를 보이는 난포들을 관찰할 수 있다(그림 6-19).

MR T1강조영상에서 자궁은 주변 근육과 비슷한 정도의 균일한 중간 신호강도를 보여 자궁근층과 자궁내막층의 구별이 쉽지 않다. T2강조영상에서 자궁은 세 층으로 구분되며, 중심부의 고 신호강도의 자궁내막, 바깥 부위의 중간 신호강도의 근층, 이 사이에 얇은 저 신호강도의 경계층(junctional zone)이 있다. 이 경계층은 가임 연령층에는 일반적으로 잘 관찰되나, 폐경 후에는 잘 관찰되지 않는다. 경계층은 가장 안쪽의 자궁 근육층으로(inner most 1/3 myometrium) 수분 함량과 세포외 기질이 적고, 근육 세포들이 조밀하게 분포하고, 세포핵 영역이 세 배 정도 넓기 때문에 저 신호강도로 보이는 것으로 알

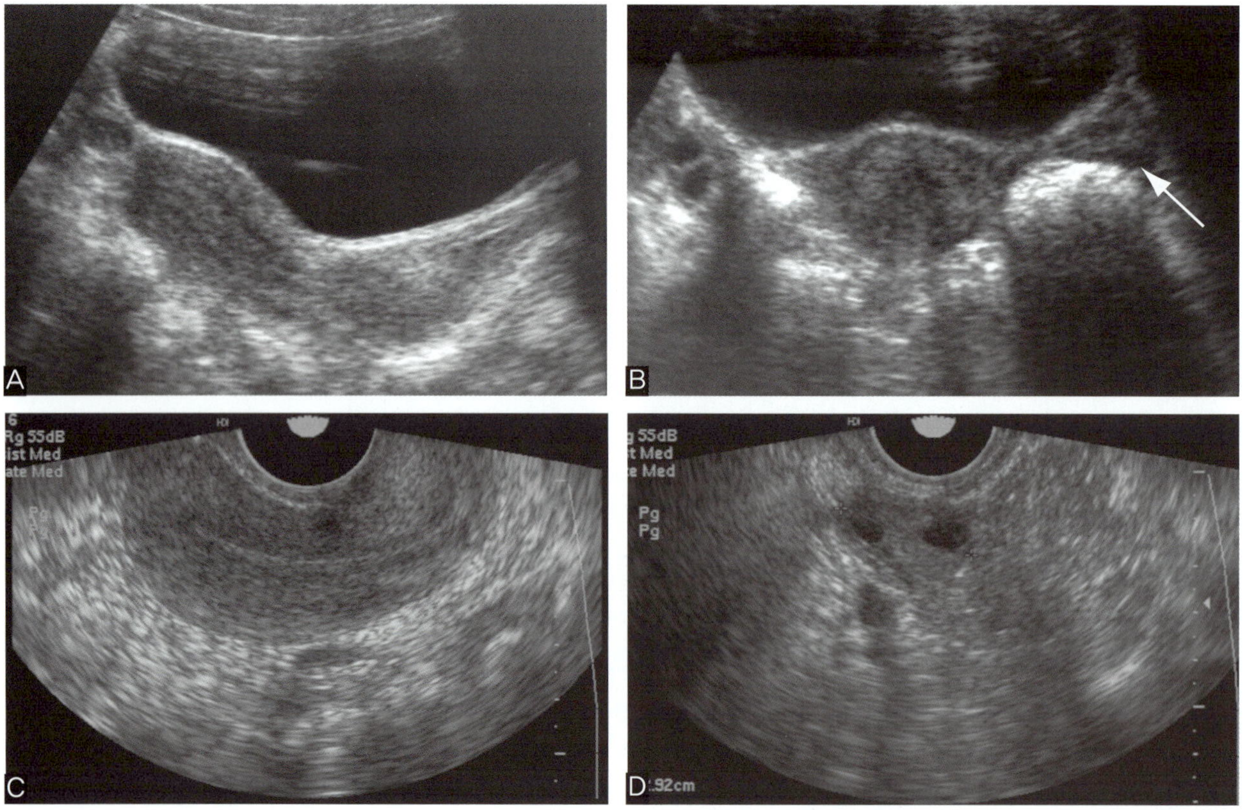

그림 6-18. 정상 골반 초음파 영상. A. 정상 자궁(화살표)의 종축사진, B. 정상 자궁의 횡축사진. 난소(화살표), C. 정상 자궁의 질식 초음파, D. 정상 난소의 질식 초음파.

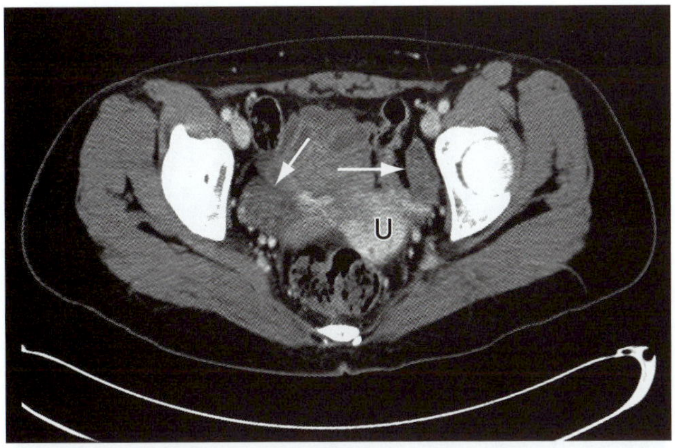

그림 6-19. 정상 난소의 CT 영상. 조영증강 CT 영상에서 자궁(U)과 양측 난소(화살표)가 보인다.

려져 있다. 일반적으로 경계층의 두께는 5mm 정도이며 두께가 12mm 이상일 경우 자궁선근증(adenomyosis)으로 진단할 수 있다. 자궁경부는 T2강조영상에서 세 층으로 구분할 수 있다. 안쪽의 고신호강도의 내자궁경부(endocervix)는 자궁내막과 연결되고, 중간층의 저신호강도를 보이는 자궁경부 실질부(stroma)는 자궁 경계층과 연결되며, 바깥층은 고신호강도로 보이며 자궁근육층과 연결된다. 난소는 T1강조영상에서 근육층과 비슷한 신호강도를 보이고, T2강조영상에서 근육층과 지방층과 중간정도의 신호강도를 보이며, 내부에 고신호강도의 난포를 관찰할 수 있다(그림 6-20).

자궁난관조영술은 자궁경부를 통해 관을 삽입하고 이

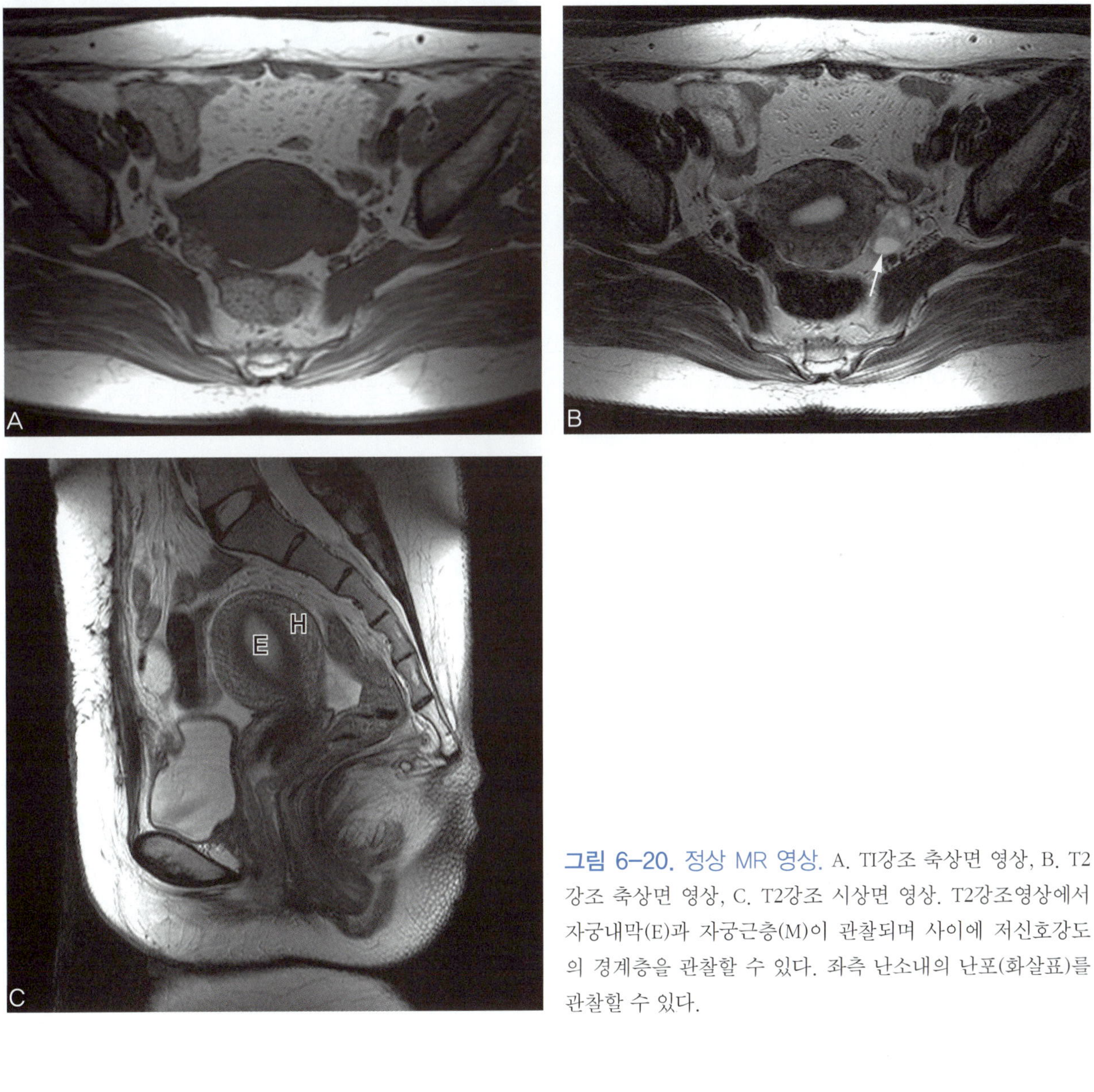

그림 6-20. 정상 MR 영상. A. T1강조 축상면 영상, B. T2강조 축상면 영상, C. T2강조 시상면 영상. T2강조영상에서 자궁내막(E)과 자궁근층(M)이 관찰되며 사이에 저신호강도의 경계층을 관찰할 수 있다. 좌측 난소내의 난포(화살표)를 관찰할 수 있다.

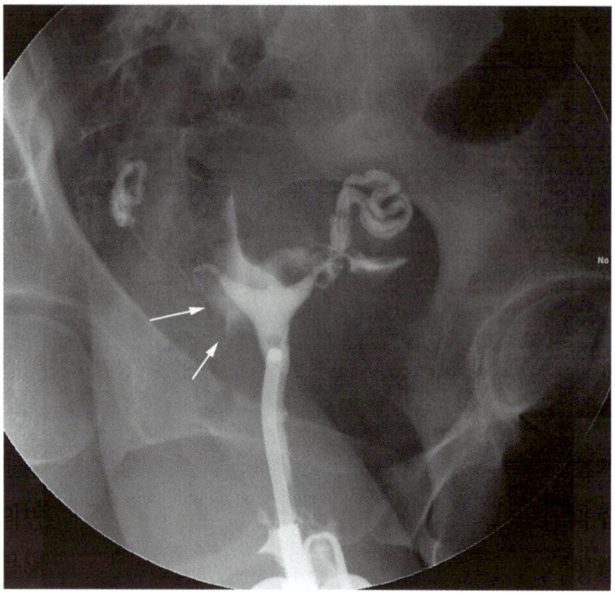

그림 6-21. 정상 자궁난관조영술. 자궁강과 양측 난관이 조영제로 차 있으며 복강내로 조영제가 유입되고 있다(화살표).

관을 통해 조영제를 자궁내막에 주입하면서 촬영한다. 정상의 경우 자궁강과 양측 난관이 조영제로 차게 되며, 난관을 통해 복강 내로 조영제가 들어가는 것을 확인할 수 있다(그림 6-21).

2. 자궁 질환

1) 자궁근종(Myoma of the uterus)

자궁에서 발생하는 종양 중에서 가장 흔한 양성 질환으로 대개 다발성이며 발생 위치에 따라 내강성(intraluminal), 내벽성(intramural), 장막하성(subserosal)으로 나눌 수 있다. 여성 호르몬(estrogen)의 영향을 받는 것으로 알려져 있으며 초경 전이나 폐경 이후에는 발생이 드물고 임신 중에는 크기가 증가할 수 있다. 초음파에서는 흔히 저에코의 종괴로 보이지만 고에코나 혼합 에코를 보이기도 하며 석회화나 낭성 변성을 보일 수 있다. CT에서는 종괴 자체보다는 자궁의 비대나 외측 변연이 소엽상으로 보이는 경우가 더 흔하며 동반된 출혈변성이나 석회화가 관찰될 수 있다. MRI에서 가장 명확하게 자궁근종을 관찰할 수 있는데 T2강조영상에서 저신호강도를 보이는 것이 특징이고 변성이 일어난 경우 신호강도가 증가할 수 있다(그림 6-22).

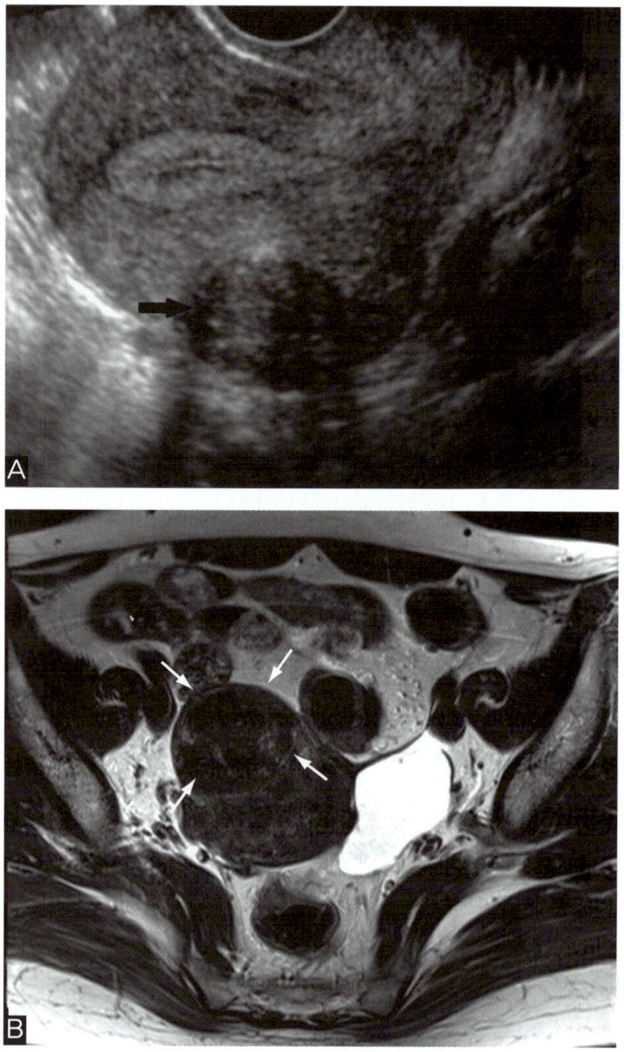

6-22. 자궁 근종. A. 초음파상 자궁의 근층에 비교적 경계가 명확한 저에코의 종괴가 있다(화살표). B. MRI T2강조영상으로서 자궁내에 신호강도가 낮고 경계가 명확한 종괴를 보인다(화살표).

2) 자궁내막질환(Endometrial disease)

자궁선근증(adenomyosis)은 자궁내막이 자궁근층 내에서 증식하여 기능장애성 자궁출혈과 월경통을 유발하는 질환으로 국소성과 미만성 자궁선근증이 있다. 초음파에서는 자궁비대와 불균질한 에코를 보인다. 진단에 있어서 MRI가 매우 민감하며 T2강조영상에서 병변부위가 정상 자궁근층보다 저신호강도로 보이면서 내부에 출혈이나 fluid에 의해 수많은 작은 고신호의 점들이 보이는 것이 특징이다(그림 6-23).

자궁내막 증식증(endometrial hyperplasia)은 자궁내

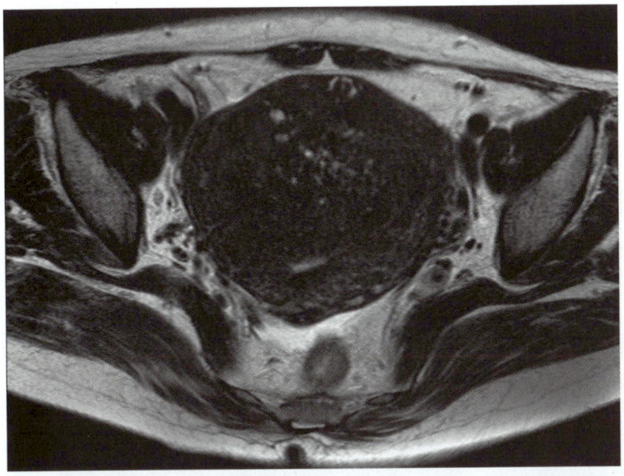

그림 6-23. 자궁선근증의 자기공명영상. T2 강조 영상의 축상면(A), 시상면(B)에서 자궁 앞쪽 벽이 전반적으로 두꺼워졌으며 그 내부에 크기가 작은 고신호강도 부위가 여러 개 관찰된다.

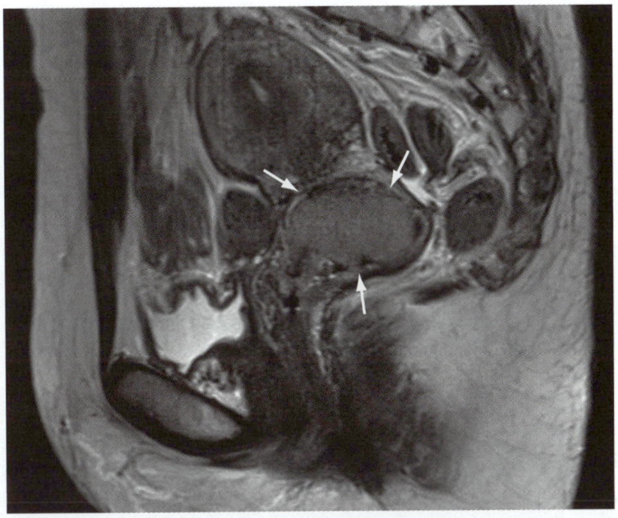

그림 6-25. 자궁경부암의 MRI. T2 강조영상에서 자궁 경부에 고신호강도의 종괴가 관찰된다(화살표).

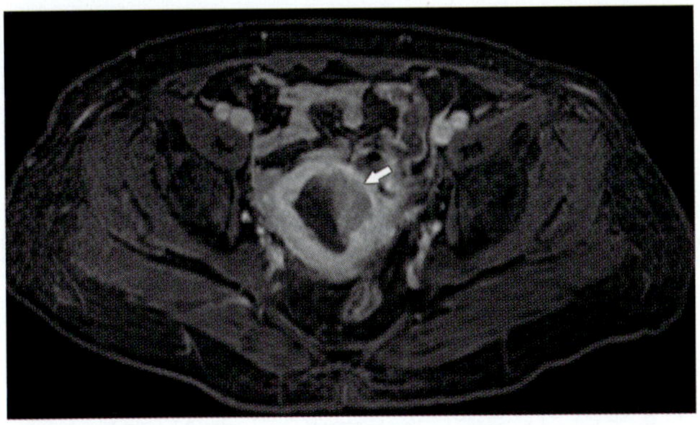

그림 6-24. 자궁내막암의 자기공명영상. T1 강조 조영증강 영상에서 좌측 자궁내막에 종괴 (화살표)가 관찰되며 자궁 근층을 침범하고 있다.

막이 비정상적으로 증식하는 질환으로 초음파에서 자궁내막띠(endometrial stripe)의 두께가 폐경 전 여성에서 14mm, 폐경 후 여성에서 8mm 이상이면 이상소견으로 간주하며 질식 초음파가 유용하다. MRI에서는 자궁내막강이 넓어지고 자궁내막층이 두꺼워진 것을 관찰할 수 있다. 영상소견만으로 자궁내막 증식증과 자궁내막암(endometrial carcinoma)을 감별하는 것은 어렵다. 자궁내막암에서는 자궁근층의 침습 여부와 정도를 판정하는 데 MRI가 유용하게 사용되고 있다(그림 6-24).

3) 자궁경부암

자궁경부암에서 초음파의 역할은 미미하고 CT나 MRI를 이용하여 병기를 결정한다. 자궁암의 국소 파급 양상은 MRI가 가장 정확하며 T2강조영상에서 주변 자궁조직은 저신호강도를 보이나 자궁암은 고신호강도를 보인다(그림 6-25).

3. 난소 질환

1) 비종양성(기능성) 낭종 (Nonneoplastic, functional cyst)

(1) 난포낭종(Follicular cyst)(그림 6-26 A)

성숙한 난포나 퇴화 중인 난포에서 유동액이 정상 이상으로 고여서 생긴 것으로 크기는 보통 5cm 이하이며 추적검사 시 없어지는 경우가 흔하다.

(2) 황체낭종(Corpus luteum cyst)(그림 6-26 B)

임신이 안 된 경우 황체는 정상적으로 위축되어 백체가 되는데 가끔 임신이 안 된 경우에도 강내로의 출혈로 인해 크기가 커질 수 있다. 초음파에서 난포낭종보다 낭종 벽이 두꺼울 수 있으며 CT와 MRI에서 내부의 출혈로 인한 특징적 소견을 보일 수 있다. 자궁외 임신이나 자궁내막증과 감별이 필요하며 황체낭종은 대부분 자연적으

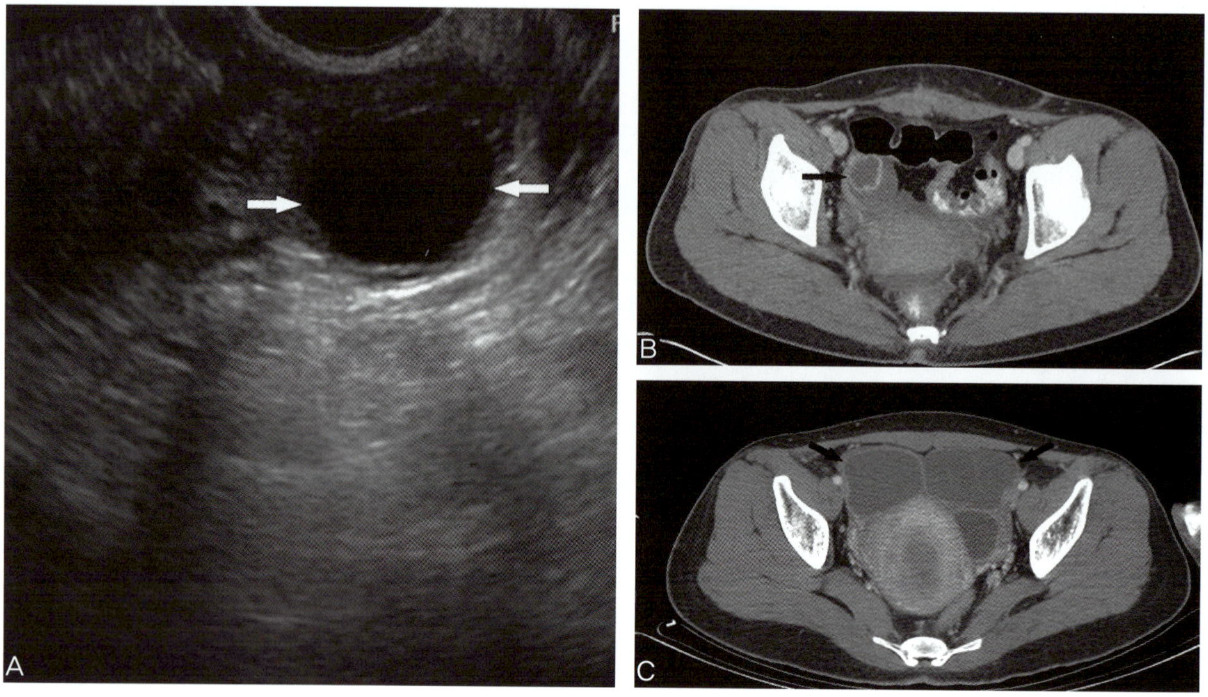

그림6-26. 기능성 낭종. A. 초음파 검사에서 단순 낭종형태를 보이는 난포낭종(화살표). B. 조영후CT검사에서 우측 난소에 테두리를 따라 조영증강을 보이는 황체낭종. C. 포상기태 환자의 조영후CT검사에서 양측 난소가 다수의 낭종으로 인해 커진 포막황체낭(화살표)

로 소실된다.

(3) 포막황체낭(Theca lutein cyst)(그림 6-26 C)

난소가 hCG의 과다한 자극을 받아 생기는 것으로 융모막암종(choriocarcinoma), H-mole에서 흔히 관찰된다. 다수의 낭종이 양측성으로 생기며 크기는 매우 커질 수 있다. 격막을 보일 수 있으나 고형성분이 없는 것으로 종양과 감별한다.

2) 난소 종양

난소에는 매우 다양한 종류의 종양이 생길 수 있다. 원발성 종양은 크게 상피성 종양과 성기삭간질성 종양(sex-cord stromal tumor)으로 나누며 상피성 종양은 장액성 종양, 점액성 종양, 자궁내막양 종양이 흔하다. 난소암 중에 낭선종(cystadenoma) 또는 낭선암(cystadenocarcinoma)이 전체 암에서 차지하는 비율은 65~75%를 점하며, 다음은 배세포종(germ cell tumor), 전이암이 각기 10% 정도이다. 난소암의 병기 결정은 치료와 예후에 있어 매우 중요한데 영상소견보다는 수술적으로 결정한다. 초음파는 난소암의 선별검사로서 난소종양의 존재 여부나 위치 결정 및 경도(consistency)를 확인하는데 중요한 역할을 하나, 난소종양의 초음파소견이 비특이적이기 때문에 병리적인 유형을 예측하거나 양성과 악성의 구분이 가능하지 않다. 초음파 종괴는 가임기(reproductive period)에는 기능성 낭종의 가능성이 많으며, 폐경기 전후에는 신생물적 종괴의 가능성이 많다. 병기 결정에 있어 초음파의 역할은 한계가 있으며 CT는 초음파보다 장간막, 대망, 장관의 침범이나 림프절 종대에 관한 정보를 보다 정확히 제공한다.

(1) 장액성 종양(Serous tumor)

가장 흔한 난소 신생물로 장액성 낭선종(serous cystadenoma)은 양성 종양의 20%를, 장액성 낭선암(serous cystadenocarcinoma)은 악성 종양의 40%를 점한다. 장액성 낭선종은 전형적으로 커다랗고 얇은 벽을 갖는 단방성(unilocular) 낭성 종괴로(그림 6-27 A) 간혹 격막을 가지며 일반적으로 점액성 낭선종(mucinous cystadenoma)보다 작고 약 20%에서 양측성으로 온다. 장액성 낭선암은 50%에서 양측성이며 내부에 보다 많은 고형성분과 유두상 돌출을 보이고 내부의 액은 혼탁하거나 혈액성이다.

(2) 점액성 종양(mucinous tumor)

점액성 낭선종(mucinous cystadenoma)은 전체 상피종의 20%를 점하고 약 5%는 양측성이다. 주로 다방성 종괴로 대개 크기가 크다. 초음파 소견은 주로 낭성이며 내부에 다발성의 격막(septum)을 보인다(그림 6-27 B). 점액성 낭선암(mucinous cystadenocarcinoma)은 10%에서 양측성이며 다방성낭성 종괴로 양성보다 내부에 고형부위가 많고 격막이 보다 두껍다. 복강내로 퍼지면 젤리 같은 물질로 복강내를 채우며 psudomyxoma peritonei라고 부른다.

(3) 기형종(Teratoma)

젊은 여성에서 주로 생기며 지방 성분의 물질과 머리카락, 뼈, 치아 성분이 포함되어 있다. 초음파, CT, MRI에서 지방성분, 석회화 등에 의한 특징적 소견을 나타낸다(그림 6-28).

(4) 전이암(Metastasis)

주로 위암, 대장암, 유방암에서 전이된다. 주로 양측성으로 고형인 경우가 더 많다(그림 6-29).

*** 난소 종양 감별진단의 일반적 법칙**

- 단방의 낭종으로 내부에 유두상 돌출(papillary projection)이 적으면 양성일 가능성이 높음
- 다방성, 두터운 격막, 고형의 내부결절은 악성의 가능성을 시사함
- 구역 림프절이나 원격전이, 복수나 대망 침윤 소견은 악성을 시사함

(5) 난소암의 파급경로

대부분의 상피세포암은 주로 복강내 전이를 하며 주변 장기나 림프절을 통한 전이도 가능하다. 일단 난소 피막을 뚫고 나오면 종양은 복강 내 수액의 흐름 양상을 따라 전파된다. 다른 전파 방법으로 복막표면으로 파급되어 인접 장기를 침습한다. 난소 림프액의 일차적인 경로는 자궁인대(broad ligament) 속의 난소하부 집합체(subovarian collecting trunk)로 누두골반인대(infundibulo-pelvic ligament)를 통해 요관의 측방을 따라 신문(renal hilum) 주위의 대동맥주위 림프절로 유입된다.

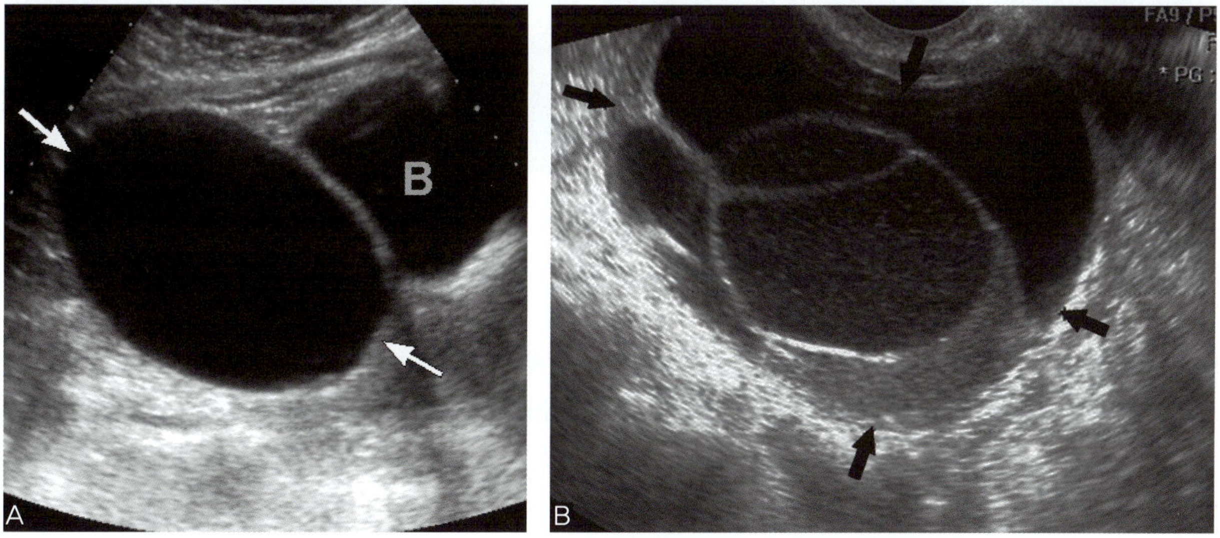

그림 6-27. 난소종양. A. 초음파 검사에서 커다랗고 얇은 벽을 갖는 장액성낭선종(화살표)이 관찰되며 내부에 격막은 안 보임. 방광(B) B. 초음파 검사에서 내부에 여러 개의 격막들이 있는 점액성낭선종(화살표)

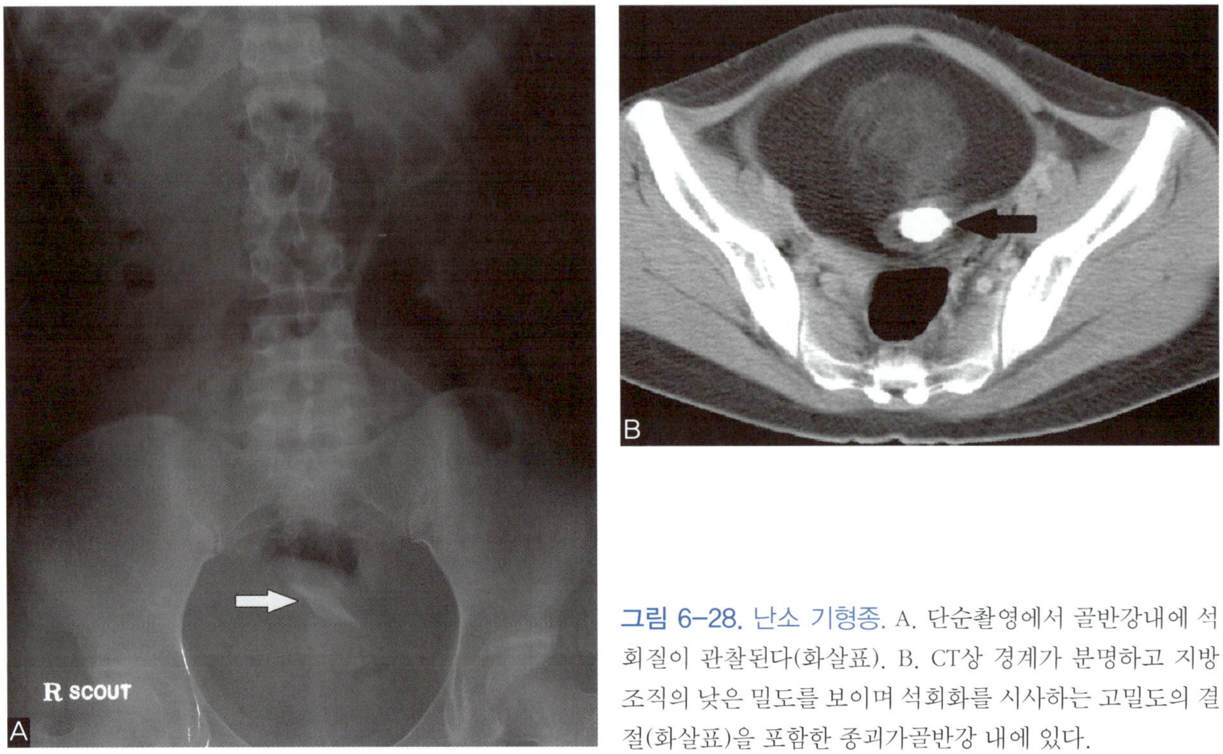

그림 6-28. 난소 기형종. A. 단순촬영에서 골반강내에 석회질이 관찰된다(화살표). B. CT상 경계가 분명하고 지방조직의 낮은 밀도를 보이며 석회화를 시사하는 고밀도의 결절(화살표)을 포함한 종괴가골반강 내에 있다.

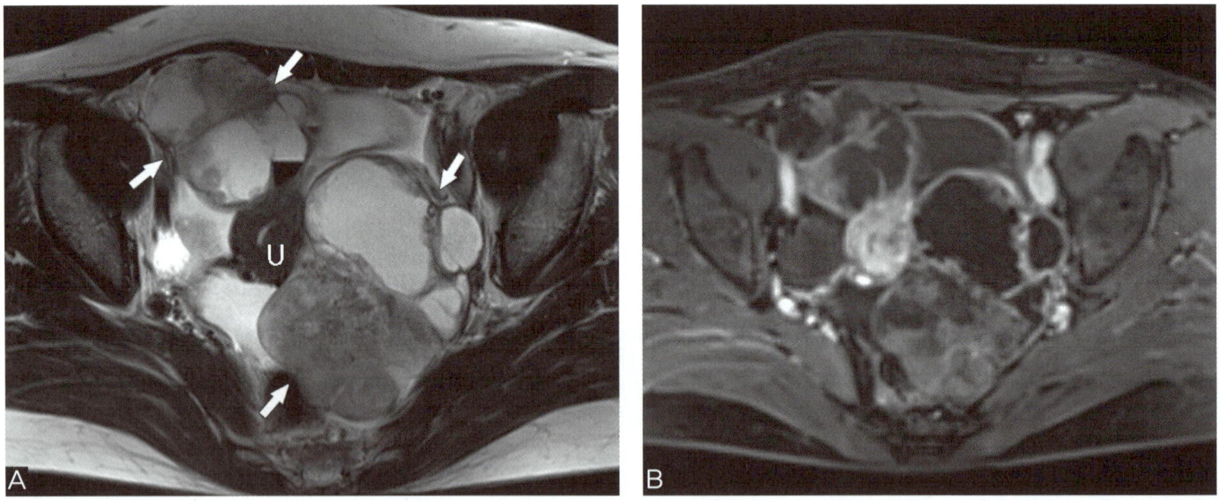

그림 6-29. 난소암. T2 강조 (A) 및 T1강조 조영후 (B) 영상에서 불규칙한 고형성분을 포함한 커다란 낭성종괴(화살표)가 양측 골반강내에 보이며 고형성분은 조영증강 소견을 보임. 자궁(U)

다른 한 경로는 동측 장골 림프절로 유입되는 것이다. 혈관을 통한 전파는 전신적으로 퍼진 경우에 볼 수 있다.

3) 자궁내막증(Endometriosis)

자궁내막증은 기능을 하는 자궁내막조직이 자궁 바깥에 존재하는 것으로 골반장기와 복막에 빈발한다. 난소에 생기는 자궁내막종(endometrioma; endo-metriotic cyst)은 자궁내막증의 가장 흔한 형태이며 약 1/3에서 양측성으로 생긴다. 초음파에서는 낭성 종괴이며 내부의 에코는 균질의 저에코를 보인다(그림 6-30). MRI가 진단적 가치가 높으며 반복적인 출혈로 인해 T1강조영상에서 고신호강도, T2강조영상에서 저신호강도로 보이는

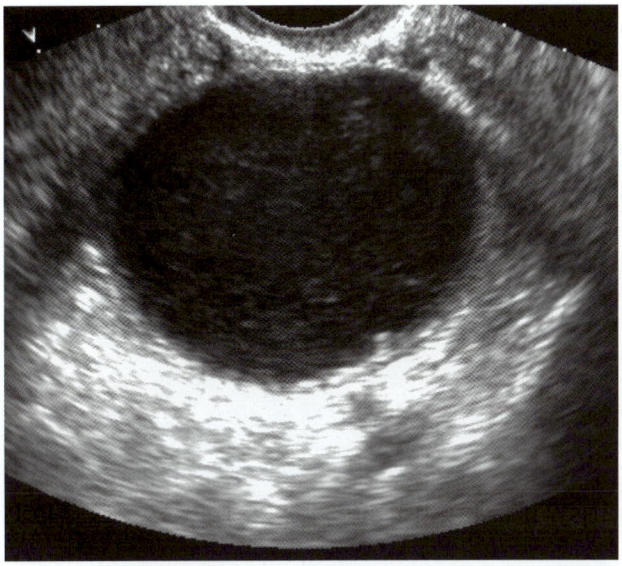

그림 6-30. 자궁내막증의 초음파. 커다란 낭종이 자궁부속기에 있고 균질한 저에코성 내부물질이 있다.

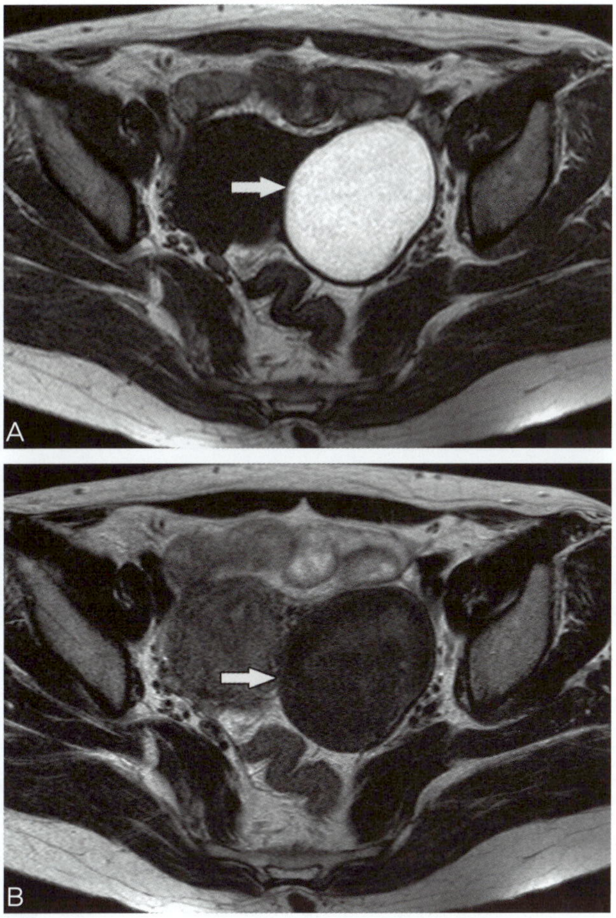

그림 6-31. 자궁내막증의 자기공명영상. A. T1강조영상에서 좌측 난소에 고신호강도를 보이는 종괴(화살표)가 있다. B. T2강조영상에서 좌측 종괴는 저 신호강도를 보인다.

것이 특징이다(그림 6-31).

4. 골반 염증성 질환 (Pelvic inflammatory disease; PID)

골반 염증성 질환은 골반내 감염이 생긴 경우를 총칭하는 것으로, 가임기 여성의 10% 정도에서 발생한다. 초기에 초음파 소견은 정상이며 난관-난소농양(tubo-ovarian abscess)이 생긴 경우 초음파에서 정상 자궁부속기의 구조 대신 응집된 종괴나 액의 저류를 볼 수 있다. CT에서는 다방성의 두꺼운 벽을 가지는 낭성 종괴로 보인다.

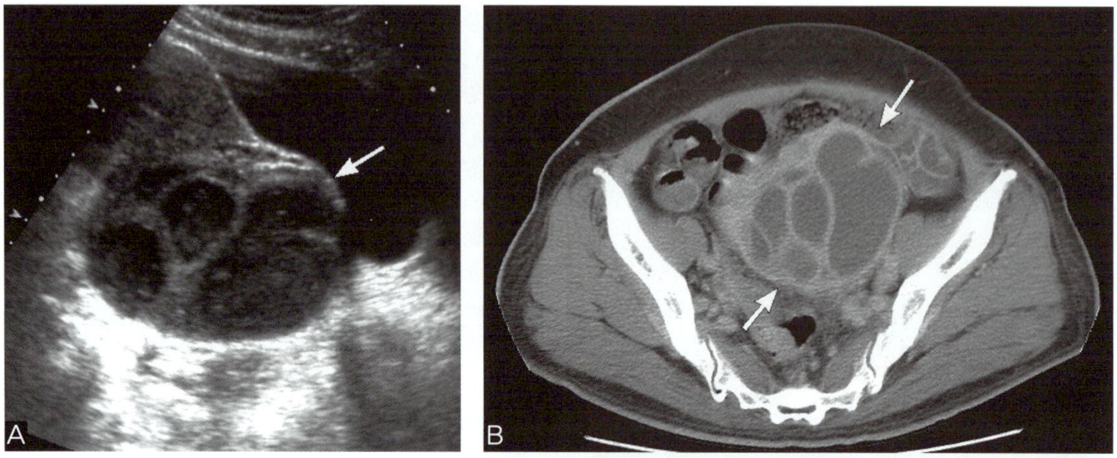

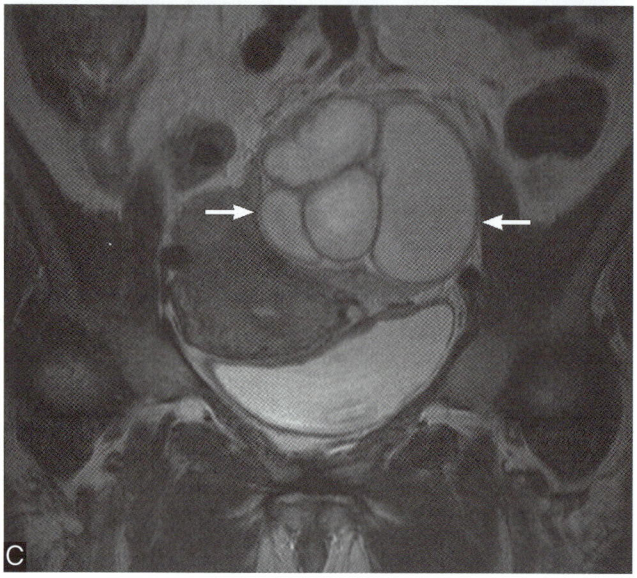

그림 6-32. 난소농양. A. 초음파에서 자궁부속기에 두꺼운 격막과 벽을 갖는 낭성종괴(화살표)가 관찰되고 내부에 저에코 물질들이 관찰된다. B. CT에서 좌측 골반강에 두꺼운 벽을 가진 다방성낭성종괴(화살표)가 관찰되고, 벽과 격벽은 조영증강된다. C. T2강조 관상면 자기공명영상에서 자궁 좌측에 두꺼운 벽을 가진 다방성낭성종괴(화살표)가 관찰되고, 벽과 격벽은 저신호강도를 보인다.

| Chapter | 7

비뇨기과 영상의학

I. 비뇨기계 질환에 대한 영상 진단 검사

1. 경정맥 요로조영술 (Intravenous urography; IVU)

흔히 IVP (intravenous pyelograpy)라고 부르는 이 검사는 정맥을 통해 조영제를 주사하여 신장 실질, 신배(calyx), 신우(pelvis), 요관(ureter) 및 방광(urinary bladder)을 조영시켜 관찰하는 방법으로 가장 기본적인 비뇨기계 검사이다. 과거에는 요로결석을 의심하는 경우나 요로 폐쇄의 진단 및 정도 평가, 이행상피암과 같은 요로 종양을 의심하는 경우 일차적인 선별(screening) 검사로서 사용되었으나 최근에는 CT를 이용한 요로조영술(CT urography)의 발전으로 검사 빈도는 감소하고 있다. 기본적인 적응증 외에 비뇨기계의 선천성 질환의 진단, 요로 감염의 합병증 진단, 신결핵 등의 검사, 비뇨기과적 수술 전후에 요로 계통을 관찰하고자 하는 목적으로 사용될 수 있다.

경정맥 요로조영술은 정맥을 통해 조영제를 주사하므로 조영제에 과민반응 전력이 있는 환자나, 신부전이나 심장병이 있는 환자 등에서는 검사를 피하는 것이 좋다. 검사 전 준비로 장관 공기나 분변으로 인해 관찰하고자 하는 부위가 가려지는 것을 피하기 위해 설사제를 사용하여 장관을 비우는 것이 좋다. 정상인에서는 검사 전 수시간 동안 수분 섭취를 제한하면 신우 신배에서 조영제의 농도가 높아지므로 이들 구조를 잘 관찰할 수 있는 이점이 있으나, 신부전 환자의 경우, 수분 섭취 억제가 검사 영상을 향상시키는 데 도움을 주지 않으며, 오히려 신부전을 악화시키거나 조영제에 의한 신독성이 나타날 우려가 있다. 따라서 신장기능이 정상인 환자에 대해서만 검사 전날 동안 수분 섭취를 제한하는 것이 좋다.

검사방법은, 우선 조영제 주사 전 단순복부촬영(plain X-ray, KUB)을 시행한다. 단순복부촬영은 검사준비가 잘 되어 있는지를 확인할 수 있고, 신장 및 방광의 형태를 파악할 수 있으며, 신요로결석, 비정상 공기나 지방음영의 유무, 기타 단순사진으로 알 수 있는 병변을 진단할 수 있고, 복부 압박의 금기가 되는 상황 등을 사전에 확인할 수 있어 매우 중요한 사진이다. 조영제 투여는 보통 일시주사법(bolus injection)을 사용하지만, 혈관이 매우 가늘어 일시주사가 불가능할 경우에는 점적주입법(drip infusion)을 사용할 수 있다. 조영제 투여 전 혹은 후에 양쪽 복부 중간을 압박하여 조영제가 신우신배를 충분히 팽만시킬 수 있게 하는 것이 좋으나, 요관결석이나 폐쇄가 의심되는 환자, 최근에 복부 수술을 시행 받은 경우, 심한 고혈압 환자나 대동맥류가 있는 환자, 기타 압박이 불가능한 환자에서는 시행하지 않는다. 조영제 주사 후 촬영은 필요에 따라 약간씩 달라질 수 있다. 대개 1~3분 경에 얻는 사진을 신조영상(nephrogram)이라고 부른다(그림 7-1). 이 시기에는 조영제가 근위곡세뇨관(proxi-

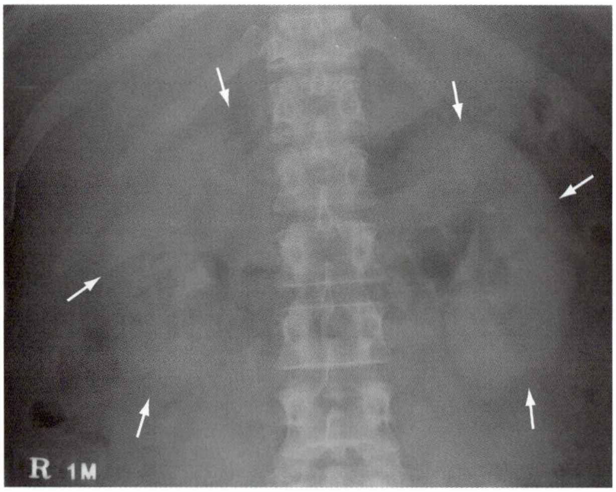

그림 7-1. 정상 경정맥요로조영술(신조영상). 조영제 주사 후 1분 후에 누운 상태에서 찍은 사진으로 신장 실질이 조영증강되며 신장의 윤곽(화살표) 및 신장혈류, 사구체여과기능 등의 상태를 반영한다.

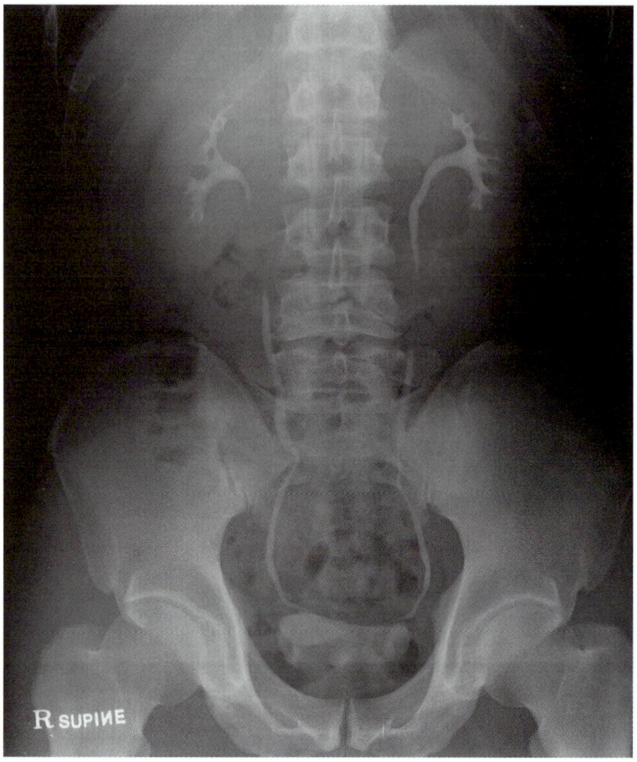

그림 7-2. 정상 경정맥요로조영술. 조영제 주사 후 15분 후에 복부의 압박을 풀고 누운 상태에서 찍은 사진으로 양쪽 신장의 신우신배와 요관 및 방광을 정상적으로 관찰할 수 있다.

mal convoluted tubule) 안에 주로 존재하게 되어 신장 실질이 조영증강되며 신장의 윤곽 및 신장혈류, 사구체여과기능 등의 상태를 반영한다. 조영제 주사 후 2분 정도가 경과하면 신배가 관찰되기 시작한다. 따라서 약 5~10분 사이에는 신우신배를 관찰하기에 적당한 사진을 얻을 수 있다(신우조영상 pyelogram). 신우조영상을 얻은 다음, 복부 압박을 풀고 복부 전체에 대한 앙와위 및 직립상을 찍어 신장을 포함한 요관 및 방광을 관찰한다(그림 7-2). 신장 및 신우신배에 조영제 배출이 늦어지는 경우에는, 1시간 내지 수 시간 후에 지연촬영이 필요할 때도 있다.

경정맥 요로조영술에서 정상 신장은 길이 11~14cm, 너비 5~7cm 정도로 측정되는데, 이는 실제 크기보다 약간 확대된 것이고, 정확한 크기는 초음파에서 더 정확하게 측정할 수 있다. 왼쪽이 오른쪽보다 약 0.5cm 정도 긴 것이 보통이며, 양쪽의 차이가 2cm 이상이면 이상 소견으로 간주한다. 왼쪽이 오른쪽보다 약 1~2cm 정도 상방에 위치하는 것이 보통이며, 자세 변동이나 호흡으로 인해 약 1~4cm 정도의 위치 변동이 있을 수 있는데, 일반적으로 오른쪽의 신우는 2번 요추체 정도에 위치한다. 양측 신장의 장축은 요근(psoas muscle)의 변연을 따라 위치하며, 신배의 축은 신장의 장축과 평행하다. 신실질은 14~16개의 엽(lobe)으로 구성되며 한 엽은 추체(pyramid)라고 불리는 수질과 이를 둘러싸는 피질로 구성된다. 추체(pyramid)의 첨부를 유두(papillae)라고 부르며 이곳으로 모인 집합관(collecting duct)들이 움푹한 신배로 연결된다. 신배의 양쪽 끝의 뾰족한 부위를 원개(fornix)라고 부르며 원개가 뭉툭해지거나 신배가 완만하거나 움푹하지 않으면 병적 변화를 시사한다. 정상 요관은 길이가 25~29cm, 직경이 2~4mm 정도로 복부에서는 횡돌기(transverse process)의 외측을 따라 주행하며, 골반에서는 골반상협부 내측가장자리(inner pelvic brim)를 따라 외측으로 주행하였다가 좌골극(ischial spine) 위치에서 내측으로 돌아 방광으로 들어간다.

2. 역행성 신우조영술 (Retrograde pyelography; RGP)

경정맥요로조영술로 신우신배 및 요관의 관찰이 불충분한 경우, 이를 가장 잘 볼 수 있게 해주는 방법으로, 대

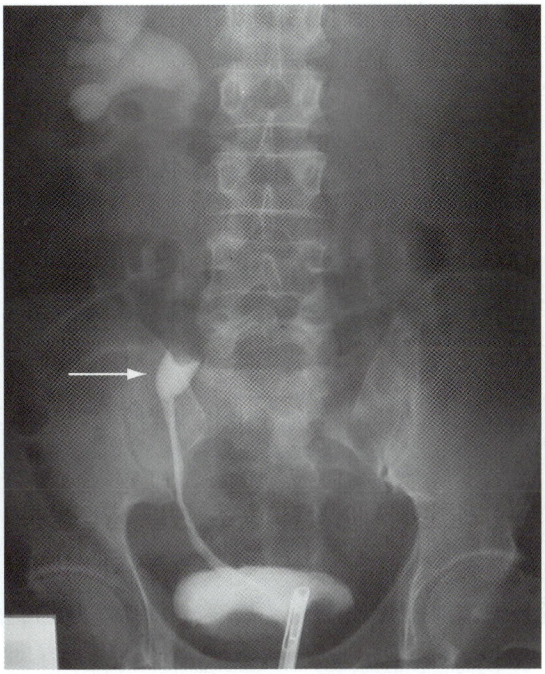

그림 7-3. 역행성 신우조영술. 방광경검사를 시행하면서 카테터를 요관원위부에 삽입한 다음, 조영제를 주입하였을 때 원위부 요관에 음영 결손이 관찰되며 직하부요관의 확장(Goblet sign)이 관찰된다(화살표). 신우신배와 근위부요관의 확장소견이 관찰된다.

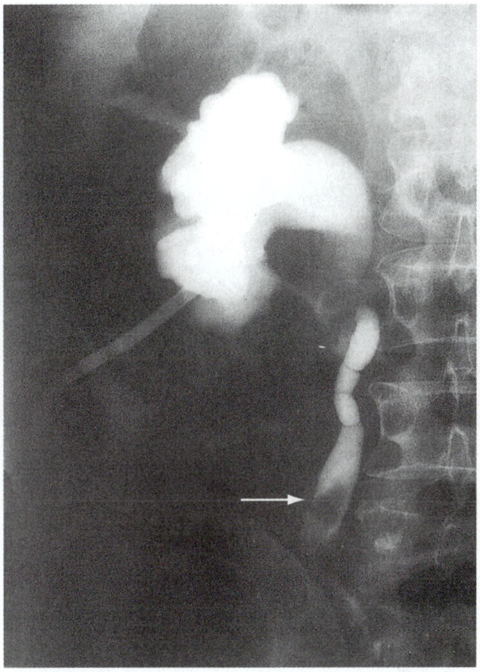

그림 7-4. 선행성신우조영술. 수신증이 있는 환자에서 경피적 신루술 설치를 시행하면서, 카테터를 통해 조영제를 주입한 결과, 원위요관에 폴립양이행상피암에 의한 음영결손의 위치와 크기를 확인할 수 있다(화살표).

개 방광경검사와 함께 시행하여 카테터를 하부 요관에 위치하고 요관으로 직접 수용성 조영제를 주입하여 관찰하는 침습적인 방법이다(그림 7-3).

3. 선행성 신우조영술 (Antegrade pyelography; AGP)

역행성 신우조영술과 유사한 목적으로 시행하나, 방광조영술을 통하지 않고 신배를 천자하여 조영제를 주입한 후 촬영하는 방법으로 방광에 대한 검사를 같이 시행하지 못 하는 단점이 있으나 역행성요로조영술에 비해 세균 감염의 염려가 적다. 경피적 신우루 설치 등의 중재적 시술을 같이 시행하고자 할 때 행하는 검사이다(그림 7-4).

4. 배설성 방광요도조영술 (Voiding cystourethrography; VCUG)

주로 방광요관역류의 여부를 진단하기 위한 목적으로 많이 사용되며, 방광이나 요도의 이상을 진단하기 위한 목적으로도 사용할 수 있다. 요도를 통하여 조영제를 방광에 점적 주입한 다음, 환자로 하여금 배뇨를 하게 하면서 촬영한다.

5. 역행성 요도조영술 (Retrograde urethrography)

요도를 통해 직접 조영제를 투입하여 요도를 관찰하는 방법으로 요도손상환자에서 소변의 요도 외 유출 여부나, 협착의 유무 및 정도, 위치를 평가하기 위해 이용한다

6. 초음파 검사(Ultrasonography)

초음파 검사는 안전하고, 비침습적 검사로 비뇨생식계 영상 검사에서 가장 기본적이고 많이 사용되는 검사이다. 특히 수신증을 진단하거나 신장의 낭성 병변과 고형성 병변을 감별하는데 매우 유용하며, 요로조영술에서 나타나지 않은 방사선 투과성의 요로결석을 진단할 때도 도움이 된다. 기타 내과적 신장 질환의 진단 및 추적 검

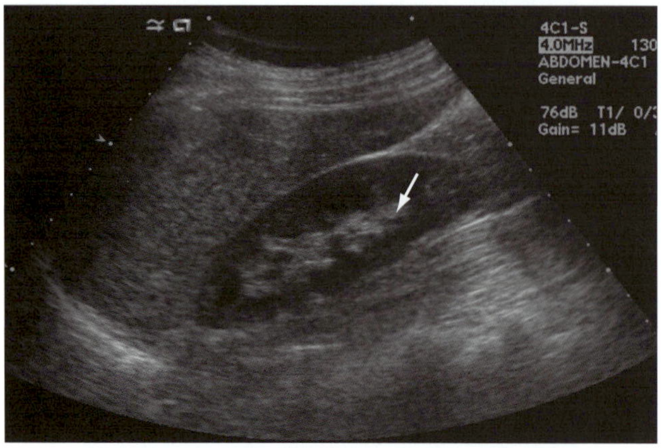

그림 7-5. 정상 신 초음파. 우측 신장은 간 우엽하에서 관찰되며, 신피질의 에코는 간실질의 에코와 비슷하거나 약간 낮다. 수질을 구성하는 추체는 더욱 저 에코로 보이며, 중앙에는 강한 에코를 보이는 신동(화살표)을 관찰할 수 있다.

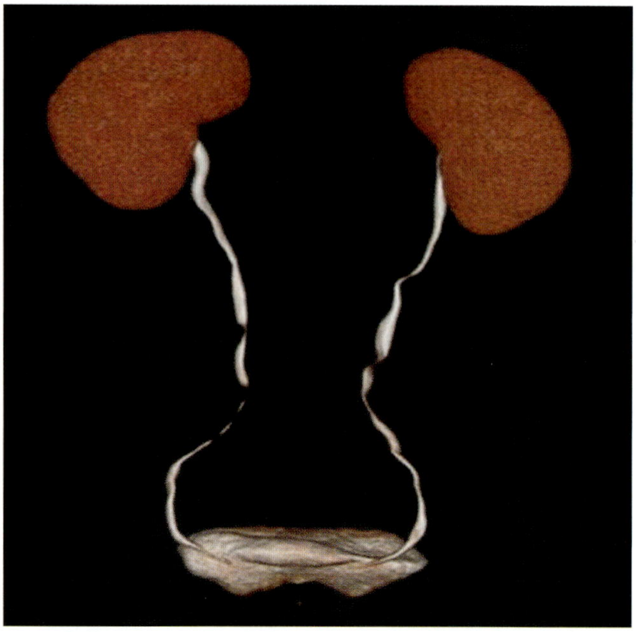

그림 7-6. CT 요로조영술. CT 요로조영술 지연기 영상을 3D로 재구성한 이미지로 신장, 요관 및 방광에 조영제가 차있는 것을 볼 수 있다.

사와 각종 요로 종양의 진단 및 병기결정 등에 유용하게 사용할 수 있으며, 각종 중재적 시술의 유도방법으로 활용하기도 한다.

초음파 검사를 통해 신장의 크기를 정확하게 측정할 수 있는데, 정상 신장의 장경은 약 9~12cm이며, 요로조영술에서 관찰되는 것보다 약 15% 정도 작게 측정된다. 어른에서 신장 피질은 간에 비해 약간 에코가 떨어지고, 수질을 이루는 추체(pyramid)들은 정상 피질보다도 약간 저에코로 관찰된다. 각각의 추체는 column of Bertin이라 불리는 신피질의 일부에 의해 구획된다. 정상 성인의 피질은 간과 비슷하거나 약간 낮은 에코를 보인다(그림 7-5). 신생아의 경우는 신피질의 에코가 간보다 높은 경우가 많으며, 상대적으로 추체의 에코는 더욱 저에코인 것이 보통이다. 신장의 중심부에서 관찰되는 신(장)동(renal sinus)은 신배, 누두(infundibulum), 신우 및 혈관과 신경이 지나가는 신실질 이외의 구조로서 지방 및 섬유조직과 작은 혈관들로 인해 에코가 아주 강하게(하얗게) 나타난다. 신장 초음파시 실질과 신동의 에코를 구분하기 어렵거나 피질과 수질의 에코의 구분이 어려운 경우는 병적 상태를 의심해야 한다.

7. 전산화단층촬영(Computed tomography; CT)

CT는 초음파로 관찰하기 어려운 부위까지 매우 자세하고 객관적인 단면적 해부학 정보를 얻을 수 있어 매우 유용한 검사이며 최근에는 경정맥 요로조영술처럼 요관과 방광까지 검사를 할 수 있는 CT를 이용한 요로조영술(CT urography)이 널리 시행되고 있다(그림 7-6). CT 요로조영술은 일반적으로 신장이나 요관, 방광에 결석 유무를 검사하기 위한 조영전 영상(precontrast CT), 신혈관을 평가할 수 있는 신피질수질 영상(corticomedullary phase), 신실질을 평가하기 위한 신실질 영상(renal parenchymal phase), 그리고 요관과 방광을 평가하기 위한 지연기 영상(delayed phase)으로 이루어져 있다. 방사선 노출을 줄이기 위해 환자에 따라 필요한 영상만을 얻거나 조영제를 두 번에 나누어 주고 신실질기와 지연기영상을 한꺼번에 얻는 방법(split injection)이 사용되기도 한다. 요관이나 방광의 작은 종양을 발견하기 위해서는 지연기 영상에서 요관 내에 조영제가 전체적으로 잘 차 있는 것이 중요하며 이를 위해 검사 전 경구로 물을 충분히 마시거나, 정맥을 통한 수액 주입, 이뇨제 사용 등의 방법이 추가적으로 사용된다. CT는 요로조영술 이외에도 신장주변이나 부신을 포함한 후복막강 질환의

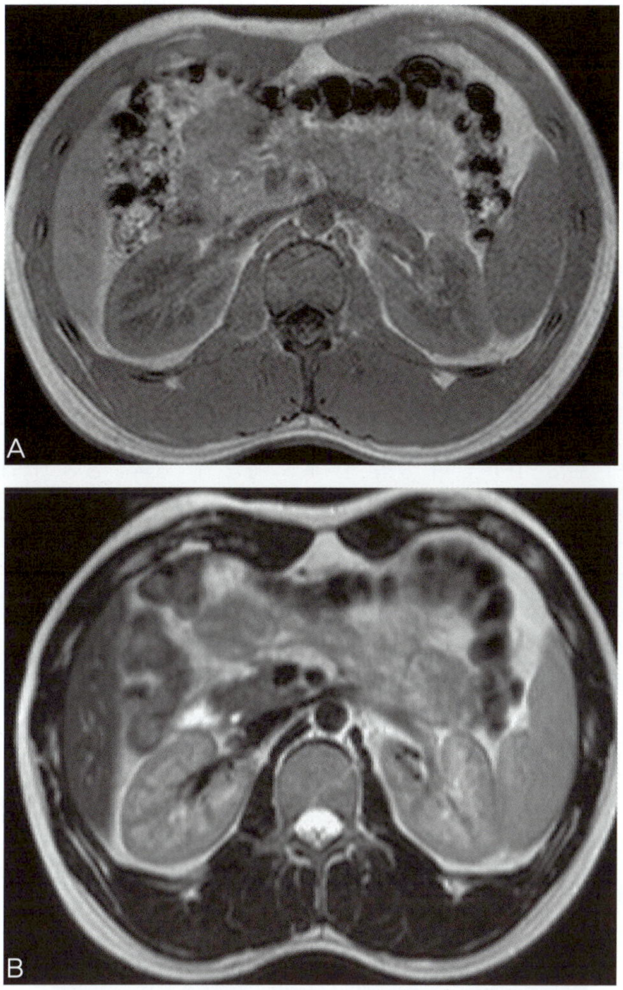

그림 7-7. 자기공명영상. T1 (A), T2 (B) 강조영상에서 정상신기능 상태에서 피질은 수질과 서로 구분되어 보인다.

진단, 신세포암 병기결정이나 기타 신종괴의 감별, 비뇨생식기계 손상이나 염증성질환의 파급 정도 등을 평가하는 데 매우 유용하다.

8. 자기공명영상 (Magnetic resonance imaging; MRI)

비뇨기계 질환에 있어 MRI는 주로 전립선암 환자의 수술 전 병기평가나 수술 후 추적검사에 사용되고 있다(그림 7-7). 그 이외에 제한적으로 CT에서 평가가 힘든 작은 신장병변의 검사나 신장수술 후나 다낭신 환자에서 신기능이 좋지 않은 경우 조영제를 사용하지 않고 MR로 추적검사를 시행하기도 한다.

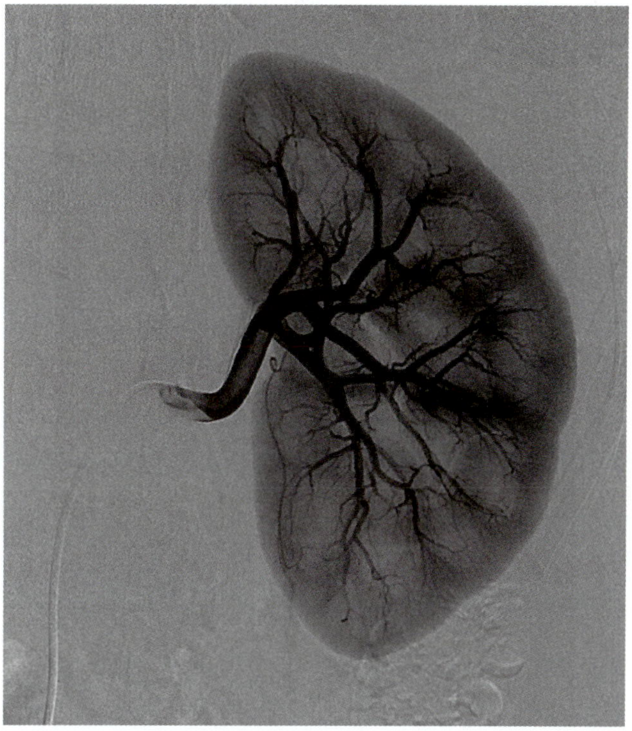

그림 7-8. 신동맥조영술. 좌측 신동맥 기시부에 카테터를 고정시키고 조영제를 주입하면서 찍은 사진으로 신동맥의 분지 양상이 잘 관찰된다.

9. 혈관 조영술(Angiography)

1) 동맥조영술(Arteriography)

신동맥조영술의 경우는 신종양의 혈관 상태를 알아보거나 신혈관 기형의 진단에 이용한다(그림 7-8). 또한 혈관이 풍부한 신종양에 대한 중재적 시술을 시행하여 종양의 혈류를 차단하고자 하는 목적으로 사용된다. 특히 양성이면서도 혈관 분포가 많아, 합병증으로 출혈을 적지 않게 유발하는 맥관근육지방종(angiomyolipoma)의 경우 크기가 커지거나 출혈을 동반한 경우에는 색전술(embolization)이 우선적인 치료 방법이 된다. 그 외에 동정맥루(arteriovenous fistula)가 의심되는 경우 해당 혈관을 선택하여 조영술을 시행하고 중재적인 치료를 병행할 수 있다.

2) 정맥조영술(Venography)

신세포암의 정맥침범의 진단을 위해 사용할 수 있으나, 최근에는 초음파, CT 및 MRI 검사 등으로 대체되고 있으며, 신성 고혈압이 의심되는 환자의 경우 신정맥에서 레닌농도 측정을 위해서 사용되기도 하나 침습적 검사방법이어서 실제로 시행되는 경우는 매우 드물다. 음낭정맥류(scrotal varicocele)의 진단은 이학적 검사나 도플러 초음파로 가능하나 확진을 위해서나 치료목적의 색전술을 시행하기 위해 사용될 수 있다.

10. 성인에서 관찰되는 선천성 질환

신기능이나 생명에 큰 지장을 주지 않는 신 요로의 선천성 기형은 흔히 성인에서 관찰된다. 마제신(horseshoe kidney)은 두 신장의 하부가 융합되어 생기는 흔한 선천성 기형이며 초음파 검사나 CT에서는 접합되어 있는 신 실질을 직접 확인할 수 있다(그림 7-9). 경정맥 요로조영술에서는 신우신배의 축이 정상과 달리 아래로 가면서 내측을 향하는 것을 보고 진단한다(그림 7-10). 다른 선천성 기형으로 일측 신의 무형성(agenesis), 이형성(dysplasia), 저형성(hypoplasia) 등의 신발육 이상이나 골반신(pelvic kidney)과 같은 이소성 이상 등을 성인에서 관찰할 수 있다. 요관이상으로는 완전 또는 불완전 요관 중복(duplication)이나 요관류(ureterocele) 등을 볼 수 있다(그림 7-11). 요관류는 다른 이상을 동반하지 않은 단순 요관류(simple ureterocele)와 이소요관(ectopic ureter)에 동반된 이소성 요관류(ectopic ureterocele)가 있을 수 있다. 단순요관류는 전형적인 코브라머리형의 요관방광이행부(ureterovesical junction)의 확장소견을 보이나, 이소성요관류의 경우는 흔히 요관의 완전 중복 및 이소성 요관에 동반되어 나타나며 방광조영술이나 요로조영술상 음영결손으로 관찰되는 경우가 많다. 방광기형으로는 방광게실(bladder diverticulum)이나 요막관게실(urachal cyst), 요막관누루(urachal fistula) 등이 있을 수 있다. 성인의 경우에 발견되는 선천성 요로기형은 다른 이유로 검사 도중 우연히 발견될 경우가 많으며, 그 자체로는 특별한 증상을 초래하지 않는 경우가 많으나 염증이나 결석 등을 쉽게 초래할 수 있고, 정상 부위의 기능이 저하될 때 문제를 일으킬 수 있다.

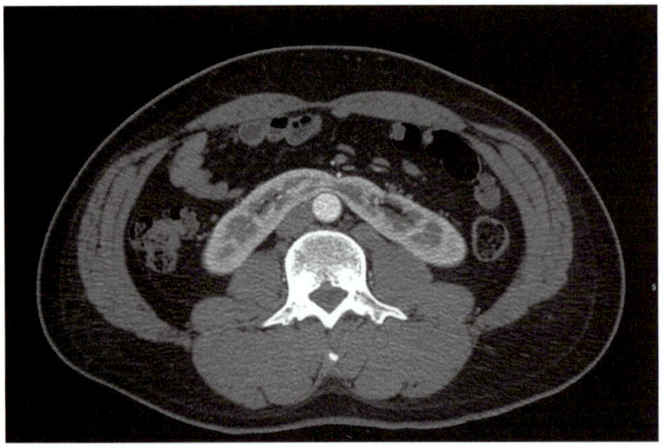

그림 7-9. 마제신의 조영 후 CT 사진. 신하방에서 두 신장의 융합을 관찰할 수 있다.

II. 요로결석 및 신석회화증

1. 요로결석

대부분의(80~90%) 요로결석은 칼슘 성분으로 이루어

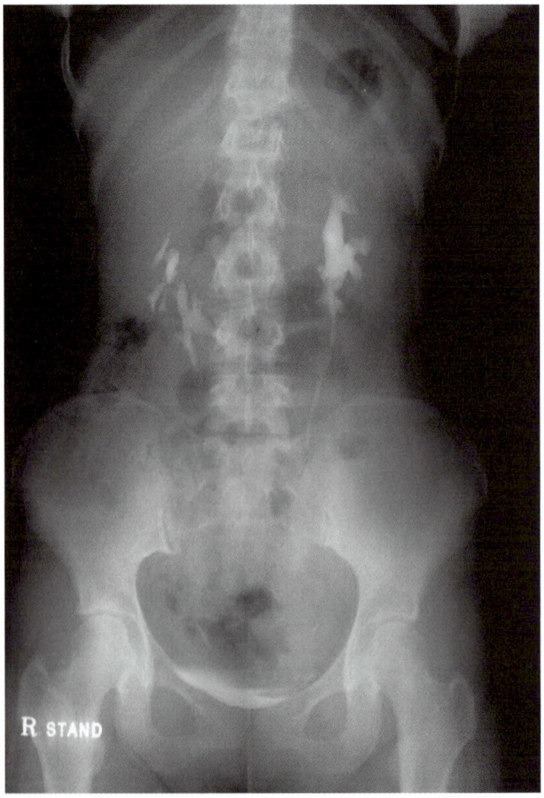

그림 7-10. 마제신의 경정맥요로조영술 사진. 신우신배의 축이 정상과 달리 아래쪽에서 중앙을 향하고 있다.

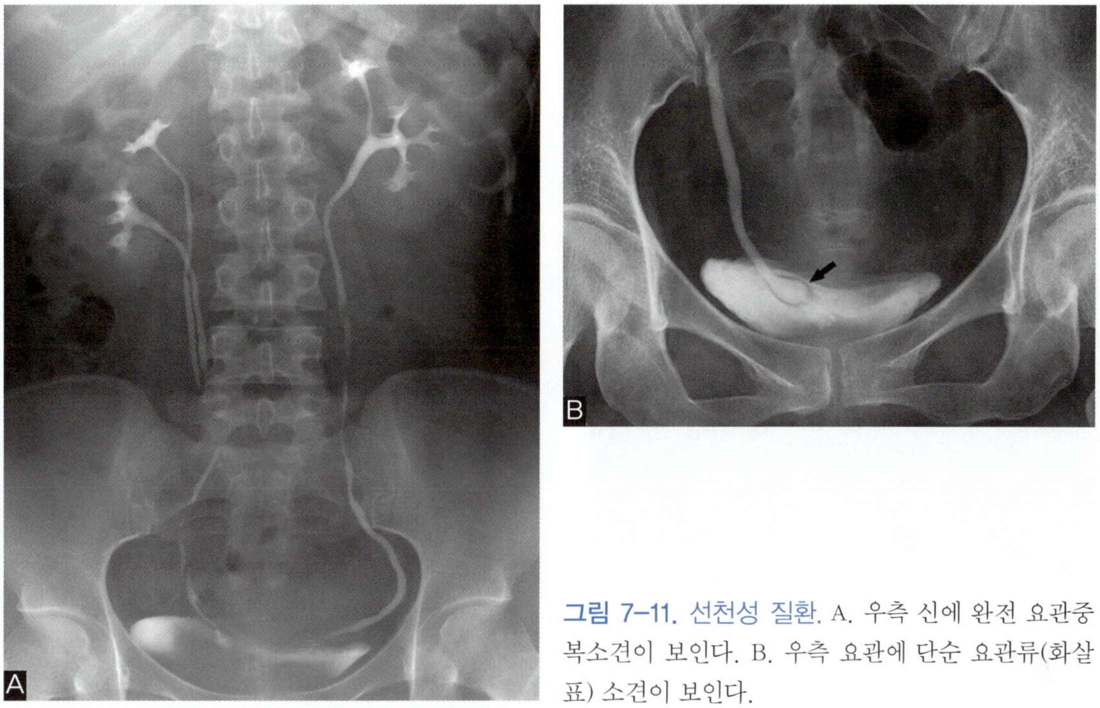

그림 7-11. 선천성 질환. A. 우측 신에 완전 요관중복소견이 보인다. B. 우측 요관에 단순 요관류(화살표) 소견이 보인다.

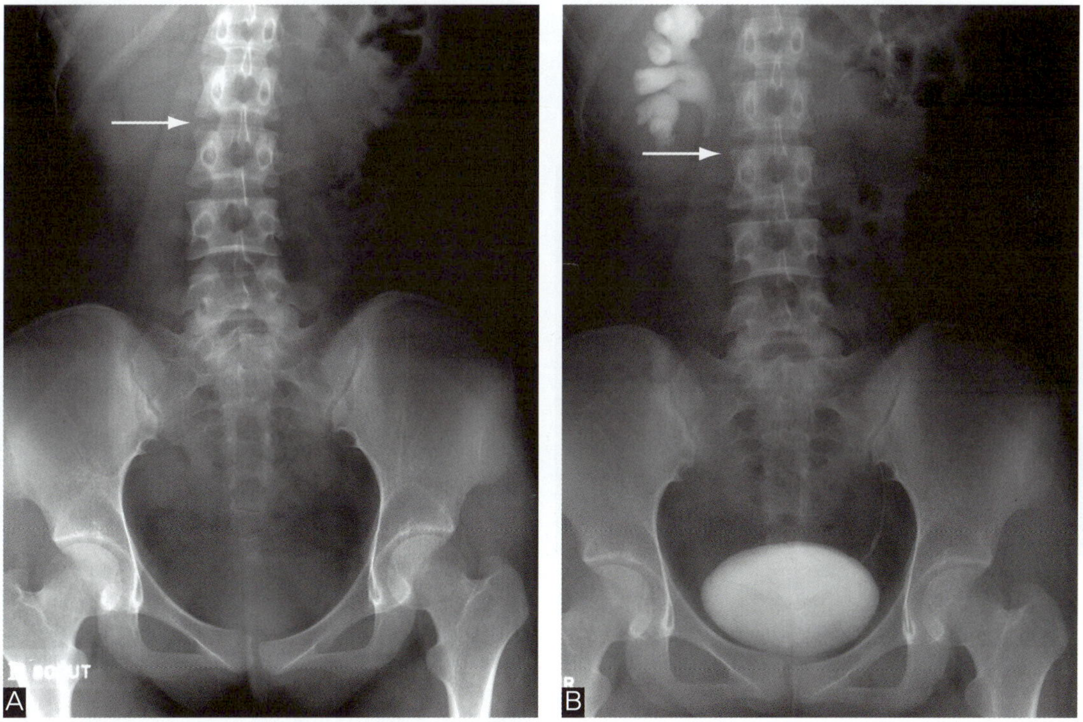

그림 7-12. 우측 요관결석. 단순촬영(a)에서 2~3번 요추 사이의 우측에 관찰되는 석회화된 결절이 보이며(화살표), 경정맥 요로조영술상(b) 우측 신우신배의 확장이 있으면서 조영제가 결석이 있는 위치에서 잘리는 것을 볼 수 있다. 결석 직상방의 요관은 확장 정도가 적으며, 이는 동반된 염증이나 부종에 의한 소견이다(화살표).

져 방사선 비투과성으로 단순촬영상 고음영으로 관찰된다. 방사선 투과성 결석으로는 요산석(uric acid stone)이 가장 많아 전체 요로결석의 약 5~10% 정도를 차지하며(그림 7-12), 그 외에 칼슘을 포함하지 않은 순수한

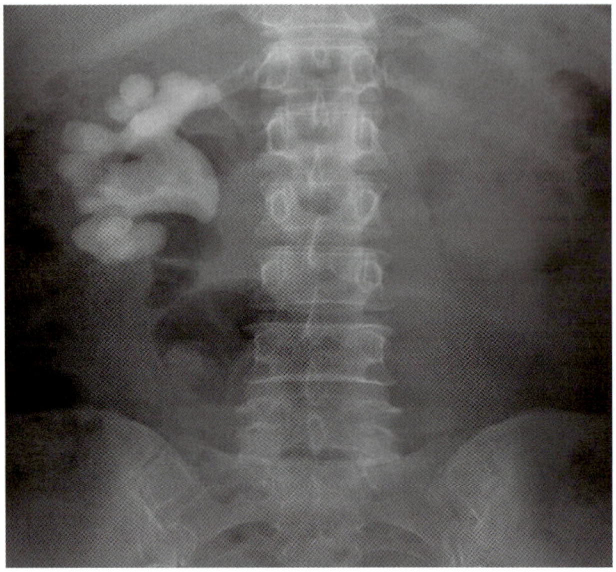

그림 7-13. 녹각석. 단순촬영상 우측 신장 위치에 신우신배의 모양을 한 석회화가 관찰된다.

magnesium ammonium phosphate (MAP; struvite) 석(1%)이나 mucoprotein/mucopolysaccharide로 이루어진 기질성 결석(1%), 순수한 xanthine 결석(매우 드묾) 등이 투과성 결석을 형성한다. MAP석은 주로 감염에 동반되어 발생하며, 대개는 칼슘 성분을 포함하는 경우가 많고 요로결석의 약 10~25%를 차지하고 흔히 녹각석(staghorn stone)을 유발한다(그림 7-13).

요로 결석은 방사선 비투과성이 대부분이므로, 단순촬영상 관찰되는 경우가 많으나, 크기가 작거나 방사선 투과성이어서 단순촬영상에서 잘 안 보이는 경우나, 비요로성 석회화와 구분이 어려운 경우는 요로조영술, 초음파 검사, CT 등을 시행한다(그림 7-14). 요로조영술에서는 환측 신장의 신조영상이 늦게 나타나며, 시간이 지날수록 정상과 달리 지속적으로 조영증강되는 소견을 볼 수 있는데 이는 다양한 폐쇄성 요로 질환에서 관찰할 수 있는 비특이적 소견이며, 대개 신우요관 이행부위나, 장골혈관과의 교차점, 요관방광이행부와 같이 요관이 좁아지는 부위에 위치한 결석 자체를 확인하고 그 상방의 요로가 확장되어 있으나 결석이 있는 자리에서 잘리는 듯이 관찰될 때 확진할 수 있다(그림 7-12). 석회화된 결석의 경우, 조영제에 의해 결석 자체는 불분명해질 수 있으

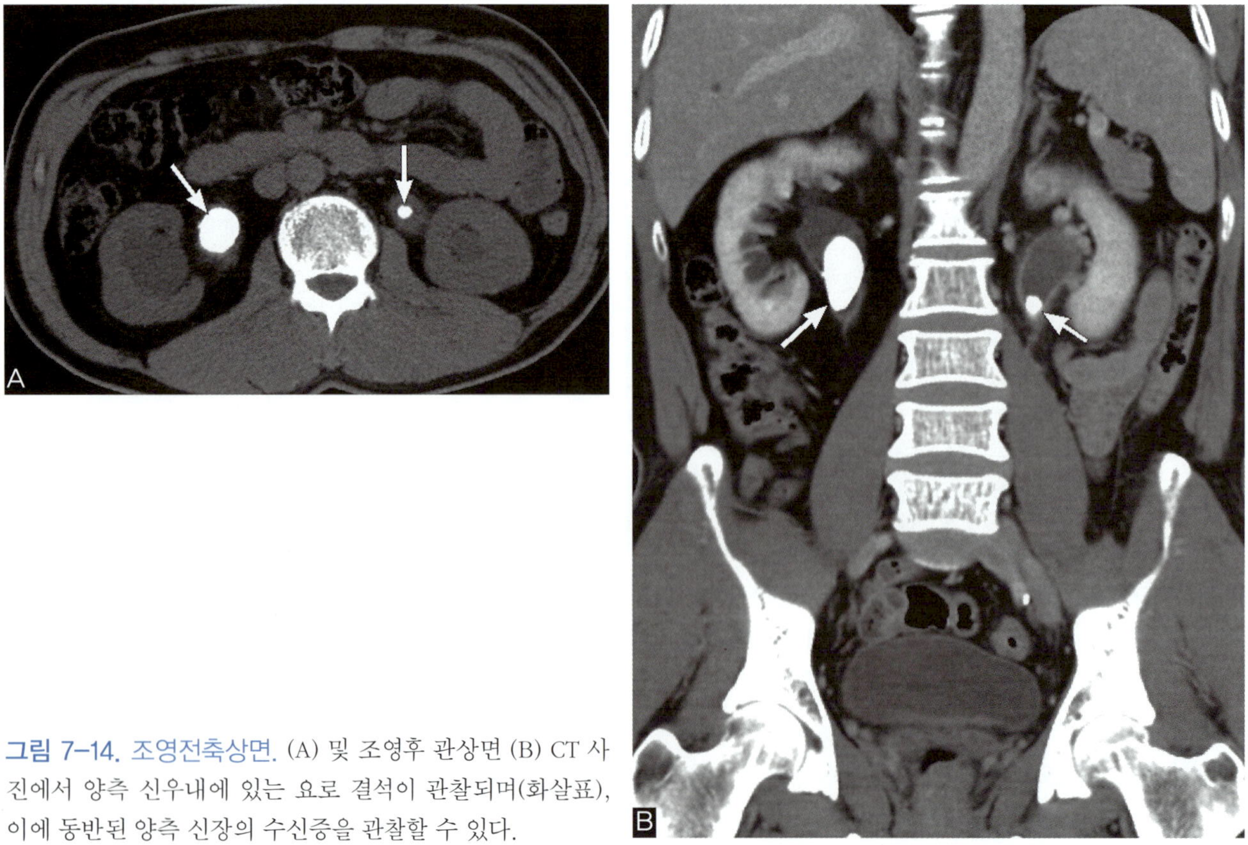

그림 7-14. 조영전축상면. (A) 및 조영후 관상면 (B) CT 사진에서 양측 신우내에 있는 요로 결석이 관찰되며(화살표), 이에 동반된 양측 신장의 수신증을 관찰할 수 있다.

며, 비석회화 결석의 경우는 음영결손(filling defect)으로 나타난다. 결석의 직상방은 비교적 확장 정도가 미약하고, 직하방은 부종이나 염증에 의해 좁아지는 듯한 양상을 보이는 것이 결석에 의한 요관폐쇄의 특징적인 소견이며, 요로 종양에 의한 만성적인 폐쇄의 경우, 병변 주위의 상하방이 모두 확장을 보여 술잔 모양을 보인다(goblet sign)(그림 7-3).

최근에는 CT 검사가 요로결석을 진단하는 데 가장 정확한 영상검사 방법이며, 거의 100%의 예민도를 나타낸다. 진단은 신장, 요관, 방광 내에 위치한 결석을 관찰하면 진단이 되고, 이에 동반된 수신증이나, 염증소견 등을 추가로 관찰할 수 있다(그림 7-14).

2. 신석회화증(Nephrocalcinosis)

신실질내에 방사선학적으로 관찰 가능한 석회화가 존재하는 경우를 일컫는다.

1) 피질 석회화증(Cortical nephrocalcinosis)

피질괴사(cortical necrosis)나, 만성 사구체염(chronic glomerulonephritis) 등의 질환에서 조직 변성에 의한 이영양성 석회화(dystrophic calcification)로 인해 피질 석회화가 나타날 수 있으며, oxalosis에 의한 신석회화도 피질에 주로 관찰된다. 단순촬영상 신장피질 주위로 띠 모양의 석회화를 관찰할 수 있으며, 초음파검사에서는 피질의 에코가 증가한다.

2) 수질 석회화증(Medullary nephrocalcinosis)

부갑상선기능 항진증이나 우유-알칼리 증후군과 같은 고칼슘혈증을 일으키는 질환이나 신요관산증과 같이 고칼슘요증을 일으키는 질환 등이 원인이 될 수 있으며, 이 경우 주로 신수질의 세뇨관세포 안에서 석회화가 관찰된다. 수질해면성신(medullary sponge kidney)의 경우 확장된 세뇨관의 안에서 작은 결석의 형태로 형성된다. 단순사진에서는 추체의 위치에 고음영이 점상으로 나타나며, 초음파상에서는 추체의 에코가 현저히 증가하는 소견을 볼 수 있는데 이는 단순촬영상에서 육안적으로 석회화를 관찰하기 전에도 나타날 수 있다. CT 검사에서는 신실질내에 존재하는 석회화를 관찰할 수 있다(그림 7-15).

III. 폐쇄성 요로질환

신장이 약간 커지고, 요로조영술상 신조영상이 정상

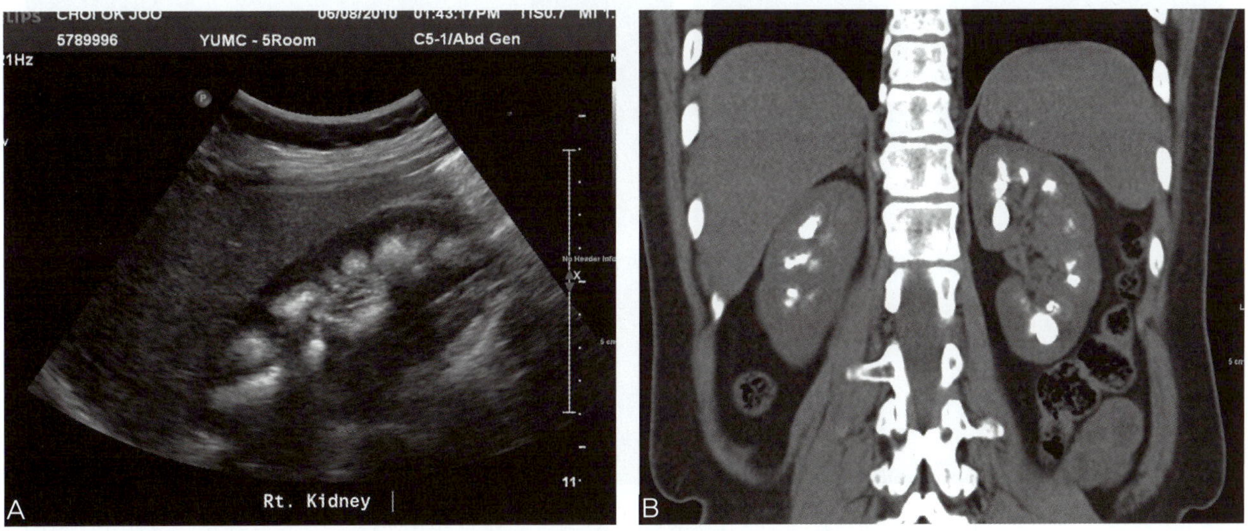

그림 7-15. 수질 석회화증. A. 초음파상에서 신장 추체 주위로 고에코의 테두리 모양을 띠거나 추체 전체가 고에코로 관찰된다. B. CT 관상면 영상에서 신장 수질 부위를 따라 고음영의 석회화를 관찰할 수 있다.

신장보다 늦게 나타나며 배설이 저하되므로 신배 또한 늦게 관찰되고, 신장의 조영증강상태가 지속적으로 증가한다. 만성기에는 폐쇄의 정도와 남아 있는 신기능의 여부에 따라 신우신배의 확장 정도가 달라지며, 부분적인 폐쇄의 경우, 신장의 크기도 매우 커지며, 완전 폐쇄인 경우는 위축된다. 신실질상은 대개 감소하며 실질의 두께가 얇아지고, 신기능이 남아 있는 경우 늘어나 있는 요로를 조영제를 통해 확인할 수 있다. 하부 요로의 폐쇄시에는 늘어나 있으면서 구불구불해진 요관을 관찰할 수도 있다.

초음파 검사는 요로폐쇄나 수신증을 진단하는 데 매우 우수한 검사로서 경증의 수신증에서는 신장동 내에서 확장된 신우신배를 관찰할 수 있으며, 정도가 심해지며 매우 확장된 신우와 신배가 서로 연결되어 관찰된다(그림 7-16).

정상적인 요 흐름을 방해하는 여러 원인에 의해 이차적으로 나타나는 신장 및 요로의 병적 변화를 일컫는다. 요로결석이 가장 많은 원인이나 그 외에 요로 종양, 요관 협착, 후복막강 종양이나 섬유화 또는 수술에 의한 이차적인 변화 등이 원인이며, 방광이하 부위에 폐쇄가 원인인 경우 양측성으로 나타나게 된다. 수신증(hydronephrosis)이라 하면, 신우신배의 확장과 함께 신실질의 위축성 변화가 동반된 경우를 의미하나, 신우신배의 비정상적 확장이 관찰되는 경우 일반적으로 사용되는 용어이며, 폐쇄성 요로질환 이외에도 방광요관역류 등이 원인이 된다.

경정맥요로조영술 소견은 요로의 정수압(hydrostatic pressure)이 증가되면서 나타나는 변화를 반영한다. 급성기에는 신우신배의 확장은 뚜렷하지 않고, 환측의 신장이 약간 커지고, 요로조영술상 신조영상이 정상 신장보다 늦게 나타나며 배설이 저하되므로 신배 또한 늦게 관찰되며, 신장의 조영증강상태가 지속적으로 증가한다. 만성기에는 폐쇄의 정도는 남아 있는 신기능의 여부에 따라 신우신배의 확장 정도가 달라지며, 부분적인 폐쇄의 경우, 신장의 크기도 매우 커지며, 완전 폐쇄인 경

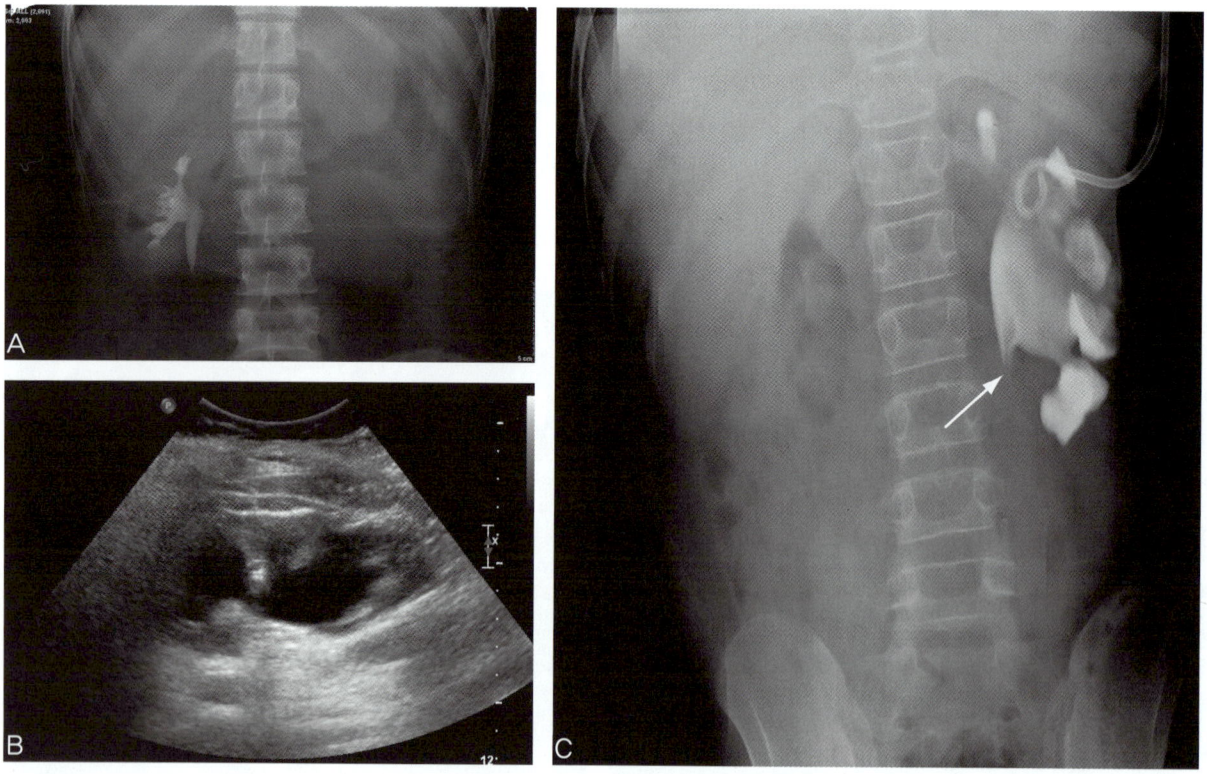

그림 7-16. 폐쇄성 수신증. 경정맥요로조영술의 신우조영상에서(A) 좌측신이 관찰되지 않는다. 초음파를 시행하였더니(B) 좌측신의 신우신배가 현저히 확장되어 있으면서 신실질은 얇아져 있는 것을 관찰할 수 있다. 선행성신우조영술에서(C) 신우요관이행부에서 협착이 관찰된다(화살표).

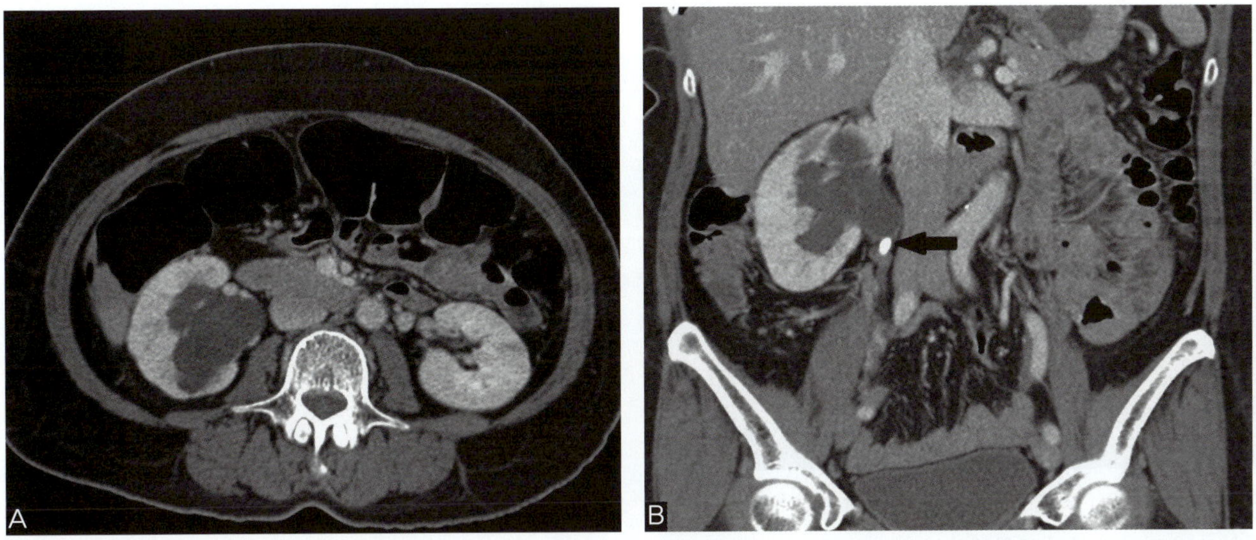

그림 7-17. 폐쇄성 요로질환. 조영후 CT에서(A) 우측 신에 수신증 소견이 관찰된다. 같은 환자 CT 관상면(B)에서 우측 신우-요관 경계부위에 결석이 관찰되어 결석에 의한 폐색성 요로질환이 발생하였음을 알 수 있다.

우는 위축된다.

초음파 검사는 요로폐쇄나 수신증을 진단하는 데 매우 우수한 검사로서 경증의 수신증에서는 신장동 내에서 확장된 신우신배를 관찰할 수 있으며, 정도가 심해지며 매우 확장된 신우와 신배가 서로 연결되어 관찰된다(그림 7-16).

CT나 MRI 검사에서도 수신증을 잘 관찰할 수 있으며, 뿐만 아니라 폐쇄된 부위와 원인을 진단하는 데 가장 정확도가 높은 검사이다(그림 7-17).

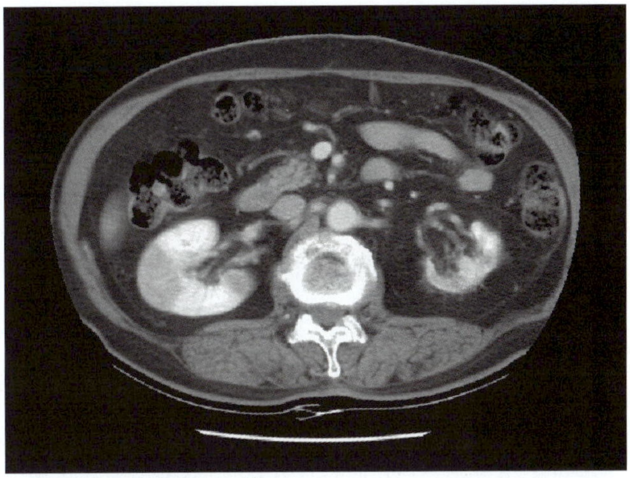

그림 7-18. 조영후 CT 검사에서 우측신의 두 곳에 부채꼴 모양의 음영결손을 보이는 급성신우신염 소견을 보이고, 좌측신은 크기가 감소되어 있고 신실질의 위축을 보이는 만성 신우신염 소견을 보인다.

IV. 염증성 요로 질환

1. 급성 신장 감염

1) 급성 신우신염(Acute pyelonephritis)

임상 검사상 진단이 분명한 경우, 영상학적 검사는 필요치 않으나, 진단이 모호한 경우나 치료에 대한 반응이 좋지 않은 경우 영상 검사가 중요한 역할을 할 수 있다. 가장 예민한 검사 방법은 Tc-99m DMSA를 이용한 동위원소 검사와 CT이다. Tc-99m DMSA 검사에서는 환측 신장에 하나 또는 여러 부위의 음영결손이 관찰되며, CT에서는 조영증강이 감소되는 부위가 부채꼴 모양으로 신실질 부위에 관찰된다(그림 7-18). 초음파는 급성 신우신염을 진단하는 데 예민한 검사는 아니지만 치료 반응이 없는 환자에서 추적검사나 합병증의 존재 여부를 판정하는 데는 유용하다. 고식적 요로조영술은 진단이나 평가에 있어서 중요한 역할을 하지 못하며, 소수의 환자에서만 비특이적인 이상 소견을 관찰할 수 있다.

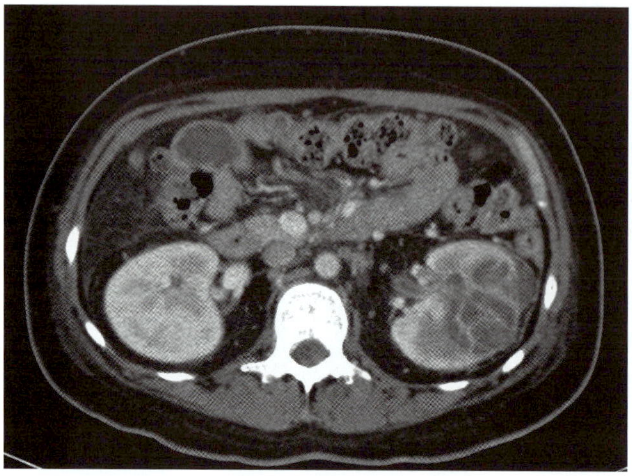

그림 7-19. 신농양. 조영후 CT에서 좌측신에 내부에 격막을 동반한 저음영의 농양이 관찰된다.

2) 급성 신감염의 합병증

(1) 신 농양(Renal abscess)

초음파상의 전형적인 모양은 후방음향증강을 보이는 저 에코성 종괴이나 내부의 고에코 성분으로 인하여 단순한 국소성 신우신염과 감별이 어렵다. CT에서는 국소성 신우신염은 조영증강정도가 정상부위에 비해 감소된 정도로 보이나, 농양은 전혀 조영증강을 보이지 않는 것으로 구분할 수 있다(그림 7-19).

(2) 기종성 신우염(Emphysematous pyelonephritis)

90%가 당뇨병 환자에서 발생된다. 초음파나 CT상에서 신실질이나 신장 주변에 공기에 의한 음영을 비교적 용이하게 관찰할 수 있다(그림 7-20).

(3) 농신증(Pyonephrosis)

폐쇄성 신질환에 요로 감염이 동반된 경우로 초음파상 확장된 신우신배 내에 고에코성 물질들을 관찰할 수 있다.

2. 만성 신장 감염

1) 만성 신우신염(Chronic pyelonephritis)

대개 방광요관역류가 선행 요인이 되어 만성적인 요로감염을 일으키고 그로 인한 신실질의 위축과 반흔(scar)이 나타나는 경우이다. 요로조영술상 신배가 곤봉모양으로 뭉툭해지거나 확장되며 그 부위의 신실질이 얇아진 것을 볼 수 있으며(그림 7-18), 초음파검사나 CT에서도 신실질의 위축을 용이하게 관찰할 수 있다.

2) 요로 결핵(Urinary tract tuberculosis)

대부분 혈행성 전파에 의해 일어나며, 신피질에 수많은 육아종(granuloma)을 형성하였다가 그중의 일부가 활성화되면서 추체와 유두에 농양을 형성한다. 신피질에 국한된 경우 초음파나 CT상 신실질의 종괴로 관찰되며, 흔히 석회화를 동반하고 주위 신실질의 위축을 초래한다. 유두의 농양이 커지면서 신배와 연결된 동공을 형

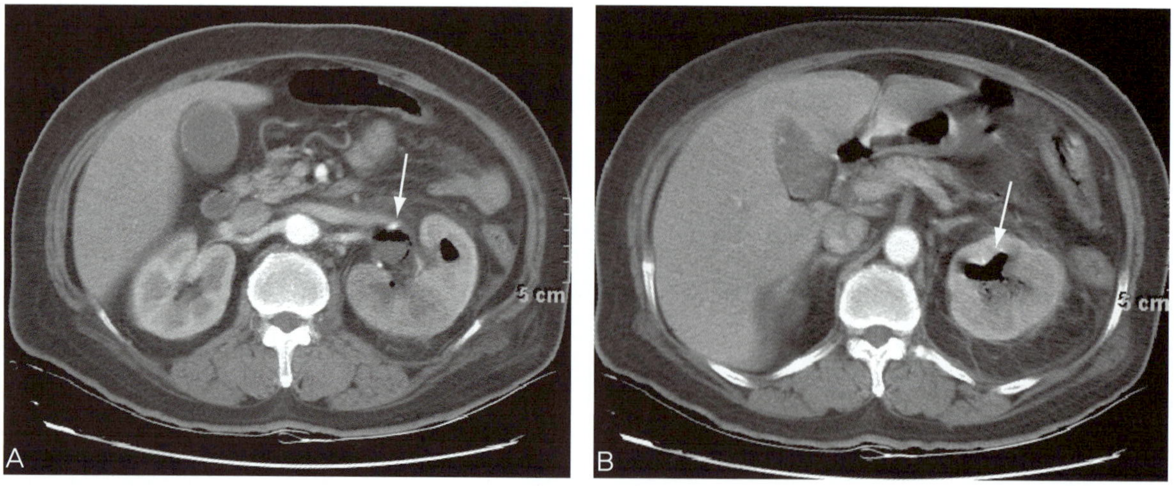

그림 7-20. 좌측 신장의 신실질과 신우(A), 신배(B) 부위에 공기 음영이 관찰되며(화살표) 우측신에 비해서 크기가 증가되었고 조영 증강 정도가 감소되어 있다.

성하면 여기에 조영제가 들어가는 것을 관찰할 수 있고 신배 모양이 불규칙하게 변화되는데 이는 요로조영술상 관찰할 수 있는 가장 초기 변화이다. 만성적으로는 누두(infundibulum)나 신우의 위축을 초래하여 근위부에 신배나 신우의 확장을 일으켜 수신증을 일으킬 수 있다. 신장 전체가 감염되어 기능이 소실된 경우 자가신절제(autonephrectomy)라고 하며, 위축 신에는 심한 석회화를 동반할 수도 있다(그림 7-21~22).

3) 황색 육아종성 신우염 (Xanthogranulomatous pyelonephritis)

신실질에 지방이 침착된 거대식세포의 침윤이 관찰되는 드문 질환이나, 신우가 녹각석으로 인해 폐쇄된 상태에서 다양한 종류의 병원체에 의한 감염에 관련되어 발병되며, CT상 −0~+30H의 저음영을 보이는 것이 특징적인 만성 신감염 질환이다.

4) 진균 감염(Fungal infection)

대부분 면역 기능에 이상이 있는 사람에서 발생되고, candida albicans에 의한 감염이 가장 많다. 다른 급성 및 만성 신감염과 유사한 소견을 보일 수 있으나, 때로는 진균구(fungus ball)가 신우신배에 음영결손으로 관찰될 수 있다.

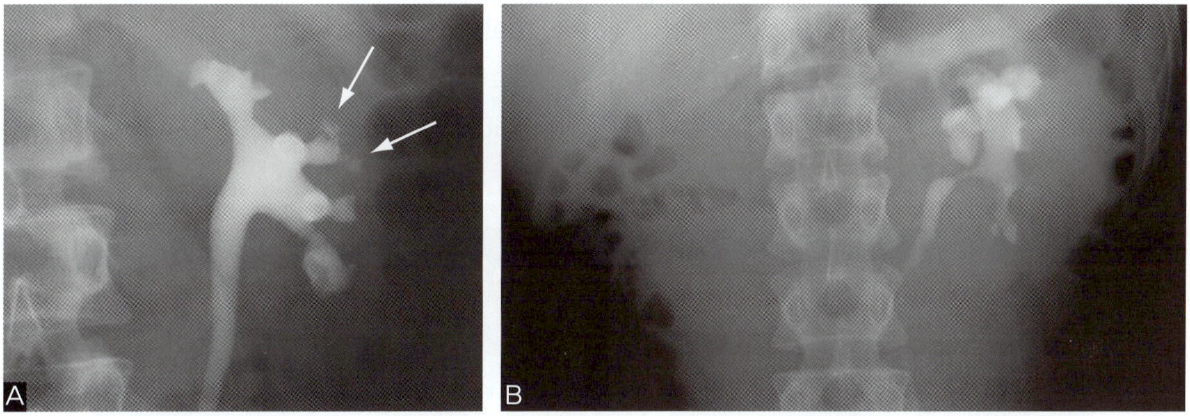

그림 7-21. 신결핵의 요로조영술 사진. 신결핵의 초기(A) 좌측 신 중간의 조영제가 신배로부터 추체 누두에 형성된 농양으로 배출되어 불규칙한 모양을 보인다(화살표). 진행된 신결핵(B) 좌측 신의 신배가 불규칙하게 왜곡되어 있으며, 곳곳에 누두나 신우가 협착되어 있고 신배의 확장소견이 보인다. 우측 신은 신결핵으로 과거에 절제술을 시행했다.

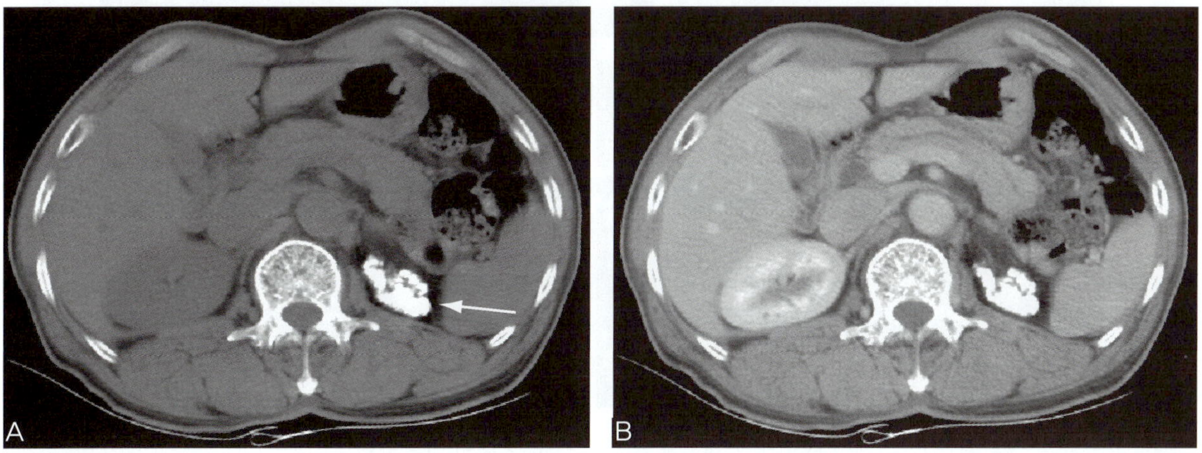

그림 7-22. 조영전(A) CT에서 좌측신이 대부분 석회화되었고, 조영후(B)에 조영증강되는 신실질이 관찰되지 않으며 조영제 배설이 되지 않는다.

V. 낭성 신 질환

신장의 낭성 병변은 매우 흔하며, 다양한 종류로 구분할 수 있는데, 발현 시기에 따라서는 선천성과 후천성으로 나누어 볼 수 있고, 선천성 병변은 유전성과 비유전성으로 구분할 수 있다. 비종양성 병변이 많으나, 때로는 낭성 악성 암종이 있을 수 있으므로 주의를 요하며 방사선학적 소견이 감별에 유용하다.

1. 단순 낭종(Simple cyst)

전형적인 단순 낭종은 액체로 채워진 비종양성 양성 병변으로 매우 흔한 병변이다. CT상 20HU 이하로 균일한 저음영의 표면이 부드러운 둥그런 모양을 하며, 주변 벽이 거의 보이지 않을 만큼 얇고, 신실질과의 경계가 분명하며, 격막이나 고형 성분을 동반하지 않고, 조영제 투여 후 증강되지 않는다. 초음파상에서도 내부는 무에코로 보이며 후방음향증강을 동반하는 것이 특징이다. 자기공명영상에서는 T1강조영상에서 저신호강도 T2강조영상에서 고신호강도로 보인다(그림 7-23). 영상 소견상 전형적인 경우, 특별한 치료나 추적검사가 필요하지 않은 병변이지만 압박에 의한 증상을 일으킬 만큼 크기가 큰 경우는 치료를 요하는 경우가 있다. 경미한 얇은 격막이나 석회화가 벽에 관찰되는 경우 비전형 낭종이라고 부르며, 이때도 대부분은 양성인 경우가 많다. 격막의 수가 많거나 두꺼운 경우나, 격막에 결절을 동반한 경우, 또는 분명한 고형 성분을 포함하는 경우는 낭성이지만 종양인 경우가 많으므로 수술적 치료가 필요하다.

2. 체세포 우성 다낭신(Autosomal dominant polycystic kidney disease)

주로 어른에서 진단되는 경우가 많으므로, 성인성 다낭신(adult polycystic kidney disease)이라고도 한다.

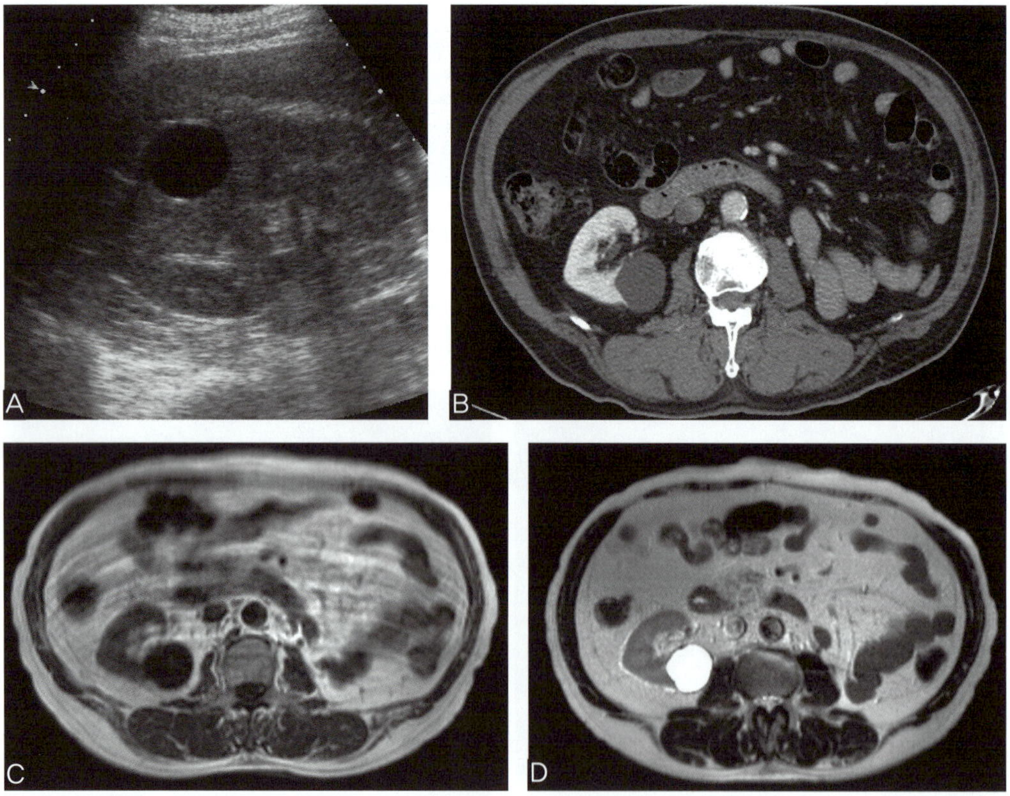

그림7-23. 단순 낭종. 초음파(A)사진에서 내부에 무에코로 보이는 단순 낭종이 관찰된다. 조영후 CT 사진에서(B) 우측 신장에 신실질과 경계가 명확하고 얇은 벽으로 둘러쌓인 저음영의 낭종이 관찰되며 낭종 내부에 조영증강 되는 부분은 없다. 단순 낭종은 T1강조 자기공명사진에서(C) 낮은 신호강도를 보이고 T2 강조영상에서는(D) 매우 높은 신호강도를 보인다.

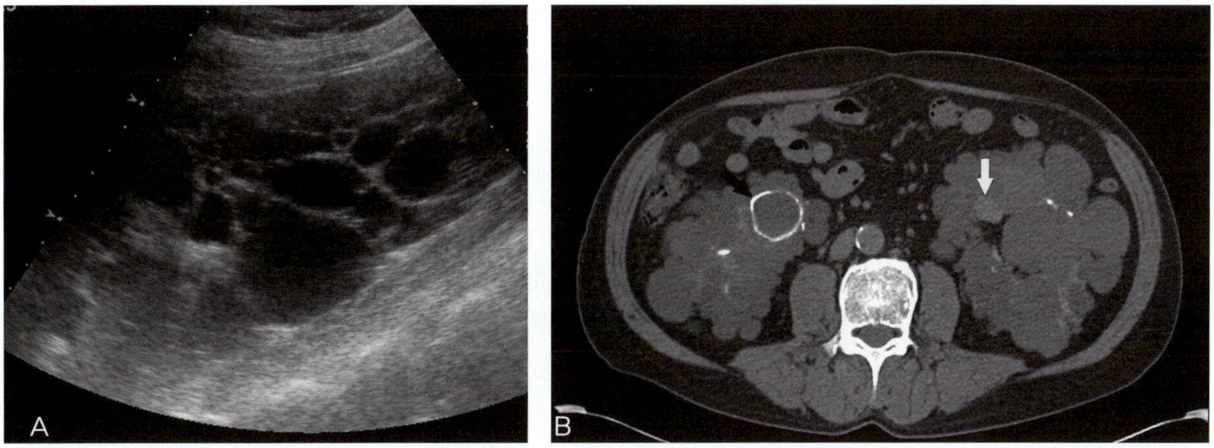

그림 7-24. 체세포우성 다낭신의 초음파(A) 및 CT (B)소견. 양측 신장이 매우 커져 있으며, 수많은 낭성병변으로 신실질이 치환되어 있다. CT 상일부낭종의 음영은 내부의 출혈로 인해 고음영(흰색화살표)으로 보이는 것들과 석회화(검은 화살표)를 관찰할 수 있다.

양쪽 신장의 피질 및 수질에 수많은 단순 낭종이 관찰되며, 이로 인해 신장이 전반적으로 커지고 그 정도는 매우 심할 수 있다. 점차적으로 신기능의 저하를 초래하며, 임상적으로 복부 종괴, 고혈압, 복통, 혈뇨, 요로감염 등을 야기할 수 있다. 60%에서 간 낭종을 동반하며, 5~10% 미만에서는 췌장이나 비장의 낭종을 동반한다. 약 20% 이하에서 두개 내 동맥류가 동반되어 이의 파열로 인한 사망을 초래하기도 한다.

초음파나 CT로 양측 신장에 수많은 단순 낭종들을 관찰함으로써 쉽게 진단할 수 있는데, 내부의 출혈 등으로 인해 낭종들의 에코나 CT 감쇄도는 다양할 수 있다(그림 7-24). 요로조영술상에서는 낭종에 의한 압박으로 인하여 신우신배의 간격이 넓어지면서 길어지는 소견을 볼 수 있다(spider web deformity)(그림 7-25).

3. 후천성 낭성 질환 (Acquired cystic disease)

말기 신 질환으로 인해 혈액투석을 받는 환자들에서 피질 및 수질에 다수의 크기가 작은 낭성 병변들이 발현되는 경우이다. 임상 경과로 쉽게 진단할 수 있으며, 그 자체로는 큰 임상적 의의가 없으나 악성 병변이나 출혈 등이 합병될 수 있다.

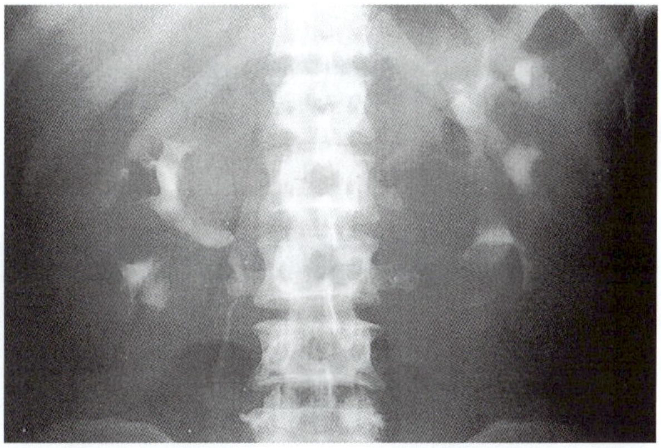

그림 7-25. 체세포 우성 다낭신의 요로조영술 사진. 양쪽 신장이 커져 있으며 신우신배 간의 간격이 벌어지면서 압박을 받고 있다(spider web deformity).

4. 신우 주위 낭종(Parapelvic cysts)

신우신배와 연결은 없으면서 그 주변에 생기는 비암종성 낭종으로서, 다른 낭성 병변이나 수신증과 감별하여야 한다.

VI. 신 요로 종양

1. 신세포암(Renal cell carcinoma)

신실질에 생기는 가장 흔한 악성 종양으로서, 초음파

검사상 고형성 종괴이고 CT상 조영증강을 보이는 국소적 종괴가 신장 실질에서 발견될 경우 이 질환을 의심하여야 한다. 영상 소견은 종양의 크기, 세포학적 배열, 출혈이나 괴사의 동반 여부에 따라 다양하게 나타날 수 있으며, 영상 검사의 역할은 병소의 발견 및 감별진단과 병기결정에 있다. 병기결정에는 특히 CT의 정확도가 매우 높으며, MRI는 CT에서 신정맥이나 하대정맥의 침범 여부를 알기 어려울 때 시행하면 도움이 된다. 신동맥조영술을 시행할 경우 90% 이상의 종괴가 고혈관성으로 나타나나, 맥관근육지방종(angiomyolipoma)이나 호산성과립세포종(oncocytoma) 등과 같은 양성 종양과의 감별이 용이하지 않고, 침습적인 방법이므로 많이 사용되지 않으며, 혈류를 저하시켜 수술이 용이하도록 하거나, 수술이 불가능할 경우 보존적 치료의 목적으로 색전술을 하고자 할 때 사용된다(그림 7-26~27).

2. 맥관근육지방종(Angiomyolipoma)

병명에서 시사하듯이 혈관, 지방, 평활근 조직 등으로 이루어진 양성 종양이다. 결절성 경화증(tuberous sclerosis) 환자에서 빈발하나, 대부분의 경우는 다른 병변이 없는 환자들에서 발견된다. 초음파검사에서 고에코성으로 나타나는 것이 특징이나 신세포암도 고에코일 수 있으므로 주의하여야 하며, CT에서는 0HU 이하의 저음영으로 보일 경우, 확진할 수 있다(그림 7-28). MRI에서는 T1강조영상에서 고신호강도를 나타내며, 지방 억제 방법을 사용할 경우 신호가 감소되면 진단이 가능하다.

3. 이행상피암(Transitional cell carcinoma)

신장 종양의 10% 미만을 차지하나, 신우신배의 요로세포종양 중 가장 많은 종양이며, 대부분이 악성이고 발견 당시에 다수의 병변을 갖고 있을 경우가 많다. 요로조영술에서는 신우신배에 불규칙한 음영결손으로 관찰된

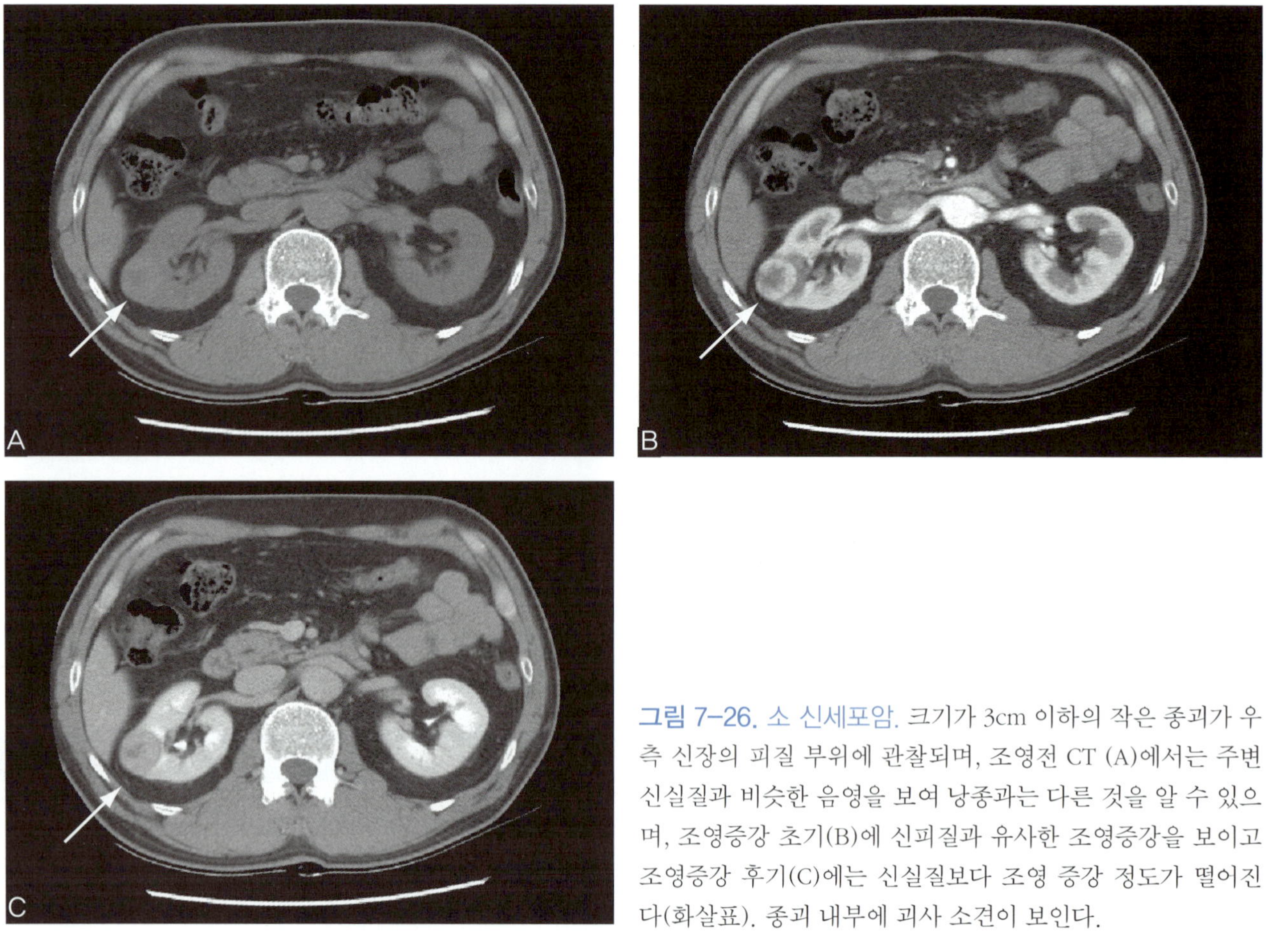

그림 7-26. 소 신세포암. 크기가 3cm 이하의 작은 종괴가 우측 신장의 피질 부위에 관찰되며, 조영전 CT (A)에서는 주변 신실질과 비슷한 음영을 보여 낭종과는 다른 것을 알 수 있으며, 조영증강 초기(B)에 신피질과 유사한 조영증강을 보이고 조영증강 후기(C)에는 신실질보다 조영 증강 정도가 떨어진다(화살표). 종괴 내부에 괴사 소견이 보인다.

다(그림 7-29). CT는 병변의 침습 정도를 관찰하는 데 유용하고(그림 7-30), 초음파는 방사선 투과성 결석(radiolucent stone) 등과의 감별에 도움이 된다.

신우신배에 음영결손을 초래하는 원인으로는 주변 혈관 등에 의한 외인성 요인과 내인성으로 이행상피암을 포함한 종양성 병변뿐 아니라, 방사선 투과성 결석, 혈괴, 괴사된 유두 조직, 진균구 등의 다양한 원인이 있을 수 있으므로 이들 가능성에 대한 임상적, 영상의학적 고

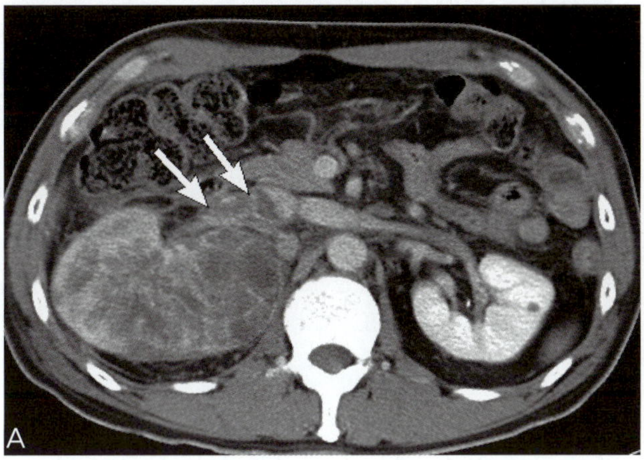

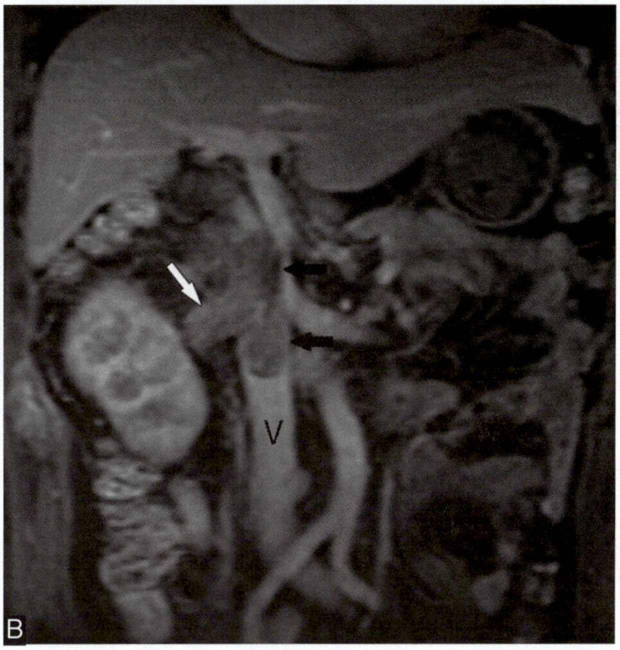

그림 7-27. 신세포암 환자에서 신정맥 및 하대정맥 혈전. A. 조영후 CT에서 우측 신장에 불균질한 조영증강을 보이는 신세포암 소견이 관찰되고 우측 신정맥과 하대정맥에 혈전(화살표)이 관찰된다. B. 조영후 T1강조 자기공명영상 관상면에서 우측신정맥(흰색 화살표)과 하대정맥(검은색 화살표)에 혈전이 관찰된다. 하대정맥(V)

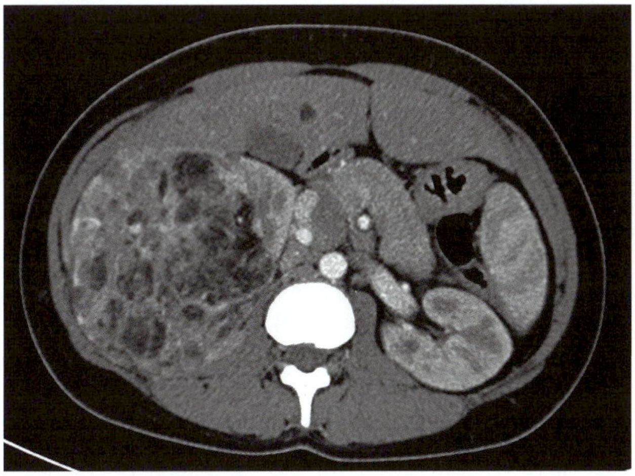

그림 7-28. 맥관근육지방종의 CT 사진. 우측 신에 내부에 신장 주변의 지방과 같은 정도의 저음영이 존재하는 커다란 종괴가 관찰된다.

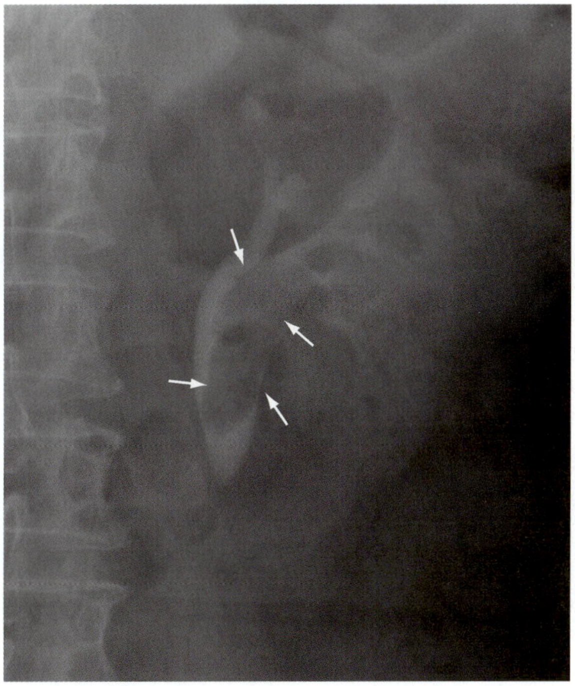

그림 7-29. 이행상피암. 좌측 신에 대한 역행성신우조영술상 신우에 음영결손이 관찰된다.

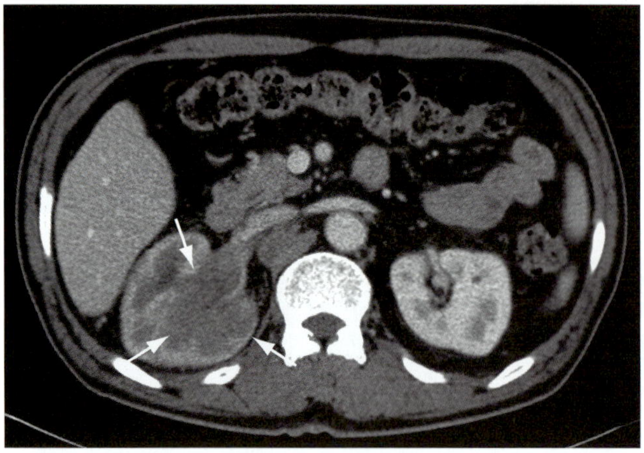

그림 7-30. 이행상피암. 조영후 CT 사진상 우측 신우에 경계가 불분명한 저음영의 종괴가 관찰된다(화살표).

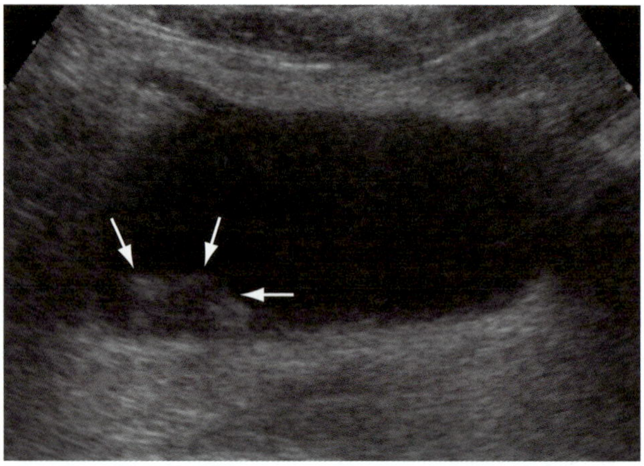

7-32. 방광 이행상피암. 무통성 전혈뇨를 주소로 내원한 환자로, 초음파상 방광벽에 돌출하는 종괴가 불규칙한 표면과 에코를 띠고 관찰된다(화살표).

찰이 필요하다.

1) 방광암(Bladder tumors)

이행상피암이 가장 흔하며, 요로조영술상에는 방광 내에 불규칙한 음영결손이나 방광벽의 불규칙한 비후를 초래한다(그림 7-31). 초음파 검사는 방광암의 진단에 매우 예민한 검사로, 전형적 증상인 무통성 육안적 전혈뇨(painless total gross hematuria)를 보이는 환자에 대해서는 일차적으로 초음파 검사를 시행하도록 하여야 한다(그림 7-32). CT는 일차적인 진단 목적보다는 방광 주위로의 침습 여부나 림프선 전이를 관찰하는 데 도움을 준다. MRI는 방광암의 침범정도를 비침습적인 방법으로 진단하는 데 비교적 정확하다.

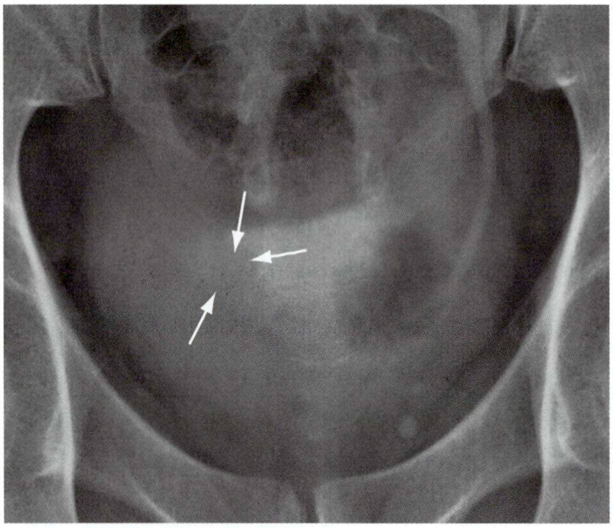

그림 7-31. 방광 이행상피암. 요로조영술시 방광을 충만시켜 촬영한 사진에서 좌측 요도방광이행부 근처에 음영 결손이 관찰된다 (화살표). 좌측 요도는 종괴로 인해 늘어나 있다.

VII. 외상성 요로질환

신손상(renal injury)의 경우 그 정도에 따라 단순한 신실질 내 또는 주위의 혈종, 신실질의 부분적 파열, 심한 신실질 파열, 신우나 요관의 파열을 동반한 경우로 나누어 정도에 따라 보존적 치료를 하거나 수술을 시행한다. 신장외상 평가에는 CT가 유용하며, 신실질의 파열 정도, 연관된 출혈이나 신우신배의 파열에 의한 요 유출의 여부를 판단할 수 있다(그림 7-33).

방광 파열(bladder rupture)의 경우 복강 내 또는 복강 외로 파열될 수 있는데, 골반 골절을 동반하지 않은 하복부 둔상이나 복강을 통한 자상의 경우가 전자에 속하며 주로 방광상부가 파열되며, 골반 골절과 동반되는 후자의 경우 방광 하부에서 후복막강으로 파열된다. 임상적으로 방광파열이 의심되면, 방광조영술을 시행하여 진단할 수 있다(그림 7-34).

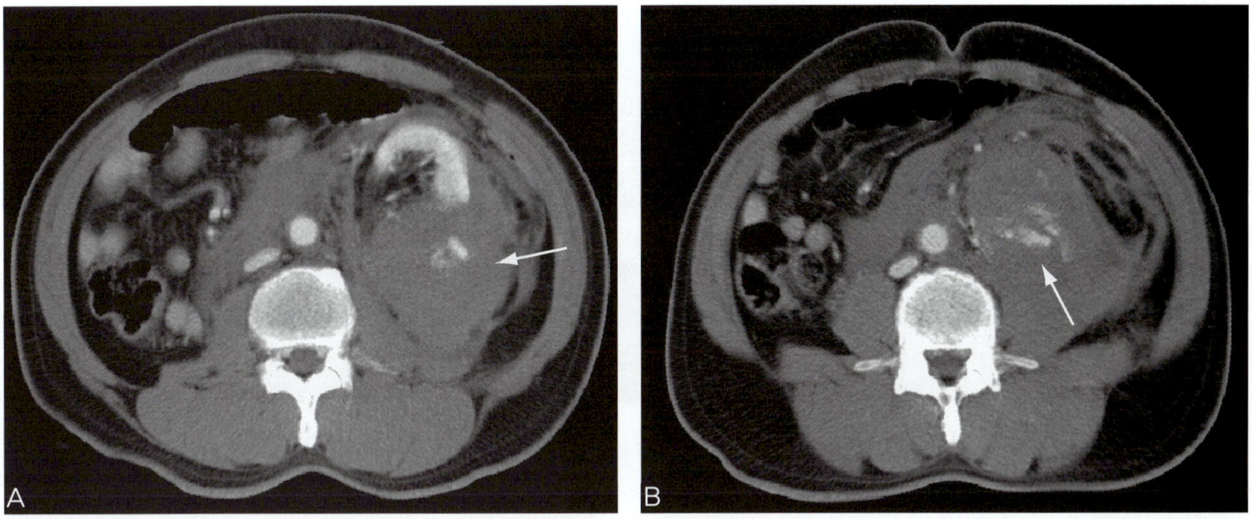

그림 7-33. 외상성신손상. 좌측신의 절단 소견과 신주위 공간에 혈종소견이 관찰된다(A)(화살표). 신주위 공간의 혈종내에 대동맥과 같은 정도의 음영을 보이는 조영제의 유출소견이 보인다(B)(화살표).

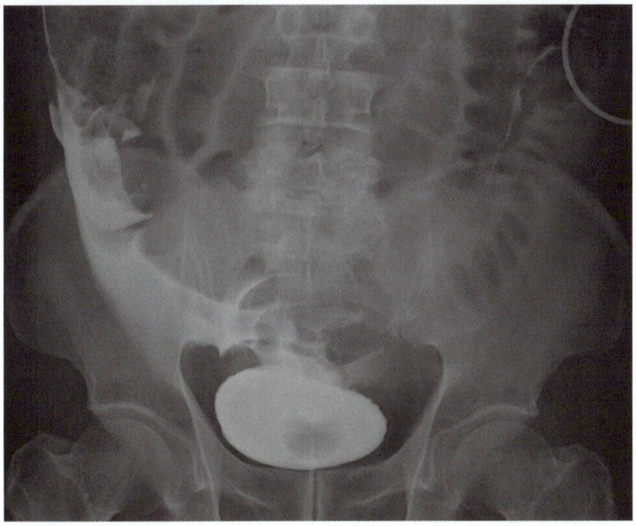

그림 7-34. 외상성 방광손상. 방광조영술상 방광 상부가 파열되어 조영제가 복막강 내로 유출되는 소견을 볼 수 있다.

VIII. 남성 생식기

1. 전립선(Prostate)

전립선은 방광 직하부에 위치하며, 방광과 전립선 사이에는 정낭(seminal vesicle)이 위치한다. 전립선 요로의 전방에는 선 조직이 없는 섬유근층이 전립선의 전면을 싸고 있으며, 전립선 요로 중앙 부위 주변의 이행대(transition zone; 5%), 요로 중심부에서 상부로 부채꼴로 분포한 중심대(central zone; 25%) 및, 바깥쪽 대부분을 형성하는 주변대(peripheral zone; 70%)로 이루어져 있다. 대부분의 양성 전립선 비대증(benign prostatic hypertrophy)은 이행대가 비후되어 나타나는 현상이며, 약 70%의 전립선암은 주변대에서 발생한다. 경직장초음파검사는 전립선 질환의 일차적인 영상검사로, 전립선을 비교적 손쉽게 관찰할 수 있고, 전립선비대증의 정도를 평가하는 데 매우 유용하다(그림 7-35). 전립선암은 주변대에서 저에코로 나타날 수 있으나 이 부위의 저에코성 병변 중 양성인 경우도 많고, 초음파상 저에코로 보이지 않는 암도 많으므로, 임상 증상과 종양 지표인 prostatic specific antigen (PSA)의 수치를 종합하여 조직검사를 시행하여야 하는데, 이때 초음파 유도하 조직검사가 유용하다. MRI는 전립선과 주변의 해부학적 구조를 가장 명확하게 관찰할 수 있는 검사이며, 전립선암이 확진된 환자에서 병기결정의 목적으로 사용된다(그림 7-36~37). 요로조영술이나 경복부(transabdominal) 초음파검사는 전립선 자체의 병변보다는 그로 인한 방광 및 요로 계통의 변화를 관찰하고자 하는 목적으로 사용될 수 있다(그림 7-38).

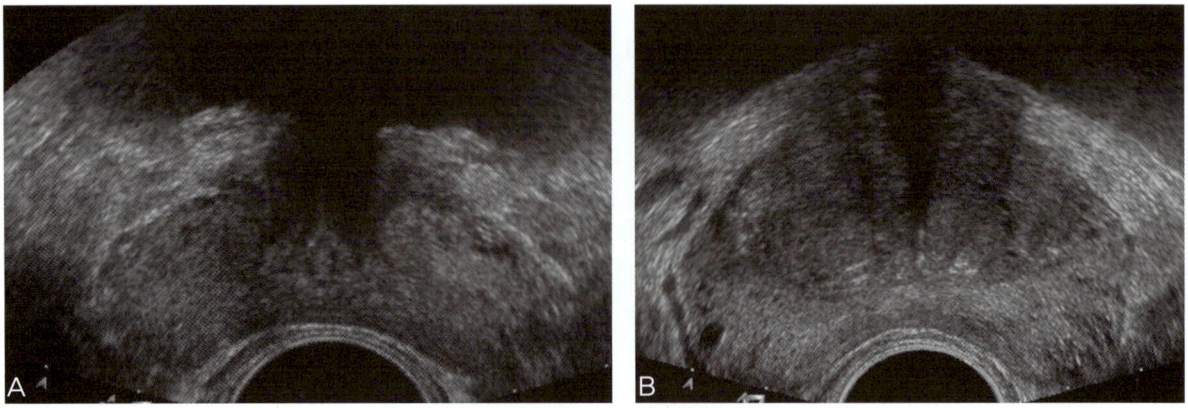

그림 7-35. 정상 전립선(A) 및 전립선 비대증(B)의 경직장 초음파사진

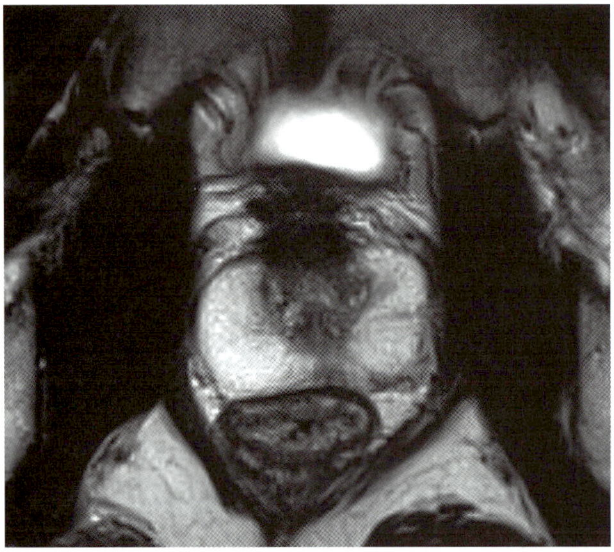

그림 7-36. 정상 전립선의 MRI 사진

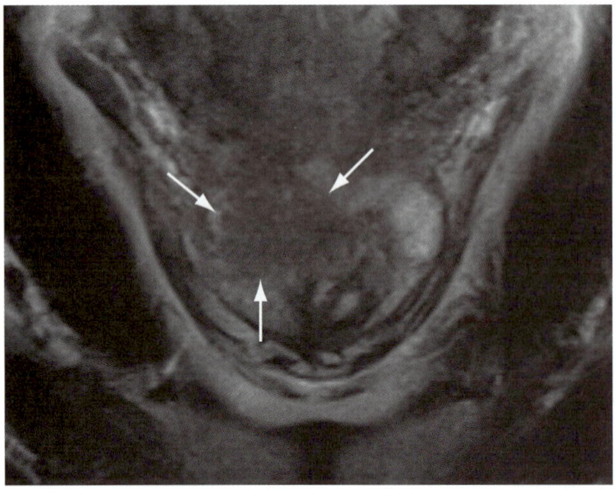

그림 7-37. 전립선 암의 MRI 사진. 전립선 관상면의 T2 강조 영상에서 좌측 주변대에 신호강도가 감소되어 있는 전립선 암 소견이 관찰된다(화살표).

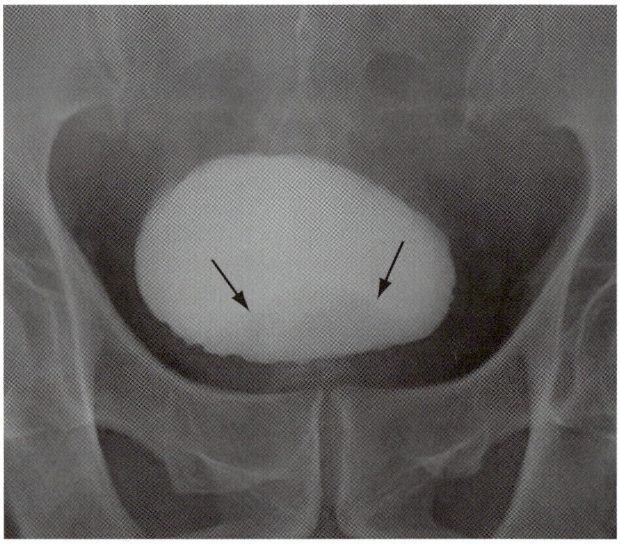

그림 7-38. 전립선 비대증 환자의 배뇨성방광조영술. 방광 하부에 비대한 전립선에 의한 압박 효과가 관찰되며(화살표), 방광벽은 만성적 비후에 의해 불규칙하게 변하였다.

2. 음낭 및 고환(Scrotum and testes)

초음파 검사는 음낭 종괴가 낭성인지 고형성인지를 구분하는 데 유용하다. 낭성 병변으로는 음낭수종(hydrocele), 정액류(spermatocele), 부고환낭종(epididymal cyst) 등이 있을 수 있으며, 대개 고환 바깥쪽에서 관찰된다(그림 7-39). 고환내의 종괴는 대개 악성인 경우가 많으며, 정상피종(seminoma)이나 기타 생식세포종(germ cell tumor), 림프종, 전이암 등이 있을 수 있다. 결핵성 또는 비결핵성 고환염 등은 임상증상이나 병력을 참조하여 진단하여야 한다.

음낭외상(scrotal injury)에 의한 혈종은 초음파상 다양하고 불규칙적인 양상을 띠나 병력을 통해 쉽게 진단할 수 있으며, 초음파는 그 정도와 합병된 고환 손상의 유무를 관찰하는 데 도움이 된다(그림 7-40).

고환염전(testicular torsion)은 증상 발현 후 4시간 이내에 수술적 교정을 해야 완전한 회복을 기대할 수 있으며, 10시간이 지나면, 수술적 교정으로도 회복하기 어려운 경우가 많으므로 부고환염(epididymitis) 또는 부고환-고환염(epididymo-orchiitis) 등과 같이 수술이 필요하지 않은 경우와의 감별이 매우 중요하다(그림 7-41). 고환염전의 경우, 방사선적 검사로 일반 초음파는 초기에는 특별한 소견을 보이지 않아 큰 도움을 주지 못하지만, 도플러 초음파검사를 시행하면 환측의 고환에 혈류 감소를 관찰할 수 있으며, Tc-99m-pertechnetate를 이용한 동위원소 검사에서도 환측 고환의 활성도가 감소되는 것을 관찰할 수 있어 진단에 유용하다(그림 7-42).

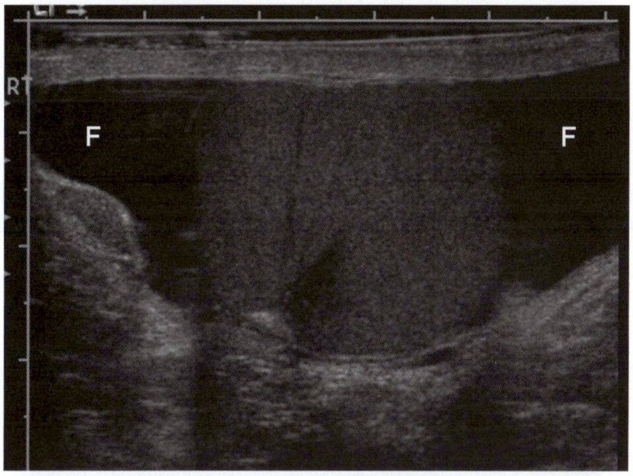

그림 7-39. 음낭수종의 초음파사진. 고환 주위를 감싸는 무에코성 액체저류(F)를 볼 수 있다.

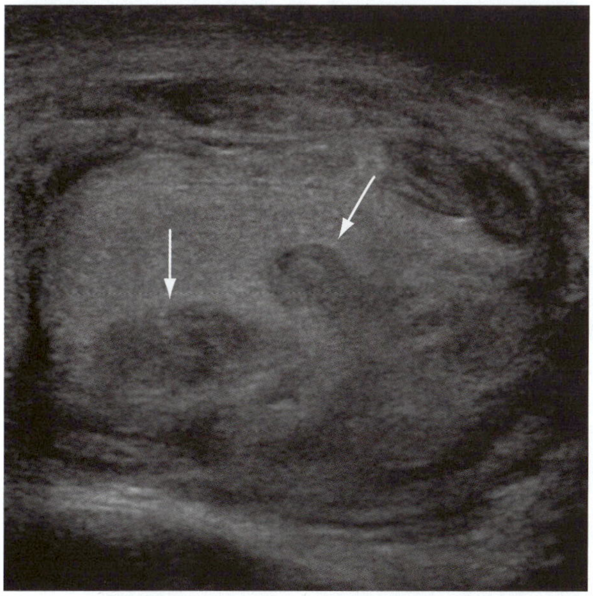

그림 7-40. 외상성 고환 손상. 외상 후 내원한 환자의 초음파에서 고환 내에 비정형의 에코를 보이는 혈종을 관찰할 수 있고(화살표), 음낭 벽도 두꺼워져 있다. 염증성 또는 종양성 병변과 초음파만으로는 감별이 어려우나 병력이 진단에 중요하다.

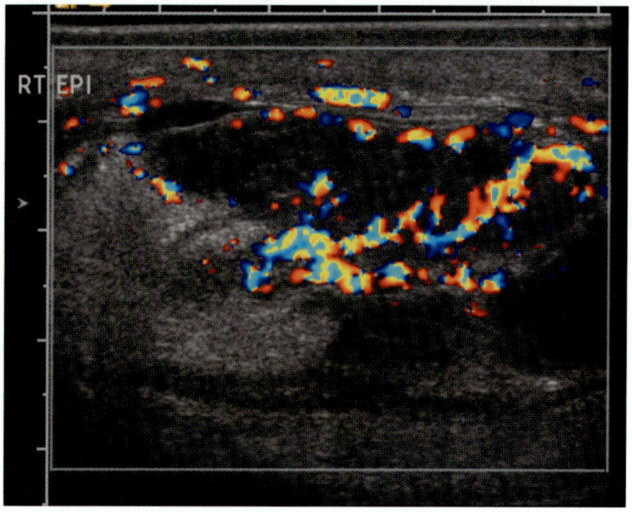

그림 7-41. 부고환염의 도플러 초음파 소견. 좌측 부고환이 커져 있으며, 도플러 초음파소견상 혈류가 증가되어 있다.

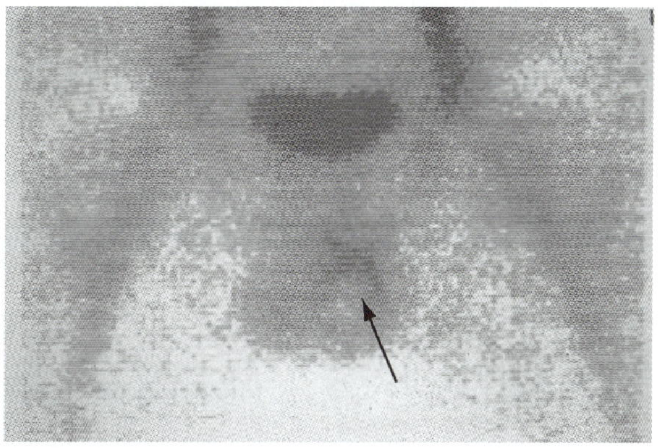

그림 7-42. 음낭염전의 방사성동위원소 검사. 증상 발현 후 24시간 후의 사진으로 좌측 고환에 음영결손(cold defect)이 관찰되며(화살표), 주변에는 테두리형의 음영증강(hot uptake)이 보인다.

IX. 부신

부신의 길이는 3~4cm, 두께는 2~4mm이고, 모양은 거꾸로 된 V 또는 Y 형태를 보이며, 주로 신장의 내측 상방에 위치하나 좌측은 신문(renal hilum)까지 내려와 있는 경우가 많다. 부신 질환을 의심하는 경우 우선적으로 CT가 사용되고 있다. MRI는 진단이 어려운 경우 감별에 도움을 줄 수 있으며, 다양한 평면으로의 검사가 가능하므로 주위 장기와의 관계를 평가하는 데 도움을 줄 수 있다. 초음파는 일차적 검사 방법은 아니나, 일반적 복부 검사 시 부신 종괴를 우연히 발견할 수 있다.

부신 병변의 진단적 접근은 병변이 발견된 경위나 환자의 상태에 따라 달라진다. 부신 기능 이상에 의한 임상 증상을 나타내는 환자의 경우, 내분비학적 검사로 특정 질환을 진단하고 영상 검사는 병소부위를 찾는 데 이용된다(그림 7-43~44).

그러나 내분비적 이상 소견이 없이 부신 종괴가 발견된 경우라면 환자가 다른 부위에 원발성 암을 갖고 있는 경우와 그렇지 않은 경우에 따라 처치방법이 달라진다. 다른 부위에 암이 없는 경우라면, 우선적으로 원발성 부신 종양으로 생각하며, 크기가 3cm 이하이고, CT상 균일한 저음영을 보이며, 경계가 명확하고 둘레가 부드러우면 양성 선종 등을 생각할 수 있으나, 크기가 6cm 이상이거나 경계가 불분명하고, 불규칙한 음영을 보일 경우는 악성을 생각하여야 한다. 반면에, 환자가 다른 부위에 암이 있을 경우에는 크기가 3cm 이하라도 전이암의 가능성을 배제할 수 없으므로 조직검사나 MRI를 시행하여 감별진단을 시행하는 것이 좋다(그림 7-45).

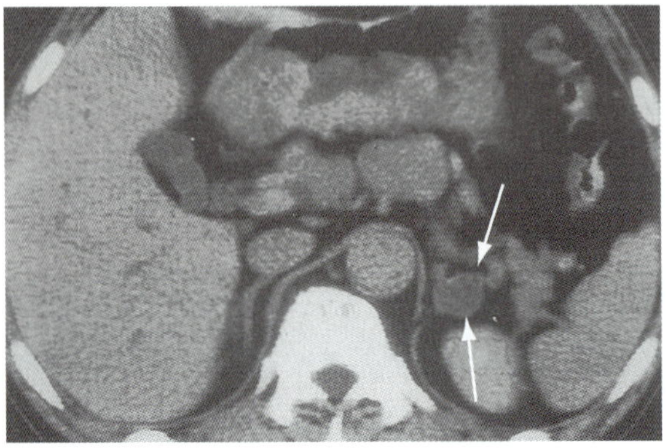

그림 7-43. 알도스테론종. 고혈압과 대사성 알카리증을 동반한 환자에서 시행한 CT에서 좌측 부신에 크기가 작고 균일한 저음영의 종괴가 관찰된다(화살표).

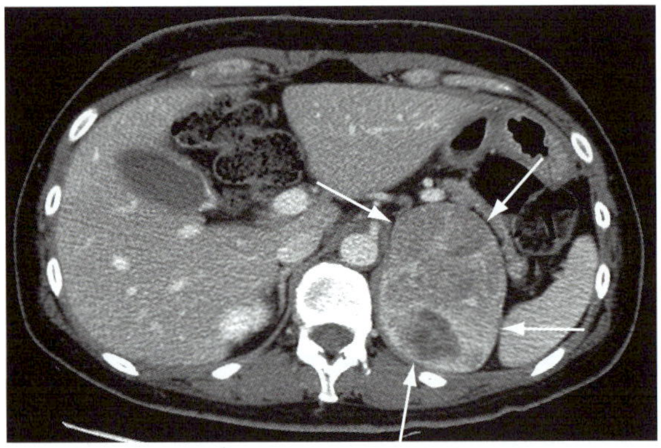

그림 7-44. 갈색종(pheochromocytoma). 고혈압과 소변 내 vanillylmandelic 산이 증가된 환자에서 시행한 CT에서 좌측 부신 부위에 크기가 크고 불규칙한 음영의 종괴가 관찰된다(화살표).

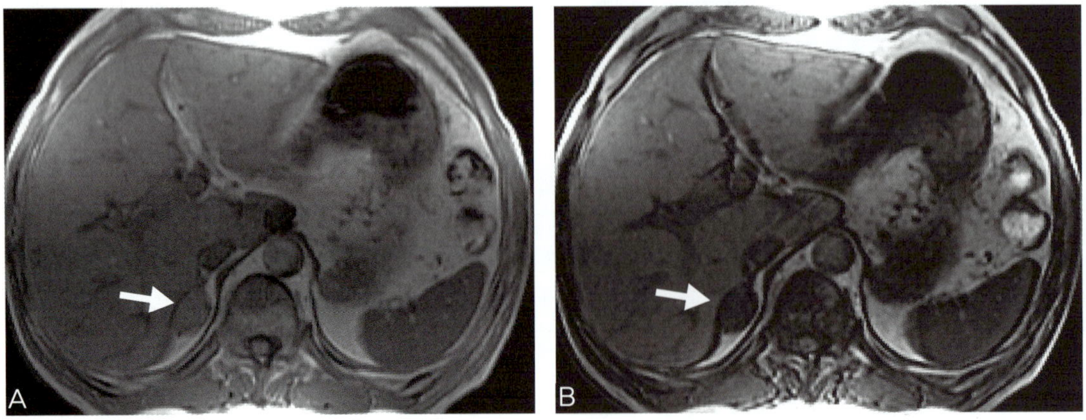

그림 7-45. 부신 선종과 전이암의 감별. 대장암환자에서 우연히 발견된 우측 부신의 종양을 지방억제 전(A)과 지방억제 후(B)의 MR사진을 촬영하여 지방억제 후에 신호강도가 소실됨이 관찰되어 지방세포를 함유하고 있는 부신선종임을 알 수 있다(화살표).

| Chapter | 8

인터벤션 영상의학

I. 혈관영상

1. 혈관영상 방법

A. 혈관 조영술(angiography)

혈관 조영술은 혈관내에 도관을 삽입한 후 도관내로 조영제를 주입하여 관찰하고자 하는 혈관의 영상을 얻는 방법으로 과거에는 고식적 혈관 조영술(conventional angiography)이 주로 이용되었으나 근래에는 컴퓨터(computer)기기의 발달로 디지탈 감산 혈관 조영술(Digital Subtraction Angiography; DSA)이 시행되고 있다. 혈관 조영술 시 사용되는 조영제는 수용성의 요오드(iodine) 제재로 이온성과 비이온성 제재가 있으나 근래에는 비이온성 조영제가 삼투농도(osmolarity)가 낮고 합병증이 적기 때문에 많이 사용된다.

혈관 조영술시 혈관의 접근 방법은

직접 천자(direct puncture)

혈관 노출(vessel exposure)

Seldinger's method가 있으나 주로 Seldinger's method가 이용되며 방법은 그림 8-1과 같다.

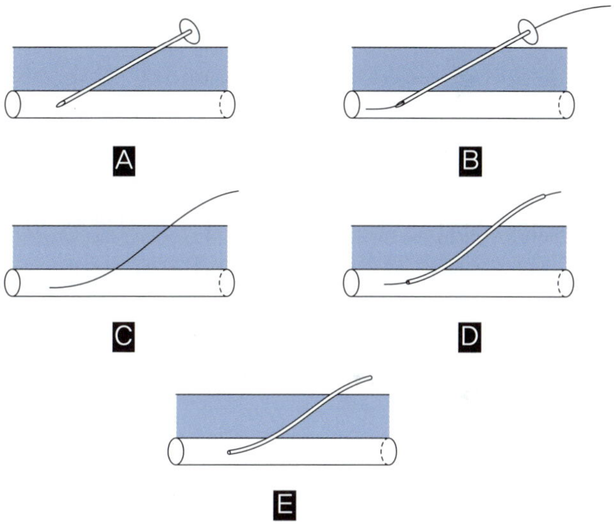

그림 8-1. Seldinger's method.

A. Needle을 혈관내에 삽입

B. Guide wire를 needle을 통해 혈관내에 삽입

C. Guide wire를 혈관내에 넣어 두고 needle을 제거

D. Guide wire를 따라 catheter를 삽입

E. Catheter내의 guide wire를 제거하고 조영제를 투입하여 혈관 조영술을 시행한다.

혈관 조영술의 합병증은

혈관조영제의 독성에 의한 합병증

- minor reaction–flush, urticaria, angioneurotic edema
- major reaction–respiratory arrest, asthma, laryngospasm

cardiac; cardiac arrest, shock, CHF, arrhythmia

CNS; irritability, seizure

renal; acute renal failure

기계적 합병증

hematoma, vascular spasm, dissection of intima, pseudoaneurysm, arterial thrombosis, embolism 등이 있다.

혈관 조영술의 금기는

previous reaction to contrast media

severe renal insufficiency

heart failure 등이 있다.

B. 도플러 초음파(Doppler Ultrasound)

비침습적으로 혈관질환의 진단에 많이 이용되는 방법으로 도플러 초음파(doppler ultrasound)가 있다. 이는 초음파를 이용하여 형태학적 영상과 도플러 주파수변이의 선스펙트럼 분석(line spectrum analysis of doppler frequency shift)을 얻는 방법이며, 혈관의 폐쇄 및 협착 유무, 혈류 방향을 측정하는 것 이외에도 혈류속도를 정량적으로 산출할 수 있으며 혈류분포 및 속도와 혈류량을 측정함으로써 조직특성 분석에도 이용되고 있다.

C. 전산화 단층 촬영 혈관 조영술(CT Angiography)

전산화 단층촬영(CT) 기술의 발전으로 더욱 빠른 영상과 대조도(contrast)를 얻을 수 있게 되어 이에 3차원 영상가공기술을 접목하여 혈관 질환의 진단에 이용하고 있다. 그러나 CT는 해상도(resolution)에 한계가 있으므로 주로 대동맥, 대정맥, 중심 정맥(central vein), 폐 혈관 등의 굵은 혈관의 병변의 진단에 이용되고 있다.

D. 자기공명혈관촬영술(MRA)

자기공명 혈관촬영술(magnetic resonance angiography; MRA)의 장점으로는; 비침습적이고, 요오드 조영제를 사용하지 않으므로 부작용이 적고, 반복적으로 시행 가능하며, 혈관의 방향에 따라 어떤 평면으로도 영상이 가능한 장점이 있다. 반면 해상력이 떨어지고, 병변의 신호강도 혹은 혈류현상에 의한 인공물(artifact), 복잡한 영상기법등의 단점이 있으나 점차 개선되고 있어 임상 이용이 계속 확대되고 있다. 영상 기법에는 time of flight (TOF)와 phase contrast (PC)의 2가지 방법이 있다.

2. 각종 혈관질환의 영상

A. 대동맥류(aortic aneurysm)

대동맥류의 정의는 대동맥의 직경이 정상직경의 1.5배 이상으로 확장된 것을 말하며 그 직경이 커질수록 가장 큰 합병증인 대동맥파열의 위험이 증가한다. 대동맥류의 유형은 모양에 따라 낭상(saccular)과 방추상(fusiform)으로 나뉘고, 대동맥류 벽의 결손 여부에 따라 진성(true) 또는 가성(false, pseudo)으로 나누어진다.

대동맥류의 원인은 동맥 경화, 외상, 고혈압, Marfan's syndrome, syphilis, ankylosing spondylitis, 감염 등이 있다. 이 중 가장 흔한 동맥경화성 대동맥류(Atherosclerotic aortic aneurysm)는 대동맥벽의 중막의 탄성요소가 동맥경화증에 의해 파괴되어 생기는 질환으로 이 변화가 주로 대동맥벽에 환상(circumferential)으로 오기 때문에 방추상(fusiform, 90%)이 많고, 드물게 낭상형(saccular type, 10%)을 볼 수 있다. 침범부위는 약 75%에서 복부대동맥(between renal artery & bifurcation)이며 흉부대동맥을 침범할 경우는 주로 대동맥궁과 하행흉부대동맥에 생긴다(그림 8-2).

CT/MRI의 소견;

Aortic dilatation and deformity

Thickened aortic wall

Calcificaton; peripheral or within thrombus

Mural thrombus; cresentic or circumferential

B. 대동맥 박리(aortic dissection)

대동맥벽의 종측 방향 분리(longitudinal separation)로, 대동맥 내막열상(intimal tear)에 의해 동맥압이 대동맥벽 내로 전달되어 중막을 파괴시키고 내막과 외막이 분리되는 질환이다. 내막 열상이 주로 침범하는 부위는 흉부 대동맥이며 다음과 같이 분류한다.

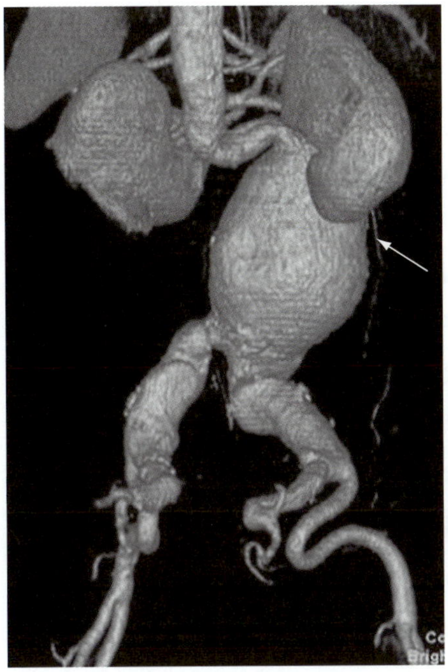

그림 8-2. 대동맥류.
나선형전산화단층촬영으로 시행한 영상을 3차원 재구성한 것으로 신동맥 기시부 하방에 대동맥류(화살표)가 관찰되고 있다.

• Types

DeBakey Classification / Stanford Classification

(Type I, II, III) (Type A, B)

Type I ; involving entire aorta ┐
Type II ; involving ascending aorta only ┘ Type A

Type III ; involving descending aorta only—Type B

Standford classification의 type A는 외과적 치료(surgical treatment)가 필요하며, type B는 내과적 질환(medical disease)이다. 영상기법으로는 흉부 X-ray, 심초음파(echocardiography), CT, MRI, 혈관 조영술(angiography)이 이용되고 있다.

• 영상고찰의 진단평가는

define origin and extent of dissection

involvement of major branch vessels

patency of false lumen

presence of hemorrhage ; periaortic, pericardial

aortic regurgitation의 유무를 관찰해야 한다.

• 단순 흉부 사진(plain chest film)의 소견은

widened mediastinum

displaced intimal calcification

aorta; diffuse enlargement, disparity in size of ascending & descending aorta

trachea & esophagus deviated to right (descending) / left(ascending)

aortic knob; double shadow, obliteration, enlargement

pleural effusion

• CT/MRI 소견(그림 8-3)

intimal flap, two separate lumen

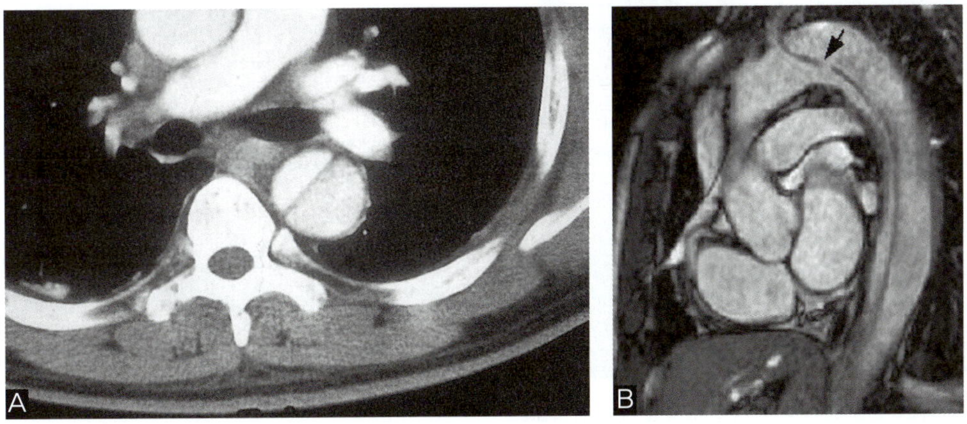

그림 8-3. 대동맥 박리. A. CT상 대동맥박리에 의한 intimal flap으로 인하여 하행흉부대동맥이 2개의 lumen으로 관찰되고 있다. B. 자기공명 혈관촬영상 intimal flap에 의해 aorta의 lumen이 2개로 분리되어있으며 intimal tear가 보인다(화살표).

displaced intimal calcification
compressed true lumen
increased diameter of ascending and/or descending aorta
thickened aortic wall
thrombus
pleural and/or pericardial fluid

• 혈관 조영술 소견;
double lumen (intimal flap)
distortion and compression of true lumen
differential flow in two lumen (channels)
delayed opacification and washout of false lumen
failure of filling of major branch vessels

C. 폐쇄성 동맥경화증(arteriosclerosis obliterans)

혈관벽의 퇴화성 질환으로서 합병증으로 궤양, 석회화, 혈전증 등이 동반될 수 있으며 위험인자로는 흡연, 당뇨, 고혈압, 고콜레스테롤혈증(hypercholesterolemia) 등이 있다.

이 질환의 혈관조영 소견은(그림 8-4)
diffuse narrowing
irregular contour and diameters
filling defects / calcification along the vessel walls

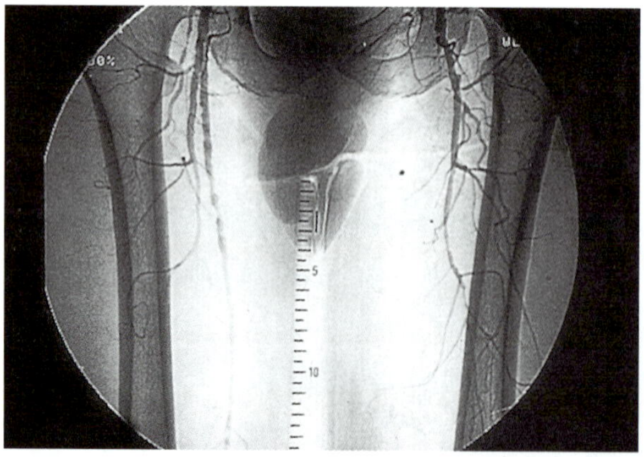

그림 8-4. 동맥경화증. 혈관 조영술상 동맥경화증에 의한 변화로 우대퇴동맥에 불규칙한 협착들이 관찰되며, 좌대퇴동맥은 폐쇄된 소견을 보이고 있다.

spotty or ragged density of opaque column
large or tortuous vessels
aneurysm
occlusion 등이 있다.

D. Takayasu's arteritis

젊은 여자에 호발하는 질환으로 원인은 확실히 규명되지 않았으나 자가면역질환으로 알려져 있다. 이 질환은 대동맥과 그 가지, 그리고 폐동맥을 침범하는 질환으로 혈관조영 소견은
irregular intimal surface
stenosis of aorta or its tributary arteries
post-stenotic dilatation
saccular aneurysm
occlusion 등이 있다.

E. 폐쇄성 혈전 맥관염(thromboangitis obliterans, Buerger's disease)

젊은 남자에 호발하는 진행성 동맥폐쇄성질환으로 안정시의 통증을 호소하는 질환이다. 이 질환은 주로 하지와 발을 침범하며 혈관조영 소견은 원위부 동맥들의 폐쇄와 함께 측부 혈행이 관찰된다.

F. 심부 정맥 혈전(deep vein thrombosis; DVT)

DVT의 진단에 과거에는 정맥조영술이 주로 이용되었으나 근래에는 영상장비의 발달로 도플러 초음파(color Doppler U/S)가 많이 이용되고 있다.

듀플렉스 초음파(Duplex U/S) 소견은
noncompressibility of vein
visualization of intraluminal clot
abnormal or absent Doppler shift signal

정맥조영술 소견은(그림 8-5)
filling defect within vein
ending of opaque column in vein
abnormal diversion of contrast flow이다.

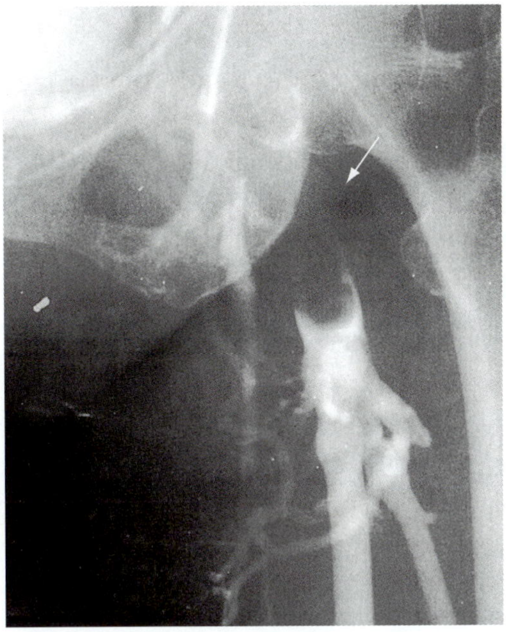

그림 8-5. DVT. 좌측하지정맥조영술에서 좌대퇴동맥에 혈전에 의한 filling defect가 관찰되고 있다(화살표).

II. 혈관계 중재적 시술

1. 색전술(embolotherapy)

A. 색전술의 개요

혈관색전술은 비정상적인 혈관으로의 혈류 공급(blood supply)을 차단 혹은 조절하는 방법으로 여기에 이용되는 색전물질은 다음과 같다.

Material	Recanalization	Use
Temporary		
Blood clot	6~12 hr.	Rarely used today
Gelfoam	weeks	Hepatoma, G-I bleeding, trauma
Permanent		
Ethanol	permanent	Tumors(causes coagul-ative necrosis)
Coil	〃	Large vessel, tumor, aneurysm
Polyvinyl alcohol (Ivalon)	〃	Tumors (capillary occlusion), AVM
Balloons	〃	High output AV fistulas
Cyanoacrylate	〃	AVM

혈관색전술의 적응증은 다음과 같다.

bleeding control

tumor control

AV malformation, AV fistula

hypersplenism

varicocele

aneurysm

출혈의 치료 목적으로 색전술이 시행되는 경우로는 기관지 출혈(bronchial bleeding, hemoptysis), 위장관 출혈(gastrointestinal bleeding), 위식도 정맥류(gastro-esophageal varices), 외상으로 인한 출혈(bleeding from trauma), 종양 출혈(tumor bleeding) 등이 있다.

B. 종양 색전술(tumor embolization) 및 화학 색전술(chemoembolization)

종양 색전술(tumor embolization)은 주로 고식적 치료(palliative treatment)이거나 수술 전 종양크기 경감(tumor size reduction), 종양파급의 예방(prevention of tumor seeding), 출혈 경감(reduce bleeding) 등의 목적으로 이용된다. 간종양(간암 및 간전이), 신세포암(renal cell ca.), 과혈관성 골 종양(hypervascular bone tumor) 등에 많이 시행되어 진다.

화학 색전술(chemoembolization)은 동맥내 항암요법(intra-arterial chemotherapy) 및 종양을 공급하는 혈관의 차단을 같이 시행하는 방법으로 주로 고혈관성(hypervascular) 종양의 치료에 이용된다. 특히 간암(hepatocellular carcinoma)의 경우, 진단 시 간경변증이나 다발성 결절 등으로 외과적 절제술이 불가능한 경우가 많아 이러한 화학 색전술이 주치료 방법으로 이용되고 있다. 정상 간 조직은 간문맥(75%)과 간동맥(25%)으로부터 이중으로 혈류를 공급받으나 간암의 경우 90% 이상의 혈류를 간동맥으로부터 공급을 받으므로 간암에 분포하는 간동맥에 선택적으로 항암제 투여 및 색전술을 시행함으로써 간암의 괴사를 유도할 수 있다(그림 8-6).

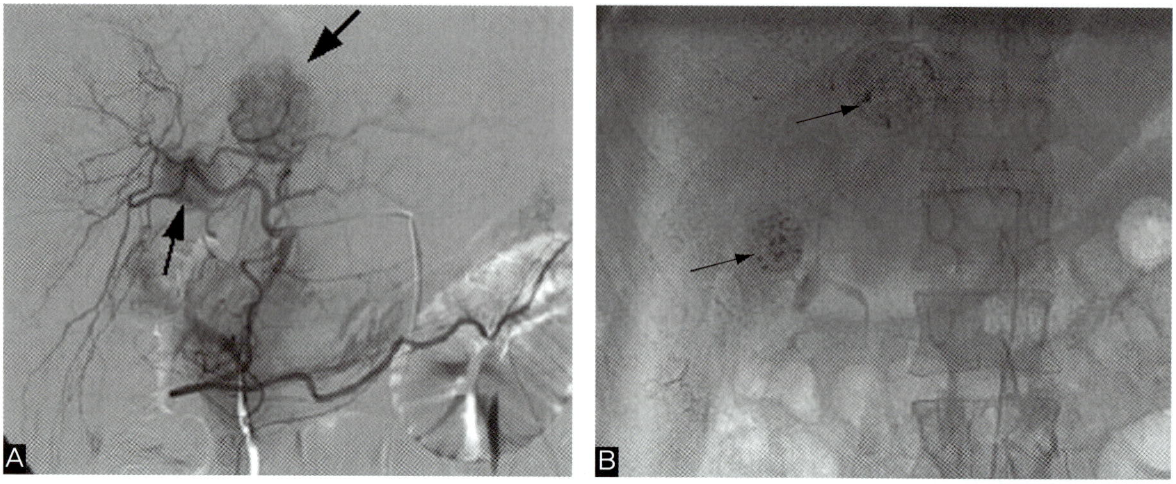

그림 8-6. 간암의 화학 색전술. A. 동맥기 혈관 조영상 2개의 과혈관성 간암이 조영되고 있다(화살표). B. 간동맥을 통하여 항암제, iodized oil, gelfoam으로 화학색전술(chemoembolization)을 시행한 후 색전 물질이 선택적으로 종양에 저류되어 있다(화살표).

C. 기관지 동맥 색전술 (bronchial arterial embolization)

객혈의 치료방법으로는 지혈제 투여, 안정, 폐 배액법 및 기관지경을 이용한 내과적 치료나 폐절세술 같은 외과적인 치료가 있으며 인터벤션 영상의학적 치료인 기관지 동맥 색전술이 있다. 동맥 색전술은 즉각적인 지혈효과를 얻을 수 있으며 수술 전에 환자상태를 호전시켜, 특히 대량 객혈의 경우 80%에 이르는 사망률을 10% 미만으로 감소시킬 수 있다.

객혈의 주 원인은 폐결핵, 기관지 확장증, 국균증, 폐암 등이며 이러한 질환의 혈관 조영술 소견으로는 조영제 일출(extravasation), 신생 과혈관, 기관지동맥-폐동맥간 단락, 조영제의 동맥주위 확산, 기관지동맥류 형성 등이 있다.

기관지 동맥 색전술시 주로 사용하는 물질은 Polyvinyl Alcohol이나 Gelfoam 등을 사용하며, 이때 주의할 점은 전척추 동맥(anterior spinal artery)이 기관지 동맥과 같은 분지에서 기시할 수 있으며 이를 통하여 색전 물질이 유입될 경우 척수의 허혈을 유발할 수 있으므로 혈관 조영술 소견을 주의 깊게 관찰하여야 한다.

D. 신장 동맥 색전술(renal arterial embolization)

신장의 절제술을 시행하기 전에 신동맥 색전술을 시행할 수 있으며, 그 적응증은

- Irreversibly rejected renal allograft
- Urinary leak by ureteric fistula
- Non-functioning hydronephrosis
- Hypertension of end-stage renal disease 등이 있다.

E. 비장 동맥 색전술(splenic artery embolization)

문맥압 항진증에 동반된 hypersplenism은 pancytopenia를 일으켜 빈혈, 출혈 및 위독한 세균 감염 등을 유발할 수 있으나 외과적 비장 적출술은 패혈증과 출혈의 위험성이 높다. 인터벤션 영상의학적 방법으로는 부분적 비장동맥 색전술을 시행할 수 있으며, 비장조직의 60~80% 정도를 경색시켜 말초 혈액 상의 개선을 유발하는 동시에 면역기능 등을 보전할 수 있는 장점이 있다.

색전물질은 주로 Gelfoam을 사용하며 이때 감염을 방지하기 위해 항생제를 충분히 적셔 주입한다. 시술 후 혈소판 수는 시행 직후부터 증가하여 1주일 전후에 정상치가 된다. 발생할 수 있는 합병증으로는 조직괴사로 인한 통증, 고열, 패혈증 및 비농양 등이 올 수 있다.

F. 위, 장관 출혈의 색전술(visceral embolization)

위장관 출혈의 색전술은 과거에는 수술적 치료가 어려운 고위험군의 환자에서 선별적으로 시행되었으나 현재는 색전술의 발달로 안전하고 효과적인 시술이 가능해져, 수술적 치료를 포함한 고식적 치료방법에 앞서 시행되는 경우가 일반화되고 있다. 위장관 동맥 색전술시 주의할 사항은 조영제 및 조직괴사로 인한 hyperuricemia가 초래될 수 있으므로 시술 후 급성신부전의 방지를 위해 시술 전후에 충분한 수액이 공급되어야 하며, 색전술은 출혈부위의 혈류 속도 및 혈류 양을 감소시켜 혈전 형성을 유도하는 데 있으므로 과도한 색전 물질의 주입을 삼가야 하며, 시술은 즉각적이고 신속히 진행되어야 한다.

상부위장관 출혈의 원인으로는 peptic ulcer disease, hemorrhagic gastritis, Mallory-Weiss tear, variceal bleeding, neoplasm 등이 있다. 이때 celiac artery angiography뿐만 아니라 이의 분지들에 대한 선택적 혈관조영술이 필요하며, 특히 좌위동맥(Lt. Gastric artery)은 상부 위장관 출혈의 75% 이상의 원인이 되므로 주의하여 관찰하여야 한다(그림 8-7).

G. 혈관 기형 및 혈관종의 인터벤션 시술 (vascular malformation and hemangioma)

선천적 혈관병변은 혈관종과 혈관기형으로 구분할 수 있다. 이들 병변은 수술 시 과도한 출혈 및 주위 조직과의 경계가 불분명한 경우가 많아 수술적 제거가 어려우므로 주로 ethanol 등을 이용한 경화요법(sclerotherapy) 혹은 색전술 등의 인터벤션 시술에 의한 치료가 행하여지고 있다.

2. 경피경관혈관성형술(percutaneous transluminal angioplasty; PTA), 혈전 용해술(thrombolysis)

A. 경피경관혈관성형술(Percutaneous Transluminal Angioplasty; PTA)

혈관 협착 또는 폐쇄 시에 시행되는 경피경관혈관성형술(PTA)은 혈관벽에 인위적인 손상(controlled injury)을 가하는 것으로 동맥경화(atherosclerotic)병변에서 풍선혈관성형술(balloon angioplasty)을 시행할 경우 죽상반 분리 및 파괴(plaque splitting & disruption)가 일어나고 혈관내막(intima)은 균열(fissuring)과 혈관내피(endothelium)의 박리(desquamation), 혈관중막(media)은 분리(splitting)와 혈관내막(intima)으로부터의 부분적 분리(partial separation), 혈관외막(adventitia)은 탄력성(elastic recoil) 이상으로 신전(stretch)되어야 한다(그림 8-8).

말초혈관에서 PTA의 적응증은 다음과 같다.

intermittent claudication

rest pain

ischemic ulceration or poor wound healing

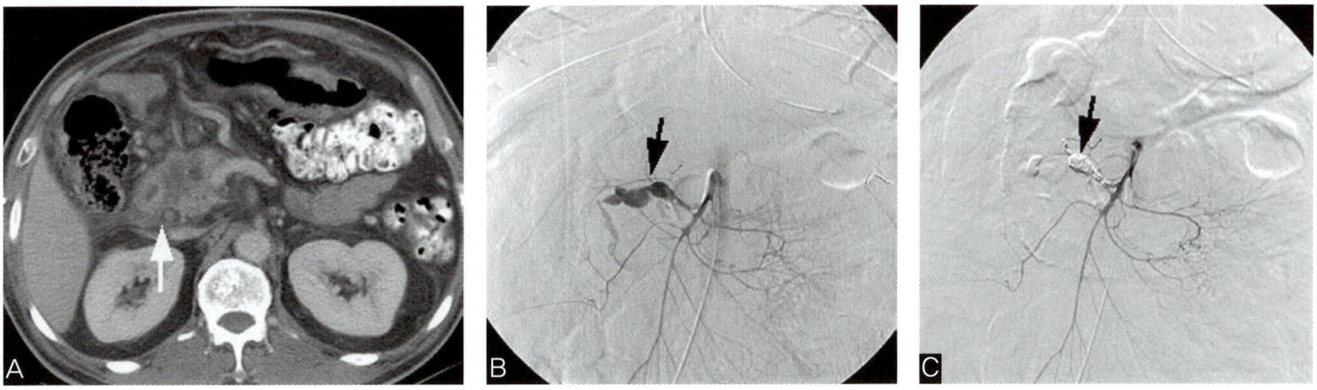

그림 8-7. 췌장암에 의한 십이지장 출혈. A. CT상 췌장암에 의한 종괴(화살표)가 보인다. B. 상장간막 동맥 조영상 출혈에 의한 조영제의 혈관외 유출이 관찰되고 있다. C. 색전용 coil을 이용한 색전술 후 출혈이 소실되었다.

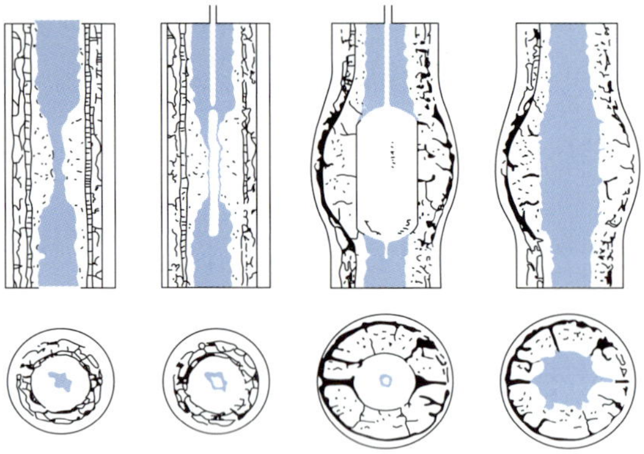

그림 8-8. 풍선혈관성형술

impending gangrene

complement surgical procedure

PTA의 방법에는 앞서 말한 것과 같이 풍선확장술이 가장 많이 이용되고 있으나, 그 외 atherectomy, laser, stent 등이 있다. Vascular stent는 long segment stenosis (3cm〈), chronic occlusion, flow limiting dissection, eccentric lesion, elastic recoil after PTA, calcified plaque 등의 경우에 풍선확장술과 병행하여 시술하며, stent의 종류로는 자가 팽창형(self-expandable)과 풍선 팽창형(balloon-expandable)이 있으며, 최근 nitinol 등의 형상기억 합금을 이용한 thermal-memory stent 등을 사용하고 있다(그림 8-9).

B. 혈전 용해술

혈전에 의하여 폐쇄된 혈관을 개통하기 위하여 기존에는 수술적 방법인 Fogarty balloon thrombectomy의 치료가 주로 쓰였으나 이는 혈관에 손상을 주고 작은 혈관들 내에 있는 혈전을 제거하지 못하는 단점이 있어 이러한 치료 외에 경피적 방법으로 혈전이 있는 혈관을 도관으로 선택하여 urokinase (UK), tissue plasminogen activator (t-PA) 등의 혈전 용해제를 직접 주입하는 방법이 사용되고 있다.

혈전용해술(thrombolysis)의 금기는

active bleeding

recent surgery

stroke

pregnancy

약물에 대한 allergy이며

합병증으로는

hemorrhage (arterial puncture site, internal bleeding)

pericatheter thrombosis

fragmented thrombus의 embolization 등이 있다.

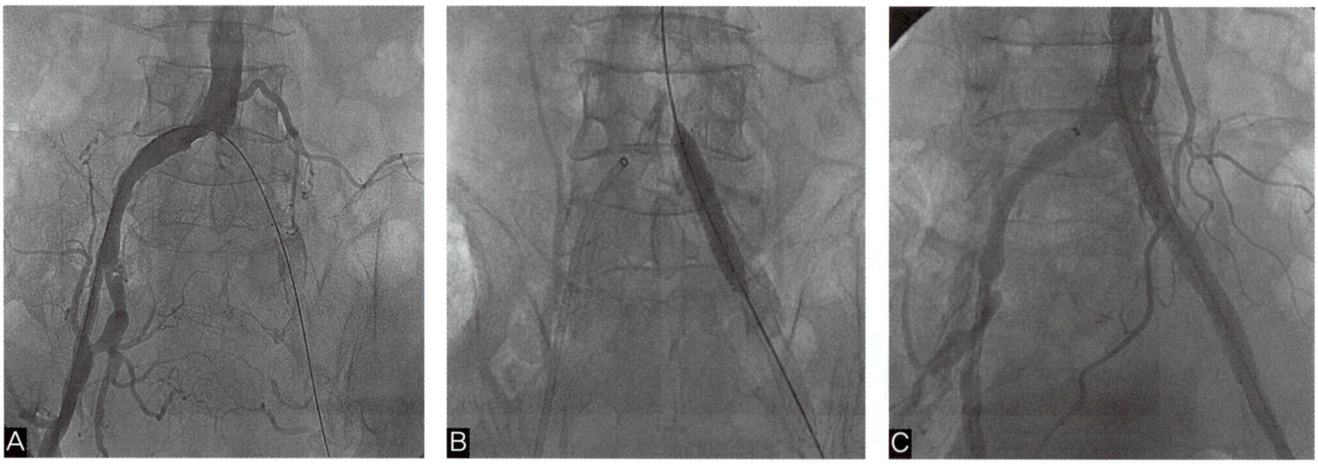

그림 8-9. 장골동맥 폐색의 재개통. A. 혈관조영상 동맥경화증에 의한 좌측 장골동맥의 완전폐색이 관찰된다. B. 폐색된 혈관내로 도관을 삽입하여 혈전용해술, 경피경관혈관성형술 및 stent 설치술 후 C. 정상혈류를 회복하였다.

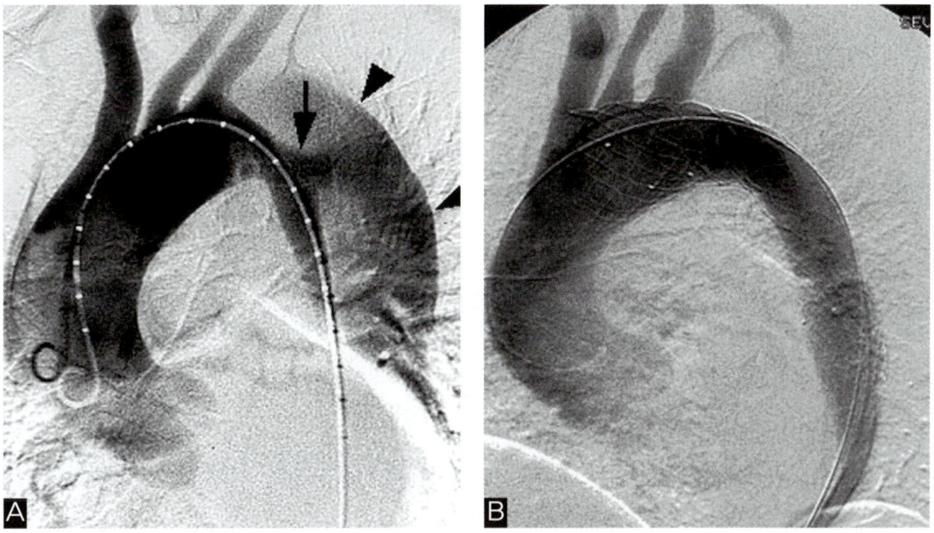

그림 8-10. Stent-Graft를 이용한 대동맥 박리의 치료. A. 대동맥 조영상 대동맥 박리(arrow)에 의한 조영제의 false lumen (arrow head)으로의 유출이 관찰됨. B. Stent-Graft 치료 후 대동맥은 정상 소견을 보임.

3. 대동맥 인터벤션 시술

대동맥 질환은 고혈압 환자에게서 주로 발생하며, 대표적인 것으로 대동맥류(aortic aneurysm)와 대동맥 박리(aortic dissection)가 있다. 이들 질환의 가장 심각한 합병증인 대동맥 파열의 경우 90% 이상의 사망률을 보이며, 수술적 치료의 사망률도 매우 높게 보고되고 있는데, 그 예로 대동맥류의 응급수술시의 사망률이 약 40% 이상으로 보고되고 있다.

최근 금속 스텐트와 인조혈관을 복합시켜 경피적 방법으로 혈관의 내강을 따라 삽입하는 stent-graft가 개발되어 이들 질환의 치료에 사용되고 있으며, 생존율의 증가에 많은 도움을 주고 있다(그림 8-10).

4. 정맥 및 기타 혈관계 인터벤션 시술

A. 심부 정맥 혈전증의 인터벤션 치료 (endovascular management of deep vein thrombosis)

하지의 심부정맥 혈전증은 많은 양의 혈전에 의하여 정맥을 폐쇄시키고 혈류의 흐름을 막아서 부종, 통증 등을 유발하게 된다. 이 질환의 중재적 시술은 도관을 통하여 혈전 내에 혈전 용해제를 주입하여 폐쇄된 정맥을 개통시키고, 정맥 판막의 기능을 유지하도록 하면서 동반되어 있는 정맥 협착 부위를 확인하고 치료하는 것이다.

B. 중심정맥 삽관술 (central venous catheterization)

전통적으로 중심정맥 삽관술은 외과에서 시행하였으나 근래에 와서는 영상의학과 영역의 영상유도하에서 시행하는 것이 더 신속, 안전하고 저렴할 뿐만 아니라 덜 침습적으로 실패율과 합병증도 적어 인터벤션 영상의학과의 역할이 증대되고 있다.

주로 사용하는 정맥은 쇄골하정맥(subclavian vein), 액와정맥(axillary vein), 내경정맥(internal jugular vein), 상완정맥(brachial vein) 등이며, 이들 경로의 폐색이 있을 경우 하대정맥이나 간정맥을 사용하기도 한다.

적응증

혈액투석, total parenteral nutrition, plasmapheresis, 수혈, 혈액검사, 장기항암요법

중심정맥관의 종류

1) nontunneled catheter – 쇄골하 정맥이나 내경정맥으로 삽입하며 skin에 tape이나 suture로 고정하여 단기간 사용을 목적으로 한다.

2) tunneled catheter – 대개 silicone 재질의 도관과 여기에 부착되어 있어 피하조직과 유착되어 고정을 할 수 있는 Dacron cuff로 구성되어 있으며, 장기간 사용을 목적으로 산다.

3) implantable subcutaneous port – 도관의 몸 바깥쪽 끝에 port라고 하는 dome 모양의 reservoir가 연결되어 있으며 이를 피하 지방층에 심고, 사용 시 percutaneous puncture를 하여 사용한다.

정맥의 천자(appraoach method)

1) **초음파 유도**(ultrasound guidance)

초음파를 이용하여 혈관의 patency, 정확한 정맥의 위치를 확인한 후 천자하거나 혹은 계속적인 초음파 유도로 주변조직, 정맥과 needle을 확인하면서 천자한다. 쇄골하 정맥의 경우 peripheral portion을 천자할 수 있어 기흉이나 도관이 첫 번째 rib과 쇄골 혹은 쇄골 주의의 근육 사이에서 압박을 받는 pinch–off syndrome의 가능성을 줄이고 주변조직의 손상없이 천자할 수 있는 장점이 있다. Transducer는 high MHz linear transducer를 이용한다.

2) **혈관 투시기 유도**(fluoroscopic guidance)

천자하고자 하는 측의 상지 정맥에 조영제를 주입하면서 천자하는 방법으로 정맥의 주행경로와 patency를 쉽게 알 수 있고 간편하다.

부작용

인터벤션 방법에 의한 중심정맥 삽관의 합병증 빈도는 2% 미만으로 수술적 방법보다 현저히 낮고, 도관의 위치를 직접 확인할 수 있어 malposition의 가능성은 없으나, 출혈, 기흉, air embolism, infection, catheter thrombosis, pinch–off syndrome에 의한 도관의 폐색, fracture 등이 발생할 수 있다.

C. 하대정맥 Filter (inferior vena cava filter)

심부 정맥 혈전(deep vein thrombosis)에 의한 폐색전증(pulmonary thromboembolism)은 5% 이상의 높은 사망률을 보일 수 있는 질환이며 이의 방지를 위해 고안된 기구가 IVC filter이다.

적응증

폐색전증의 기왕력이 있거나 venous thromboembolic disease를 가진 환자에서 항응고제 치료(anticoagulation therapy)가 적합치 않거나 불충분한 경우에 적응이 된다.

1. 항응고제 치료가 금기가 되는 최근 출혈의 기왕력이 있는 환자.
2. 항응고제 치료 중에도 심부정맥 혈전증이 지속되거나 폐색전증이 발생한 환자.
3. 정해진 용량의 항응고제를 투여 받음에도 불구하고 coagulation study가 sub–therapeutic range에 머무는 경우이다.

장치술

Filter 장치전 총대퇴정맥(common femoral vein)을 천자하여 도관을 삽입하고 하대정맥 조영술을 시행하여 하대정맥의 크기 및 하대정맥의 혈전의 유무, 해부학적 변이(IVC duplication : 0.2~3%, left sided IVC : 0.2~0.5%, circumaortic left renal vein : 1.5~8.7%, accessory renal vein)의 유무 등을 판단한다. 신정맥(renal vein)의 위치를 확인한 후 그 하방에 Filter를 장치한다. 그러나 renal vein thrombosis, IVC thrombus가 renal vein 상방까지 침범한 경우 등에는 신정맥 상방에 장치할 수 있다.

D. 혈액투석 관련 인터벤션 시술 (hemodialysis–related Intervention)

1) 동정맥루

말기 신부전증 환자의 혈액 투석을 위해 1966년부터 자가혈관 동정맥루(arterio–venous fistula)나 인조혈관 동정맥루를 시술하여 이를 통해 혈액투석을 시행하게 되었다. 이러한 동정맥루의 개통률은 6개월에 81%, 1년에

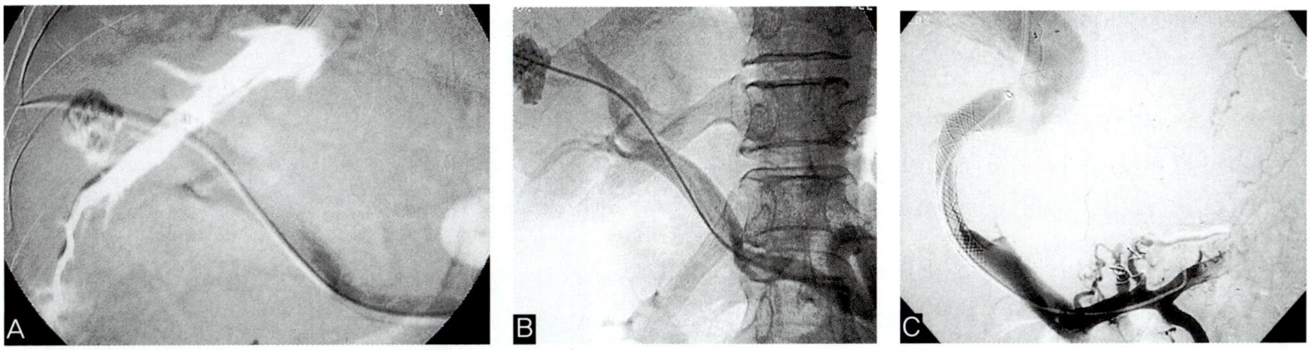

그림 8-11. 경경정맥간내문정맥단락술(TIPS)의 예. 우간정맥(A)과 우문맥(B) 사이에 간내에서 stent를 이용하여 단락(C)을 만들어 줌으로써 문맥압을 하강시키는 시술이다.

60%, 5년에 19% 정도이며 access failure가 발생하는 가장 흔한 원인 outflow venous stenosis에 의한 혈전이다.

이러한 동정맥루의 검사를 위해 doppler ultrasound를 이용한 혈류의 측정, 수축기압의 측정, physical examination을 시행하여 continuous thrill의 유무 등을 검사할 수 있으며 이를 통해 협착이나 혈전, 폐색이 의심되면 직접 천자를 하여 동정맥루 조영술(fistulography)을 시행한다. 협착 부위는 인조혈관의 경우 정맥 분합부 위에, 자가혈관 동정맥루는 문합부와 그 직후방의 원위부 정맥에서 주로(85%) 발생한다. 유출부 정맥 협착의 원인은 내막증식(intimal hyperplasia)이며 주로 smooth muscle과 extrcellular matrix로 구성된다.

이의 치료를 위한 인터벤션 시술로는 경피경관 혈관성형술(percutaneous transluminal balloon angioplasty)이나 혈전 용해술이 시행된다.

2) 혈액투석 관련 중심정맥 협착 (hemodialysis-related central venous stenosis)

혈액투석 환자에서 중심정맥 협착은 도관에 의한 정맥손상, turbulent flow에 의한 intimal hyperplasia, thrombus, valve hypertrophy 등이 원인이다. 증상은 급격한 상지 부종이 주로 발생하며 동정맥루 조영술로 진단할 수 있다. 치료로는 혈관성형술을 주로 시행하며 최근 stent 삽입술을 병행하기도 한다.

E. 문맥고혈압 관련 인터벤션 시술

1) 경경정맥 간내문정맥단락술(transjugular intrahepatic portosystemic shunt; TIPS)

TIPS는 간 문맥압 상승 환자에서 정맥류 출혈을 치료하기 위해 간내에서 간문맥과 간정맥을 연결하는 단락을 풍선 catheter와 금속stent로 만들어주는 간내 문맥-간정맥 단락술이다(그림 8-11).

TIPS의 적응증은

control of acute variceal bleeding

재발성 정맥류 출혈의 예방(prevention of recurrent variceal bleeding)

난치성 복수(intractable ascites)

합병증은

간성 뇌증(hepatic encephalopathy)

피막 천공에 의한 출혈(capsular perforation, bleeding) 등이 보고되고 있다.

3) Balloon-Occluded Retrograde Transvenous Obliteration for Gastric Variceal Bleeding (BRTO)

BRTO는 폐쇄풍선을 이용해 gastrorenal shunt를 막아 빠른 혈류를 멈추게 한 후 역행적으로 경화제를 위정맥류 내에 주입하여 경화치료를 시행하는 방법이다. TIPS와는 달리 문맥-체정맥 shunt를 폐색시키므로

hepatic encephalopathy의 치료에 도움이 되며 문맥을 통한 간으로의 혈류를 증가시킴으로써 간기능이 호전된다는 장점이 있다. 그러나 BRTO는 문맥압을 감소시키지 못하고 오히려 증가시켜서 식도정맥류, portal hypertensive gastropathy, 복수 등의 합병증을 악화시킨다는 단점이 있다. TIPS는 문맥-체정맥 shunt로 인해 간기능 상실, 오른쪽 심장기능상실, hepatic encephalopathy가 올 수 있어 이러한 질환을 가진 환자에게 시술할 수 없으나, BRTO는 시술할 수 있다는 장점을 가지고 있다. BRTO의 적응증으로는 위정맥류 출혈의 지혈, 내시경으로 성공적인 지혈 후 위정맥류 재출혈 예방, hepatic encephalopathy의 치료 등이 있다.

시술 방법은 right femoral vein이나 internal jugular vein을 천자하여 Lt. renal vein을 통해 폐쇄풍선을 gastrorenal shunt에 위치시킨 후 막고, 왼쪽 부신정맥 조영술을 시행하여 위정맥류를 확인한다. 곁순환으로 인해 위정맥류가 충분히 보이지 않는다면 곁순환을 코일이나 경화제로 폐색시킨 후 위정맥류에 경화제를 주입한다.

BRTO 후의 합병증으로는 시술 시 약한 복통, 욕지기, 구토 등이 있을 수 있고, 시술 후 발열, 용혈로 인한 혈색소뇨증, 위궤양 등이 발생할 수 있다. 시술 후 문맥압 항진으로 인하여 복수, portal hypertensive gastropathy 등이 발생할 수 있으나 1개월 후에는 간기능이 좋아지고 문맥압이 시술전 상태로 감소한다. 위 정맥류는 소실되는 반면 식도정맥류는 점차 악화될 수 있다.

III. 비혈관계 인터벤션 시술

1. 일반적 비혈관계 인터벤션 시술

A. 경피적 조직생검술과 흡인생검술 (percutaneous tissue biopsy & aspiration biopsy)

경피적 접근이 가능한 신체조직의 종괴나 고형장기의 미만성 질환에 대한 조직학적 진단을 위해 초음파나 CT 유도하에 가는 바늘을 검사 부위에 직접 천자한 후 조직이나 세포를 얻는 방법이다(그림 8-12). 많은 양의 세포조직을 얻을수록 조직진단의 정확성이 보다 높아지겠지만 생검 대상이 되는 장기나 그 장기에 이르는 경로에 따라 바늘의 굵기를 결정해야 한다. 의심되는 종양의 종류에 따라 많은 양의 조직이 필요치 않고 세포검사만으로 충분한 경우에는 20~22G의 측공이 있는 흡인 바늘을 사용한다. 특히 22G의 가는 바늘은 폐나 위장관 혹은 혈관을 직접 관통하더라도 합병증을 일으키는 일이 매우 적지만 조직학적 확진을 위해 많은 양의 조직세포가 필요하거나 세포배열에 따른 조직의 성상이 진단에 영향을 주는 경우에는 18G 전후의 생검총(biopsy gun)을 이용하여 조직생검을 할 수 있다. 대부분의 종양에 대해 경피적 생검술을 적용할 수 있지만 기능성 크롬친화세포종(functioning pheochromocytoma), 혈우병성 가성종양(hemophilic pseudotumor), 포충낭(echinococcal cyst) 등이 영상검사상 의심되는 경우에는 각각 혈압의 급상승, 대량 출혈, 과민성 쇼크 등의 위험이 있어 금기시된다. 그 외의 일반적인 금기증으로는 출혈성 소인이 있다.

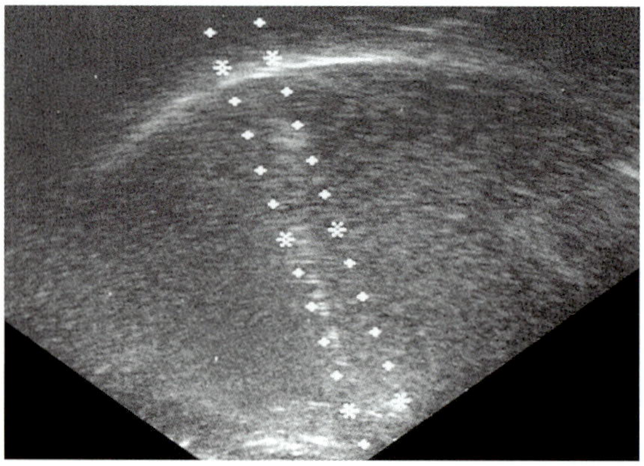

그림 8-12. 간우엽의 저에코의 종양에 대한 초음파 유도하의 흡인생검술이다. 가상의 유도선 사이를 통과하는 흡인 바늘이 보인다.

B. 농양 배액술(abscess drainage)

체내 부위에 관계없이 액체저류와 이차적 세균감염으로 화농이 되거나 이차감염의 징후가 큰 혈종, 간 손상에 의한 담즙저류 등이 있을 때 초음파나 CT유도하에 경피경로를 확보한 후 체외배액을 시도할 수 있다. 먼저

20~22G의 가는 바늘로 농양부위를 천자한 후에 방사선 투시하에 소량의 조영제를 농양 부위에 주입하여 농양의 범위를 파악한다. 바늘 내로 유도철사(guide wire)를 넣고 경피경로를 확장시킨 후 7~14F의 배액관(drainage catheter)을 삽입한다. 배액관의 굵기는 농의 성상에 따라 달라지는데 농의 점도가 높을수록 굵은 배액관이 필요하다. 농양이나 혈종이 충분히 액화되지 않았거나 농양내에 격막이 있어 충분한 배액이 이루어지지 않을 때에는 혈전 용해제인 urokinase를 식염수에 섞어 농양내에 주입하면 혈종이나 농양의 섬유소 성분이 용해되어 배액이 용이해질 수 있다.

C. 경피적 에탄올 주입요법 (percutaneous ethanol injection)

1) 간종양에 대한 응고괴사요법 (coagulation therapy for hepatic tumor)

주로는 초음파 유도하에 간세포암에 대해 시행하며 종양의 크기가 3cm 이하이고 3개 이내일 때 효과적이다. 간기능이 좋지 않아 수술의 적응증이 되지 않는 환자에서 종양이외의 주변 간조직에 손상을 주지 않고 치료가 가능하며 선종성 과증식증(adenomatous hyperplasia) 같은 전암 병변(precancerous lesion)이나 조기 간암(early hepatocellular carcinoma)에 대해서도 종양혈관의 발달에 관계없이 시행할 수 있다는 점이 간동맥을 통한 화학색전술(transcatheter arterial chemoembolization)에 비해 유리한 점이지만 크기가 크거나 다발성인 종양에 대해서는 한계가 있으며 한 종양에 대해 크기에 따라 최소한 3회 이상 3~4일 간격으로 여러 번 시행해야 하는 단점이 있다. 종양내로 주입된 에탄올은 탈수작용과 단백질 응고효과 그리고 혈전형성과 색전효과를 통해 종양을 파괴시키게 되는데 시술 시 에탄올이 주변의 혈관이나 담관에 유입되어 주변 간 조직의 손상을 주지 않도록 주의가 필요하다.

2) 낭종에 대한 경화요법(sclerotherapy for cyst)

간이나 신장의 낭종은 흔한 양성병변으로 별다른 문제를 일으키지 않는 것이 대부분이지만 크기가 커져 주변조직과 장기에 압박을 주게 되면 복부팽만, 소화장애, 신성고혈압(renovascular hypertension) 등이 드물게 초래될 수 있다. 이에 대해 낭액을 체외로 뽑아낸다 하여도 낭종 내피세포의 분비기능이 살아있는 한 원래의 크기로 되돌아오게 되므로 낭종 내피세포의 파괴를 목적으로 경화요법을 시행할 수 있다. 먼저 초음파 유도하에 가는 바늘을 경피적으로 낭종내에 유도하고 작은 돼지꼬리형 도관(pigtail catheter)을 낭종내에 삽입하여 낭액을 모두 제거한 후 무수에탄올을 낭종 내에 주입하면 3분 이내에 분비성 내피세포들이 파괴되어 지속적인 효과를 얻을 수 있다.

D. 고주파절제(radiofrequency ablation; RFA)

고주파절제는 전극을 초음파나 CT 유도하에 종양부위에 삽입한 뒤에 고부하의 교류 전류를 흐르게 하면 전극에서 고주파가 발생하게 되어 주변조직의 이온교란이 마찰열을 유발시켜 종양조직을 괴사시키는 치료방법이다.

조직의 온도 상승에 따라서 45℃ 이상에서는 수 시간, 50~55℃에서는 4~6분이면 비가역적 변성이 초래되며 60~100℃ 범위에서는 미토콘드리아와 세포질내 효소의 비가역적 손상으로 인해 즉각적인 응고괴사가 일어난다. 하지만 100℃ 이상이 되면 조직은 기화 또는 탄화되어 조직내 저항이 상승하여 오히려 전류의 원활한 전도에 장애 요인이 되게 된다. 따라서 고주파 열절제의 핵심적인 치료 전략은 목표 치료부 전역에 걸쳐 최소 50℃ 이상의 온도를 5분 이상 지속시키는 것이다.

고주파절제는 수술이 불가능한 간암이나 전이성 간암을 비롯하여 양성 갑상선 결절, 수술이 불가능한 재발성 또는 전이성 갑상선 암의 치료에 사용되어온 시술 방법이며, 이 외에도 뼈, 폐, 신장에서의 고주파절제에 대한 연구가 있다.

1) 간암에 대한 고주파절제

간암의 경우에 일반적인 적응증은 단일 종양인 경우 종양 장경이 5cm 이하, 다발성일 경우 3개 이하이며 각각의 종양 장경이 3cm 이하, 복수와 출혈경향의 조절이 가능한 환자, Child-Pugh A 또는 B, 영상검사에서 종양이 잘 보이는 경우이다.

피부경유, 복강경하, 또는 개복하의 세 가지 경로를 통하여 전극을 삽입할 수 있으며 대부분 피부경유 경로가 선호되며, 시행이 어려울 경우에 다른 경로를 이용하게 된다. 초음파나 CT 유도하에 전극을 종양의 원하는 부위에 위치시키고 치료를 시행하며 1회 열 치료에 소요되는 시간은 기기에 따라 7~20분가량이다. 또한 종양의 크기에 따라서 3~4회의 중첩 소작이 필요할 수도 있다.

최근까지 발표된 간암의 고주파절제 후 5년 생존율은 약 50%를 상회할 정도로 우수하여 외과적 절제술과 근접한 성적으로 평가되고 있으며, 수술적 치료에 비해서 낮은 사망률 및 합병증 발생률을 보이고 있어 간암에 대한 고주파절제술은 비교적 안전한 시술로 인식되고 있다.

2) 갑상선 결절에 대한 고주파절제

양성 갑상선 결절은 세침흡인세포 검사에서 적어도 2번 이상 양성으로 진단된 결절을 대상으로 하며 목의 통증, 연하곤란, 이물감, 기침 등 불편한 증상이 있거나 미용 상의 문제가 있는 경우, 또는 지속적인 크기 증가가 있는 경우 적응증이 된다.

갑상선 결절의 고주파절제는 초음파 유도하에 피부경유를 통해 전극을 종양부위에 삽입한 후에 치료를 진행하게 되고, 전극을 치료하지 않은 부위로 옮겨주는 방식으로 전극의 위치를 자주 바꾸어 주는 'moving-shot technique'을 주로 사용한다.

최근까지 보고된 결과들을 보면 비기능성 갑상선양성결절 및 기능성 갑상선결절에 대한 고주파절제는 우수한 부피감소 및 증상 호전을 보이는 것으로 보고되고 있다

2. 간담도계 인터벤션 시술 (hepatobiliary intervention)

A. 경피경간담배액술(percutaneoustranshepatic biliary drainage; PTBD)

악성종양이나 담석에 의해 담관이 막혀 담즙배출이 제대로 이루어지지 않을 때 시행하며 초음파 유도하에 확장된 간내담관을 바늘로 천자한 후 유도철사를 삽입한 채로 경로를 넓히고 배액관을 삽입한다. 배액관 삽입 시 간실질에 대한 손상을 최소화하고 혈관손상, 혈관-담관 간 누공 등의 합병증을 피하기 위해 간문부에 가까운 원위부 담관보다는 간표면에 가까운 쪽의 근위부 담관을 통해 접근하는 것이 바람직하다. 담관의 확장이 불충분하여 초음파 유도가 여의치 않을 경우 먼저 투시하에 21~22G의 가는 바늘로 임의의 담관에 대해 천자를 시도하여 담도조영영상(percutaneous trans-hepatic cholangiogram)을 얻은 후 다시 투시하에서 적절한 담도를 선택하여 배액관을 삽입할 수 있다. 담관암, 췌장암, 담관주변의 림프절 전이 등의 악성폐쇄, 그리고 담석, 양성협착 등의 양성폐쇄 등이 적응증이 되며 절대적인 금기사항은 없으나 담도폐쇄로 인한 임상적 징후가 없는 환자에서 영상소견만으로 담즙배액을 시도할 필요는 없고 혈액응고장애가 있거나 다량의 복수가 있는 환자의 경우에는 세심한 주의를 요한다. 배액 방법에 따라 체외 배액만을 위해 폐쇄 근위부에 도관을 위치시킬 수도 있고 협착 부위로 도관을 통과시켜 체외 배액과 동시에 체내로 담즙을 배액시킬 수 있다. 후자의 경우에는 담즙이 장관내로 배출되어 전해질 균형과 소화기능에 도움이 되지만 도관의 원위부가 Vater팽대부를 통과하여 십이지장내에 위치하는 경우 상행성 담관염이나 췌장염 등의 합병증도 생길 수 있다.

B. 담도내 스텐트 설치술(biliary stent)

수술적 치료가 불가능한 악성 담도 폐쇄로 담액배액술을 지속시켜야 하는 환자의 경우 담도 내 협착 부위에 보형물을 삽입하여 자연스러운 체내 담즙배출을 유도할 수 있다(그림 8-13). 금속망으로 이루어진 스텐트를 투시하에 PTBD 경로를 통해 폐쇄부위에 삽입한 후에는 외부 배액관을 제거하게 되는데 장기간의 외부 배액관 삽입에 의해 초래될 수 있는 배액관의 폐쇄, 이탈, 감염 등의 합병증을 피할 수 있는 장점이 크다. 한번 삽입한 스텐트는 제거가 어려우므로 스텐트가 막히거나 스텐트 주변으로 종양이 퍼져 담도폐쇄가 재발할 경우에는 다시

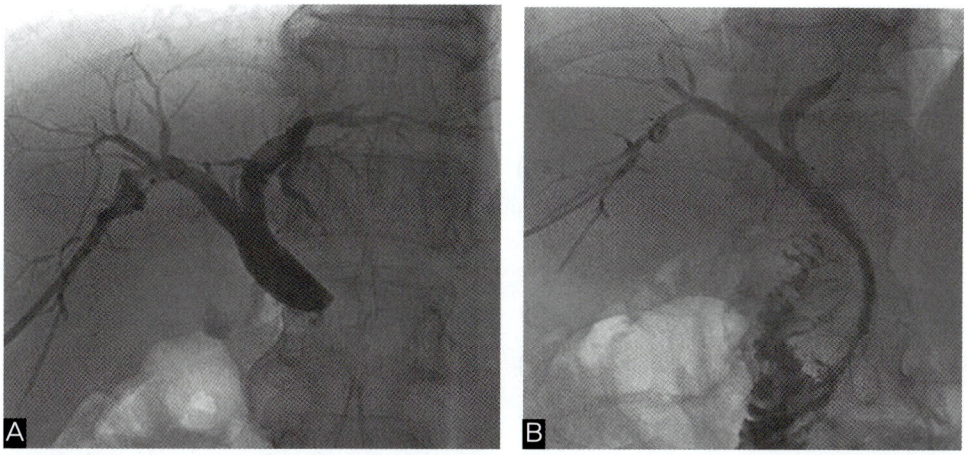

그림 8-13. A. 총담관암에 의한 담관 폐색이 있으며 B. 금속 스텐트 설치 후 이를 통하여 십이지장으로 조영제가 배출되고 있다.

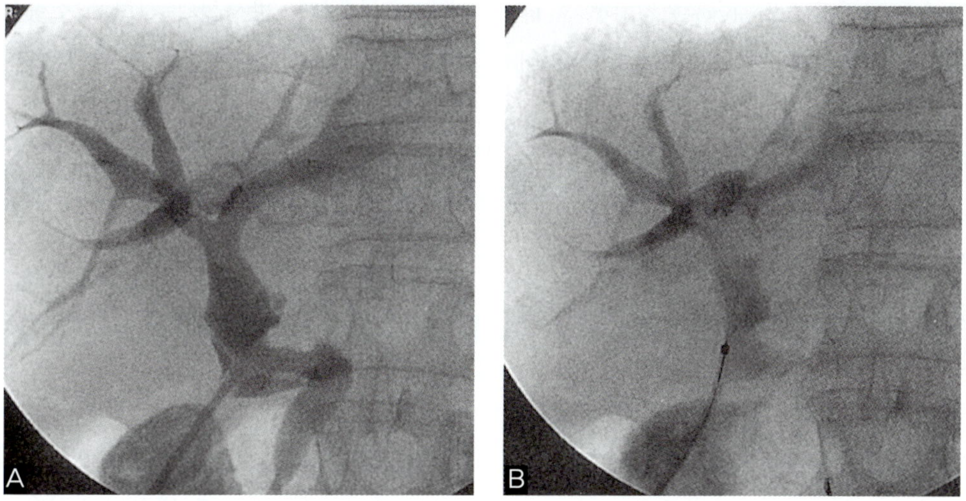

그림 8-14. T-tube를 통한 담관조영상 간내담관에 2개의 담석이 보인다(A), Basket으로 담석을 포획하여 체외로 끌어내고 있다(B).

PTBD를 시도하여야 한다.

C. 잔류담석 제거술 (basket removal of residual stones)

간흡충증의 이환율이 높은 우리나라에서는 담관염과 담관협착에 관련된 담석의 생성률이 높다. 특히 간내담석은 다발적으로 발생하여 근치적 수술이 어려워지고 수술 후 경피적 경로를 이용하여 잔류담석을 제거해야만 하는 경우가 빈번하다. 수술 중에 T-tube를 간외담관에 설치하여 경피적 경로를 확보해 놓은 경우에는 T-tube 경로에 섬유화가 진행되기를 기다린 후(4~6주) 그 경로를 통해 basket을 이용하여 담석을 제거한다(그림 8-14). 담석의 크기가 커서 경피경로로 잘 빠져나오지 못하는 경우에는 담관내에서 basket을 조작하여 담석을 쪼갠 후 제거하지만 basket에 포획되지 않을 정도로 담석이 큰 경우에는 체외충격파쇄석술이나 담도경(choledochoscope)을 이용한 체내충격파쇄석술로 담석을 부순 후 제거한다. 경피적 경로가 확보되지 않은 상태에서 잔류담석이 발견되거나 경피적 경로를 제거한 후 새로운 담석이 생긴 경우에는 PTBD를 통해 간내경로를 새로 확보하고 간내경로의 섬유화가 진행되기를 기다려서(약 2주) 담석을 제거할 수 있다. 이때는 간실질에 손상을 주지 않도록 담도내에서 담석을 잘게 부숴 제거하는 것이 원칙이다.

3. 비뇨 생식기의 인터벤션 시술 (Urogenital Intervention)

A. 경피적 신루설치술과 요관 스텐트 설치술 (percutaneous nephrostomy & ureteral stent)

경피적 신루설치술은 방광상부의 요로폐쇄 환자의 일시적인 감압을 위해 시술되어 왔으며 근래에 들어서는 요로 협착에 대한 확장술, 요관 누공에 대한 스텐트 설치, 신우나 요관에 대한 생검, 요결석의 제거, 국소적인 약제의 투여 등을 위한 경로의 확보에 이용되고 있다. 출혈성 소인 이외에 금기증은 없으며 초음파나 투시 유도하에 환자의 후면에서 60도 각도로 20~22G의 가는 바늘을 이용하여 후하단의 신배(renal calyx)를 천자한 후 배액관을 삽입한다. 합병증은 일시적인 혈뇨가 대부분이고 동정맥 누공이나 가성동맥류 등은 경피적 생검술에 비해서 빈도가 낮은 편이다.

경피적 요관 스텐트설치술은 자연스러운 배뇨를 유도함으로써 악성종양에 의한 요관폐쇄에 대해서는 신부전증을 예방해주고 요관 협착, 누공, 결석 등에 대해서는 요관 손상을 회복시키고 협착을 방지하기 위해서 시행한다. 보통 6~7F의 이중 돼지꼬리형 도관(double pigtail catheter)을 이용하며 한쪽 끝은 신우에, 다른 끝은 방광 내에 위치하게 하며 3~6개월마다 방광경하에 도관을 교환해 준다. 한편 이중 돼지꼬리형 도관에서 볼 수 있는 도관의 이탈, 폐쇄, 감염 등의 합병증을 해결하고 보다 오랫동안 요관 기능을 유지하기 위해 금속 스텐트를 협착 부위에 설치하기도 한다.

B. 경피경관 신장 결석 제거술 (percutaneous nephrolithotripsy)

신장 결석의 제거는 수술적 치료, ureteroscopic removal, extracorporeal shock wave lithotripsy (ESWL) 등이 있다. 인터벤션 시술로는 초음파 혹은 혈관 조영 유도하에 도관을 통하여 basket, forcep, ultrasonic lithotripsy 등을 이용하여 신장 결석을 제거할 수 있다.

C. 경피경관 요로 확장술 (percutaneous dilatation of the urinary tract)

4. 위장관 인터벤션 시술 (gastrointestinal intervention)

A. 식도 협착의 확장술(balloon dilatation of esphageal stricture)

식도의 협착에 의해 음식물의 섭취가 어려울 때에는 좁아진 부위를 인터벤션 시술로 넓혀줄 수 있다. 식도 협착에 대한 확장술은 기존의 경피적 위루술을 통한 음식물의 공급에 비해 덜 침습적이며 자연스러운 음식물 섭취가 가능하다. 방사선 투시하에 소량의 바륨으로 협착 부위를 파악하고 유도철사를 통과시킨 후 풍선 도관을 이용하여 협착 부위를 넓혀준다. 양성 협착의 경우는 수회의 확장술을 통해 음식물 섭취가 가능해지도록 하며 악성종양에 의한 협착은 풍선도관만으로도 일시적인 효과를 얻을 수 있지만 자기팽창성이 있는 금속성 스텐트(self expandable metallic stent)를 삽입하여 충분한 내경을 확보할 수 있다. 특히 피막이 있는 스텐트를 이용하면 악성종양에 의해 기관지-식도누공이 있을 경우에도 누공에 의한 합병증을 방지할 수 있다. 양성 협착의 경우에도 풍선확장술만으로 해결되지 않을 때에는 스텐트의 삽입을 고려할 수 있다. 빈도는 적지만 시술에 의한 합병증으로 심한 통증, 식도 파열, 과다 출혈 등이 올 수 있다. 소화성 궤양에 의한 위 유문부 협착(pyloric stricture)도 풍선 확장술에 효과가 있으며 재발성 협착에 대해서는 금속성 스텐트를 적용할 수 있다.

B. 경피적 위루술, 장루술(percutaneous gastrostomy, enterostomy)

장기간의 경구 영양섭취가 불가능한 환자들에서 영양공급을 위해 위루술, 장루술 등을 시행한다. 이는 total parenteral nutrition보다 정주에 따른 패혈증의 위험성이 없고, 장의 조직학적 특성이나 구조를 변화시키지 않아 생리적이고 안전하며, 비용이 적게 드는 장점이 있다. 시술은 초음파 혹은 혈관조영 유도하에 위장 혹은 소장

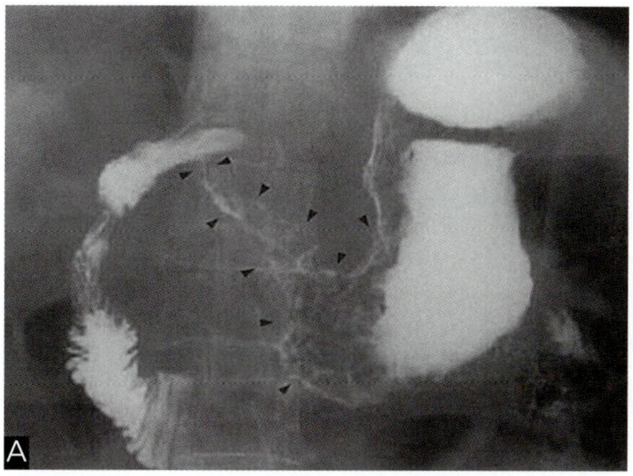

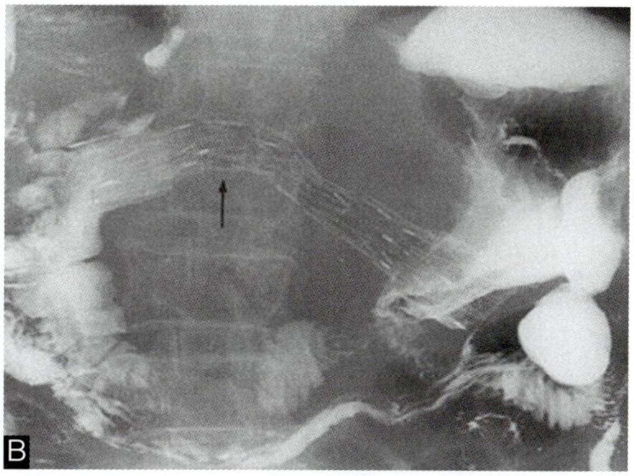

그림 8-15. 진행성 위암에 의한 위장 폐색 환자의 금속 스텐트 설치

을 가는 천자침으로 천자하여 영양 공급이 가능한 도관을 삽입한다.

C. Intestinal stent for malignant intestinal obstruction

수술적 치료가 불가능한 진행성 악성 위장관 종양에 의한 장 폐색은 마땅한 치료 방법이 없고 palliative bapass surgery의 경우도 사망률 및 이환율이 높고 약 반수 정도에서만 증상이 개선된다. 또한 대장 폐쇄를 동반한 대장암에 있어 하행 결장 이하의 대장폐쇄에 대해서 수술에 앞서 금속성 스텐트를 삽입하여 일차적으로 감압조치를 한 후 충분한 준비를 거쳐 수술함으로써 응급수술로 인한 유병률과 사망률을 낮추고 있으며 수술이 불가능한 환자에 대해서는 고식적인 치료방법으로서 스텐트를 적용할 수 있다. 최근 이러한 질환에 자가 팽창형 금속 스텐트를 이용한 간단한 시술로 이를 해결하려는 연구가 이루어지고 있으며, 실제로 임상에 응용되어 만족할만한 성과를 거두고 있다(그림 8-15).

5. 기타

A. 기관지 협착 확장술 (dilation of tracheobronchial stricture)

기관(trachea)이나 주기관지의 협착은 결핵 등의 염증이나 외상에 의해 오는 경우가 대부분이며 풍선도관을 이용하여 협착 부위를 확장시켜 줌으로써 기도를 확보할 수 있다. 그러나 대부분의 경우 풍선확장술로 영구적인 효과를 기대하기는 어려우며 자기 팽창성 금속 스텐트를 협착 부위에 적용함으로써 보다 지속적인 효과를 얻을 수 있다. 악성종양에 의한 주기관지 폐쇄로 호흡곤란이 왔을 때에도 일시적인 증세의 호전을 위해 풍선도관을 이용하여 좁아진 부위를 넓힐 수 있다.

B. 누관계의 인터벤션 시술(lacrimal balloon dilatation and stent placement)

누관계의 협착이나 폐색에 의한 유루증(Epiphora)의 치료에도 balloon dilatation이나 stent 같은 인터벤션 시술이 행하여지고 있다.

| Chapter | 9

근 골격계 영상의학

I. 골의 형성, 구조 및 발육 장애

1. 골과 관절 구조

A. 골의 형성과 구조

정상골은 골세포들의 작용에 의해 골 형성과 흡수가 되며 그 균형을 이루고 있다. 골의 세포들은 골아세포(osteoblast), 골세포(osteocyte), 파골세포(osteoclast)로 구성되어 있으며, 골아세포는 유골(osteoid)을 생성하고 파골세포는 오래된 골을 제거하는 작용을 한다. 골 형성은 두 가지 과정을 거쳐서 형성되는데 첫째는 연골성 골형성(enchondral bone formation)과 막성골형성(membraneous bone formation)이다. 연골성 골형성은 골이 생성되는 과정에 연골(cartilage) 형성이 되는 과정을 거치는 것이고 대표적인 연골성 골형성 부위는 관골(tubular bone)의 성장판 부위로서 관골의 길이 성장을 할 때 성장판(growth plate)에서 연골이 생성되어 골 간단(metaphysis) 쪽으로 성장 이동되면서 골 간단으로 침투되어 온 골간단 동맥의 분지로부터 혈류를 받고 골아세포에 의해서 일차적(primary), 이차적(secondary) 망상골이 형성되는 것이다. 관골의 성장판뿐만 아니라 관골의 골단(epiphysis), 두개골의 일부 척추들에서 연골성 골 형성을 한다(그림 9-1, 2).

막성 골형성은 골막에서 직접 골이 형성되는 것으로 연골이 형성되는 과정이 없으며 두개골과 안면골, 쇄골, 사지골의 너비(width)성장에서 나타난다. 관골은 단순 방사선 촬영에서 해부학적 구조를 파악할 수 있다. 관골은 골간(diaphysis), 골간단(metaphysis), 골단(epiphysis)으로 나누고 골간단과 골단 사이에 성장판이 있으며 성장판의 골간단 쪽에 흰 선으로 보이는 것이 예비 석회화층(provisional zone of calcification)이다. 관골의 횡단면에서는 피질골(cortex), 망상골(trabeculae)이 관찰되며, 피질골의 외피로서 골막이 있으나, 단순 방사선 사진에서는 정상 골막이 관찰되지 않는다.

B. 관절의 구조

고관절, 슬관절 등과 같이 잘 움직이는 관절은 가동관절(diarthrodial joint)이라고 하며 관절낭으로 싸여 있으며 관절낭의 내면은 활막으로 덮여 있고 관절면은 유리연골로 되어 있다. 이러한 유리 연골은 프로테오글라이칸(proteoglycan)과 교원질로 구성되어 있으며 외부의 압박에 완충 역할을 하며 영양분은 관절액으로 공급받고, 신경과 혈관의 분포는 없다.

2. 골 성숙 장애 질환(maturation disorder)

골 성장에 영향을 주는 요인은 다음과 같다.

① Endocrine factor : growth, thyroid, parathyroid, sex hormone

② Calcium, phosphorus, vitamin C&D deficiency

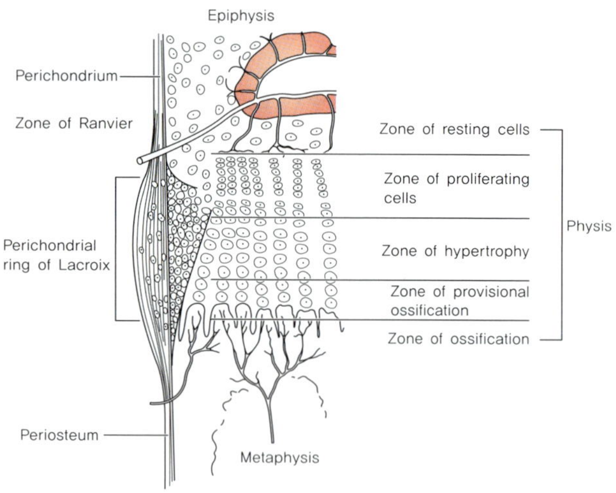

그림 9-1. 성장기 관골의 조직학적 모식도

③ Genetic factor : age, sex

④ Trauma, arthritis, infection etc.

전신적인 골의 성장이 늦거나 혹은 빠른 질환이 있다. 골의 성장이 빠른 경우 대부분이 호르몬의 이상을 초래하는 질환들로서 a. Albright syndrome (fibrous dysplasia, Café-au-lait spot, precocious sexual development), b. Granulosa cell tumor of the ovary, c. Hyperfunction of adrenal gland, d. Pineal tumor, e. Hyperfunction of pituitary gland, f. Hyperfunction of the thyroid gland 등이 있으며 전신적인 골 성장이 지연되는 질환들은 hypothyroidism (cretinism), hypogonadism, hypopituitarism 등이 있다. 골의 성장이 빠르면 거인증(Giantism)과 같이 골의 길이가 길어지는 경우도 있으나, 반면에 골 성장판이 일찍 닫히기 때문에 골의 성숙도는 빠르지만 길이는 짧아질 수도 있다. 골의 성장이 늦어지는 경우는 대부분 성장판이 나이에 비해 나중까지 열려있으며 골단의 성장도 늦다. 그중 골의 성장 발육이 가장 나쁜 것은 cretinism이며, 이 질환은 조기 발견하여 치료하는 것이 중요하다.

3. 골 성숙도 측정

성장 중인 골의 성숙 정도는 남·녀에 따라 다르고, 우리나라 사람과 서양 사람 간에도 차이가 있다. 골 성숙도는 일반 X-선 사진으로 골의 성장 정도를 가늠하는 것인데 검사 부위는 손뼈(metacarpal, phalangeal, carpal)의 골화 정도와 골화된 뼈의 크기, 모양에 따라 통계적으로 정상의 모양과 비교하여 나이를 측정하게 되고 6세 이전에 많이 이용한다. 학령기 아이에게는 손뿐만 아니라 주관절을 검사하고, 거의 성장이 끝나는 무렵에는 견관절, 골반뼈(pelvic bone)의 이차적 골화점의 모양과 골결합(fusion)의 시기로 판정한다.

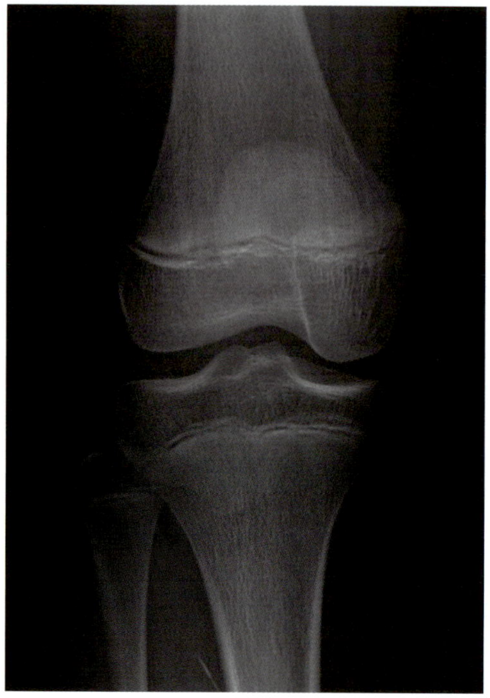

그림 9-2. 성장기 관골의 단순 방사선 사진

II. 외상(trauma)

외상으로 인한 골의 변화를 보려면 일차적으로 단순 X-선 사진을 찍게 되며, 찍는 부위는 적어도 한쪽 관절을 포함하여 찍고, 찍는 각도는 가능한 한 90도가 차이 나도록 두 장의 필름을 찍는다.

1. 골절에 대한 설명

골절이란 뼈의 정상적인 연속성이 끊어진 것을 말한다. 골절의 기술은 원위부 골편과 근위부 골편에 대한 관계를 기술한다.

Alignment

① Displacement (medial, lateral, posterior, anterior, etc.)

② Angulation (medial, lateral, posterior, anterior, etc.)

③ Rotation (internal, external)

④ Overriding : overlap of fragments (bayonet apposition)

⑤ Distracted : separated fragments

2. 골절의 분류

골절의 두 가지 주된 분류는 개방성 골절(open fracture)과 폐쇄성 골절(closed fracture)이다. 이는 골절 부위의 외부 노출 여부에 따른 분류이다. 그 밖에 골절의 자세한 분류는 다음과 같다.

A. 단순 골절(complete, non-comminuted Fx)

단순 골절은 골 단락 부위가 한 군데이며 그 모양에 따라서 횡골절, 사선 골절, 나선 골절로 나눌 수 있다. 인대의 부착 부위의 견인에 의한 골절은 견열골절(avulsion fracture)이라고 한다.

B. 분쇄 골절(comminuted Fx)

골 단락부위가 두 군데 이상이어서 골편이 원위부 혹은 근위부 골과 연결이 없는 것을 말하며, 그 모양에 따라서 T-, V-, Y- 글자 모양으로 나타낸다(그림 9-3).

C. 불완전 골절(incomplete Fx)

불완전 골절은 골절선(면)이 한쪽 골피질에만 있거나, 골절편이 완전히 분리되지 않은 것을 말하며, 생목골절(Green-stick fracture), Buckling 골절, Torus 골절 등으로 나타낸다. 소아에서 잘 발생한다.

D. 골단 골절(epiphyseal Fx)

소아의 성장판이 닫히기 이전에 발생하는 외상은 관절의 전위보다 골단에서 골절이 흔하게 일어난다. 성장판의 손상이 있으면 치유과정 중에 골 성장의 장애를 초

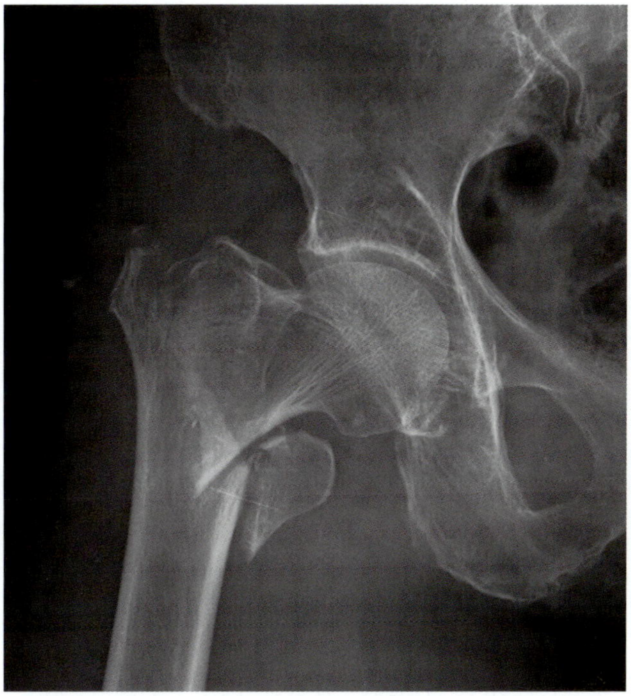

그림 9-3. 분쇄골절. 왼쪽 대퇴골 전자간에 분쇄골절이 보인다. 골편이 여러조각으로 나뉘어 있다.

래하므로 주의를 요한다. 골단골절은 Salter-Harris 분류법을 주로 사용한다(그림 9-4).

E. 병적 골절(pathologic Fx)

골의 병변이 이미 있는 뼈에 뚜렷한 외적인 힘이 가해지지 않은 상태에서 골절이 발생하는 것을 말하며, 선행된 골 병변에는 종양, 염증, 기형, 대사성 골 질환 등이 포함된다.

F. 가성 골절(pseudofracture)

골연화증 환자에게서 골피질에 수직으로 금 혹은 열이 보이며, 이를 Looser's zone이라고 하며, 양측, 대칭적으로 견갑골, 대퇴골 경부, 늑골에 호발한다.

G. 피로 골절(stress Fx)

두 가지 유형으로 나누는데 첫째는 fatigue fracture로서 정상적인 뼈에 과부하가 반복적으로 가해질 때 발생하며 둘째는 insufficiency fracture로서 정상보다 약해진 뼈에 정상적인 부하가 반복적으로 가해질 때 발생하는

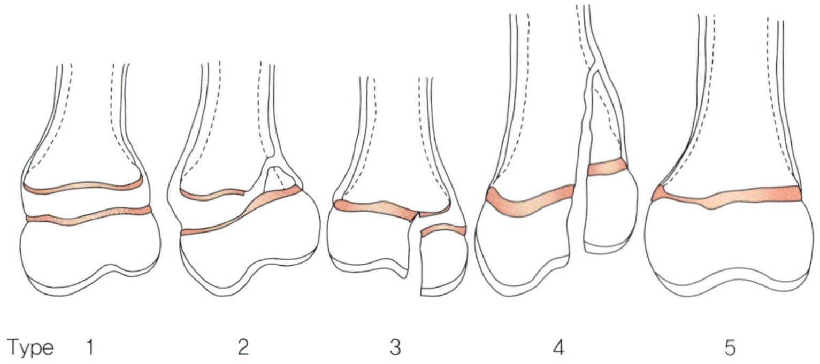

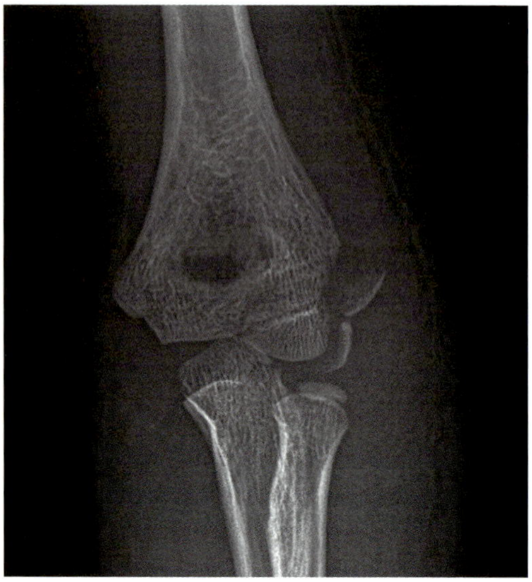

그림 9-4. 골단골절. Salter-Harris 분류법 : Type1-5 소아에서 흔히 발생하는 골단골절로서 capitellum의 분리가 잘 나타나 있다.

골절을 의미한다.

처음 7~10일 사이에는 골절선이 보이지 않기 때문에 피로골절이 의심되면 적어도 2~3주 후에 단순 X-선 촬영을 다시 하든지 골절 발견의 민감도가 높은 골주사 검사나 MRI검사를 시행하는 것이 바람직하다. 호발 부위는 종족골(metatarsal bone), 경골(그림 9-5), 대퇴골 경부, 늑골 등이다.

H. 잠복 골절(occult Fx)

외상 혹은 과한 운동 등에 의해 골절이 의심이 되나

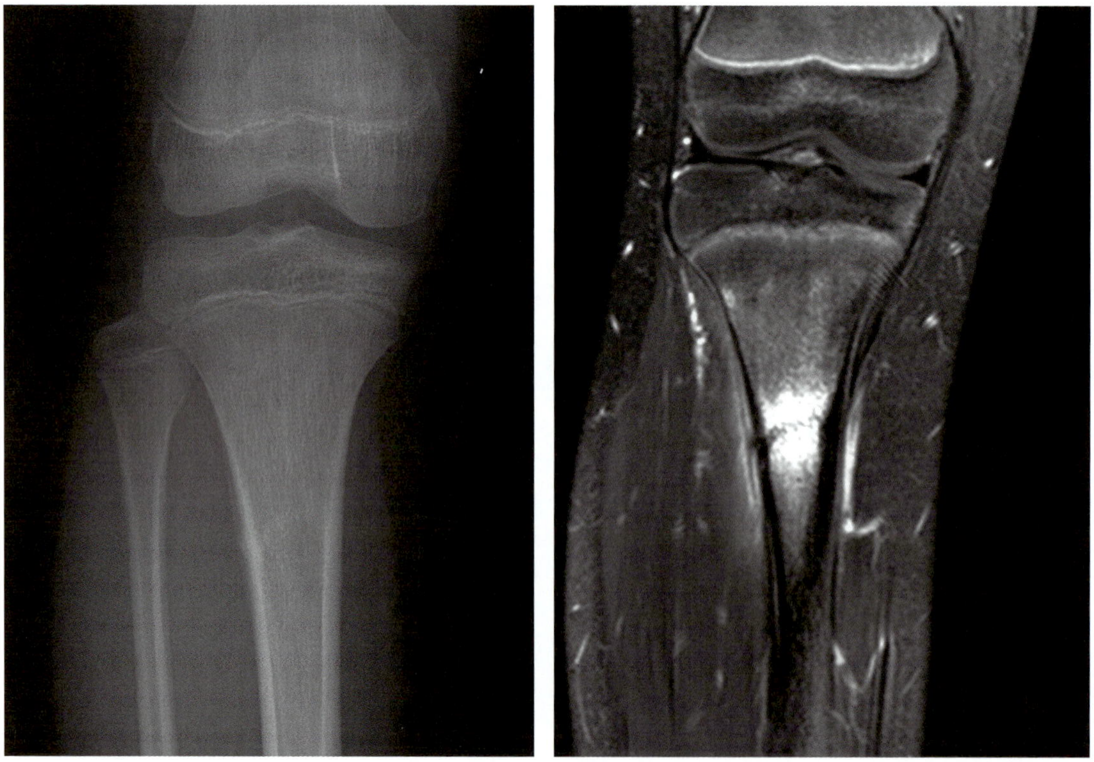

그림 9-5. 피로골절. 경골 근위부에 골절선은 잘 보이지 않고 골 경화소견만 보인다. 골주사사진에서 띠모양의 radioactivity가 경골 근위부에 보이며 MRI상에는 저신호강도의 골절선이 특징적이다.

X-선 사진 상으로 보이지 않는 것을 말한다.

Bone scan 혹은 MRI 등으로 진단할 수 있다.

3. 골 유합 과정

골절의 유합되는 기간은 환자의 연령, 전신상태, 골절의 종류, 골절부위, 골절의 치료 방법 등에 따라 다르다. 골절의 유합은 골절편과 골절편 사이에 정상적인 뼈로 재구성되는 것을 의미하며 다음의 3분기(phase)로 나눈다.

염증기(inflammatory phase)는 골절 부위와 골막의 파열 부위의 혈종이 24시간 내에 형성되며, 주변의 염증성 반응이 보이기 시작하는 시기이다.

다음으로 복원기(reparative phase)는 혈종이 흡수되며, 육아조직으로 대치가 되며, 내부 가골이 생성되며 골막에서도 비성숙 가골이 생성되며, 약 4주 경에는 일차적 가골(primary callus)가 형성되는데 이때에 X-선 사진에서 관찰이 가능하다.

마지막으로 재형성기(remodelling phase)로서 생성된 가골이 피질골이나 망상골로 대치되는 기간을 말한다.

4. 골절의 치유 방법

골절의 치유 방법에는 정복(reduction)과 고정(fixation)으로 나눌 수 있으며 정복은 폐쇄 정복과 개방 정복으로 나눌 수 있다. 고정의 방법에는 외부 고정으로 석고붕대를 하거나 외고정물을 사용하는 경우와 내부 고정으로서 plate, screws, rod 등을 사용하는 경우가 있다.

5. 골 유합의 방사선학적 소견 (Radiologic evidence of bone union)

골 유합이 되어가는 것을 확인하기 위해서는 골절의 정복 후, 고정 후의 골절의 위치 확인을 위해 방사선 촬영을 하며, 그 이후에는 가골의 생성 여부를 판별하기 위하여 방사선학적 검사를 한다. 골 유합의 초기 과정에서는 골절 단면의 탈석회화가 일어나 음영의 감소가 나타나며, 이것은 주위의 혈류 공급이 잘 된다는 것을 의미한다. 그 이후 가골의 형성은 골막과 골내(endosteal) 가골의 형성이 나타나야 하며, 망상골의 연결이 이루어져 골절사이의 연부조직음영이 골로 대체되어야 한다.

6. 골절의 합병증

골절이 발생한 후 유합되는 과정이 비정상적이거나 합병증이 유발되어 유합이 지연되는 경우가 있다. 이러한 합병증의 빈도는 골절의 종류, 위치, 치료 방법 등에 따라 다르다. 합병증으로는 골 위축 감염, 무혈성 괴사, 성장 장애, 지연 유합 혹은 불유합 등이 있으며, 지연 유합 혹은 불유합은 정상적인 골절 치유과정보다 느리게 되거나 더 이상 치유되지 않은 상태로 남아 있는 것을 말한다. 지연 유합으로 진단되는 기간은 정해져 있지 않다. 불유합의 방사선학적 소견으로는 골절단면의 평활(smoothness)과 경화(sclerosis), 가골형성이 안 되거나, 골 절편의 이동(motion)과 가관절(pseudoarthrosis)등이 나타난다(그림 9-6).

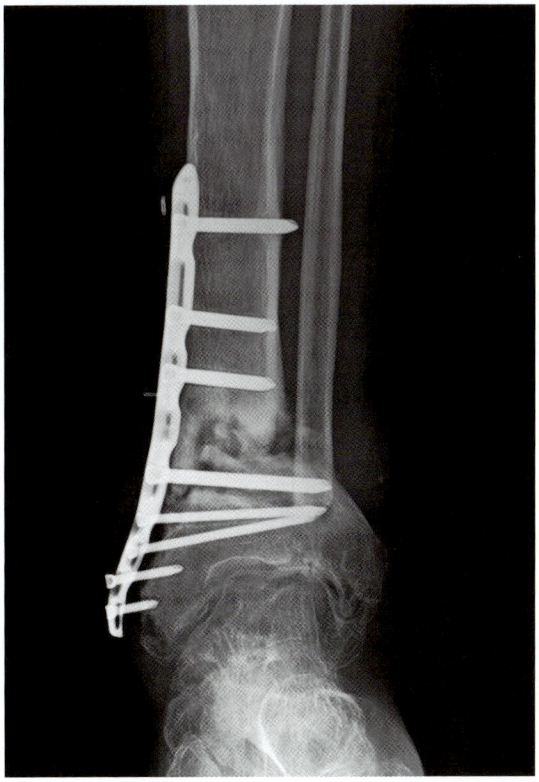

그림 9-6. 골불유합. 골절후 불유합의 소견으로 골절선이 그대로 보이고 외부고정 기구들이 보인다.

7. 개별적인 뼈와 관절의 외상

A. 척추

척추 손상의 원인은 자동차 사고(50%), 추락(25%), 운동 사고(10%) 등이며, 약 20%는 여러 부위에 손상을 가져오고, C1−2, C5−7, T10−12 부위가 흔히 손상받는 부위이다. 척추 손상 시 척수의 손상이 동반될 수 있으며, 척수 손상의 임상 증상은 지연되어 나타나는 경우(15%)도 있으므로 주의를 요한다. 또한, 상기 분류한 바와 같이 불안정 골절이 있으면 더욱 유념하여야 한다. 추간판의 손상(5%)도 동반될 수 있다(표 9−1).

표 9−1. Classification of C−spine Injuries

Type of injury	Condition	Stability
Flexion	Subluxation	Stable
	Unilateral locked facets	Stable
	Bilateral locked facets	Unstable
	Odontoid fracture, types1+3	Stable
	Odontoid fracture, type2	Unstable
	Wedge fracture	Stable
	Clay−shoveler's fracture	Stable
	Teardrop fracture	Unstable
Extension	Posterior arch of C1 fracture	Stable
	Hangman's fracture	Unstable
	Extension teardrop fracture	Stable
Compression	Jefferson's fracture	Unstable
	Burst fracture	Stable

B. 상지(upper extremity)

1) 쇄골 골절

원위부 골편은 내측, 하방으로 전위된다. 골절 부위는 중간 1/3이 80%로 가장 흔하다.

2) 견관절의 탈구(dislocation of the glenohumeral joint)

견관절의 탈구는 대부분 전방탈구(95%)이며, 탈구 시 상완골두는 견관절의 전방과 하방(견갑골 오구돌기 하방)으로 전이되며, 이때 상완골두와 견갑골 관절와의 손상이 유발된다. 전방탈구의 경우 대부분 젊은 연령층에 발생하고, 재발이 자주 되기 때문에 뼈에 손상이 발생하는데, 상완골두의 Hill−Sachs 병변, 견갑골 관절와의 Bankart 병변이 생길 수 있다.

3) 회전근개의 파열(Rotator cuff tear)

회전근개는 다음의 4가지 근육과 건으로 구성되어 있다. 견갑하근(subscapularis muscle), 극상근(supraspinatus muscle), 극하근(infraspinatus muscle), 소원근(teres minor muscle)이다.

회전근개의 파열은 대부분 퇴화성 병변이며, 외상이 원인이 될 수 있다. 방사선학적 소견으로는 상완골두−견봉돌기 사이의 거리 감소(6mm 이하), 견봉돌기의 퇴행성 변화로써 골극(osteophyte)이나 미란이 보이고, 상완골 결절의 flattening이 보인다. MRI는 진단적 방법으로 가장 적합하며 주로 극상근과 건의 파열을 볼 수 있는데, 직접 파열 부위는 T2WI에서 고신호강도를 보이며, 견관절낭과 견봉하 점액낭 사이의 교통(communication)을 볼 수 있다(그림 9−7). 회전근개의 파열이 되기 이전에는 극상근 건의 신호변화 소견만을 볼 수 있다. 최근에는 초음파검사를 이용하여 검사하기도 한다.

4) 견봉 쇄골 관절 분리(acromioclavicular separation)

견봉쇄골 관절은 관절면 거리가 0.3~0.8cm이다. 이 관절은 섬유연골로 덮여 있고 견봉 쇄골 인대와 관절 밖의 오구 쇄골 인대가 지지해 주고 있다. 따라서, 분리가

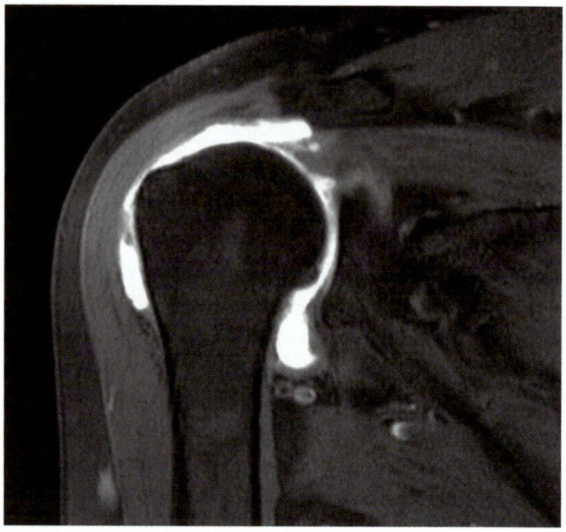

그림 9−7. 회전근개 극상근건의 완전파열. 지방 억제 T1 강조영상으로 고신호강도의 파열된 부위를 볼 수 있다.

의심될 때 방사선학적으로 견봉쇄골 관절면의 하방의 위치가 정상인가를 확인하고, 쇄골의 상방전이 유무를 판별한다. 전이가 불분명한 경우 약 10~20lb의 무게추를 양손에 들고 stress view를 찍는다.

5) 상완골 골절

상완골의 근위부에서는 상완골두 대결절, 소결절, 해부학적 경부, 외과적 경부 등이 골절 될 수 있다. 약 85%는 비전이성(non-displacement) 골절이다. 골절편의 전이의 기준은 골절편이 1cm 이상 분리되어 있거나 골절편 사이의 각도가 45° 이상인 경우를 의미한다. 상완골 간부의 골절은 횡선, 사선으로 보이며 요골 신경의 동반 손상에 주의를 기울여야 한다.

상완골의 원위부 골절은 주관절면을 포함하거나, 관절상부 골절로 나타난다. 과상골절(supracondylar fracture)은 관절 상부의 골절이며 소아에서 흔하다. 관절면을 통과하는 골절은 횡과(transcondylar)와 내-외과(intercondylar) 골절이 있다. 과상골절의 주의점은 Volkman 저혈성 구축, 부정유합으로 인한 주관절 내반변형(cubitus varus), 요골신경손상 등이 있다.

6) 요골, 척골의 골절

요골 골두의 골절이 있을 때 골절편의 전이 정도를 파악하여야 하는데 골절선의 관찰이 어려운 경우가 있다. 골절 시, 관절낭의 충만으로 관절 주변(intracapsular and extrasynovial)의 지방 조직 음영이 전이되어 나타날 수 있는데, 이를 양성 지방 받침 소견(fat pad sign)이라고 하며, 주관절의 측면 사진에서 관측이 가능하다. 따라서 외상후에 후지방 받침 소견(posterior fat pad sign)이 있으면 골절이 있는가를 유의하여 관찰하여야 한다.

요골, 척골이 동시에 골절이 되는(전완골절) 경우 골절 부위에 따라 요골 혹은 척골의 내회전, 외회전이 일어난다.

7) Monteggia골절과 Galeazzi골절

Monteggia 탈구 골절은 척골 근위부 골절과 요골두의 탈구가 동반되는 경우를 말하며, X-선 사진상 요골두의 전이 여부를 반드시 확인하여야 한다. Galleazzi 골절은 요골 원위부 골절과 하요척관절의 탈구가 동반된 경우이다.

8) Colles' 골절

전체 골절의 약 10%를 차지하며, 손을 뻗힌 상태에서 손을 짚은 상태로 넘어질 때 발생하며 수근관절 부위의 골절 중에 가장 흔하다. 요골 원위부 관절면에서 약 2~3cm 상부에 골절선이 관찰되며 원위부 요골의 후방전이와 후방 각 형성이 생기며, 분쇄 골절이 될 수도 있다(그림 9-8). 따라서, 요골 원위부는 짧아지고 관절면

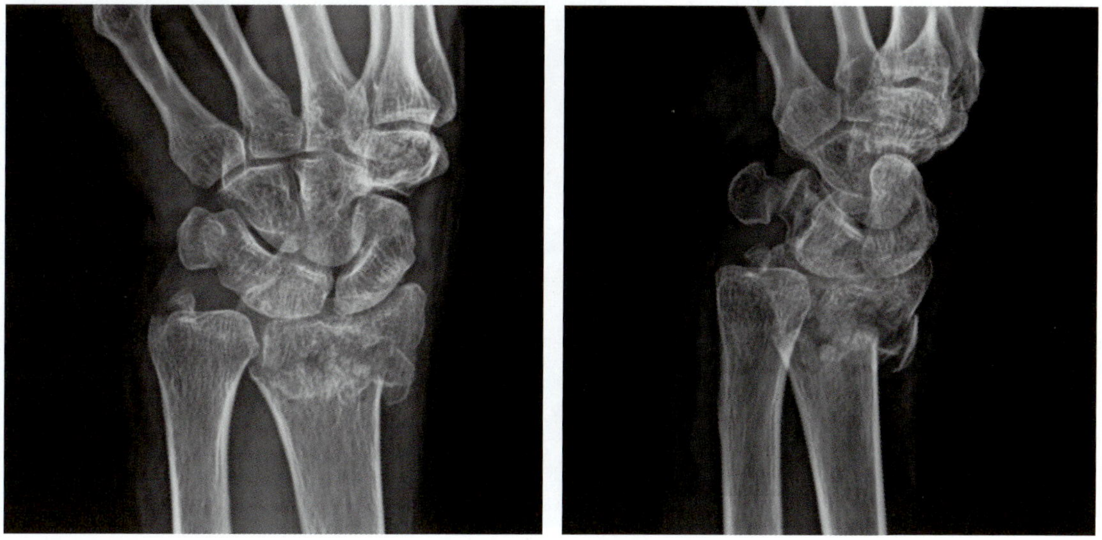

그림 9-8. Colles' 골절. 원위부 요골 골절편이 후방으로 전이되어 있다.

의 전방 경사, 내측 경사가 소실된다. 약 50%에서는 척골 경상 돌기의 골절을 수반한다. 요골의 원위부 골절편이 전방으로 전위된 것을 Smith 골절이라 하며, 요골 관절 후연의 골절을 Barton 골절, 요골 관절 전연의 골절을 역 Barton 골절이라 한다.

9) 수근관절의 골절

수근부의 뼈는 월상골(lunate), 주상골(scaphoid), 능형골(trapezium), 소능형골(trapezoid), 유두골(capitate), 유구골(hamate), 삼각골(triquetrum), 두상골(pisiform)으로 구성되어 있다(그림 9-9. A).

관절면을 따라 연결하면 궁(arch) 모양으로 연결되며 골과 골의 위치 변화를 발견하는 데 도움이 된다. 정상에서 요골 관절면의 연장선이 척골의 경상돌기를 관통하여 지나면 양성 척골 불일치(variance)라고 한다. 요골 관절면의 전방 경사는 10~25도, 척골경사는 15~25도가 정상 범위이다. 주상골 골절은 수근부 골절의 약 75~90%를 차지하는 흔한 골절로 70%는 중간 오목부위(waist)에, 20%는 근위부, 그리고 10%는 원위부 골절이 발생한다. 손 후-전면 사진과 측면 사진보다 척골 편위 사진(ulnar-deviation view)이 골절면의 관찰에 용이하다(그림 9-9 B).

주상골 골절은 부정유합, 불유합, 무혈성 괴사와 외상성 관절염을 합병증으로 가져올 수 있는데, 특히 무혈성 괴사는, 주상골의 혈행 공급이 원위부에서 들어가는 혈관에 의해 이루어지므로, 근위부 골절이 있을 때 무혈성 괴사의 빈도가 높아진다.

10) Bennett 골절

Bennett 골절은 제1중수골의 기저부의 관절면을 포함하는 골절로서 원위부 골절편의 후방, 요측 전위를 일으키는 골절을 의미한다. 이는 장무지외전근(abductor pollicis longus)과 내전근(adductor)의 견인 작용에 의해 전위된다. 그러나 근위부 골편은 그 크기가 작으며 대능형골과 관절면으로 닿아 있어 위치 이동이 없다. 복잡골절로 된 Bennett 골절은 Rolando 골절이라 한다.

11) Boxer 골절

Boxer 골절은 중수골의 경부의 골절이 있으며 원위부 골편의 전방 각 형성을 이루는 경우를 말하고, 제5중수골에 가장 흔하게 발생한다.

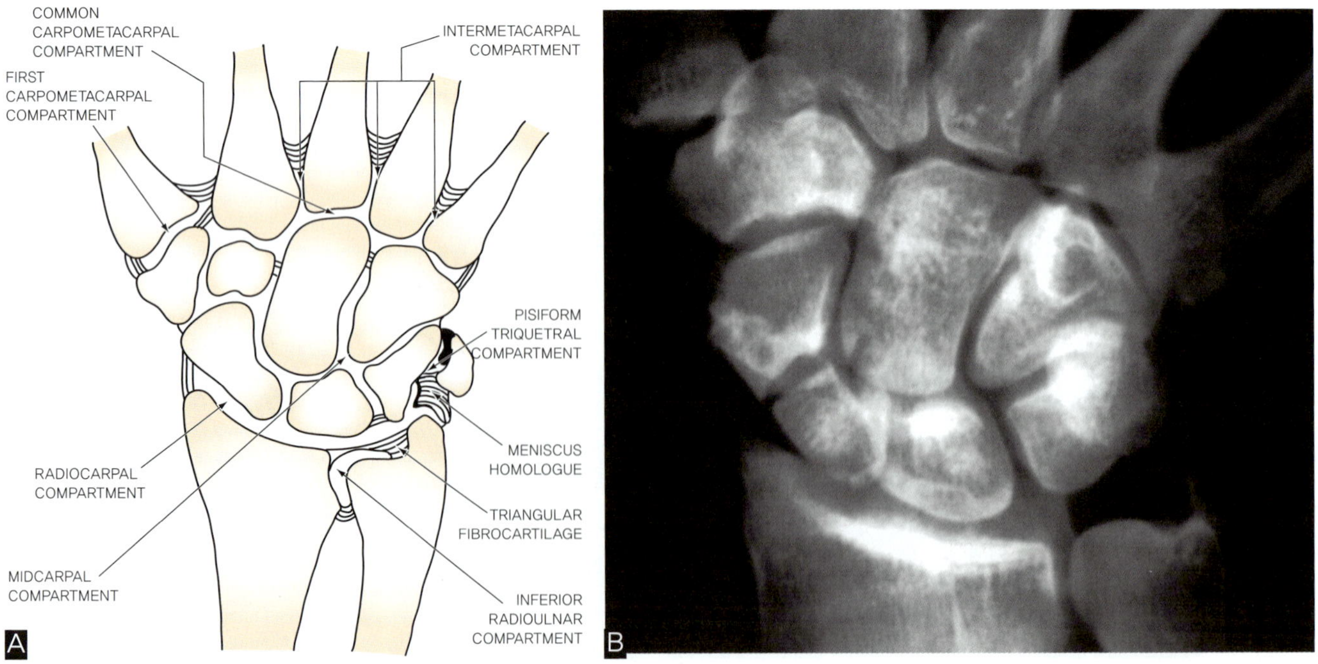

그림 9-9. A. 손목관절의 모식도, B. 주상골 골절

12) Gamekeeper's thumb

Gamekeeper's thumb 혹 Skier's thumb은 Ski pole에 의한 외상이 가장 흔한 원인이다. 무지의 근위지골 – 중수골 관절의 척골 측부 인대의 손상이 오는 것이며, 근위지골 기저부의 골절을 동반하기도 한다.

13) 추지(Mallet finger)

추지(Mallet finger)는 원위 지골의 후방 관절면을 포함하는 골절로서 원위지골의 굴곡 변형이 되어 신전이 되지 않으며, 근위부 골편은 후방으로 원위부 골편은 전방으로 전위된다.

C. 하지(lower extremity)

고관절은 골반골의 비구(acetabulum)와 대퇴골두와 치골(pubis)로 구성되어 있다. 고관절의 골절 및 주변 변형을 단순 X–선 사진에서 관찰하기 위해서는 다음의 정상 구조를 구별할 수 있어야 한다. 장치골선(iliopubic line or iliopectoneal line), 장좌골선(ilioischial line), 비구궁(acetabular roof), 비구의 전변연(anterior rim)과 후변연(posterior rim), Tear–drop 모양 등이 정상으로 보이는가를 확인한다.

골반 골절은 골반 환(pelvic ring)의 골절로 인하여 안정성을 유지하고 있으면 안정성 골절이고, 골반환의 두 군데 이상 골절이 있으며 불안정하면 불안정성 골절이라고 한다. 비구 골절도 있으며, 골반골의 건이 붙는 부분에 견열 골절(avulsion fracture)도 발생한다. 고관절의 탈구는 약 90%에서 후방 탈구이다. 비구의 후변연 골절이 대부분 동반되며, 약 10%는 좌골 신경 손상을 동반한다.

1) 근위 대퇴골 골절

대퇴골의 근위부 골절은 관절낭 내 골절과 관절낭 외 골절로 나누며, 관절강내 골절은 골두, 골두하(subcapital), 중간 경부(transcervical), 하경부(basicervical) 골절로 분류하고, 관절낭 외 골절은 대퇴전자부 골절(trochanteric fracture)로서 전자간(intertrochanteric) 골절과 전자하(subtrochanteric) 골절로 나눈다. 관절낭내 골절은 대부분 골두하 골절이며 골절에 의한 합병증으로 불유합(30%)과 무혈성 괴사(20%)를 동반할 수 있으므로 주의를 요하며 골절면의 경사각이 클수록 예후가 나쁘다. 반면에 대퇴전자간 골절은 예후도 좋고 무혈성 괴사 빈도도 적다.

2) 원위 대퇴골 골절

원위부 대퇴골의 골절은 대퇴과상부(supracondylar), 대퇴과간(intercondylar), 대퇴과(condylar) 골절로 나누며, 골 유합 지연과 슬관절의 퇴행성 변화를 합병증으로 초래할 수 있다. 슬개골의 골절은 골절면의 방향에 따라 횡, 수직, 사선 골절로 나누며 분쇄골절, 견열 골절 등이 생긴다. 발생적 변이인 이분슬개골(bipartite patella)이 골절로 오인될 수 있으나, 이분 슬개골은 슬개골의 외측 상부에 있으며, 모양이 둥글다.

3) 슬관절의 골연골 및 연골골절
(osteochondral and chondral fracture)

관절연골면에 회전, 수직, 전단(shearing)적 힘이 가해지면 연골 혹은 골연골이 골절이 될 수 있으며 연골만 골절이 생기면 단순 X–선 사진만으로는 확인이 불가능하다. 이와 유사하게 어린 연령층에 발생하는 박리성 골연골염(osteochondritis dissecans)은 관절연골과 연골하골에서 만성적 외상에 의해 연골 및 골이 박리되는 것을 의미하며, 대부분 일측성이고, 대퇴내과의 외측(75%)에 호발한다(그림 9–10).

4) 슬내장증(internal derangement of the knee)

슬관절은 대퇴골과 경골과 슬개골로 구성되어 있는 관절이며 관절면에 따라 내측, 외측 경대퇴관절과 슬개 대퇴관절로 나눈다. 경골 상부에는 반월판 연골이 내측과 외측에 있으며, 관절낭의 내부에는 전, 후 십자인대, 관절낭의 외측은 내, 외측부 인대들이 지지를 하고 있으며, 주변은 근육, 건들이 차지하고 있다(그림 9–11). 슬내장증은 슬관절의 운동통, 운동 제한 등을 초래하는 질환들을 통칭하여 말한다. 가장 흔한 원인은 반월판 연골 손상이다.

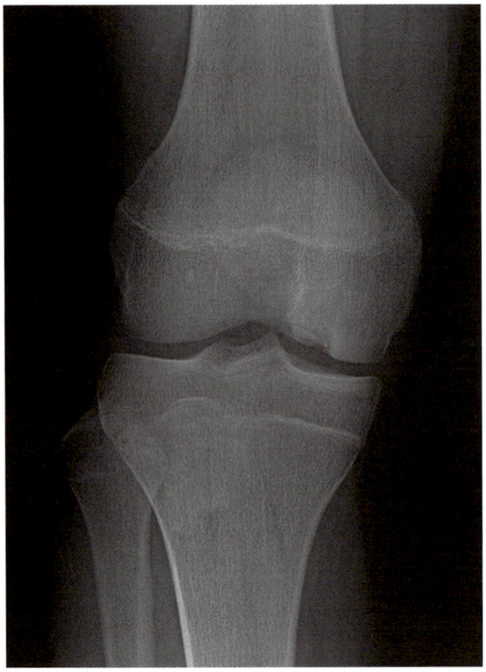

그림 9-10. 박리성 골연골염

5) 반월판 연골 손상(meniscal injury)

반월판 연골의 손상은 직접적인 외상(운동)이나, 퇴행성 변화 후에 파열로 나타날 수 있으며, 내측이 외측보다 많이 발생한다. 반월판 연골 파열의 진단은 자기공명 영상 방법을 이용하며 반월판 연골의 파열 부위를 직접 확인할 수 있다(그림 9-12). 진단의 정확도는 약 90~95%이다. 반월판 연골의 모양이 원판형인 원판형 연골(discoid meniscus)은 대부분 외측에 발생하고 어린 연령층의 슬내장증의 원인이 되며, 연골의 퇴화성 병변도 빨리 나타난다.

6) 십자인대 손상(cruciate ligament injury)

외상에 의한 손상으로써, 이학적 검사와 더불어 전방 전위 검사 혹은 후방 전위검사시 측면 사진 촬영으로 그 전위 여부를 판별하여 진단한다. 또한 인대 부착 부위의 견열(avulsion) 골편을 확인할 수도 있다. 자기공명영상법으로 인대 파열부위를 직접 관찰할 수 있게 되었으며, 전십자인대와 후십자인대의 파열 부위는 T2 강조영상에서 고신호 강도로 나타난다(그림 9-13, 14).

7) 측부인대 손상(collateral ligament injury)

내, 외측 측부인대 중 내측 측부인대의 손상이 흔하다(그림 9-15). 방사선 사진은 스트레스 사진(stress view)을 촬영하여 양측의 관절강의 넓어진 정도를 비교한다. 자기공명영상의 T2 강조영상에서는 조기에 고신호강도, 수주가 경과한 후에는 비후된 저 신호강도로 나타난다. 외상에 의해 내측 측부 인대 손상, 내측 반월판 연골 파열, 전방십자 인대 파열이 함께 나타날 수 있으며, 이를

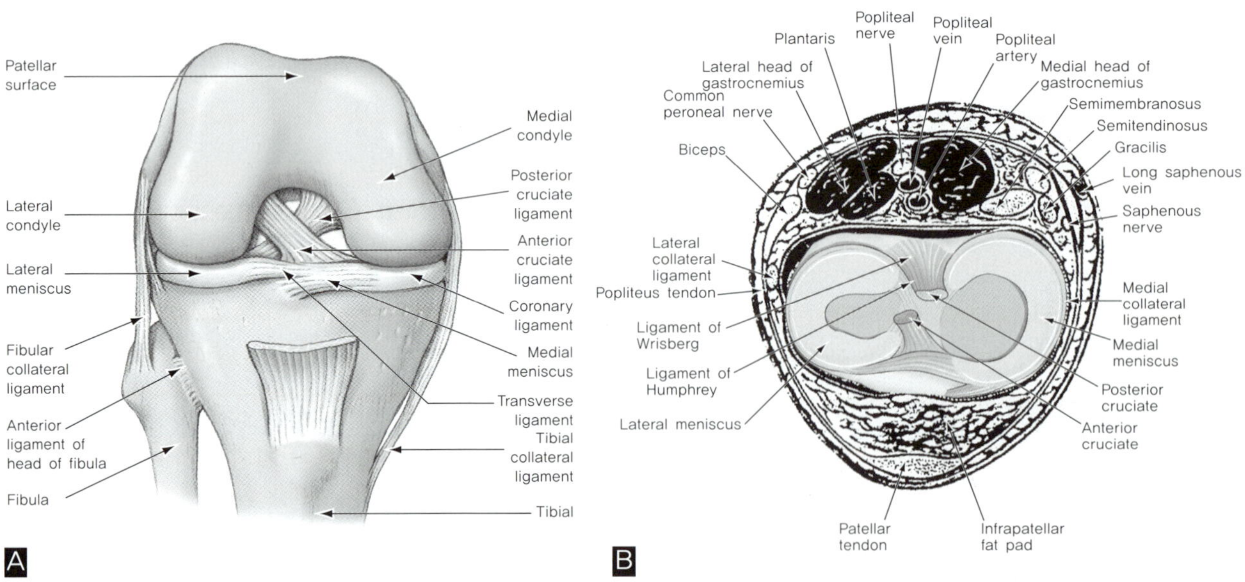

그림 9-11. 슬관절의 해부학적 구조

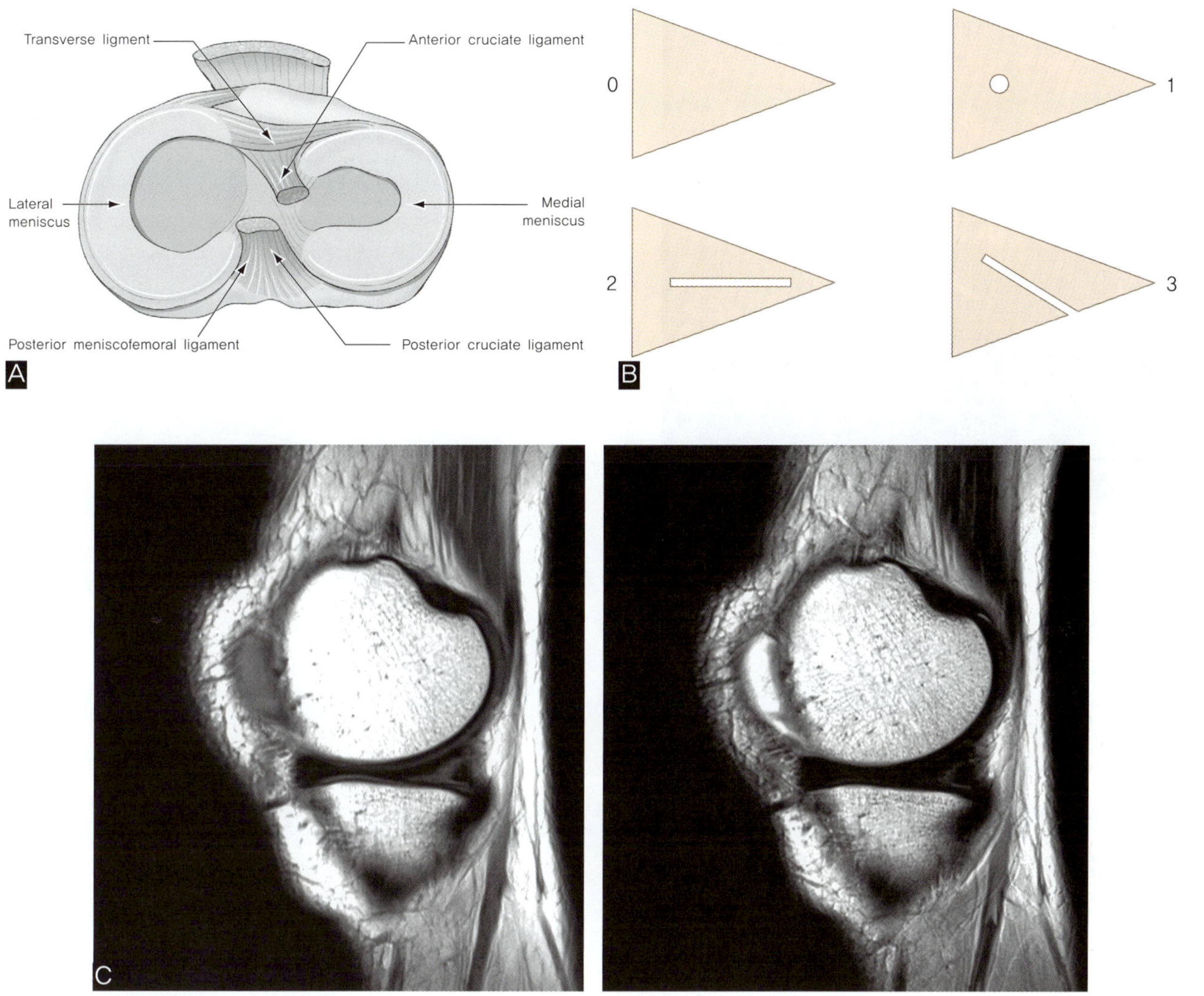

그림 9-12. 반월판 연골. A. 반월판 연골의 모식도 B. 반월판 연골의 파열 등급 C. 내측 반월판 연골의 파열. 시상면의 자기공명 영상에서 후방 반월판 파열이 보인다.

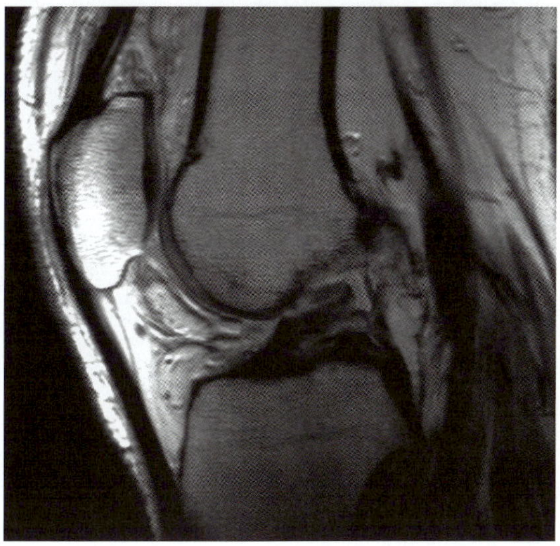

그림 9-13. 전방십자인대 파열

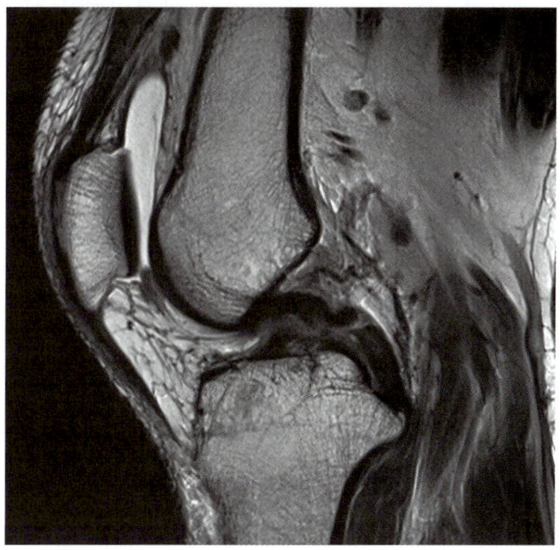

그림 9-14. 후방십자인대 파열

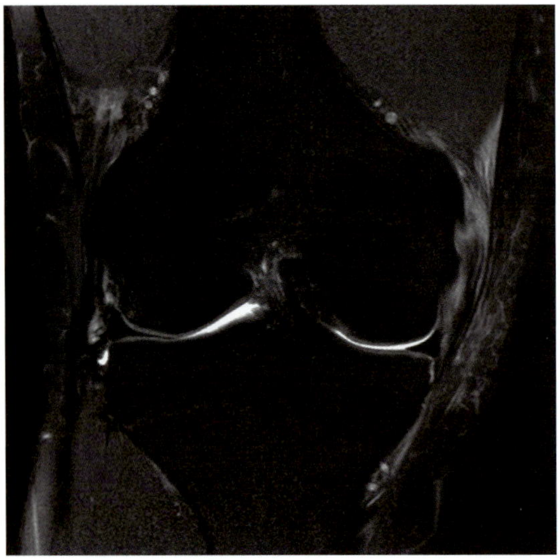

그림 9-15. 내측측부인대 파열

불행 삼주증(unhappy triad of O'Donoghue)이라 한다.

8) 경골 및 비골 골절

경골 근위부 골절에는 경골극 골절(tibial spine), 경골 결절 골절(tibial tubercle)과 경골과 골절(tibial condyle)이 있다. 경골과 골절에서는 전위, 압박, 분할 정도 등을 관찰하여야 한다. 경골과 골절은 외측(75%)이 많으며 단순 방사선 사진에서는 골절면이 잘 안 보일 수 있다. 이때에는 관절내의 관절혈증(hemarthrosis)에 의한 지방-피의 분리 소견을 측면 방사선(cross-table lateral view)에서 관찰할 수 있다. 경골 간부 골절은 외상에 의한 개방성 골절의 빈도가 높으며 유합이 지연되거나 부정 유합이 나타날 가능성도 높다.

9) 족관절 및 족부의 골절

족관절(ankle joint)은 경골 원위부, 비골 원위부, 거골(talus)로 구성된 관절이며 인대들에 의해 지지되고 있다(그림 9-16). 외상은 골절 및 인대 손상, 혹은 인대 손상만을 유발할 수 있다. 손상의 가장 흔한 형태는 내반(inversion) 손상이며, 손상의 정도에 따라 전 경비 인대, 전 경거 인대(anterior tibio-talar ligament) 파열(그림 9-17), 외골과 골절, 경골 후면 골절, 그리고 삼각인대 골절이나 내골과 골절 등이 차례로 나타날 수 있다(그림

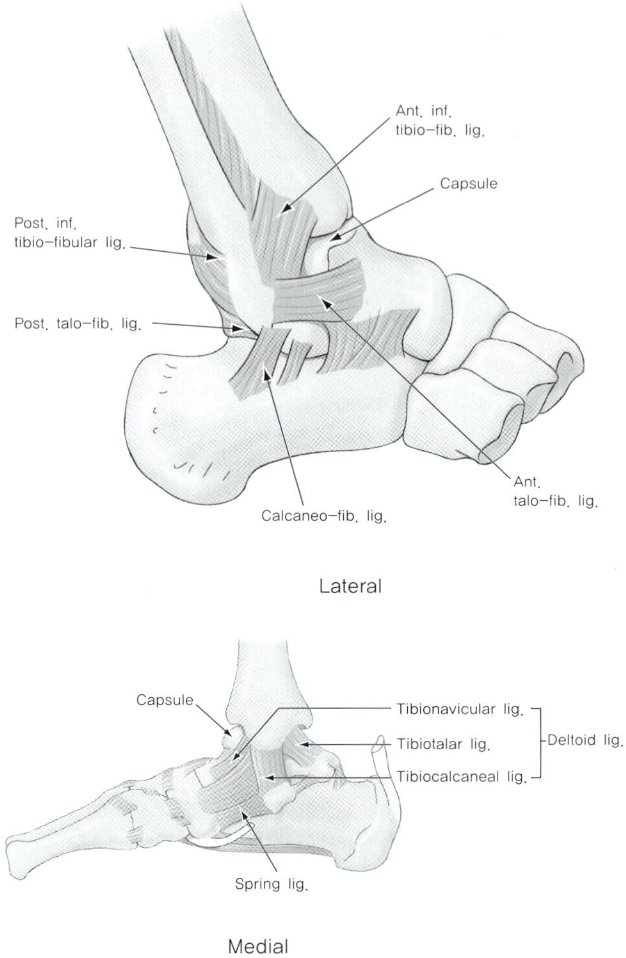

그림 9-16. 족부인대의 모식도

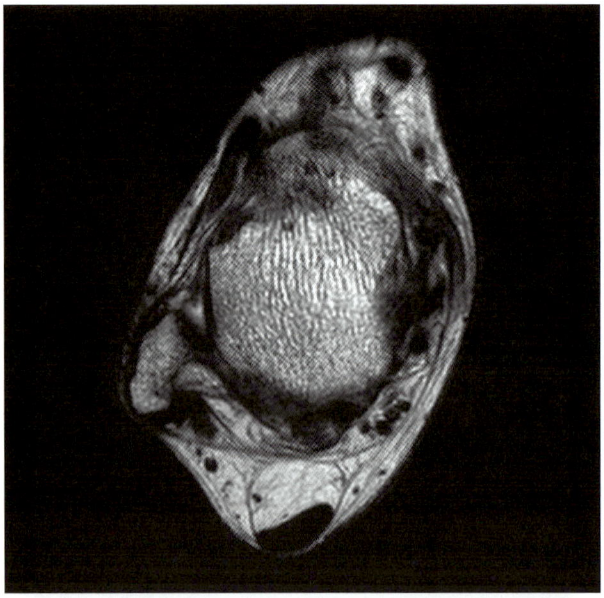

그림 9-17. Anterior talofibular ligament. T2강조 영상에서 고신호 강도로 나타난다.

9-18). 내측 혹은 외측 측부인대의 손상이 의심될 때 내반 스트레스 사진(inversion stress view)에서 거골의 경사가 20도, 외반 스트레스 사진(eversion stress view)에서 거골의 경사가 15도 이상이면 측부인대 손상을 의심하여야 한다. 자기공명영상에서는 내반 손상으로 인하여 가장 흔하게 손상 당하는 전 경거 인대(anterior talofibular ligament)와 종비인대(calcaneo-fibular ligament)의 손상을 직접 확인할 수 있다.

10) 거골 골절

거골 골절은 거골 경부에서 가장 흔히 발생하며 임상적으로 무혈성 괴사를 동반할 수 있다. 종골의 골절은 족부의 가장 흔한 골절이며, 추락 사고에 의해 척추 손상과 동반되는 경우가 많다. 분류는 다양하며 측면 사진에서 Boehler 각도가 20도 이하로 감소되면 함몰이 있다고 판단할 수 있으며, 거골하관절로 골절선의 파급(75%)이 나타난다. 기타 족부 골절은 Jones 골절로 제5중족골(metatarsus)의 기저부의 단비근(peroneus brevis) 부착부위에 견열 골절이 생기는 것이며, 족부의 잉여골(accessory bone)과의 감별을 요한다.

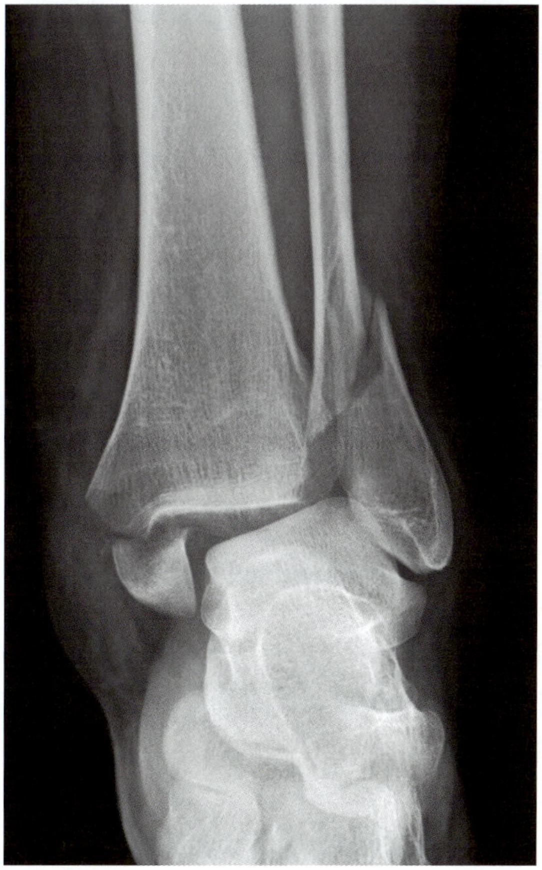

그림 9-18. 족관절 골절(bimalleolar fracture)

III. 골종양

1. 일반적으로 골종양의 감별 진단을 하기 위하여 다음 사항들을 고려하여야 한다.

① 환자의 연령과 성별
② 단발 혹은 다발성 여부
③ 골종양이 발생한 골(호발하는 골)(그림 9-19)
④ 관골(tubular bone)에서 병변의 위치(epiphysis, metaphysis, diaphysis)
⑤ 병변의 발생 기원 부위(medulla, cortex, periosteum)
⑥ 골 파괴 형태(destructive pattern)
⑦ 골막 반응(periosteal reaction)
⑧ 골 종양 기질(calcification or ossification 여부)

방사선학적으로 자세히 관찰하여야 할 사항은 골파괴 형태, 골막반응, 무기질 침착 여부를 판별하는 것이다.

A. 골파괴 형태(bone destructive pattern)는 다음의 세 가지로 나눈다.

① 지도 모양 골 파괴(geographic bone destruction)

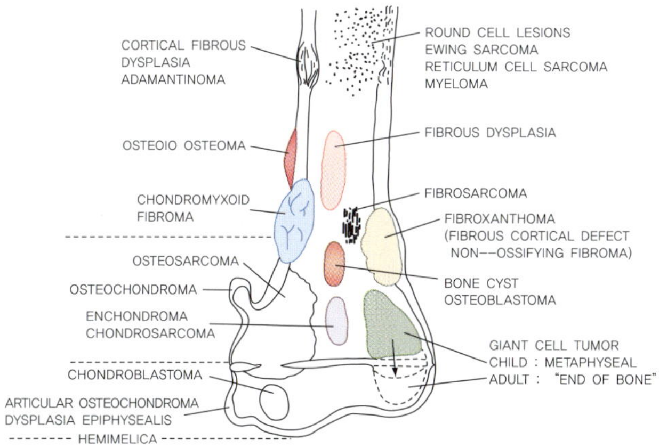

그림 9-19. 장골의 종양의 호발 부위

② 좀 먹은 모양 골 파괴(moth–eaten bone destruction)

③ 침투성골파괴(permeative bone destruction : most aggressive pattern)

지도 모양 골파괴는 비교적 종양의 성장 속도가 느린 종양에서 발견되며 지도 모양의 경계 부위에 경화성 변연(sclerotic rim)이 두꺼운 경우(IA), 얇은 경우(IB), 없는 경우(IC)로 세분하여 나눈다. 좀먹은 모양은 구멍이 약간 크며 여러 개가 있다. 침투성 골 파괴는 정상 골 조직과의 경계 부위를 구분 짓기가 어렵고 매우 작은 구멍이 골 수질과 골 피질에 산재해 있는 것을 말하며 종양 성장 속도가 매우 빠른 경우에 볼 수 있다.

B. 골막 반응(periosteal reaction)(그림 9–20)

골막은 골피질의 외층에 덮여 있는 조직 층으로 어린이는 매우 느슨하게, 어른은 단단하게 골피질에 붙어 있다. 골막은 외측의 섬유층(fibrous layer)과 내측의 cambium 층으로 나누어진다. 골막 반응은 골막의 내층에서 골의 형성과 흡수가 일어나면서, 골막이 골피질과 분리되는 모습이 방사선 사진에 보이게 된다.

골막반응은 골종양에 의한 골파괴에 반응하여 골막에서 신생골이 형성되는 것을 말하며 매우 다양하게 나타나며 골병변의 침습성(aggressiveness) 정도를 가늠하는 척도가 될 수 있다. 골막 반응은 대별하여 연결형(continuous)과 절단형(interrupted)으로 나눌 수 있다. 절단형의 경우 병변의 성장 속도가 빠르고 주변으로 침습이 강한 것을 의미한다. 따라서 절단형의 경우는 대부분이 악성 종양이거나 감염에 의한 골막 반응의 형태이고, 연결형의 경우는 양성골 종양이거나 악성 종양의 초기, 감염 등이 원인이 된다(표 9–2).

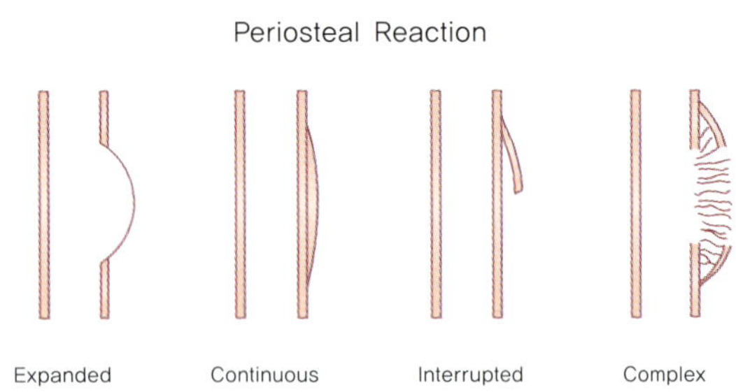

그림 9–20. 골막반응

표 9–2. 골막반응

골막 반응의 형태	질환
1. Continuous periosteal reaction	
A. Thin	Eosinophilic granuloma Osteoid osteoma
B. Dense undulating	Vascular, Pulmonoary osteoarthropathy
C. Dense eliptical	Osteoid osteoma, Storage dis., Chron. inf.
D. Cloaking	Storage dis., Chron. inf.
2. Interrupted periosteal reaction	
A. Perpendicular (sunburst)	Osteosarcoma, Ewing's T. Infection
B. Lamellated (onion peel)	Osteosarcoma, Ewing's T. Infection
C. Amorphous	Malignant T.
D. Lamellar nodular	Osteomyelitis, Eosinophilic Granuloma, Osteoblastoma
E. Codman triangle	Hemorrhage, malignancy

C. 골 종양 기질(tumor matrix)

골종양 기질이란 종양에 의해 생성되는 세포간 물질(intercellular substrate)을 말하며 골유기기질(osteoid), 연골유기기질(chondroid), 섬유기질(fibrous matrix)로 나누어지며 골유기기질과 연골유기기질에 무기질이 침착되면 X–선 사진에서 고음영으로 나타난다. 하지만 무기질 침착이 안 된 상태의 골유기기질과 연골유기기질은 X–선 사진에서 섬유기질과 같이 저음영으로 나타날 수 있다. 석회화된 골유기기질은 균질하게 분포하여 균질한 고음영(homogeneous, cloud–like)으로 보이며, 석회화된 연골유기기질은 점상, 환형 모양의 개별적인 고음영이 산재되어 보인다. 섬유기질 종양은 석회화 침착이 없다.

종양은 발생 기원에 따라 조직학적인 종양의 이름이 정해지지만 방사선 사진에서도 골성 종양, 연골성 종양, 섬유성 종양 등을 구분할 수 있다. 이는 종양의 종류에 따라 골종양 기질내의 무기질 침착 여부와 모양이 달라지기 때문이다.

골 종양의 발생 부위에 따라 감별 진단을 내릴 수 있는데 발생 빈도가 높은 전이성 골암, 골수에서 기원하는 다발성 골 수종, 임파선암, 백혈병들은 골수가 많은 축상골격(axial skeleton)에 발생하나, 원발성 골 종양은 길이 성장이 많은 부위에 호발한다. 장관골(long bone)에서도 그 종적 발생 부위는 골단, 골간단, 골간에 호발하는 종양이 다르고, 횡적 발생 부위는 중심 부위와 편심부위에 호발하는 종양이 다르다(그림 9-19). 검사 항목별로 골 종양을 평가하고자 하는 목적이 다르며 다음과 같다(표 9-3).

표 9-3. 방사선학적 영상방법과 종양의 특성

	골 종양	연부조직 종양
단순 방사선	Predictors of tumor histology	Often no information
전산화 단층촬영	Additional informations about tumor matrix, cortex	Tissue attenuation density, fat, ossification
자기공명영상	Exact extent	Exact exent relationship to vessels
골 주사 검사	Multiple lesions or metastasis	Metastasis

근 골격계 종양을 평가하는 데 있어 자기공명영상의 중요성은 잘 알려져 있다. 각 조직의 특성에 따라서 자기공명영상의 신호 강도는 다르게 나타난다(표 9-4).

표 9-4. 자기공명영상에서 나타나는 조직 신호 강도

	T1WI	PWI	T2WI
Cortical bone	L	L	L
Ligament, tendon	L	L	L
Fibrous tissue	L	L	L
Muscle	M	M	L
Fat	H	H	M
Fluid	L	M	H
Osteoid matrix	L	L	L
Chondroid matrix	M	M	H
Nonosseous tumor	L	L	H
Hemorrhagic necrosis	H	H	H

L : 저신호 강도　M : 중신호 강도　H : 고신호 강도

2. 원발성 골종양(primary bone tumors)

A. 연골성 골 종양

1) 연골종(enchondroma, central chondroma)

연골세포에서 기원하는 양성 골종양으로 젊은 성인층(10~60세 사이)에서 발견되며 우연히 발견되거나, 병적 골절로 발견되는 경우가 많다. 호발 부위는 손과 발이며(40%) 기타 장관골(long tubular bone), 늑골, 장골(ilium)에 발생한다.

조직학적으로 성숙된 유리연골(hyaline cartilage)로 구성되어 있으며, 세포의 수는 적다. 방사선 소견으로 관골(tubular bone)의 중심부에 위치하고 골내막의 조개모양의 잠식(scalloping)이 보인다. 특징적인 소견은 종양 내부에 석회화된 기질이 흩어져 보이는 것이다. 임상적, 병리적, 방사선학적으로 악성 연골육종과 감별이 어려운 경우가 있으니 주의해야 한다. 임상적으로 종양이 커지거나 동통을 유발할 때, 방사선학적으로는 경계 부위가 불분명하거나 골피질의 파괴, 부분적 골막 반응 등이 보일 때, 특히 장관골(long tubular bone)과 편평골에 발생할 때 악성으로 될 가능성이 높아진다. 여러 개의 연골종이 있는 경우를 Ollier병이라 하고 혈관종과 동반하는 것을 Maffucci 증후군이라 한다.

2) 골연골종
(osteochondroma, osteocartilaginous exostoses)

골 성장판의 부분적 이형성증(dysplasia)에 의해서 생긴다. 골 피질의 바깥쪽으로 골이 튀어나와 연결되어 있으며 그 표면에 연골이 덮여 있는 병소이다. 골 성장판(growth plate)을 가지고 있기 때문에 전신적인 발육이 멈추면 종양은 더 이상 크기가 커지지는 않는다. 20세 이전에 경골, 대퇴골, 상완골의 골간단에 호발한다. 섬유성 골피질 결손(fibrous cortical defect)을 제외하고는 가장 흔한 양성골 종양이다. 조직학적으로 골종양 부위는 골과 표층의 연골로 구성되어 있으며 연골은 환자의 연령이 증가하면 반대로 위축된다. 방사선학적 특징 소견은 종양과 골간단 부위의 골피질이 연결되어 있고 골수를 포함한 망상골도 연결되어 있다. 종양의 표층에는 연골

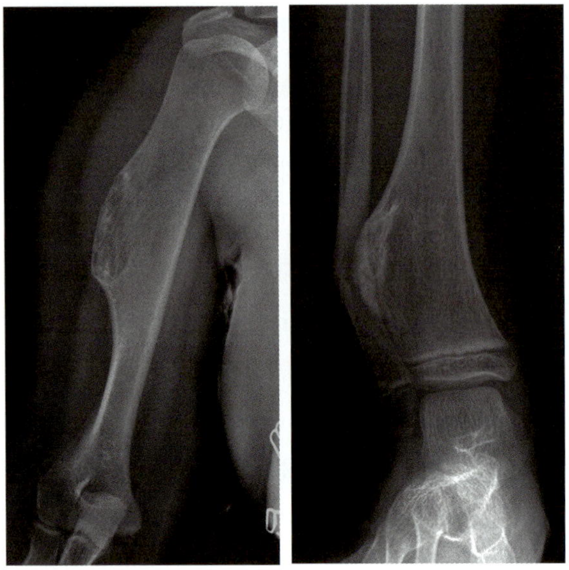

그림 9-21. 골연골종

의 석회화 침착이 보이며 튀어나온 부위는 관절로부터 먼 방향을 향하고 있다(그림 9-21).

종양의 크기가 커지면 주변의 신경과 혈관을 압박할 수 있으며, 활액낭염, 골절을 동반할 수 있다. 악성으로의 변환은 약 1%에서 발생할 수 있는데, 발육이 멈춘 후에 종양이 성장하거나, 연골 모자(cartilage cap)의 두께가 1~2cm 이상인 경우, 또는 연골 내부의 석회화 침착 병소들이 산개(dispersion) 될 때에는 악성 변환을 의심할 수 있다.

다발성 골연골종이 있는 경우 악성 변환율(20%)이 높다. 골단에서 발생하는 골연골종을 Trevor 병(=epiphyseal osteochondroma, dysplasia epiphysealis hemimelica)이라고 한다.

3) 연골 아세포종(chondroblastoma, codman's tumor)

연골아세포에서 기원하는 양성 종양으로 5~25세 남자에서 여자보다 두 배 빈발한다. 발생 부위는 원위 대퇴골, 근위 경골, 근위 상완골이며, 특징적으로 골단에 발생한다. 방사선 소견은 대부분 골단 크기의 반보다 작으며 지도형 골 파괴(Ib)가 보이고, 골종양 기질내 석회화(25~50%), 골 간단부위 골막 반응(10~44%) 등이 보인다. 자기공명 영상에서 주변 골수의 부종, 연부조직 부종, 관절낭 삼출 등이 나타날 수 있어서 악성골 종양과의 감별에 주의하여야 한다.

4) 연골 유점액 섬유종(chondromyxoid fibroma)

조직학적으로 연골, 점액성, 섬유성 조직이 혼재해 있으며, 그 성분 구성에 따라 다르게 나타날 수 있다. 드문 양성종양으로 하지골, 경골, 비골, 대퇴골의 골간단에 발생한다. 방사선 소견으로는 지도형골 파괴(Ia, Ib)가 보이며, 다른 연골성 골종양에 비하여 석회화 병변(less than 27%, but 2% on x-rays)이 적게 나타난다.

5) 연골 육종(chondrosarcoma; CS)

악성 연골 종양으로써 발생 위치에 따라서 두 군 : 중심성 연골육종과 말초성 연골 육종으로 나누며, 병변의 발생 기원에 따라서 각 두군의 연골육종도 원발성 연골육종(primary)과 속발성 연골육종(secondary)으로 나눈다.

중심성 연골 육종(central chondrosarcoma)은 40~45세의 나이에 호발하고 대퇴골의 골간단, 골반골에서 호발한다. 방사선학적 소견은 지도형골파괴(Ic)가 주로 나타나고, 경계 부위의 골경화 혹은 불분명한 경계를 보일 수 있다(그림 9-22). 종양 내부에 석회화 음영을 볼 수 있어서 연골성 골 종양을 알 수 있으며, 특히 골 피질의 파괴가 있고 연부조직 종괴를 형성하면 방사선학적으로 연골종과 감별할 수 있다. 속발성 중심성 연골육종인 경우는 대부분 연골종의 악성 변환이므로 주의를 요한다.

말초성 연골육종(peripheral chondrosarcoma)은 골반골, 견갑골, 흉골, 늑골에 발생하며 대부분 골연골종에서 속발성으로 발생한다. 연부조직 종괴가 크고 석회화 침착이 보이며 CT나 MRI로 확인할 수 있다.

B. 골성 골종양(osteogenic tumor)

1) 골종(osteoma)과 내골증(enostosis, bone island)

골종은 골피질에 부착하여 바깥쪽으로 평편하게 뼈가 자라는 과오종(hamartoma)이며, 골피질과 동일한 음영 강도를 나타낸다. 반면에 내골증은 골수강내에 피질골이 있는 것을 말한다. 대부분 골주사소견에서 섭취율은 높지 않다.

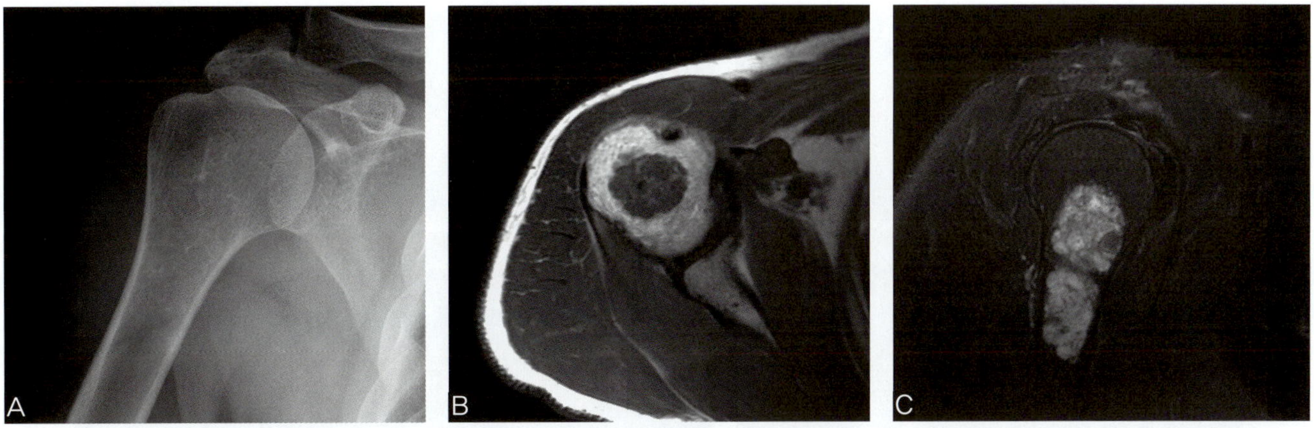

그림 9-22. 연골육종. A. 단순방사선소견 B. T1 강조영상 C. T2 강조영상

2) 유골골종(osteoid osteoma)

유골을 생성하는 양성 종양으로 11~46세(75%)에 경골, 대퇴골의 골간에 호발하며 특징적으로 골피질에 병소가 나타난다. 임상적으로는 야간에 동통이 심하며 아스피린으로 동통의 감소를 가져온다.

조직학적으로는 골피질에 중심성 병소(central nidus)를 보이며, 이는 고혈관성 이고 유골기질과 섬유기질을 있기 때문이다. 방사선학적 소견으로는 대부분 골피질 내 병변이고 중심성 병소는 대부분 1cm 이하이며, 골음영 감소로 나타난다(그림 9-23). 이에 반하여 골피질은 부분적으로 매우 두꺼워져 있다. 골 주사소견에서 섭취율은 증가되고 MRI에서는 골수 부종이 심하게 나타난다. 골피질내 골수염과 감별을 하여야 하며, 자기공명영상 소견만을 보면 주위의 부종이 심하여 악성 종양과 감별하여야 한다.

3) 골아세포종(osteoblastoma, giant osteoid osteoma)

조직학적으로 유골골종과 동일하며, 중심성 병소의 크기가 2cm 이상이다. 발생부위는 척추(35%), 사지뼈(30%) 등이다.

4) 골육종(osteosarcoma)

10대와 20대에 호발하며 골수종을 제외하고는 가장 흔한 악성골 종양이다. 대퇴골 원위부, 경골 근위부, 상완골 근위부의 골간단에 호발한다.

대부분 장관골의 골간단 중심부위에서 발생하여 중심성 골육종(central osteosarcoma, classical, intramedullary OS, 95%)이라고 한다. 조직학적으로는 종양 세

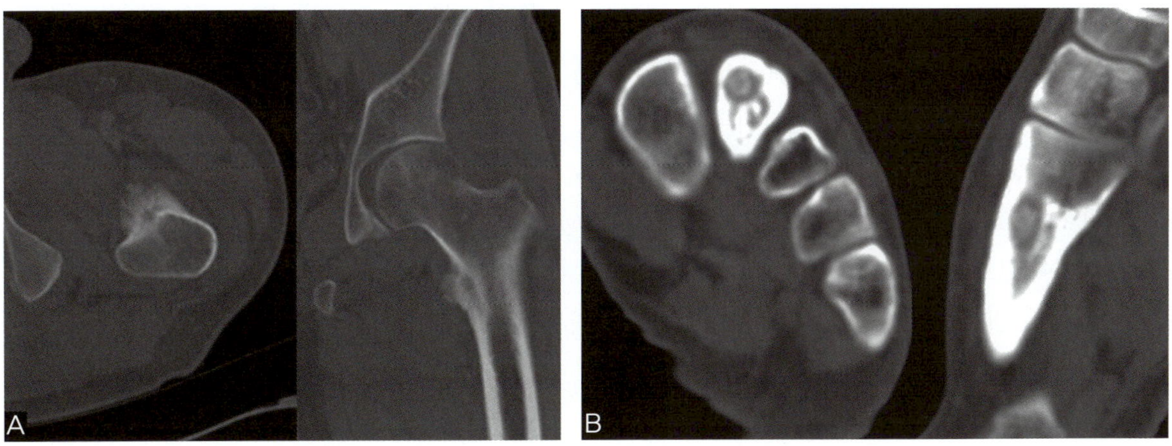

그림 9-23. 유골골종. A. 단순방사선소견 B. 전산화 단층촬영소견

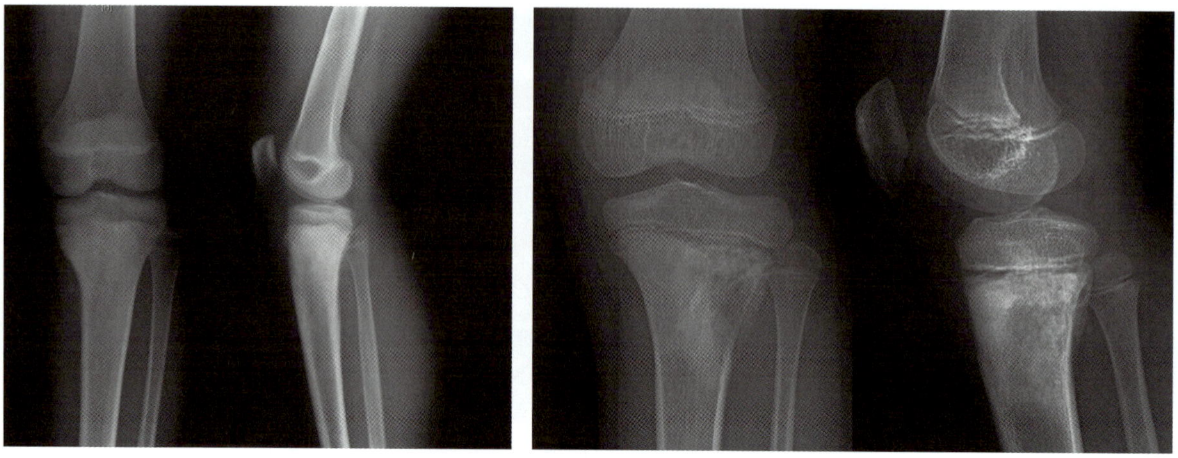

그림 9-24. 골육종. 대퇴골의 원위부에 혼합형의 골파괴가 보인다.

포가 생성한 유골(tumor osteoid)을 발견하면 진단이 가능하다. 조직학적으로는 골성 골육종, 연골성 골육종, 섬유성 골육종 등으로 나눌 수 있고, 종양 내부의 위치에 따라 조직 성분이 다를 수 있다. 방사선 소견은 종양 내부의 유골의 석회화 유무에 따라 골파괴성, 골경화성, 그리고 혼합형으로 나눌 수 있으며, 혼합형이 가장 많다(그림 9-24). 골피질의 파괴, 절단형 골막반응(특히 sun-burst 골막반응)과 더불어 악성골형성으로 인한 골경화성 병변이 골내부나, 연부조직 종괴에 나타나는 것이 특징적이다. 골파괴성 병변만 나타날 수도 있으며(10%), 이때에는 조직학적으로 모세혈관 확장형(telangiectatic)이 보이고, 종괴 내부에 혈종으로 가득찬 골파괴 병소로 나타난다.

또한 골육종 중에서 골피질의 밖에서 발생하는 것을 방골성 골육종(parosteal osteosarcoma, juxtacortical)이라고 하며, 중심성 골육종에 비하여 고연령층(40세 이후)에 발병하고 발병 부위는 대퇴골 원위부 골간단의 후면이 가장 흔하며(50%), 임상적으로 천천히 성장하기 때문에 예후가 좋은 종양이다. 조직학적으로는 비교적 악성도가 낮은 세포로 구성되어 있으며 방사선 소견은 골피질에 부착되어 매우 경화된 음영(sclerosis)의 종괴가 보인다.

골막에서 발생하는 골막성 골육종(periosteal Osteo-sarcoma)이 있으며, 골육종의 약 2% 정도이며, 경골에 호발한다. 세포는 연골성 골육종이며 방사선 소견은 골피질의 함몰이 밖으로부터 생기며, 절단형 골막반응이 보이나 골수강내의 침범이 없는 경우를 말한다.

C. 섬유성 골종양(fibrogenic tumor)

1) 섬유성 골피질 결손(fibrous cortical defect)과 비골원성 섬유종(non-ossifying fibroma)

두 질환은 섬유성 결합 조직으로 구성된 양성 종양으로서 조직학적으로 동일하나 다음과 같은 차이점이 있다(표 9-5).

표 9-5. 섬유성 골피질결손과 비골원성 섬유종

	Fibrous cortical defect	Nonossifying fibroma
연령	4~7 years	10~20 years
부위	Cortex	Medullary cavity
크기	1~4cm (small)	1~7cm (large)
임상증상	Transient and clinically silent	May cause pain, fracture
빈도	More common	Less common

호발부위는 대퇴골 원위부, 경골 근위부, 비골 근위부의 골간단이다.

방사선학적 소견은 골피질내에 지도형 골파괴(I_a, I_b)가 보이며, 크기가 큰 경우 골 수질내로 파급될 수 있다(그림 9-25).

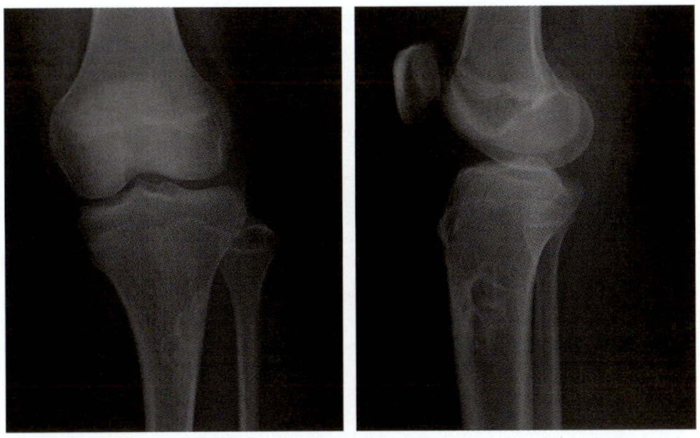

그림 9-25. 비골원성 섬유종

2) 섬유육종(fibrosarcoma)

섬유성 결합조직의 악성 종양으로 10~50대에 발생하며 대퇴골 원위부와 경골 근위부(50%)에 호발한다. 방사선 소견은 골기질의 석회화가 없으며 골파괴는 Ic, II, III로 나타나며 비특이적이다.

3) 섬유성 골 이형성
(fibrous dysplasia, Lichtenstein-Jaffe disease)

골종양은 아니나, 골형성 장애 질환으로서 섬유아세포의 증식, 변형으로 골수강내의 섬유질, 연골, 골(woven bone)이 형성되어 골종양과 유사하게 나타난다.

발생은 소아, 사춘기에 많으며 여자에 많다. 병소는 단발성(monoostotic, 85%)과 다발성(polyostotic, 15%)으로 나누며, 다발성은 편측성이 많고 내분비 질환을 잘 동반하며, McCune-Albright 증후군은 성조숙, 섬유성 골 이형성, Café-au-Lait spot 등을 보인다. 방사선 소견은 골수강내 병변으로 이형성 조직의 종류에 따라 음영 강도가 다르나 젖빛 유리(ground glass)음영으로 보이고, 골파괴 형태(Ia, Ib)로써 골 내막을 scalloping할 수 있다. 대퇴 경부는 양치기 지팡이 모양(shepherd's crook deformity)을 보인다. 반면에 두개골에 나타날 때는 경화성병변으로 나타난다.

D. 기타

1) 거대세포종(giant cell tumor, osteoclastoma)

파골세포에서 기원하는 종양으로 20세 이후에 발생하며 대퇴골 원위부, 경골 근위부, 요골 원위부의 골간단에 발생하며 골단으로 파급되는 것이 보통이다. 조직학적으로 매우 연한 검붉은 조직을 보이며 출혈성 혹은 낭성 궤사를 일으키며 혈관이 많으며 다핵세포가 많은 것이 특징이다. 방사선 소견은 골간단과 골단을 침범하는 편심성 병변으로 지도형 골파괴(Ic) 형태를 보이며 석회화 침착이 없는 것이 특징이다. 양성 병변이지만 간혹 골피질 파괴를 하여 연부조직을 침범(25%) 하며, 임상적으로는 수술적 치료 후 2년 이내에 부분 재발(35~45%)을 일으킬 수 있으므로 주의해야 한다.

2) 골낭종(bone cyst)

종양 유사 질환으로서 그 발생 원인이 분명하지 않다. 연령은 5~15세(80%)에 나타나며, 대퇴골 근위부, 상완골 근위부의 골간단에 호발하며, 우연히 발견되거나 병적 골절을 동반하여 발견된다.

조직학적으로는 내부에 물이 차고 병변은 막성 세포열(lining cell)이 있다고 한다.

방사선학적 소견은 골간단의 골수강내에 위치하며 지도형 골파괴(Ib) 형태를 보이며, 골간쪽으로 길쭉한 형태이며, 병적골절이 생기면 내부에 출혈이 될 수 있고, 병변 내부의 유리골편(fallen fragment sign)이 특징적인 소견이다(그림 9-26).

3) 동맥류성 골낭종(aneurysmal bone cyst)

피로 가득찬 낭성 병변으로서 병변에는 혈관이 발달되어 있다. 20세 이전(80%)에 발생하며, 경골, 대퇴골, 상완골의 골 간단부위와 척추(30%) 등에서 발생하며 원발성(70%)과 속발성(30%)으로 나눌 수 있다. 방사선학적 소견은 지도형 골파괴(Ib, Ic)가 편심성, 팽창 병변으로 나타난다. 골기질의 석회화는 없다. 속발성인 경우는 원래 병소의 병리학적 진단에 따른다.

4) 혈관종(hemangioma)

골내부의 혈관종은 혈관의 증식으로 이루어진 병변으로 대부분 증상을 동반하지 않고, 우연히 발견되며, 호발

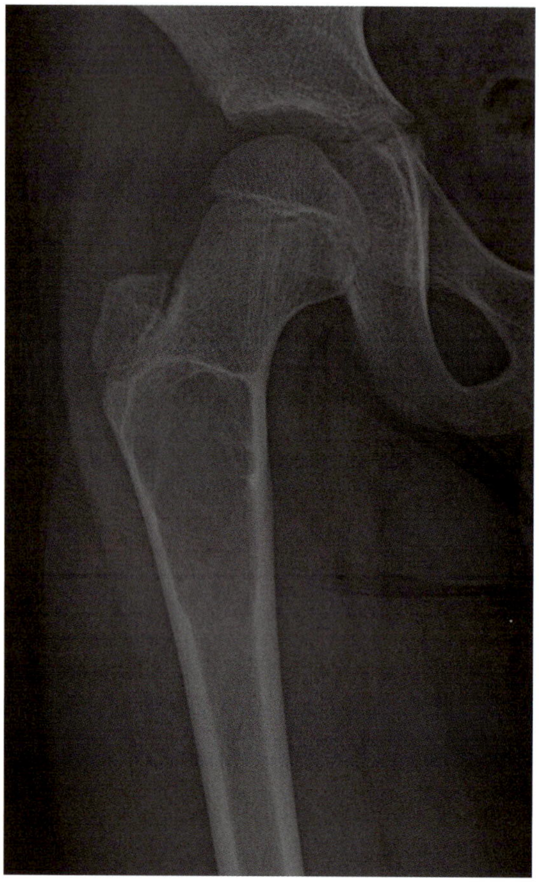

그림 9-26. 골낭종

연령군은 없다. 호발 부위는 척추와 두개골이다. 방사선 소견은 척추의 수직 골소주가 뚜렷이 보이며, 전산화단층촬영에서 확인이 가능하고, MRI에서는 T1-, T2- 강조영상에서 고신호강도를 보인다. 두개골의 혈관종은 두개골 외피의 밖으로 돌출하는 골막반응(sun-ray spiculation)이 특징이다.

5) 골조직구증(histiocytosis)

골조직구증(langerhans cell histiocytosis)은 세 가지로 세분하여 Letterer-Siwe, Hand-Schüller-Christian, 호산구 골육아종(eosinophilic granuloma)으로 나누며, 조직구(histiocyte)의 이상증식에 의한 질환이다. 세 가지의 질환은 일종의 스펙트럼으로 생각되며 호발 연령과 임상 증상이 상이하다. 골의 병변도 임상 증상의 경과와 비례하는데 호산구성 골육아종이 가장 경한 병으로 소아, 성인 모두 나타날 수 있으며 두개골(50%), 척추(25%), 편평골, 장관골에 나타날 수 있으며 단발성이 흔하나 다발성 병소를 확인하는 것이 원칙이다. 방사선 소견은 두개골에 지도형 골파괴(Ic)의 모양이 나타나고 가끔 부골이 보인다. 척추는 편평화(flattening)되며, 장관골에서는 골막반응(onion-skin)이 나타난다(그림 9-27).

6) 유잉 육종(Ewing's sarcoma)

소원형세포종양(small round cell tumor)으로서 골수의 세망세포나 미분화 간엽조직세포(mesenchymal cell)에서 기원한다. 연령은 5~25세에, 대퇴골, 경골의 골간에 호발(70%)하나 30세 이후에는 편평골의 침범도 잘한다. 임상적으로 동통, 발열, 백혈구 증식들을 동반하기 때문에 골수염과 감별하여야 한다.

방사선학적 소견은 골간의 침범 부위가 매우 길며 침투성 골파괴(III), 절단형 골만 반응(onion-skin, 양파 껍질 모양, 혹은 sun-ray 모양)을 보이며 주변 연부조직 종괴가 커서 골을 둘러싸는 형태로 보인다. 골 경화 병변(25%)과 골피질 파괴(saucerization)를 보일 수 있다(그림 9-28).

7) 비호치킨 림프종(non-Hodgkin's lymphoma)

골에 발생한 림프종으로서 원발성보다는 대부분 속발성이다. 연령은 25~40세에 발생하며 슬관절 주변 골(80%)의 골간단, 골간에 발생한다. 방사선학적 소견은 골파괴 형태(II or III)이며 골막반응은 적거나 비특이적이다. 골종양 기질내에 석회화는 드물다.

8) 악성 섬유성 조직구종(malignant fibrous histiocytoma)

악성 섬유성 조직구종은 연부조직 악성종양 중에서 가장 흔하나 뼈에도 원발성으로 발생할 수 있다. 연령은 30~60세에 발생하며, 장관골(대퇴골)의 골간단에 발생한다. 골경색(bone infarct), 방사선치료 후 이차적으로 발생할 수 있다. 방사선 소견은 골파괴 형태(II, III)로 나타내며, 골피질의 파괴와 연부조직 종괴를 동반하나 골막반응은 적고 석회화 침착이 없다.

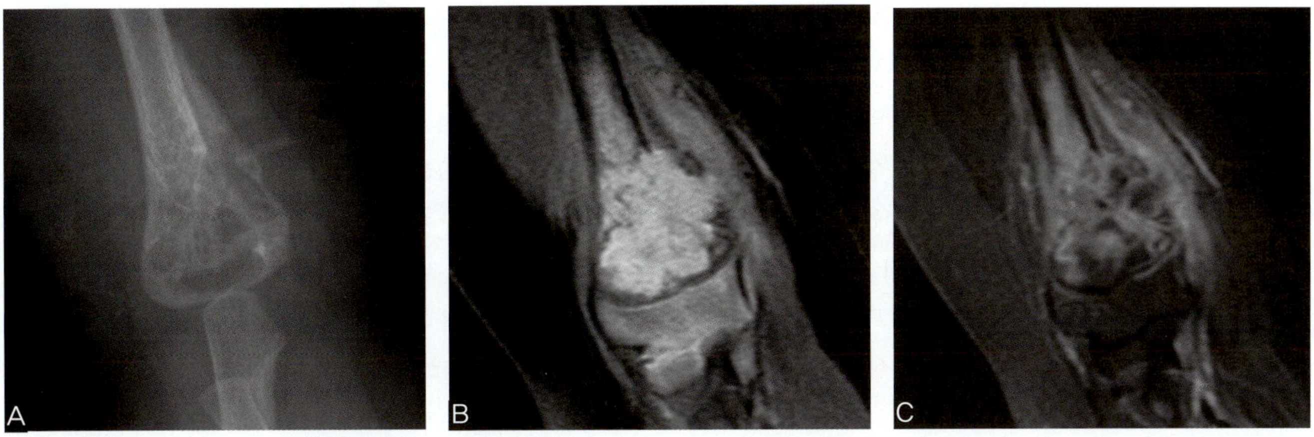

그림 9-27. 골조직구증. A. 단순방사선 소견 B, C. 자기공명영상 소견

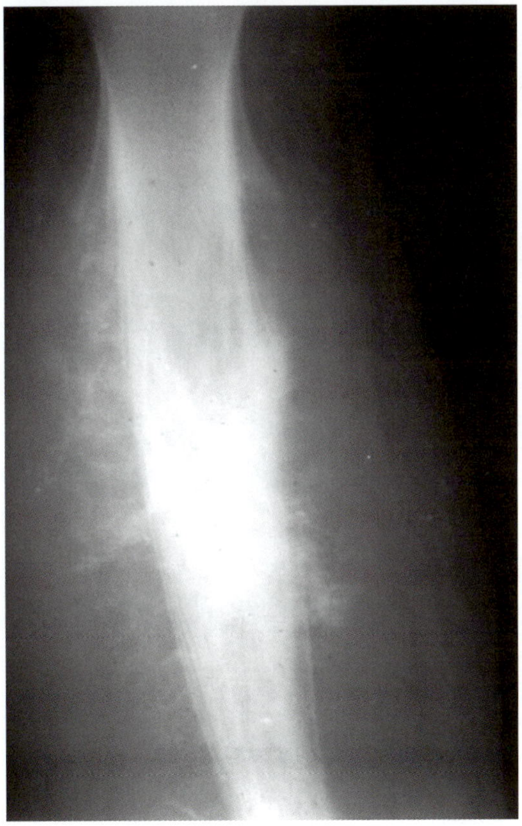

그림 9-28. 유잉육종

9) 다발성 골수종(multiple myeloma)

골수종은 형질 세포에서 유래한 종양으로, 연령은 40~70세에 흔하며 대부분 다발성으로 나타나며 드물게 고립성(solitary)으로 나타난다. 발생 부위는 조혈 작용을 하고 있는 부위인 축상골격이며, 장관골은 슬관절, 주관절 상부에 나타날 수 있다. 고립성 병변은 예후가 좋으나 다발성으로 변하기 쉽다.

방사선학적 소견은 골음영의 전반적인 감소(30~40%)가 조기에 나타나고 골파괴 형태(II, III)로 나타나며 두개골에 보일 때 경화변연이 없는 punch-out 병소가 많이 나타나게 된다. 병적골절(5~25%)이 나타나며 연부조직 종괴가 흔하게 보이나, 골막반응이 적고 석회화 침착이 없다. 골 주사 소견은 약 50%에서만 양성으로 나타나며 MRI를 시행하여 골수의 병변을 확인할 수 있다.

골수증과 동반되는 POEMS 증후군이 있는데, 이는 형질세포 이상 증식과 함께 말초 신경증(peripheral neuropathy), 기관비대(organomegaly), 내분비질환(endocrinopathy), M-단백, 피부질환(skin abnormalities)을 뜻하며 골의 변화는 고립성 병변과 경화성 병변으로 나타나는 것이 흔하다.

10) 전이성 골종양(metastatic bone tumor)

골 종양 중 가장 흔한 종양으로 원발성 종양의 발생 보다 약 50~100배 호발한다. 호발연령은 40세 이후이며, 조혈세포와 혈행이 많은 척추, 장골, 늑골, 두개골, 대퇴골, 상완골 등에 발생한다.

원발성 종양의 파급은 혈행(동맥, 정맥)과 림파선을 따라서 골로 전이된다.

전이암의 원발병소는 유방암 35%, 전립선암 30%, 폐암 10%, 신장암 5%, 자궁암 2%, 갑상선암 2%, 위암 2%, 대장암 1%, 기타 13% 등이다.

전이암은 대부분 다발성으로 오기 때문에 전이암이 의심되는 환자의 진단에는 먼저 골 주사 검사를 시행하는 것이 바람직하며, 고립성 전이암은 약 10%이다.

방사선학적 소견은 골파괴형, 골형성형, 혼합형으로 나눌 수 있으며, 골 파괴형은 신장암, 유방암, 갑상선암 등이 원인이 될 수 있다. 골파괴 형태(Ic, II, III) 등을 보이며 골막반응은 없고 석회화 침착도 드물다. 골파괴가 팽창성 병변으로 나타나면, 신장암, 갑상선암, 간암 등을 의심하여 추적 검사할 필요가 있다.

골경화성 골전이암은 고립성 경화병변이나 산재된 경화 병변으로 나타나며 원발병소는 전립선암(그림 9-29), 유방암, 위-장관암, 췌장, 카시노이드 등을 고려해야 하며, 혼합형은 유방암이 원발병소일 가능성이 높다. 하지만 이러한 음영만으로 원발성 병소를 찾기는 어려운 경우가 더 많다. 다발성 병소가 있을 때 특히 척추에 병소가 있을 경우 전이암과 다발성 골수종의 차이점은 표 9-6과 같다.

표 9-6. 다발성 골수종과 전이성골종양의 비교

Parameter	Multiple myeloma	Metastases
Intervertebral disk	Yes	Rare
Mandible	Yes	Rare
Vertebral pedicles	Yes	Common
Large soft tissue mass	No	No
Bone scan	Cold, nomal, hot	Hot

3. 연부조직 종양(soft tissue tumor)

MRI의 장점인 조직간의 높은 대조도와 다평면 영상의 장점을 이용하여 연부조직 종양 발견이 용이해졌으며, 종양 경계를 명확하게 할 수 있게 되었다. 따라서 종양의 변연을 결정지을 수 있는 계기가 되었다. 양성과 악성종양을 구분하기는 용이하지 않으며 대부분의 종양은 T1 강조영상에서 저 혹은 중 신호강도, T2강조영상에서 고신호강도를 보인다. 그러나 다음과 같은 종양은 다른 신호강도의 특징을 나타내므로 MRI로 조직학적 진단을 유추할 수 있는 종양들이다.

a. 지방종(lipoma)(그림 9-30)

b. 혈관종(hemangioma)

c. 혈종(hematoma)

d. 기타-신경 섬유종(neurofibroma), 지방육종(liposarcoma), 색소융모 결절성 활액막염(pigmented villonodular synovitis)

지방종은 T1강조영상에서 고신호 T2강조영상에서 중신호 강도를 보이며 주변 피하 지방조직의 신호강도와 동일하게 나타난다. 혈관종은 확장된 혈관과 섬유-지방 결체조직이 복합적으로 나타나기 때문에 관상(tubular) 모양, T2강조영상에서 고신호 강도로, T1강조영상에서도 지방의 고신호강도 병소가 나타날 수 있다. 혈종의 경우에는 저신호 강도의 변연이 보이고 내부는 상자성 효

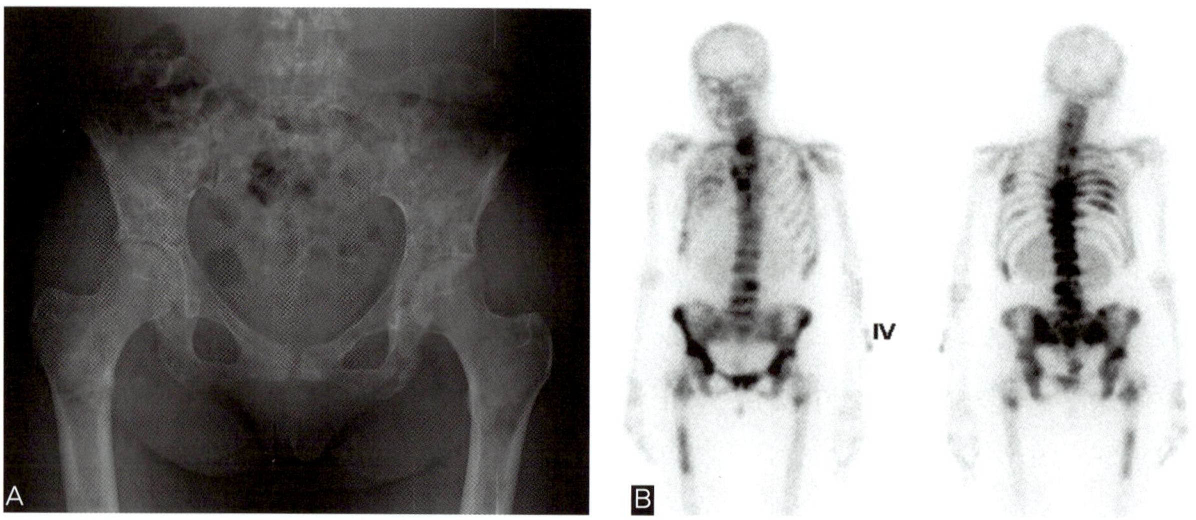

그림 9-29. 골전이암. A. 단순방사선 소견 B. 골주사검사 소견

과(paramagnetic effect)에 의한 고신호강도가 보인다.

IV. 골의 염증(Infection of bones)

1. 급성 골수염(acute osteomyelitis)

골의 염증은 감염 세균이 골수에 도달하여 염증을 일으키는 질환으로, 어린이는 혈류를 타고 파급되고, 어른에서는 인접한 감염 병소에서, 혹은 개방 골절된 부위에서 파급되어 올 수 있다. 혈행성 감염에서 가장 흔한 감염균은 황색 포도상구균(80%, *staphylococcus aureus*)이다. 어느 부위에서도 발생할 수 있으나 경골, 대퇴골, 상완골 등에 많으며 장관골에서는 골간단에 잘 발생하고 그 이외의 곳에서는 골간단 유사 부위(metaphyseal equivalent area)에서 호발한다. 이와 같이 혈행성 감염이 골간단에 잘 발생하는 이유는 골간단의 혈류공급이 영양 동맥에 의해 공급받으며 골간단에서 골단 쪽으로 향하나 골 성장판에 의해 차단되고 정맥으로 변하며 이곳의 혈류의 속도가 늦기 때문에 감염균이 파급되었을 때 감염을 일으키는 빈도가 높다. 이와 같은 혈관의 분포는 만 1세를 지나 골 성장판이 닫히기 이전에 흔하다. 유아기나 골 성장판이 닫힌 이후에는 골 간단의 혈류 공급이 골단까지 미치기 때문에 골단에 골 감염이 나타날 수 있다. 대부분의 골 감염은 고립성이고 남자에 많다. 고열, 압통, 백혈구 증가 등의 임상 소견이 나타난다.

방사선학적 소견은 연부 조직의 부종이 초기의 소견이며, 골의 이상 소견으로는 골막 반응과 골 파괴가 보이는데 어른에서는 증상 발현 후 10~14일, 아이에서는 5~7일이 지나야 보이기 시작한다(그림 9-31). 골막 반응에 의해 생성된 신생골이 골피질 외피처럼 보이는 것을 골구(involucrum)라 하고 혈행의 공급이 차단되어 골피질의 괴사로 죽은 골을 부골(sequestrum)이라 한다. 이 부골은 주변 골보다 경화된 음영으로 보인다. 골구의 결손 부위를 오구(cloaca)라고 하며 외측의 누공과 연결될 수 있다.

골수염의 진단이 중요한 것은 조기에 발견하면 부작용이나 합병증(골변형, 성장장애 등) 없이 치유가 가능한 질환이기 때문이다. 그러나 단순 방사선 사진은 증상이 시작한 후 10일경까지는 골 변화를 보이지 않기 때문에 조기 발견을 위해서 병변의 발견율이 높은 골 주사 검사(^{99m}Tc−MDP bone scan)를 시행하면 조기 발견이 가능하다. 또한 주변 연조직 감염과 감별을 하기 위해 In-111 WBC scan이나 Ga−67 scan 등을 할 수 있다. 근래에는 대조도가 높은 자기공명영상을 시행하면 골수 침범

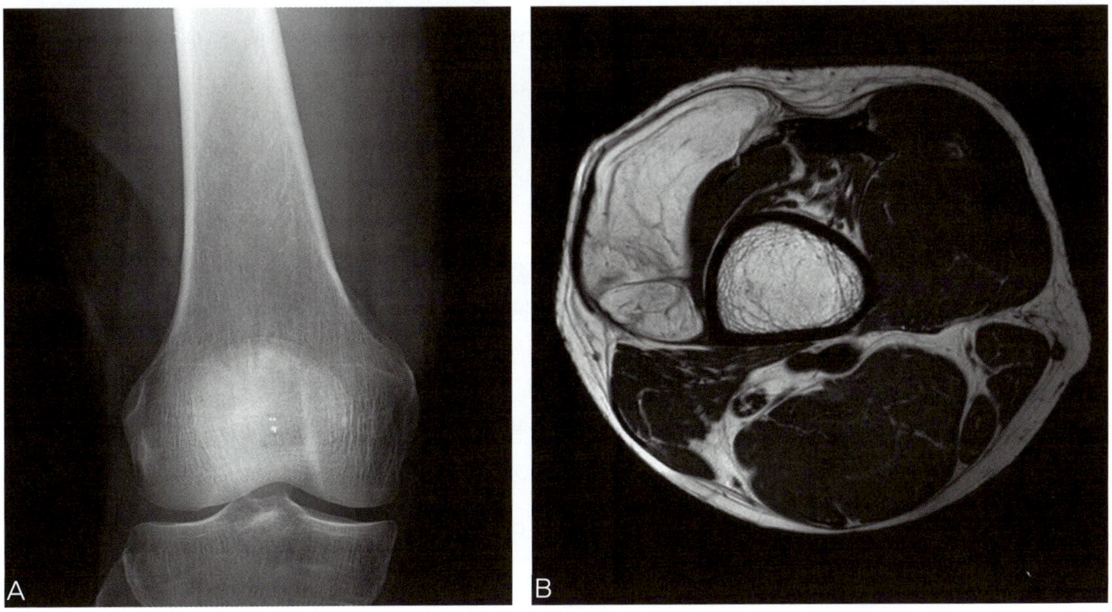

그림 9-30. 지방종. A. 단순방사선 소견 B. 자기공명영상소견(T1 강조영상)

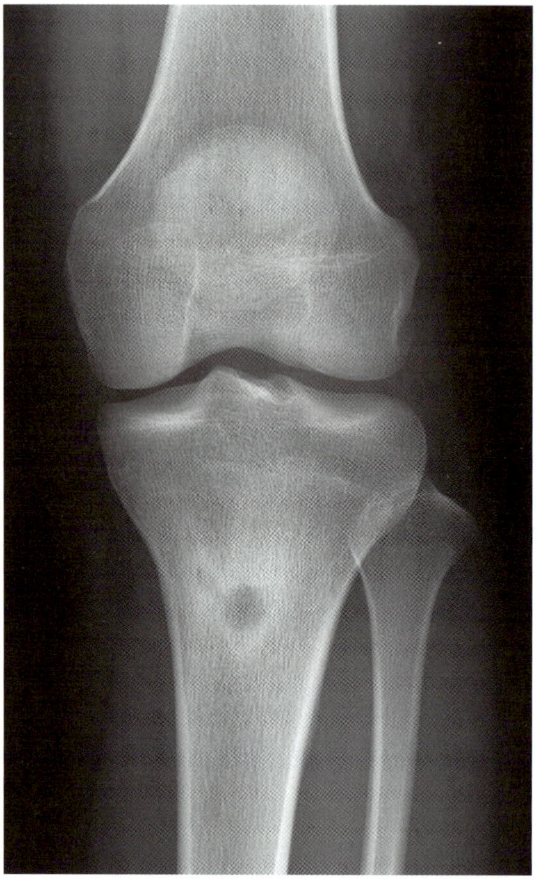

그림 9-31. Brodie 농양의 방사선 사진. 골파괴 병소가 골간단에 관찰되며 주위에 골경화 병소가 보인다. 골단으로 파급되어있다.

과 연부조직 병변을 손쉽게 발견할 수 있다.

골수염은 급성기를 지나 적절히 치료되지 않으면 만성 골수염으로 이행되는데 정확한 구분은 없으며 골경화, 비후, 변형 등의 소견이 보인다. 만성 골수염의 흔적이 있는 변형된 골의 방사선 사진으로 재활동성 골수염을 판별하는 것은 용이하지 않으나, 연부조직 종창, 새로운 골막 반응, 농양강, 부골 등이 있으며 증상이 발현되면 재발한 골수염을 의심하여야 한다.

골수염의 일종인 Brodie 농양은 처음부터 병원성이 낮은 균에 의해 감염되어 급성 시기를 보이지 않고 골의 농양강(abscess cavity)을 보이는 것이다. 대개 25세 이전에 발생하고 증상이 6개월 이상 지속되는 경우가 많다(그림 9-32).

원인균은 대부분 황색 포도상구균이며 방사선 소견은 골 파괴가 명확하며 주변의 골 경화 부위가 넓고 주로 골간단에 발생한다.

2. 골 결핵(tuberculosis of bone)

약 50%는 폐결핵의 병소로부터 혈행성으로 골에 파급된 것이다. 골 결핵은 척추 결핵이 가장 많으며 기타 장관골의 골간단, 골단에 발생한다. 골단이나 골간단의 골 결핵은 관절 결핵이 생긴 후 이차적으로 발생하는 경우가 많다(그림 9-33). 방사선 소견은 석회화나 부골을 동반한 골파괴 병소가 보이나, 골막 반응은 적은 편이다 실제로 만성 골수염과 골 결핵과의 감별진단은 용이하지 않다. 손과 발에 골결핵이 발생하여 골 팽창 소견을 보이는 것을 spina ventosa라고 한다.

3. 골매독(syphilis of bone)

매독균에 의한 감염으로 선천성 매독과 후천성 매독으로 나눈다. 선천성 매독은 모태 감염이므로 출생 시 나타나는 영아형 선천성 매독(infantile type)과 지연형 선천성 매독(latent type)이 있다. 영아형에서는 골수염, 골막염, 골연골염 등이 나타나며 양측 대칭으로 나타난다. 특히 경골 근위부에 골연골염으로 인한 골간단부 내족부의 파괴를 보이는 것은 Wimberger 증후라 한다. 지연형은 경화성 병변으로 나타나며 경골의 전면에 경화성 병변이 휘어 보여 마치 칼처럼 보인다(Saber shin). 후천성 매독의 경우는 골경화, 골 비후와 고무종(gumma)에 의한 골파괴가 보이며 관절에 Charcot 관절이 나타난다.

V. 관절질환(disease of the joint)

관절염을 의심할 때 일반적으로 관찰하여야 할 소견들로는 연부조직의 부종이나 석회화 음영, 관절강의 협소 여부, 관절하골의 변화(골미란, 골형성, 골음영 감소) 여부와 관절의 정렬(alignment)이다.

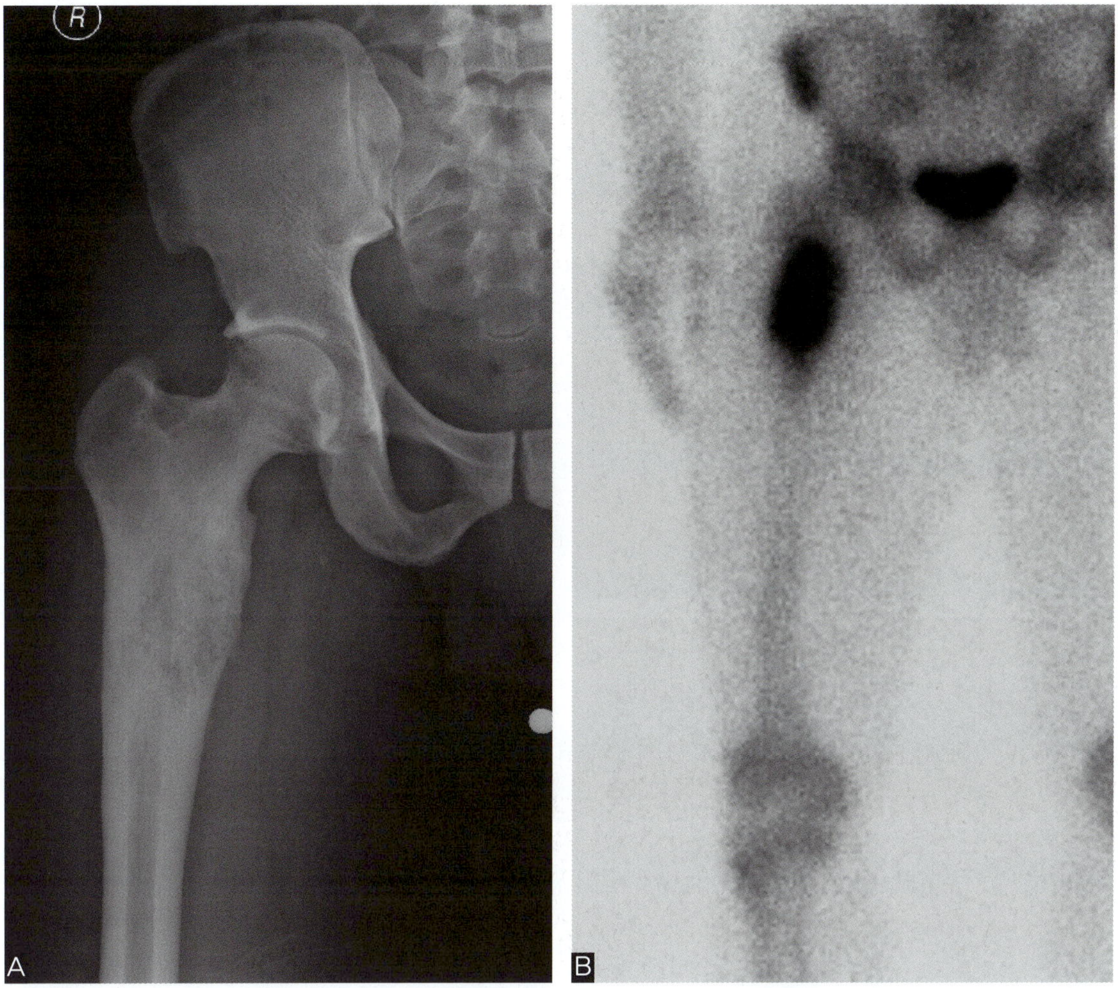

그림 9-32. 만성골수염. A. 단순방사선 소견 B. 골주사검사

1. 급만성 화농성 관절염 (acute and chronic pyogenic arthritis)

화농성 관절염은 원인균이 관절내에 침범하여 염증을 유발시키는 것이며 직접 혈행성으로 활막에 파급되거나, 골간단에 골수염이 있은 후에, 이차적 감염의 원인균인 황색 포도상 구균, 폐염균 등으로 인해 유아에서 호발한다. 임상적으로 발열, 동통, 압통, 관절의 운동 제한이 오고 고관절에 많다. 합병증을 줄이기 위해서는 조기 발견에 노력을 기울여야 한다.

방사선 소견은 관절낭의 팽윤과 연부조직 종창 등이 보이고 고관절의 경우 아탈구 소견을 나타낸다. 병변이 진행하면 관절 연골의 파괴와 연골 하골의 파괴가 진행되며 관절강이 좁아지고(7~10일) 골파괴 병소가 보이고 더욱 진행되면 만성적으로는 섬유성 혹은 골성 강직이 오고 퇴행성 관절염이 발생한다.

2. 결핵성 관절염(tuberculous arthritis)

대부분 혈행성으로 파급되며 골 결핵과 동반되기도 한다. 대부분 단일 관절을 침범하여 나타나며, 고관절, 슬관절, 견관절 등에 볼 수 있다.

방사선학적 소견은 활막염에 따르는 삼출액의 증가로 관절낭의 팽창이 나타날 수 있다. 비교적 흔히 보이는 소견을 Phemister triad라고 하는데, 이는 연골 파괴, 관절 변연부 미란, 관절 주변 골의 골 음영 감소(osteoporosis)이다. 화농성 관절염보다 비교적 골음영 감소는 심하고, 골과 연골파괴는 증상 기간에 비하여 경하다. 만성적

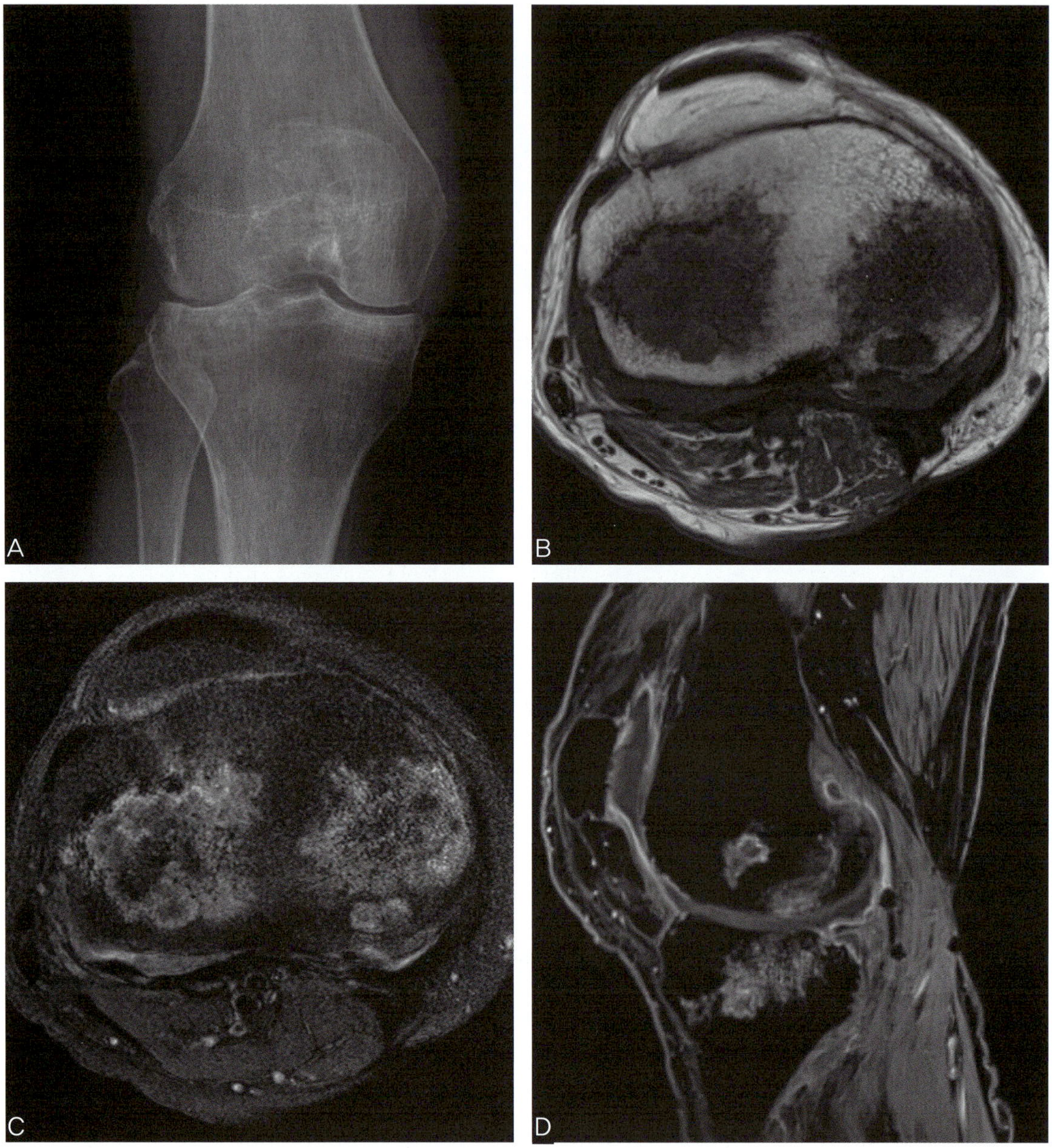

그림 9-33. 골결핵. A. 단순방사선소견, B. T1 강조영상, C. T2 강조영상, D. 조영증강 T1 강조영상

으로 변하면 섬유성 강직이 될 수 있다. 방사선 소견으로 관절 결핵이 의심되면 세균 발견을 위한 삼출액, 도말검사나 조직 검사들을 시행하여 확진하여야 한다.

3. 류마티스성 관절염(rheumatoid arthritis)

결체조직 질환으로 활막을 침범하는 만성적 관절염으로 여자에 많고 평균 연령은 40세이다. 임상적으로 매우 다양한 경과를 보이나, 손과 발의 관절의 부종과 염증으로 인한 강직이 양측, 대칭적으로 오는 것이 특징으로 주로 중수지절 관절, 근위지절 관절, 중족지관절의 침범을 보이나 원위지절 관절의 침범은 극히 드물다.

그러나 슬관절, 고관절 등도 침범할 수 있으므로 주의를 요한다. 임상병리학적 소견으로는 류마티스 인자가 양성으로 나오며, HLA-DW4가 관여되고 있다고 밝혀졌다.

Rheumatoid arthritis diagnostic criteria 2010에서 결정한 진단적 판정기준에 따라 각의 요소에 대해 점수를 총합하여 10점 만점에 6점 이상이면 류마티스성 관절염(rheumatioid arthrits)이라고 진단한다.

A. Joint involvement

0 : 1 large joint

1 : 2–10 large joint

2 : 1–3 small joints (with or without involvement of large joints)

3 : 4–10 small joints (with or without involvement of large joints)

5 : >10 joints (at least 1 small joint)

B. Serology (at least 1 test result is needed for classification)

0 : Negative RF and negative ACPA

2 : Low–positive RF or low–positive ACPA (정상치의 3배 이하)

3 : High–positive RF or high–positive ACP (정상치의 3배 초과)

C. Acute–phase reactants (at least 1 test result is needed for classification)

0 : Normal CRP and normal ESR

1 : Abnormal CRP or abnormal ESR

D. Duration of symptoms

0 : <6 weeks

1: ≤6 weeks

Large joints : shoulder, elbow, hip, knee, and ankle

Small joints : metacarpophalangeal joints, proximal interphalangeal joints, second through fifth metatarsophalangeal joints, thumb interphalangeal joints, and wrist

병변은 활막의 염증으로 시작하여 활막의 섬유 혈관성 조직을 포함한 활막의 비후(pannus)가 보이며, 점차 증식하여 관절면을 덮고, 연골의 영양 공급 손상과 연골하골의 미란과 골파괴가 생긴다. 방사선학적 소견으로는 초기 소견은 연부조직 종창이 나타나나, 손의 작은 관절에서 관찰하는 것이 용이하지 않다. 판누스에 의한 골 미란은 골–연골 이행 부위, 즉 관절 변연부에 생기며 중수지절 관절과 근위지절관절의 요골방향에 호발한다. 병변이 진행되어 연골이 파괴되면 관절강이 전반적으로 좁아지며, 더욱 진행되면 섬유성 강직과 골성 강직을 보인다(그림 9–34). 골의 미란 등의 변화 이전에도 관절 주변 부위에 혈류 공급이 많아져서 연골하골의 골 음영 감소(osteoporosis, osteopenia)가 나타난다. 손목의 척골 경상돌기의 미란이 보일 수 있다. 수근관 증후군(carpal tunnel syndrome)도 나타나는데, 이처럼 관절 주변 부위의 건활막염 등에 의한 병변은 자기공명영상으로 관찰이 가능하다. 수근부 이외에 큰 관절들에서도 유사한 방사선 소견을 보이며 척추를 침범할 때는 대부분 경추에 나타나며 제1~2경추의 불안정성을 보이고, 후방관절(facet joint)을 침범할 수 있다.

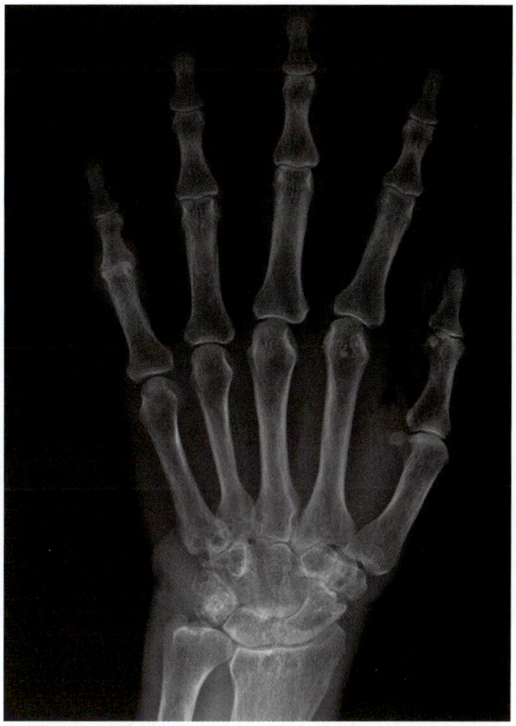

그림 9–34. 류마티스성 관절염

4. 연소기 류마티스성 관절염 (juvenile rheumatoid arthritis)

16세 이전에 발생하는 관절염을 일컬으며 성인의 류마티스성 관절염에 비하여 큰 관절(슬관절, 족관절, 완관절)에 발생하며 척추에 발생 빈도가 높다. 대부분이 류마티스 인자가 음성이다. 관절의 침범의 수는 다양하여 단일, 혹은 2~3 관절(pauci–articular) 형이 있으며 성인 류마티스 관절염과 유사한 다관절(polyarticular)이 있다. 큰 관절을 침범한 경우에는 성장기에 관절 주변부의 혈류 증가의 상태가 되면 관절 발육의 변형이 와서 비대칭적 비대, 성장판 조기 폐쇄 등의 변형을 가져올 수 있으며 골막 반응이 자주 보인다.

영아에서 발생하고 전신적 증상인 발열, 간 비장 비대, 임파절 비대 등을 동반하는 연소기 류마티스성 관절염을 스틸 병(Still's disease)이라고 한다.

5. 강직성 척추염(ankylosing spondylitis, Marie-Strumpell disease)

원인은 불명확하고 척추의 경직과 동통이 주된 증상이며 천장관절을 대부분 침범하고, 고관절과 슬관절(30%)에 나타나며, 20대에 발병하고 남자의 발생이 여자보다 10배 높다. 류마티스 인자는 음성인 반면에 HLA B27이 양성(95%)이다. 병리적으로 인대나 건의 부착 부위에 염증성 반응이 생기며 활막의 염증반응도 생긴다.

방사선 소견으로는 전형적인 천장관절의 양측성, 대칭성(90%)의 침범이 특징이며 조기에 척추체의 모서리에 골염(osteitis)에 의한 소실로 척추체의 모양이 직사각형(squaring) 모양으로 보이며, 척추의 전장인대, 후장인대, 극간인대, 상극인대 등의 석회화가 보이며 이들이 척추에 연결되어 보이는 인대골극형성(syndesmophyte)을 관찰할 수 있다. 몸의 인대와 건의 부착부위인 좌골조면, 족의 종골하면 등에 불규칙한 골표면을 유발시키며 큰 관절에서도 골미란과 활액막 염증소견, 골형성 병변 등이 보인다(그림 9-35).

6. 건선성 관절염(psoriatic arthritis)

건선 환자의 약 10%에서 관절염을 보이며, 반대로 건선성 관절염 환자의 10%는 피부 변화보다 선행되어 나타난다. 류마티스 인자는 음성이고 HLA B27이 양성으로 보이며, 방사선 소견은 손의 원위지절 관절의 침범이 뚜렷하고 골단의 흡수, 관절의 미란 등이 비대칭적으로 보이며, 골음영 감소(osteoporosis)는 드물고 골막 반응이 심하며 손가락의 모양이 소시지처럼 보일 수 있다(그림 9-36). 척추의 인대 붙는 부위의 변화와 천장관절의 변화는 강직성 척추염과 유사하다.

7. 라이터 증후군(Reiter syndrome)

성병이나 유행성 이질 후 2개월 이내에 관절염이 생기는 질환으로서, 임상적으로 4가지 특징은 요도염, 결막염, 점막-피부 질환과 관절염이다. 검사 소견중 류마티스 인자는 음성이고 HLA B27은 양성(75%)이다. 주로 하지 관절에 발생하며 방사선학적 소견은 골막반응, 건염, 골부착부병변(enthesopathy), 인대골극형성(syndesmophyte) 등이 나타난다.

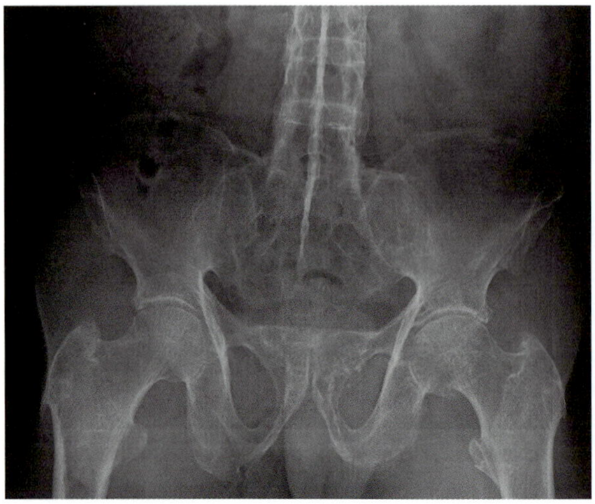

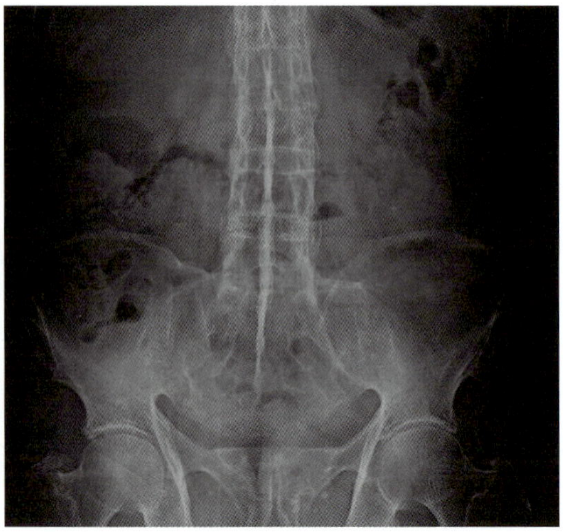

그림 9-35. 강직성 척추염. 요추의 측면사진으로 전추경인대의 석회화 및 골화음영이 보인다.

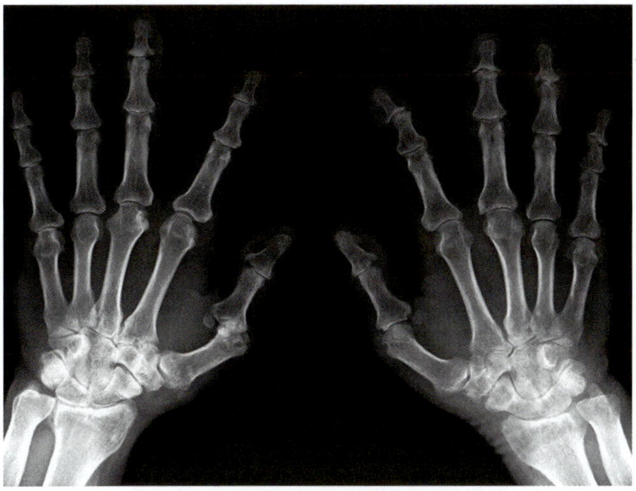

그림 9-36. 건선성 관절염.

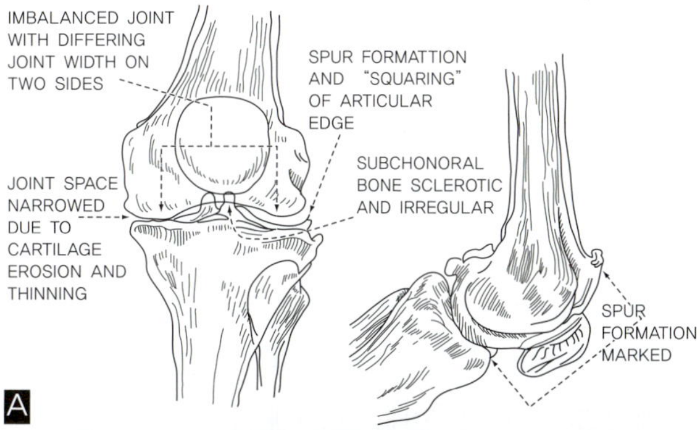

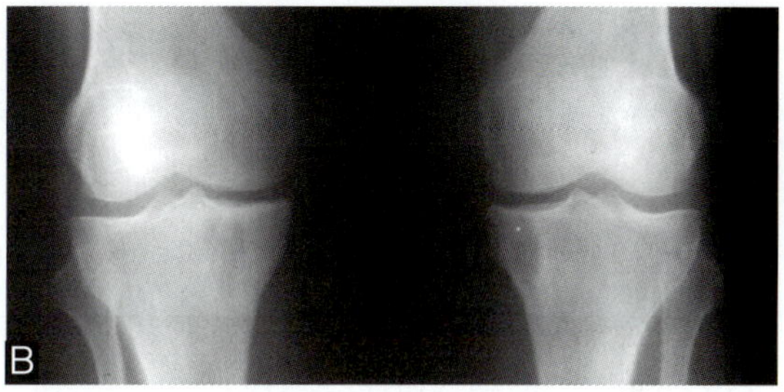

그림 9-37. 퇴행성관절염. A. 모식도 B. 단순방사선사진

8. 퇴행성 관절질환(degenerative joint disease, osteoarthrosis : osteoarthritis)

퇴행성 관절염은 염증성 관절 질환이 아니라, 관절의 연골과 연골하골의 변화가 초래되는데, 이는 여러 가지 원인 요소가 있을 수 있으나 부적절한 운동 부하 때문으로 생각된다. 손의 원위지절 관절, 근위지절관절에 발생하며 결절로 촉지될 때 헤베르덴(Heberden) 결절, 부샤르(Bouchard) 결절이라 한다. 임상적으로 연령이 증가하면 대부분의 체중부하관절(척추, 고관절, 슬관절, 족관절)과 상지의 관절도 퇴행성 관절염의 소견이 보이고 활막의 이차적인 염증반응을 초래할 수 있으며 이때는 동통을 수반한다(그림 9-37).

방사선 소견으로는

① 골극형성(spurring=osteophyte)
② 골경화(eburnation=sclerosis)
③ 관절강 협착(thinning of joint space, asymmetric)
④ 연골하 포낭(cysts, subchondral, geode)
⑤ 아탈구(subluxation)
⑥ 관절내, 주변부 골화(intraarticular or periarticular ossification)
⑦ 골 음영 감소 없음(no osteoporosis)

9. 통풍성 관절염(gouty arthritis)

대사성 장애에 의해 연골, 골, 연부조직 등에 결정(crystal)이 침착되면 염증반응을 유발시킬 수 있고 골, 연골 파괴를 동반할 수 있다. 이러한 결절성 관절염에는 통풍, 칼슘파이로인산염침착병변(calcium pyrophosphate dehydrate deposition disease; CPPD), 칼슘수화인회석 침착병변(calcium hydroxy apatite disease) 등이 있다. 통풍성 관절염은 단요산 나트륨 결정(monosodium urate crystal)이 침착되어 급성 동통을 나타내는 질환으로(foot attack = podagra), 주로 발의 제1중족지관절, 근위지절 관절에 나타난다. 혈청 요산치가 7mg% 이상이다.

방사선학적 소견은 다음과 같다. 제1중족지절관절(70%)에 나타나며 좌, 우 비대칭적이다. 족관절, 슬관절에도 나타난다. 요산나트륨 결정은 관절의 연골, 골, 연부조직 어느 곳에나 침착할 수 있으며, 골, 혹은 연골의 미란(punched-out 병변)이 보이나 관절강의 협소는 거의 오지 않는다. 관절 주변부의 골에도 압박성 미란이 발생하며 모양은 현수경계(over-hanging margin)를 보이는 것이 특징이다. 통풍결절(tophi)은 연조직에 자주 보이며 주관절 주변에 흔히 보이고 석회화(50%)가 될 수 있다.

10. 칼슘 파이로인산염 침착 질환(calcium pyrophosphate dihydrate deposition; CPPD)

칼슘 파이로인산염이 관절에 침착되어 급성 활막염(pseudogout)을 일으키는 질환이다. 칼슘을 함유하기 때문에 연부 조직(건, 인대, 연골)에 석회화 음영을 보이는데, 증상 없이 석회화 음영만 보이는 경우는 연골석회화증(chondrocalcinosis)이라고 한다. 호발부위는 슬관절, 완관절이며, 추간판에도 석회화 음영이 보인다.

따라서, 방사선 소견으로 석회화 소견은 섬유연골(반월판 연골, 추간판)과 유리연골(관절연골), 활막, 관절낭, 관절 주변의 건, 인대, 활액낭 등에 보일 수 있다. 퇴행성 관절염과 매우 유사하게 보이나 슬관절(슬 대퇴 관절)과 요척 관절 등에 호발하며 골 파괴는 비교적 심하고, 연골하골의 낭포의 형성이 많다.

11. 칼슘 수화인회석 침착 질환(calcium hydroxyapatite deposition disease)

주로 건, 인대에 석회화 음영이 침착되고(극상근의 건) 증상을 동반할 수 있다.

12. 신경성 관절 질환 (neurotrophic arthropathy)

감각의 상실(통증 감각의 소실)로 인한 관절의 역학적 이상이 초래되어 관절의 운동 시 반복적으로 적은 외상을 당하는 것이다. 원인으로는 척추 매독(tabes dorsalis), 척수공동증(syringomyelia), 당뇨병, 나병과 말초성 신경장애이다. 체중의 하중을 많이 받는 척추와 하지에 많이 발생하며 특히 당뇨병에 의한 것은 족부관절, 척수공동증에 의한 것은 견관절, 주관절에 발생하며 방사선 소견은 매우 심한 퇴행성 관절염처럼 보이며 이와 동반하여 골 파편이 관절강내에 보이고 연골하골의 경화 증상이 심하며 관절 자체의 아탈구 내지는 변형이 일어난다.

13. 혈우병성 관절염 (hemophilic arthropathy)

혈액내 인자 VIII (factor VIII)의 결핍 혹은 인자 IX의 결핍에 의해 관절 내부의 반복적 출혈에 의해 관절의 변형을 초래하는 것이다. 주변 연부조직의 출혈도 많은 편이다.

어린아이 때부터 혈우병의 발현을 이미 알 수 있기 때문에 진단적 어려움은 없다. 외상이 잦은 슬관절, 주관절에 가장 많이 나타나며 소아의 연령에 관절내의 혈종에 따른 활막의 염증 반응과 혈류의 증가 등으로 골 성장판의 성장에 이상(성장 증가 혹은 성장 지연) 등이 나타나서 관절의 변형이 올 수 있으며, 반복 출혈에 의한 헤모시데린 침착(iron 포함)에 의한 관절 음영의 증가를 보일 수 있고 관절연골의 파괴, 연골하골의 낭포형성이 보이며 특히 슬관절에서는 대퇴골과 간강(intercondylar notch)의 확대 소견이 보인다.

14. 색소 융모 결절성 활액막염(pigmented villonodular synovitis; PVNS)

원인이 불분명하나 조직의 증식이 종양보다는 염증성 반응에 의한 것으로 생각된다. 단순 방사선 소견에는 골의 변연부나 연골하골의 미란이 보이나, 석회화 침착이나 골음영 감소(osteoporosis) 등은 없다. 자기공명영상에서도 반복적 관절강내 출혈에 의한 헤모시데린의 침착을 발견할 수 있다.

15. 관절내 유리체(loose bodies)

관절내 유리체의 원인들은 다음과 같다. 관절내 골-연골 골절(intraarticular fracture with separation), 반월판 연골의 파열, 활막성 연골 골종증(synovial chondromatosis), 퇴행성 관절염(degenerative joint disease) 등이다.

VI. 대사성 골질환(metabolic bone disease)

골의 구성은 무기질과 유기질로 이루어져 있고 건조시킨 성분(dry weight) 중의 30%가 유기질이고 70%가

무기질로 구성되어 있다. 유기질의 95%는 교원 단백질(collagen)과 점다당류(mucopolysaccharide)로 구성되어 있으며 무기질의 95%는 칼슘과 인으로 구성된 인회석으로 구성되어 있다. 구조적으로는 피질골과 망상골로 나눈다. 골소주(trabeculae)는 축상골(axial bone)과 장관골(long bone)의 골단부위에 많이 있으며 각각의 골소주는 층판형골(lamellar bone)로 구성되어 있다. 골은 단단하지만 지속적으로 변화하는 살아 있는 기관이어서 그 구조물의 형태와 구성 성분이 여러 가지 요인에 의해 변할 수 있다. 피질골은 전체 뼈의 양에서 80%, 망상골은 20%를 차지하고 있으나, 망상골의 표면적은 피질골에 비해서 약 10배가 크며 따라서 골대사의 변화에 대한 반응이 망상골이 약 8배 높기 때문에 골 대사성 질환에 의한 골의 변화를 평가하려면 골소주의 변화를 파악할 수 있어야 한다. 골다공증(osteoporosis)과 골결핍(osteopenia)이 혼용하여 사용되기도 하는데 골결핍은 X-선 사진상 골의 밀도가 감소된 경우를 통칭하며 여기에는 골다공증, 골연화증, 부갑상선항진증, 골종양 등의 질환이 골결핍을 나타낸다. 골다공증이라는 용어는 광범위하게 쓸 때에는 골결핍과 동일하게 사용하는 경우도 있으나, 골다공증은 협의의 뜻으로 사용하는 것이 혼동을 예방할 수 있겠다. 단순 방사선 사진은 민감도가 낮아서 골음영의 감소를 파악하려면 적어도 30~50%의 골질량(bone mass)의 소실이 있어야 한다.

1. 골다공증(osteoporosis)

A. 정의

정상적인 골기질 물질이 단위용적당 그 양(mass)이 감소한 상태를 말한다. 골다공증이란 즉 골을 구성하는 유기물(organic matrix)과 무기물(mineral component)이 골에서 빠져나가는 것을 말한다. 그 원인 요소로는 나이, 성별, 유전(osteogenesis imperfecta, homocystinuria), 영양부족(alcoholism), 호르몬 이상 질환(hypogonadism, hyperthyroidism, hyperparathyroidism, hyperadrenalism) 약물(heparin, methotrexate), 악성종양(myeloma, leukemia), 기타로 대별한다 하여도 수없이 많음을 알 수 있다.

B. 방사선학적 검사방법

골다공증의 유무를 진단하기 위한 방사선 검사로는 단순 방사선사진 촬영으로 척추, 대퇴골 경부, 중수골(metacarpus)과 종골(calcaneus) 등을 검사하며, 그 평가방법 중에서 정성적 방법으로는 싱지수(Singh index)가 있으며, 유사한 방법으로 종골의 골소주의 많고 적음을 판단하는 방법이 있다. 정량적인 방법으로는 방사선사진 계측 방법(radiogrammometry)을 이용하여 골피질 두께 지수(cortical thickness index)를 측정하는데 그 방법은 손의 두 번째 혹은 세 번째 중수골의 중간 부위에서 골피질의 두께와 전체골의 넓이를 측정하여 나눈 값을 뜻한다. 또한 골의 X-선 투과 정도를 참고 물질(reference)과 비교하여 평가하는 방법인 방사선사진 광투과도 방법(radiographic photodensitometry)이 시도되었다. 그러나 현재에는 검사 방법의 발달로 인하여 단일광자 흡수 계측(single photon absorptiometry), 이중 광자 흡수 계측(dual photon absorptiometry), 이중 X-선 흡수 계측(dual X-ray absorptiometry), 정량적 전산화 단층 촬영(quantitative CT) 등의 방법을 이용하게 되었다. 이와 같이 발전된 골다공증의 평가는 정량적인 평가로서 개개인에게 객관적인 수치를 제공하여 주기 때문에 골다공증의 유무를 정상인 군과 비교하여 진단하게 된다. 이중 X-선 흡수 계측 방법을(그림 9-38) 현재는 QCT를 많이 이용하고 있으며 주로 척추와 대퇴골 경부를 일반적으로 측정하고 전신의 측정도 가능하다. 골질량밀도(bone mass density; BMD, g/cm^2)로 표현하며 비교수치로는 환자의 연령, 성별에 따른 교정치(Z-score) 와 젊은 사람에 대한 비교치(T-score)의 표준편차(standard deviation)로 나타낸다. WHO 판단기준은 젊은 폐경기의 백인여성의 T-score를 기준으로 하여 정상(T-score greater than 1.0), osteopenia (T score less than 1.0 but greater than 2.5)와 osteoporosis (T-score less than or equal to 2.5)로 한다.

또한 골다공증의 심화로 인한 골절의 빈도가 높아질 수

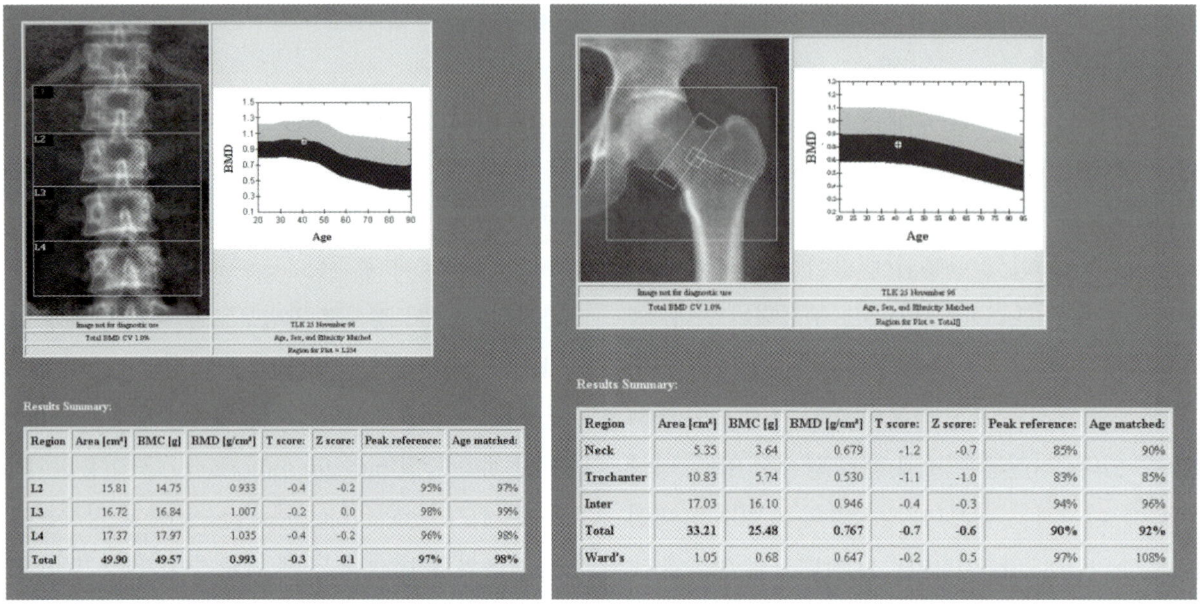

그림 9-38. 이중 X-선 흡수 계측 골질량측정법

있기 때문에, 골절의 가능성(risk)을 미리 예측함과 동시에 예방적인 방법을 강구하고, 치료 효과를 평가하기 위하여 추적 검사가 필요한데 이러한 추적 검사에는 정량적 판단 기준을 줄 수 있는 검사가 반드시 필요하다.

C. 방사선학적 소견

방사선 촬영 부위는 일반적인 골다공증이 의심이 될 때는 척추, 대퇴골 경부, 손 부위가 적당하며 증상을 동반하고 있는 부위의 검사가 필요하다.

방사선학적 소견으로는 일반적으로 다음과 같으나 특징적이지는 않다(그림 9-39).

① 골음영의 감소

② 골피질 두께의 감소, 골피질 내층의 흡수, 골피질 내부의 골다공증

③ 골소주의 감소

④ 골절로 인한 형태의 변화, 특히 척추에서 척추체 앞부분(wedge)이나 척추체와 디스크 연결 부위의 함몰(biconcavity)과 압박골절 등으로 나타난다.

좀 더 자세히 기술하면 골다공증이 진행할 경우 골소주의 감소는 척추체에서는 횡단 골소주가 종단 골소주에 비하여 먼저 소실이 되고, 대퇴 경부의 골소주는 긴장(tensile) 골소주의 감소가 먼저 감소되고 반면에 압박(compression) 골소주는 나중에 소실된다. 척추체의 압박골절 소견을 보이는 경우는 전이성 골암, 호산구골 육아종(eosinophilic granuloma) 혹은 혈관종들이 있으나, 골다공증은 동반하지 않는다.

D. 골다공증의 원인

흔한 원인으로는 폐경기 후(postmenopausal) 골다공증(type 1), 노인성(senile) 골다공증(type II)이 있으며 전신적으로 골다공증이 나타나는 경향이 있다. 여자에서 35세 이후에는 매년 약 0.75~1%씩 골 소실이 오나, 폐경기 후에는 2~3% 감소된다. 그리고 폐경기 후에는 남자에 비해 피질골의 감소가 망상골의 감소보다 현격하다.

부분적(regional) 골다공증을 나타내는 경우는 편측 사용이 불편하거나 골절이나 신경 손상 등으로 사용 못하는(disuse) 경우 2~3개월 이내에 골다공증 소견을 보이며 약 6개월이 지나면 골 질량의 30~40%까지 소실될 수 있다. 대부분 사지뼈(appendicular skeleton)에 나타난다. 또한 반사성 교감신경 이영양증(reflex sympathetic dystrophy syndrome; RSDS)이 있는데 정확한 기전은 알 수 없으나 통증을 유발시키고 그 통증의 척추 반사 신경 작용과 관련이 있다고 생각되며 임상적으로 외상, 수술, 감염, 척추질환, 혈관성질환, 종양, 추간판 탈출 등으

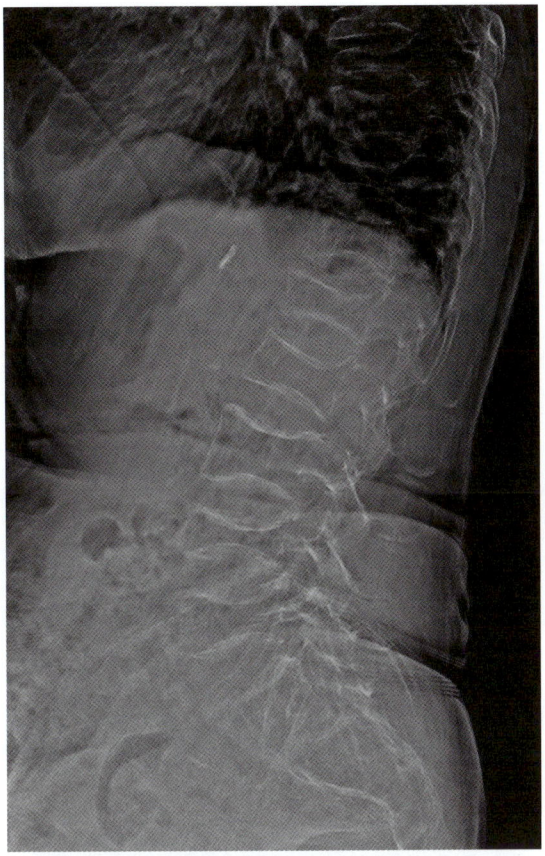

그림 9-39. 골다공증의 척추사진

로 다양한 질환과 관련이 있다. 주된 방사선학적 소견은 연조직 부종과 국소적 골다공증 증세를 보이며, 관절 주변부에 심하게 나타날 수 있다. 손상 부위의 원위부부터 말단까지 골결핍소견을 보인다.

일과성 지역 골다공증(transient regional osteoporosis)과 지역성 이동 골다공증(regional migratory osteoporosis)도 감별하여야 할 질환이다.

E. 골절과의 관계

남, 녀 모두 중년 이후에 연령이 증가하는 것과 비례하여 골절의 빈도로 높아진다. 척추나 요골원위부 골절은 망상골 소실에 민감하며, 대퇴골 경부의 골절은 피질골의 소실에 민감하다고 생각된다. 피로골절(insufficient fracture)이 잘 동반되며 그 부위는 치골, 천골, 비구상연, 대퇴경부, 경골 원위부, 흉골에 자주 발생한다. 국소압박 골절(impact fracture)은 진단하기 어려운 경우도 있다.

F. 기타, 쿠싱 증후군, 괴혈병, 골형성 부전증 (osteogenesis imperfecta) 등에서도 골다공증이 나타난다.

2. 골연화증(osteomalacia)

골연화증은 골의 성분 중에서 미네랄과 같은 유골(osteoid)의 양은 정상이나 상대적으로 골 무기질의 소실이 많은 경우를 말한다. 소아에서는 구루병(rickets)이라 하며 그 원인으로는 칼슘과 인의 대사에 이상이 생겨 칼슘이 뼈에 침착하는 것보다 빠져나오는 양이 많은 질환은 모두 그 원인이 될 수 있으며, 장, 간, 신장 등의 이상이 있을 때 발생할 수 있다. 드물게는 종양과 관련되어 발생하는 골연화증도 있다. 발생 연령은 어느 연령에서도 가능하며, 증상으로는 전신적인 골 통증과 압통을 호소하며 중심축 뼈보다는 사지뼈에 증상을 동반한다.

검사실 소견에서 골다공증은 대부분 정상으로 나타나나 골연화증(osteomalacia)은 이상 소견을 나타낸다.

방사선학적 소견은 골밀도의 감소(osteopenia), 무기질의 흡수에 의한 골소주와 골피질의 조밀성, 명확성 상실(coarsening), pseudofracture (Looser's zone), 무기물 없는 유골(osteoid)만의 침착, 골연화로 인한 두개골의 함몰(Platy basia), 비구 함몰(protrusio acetabuli) 등이 나타날 수 있다(그림 9-40).

소아 연령의 구루병은 출생 후 4~18개월 사이에 발생하며 vitamin D의 섭취나 생성의 장애로 나타나며 임상적으로는 두개골의 돌출과 구루병 염주 등이 나타나며 방사선학적으로는 다음과 같다.

① zone of provisional calcification disappears – irregular frayed appearance, metaphyseal cupping, concavity

② the margins of ossified epiphysis become indistinct

③ generalized demineralization

④ bowing of the weight bearing bone and green stick fracture

⑤ pseudofracture or Looser's zone

⑥ softening of bone and readily molding of skull

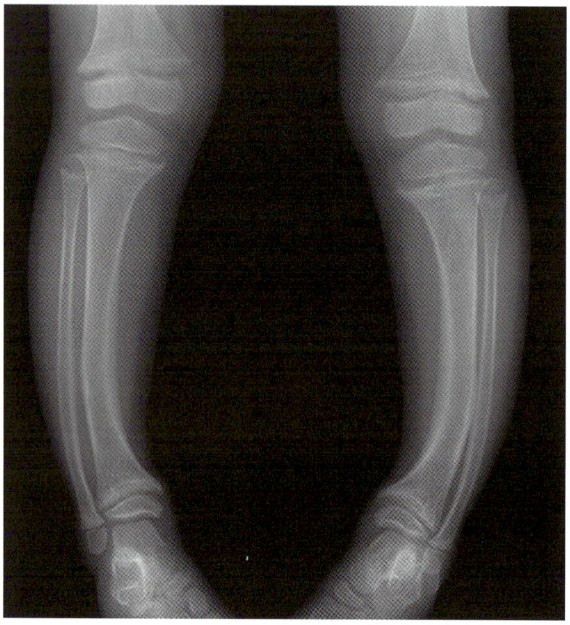

그림 9-40. 골연화증. Looser's zone이 양측 대퇴골에 대칭적으로 보인다.

by pressure

⑦ rachitic rosary

3. 부갑상선 항진증(hyperparathyroidism)

부갑상선 호르몬의 분비가 많아지는 질환으로서 원발성(primary type)은 선종(85%), 과형성(hyper plasia), 선암 등이 있으며 속발성은 칼슘, 인 대사장애로 인하여 부갑상선 호르몬의 분비를 촉진시키는 경우를 말하며 신장의 병변이 원인이 되는 경우가 많다. 세 번째 형은 자발적인 기능 항진이 유발된 경우이다.

방사선학적소견으로는 골결핍과 골 흡수가 특징인데 특히 골막하골 흡수나 골피질 내부흡수 등이 보이는데 손의 중위지골의 요측부위에 많으며, 원위지골의 골피질의 흡수가 보이며 골피질내의 골 흡수로 인하여 침투형을 보이기도 하며 두개골에서 골소주의 흡수는 소금-후추 뿌린(salt-pepper) 모양으로 나타난다. 기타 갈색종(brown tumor), 럭비선수옷 모양(rugger-jersey spine), 연골석회화증(chondrocalcinosis), 신석회화(nephrocalcinosis), 연조직의 석회침착 등이 보이기도 한다.

특히 신성골 이영양증(renal osteodystrophy)은 만성 신장 질환 환자에게서 골 병변이 나타나는 것으로 주로 골연화증과 부갑상선 항진증이 복합되어 나타난다. 골피질 감소, 드물게는 골경화(sclerotic change, Rugger Jersy spine)가 나타나고(그림 9-41), 천장관절의 관절강이 넓어지고, 석회화, 갈색종 등이 나타난다(그림 9-42).

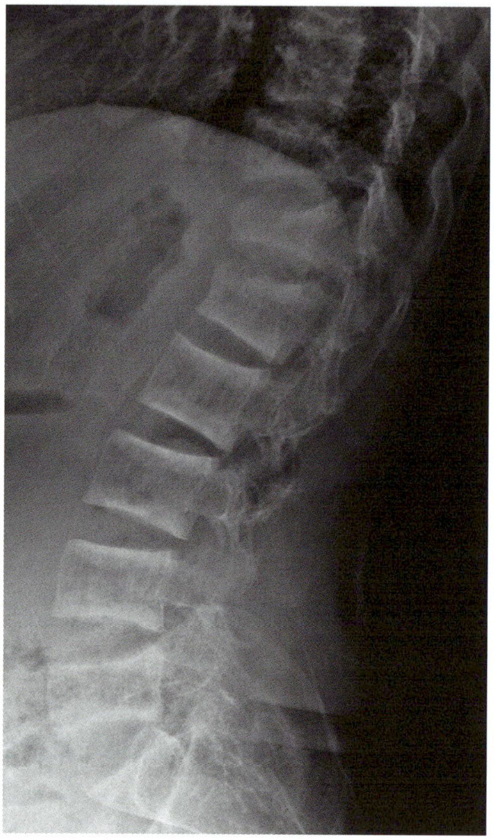

그림 9-41. 부갑상선항진증. 럭비선수옷모양(rugger jersey spine) 소견이 보인다.

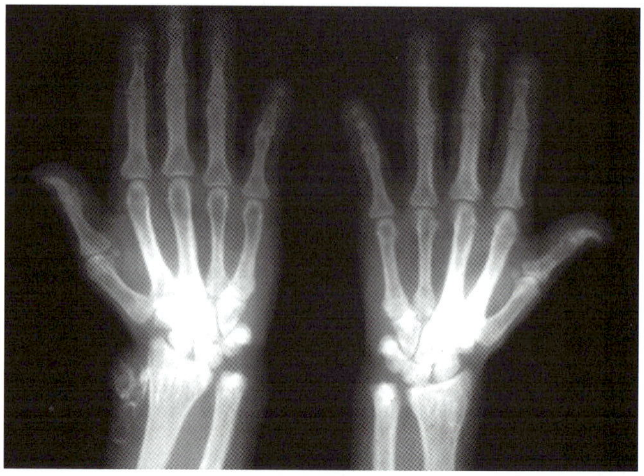

그림 9-42. 만성 신장 질환

VII. 골괴사(osteonecrosis)

골괴사(osteonecrosis, avascular necrosis, ischemic necrosis, aseptic necrosis)는 유사한 여러 가지 혈류 차단의 의미의 병명들로 불리어진다. 원인이나 혹은 선행성 원인 질환들이 다양하게 많으나 골괴사의 발생 기전은 동맥 혈류의 차단이나 골내 혹은 골 밖의 정맥 혈류 부전에 의한 압력의 증가에 의해 골괴사를 초래하는 것이다. 골 괴사의 부위별 흔한 원인과 기전은 아래 도표와 같다(표 9-7).

표 9-7. 골괴사의 원인과 기전

원인	기전
Fractures (navicular bone, femoral neck)	Interruption of blood supply
Dislocation (talus)	Ischemia (stetching of vessels)
Sickle cell disease	Sludging of RBC
Gaucher's disease	Infiltration of red marrow
Caisson disease	Nitrogen embolization
Radiation	Direct cytotoxic effect
Steroids, Cushing syndrome, alcoholism	Fat embolization
Idiopathic (Legg-Perthes disease)	Unknown

골괴사의 병태생리(pathophysiology)는 원인의 다양함과 관계없이 유사하여, 골괴사가 발생한 후 혈관 재생(revascularization)이 되어 주변 조직의 재생이 되고 골괴사된 부분은 그대로 남거나, 진행되어서 골변형이 초래되고 이차적인 퇴행성 관절염을 동반할 수 있다. 원인이 불분명한 골괴사는 대퇴골두(75%), 다발성(60%), 슬관절부(15%), 견관절(5%), 거골(1%)로 발생한다.

방사선학적 소견은 병의 발병 부위가 골 내부의 괴사이기 때문에 관절통이 있어도 관절의 병변이 나타난다. 하지만 초기에는 단순 방사선 사진에서는 나타나지 않는 경우가 있으며 골주사 검사나 자기공명영상(가장 민감도가 높음)을 시행하면 조기 발견이 가능하다. 방사선 사진 소견은 부분적 음영감소와 음영 증가가 나타나며, 골의 경화된 부분의 분지(fragment, crescent sign) 등이 나타나며, 정상 골 외연 모습이 변형, 소실이 되며, 골 연골의 조각이 떨어져 나가기도 한다. 더욱 진행되면 퇴행성 관절염의 소견이 보인다. 자기 공명 영상은 T1 강조 영상에서 골수 신호의 소실 부위가 잘 보이며 T2 강조 영상에서 이중선(double line sign) 변형이 나타난다(그림 9-43). 각 부위별 골괴사는 다음과 같다(표 9-8).

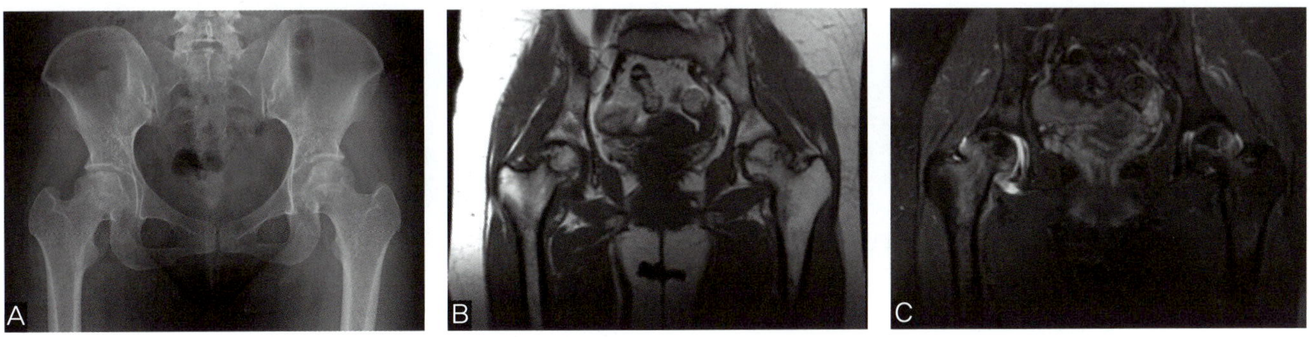

그림 9-43. 대퇴골두 골괴사. A. 단순방사선 소견 B. T1강조영상 C. T2강조영상

표 9-8. 부위별 특발성 골괴사의 이름과 호발연령군

Location	Name	Age	Frequency
UPPER EXTREMITIES			
Humeral head	Haas	Adult	Rare
Humeral capitulum	Panner	Adult	Rare
Distal ulnar epiphysis	Burns	Adult	Rare
Scaphoid	Preiser	Adult	Rare
Lunate	Kienbock	Adult	Rare
Metacarpal head	Mavclaire	Adult	Rare
Entire carpus	Caffey	Children	Rare
LOWER EXTREMITIES			
Femoral head	Calve–Legg–Perthes	4~10	+++
Idiopathic coxa vara		6~16	++
Patella	Sinding–Larsen–johanses	8~12	+
Tibial tubercle	Osgood–schlatter	10~16	++
Proximal medial tibial epiphysis	Blount	2~14	+
Talus	Diaz		
Tibia	Liffert–Arkin		++
Calcaneal apophysis	Sever	5~15	++
Navicular	Kohler I	4~08	++
Middle cumeiform	Hicks	4~08	
Fifth metatarsal base	Freiberg	11~18	
Os tibiale externum	Iselin		
PELVIS			
Ischiopubic synchondrosis	van Neck	++	
Symphyseal synchondrosis	Pierson	+	
Iliac crest	Buchman		
Trochanters	Mancl		
Ischial tubers	Milch		
SPINE			
Vertebral body	Calve	4~8	+
Vertebral apophyses	Scheuermann	10~18	++

Kummels disease : intravertebral vaccuum phenomenon presumably due to avascular nnecrosis degeneration

| Chapter | 10

소아 영상의학

I. 신생아 및 소아의 영상의학 검사 시 유의 사항

소아는 어른의 축소판도 아니고 소아 나름의 질환 및 특성이 있기 때문에 방사선 검사 시 특히 많은 주의가 필요하다. 소아의 경우 방사선 피폭, 신체적 손상, 환경 변화와 검사에 의한 정신적인 스트레스, 과도한 진정(sedation), 조영제 부작용 등이 있을 수 있다. 따라서 생식선의 차폐와 함께 환아의 고정이나 검사 도중 발생할 수 있는 손상에 대비하여야 한다. 미숙아나 신생아의 경우 검사 중에 저체온증에 빠지지 않게 유의하여야 하고 조영제를 사용하는 경우 전해질 불균형, 탈수증 등의 부작용 가능성에 대해 주의를 기울여야 한다.

소아의 진단 목적의 검사(전산화 단층촬영, 자기공명영상)나 중재적 시술(혈관 촬영술, 조직 생검, 배농 및 배액술)을 시행할 경우 진정이 필요할 수 있고 conscious sedation, unconscious sedation으로 나눌 수 있다. 진정의 정도는 소아과, 마취과 의사의 도움을 얻어 결정하여야 한다. 또한 금식이 필요한 경우 소아 연령에 따라 다르지만 2~3 혹은 4~6시간이면 충분하다.

방사선 검사나 치료목적의 시술 전에 충분한 수분 공급이 필요한 경우로는 가스트로그라핀을 이용한 대장 및 소장 조영술, 혈관 조영술, 장 중첩증의 정복술 등이 있을 수 있다.

II. 신생아 및 소아 흉부 질환

1. 신생아 및 소아 흉부 영상 진단의 특징과 정상 소견

신생아 및 소아의 흉부 방사선 사진은 성인과는 달리 반드시 흡기 상태에서만 촬영되지 않고 호기 상태로 촬영되기도 하며 앙와위에서 영상을 얻는 경우가 많다. 보통 횡격막의 위치는 6번째 늑골의 앞쪽과 횡격막이 일치하면 적절한 흡기 사진으로 간주한다. 호기 상태인 경우는 횡격막의 상승, 기도의 쭈그러짐(tracheal buckling), 심장 기저부의 확대(cardiac base widening), 불분명한 기관지 혈관 음영 및 증가된 폐 음영이 나타난다. 특히 신생아의 경우 피부의 겹쳐짐, 불완전한 고정, 편측 회전 등에 의해 위병변(pseudo-lesion)을 형성하기도 하므로 유의하여야 한다.

A. 신생아 및 소아의 흉곽 및 흉부 방사선 사진의 특징

신생아나 나이가 어린 소아 일수록 흉곽은 전등갓 모양(lampshade shape)이다.

기관지내 공기 음영은 폐의 내측 1/3까지 관찰할 수 있다.

신생아의 경우 심장은 둥그스름하고(globular shape), 대동맥 및 대동맥궁은 관찰하기 어렵다. 또한 출생 직후

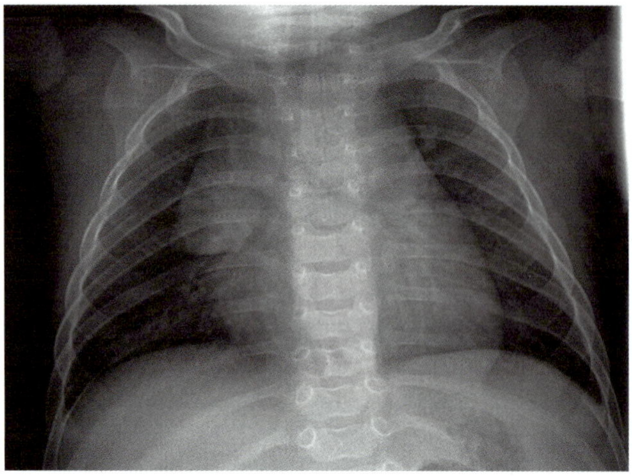

그림 10-1. 정상 흉부 방사선 사진. 정상 신생아의 사진으로 우상부에 흉선이 뚜렷이 보이고 심장은 둥그스름하며 폐혈관은 소아보다 감소된 것처럼 보인다.

폐혈관이 본래보다 가는 것은 폐의 불충분한 팽창 때문일 수 있고, 좌우 단락이 있는 경우에도 폐혈관이 증가되지 않는 이유는 태생기의 폐 고혈압증이 일시적으로 유지되기 때문이다.

흉선 때문에 종격동이 넓어 보인다(그림 10-1).

B. 정상 흉선 및 흉선의 질환

흉선은 갑상선 위치에서 아래쪽으로는 대동맥궁에서 기시되는 혈관 위치까지 내려오지만 횡격막까지 내려오는 경우도 있다. 신생아에서 흉선이 가장 큰 것처럼 보이지만 실질적으로 부피가 가장 큰 시기는 사춘기 전후이다. 단순 흉부 방사선 필름 상 흉선은 늑골에 의한 눌림을 받을 수 있고, 특히 우측엽의 경우에 배의 돛(sail)과 같은 양상을 보이기도 한다. 신생아에서 탈수나 스트레스를 받고 있는 경우 흉선이 위축되어 종격동이 좁아 보이고 소아의 경우도 스테로이드를 쓰면 일시적으로 흉선이 위축될 수 있다.

초음파를 시행하면 흉선은 균일한 에코를 보이고, 갑상선보다는 에코가 높은 양상을 나타낸다. 흉선 질환들은 여러 가지가 있을 수 있지만, 소아에서는 대개 드물고, 단순한 흉선 증식이 많으며, 흉선에 발생하는 낭종 또는 백혈병, 림프종의 침윤이 있을 수 있다. 소아에서의 흉선종의 발생빈도는 적은 것으로 알려져 있다.

2. 소아 흉부 질환의 진단에 이용되는 방사선 검사 및 적응 질환의 예

- 단순 흉부 방사선(PA, AP, Lateral view)
- Transtable lateral view : 신생아의 기흉이나 기종격
- Lateral decubitus view : 늑막 삼출, 이물 흡입
- 호기 및 흡기 흉부 방사선 사진 : 이물 흡입
- 식도 조영술 : 기관 식도 루(fistula), 식도 폐 혹은 기관지(esophageal lung or bronchus)
- 초음파 검사 : 흉선 질환, 선천성 기관지 폐 격절
- 전산화 단층 촬영, 자기공명영상 : 기관 협착, 선천성 혈관 기형, 선천성 심장 기형

3. 신생아 흉부 질환

A. 호흡장애증후군(유리질막 질환, hyaline membrane disease, surfactant deficient disease)

제2형 폐 세포 미성숙에 따른 표면활성제 부족으로 오는 유리질막 질환은 대개 미숙아에서 발생한다. 전형적인 유리질막 질환은 생후 2시간 이내에 젖빛 유리음영(ground glass opacity)으로 보이며, 양측 폐의 저통기(hypoaeration)을 나타낸다. 폐경결이나 늑막 삼출의 소견은 없고, 폐 변연부로 뻗는 공기-기관지 음영이 보이는 것이 특징이다(그림 10-2 A). 유리질막 질환의 정도가 심할수록 심장이나 횡격막의 경계가 잘 보이지 않게 된다. 표면활성제 치료를 시행하면 양측 폐의 통기는 호전되어 보이지만 표면활성제가 양측 폐에 골고루 분포되지 않을 경우 국소적으로만 통기가 호전될 수도 있다(그림 10-2 B).

유리질막 질환의 추적 검사 상 양측 폐 부위가 방사선 불투과성 양상인 'white-out appearance'를 보이는 경우도 있는데(그림 10-2 C), 이런 경우는 호기 시 촬영이 되거나, 호흡기의 공기 압력이 갑자기 낮춰진 경우, 또는 동맥관개존증(PDA)에 의한 울혈성 심부전, 폐출혈에 의한 경우이다. 한편 흡기 시 촬영되어 pseudoclearing양상을 나타내면 마치 정상적인 폐 음영처럼 보인다. 또한

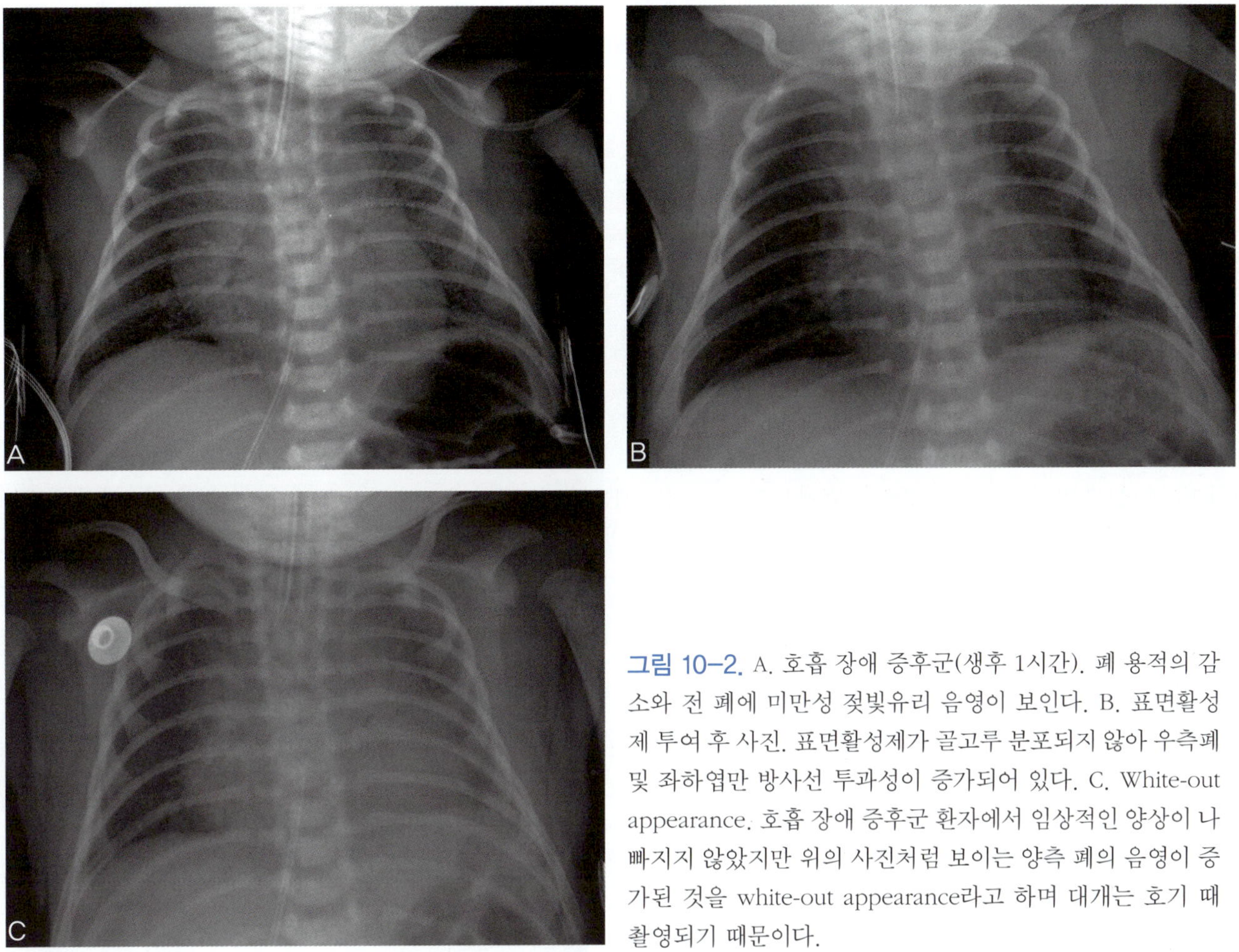

그림 10-2. A. 호흡 장애 증후군(생후 1시간). 폐 용적의 감소와 전 폐에 미만성 젖빛유리 음영이 보인다. B. 표면활성제 투여 후 사진. 표면활성제가 골고루 분포되지 않아 우측폐 및 좌하엽만 방사선 투과성이 증가되어 있다. C. White-out appearance. 호흡 장애 증후군 환자에서 임상적인 양상이 나빠지지 않았지만 위의 사진처럼 보이는 양측 폐의 음영이 증가된 것을 white-out appearance라고 하며 대개는 호기 때 촬영되기 때문이다.

호흡기 치료 중 간질성 폐기종(pulmonary interstitial emphysema)(그림 10-3)의 양상이나, 기종격 또는 기흉이 발생할 수 있다. 출생 후 24시간 이내에 기능적으로 폐쇄된 동맥관이 유리질막 질환의 후유증으로 재개통 되어서 심잡음을 청진할 수 있거나 폐부종의 양상을 보일 수 있다.

B. 신생아 일과성 호흡장애 (transient tachypnea of newborn)

신생아 폐에 남아있는 액체는 질식 분만 시 흉곽 압박이나 폐 림프관, 모세혈관으로 배출되고 생후에는 내흡인(endosuction)에 의해서 제거되는 것이 정상이다. 그러나 제왕절개술, 산모 진정(maternal sedation), 과혈량증(hypervolemia), 저단백혈증(hypoproteinemia), 적혈구증가증(erythrocytosis)이 있는 경우 신생아 일과성 호

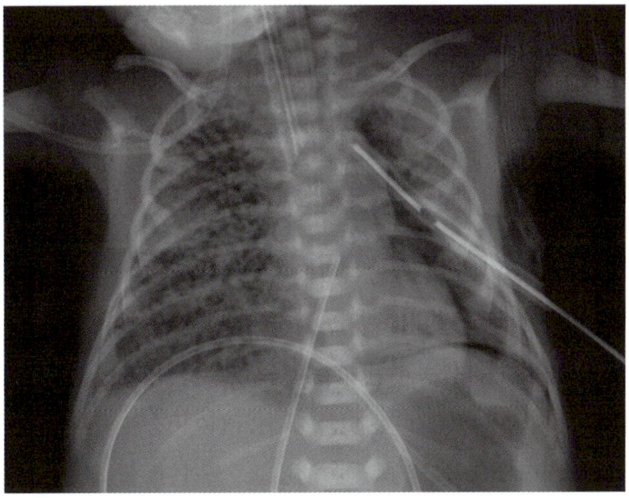

그림 10-3. 간질성 폐기종. 양측 폐의 간질에 있는 공기가 선상 및 둥그런 모양으로 보이고 폐 용적이 증가되어 있다. 좌측 흉곽에는 기흉이 동반되어 있고 흉관이 삽관되어 있다. 호흡기 치료 압력을 낮추지 않는 경우 기흉을 일으킨다.

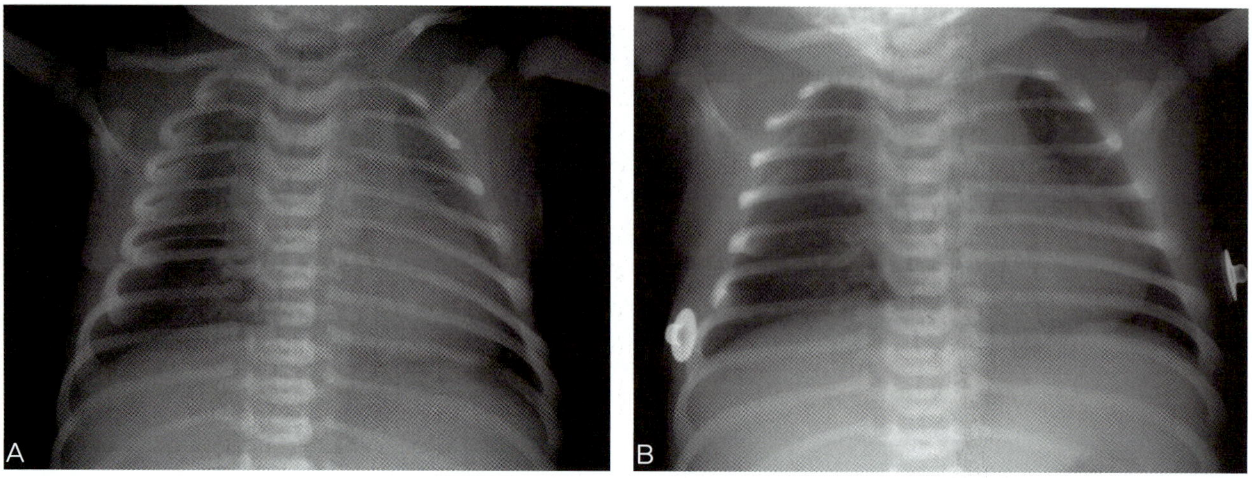

그림 10-4. 신생아 일과성 호흡장애. A. 폐에 남아 있는 액체 때문에 폐부종과 유사한 양상을 보이고 늑막하 림프관의 액체 때문에 소열(minor fissure)이 두껍게 보인다. B. 다음날 촬영한 사진에서 전날의 소견은 모두 호전되었다.

흡장애의 빈도가 높아진다. 신생아 일과성 호흡장애는 생후 2시간 내지 4시간 또는 그보다 더 일찍 발생하게 되며, 생후 24시간 내지 48시간 사이에 호전되는 것이 특징이다. 단순 흉부 X-선상은 비심장성 폐부종과 유사한 양상을 보이며, 경도 혹은 중등도의 과통기의 소견을 보일 수 있다. 또한 경미한 심비대 혹은 늑막액이 동반되기도 한다(그림 10-4).

C. 양수 흡인 및 태변 흡인증(amniotic fluid and meconium aspiration syndrome)

태아 곤란 시 양수가 흡인되면서 말초 호흡기가 막혀서 폐의 과팽창 및 다발성 분절성 무기폐를 일으킨다. 이차적인 세균 감염이 없으면 대개 일주일 이내에 좋아진다.

태변은 점액, 상피 세포, 담즙 등으로 이루어져 있다. 대개 1~5% 미만의 신생아에서 성대 이하로 태변이 흡입된다. 그 정도가 경한 경우에는 단순 흉부 방사선 사진상 정상 소견을 보이지만 흡입 양이 많을 경우 extensive patchy opacities, 무기폐, 과통기 등의 양상을 나타낸다(그림 10-5). 대개는 3일 내지 5일에서 방사선 소견은 소실되지만 태변에 의한 화학성 폐렴(chemical pneumonia)이 생긴 경우는 호전이 늦어지게 된다. 태변 흡인증의 후유증으로 기종격, 기흉, 기관지 폐 이형성증이 생길 수 있고 다음과 같은 기전에 의해 지속적 태아 순환증

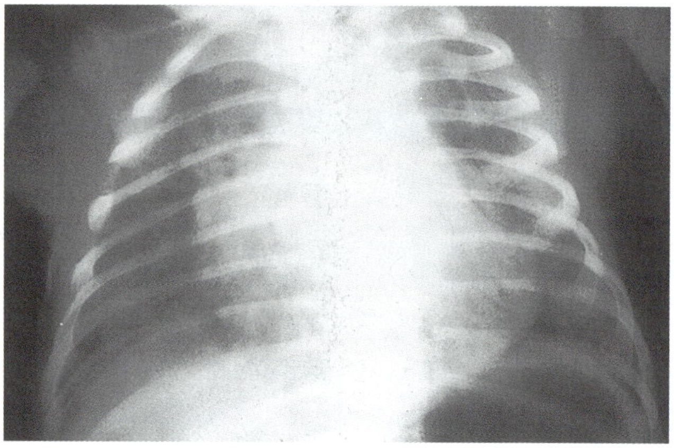

그림 10-5. 태변 흡인증. 만삭아의 출생직후 사진으로 다발성 분절성 무기폐와 우하엽의 경계가 불분명한 둥그런 폐경결이 보인다.

(persistent fetal circulation syndrome)을 일으킬 수도 있다. 태변에 의한 기관지 폐쇄 및 그 이하 폐의 과통기(또는 기종격) → 폐 저산소증 → 소동맥 수축 → 동맥관 개존증을 통한 우측에서 좌측으로의 단락이 일어나고 지속적 태아순환증이 생긴다.

D. 기관지 폐 이형성증 (bronchopulmonary dysplasia)

기관지 폐 이형성증의 정의는 최소한 3일 이상의 호흡기 치료를 받은 병력이 있고, 산소공급을 받아야 하고, 생후 28일에 호흡기 증상과 비정상적인 흉부 방사선 소

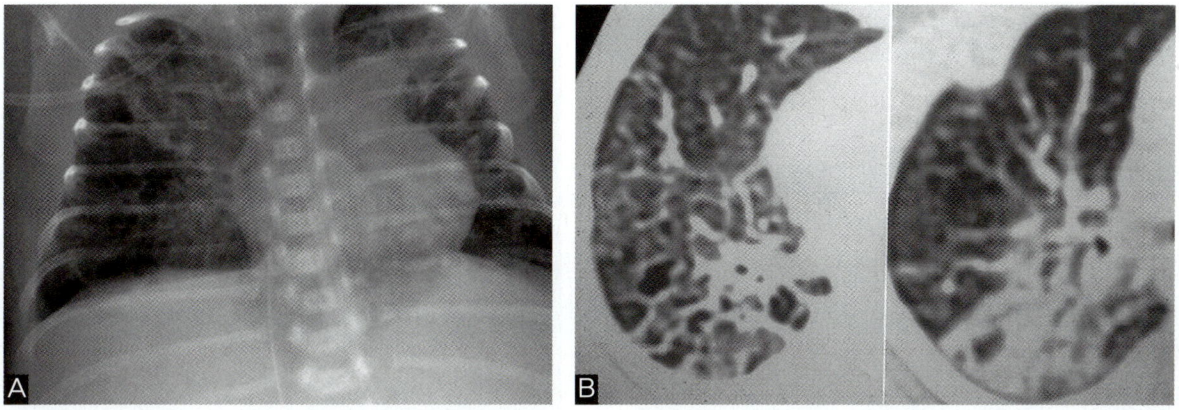

그림 10-6. A. 기관지 폐 이형성증. 생후 40일된 환아로 양측 폐의 불균등한 과 통기, 많은 선상 음영과 폐경결이 보인다. B. 기관지 폐 이형성증의 CT. 생후 8개월된 환아로 섬유화에 의한 선상 음영과 국소적 폐 허탈 및 과 통기 양상을 보인다. 이런 양상은 단순 흉부 방사선 소견보다 더 심하고 광범위하게 분포하는 것을 CT로 잘 볼 수 있다.

견을 보여야 한다. 기관지 폐 이형성증은 신생아에서 호흡장애증후군이나 기타 원인에 의해 장기간 호흡기 치료를 받는 경우, 호흡기의 양압에 의한 압력상해(barotrauma)와 산소 독성에 의해서 생기는 것으로 알려져 있다. 기타 산전 감염(ureaplasma urealyticum)이나 동맥관개존증, 패혈증이 원인으로 작용하기도 한다.

흉부 방사선 소견은 폐 부종 양상을 보이는 경우와 작은 공기 방울(bubbly lung)의 형태를 보이는 경우가 있다. 만성적인 경우 폐 경결, 폐섬유화에 의한 선상 음영(streaky densities), 국소적인 과통기(hyperinflation)의 양상을 보인다(그림 10-6).

기관지 폐 이형성증의 후유증으로 폐기능 장애와 기관지 과민반응, 폐쇄성 기관지 질환의 양상을 나타낼 수 있고, 흔한 상기도 감염이 자주 유발되기도 한다.

E. 기흉 및 기종격 (pneumothorax and pneumomediastinum)

신생아에서 자연 기흉 및 기종격이 발생할 수 있고, 출생 후 무호흡 또는 호흡장애증후군 때문에 인공호흡이나 호흡기 치료를 받는 경우 기흉이 발생하기도 하며, 태변흡인에 의한 기관지 폐쇄, 폐 발육부전이 있을 때도 발생한다. 특히 호흡장애증후군 환아에서 호흡기 치료 중 간질성 폐기종(interstial emphysema)이 발생할 수 있고 이는 앞으로 기흉을 일으킬 수 있다는 예고가 되므로 적절한 조치가 필요하다. 기흉의 방사선 소견으로 신생아나 유아의 경우 앙와위에서 폐의 전, 내측이나 횡격막 주변에 공기가 모일 수 있고 긴장성 기흉(tension pneumothorax) 시 횡격막의 외번(eversion)과 종격동의 전이가 보인다(그림 10-7). 기종격 시 흉골 후방 공간에 비정상적으로 증가된 방사선 투과성과 흉선주변의 공기 때문에 흉선의 경계가 선명하거나 흉선의 한쪽 엽이 올라갈 수 있다(그림 10-8).

4. 폐렴

소아 폐 염증성 질환의 발생에는 해부학적 및 기능적 요소가 관여하는데, 소아의 말초 기도(peripheral airway)는 크기가 작고, 전도도(conductance)가 감소되어 있으며, 우회로(collateral pathway) 발달이 덜 되어 있는 것이 특징이며, 이와 더불어 염증이 있을 시 부종, 점액 분비, 염증 세포 등에 의해서 공기 배출 차단이나 무기폐의 양상을 나타낸다. 소아 흉부 방사선 사진 상 과통기의 소견을 흔히 볼 수 있고 영아나 소아에서는 성인에 비해서 과통기의 발견이 더 쉽다. 대부분의 소아들은 흉부 방사선 사진 촬영시 앙와위에서 촬영하게 되는데, 이럴 경우 횡격막이 복압에 의해서 상승되기 때문에 호기와 같은 양상을 흔히 볼 수 있게 된다. 그렇지만 과통기가 있을 경우 심장 음영이 좁아 보이고, 횡격막 저하 및 심장이 길어져 보이거나, 측면 사진 상 흉곽의 전후 직경

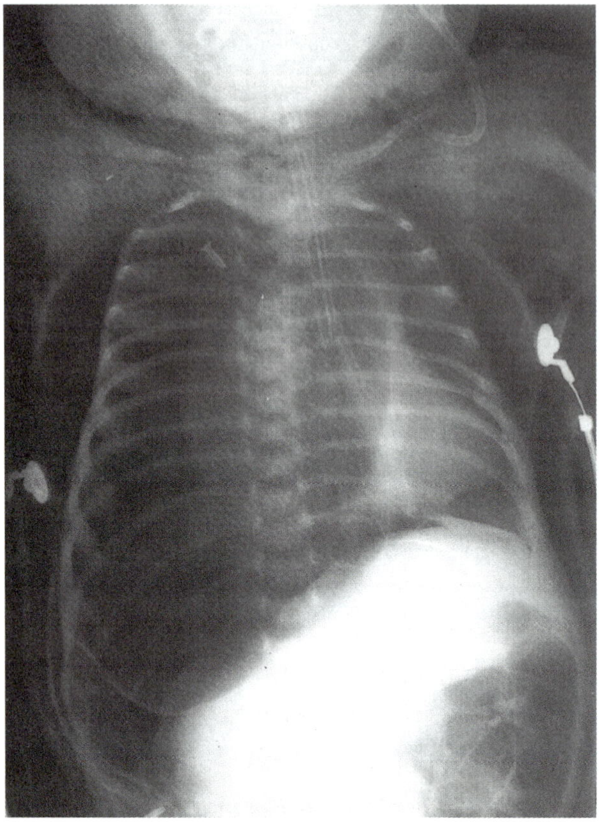

그림 10-7. 기흉. 우측 흉곽의 긴장성 기흉과 양측의 피하기종이 보인다.

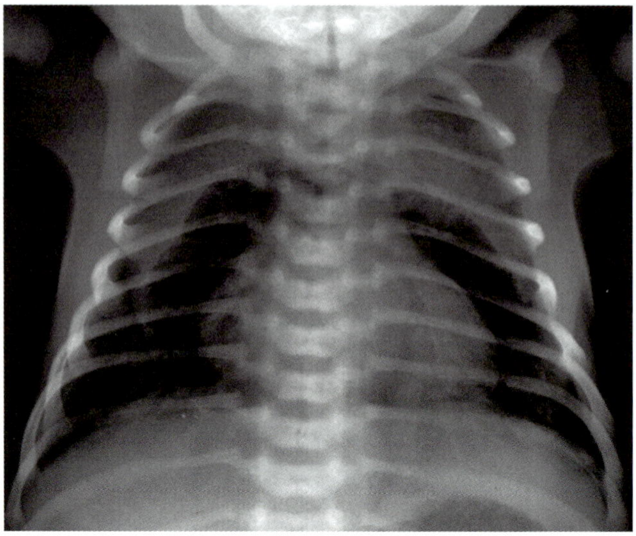

그림 10-8. 기종격. 종격동내의 공기가 좌우에서 날개 모양으로 보이고 위쪽에서는 흉선과 인접한 종격동내의 공기가 잘 보인다.

이 증가되고, 흉골 후방 공간이 비정상적인 방사선 투과성을 보인다. 이와 같은 과통기의 양상은 모세기관지염, 천식, 만성적인 흡인 등과 같은 질환에서 흔하다.

소아 폐렴의 원인균을 규명하기 위해서는 방사선학적 소견과 더불어 환자의 나이, 임상적인 양상 등을 종합적으로 검토하여야 한다. 즉 흉부 방사선 소견이 간질성, 폐포성, 기관지 감염 병변 혹은 혼합형인지를 구분하고, 환아가 신생아, 유아, 5세 미만인지 혹은 학령기 아동인지를 확인하고, 임상적인 소견을 참고로 하여야 정확한 진단을 내릴 수 있다.

신생아의 경우 클라미디아, 연쇄구균, 5세 미만의 소아는 인플루엔자, 아데노, RS 바이러스와 폐렴구균, 학령기 아동에서는 마이코플라즈마 감염이 흔하다. 면역력이 떨어져 있는 환아는 병원 내 감염으로 포도구균성 폐렴, 뉴모시스티스 폐렴이 발생할 수 있다.

A. 바이러스성 폐렴

바이러스성 폐렴은 다음의 세 가지 양상으로 보인다.

첫째, 기관지, 세기관지 염증성 침윤에 의해 기관지 벽이 두꺼워져서 반지 모양이나 두 개의 평행한 선 모양을 보이고 둘째, 폐의 과 팽창을 보인다. 셋째, 작은 반점 모양의 폐경결이 뭉쳐진 양상을 보인다. 바이러스성 폐렴에서 볼 수 있는 국소적인 폐경결과 같은 음영은 대개는 무기폐에 의한 것이다. 바이러스성 폐렴에서 늑막액의 동반은 매우 드문 것으로 알려져 있다. 바이러스성 폐렴은 대부분 간질성 폐질환의 형태를 보이지만 만성 폐렴이나 더 나이가 많은 소아의 경우 폐경결이 동반될 수 있다. 그러나 바이러스성과 세균성 폐렴이 함께 발생하는 경우는 드물고 면역결핍증이 있는 환아에서 발생할 수 있다. 대부분의 바이러스성 폐렴은 후유증을 남기지 않지만 수두폐렴은 폐에 석회화를 일으킬 수 있다. 1세 미만의 유아에 주로 발생하는 급성 모세기관지염은 respiratory syncytial virus에 의한 질환으로 주로 세기관지에 염증을 일으키고 점막 비후에 따른 공기 배출 차단으로 과팽창을 주로 나타내며 기관지벽 비후의 소견이 동반될 수도 있다.

B. 세균성 폐렴

세균성 폐렴의 흔한 소견은 폐경결(consolidation)이 대엽성, 분절성 혹은 둥근 형태로 보이고, 공기 기관지음영(air-bronchogram)이 동반되며 늑막액이 있을 수 있다. 흔치 않은 소견은 경계가 불분명한 작은 반점의 음영이다. 포도구균성 폐렴은 1세 미만의 소아에서 비교적 흔하며, 농흉이 생길 수 있다. 또한 기종(pneumatocele)은 포도구균성 폐렴의 용해시기에 생길 수 있으며, 대개 둥근 형태를 보인다. 세균성 폐렴 중 폐렴간균 폐렴(klebsiella pneumonia)은 폐의 부피를 증가시키는 양상으로, 폐렴구균성 폐렴(pneumococcal pneumonia)은 둥근 모양의 경결로 보일 수 있다.

C. 흡인성 폐렴

태변, 우유, 위식도 역류에 의한 위내용물, 기타 이물질 등에 의해서 폐렴을 일으킬 수 있다. 흡인성 폐렴은 다발성, 분절성 무기폐 혹은 경결의 양상을 보이고, 지방성분의 물질을 흡인하는 경우 CT가 진단에 도움을 줄 수 있다. 또한 반복성 흡인성 폐렴이 있는 환자에서는 폐에 섬유화 및 기관지 확장증을 일으킬 수도 있다. 호발부위는 상엽의 후분절, 하엽의 상분절이다. 리포이드 폐렴(lipoid pneumonia)은 squalen을 먹이다 흡인되거나 내인성 기전에 의해 생기고 단순 방사선 소견상 균질한 음영의 경결이 흡인 호발부위에 있고 상당히 오랜 기간 지속된다. CT상 폐경결 부위에서 지방 음영을 보면 진단에 도움을 받을 수 있고, 병력과 방사선 추적 검사로 진단할 수 있다. 폐 생검을 시행하면 대식구(macrophage)내에 있는 지방을 확인하는 것이 중요하다.

D. 마이코플라즈마 폐렴

마이코플라즈마 폐렴은 다양한 방사선 소견을 보인다. 간질성 양상과 폐경결이 혼합되어 있는 양상을 보이거나 양측 혹은 다발성 침범을 보이면 진단에 도움을 받을 수 있다. 흔치 않은 방사선 소견으로는 늑막액, 분절성 혹은 대엽성 경결, 국소적 간질성 양상의 소견이 있을 수 있다. 임상 증상에 비해 방사선 소견이 심한 경우도 마이코플라즈마 폐렴 진단에 도움이 된다.

5. 결핵

선천성 결핵은 태반을 통해서 혹은 양수를 흡입함으로 인해서 발생한다. 태반을 통한 감염일 경우 간과 림프절을 침범할 수 있고, 흡입한 양수에 의한 감염일 경우 장간막이나 장을 침범한다. 폐를 침범한 원발성 결핵은 단순 흉부 방사선 사진상 국소적인 폐경결과 함께 기관지폐 림프절 비대, 두꺼워진 림프관들을 관찰할 수 있고, 일차성 폐 병변은 좀 더 광범위하게 분절이나 엽을 침범하기도 한다. 환아가 후천성 면역이 발달함에 따라 폐 병변과 림프절 비대가 감소되면서 석회화되기도 한다. 커진 림프절에 의한 주기관지나 기도의 압박, 좁아짐을 일으킬 수 있다(그림 10-9). 또한 기관지내 병변(endobronchial lesion)에 의한 분절성 혹은 대엽성 무기폐의 양상을 보이기도 한다.

6. 기도 및 기관지 질환

A. 상기도 질환 (upper respiratory tract abnormalities)

1) 크루으프(croup)와 후두개염(epiglottitis)

개 기침소리와 흡기 시 천명이 특징적인 크루으프는 바이러스 감염이 원인이며 후두개염보다 어린 연령(6개월~3세)에서 호발하고 후두개에서 기관지까지 염증이 있고 기도의 협착은 성대 하방 1cm에 위치한다. 크루으프가 의심되는 환자에서 경부 측면 사진을 촬영하는 경우 하인두의 과팽창, 성대 하부의 협착을 관찰할 수 있다(그림 10-10). 그러나 호기 시에 촬영된 경우 상기의 소견은 관찰할 수 없기 때문에 유의하여야 한다. 호혈균이나 바이러스 감염이 원인인 후두개염의 경우는 호흡마비를 일으킬 수 있기 때문에 응급 상황에 속하며, 앙와위에서 촬영할 경우 호흡마비를 일으킬 수 있기 때문에 직립위에서 경부 측면 사진을 촬영하여야 한다. 정상 후두개는 모양이 다양할 수 있지만 후두개염의 경우 후두개와 피열후두개 추벽(aryepiglottic fold)의 부종을 보인다(그림 10-11).

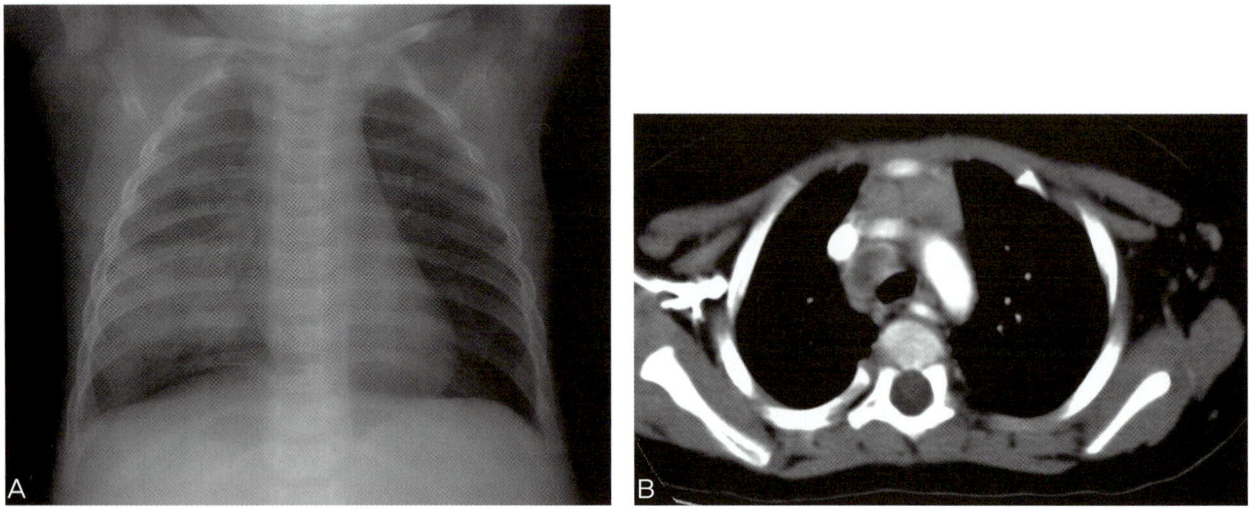

그림 10-9. A. 원발성 폐결핵의 흉부 방사선 사진. 우상엽의 폐 경결이 보이고 우 폐문부 림프절 비대가 의심된다. B. 원발성 폐결핵의 CT. 조영제 주입후 CT상 기관 우측의 림프절은 피막 조영증강과 건락괴사에 의한 림프절 중심부 저밀도를 보인다.

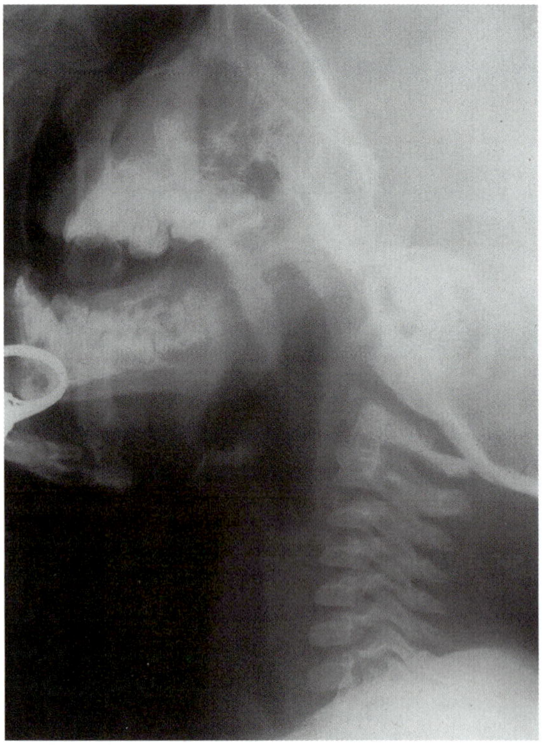

그림 10-10. 크루으프. 경부 측면 사진상 하인두부의 팽창과 성대 하부의 협착이 보인다.

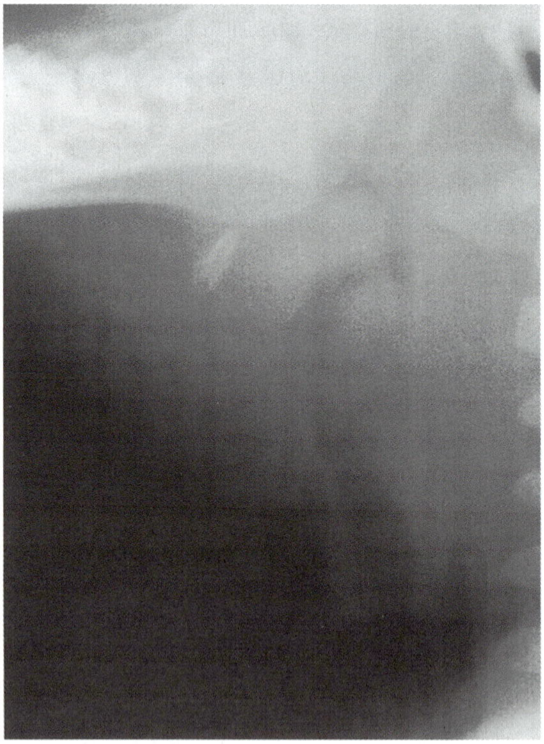

그림 10-11. 후두개와 피열연골부의 부종. 갑자기 호흡장애가 발생한 환자에서 후두개의 끝부분이 부종 때문에 둥그런 모양을 보인다.

2) 아데노이드(adenoid)와 편도선 비후

상기도 폐쇄 증상이 있을 경우 경부 측면 사진으로 비후된 아데노이드나 편도선을 쉽게 관찰할 수 있다.

3) 상기도 종괴

상기도 폐쇄나 협착을 시킬 수 있는 연부조직 종괴 중에서 가장 흔한 것은 성대 하부 혈관종(subglottic hemangioma)이고, 기타 설갑상선(lingual thyroid), 하인두 낭종 혹은 유두종(hypopharyngeal cyst or papilloma) 등이 있을 수 있다.

4) 기도 협착(tracheal stenosis)

원인으로는 선천적 요인(그림 10-12) 외에도 기도 삽관 후유증에 의해서 기도 협착이 유발될 수 있으며, 이중 대동맥궁, 혈관 고리(vascular ring), 쇄골하 동맥의 기시부 이상(anomalous origin of subclavian artery) 등의 혈관 기형에 의해서도 기도 압박이나 협착이 생길 수 있다(그림 10-13). 진단은 단순 방사선 사진으로도 가능하지만 여러 가지 내적 또는 외적 원인에 의한 기도 협착의 수술적 치료를 고려할 때 MRI 또는 multi-detector CT scan이 가장 정확한 진단 방법이 될 수 있다.

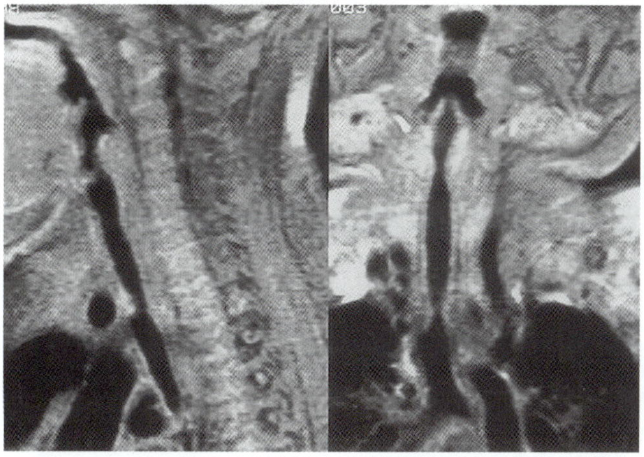

그림 10-12. 기도 협착의 자기공명영상. 시상 및 관상 영상에서 기도 협착이 제2흉추 높이에서 보인다.

B. 폐 과팽창

1) 비폐쇄성 및 말초 폐쇄성 과팽창

공기 부족 상태나 대사성 산증(metabolic acidosis)에 의한 과다한 공기 흡입 또는 청색증이 있는 선천성 심장 질환에 의해서 비폐쇄성 과팽창이 올 수 있다. 천식, 급성 세기관지염, 기관지염 등에 의해서 말초 폐쇄성 과팽창이 올 수 있다.

2) 이물에 의한 폐쇄(foreign body aspiration)

이물에 의한 과팽창은 체크밸브 기전(check valve mechanism)에 의해서 일어난다. 소아 환자에서 흡인되

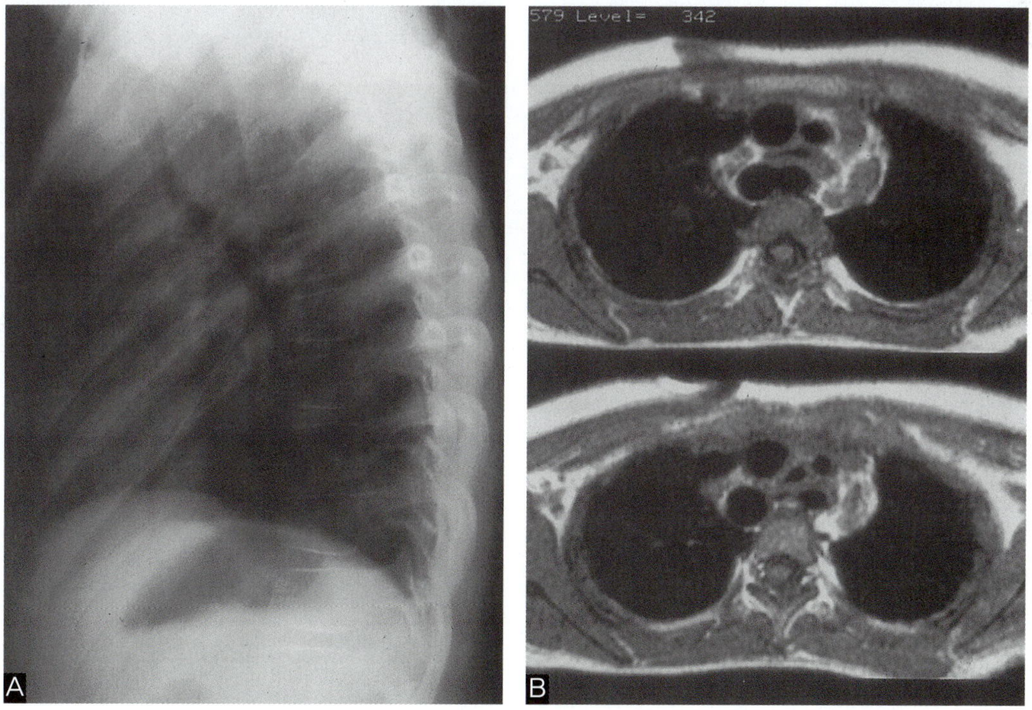

그림 10-13. A. 혈관에 의한 기도 압박. 흉부 측면 사진에서 기도가 앞쪽으로 밀려있다. B. 혈관에 의한 기도 압박 환자의 MRI. 기도 뒤쪽으로 지나가는 대동맥궁에 의해 기도가 압박되고 있다.

는 이물 중 땅콩이 가장 흔하며, 여러 가지 이물이 흡인될 수 있다. 대부분의 흡인된 이물들은 방사선 투과성 때문에 단순 흉부 방사선사진상 이물을 직접 볼 수는 없지만 대부분 병력과 더불어 한쪽 폐의 용적 증가와 방사선 투과성 증가(unilateral hyperlucent lung)가 관찰된다. 단순 흉부 방사선사진은 흡기 및 호기를 함께 촬영하는 것이 진단에 도움이 되며, 특히 호기 사진에서 과팽창이 있는 폐는 방사선 투과성이 감소되지 않고 폐 용적이 증가되어 있는 상태이며, 이에 따라 종격동이 반대편으로 밀리는 양상을 보일 수 있다(그림 10-14). 흡인된 이물의 크기 및 종류, 그리고 이물이 걸려 있는 위치에 따라 항상 과팽창을 보이는 것은 아니고, 오히려 폐렴이나 무기폐의 양상을 보일 수도 있다.

7. 종격동 질환

전 종격동에는 비후된 흉선 또는 흉선 낭종, 흉선종 등이 있을 수 있고, 기형종(그림 10-15 A), 갑상선 종괴 및 혈관 질환이 전 종격동 종괴를 형성할 수 있다. 중 종격동에는 림프절 비후, Hodgkin's or non-Hodgkin's 림프종(그림 10-15 B), 기관지성 낭종(bronchogenic cyst)

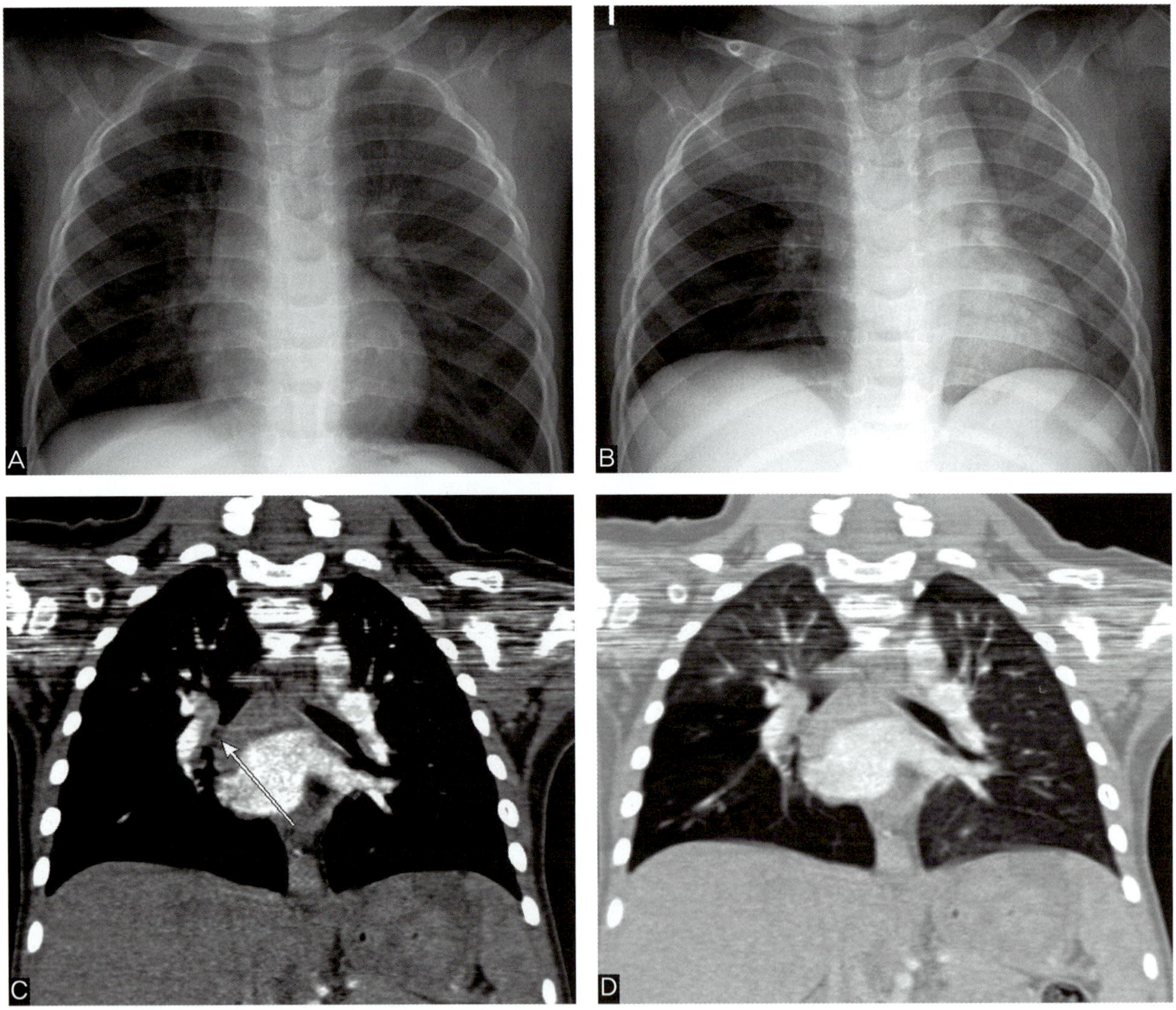

그림 10-14. A and B. 방사선 투과성 이물 흡입. 이물 흡입 환아의 흡기(A)와 호기(B) 흉부 사진으로 흡기 사진에서는 병변이 명확하지 않으나, 호기 사진상 우측폐 중엽 및 하엽에 과팽창이 관찰된다. 이물이 우측 중간 기관지에 위치한 것을 시사한다. C and D. 같은 환아의 CT 사진으로 종격동 조정 영상(c, mediastinal setting)에서 우측 중간 기관지 내의 이물(화살표)가 관찰되고, 폐 조정 영상(d, lung setting)에서 우측폐 중엽 및 하엽의 과팽창이 관찰된다.

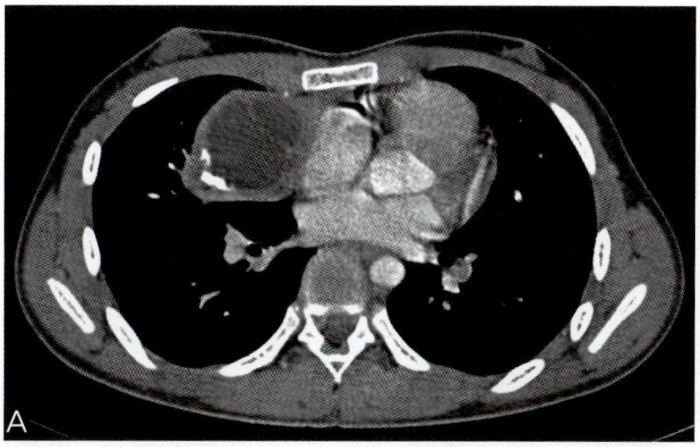

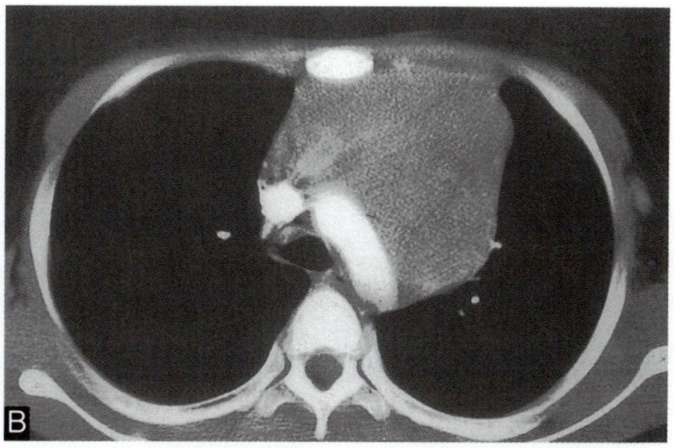

그림 10-15. A. 전 종격동의 기형종(teratoma). 전 종격동에 연조직 밀도와 이빨에 의한 고밀도 음영이 보인다. B. 림프종의 흉선 침범. 림프종의 경우 이와 같이 흉선을 침범하여 전 종격동 종괴로 보일 수 있고 종격동 림프절 비대와 함께 중 종격동 종괴를 형성하기도 한다. 림프종이 매우 크면 내부에 괴사를 동반 할 수 있지만 대개의 림프종은 균질한 내부 밀도를 보인다.

등이 있을 수 있으며, 후 종격동에는 신경성 종괴(neurogenic tumor)가 가장 흔하다. 소아연령에서 오는 후 종격동 종괴중 신경아세포종(neuroblastoma)의 빈도가 가장 높고, 종괴 내부에 석회화가 40% 정도에서 동반되며 이 종괴는 척수강으로 파고 들어 신경증상을 일으킬 수 있는 것이 특징이다. 기타 신경성 종괴로는 신경절신경아세포종(ganglioneuroblastoma)과 신경절 신경종(ganglioneuroma)(그림 10-16) 등이 있을 수 있다. 신경절 신경종은 방사선 검사상 종괴가 구형 혹은 난원형이고 석회화를 동반하지 않는 균질한 밀도를 보인다. 방사선 검사 종류에는 단순 방사선 사진, 전산화 단층 촬영이나 자기공명영상을 이용할 수 있고 늑골이나 척추의 골 변화나 석회화 진단을 위해 전신 골 주사를 사용하기도 한다.

8. 폐 종양 및 종괴성 질환

소아 흉부 방사선 사진상 소결절이나 종양은 여러 가지 원인에 의해서 생길 수 있다. 선천성 기관지 폐 격절(congenital bronchopulmonary sequestration)이나 낭종성 선종성 기형(cystic adenomatoid malformation), 폐 실질내의 기관지성 낭종(bronchogenic cyst) 등에 의해서 올 수 있고, 감염성 원인으로는 결핵성 육아종, 둥근 형태의 폐렴, 폐 농양이 있을 수 있다.

종양성 원인으로 원발성 폐 종양은 소아에서 매우 드물고, 윌름 종양이나 갑상선 유두상 암종(thyroid papillary carcinoma) 전이 등이 소결절이나 종양을 형성할 수 있다. 기타 혈관 질환(예를 들어 pulmonary arteriovenous malformation), 지방성 소결절(lipoid nodule) 등이 있을 수 있다.

9. 기타 선천성 질환

A. 횡격막 탈장(diaphragmatic hernia)

1) Bochdalek hernia

흉막복막관(pleuroperitoneal canal), Bochdalek 공을 통해서 주로 장이 이동하며 좌 후외측(left posterolateral)에 흔히 발생한다. 신생아기에 호흡장애의 한 원인이 될 수 있으며 선천적인 횡격막 결손에 의해 태생기에 장이 흉곽 내로 이동되어 폐발육에 영향을 끼쳐 동측 폐의 발육부전을, 심한 경우 반대측 폐까지도 발육부전을 일으킬 수 있다. 동반되는 기형으로는 척추 이분증, 뇌류(encephalocele), 선천성 심장기형, 지속적 태아 순환증 등이 있을 수 있다.

흉부 방사선 소견 : 탈장이 의심되는 동측 흉곽 내에 장(낭종과 유사한 음영)이 보이며 종격동은 반대편으로 이동되고 복강 내 장의 공기 음영이 비정상적이거나 혹은 공기가 적을 수 있다. 영양관(feeding tube)을 삽입하면 관의 끝이 흉곽 내에 위치한다(그림 10-17).

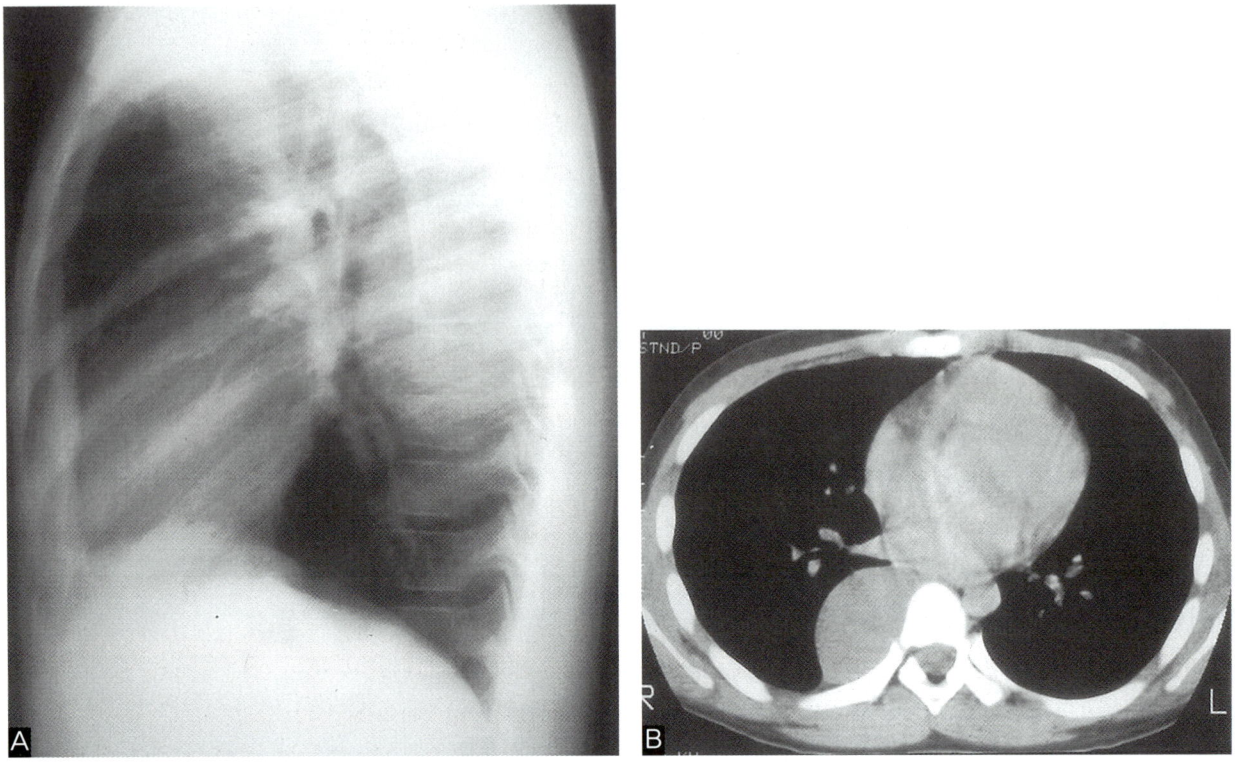

그림 10-16. A. 신경절 신경종. 12세 환자로 측면 흉부 방사선사진상 후종격동 종양의 앞쪽 경계가 선명하게 보인다. B. 신경절 신경종의 CT. 석회화가 동반되지 않고 균등한 밀도를 보이는 타원형의 종양이 척추 우측에서 보인다. 인접한 흉추의 골 파괴나 척추관내로의 종양 침범은 없다.

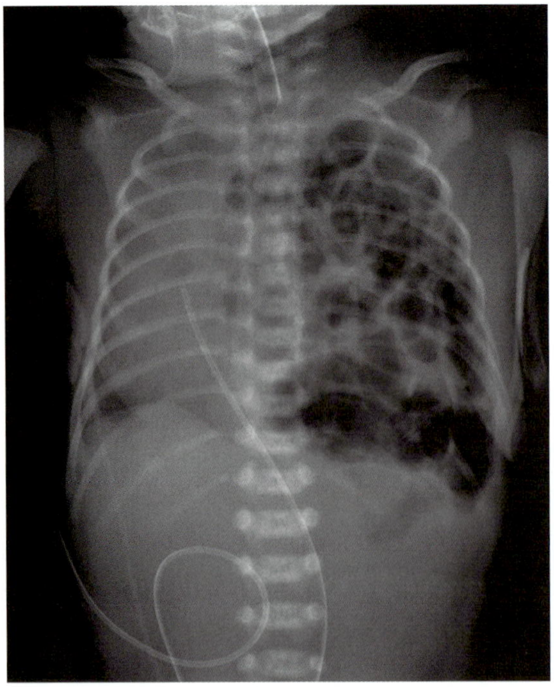

그림 10-17. Bochdalek hernia. 출생 직후 사진으로 장이 모두 좌측 흉곽으로 이동되어 복강내에 공기가 보이지 않고, 심장 및 종격동 구조물이 우측으로 밀려 있다.

2) Morgagni hernia

Bochdalek hernia에 비해 발생 빈도가 적고 횡격막의 전내측(anteromedial) 결손에 의해 간, 대망(omentum), 드물게는 횡행 결장 등이 흉곽 내로 이동한다(그림 10-18).

B. 선천성 낭종성 선종성 기형 (congenital pulmonary airway malformation)

중배엽 조직의 비정상적 증식과 세기관지의 성숙 장애에 의하며, 태생기 5~6주에 발생하는 것으로 알려져 있다. 남자에서 더 흔하고 호발되는 엽(lobe)은 없고 95% 이상에서 단엽에 생긴다. 낭종 벽은 평활근, 탄력 조직으로 이루어져 있지만 연골은 없다.

3가지 형태(1형: multicystic; most common type, 2형: intermediate; large and small cysts, 3형: solid type; numerous tiny cysts, poor prognosis)의 낭종성 선종성 기형이 있고 각 형태에 따라 해부학적, 임상적인 차이가 있다.

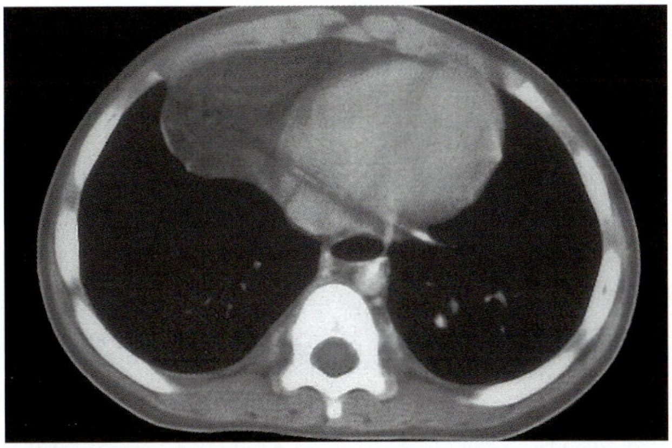

그림 10-18. Morgagni hernia. 우측 횡격막 전내측 결손에 의해 대망이 올라와 있다.

산전 초음파검사에서도 진단이 가능하며 단순 흉부 방사선사진상 내부에 낭종성 구조를 나타내는 종괴가 한 쪽 엽에 분포하는 양상이고 전산화 단층 촬영을 시행할 경우 이와 같은 해부학적 구조를 잘 볼 수 있다(그림 10-19).

C. 선천성 기관지 폐 격절 (congenital bronchopulmonary sequestration)

전장(foregut)의 비정상적인 미측 부속 발아(caudal accessory budding)에 의해 일어나는 것으로 생각되며 기도나 기관지와 연결되지 않고 태생기의 체동맥 연결(embryonic systemic arterial connection)이 있는 것이 특징이다. 엽내형과 엽외형(intralobar and extralobar type)으로 나눌 수 있고 엽내형은 선천적으로 좀 더 일찍 생겨서 주 폐늑막(main pulmonary pleural envelope) 내에 싸여 있는 양상으로 나타난다. 단순 흉부방사선 사진상 대개 좌하엽에 경결 혹은 종괴의 모양을 보인다. 체동/정맥과의 연결을 확인하기 위해서는 혈관 촬영술을 시행해야 하지만, 색조 도플러 초음파 검사나 컴퓨터 단층촬영을 시행할 경우에도 공급 동맥뿐 아니라 원발 병소의 파악, 진단에 도움이 된다.

D. 선천성대엽성기종(congenital lobar emphysema)

발생 원인으로 특발성 혹은 밸브 기전이 작용할 수 있고 두 가지 유형으로 나눈다. 첫째, 정상 엽의 과팽창, 둘째, polyalveolar 유형이다. 특히 polyalveolar 유형은 정상적으로 팽창된 폐포의 숫자가 증가된 것이다. 과팽창된 엽은 좌상엽에 가장 흔하고 우중엽, 우상엽의 순으로 발생 빈도를 보인다. 신생아기에 호흡곤란을 일으키는 원인이 되기도 하고 소아 연령에서는 반복성 감염의 양

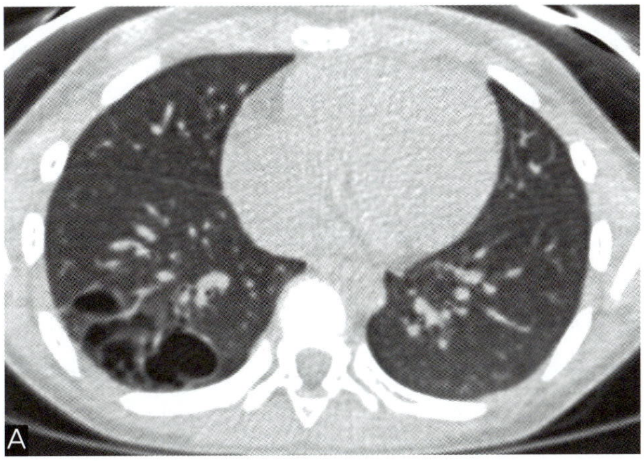

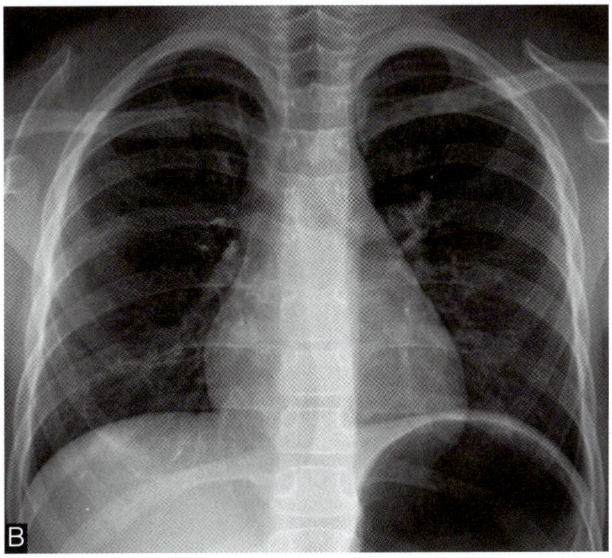

그림 10-19. A. 선천성 낭종성 기형. 여러 개의 낭종이 우하엽에 보인다. B. 제1형 선천성 낭종성 기형의 CT. 우하엽에 다양한 크기의 낭종이 보이며 각각 낭종의 벽은 거의 보이지 않는다. 이 사진에서 보이지 않지만 낭종내 공기-액체 경계를 보이거나 주변에 폐경결이 동반될 수 있다.

상을 나타낸다. 치료는 엽 절제술(lobectomy)이 원칙이나 경미한 증상을 가진 경우 수술을 연기하고 관찰하거나 시행하지 않을 수 있다. 단순 흉부 방사선 사진 및 흉부 전산화 단층촬영상 과팽창된 엽과 이에 동반되는 정상 엽, 혈관, 기관지 등의 압박, 종격동의 이동 등의 소견으로 진단할 수 있다.

III. 신생아 및 소아 복부 질환

1. 신생아 및 소아 복부 방사선 사진의 특징

단순 복부 방사선 사진상 소아, 특히 신생아에서 장내 공기 음영이 성인에 비해 많은 편이고, 소장에 공기가 많이 찬 경우 대장과 소장의 구분이 용이하지 않을 수 있다. 경우에 따라서는 앙와위보다 복와위의 복부 사진이 대장과 소장을 구분하는 데 도움을 줄 수 있다. 흔히 시행하는 앙와위, 직립위 사진 외에도 선천성 거대 결장의 경우 측면 사진, 복강 안의 공기 및 장벽을 보다 잘 보기 위해 transtable lateral view, 요즘은 잘 시행하지 않지만 항문 직장 기형이 있는 경우 Wangenstein view 등을 시행하기도 한다. 또한 신생아에서 제대 동맥, 정맥에 도관을 삽입한 경우 적절한 위치에 있는지를 확인하는 것도 매우 중요하다. 기타의 진단 방법(조영제 검사, 초음파, CT, MRI, 동위원소 검사)도 신생아 및 소아 복부 질환 진단을 위해 많이 이용된다.

단순 복부 사진으로 진단할 수 있거나 도움을 받을 수 있는 질환 및 소견은 다음과 같다.

1) 비후성 유문 협착 ; 위의 증가된 연동파
2) 십이지장 폐쇄, 협착 ; 상복부에 두 개의 공기방울
3) 태변성 장 폐색증 및 복막염 ; 복강 내 석회화
4) 진행된 괴사성 장염 ; 장벽 내와 문맥의 공기음영
5) 장중첩증 ; 원형의 연조직성 종괴와 그 주변의 공기음영
6) 기복 ; 복강 내 공기

2. 위장관계

A. 식도질환

1) 위식도 역류(gastroesophageal reflux)

원인으로는 생후 3개월 이내의 하부식도 괄약근 미성숙 혹은 열공 탈장(hiatal hernia), 분문 이완증(chalasia), 위출구 폐쇄(gastric outlet obstruction)에 의해 생긴다. 신생아 및 유아는 횡격막 아래의 식도가 짧고 식도와 위가 이루는 각도가 둔각이고 하부식도 괄약근 미성숙 때문에 위 식도 역류를 흔히 볼 수 있지만(40~50%) 성장하면서 소실된다. 진단 방법으로는 바리움 위식도 조영술이나 동위원소를 이용하여 위식도 역류 유무를 확인할 수 있다. 위식도 역류에 의해 식도염, 흡인성 폐렴 등이 생길 수 있다. 식도에 도관을 삽입하여 pH를 측정하는 것이 제일 정확한 진단 방법이지만 24시간 동안 측정을 하여야 하고 위식도 역류가 짧고 빠르게 일어나는 경우 정확히 측정이 안 될 수 있다.

2) 식도 폐쇄(esophageal atresia) 및 기관식도루 (tracheoesophageal fistula)

식도 폐쇄 및 기관식도루 유형에는 원위부 식도와 기관식도루를 형성하는 식도폐쇄가 가장 흔한 형태(85%)로 기관식도루의 위치는 기관 분기부 근처이고 침을 계속 흘리거나 구토 등의 임상 양상이 출생 직후부터 나타난다. 반면 H형 기관식도루(5%)는 임상 증상이 늦게 나타나며 반복성 폐렴을 주소로 내원하게 된다. 이외에도 누공이 없는 식도폐쇄(10%), 근위부 및 원위부 식도와 기관식도루를 형성하는 식도폐쇄 등의 유형이 있다.

흉부 사진상 공기가 차서 늘어난 근위부 식도 내에 영양관이 꼬여 있는 것을 보면 쉽게 진단할 수 있으며(그림 10-20) H형 기관식도루를 제외하고는 식도조영술이 필요 없다. 기관식도루가 없는 식도폐쇄의 경우 단순 복부 사진상 공기가 거의 없는 양상을 보인다. 한편 수술 시 좌측 혹은 우측 개흉술을 결정하기 위해서는 대동맥궁이 좌측 혹은 우측에 있는지를 확인할 필요도 있다.

십이지장 폐쇄 등 다른 위장관 기형이 흔히 동반되며 Down 증후군에서 식도폐쇄와 기관식도루가 잘 동반된

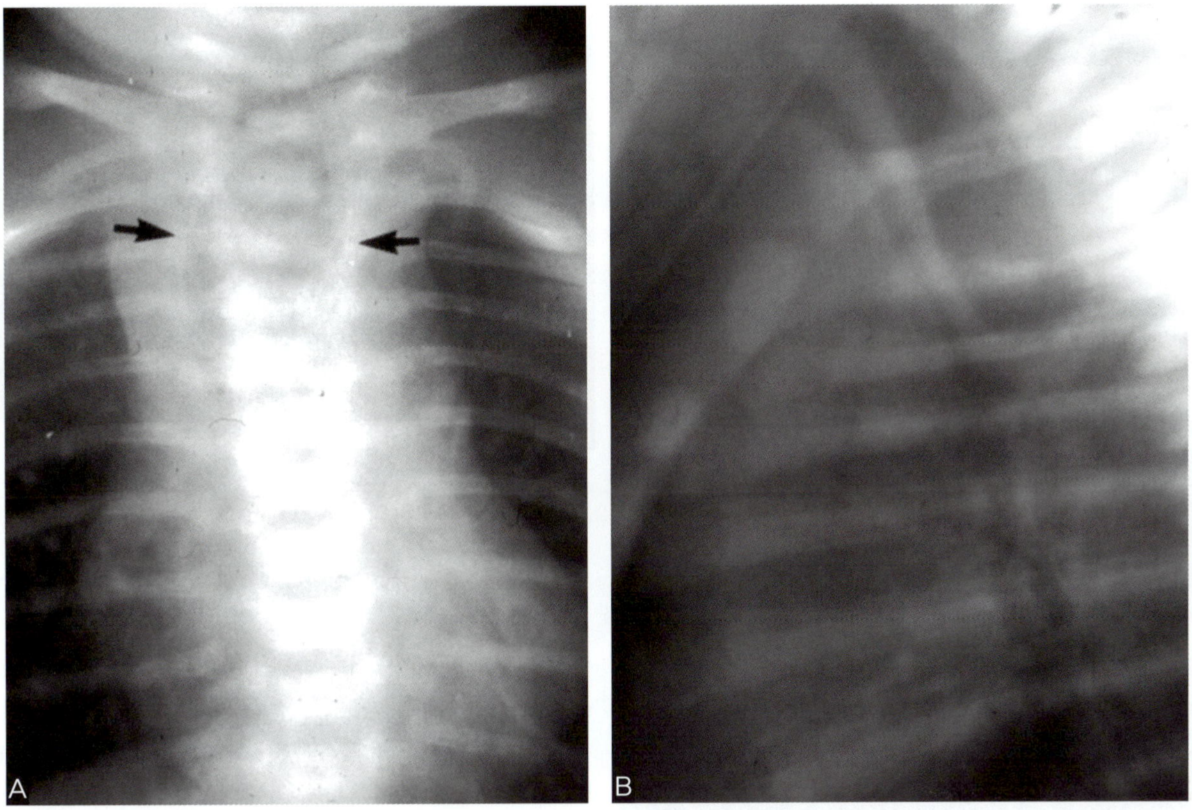

그림 10-20. A. 식도 폐쇄. 영양관이 팽창된 근위부 식도안에서 말려있는 모양을 볼 수 있다(화살표). B. 식도 폐쇄. 공기에 의해 늘어난 근위부 식도가 흉부 측면 사진에서 잘 보인다.

다. 그리고 척추, 심혈관, 항문직장, 비뇨생식기, 골 기형이 동반된 경우를 VATER 증후군이라 한다.

3) 혈관에 의한 식도 압박

대동맥궁, 대동맥궁의 위치에 따른 쇄골하동맥 기시부 이상, 폐 슬링(pulmonary sling) 등에 의해 식도뿐 아니라 기도도 압박을 받을 수 있다. 상기의 질환들에 의한 증상이 있거나 없을 수 있다. 방사선 진단방법으로는 단순 흉부, 경부 사진상 기도나 식도의 압박, 이동을 의심할 수 있으며 과거에는 식도 조영술로 식도 압박 양상을 관찰하였지만 최근에는 자기공명영상이 진단에 많이 이용된다.

B. 소화관 폐쇄성 질환

1) 비후성 위 유문부 협착(hypertrophic pyloric stenosis)

대개 남아에 흔하고 생후 3~6주에 담즙이 섞이지 않은 분사성 구토(projectile vomiting)의 양상을 보이지만 생후 3개월 이후에 증상이 나타나는 경우는 거의 없다. 방사선학적 검사 방법에는 단순 복부 사진, 초음파 검사, 상부 위장관 조영술 등이 있다.

단순 복부 사진상 팽창된 위, 증가된 연동파(그림 10-21 A), 감소된 소장의 공기 음영을 볼 수 있지만 정상일 수도 있다. 비후된 유문근 및 길어진 유문관 때문에 초음파 검사상 과녁(target) 모양으로 보인다. 상부 위장관 조영술상 실처럼 가늘게 보이는 유문관 및 여러 가지 소견들이 있으나 현재는 초음파 검사로 유문근의 두께와 유문관의 길이를 용이하게 측정할 수 있고 신장의 동반 기형 유무를 확인할 수 있고 수술 후 치료 결과를 추적할 수 있기 때문에 초음파 검사가 제일 중요하다(그림 10-21 B).

2) 십이지장 폐쇄(duodenal atresia) 및 협착

신생아 장 폐쇄의 흔한 원인의 하나이며 장의 발생시

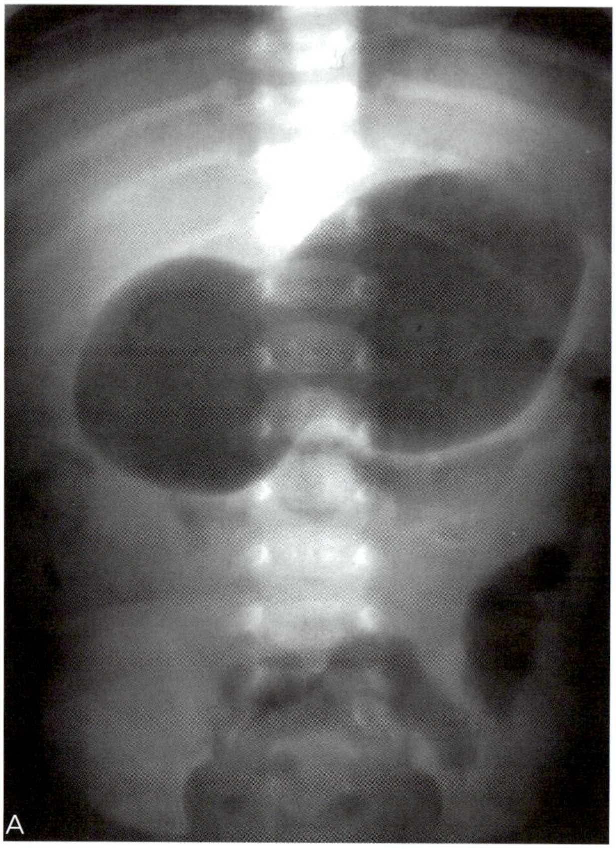

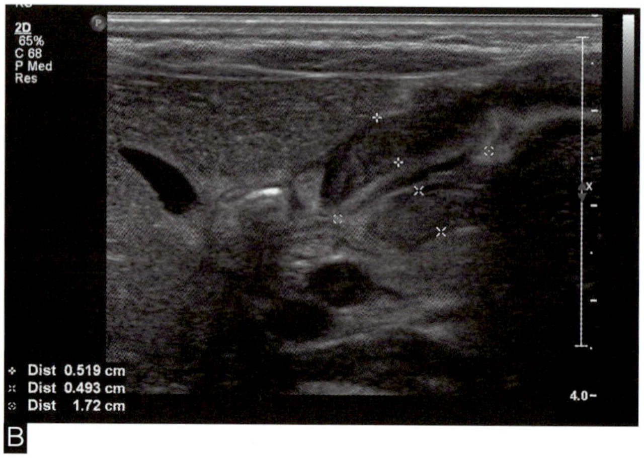

그림 10-21. A. 비후성 위 유문부 협착 환자의 단순 복부 사진. 위가 공기에 의해 팽창되어 있고 증가된 연동 운동때문에 위가 잘룩한 모양을 보인다. B. 비후성 위 유문부 협착 환자의 초음파 검사. 유문관의 초음파 종단 영상에서 두꺼워진 유문근의 두께와 늘어난 유문관의 길이를 측정할 수 있다.

recanalization이 이루어지지 않은 것이 질병의 기전으로 생각되고 있으며 Vater 유두 직하방에 폐쇄나 협착부가 위치한다. Down 증후군 환자의 30%에서 십이지장 폐쇄 및 협착이 있다. 기타의 선천성 기형으로는 회전 이상, 선천성 심장 기형, 식도 폐쇄, 신장 기형, 무공 항문(imperforate anus), 소장 폐쇄(small bowel atresia), 담관 폐쇄(biliary atresia) 등이 있다.

단순 복부 사진상 위와 십이지장이 공기에 의해 팽창되어 상복부에 두 개의 공기가 모여 있는 것이 특징이며(그림 10-22) 단순 복부 사진으로 진단할 수 있지만 상부 위장관 조영술을 시행하면 말단부가 둥그런 모양으로 늘어난 십이지장(windsock duodenum)을 볼 수 있다. 약 40%에서 양수 과다증 때문에 산전 초음파검사상 진단이 가능하다.

3) 소장 폐쇄(small bowel atresia) 및 협착

십이지장 폐쇄보다 빈도가 높으며, 태생기 장의 허혈(intestinal ischemia)이 원인이고 공장이나 회장에 비슷한 빈도로 발생한다. 소결장(microcolon)과 아울러 15%에서 태변성 복막염(meconium peritonitis)이 동반되기도 한다. 십이지장 폐쇄와 같이 양수 과다증의 병력을 가질 수 있고 생후 24시간 이내에 복부팽만, 담즙성 구토, 태변 배출을 못하는 증상을 보인다. 소장 폐쇄 및 협착은 다음과 같이 4가지 유형이 있다.

- Type I : atretic portion continuous to dilated portion
- Type II : discontinuity of two parts of intestine, may or may not fibrous, may have mesenteric defect, small bowel shortening
- Type III : multiple atresia, discontinuity, interspersed with cyst like small bowel segments
- Type IV : apple peel small bowel, large mesenteric defect

단순 복부 사진상 확장된 소장 루우프의 숫자로 폐쇄

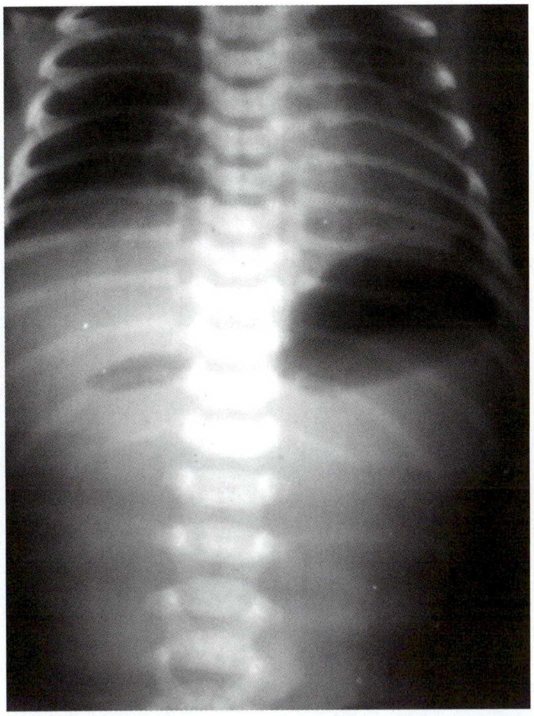

그림 10-22. 십이지장 폐쇄. 직립 상태의 복부 사진으로 상복부에 두 개의 공기 주머니(double bubble)가 보이고 소장 및 대장에 공기가 없다.

부위를 추정할 수 있으며 공장 폐쇄보다 회장 폐쇄의 경우 더 많은 수의 소장이 늘어난다. 간혹 폐쇄 상부의 장이 심하게 늘어나서 단순 복부 사진상 폐쇄 부위를 알 수 있는 경우도 있다. 조영제 검사는 수용성, 비아이오닉 조영제로 대장 조영을 하여 소결장(microcolon), 맹장(cecum)의 위치(회전 이상 유무를 보기 위해)를 확인하고 소장 말단부로 조영제가 들어가서 폐쇄 부위를 직접 볼 수 있는 경우도 있다. 대장의 크기는 폐쇄가 시작된 태생기 연령 및 대장으로부터 폐쇄 부위까지의 거리에 따른다. 즉 태생기 초에 발생할수록, 소장 원위부를 침범할수록 소결장을 보이게 된다(그림 10-23).

4) 소장의 회전 이상(small bowel malrotation) 및 중장 염전(midgut volvulus)

태생기의 장이 반 시계방향(counter-clock direction)으로 270° 회전하는 과정 어느 단계에서 정지하느냐에 따라 다양한 형태의 회전 이상 및 중장 염전이 일어날 수

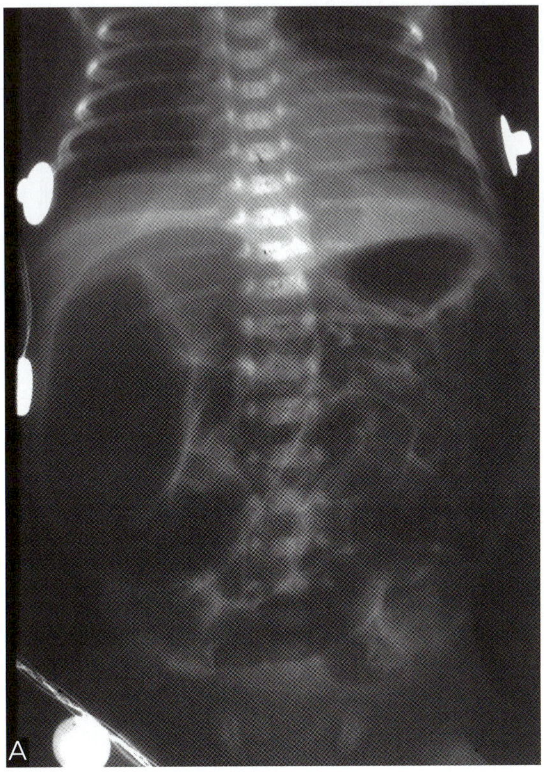

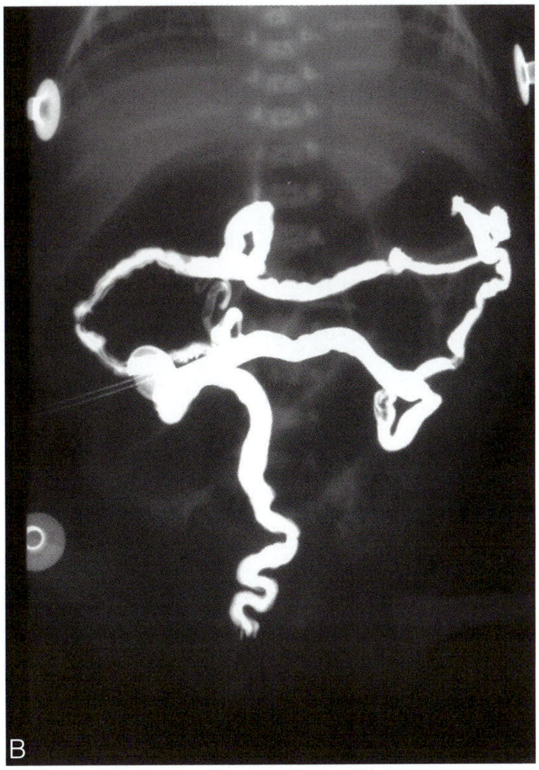

그림 10-23. A. 회장 폐쇄. 단순 복부 사진에서 많은 수의 소장이 공기로 팽창되어 있다. B. 회장 폐쇄. 대장 조영술 사진에서 소결장을 확인할 수 있다.

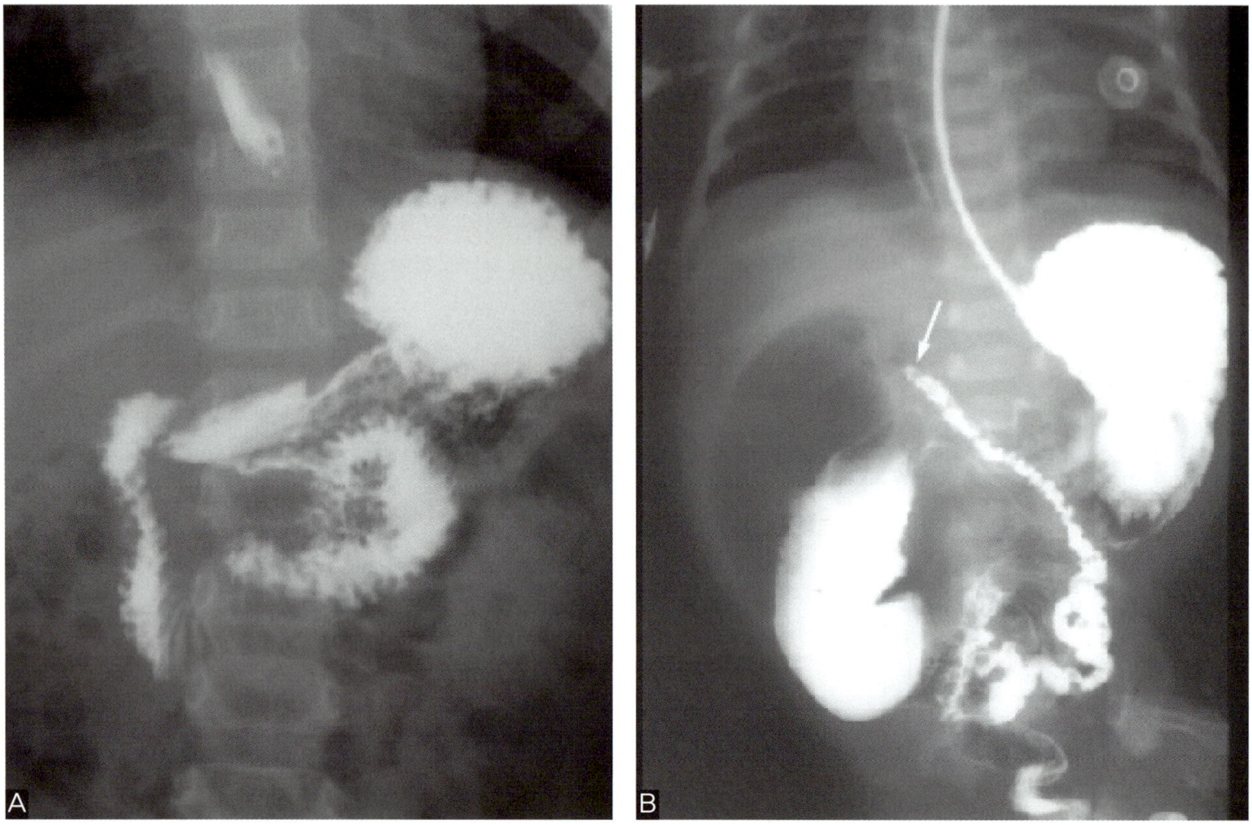

그림 10-24. A. 정상 상부위장관조영술 사진. 십이지장 공장 이행부가 제1요추의 좌측에 있고 십이지장 구부와 같은 높이에 위치한다. B. Ladds band에 의한 폐쇄. Ladds band에 눌려서 늘어난 십이지장과 근위부 공장이 요추의 오른쪽에 있다. 대장 조영술에서 소결장을 확인할 수 있고 조영제로 채워진 소결장의 근위부가 늘어난 공장근처(화살표)에 있다.

있다. 방사선학적 검사 방법으로 단순 복부 사진, 상부위장관 조영술, 대장 조영술, 초음파 검사 등이 있다.

회전 이상은 상부 위장관 조영술에서 십이지장 공장 이행부의 위치와 공장의 위치 및 확장된 십이지장의 모양, 대장 조영술 상 대장과 맹장의 위치, Ladds band에 의한 폐쇄 양상이나 소결장이 있는지(그림 10-24)를 확인하는 것이 중요하다. 초음파 검사에서는 상장간막 동맥과 정맥의 위치가 바뀌어 있는지를 확인하여야 하며 색조 도플러 검사에서 상장간막 동맥을 중심으로 상장간막 정맥과 장간막이 소용돌이처럼 도는 모양을 보면 진단에 도움이 된다.

5) 태변성 장 폐쇄(meconium ileus)

국내에는 발생한 예가 거의 없지만 낭포성 섬유증의 경우 점조성 분비액 때문에 장 폐쇄가 일어나며 낭포성 섬유증 없이도(idiopathic or familial) 발생하나 그 빈도는 낮다. 단순 방사선 소견으로 우하복부에 비누거품 모양의 공기 음영이 보이고, 장 루우프가 일정치 않은 비율로 확장되어 있고, 직립위 사진상 공기-액체 경계면이 관찰되지 않는다.

진단과 치료 목적으로 바리움이 아닌 가스트로그라핀(gastrografin)을 이용하여 대장 검사를 시행한다. 가스트로그라핀은 고삼투액 용액이므로 장내로 수분이 이동하여 태변이 묽어져 배출이 쉬워진다.

6) 항문 직장 기형(anorectal malformation)

항문 직장 기형의 종류에는 무공항문(imperforate anus), 이소성 항문(ectopic anus), 폐쇄 및 협착이 있다. 항문 직장 기형에서 가장 중요한 것은 후장(hind gut)의 말단부와 치골직장근(puborectalis muscle)과의 관계이

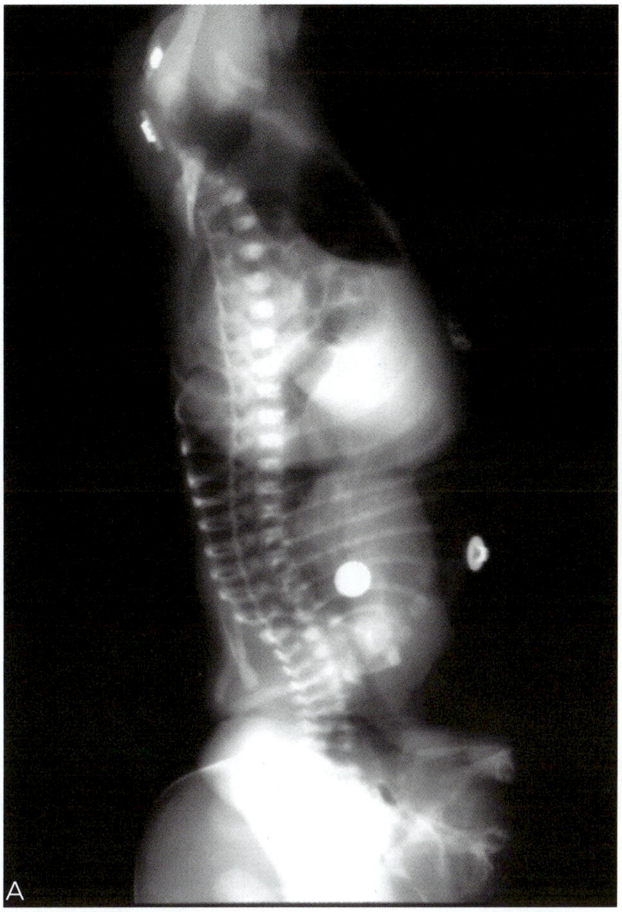

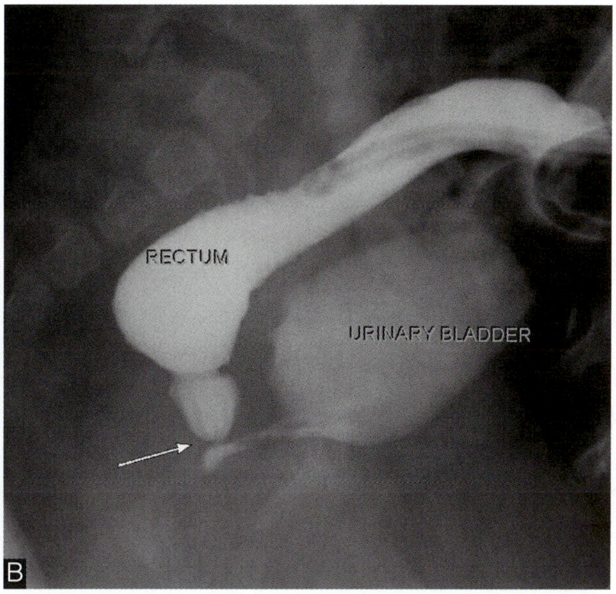

그림 10-25. A. 무공 항문 환아의 Upside down view. 공기가 차서 팽창된 직장 말단부의 위치를 보고 고위형 항문직장기형인지 저위형 항문직장기형인지를 구분할 수 있다. B. 원위부 직장루를 통한 조영제 검사. 직장(rectum)과 요도 사이에 루(fistula)(화살표)가 형성된 것을 볼 수 있다.

며 후장이 치골직장근 위쪽에서 끝나면 복부 수술, 아래쪽에서 끝나면 골반부 수술을 시행한다. 따라서 항문 직장 기형 환아의 방사선 검사(단순복부 사진, 조영제 검사, 초음파 검사, 자기공명영상)의 역할은 후장 말단부의 위치, 누공 확인, 기타 동반 기형을 진단하는 것이다. 특히 자기공명영상은 항문 직장 기형 때문에 수술받은 환아 중 대변실금(incontinence)이 있는 경우 매우 유용하다.

항문 직장 기형 중 무공 항문의 유형을 결정하는 방법으로 치골미골선(pubococcygeal line; 치골의 중심과 천미골 연결부를 연결하는 선) 혹은 M-line(치골미골선과 평행하며 좌골의 상부 2/3를 지나는 선으로 치골직장근에 해당하는 선)을 중심으로 공기가 찬 직장 말단부의 위치에 따라 고위형, 저위형, 중간형으로 구분한다. 환자의 다리를 위로 들고 찍는 upside down view(그림 10-25 A)가 과거에 많이 시행된 방법이나 촬영 시 환자를 놓칠 수 있기 때문에 복와위 상태에서 환자의 둔부를 올리고 측면 사진을 찍어도 위험성 없이 충분한 정보를 얻을 수 있다. 직장의 누관을 확인하기 위해서는 조영제를 이용한 검사가 필요하며 남아는 요도, 방광, 여아는 질과의 누공이 흔하다(그림 10-25 B). 동반 기형으로는 천골 기형(30%), 비뇨생식기 기형(30%), VATER 증후군, 위장관 기형 등이 있다.

C. 괴사성 장염(necrotizing enterocolitis)

미숙아에서 생후 2~6일에 발생할 수 있으며 원인으로는 저산소증, 조기 급양, 주산기 스트레스, 선천성 심장 질환이 위장관 순환을 감소시켜 발생되는 것으로 알려져 있다. 그러나 정상 만기 신생아에서도 선천성 심장 질환이나 거대 결장이 있는 경우 발생하기도 한다. 괴사성 장염의 초기에는 우하복부에 국한된 일레우스(ileus)를 보일 수 있고 대개는 전반적인 무력성 일레우스를 보이고 장벽은 염증과 부종에 의해 두꺼워진다. 임상적으로 조기에 의심하여 적절한 조치를 취하면 진행된 방사선 소견, 즉 장벽 낭상 기종(pneumatosis cystoides intestinalis), 문맥 공기 음영(gas in the portal vein), 기복(pneumoperitoneum)은 볼 수 없다.

D. 선천성 거대 결장(congential megacolon)

Auerbach 장근 신경총 내의 부교감신경절 세포가 없어서 생기며 환아의 80%가 생후 6주경에 장 폐쇄, 설사 혹은 변비를 나타내게 된다. 대개는 신경절 결손 부위가 직장, 직장S장 이행 부위를, 드물게는 전 대장과 말단 회장 일부(total aganglionosis)를 침범한다. 단순 복부 사진상 직장 내 공기가 없고 근위부 대장의 공기 팽창을 보인다. 대장 조영술 상 전이 부위(transition zone)가 보이면 진단이 용이하며(직장/S결장 지수가 1 이하), 좁아진 부위의 불규칙한 수축을 볼 수 있다(그림 10-26). 대장 조영술 검사 시 유의 사항은 검사 전 관장이나 직장 수지 검사를 해서는 안 되고 Foley도관 끝의 풍선도 확장시켜서는 안 된다는 것이다. 한편 대장 전체를 침범하는 선천성 거대결장은 방사선 진단이 매우 어려우며 대장 조영술 상 정상이거나, 결장의 길이가 짧고 S결장의 과잉성이 없거나 소결장의 양상을 보일 수 있고, 소장으로 조영제가 들어간 경우 소장의 전이 부위가 확인되는 경우도 있다.

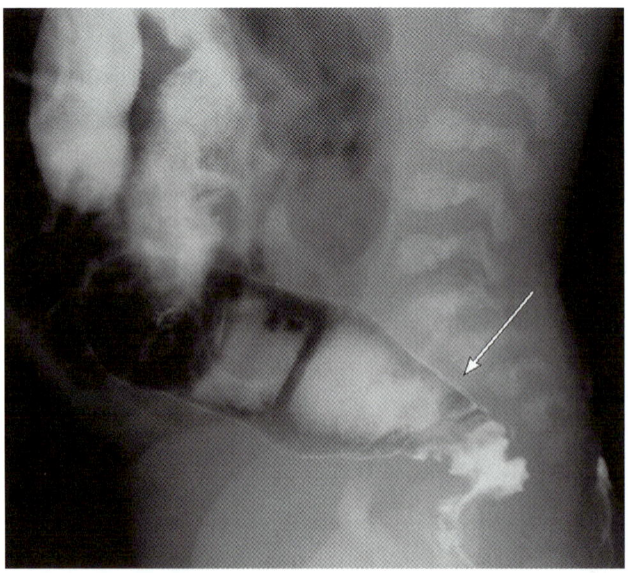

그림 10-26. 선천성 거대결장. 대장 조영술검사에서 이행부(transitional zone, 화살표)를 확인할 수 있고 신경절 세포가 정상적으로 있는 부위는 확장된 양상을 보인다. 신경절 세포가 없는 부위는 확장되지 않고 비정상적인 수축을 보인다.

E. 장중첩증(intussusception)

원인으로는 특발성(75%)이 대부분이고 병적 유발 병소(대장암, 폴립, 지방종, 림프종)에 의한 장중첩증은 성인의 경우보다 적다. 여러 유형이 있지만 회결장형(ileocolic type)이 가장 흔하고 기타 ileoileal, ileoileocolic, colocolic type이 있다.

진단 방법 및 방사선학적 소견으로 단순 복부 사진상 연조직 종괴와 비정상적인 장내 공기 음영(50~60%), 소장폐쇄(25%), 정상(25%) 등의 양상을 보일 수 있다. 연조직 종괴 형태로 보이는 감입부(intussusceptum)는 원위부 장내에 남아있는 공기나 감입부 주변으로 밀려 들어온 장간막 지방층에 의해 잘 보일 수 있다(그림 10-27 A). 초음파 검사에서 과녁 혹은 도우넛 모양의 장중첩증을 볼 수 있고(그림 10-27 B) 복강내 유리액체(free peritoneal fluid)가 있을 수 있다. 전에는 바리움을 이용한 진단 및 치료 목적의 정복술(reduction)이 가장 많이 시행되었지만, 요즘은 초음파 유도 하에 생리 식염수를 이용한 정복술 또는, 방사선 투시 유도 하에 공기로 정복하는 방법 등을 많이 사용하고 있다. 정복술 시 유의해야 할 사항으로는 충분한 수분 섭취를 유지해야 하며 쇽 상태, 복막염, 장 경색의 소견이 의심되거나 기복이 발견되면 정복술의 금기사항이 된다. 일반적으로 원위부에 장중첩이 있는 경우, 소장 폐색, 시간이 오래된 경우 정복 성공율이 낮은 것으로 알려져 있다.

F. 급성 충수염(acute appendicitis)

임상적으로 급성 충수염의 진단이 용이하지 않을 수 있는데, 장간막 림프절염이나 드물게는 폐렴으로도 급성 충수염과 유사한 증상을 일으킬 수 있기 때문이다. 단순 복부 방사선 소견은 매우 다양하여 정상이거나, 우하 복부의 일레우스, 우하 복부의 장내 공기가 적고 연부 조직 종괴가 있거나, 충수 돌기 결석이 보일 수 있다. 이와 같

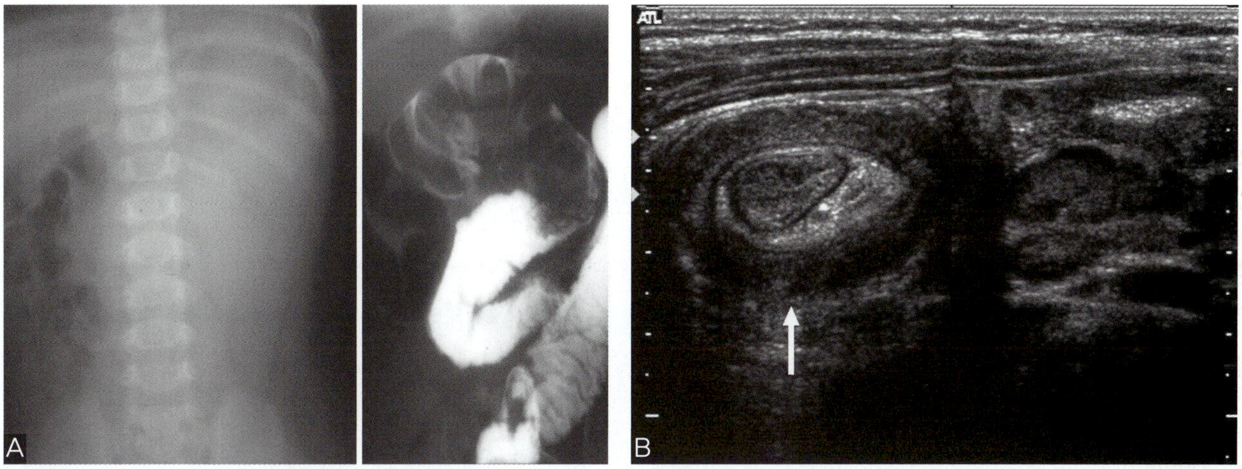

그림 10-27. A. 장 중첩증. 좌측의 단순 복부사진에서 소장이 공기로 팽창되어 있고 종괴는 보이지 않는다. 우측의 바리움 정복술 사진에서 감입부는 스프링이 말려 있는 모양으로 보인다. B. 장 중첩증 환자의 초음파 검사. 장 중첩증이 도넛 모양(화살표)으로 보이고 주변에 커진 림프절을 볼 수 있다.

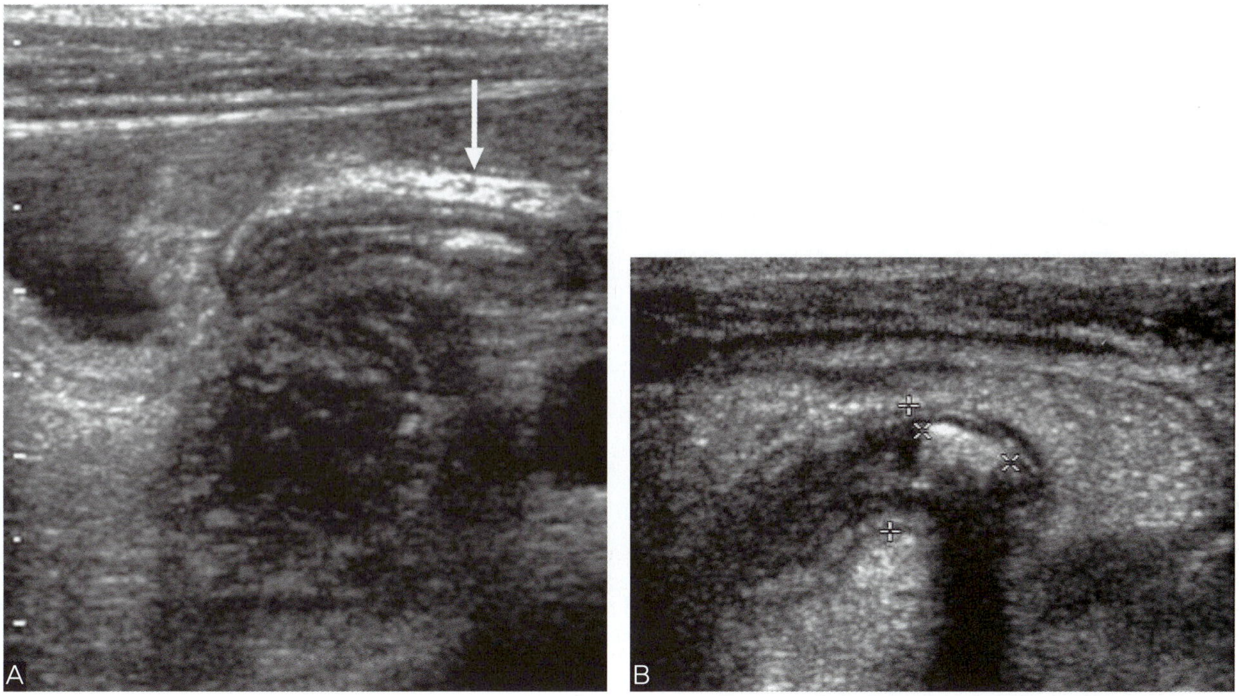

그림 10-28. A. 정상 충수 돌기의 초음파 검사. 충수 돌기는 한쪽 끝이 막힌 관 모양이고 점막층이 정상임을 알 수 있다. B. 급성 충수염의 초음파 검사. 부어있는 충수 돌기의 점막층이 끊어진 모양이며 충수 돌기 내강에 충수 돌기 결석이 보인다. 부은 충수 돌기는 탐촉자로 압박하여도 눌려지지 않는다.

이 방사선 소견이 다양하기 때문에 임상적으로 급성 충수염이 의심되는 경우 초음파 검사를 시행하여 두꺼워진 충수 돌기, 점막의 이상 소견이 있는지, 충수 돌기 천공에 의한 농양이 있는지를 확인해야 한다(그림 10-28). 전산화 단층 촬영은 급성 충수염의 합병증 진단에 이용한다.

G. 위장관 출혈(gastrointestinal bleeding)

소아에서도 상부, 하부 위장관 출혈이 있고 그 원인 또한 다양하다.

비교적 흔한 원인으로 소화성 궤양, Meckel 게실, 항문 열, 직장 폴립 등이 있다.

Meckel 게실(Meckel's diverticulum)은 제장간막관 기형(omphalomesenteric duct anomaly)의 한 종류로 회장 말단부 장간막 반대쪽(antimesenteric border)에 호발한다. 게실 점막내에 위점막이 있을 수 있어 궤양, 출혈, 천공을 일으킬 수 있다. 소장이나 대장 바리움 조영술상 게실 내로 조영제가 차는 양상을 보기는 어렵고 위 점막으로 흡수되는 동위원소 검사(Meckel's scan; ^{99m}Tc pertechnetate)를 이용하는 것이 바람직한 검사 방법이다(그림 10-29). 참고로 2 원칙이라는 것은 Meckel 게실이 2%에서 발생하고 2%에서 후유증이 생기며 후유증은 2세 이전에 주로 생기고 회맹 밸브로부터 2 feet에 위치하는 것을 말한다.

3. 간, 담도, 췌장 질환

A. 신생아 간염(neonatal hepatitis) 및 담도 폐쇄 (biliary atresia)

두 질환은 근본적으로 태생기의 간담도염이 원인이 되는 것으로 알려져 있다. 특히 레오 바이러스 3형 감염이 신생아 간염이나 담도 폐쇄의 많은 환자에서 발견된다는 보고도 있다. 담도 폐쇄의 경우 지속적인 회색변, 비정상적인 간의 크기 및 단단함, 동반기형(다비증후군, 회전이상, 담관 낭종, 복부 혈관이상)이 있을 수 있다. 반면 신생아 감염은 미숙아나 저성숙아에 흔하고 십이지장으로 삽관을 하면 담즙이 묻은 액체를 얻을 수 있다. 간외 담관 폐쇄의 경우 Kasai (portoenterostomy) 수술법을 시행한다. 생후 60일 이전에 조기 수술을 시행하면 91%가 담즙 배출을 유지하며, 생후 3개월 이후에 수술 시 17%에서 담즙 배출이 유지되지만 담즙성 간경변으로 진행되게 된다.

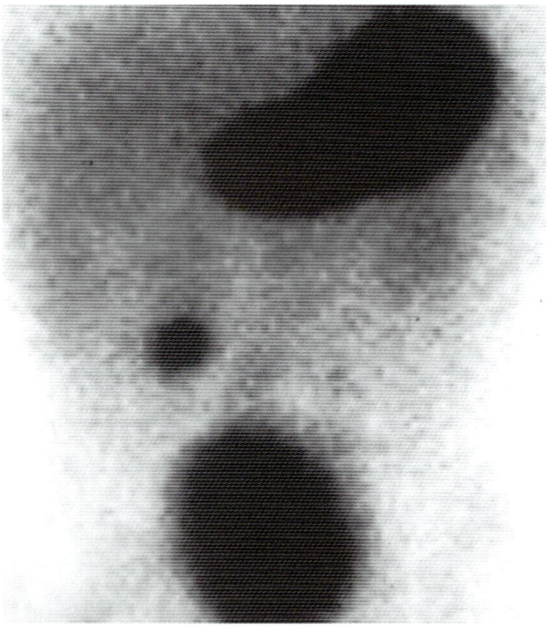

그림 10-29. Meckel 게실. Meckel's scan에서 우하복부의 Meckel 게실에 동위원소 축적을 보인다.

신생아 간염과 담도 폐쇄의 초음파 소견(그림 10-30 A)

1) 간 실질 에코는 정상이거나 증가된 양상
2) 담관은 정상 직경으로 확장된 소견은 없다.
3) 담낭 : 담도 폐쇄의 경우 담낭이 아주 작거나 없을 수 있고 10%에서는 정상 담낭을 보일 수 있으며 수유 후 담낭의 수축이 없다. 신생아 간염의 경우 담낭은 대개는 정상이고 정상적인 수축이 있다.
4) 문맥주변 에코; 담도 폐쇄에서 섬유화가 일찍 일어나므로 문맥 주변의 에코가 증가될 수 있다.

두 질환의 감별을 위해 간담도 스캔(DISIDA scan)을 시행하는데 검사 5일 전 경구로 phenobarbital을 주면 담즙 배출을 증가시켜 진단에 도움을 준다. 담도 폐쇄의 경우 소장으로의 배출이 안 되나 신생아 간염 시 간에서의 동위원소 섭취가 떨어지고 전신적인 활성도가 지속적으로 높은 양상을 보인다(그림 10-30 B). 초음파 검사나 간담도 스캔으로 두 질환의 감별이 용이하지 않을 경우 자기공명 담관조영술을 시행할 수 있고 자기공명 담관조영술에서 담관이 보이면 담도폐쇄의 가능성을 배제할 수 있다. 영상검사로 담도폐쇄가 의심되어 Kasai 수술을 시행할 때 간담도 조영술사진(그림 10-30 C)을 얻으면 담관폐쇄 유무를 확인할 수 있다.

B. 담관 낭종(choledochal cyst)

담관의 국소적 확장으로 5가지 형태로 나눈다(Todani 분류). 1형은 총담관의 낭성 혹은 방추형 확장을 보이고

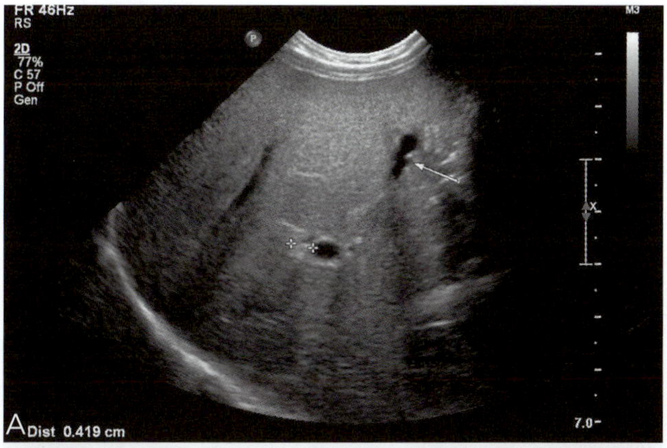

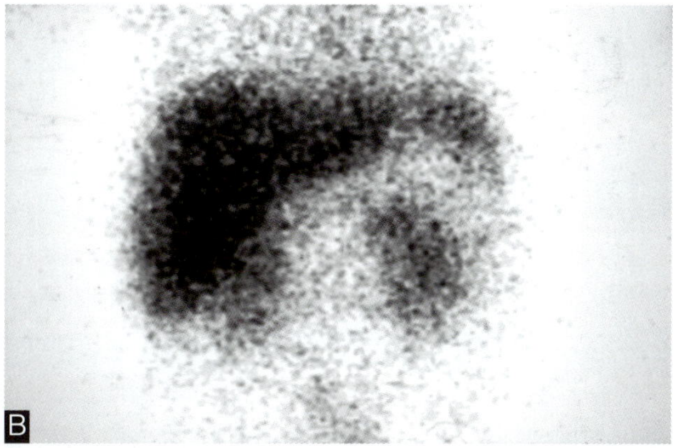

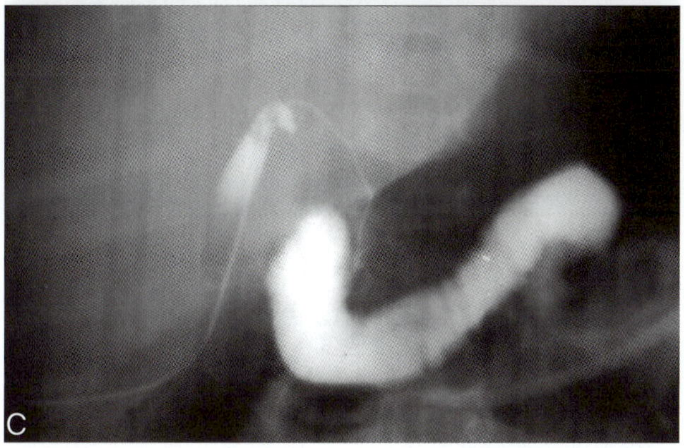

그림 10-30. A. 담도 폐쇄 환자의 초음파 검사. 매우 작은 담낭(화살표)과 문맥 주변부 에코가 증가된 것(두께 표시 부분)을 볼 수 있다. B. 동위원소 검사(DISIDA scan). 24시간 지연 영상에서도 담낭이 보이지 않고 지속적인 간과 신장의 활성도를 보이고 있다. C. 담관 조영술. 담낭을 통한 담도 조영술상 실처럼 가늘어진 간외 담관이 보이고 간내 담관은 보이지 않는다. 담도 폐쇄 환자에서 간외 담관이 전혀 보이지 않을 수도 있다.

제일 흔하다(80~90%). 2형은 게실 형태의 담관 낭종이고 3형은 십이지장내의 총담관류(choledochocele)형태이다. 4형은 다발성 간내, 외 담도의 낭성 확장이며 5형은 간내 담도의 다발성 낭성 확장으로 Caroli 병(Caroli's disease)이라고도 하며 담관 낭종과 다른 질환으로 여기기도 한다.

발생 원인은 확실치 않지만 발생이상에 의해 췌관과 담관의 만나는 부위가 정상보다 위쪽으로 연결되어 췌장액이 담관으로 역류되어 담관 확장이 일어난다는 common channel theory를 많이 받아들이고 있다.

담관 낭종은 크게 두 가지 임상적인 군으로 나눌 수 있는데 황달이 있는 신생아군은 담관 일부의 협착, 폐쇄에 의하여 담도 폐쇄, 간의 낭종성 질환과 연관이 있을 수 있다. 신생아 이후의 군에서는 췌장염이나 총수담관 결석이 동반되기도 한다. 전형적인 증상은 황달(80%), 반복성 동통(50%), 촉지되는 종괴(50%)이나 이 세 가지 증상이 항상 같이 나타나지는 않는다. 낭종성 담관 확장의 경우 황달과 종괴, 방추형 담관 확장의 경우 통증을 주소로 내원할 수 있다.

구조적인 모양을 보기 위한 진단 방법으로는 초음파 검사(그림 10-31 A)가 필수적이고 기능적인 검사를 위해서는 ^{99m}Tc-labeled iminodiacetic acid derivates를 이용한 동위원소 검사를 시행할 수 있다. 최근에는 자기공명 담관 조영술을 이용하여 수술 전 담관과 췌관의 접합부 이상을 좀 더 자세히 관찰할 수 있게 되었다(그림 10-31 B). 수술장에서는 담관 조영술을 시행하여 확장된 담관 말단부와 췌관과의 관계를 확인해야 한다(그림 10-31 C). 소아 우상 복부 낭종성 종괴의 방사선학적 감별 진단에 들어가야 할 질환으로는 간 낭종(hepatic cyst), 췌장 가성낭종(pancreatic pseudocyst), 난소 낭종, 장간막 낭종(mesenteric cyst), 장 중복 낭종(enteric duplication cyst) 등이 있다.

C. 소아 간 종양

1) 간모세포종(hepatoblastoma)

3가지 병리적 유형으로 상피형, 역형성형(anaplastic

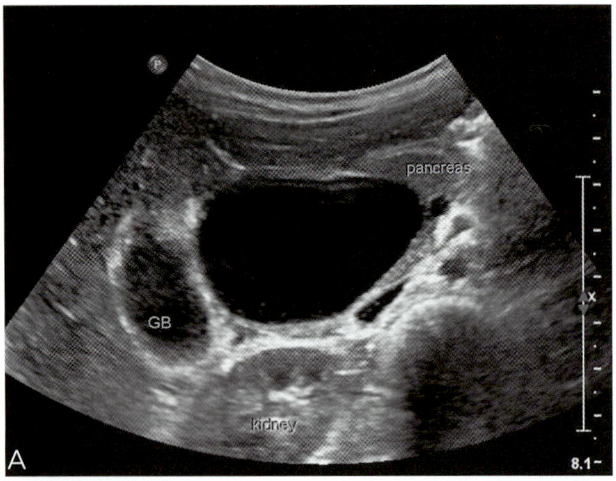

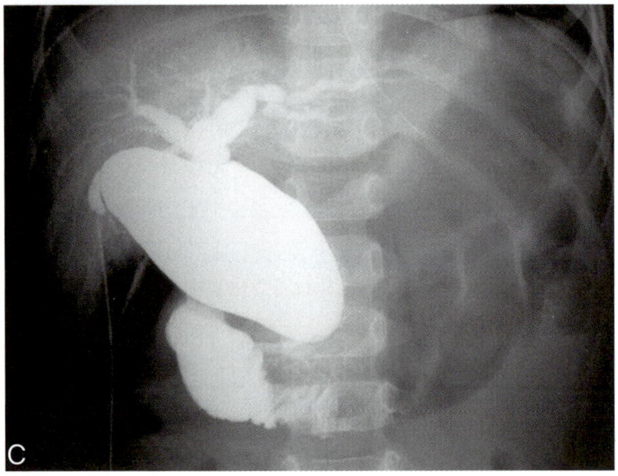

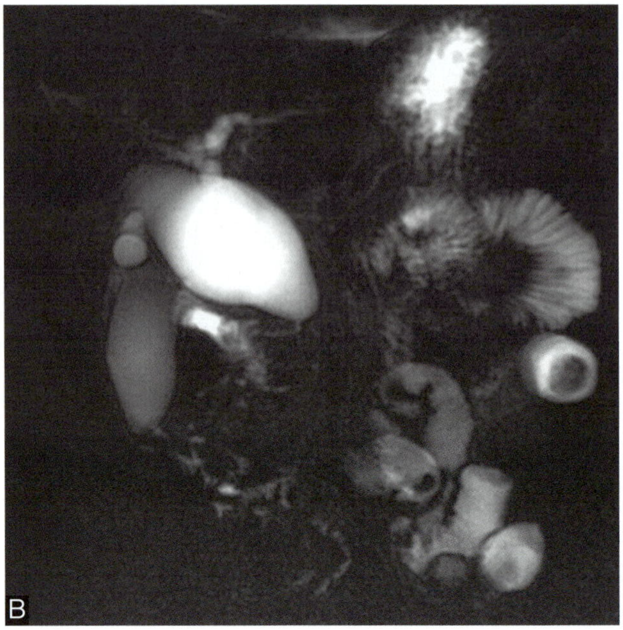

그림10-31. A. 담관 낭종의 초음파 검사. 우상복부 초음파 검사에서 방추형으로 늘어난 담관이 담낭과 췌장 사이에서 보인다. B. 자기공명 담관 조영술. 늘어난 담관과 췌관의 접합부 이상을 초음파에서보다 좀 더 자세히 관찰할 수 있다. C. 담관 조영술. 수술중 얻은 담관 조영술 사진으로 자기공명 담관 조영술과 마찬가지로 방추형으로 늘어난 간외 담관을 볼 수 있고, 담관과 췌관 접합부 이상을 확인할 수 있다.

type, 침윤성 양상을 보이고 예후가 나쁘다), 혼합형(mixed type, 출혈과 괴사가 흔하다)이 있다.

간 우엽에 발생하는 경우가 좌엽보다 2배 많고, 양측엽이나 여러 곳에 생길 수 있다. 초음파 검사의 역할은 종양의 국소적 침범 부위 및 혈관 침범 여부를 확인하는 것이다. 단일 종괴일 경우 저 에코 부위를 포함하는 에코성 종양의 양상을 보이고(그림 10-32 A) 미만성 침윤 양상의 간모세포종은 간 실질의 에코가 불균일하고 혈관의 모양이 변형되어 보인다. 종양내 석회화는 간모세포종에서 50%, 간세포암에서 10~25%의 빈도를 보인다.

조영제 주입 전산화 단층 촬영상 정상 간조직보다 저밀도 종괴로 보이고, 혈관종이나 혈관내피모세포종(hemangioendothelioma)과 같은 강한 조영 증강은 없다. 종괴 중앙에 괴사, 섬유화 등이 저밀도로 보인다(그림 10-32 B).

2) 혈관내피모세포종(hemangioendothelioma)

85%는 생후 6개월 이전에 발견되고 대개 수개월에서 일년 사이에 천천히 작아지는 경향이 있으므로 아래와 같은 증상이 없으면 수술하지 않고 추적 관찰을 한다. 대부분은 복부팽만 혹은 촉지되는 상복부 종괴를 주소로 내원하지만 Kasabach-Merritt 증후군, 자연 파열에 의한 혈복강을 보일 수 있다.

병리소견은 간에 단일 혹은 다발성 종괴로 있을 수 있고 좌엽에 생기는 경우 외장성 성장형태(exophytic growing pattern)를 보일 수 있다. 피막이 없지만 주위 간 조직과 구분이 잘 되고 종괴 중심에 경색, 출혈, 섬유화, 석회화가 동반되며 미성숙 내피세포로 둘러싸인 vascular space가 있다.

초음파 검사상 종괴의 에코 양상은 다양하여 매우 에코가 증가되어 있거나 저 에코를 보일 수 있고 드물게는

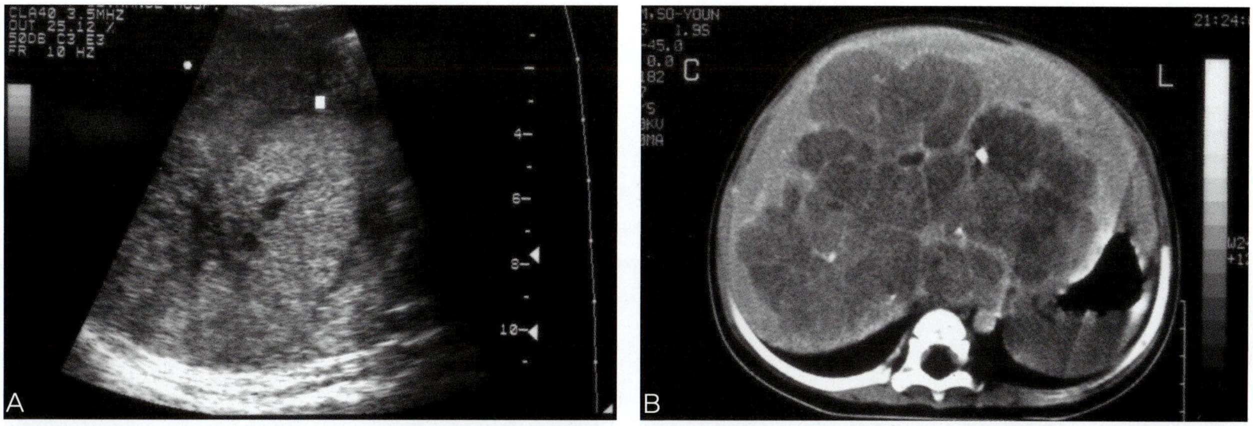

그림 10-32. A. 간모세포종의 초음파 검사. 간모세포종은 정상 간보다 에코가 높고 내부에 괴사로 인한 저에코 부위가 보인다. B. 간모세포종의 전산화 단층촬영. 정상 간 조직과 경계가 뚜렷한 저 밀도의 종괴로 내부 밀도는 불규칙하고 석회화가 동반되어 있다.

에코성 격막을 가진 무 에코성 종괴로 보일 수 있다. 조영제 주입후 전산화 단층 촬영을 시행하면 큰 단일 종괴인 경우 종괴 변연부의 강한 조영증강을 보이고, 종괴 중심부의 출혈, 괴사, 섬유화 부분은 저밀도로 보인다. 자기공명영상을 시행하는 경우에도 변연부에서 안쪽으로 차 들어가는 양상의 조영증강을 보인다(그림 10-33).

3) 기타

전이성 종양(윌름 종양, 신경아세포종, 림프종), 간엽성 과오종(mesenchymal hamartoma), 간엽성 육종(mesenchymal sarcoma) 등이 있다.

D. 췌장염(pancreatitis)

소아 췌장염의 가장 흔한 원인은 외상이고 대개 급성 췌장염 양상을 보인다. 다른 원인으로는 담도질환, 유행성 이하선염(mumps), 감염성 단핵세포증가증(infectious mononucleosis), Henoch-Schonlein 자반, 유전성 췌장염 등이 있다.

췌장 가성낭종(pseudocyst)은 급성 췌장염 후 췌장액의 분비 유출에 의한 괴사조직 덩어리이다.

초음파 검사상 커진 췌장은 정상보다 낮은 에코를 보이고 췌관의 확장이 있을 수 있다. 가성낭종은 에코가 없거나 에코성 조직 파편을 갖는 낭성 종괴로 보인다. 전산화 단층촬영은 가성낭종의 정확한 위치나 췌장 주변조직으로의 확장범위를 보기 위해 이용한다.

IV. 신생아 및 소아 비뇨생식기계 질환

1. 신생아 및 소아 비뇨생식기계 영상 진단의 특징

소아의 비뇨생식기 질환의 진단을 위해 초음파 검사, 배뇨 중 방광요관 조영술(Voiding Cystourethrography, VCUG), 경정맥 요로 조영술(IVP), 동위원소 검사(^{99m}Tc-DTPA renogram, DMSA scan) 등이 많이 이용되고 필요한 경우 전산화 단층 촬영이나 자기공명영상도 시행한다.

신생아의 경우 미성숙 신기능 때문에(갓 태어난 신생아의 사구체 여과율은 성인의 20%, 생후 10일에는 성인의 50%에 도달) 생후 2주 이내에는 꼭 필요한 경우가 아니면 경정맥 요로 조영술 검사는 피하는 것이 좋다. 특히 신생아의 경우 장내 공기가 많아 신장의 모양, 신우 및 신배에 모인 조영제가 잘 보이지 않을 수 있다. 신생아의 신장은 초음파 검사 시 피질의 에코는 간의 에코와 비슷하며 수질의 저에코가 뚜렷이 보인다. 신장의 크기를 조사하는 경우 초음파 검사가 이용되며 대개 복와위에서 신장의 길이를 측정한다. 18개월 이상의 소아에서 경정맥 요로 조영술 사진상 신장의 크기는 첫 4개 척추 길이

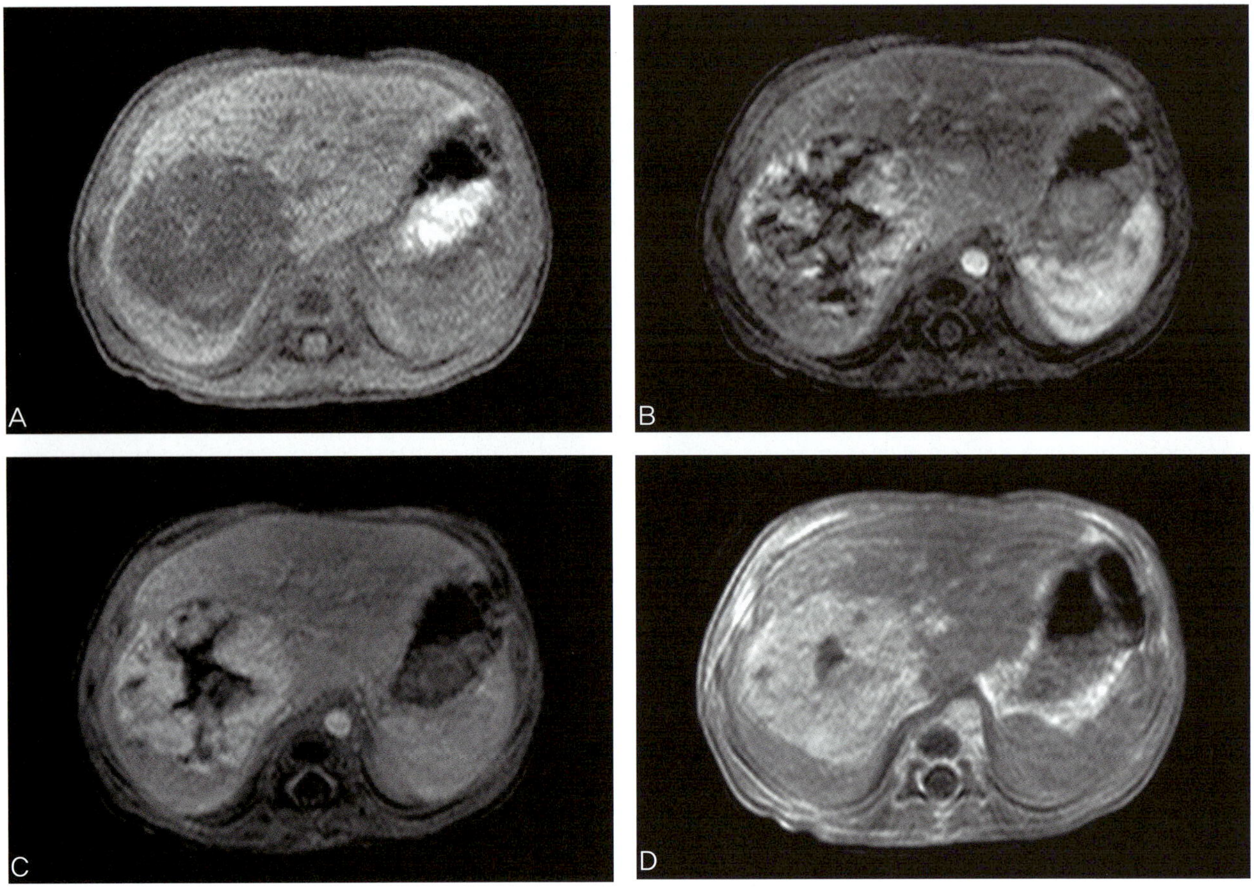

그림 10-33. 혈관내피모세포종의 자기공명영상. 조영제 주입 전, 후 자기공명 영상(A. 조영 전, B. 동맥기, C. 문맥기, D. 지연기)에서 간 우엽에 발생한 종양이 보이고, 종양의 변연부부터 안쪽으로 차들어가는 조영증강 양상을 볼 수 있다. 중심부는 괴사, 경색에 의해 조영 증강이 되지 않는다.

(추간판 두께 포함)의 합에 해당한다. 정상 방광 기능을 가진 경우 신생아의 방광은 위아래로 긴 양상이고 나이가 들수록 둥그런 모양으로, 즉 성인의 형태로 이행된다.

2. 선천성 기형

A. 신 무형성(renal agenesis) 및 신 형성 부전(renal hypoplasia)

양측 신장의 무형성은 극히 드물고 형성 부전은 간혹 있다. 대개는 한쪽 신장의 무형성, 형성 부전이 많다. 양측 신장의 무형성, 형성 부전 시 태내에서 소변 생성이 안 되어 양수가 적게 되고 폐 발육부전이 생기며 태아 압박 증후군(fetal compression syndrome)이 생기기도 한다. 진단 방법으로는 경정맥 요로 조영술보다 초음파 검사와 동위원소 검사가 바람직하다.

B. 이소성 신장(ectopic kidney)

정상 위치에 신장이 있지 않고 복강이나 골반강에 위치하는 신장을 말하며 역시 동위원소 검사, 초음파 검사, 전산화 단층 촬영, 자기공명영상(그림 10-34)이 진단에 도움이 된다. 단순히 신장의 위치만 이소성인 경우 영상 진단에서 발견이 쉽다. 그러나 이소성 신장과 연결된 요관의 말단부가 정상적인 위치에 있지 않고 이소성 삽입(ectopic insertion)을 할 경우 이소성 신장은 이형성 신장의 양상을 보여서 발견이 용이하지 않을 수 있다.

C. 마제신(horseshoe kidney)

양측 신장의 하극이 중앙에서 융합된 말발굽 모양의 신장을 말한다. 신장의 장축이 정상과 반대로 되며 요관도 정상보다 내측으로 밀려 있는 양상을 보인다(그림

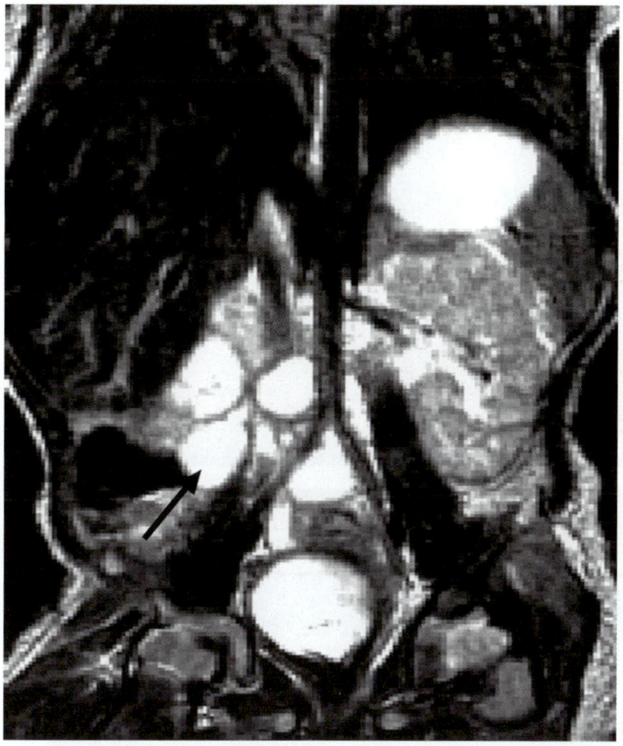

그림 10-34. 이소성 신장의 자기공명영상. 복부 대동맥 분지근처에 위치한 우측 이소성 신장(화살표)이 낭성 구조로 보인다.

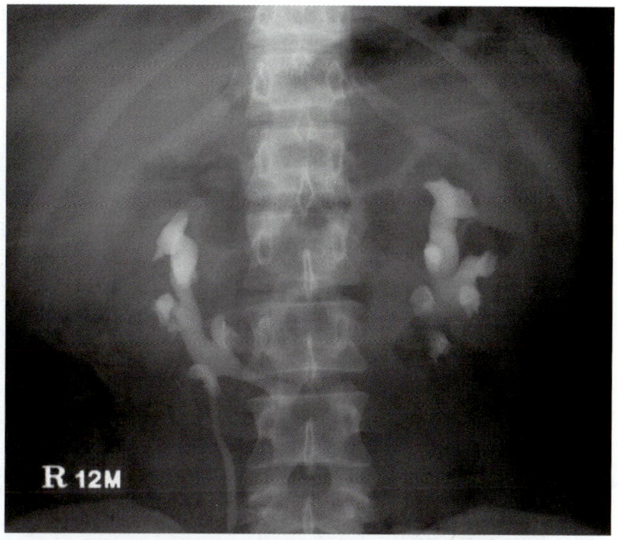

그림 10-35. 마제신의 경정맥 요로조영술. 양측 신장의 하단부가 척추 앞쪽에서 연결되고 신장의 축이 내측으로 향하고 있다.

10-35). 수신증이나 결석이 동반될 수 있고 Turner 증후군에서 마제신이 동반되기도 한다.

D. 중복 신장 및 요관(renal and ureteral duplication)

상부 집합계통의 가장 흔한 기형으로 신우 신배뿐 아니라 요관까지 2개로 분리된 완전형과 요관은 1개로 합쳐져서 내려오는 불완전형이 있다. 2개의 요관은 중간에서 교차되며 상극에서 내려오는 요관이 하극에서 내려오는 요관보다 아래쪽으로 삽입되며(Weigert-Meyer rule) 간혹 이소성으로 질이나 요도로 연결되기도 한다. 수신증은 상부요로에 호발되고 특히 이소성으로 연결되는 요관 하단부에 요관류(ureterocele)를 많이 형성하며 이를 이소성 요관류라 한다(그림 10-36 A, B). 이에 반해 1개의 요관의 하단부, 방광 삼각부(trigone) 외측에 요관류가 생기는 것을 단순형 요관류라 하며 소아보다는 성인에 더 흔하다.

단순형 요관류와 이소성 요관류의 방사선 소견; 단순형 요관류는 경정맥 요로 조영술(IVP) 상 조영제가 고인 둥근 종괴 모양이고 요관류 벽에 의한 방사선 투과성의 벽이 동반된다. 배뇨 중 방광 요도 촬영 사진(VCUG)에서는 방사선 투과성 충만 결손으로 보인다. 이소성 요관류는 경정맥 요로 조영술 상 방광내 방사선 투과성 충만 결손을 나타내고 배뇨 중 방광 요도 촬영상 조영제 농도가 진하거나 방광에 조영제가 너무 많이 차면 잘 안 보일 수 있다. 초음파 검사상 신장 상극에 국한된 수신증(그림 10-36 C), 수뇨관과 더불어 방광 내에 둥글고 벽이 얇은 에코가 없는 요관류를 확인할 수 있다.

E. 후부 요도판(posterior urethral valve)

남아에서 심한 양측성 수신증을 일으키는 중요한 원인으로 후부 요도에 형성된 판(membrane or valve)에 의해 후부 요도의 확장, 방광 요관 역류, 수신증이 일어나고, 심한 경우 늘어난 신우의 파열로 소변이 복강 내에 찰 수 있다. 진단에는 배뇨 중 방광 요도 조영술이 필수적이다(그림 10-37).

3. 수신증(hydronephrosis)

A. 원인 질환

원인 질환으로 요관 신우 이행부 협착(그림 10-38), 요

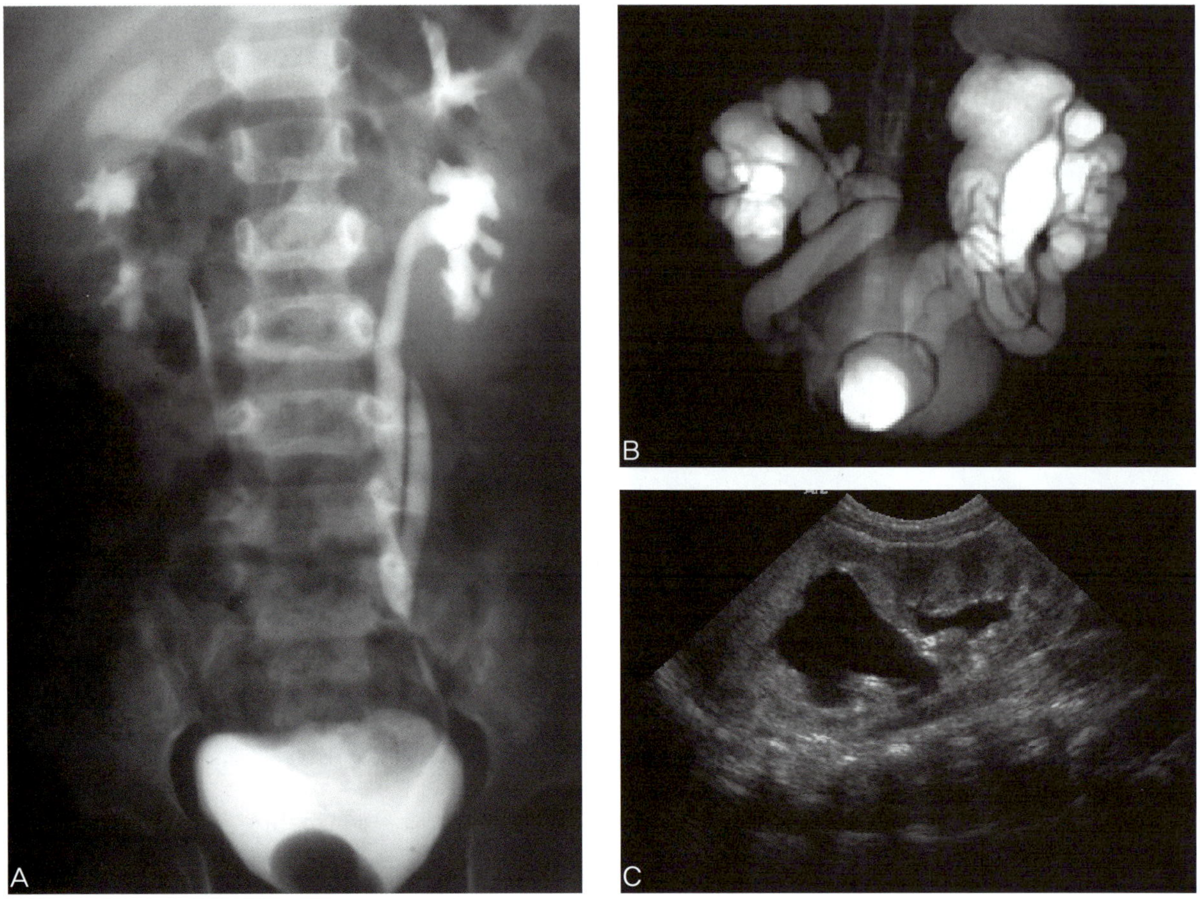

그림 10-36. A. 중복 신장과 요관의 경정맥 요로조영술. 양측 신장의 신우신배와 요관이 중복된 것을 볼 수 있고 방광에 요관류에 의한 결손부위가 보인다. B. 중복 신장과 요관의 자기공명 요로조영술. 양측 신장의 신우신배와 요관이 중복된 것을 볼 수 있고 방광에 요관류가 보인다. 요관류의 벽이 검은 띠 형태로 보인다. C. 중복 신장의 초음파 검사. 신장 상극의 신우신배가 하극의 신우신배와 분리되어 있고 늘어난 양상을 보인다.

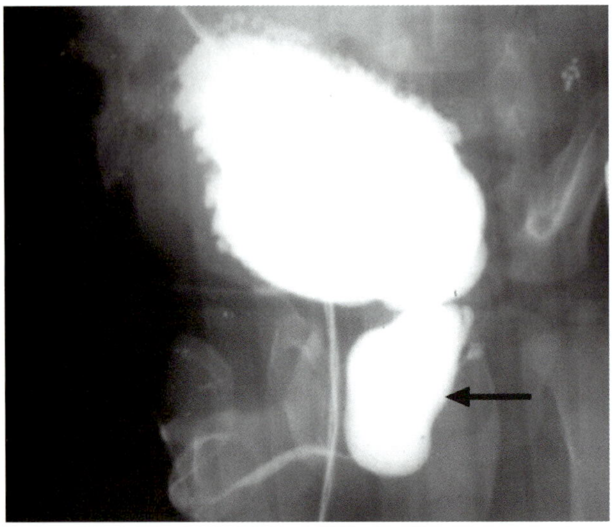

그림 10-37. 후부 요도판. 배뇨중 방광 요도 조영술에서 후부 요도(화살표)가 늘어나 있고 방광 육주형성(trabeculation)을 볼 수 있다.

관 방광 이행부 협착, 요관류, 후부 요도판, 원발성 거대요관, 방광 요관 역류, prune-belly 증후군 등이 있다.

B. 수신증의 진단에 이용되는 검사

수신증 환자에서 가장 먼저 시행하는 검사는 초음파 검사이다. 초음파 검사로 수신증의 정도를 구분하고 신장 및 비뇨생식기 계통의 기형 유무를 확인하는 것이 중요하다. 산전 초음파 검사상 수신증이 진단된 후 태어난 신생아에서 생후 첫 초음파 검사는 신생아의 탈수로 인해 수신증 정도가 과소평가 될 수 있고, 경우에 따라서는 수신증이 저절로 호전될 수도 있기 때문에 1주 이후에 추적 초음파 검사가 필요하다.

초음파 검사와 함께 많이 이용하는 검사는 동위원소

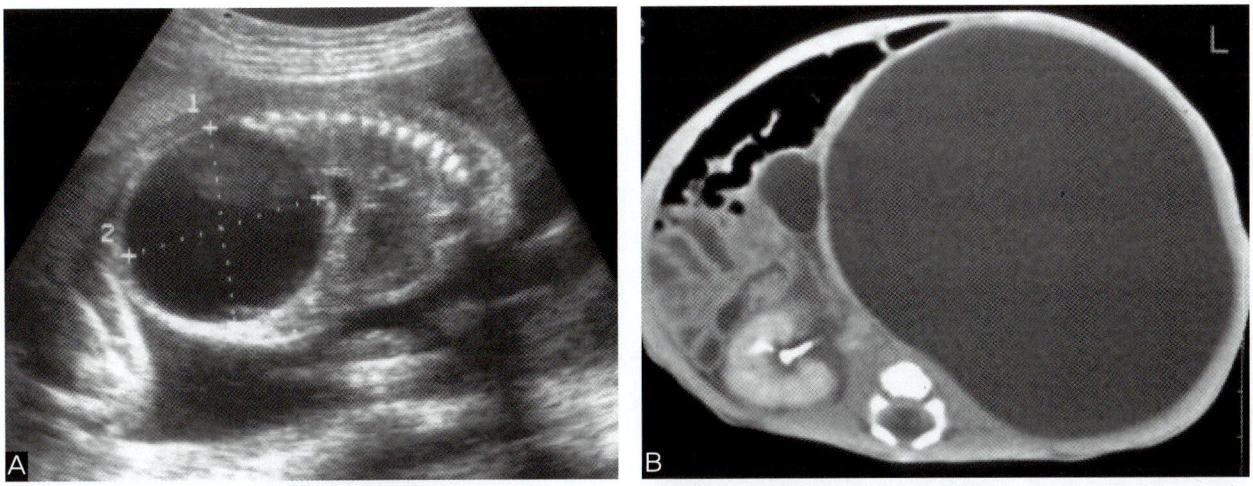

그림 10-38. A. 수신증의 산전 초음파 검사. 산전 초음파 검사에서 신장이 심한 수신증 때문에 큰 낭종 형태로 보인다. B. 수신증의 전산화 단층촬영. 수신증 때문에 전산화 단층촬영을 시행하지는 않지만 이 환자의 경우 복부의 다른 낭종성 종괴를 감별하기 위해 전산화 단층촬영을 시행하였고 심하게 늘어난 신우신배가 둥근 낭종 형태로 보이고 다른 부위에서 신장을 볼 수 없었다.

신장 스캔(^{99m}Tc-DTPA or MAG3 scan)이다. 이를 이용하여 신장의 분비성, 배설성 기능, 그리고 이뇨제 주사 후 신장 배설 기능의 반응 여부를 조사하여야 폐쇄성과 비폐쇄성 질환을 구분할 수 있다.

방광 요관 역류, 후부 요도판, prune-belly 증후군에 의한 수신증이 의심되는 경우 배뇨 중 방광 요도 조영술이 반드시 필요하다.

4. 요로 감염 및 방광 요관 역류

A. 요로 감염(urinary tract infection)

소아 환자의 요로 감염은 다음과 같은 원인들에 의해 일어난다. 첫째, 요 정체를 일으키는 선천적 구조 이상, 둘째, 면역 결핍증과 동반 전신 질환, 셋째, 균혈(bacteremia) 및 신장에 패혈성 색전을 일으키는 선천성 심장 질환, 심내막염, 넷째, 방광 요관 역류 등이다.

요로 감염 환자의 영상 진단에는 초음파 검사, 배뇨 중 방광 요도 조영술, 경정맥 요로 조영술, 동위원소 검사, CT 등을 이용할 수 있다(그림 10-39 A~C). 그러나 상부 요로 감염인지 하부 요로 감염인지에 따라 검사 방법의 우선 순위가 달라진다. 선별검사로 많이 이용되는 초음파 검사는 구조적 이상 및 반흔 유무를 찾는 데 도움이 되며 급성 신우신염(그림 10-39 D)의 경우 다양한 소견을 나타낼 수 있다.

B. 방광 요관 역류(vesicoureteral reflux)

방광과 요관의 이행부위의 기형(삼각부로 삽입되는 요관 말단부의 위치, 각도 및 방광벽을 통과하는 요관의 길이 등)에 의해 방광내의 소변이 요관으로 역류하게 된다. 방광 요관 역류가 있는 환자의 30~50%에서 신장의 반흔이 발견되며 반흔은 방광 요관 역류에 동반된 상행성 요로 감염 때문일 수도 있고 요로 감염이 없더라도 방광 요관 역류의 등급이 높으면 water hammer effect에 의해서도 신장의 반흔이 생기게 된다.

방광 요관 역류의 국제적 분류는 grade1; 하부 요관까지의 역류, grade2; 신우부위까지 역류가 있지만 요관 확장는 것, grade3; 경미한 요관과 신우의 확장(그림 10-40), grade4; 중등도의 요관, 신우신배의 확장, grade5; 심한 요관, 신우신배 확장과 사행성(tortuous) 요관이 있다.

C. 방광 요관 역류 진단을 위한 방사선 검사

1) 방사선 투시를 이용한 배뇨 중 방광 요도 조영술 (voiding cystourethrography)

Foley 도관보다 소아에서 사용되는 영양관(flexible feeding tube)을 사용하면 요도의 손상 없이 쉽게 검사

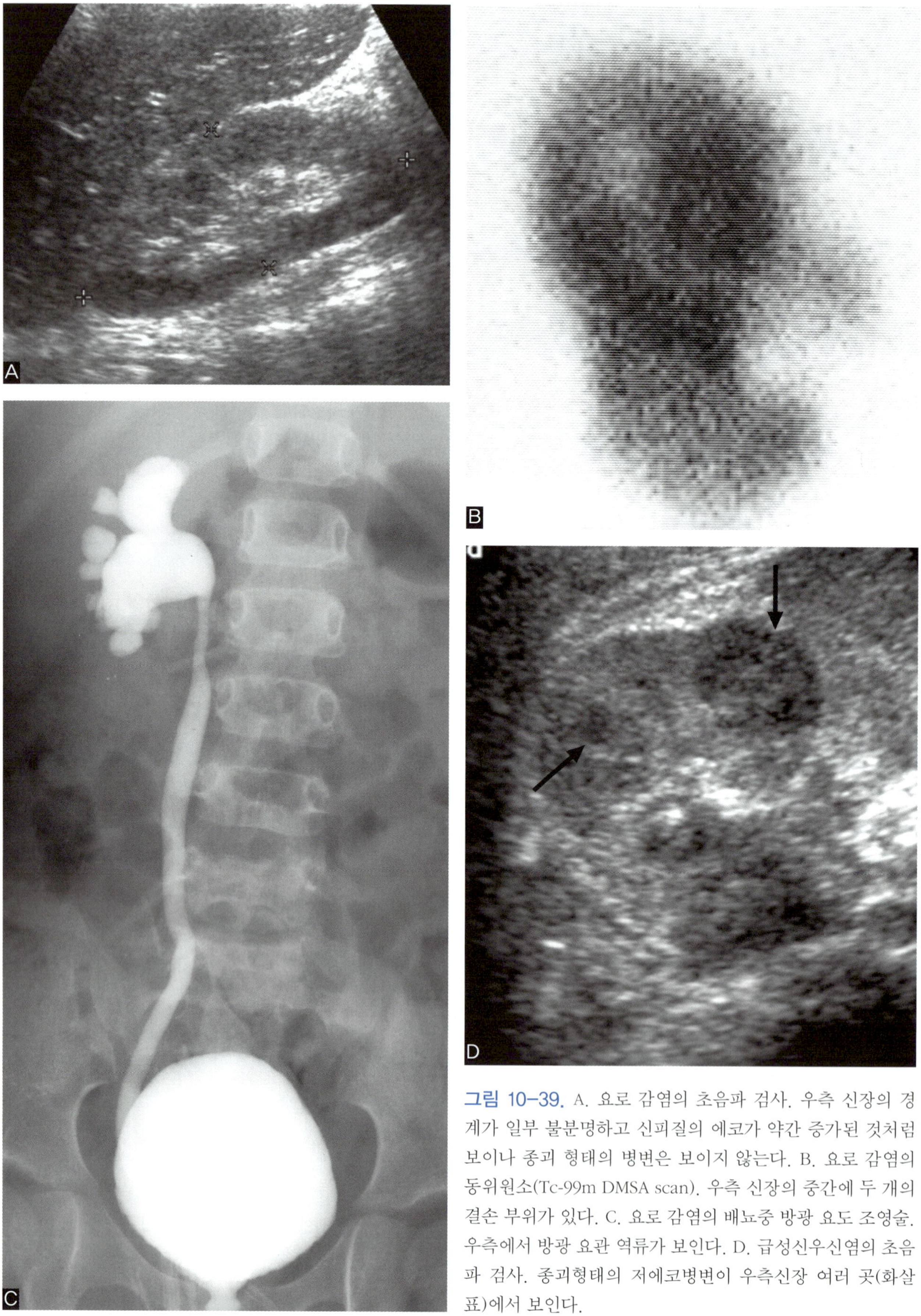

그림 10-39. A. 요로 감염의 초음파 검사. 우측 신장의 경계가 일부 불분명하고 신피질의 에코가 약간 증가된 것처럼 보이나 종괴 형태의 병변은 보이지 않는다. B. 요로 감염의 동위원소(Tc-99m DMSA scan). 우측 신장의 중간에 두 개의 결손 부위가 있다. C. 요로 감염의 배뇨중 방광 요도 조영술. 우측에서 방광 요관 역류가 보인다. D. 급성신우신염의 초음파 검사. 종괴형태의 저에코병변이 우측신장 여러 곳(화살표)에서 보인다.

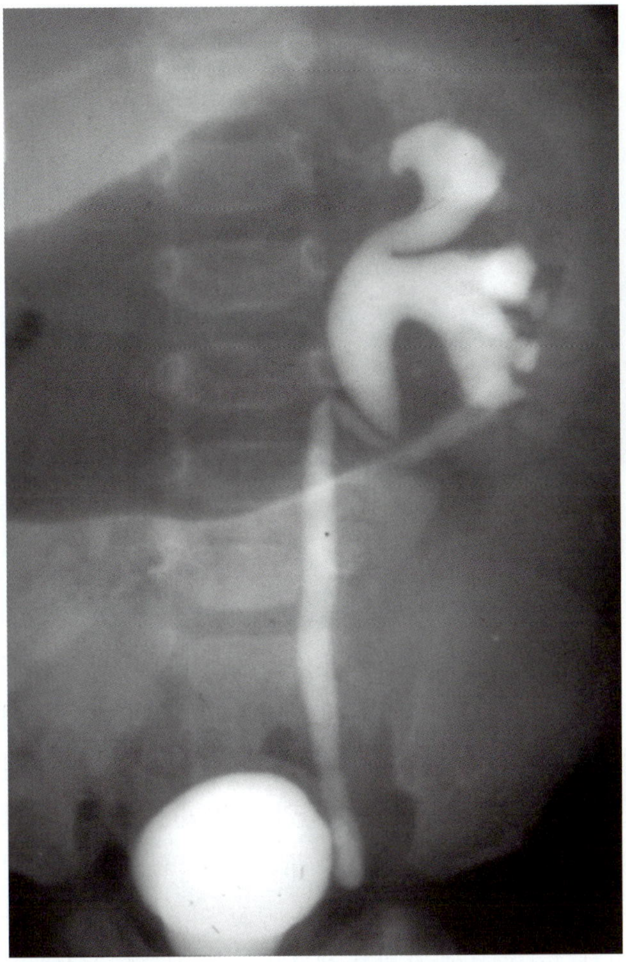

그림 10-40. 방광 요관 역류. 우측 신장 무형성 환자에서 시행한 배뇨중 방광 요도 조영술 사진으로 좌측에 3등급의 방광 요관 역류가 있다.

를 시행할 수 있다. 영양관을 삽입하여 방광 내 잔류 소변을 제거하고(이 소변으로 임상병리검사를 시행할 수 있다) 조영제(방광 점막의 자극을 줄이기 위해 요오드 농도를 줄인다)를 주입한다. 조영제 용량은 환자의 나이에 따른 방광 용적에 해당되는 용량을 준다. 조영제가 방광 용적의 절반을 채울 때, 완전히 채울 때 촬영을 하지만 방광 요관 역류가 심한 경우 조영제 주입이 시작되면서 바로 방광 요관 역류가 일어난다. 남아의 경우 반드시 배뇨 중 요도검사도 하여야 한다. 방광 요관 역류 발견 시 필히 신장, 요관 방광 연결부 등을 촬영한다. 방광 요관 역류가 의심되는 환자에서 배뇨 중 방광 요도 조영술 상 방광 요관 역류가 발견되지 않는 경우 재차 배뇨 중 방광 요도 조영술(Cyclic VCUG)을 시행하면 방광 요관 역류를 발견할 수도 있다.

2) 동위원소를 이용한 배뇨 중 방광 요도 조영술

방사선 피폭량이 적고 일정 기간 동안 지속적인 관찰이 가능한 것이 장점이지만 해상도가 떨어져서 요로와 방광의 질환 유무를 확인할 수 없는 것이 단점이다. 그러나 가족력이 있는 형제들의 검사나 수술 후 추적 검사 시 유용하게 쓰인다.

3) 초음파 검사

방광 요관 역류 진단 자체에는 큰 도움이 되지 못한다. 그러나 간혹 배뇨 후 갑자기 신배 확장이 보이면 간접적으로 방광 요관 역류를 의심할 수 있다. 최근에는 초음파 조영제를 방광에 주입한 후 방광 요관 역류 유무를 검사하는 방법이 시도되고 있다.

D. 역류성 신증(reflux nephropathy)에 의한 신반흔 정도의 검사

Tc-99m DMSA 스캔은 정상 신장의 근위 곡세뇨관에 의해 흡수되어 신세뇨관 독성 및 신 허혈에 의한 광 결손부(photon defect area)를 볼 수 있다. 이를 통해 급, 만성 염증 및 신 반흔 유무와 그 정도를 조사할 수 있다. 결손부의 양상은 국소적, 분절성 혹은 양측 신장에 다발성 광 결손부위를 보일 수 있다.

한편 소아의 요로 감염시 ^{99m}Tc-DMSA를 많이 시행하는데 감염 후 신장에 반흔이 형성되기까지는 최소 4~6개월이 걸리므로 그 이후에 초음파나 경정맥 요로 조영술을 실시해야 반흔 유무를 알 수 있다.

5. 낭종성 신 질환(cystic renal disease)

A. 낭종성 신장의 Potter 분류

- Type I : 유아형 낭포 신(infantile polycystic kidney or autosomal recessive polycystic kidney)
- Type II A : 다낭포성 이형성 신(multicystic dysplastic kidney)
- Type II B: 저형성 이형성 신(hypoplastic dysplas-

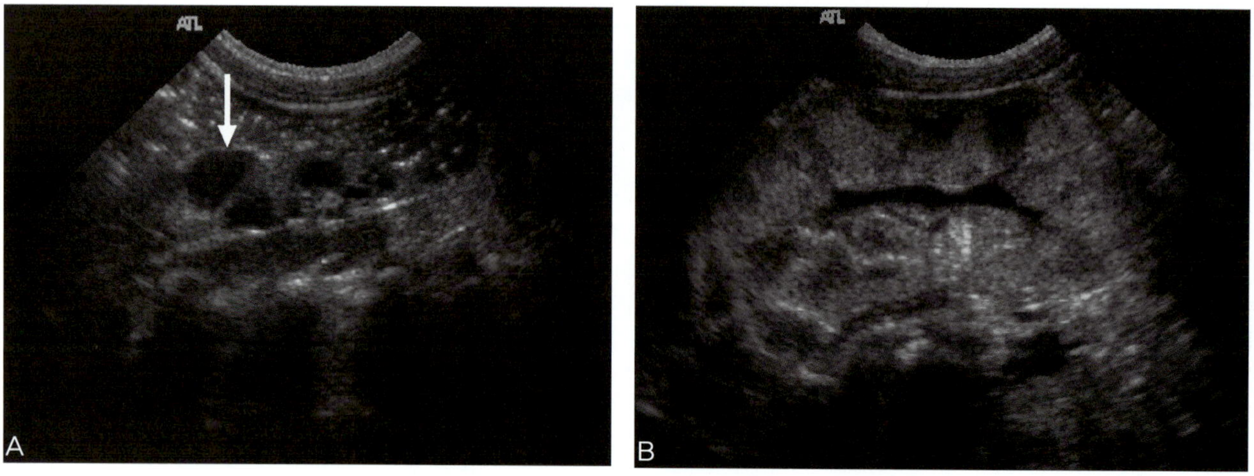

그림 10-41. 다낭포성 이형성 신장의 초음파 검사. A. 서로 연결이 없는 다양한 크기의 낭종(화살표)이 있고 정상적인 신 실질은 보이지 않는다. B. 반대편 신장은 보상성 비대(compensatory hypertrophy)를 보인다.

tic kidney)

- Type Ⅲ : 성인형 낭포 신(adult polycystic kidney or autosomal dominant polycystic kidney)
- Type Ⅳ : 태생기 요도 폐쇄(intrauterine urethral obstruction)

B. 다낭포성 이형성 신 (multicystic dysplastic kidney)

신원 및 관 구조(nephronic, ductal structure)의 비정상 발육으로 전체 혹은 일부 신장의 기형을 일으킨다. 편측 혹은 양측 신장에 생길 수 있고 거의 대부분 낭종 모양을 보인다. 초음파 검사상 큰 낭종이 신장 변연부에 있고 낭종과 낭종 사이에 연결이 없고(수신증과의 감별점) 낭종 주변에 정상 신실질이 없다(그림 10-41). 동반 기형으로는 반대측 신장에 수신증, 방광 요관 역류, 이소성 요관, 요관류, 무형성 등이 올 수 있다.

C. 유아형 낭포신(infantile polycystic kidney)

상염색체 열성 유전을 보이고 양측 신장이 커지나 신장의 외형은 비교적 유지하고 있다. 신피질과 수질에 수많은 작은 낭종을 조직 단면에서 볼 수 있고, 이는 신세뇨관의 확장에 의한 것이다. 거의 대부분의 환아에서 담관 증식 및 문맥 주변부 섬유화를 동반한다.

방사선 검사 및 소견; 경정맥 요로 조영술 및 조영제 주입 전산화 단층 촬영에서 신비대 및 확장된 세뇨관에 조영제가 늦게 차는 양상을 보인다. 이런 소견은 동위원소를 이용한 신주사에서도 관찰할 수 있다. 초음파 검사에서 양측 신장은 낭종성 종괴로 보이지 않고 확장된 신세관이 수많은 작은 낭종을 이루고 이곳에서 초음파가 반사되기 때문에 오히려 에코가 높은 신장으로 보이게 된다(그림 10-42).

6. 소아 신 종양

신생아나 소아의 복부 종괴의 가장 흔한 원인은 수신증이며, 신 낭종성 질환도 종괴의 양상으로 나타날 수 있고 전신성 질환의 신장 침범(백혈병, 림프종)에 의한 신비대의 양상을 보일 수도 있다. 영상 진단의 역할은 신장의 원발성 병변인지 신장 인접부위 병변인지, 전신 질환의 한 양상인지를 구분하고 원발성 질환인 경우 병변의 범위(주변 조직이나 다른 장기로의 침범)나 전이 여부를 확인하여야 한다. 조직병리학적 특성에 따라 영상 소견이 매우 특이할 수 있고 이런 경우 영상 진단 소견에 의거한 병리학적 진단도 가능하다.

A. 윌름 종양(Wilms' tumor)

소아의 흔한 복부 종괴 중 하나이고 가장 흔한 악성종

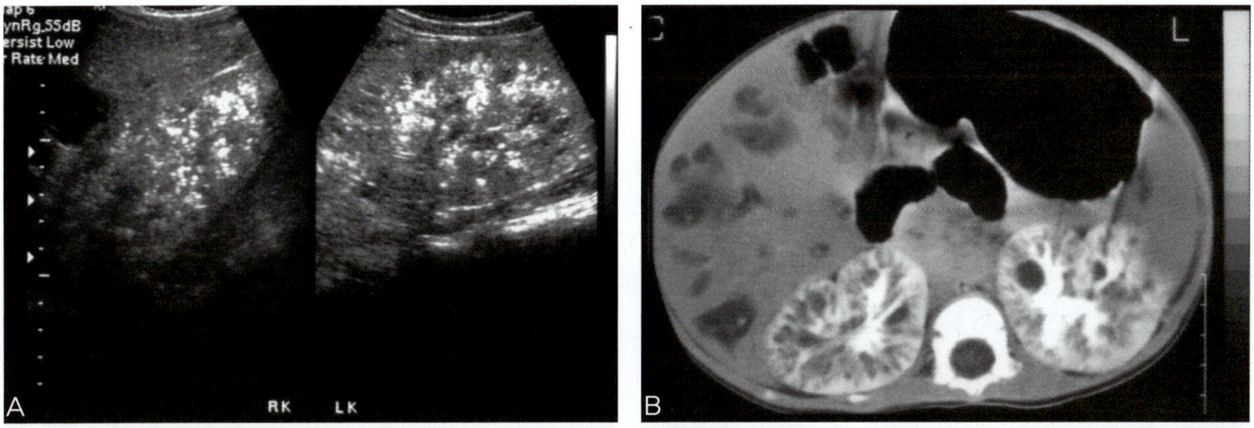

그림 10-42. A. 상염색체열성 다낭신의 초음파 검사. 양측 신장이 커지고 신장의 에코가 증가되어 피질과 수질의 구분이 어려워진다. B. 상염색체열성 다낭신의 전산화 단층촬영. 조영제 주입후 시행한 지연 영상에서 늘어난 신 세뇨관에 조영제가 모여 있고 간에는 늘어난 간내 담관이 낭종 모양으로 보인다.

양으로 대개 증상 없이 단순 복부 종괴를 주소로 내원한다. 78% 정도는 1~5세 사이에 발생한다. 5% 정도 환자는 양측 신장에 윌름 종양이 발생하며 신모세포종증(nephroblastomatosis)과 동반되기도 한다. 종양은 위피막(pseudocapsule)에 의해 정상 신 실질과 분리되며, 내부에 출혈이나 괴사가 있고 15%에서 석회화가 있다. 전형적인 윌름 종양은 세 개의 요소(상피성, 배질성, 기질성 요소)를 갖는다. 전이는 폐, 간, 림프절, 골, 신경계로 되며, 신정맥 및 하대정맥에 종양에 의한 색전을 일으킬 수 있다.

영상 진단 소견; 단순 복부 사진상 신 종양에 의해 장의 이동, 석회화(15%)를 볼 수 있고 경정맥 요로 조영술상 신우 신배가 신장, 왜곡되고 10%에서는 종양의 신배내로의 침범 때문에 신기능이 없는 양상을 나타낸다.

① US : 에코성 종괴로 내부에 저에코의 출혈과 괴사가 있다(그림 10-43 A).

② CT : 종괴의 위치, 범위, 형태학적 특성을 보아야 한다. 종양이 중앙(midline)을 넘더라도 대동맥이나 하대정맥을 밀기만 하고 둘러싸는 소견은 없는 것이 신경아세포종과 다른 점이다(그림 10-43). 흉부 전산화 단층 촬영을 함께 시행하면 폐전이 유무도 확인할 수 있다.

③ MRI : 종양은 T1, T2 이완시간이 길어지고 신호강도는 다양하다. 신정맥 및 하대정맥의 종양침범 유무, 혈관의 밀림, 주변 조직의 침범, 골수전이 유무 등을 진단하는 데는 자기공명영상이 전산화 단층 촬영보다 우수할 수 있다.

B. Malignant rhabdoid tumor, clear cell sarcoma

상기 두 종양은 윌름 종양보다 예후가 나쁜 것으로 알려져 있다. 영상 진단 소견만으로는 윌름 종양과 구분하기 어렵다. 그러나 clear cell sarcoma인 경우 윌름 종양보다 골전이를 잘 하는 특성은 있다.

C. 다방성 낭포성 신종 (multilocular cystic nephroma)

두꺼운 섬유성 격막에 의해 나뉘는 서로 통하지 않는 낭종과 잘 형성된 피막이 특징이고 소아(남자에서 호발) 및 성인(여자에서 호발)에서도 발생하는 양성 종양이다. 출혈이나 괴사는 드물고 다방성 낭포성 신종의 벽에서 윌름 종양이 발생하기도 한다.

D. 중배엽성 신종(mesoblastic nephroma, fetal renal hamartoma)

가장 흔한 신생아 신종양으로 생후 첫 수개월 내에 발견된다. 방사선학적 소견은 병리 소견을 반영하여서, 절

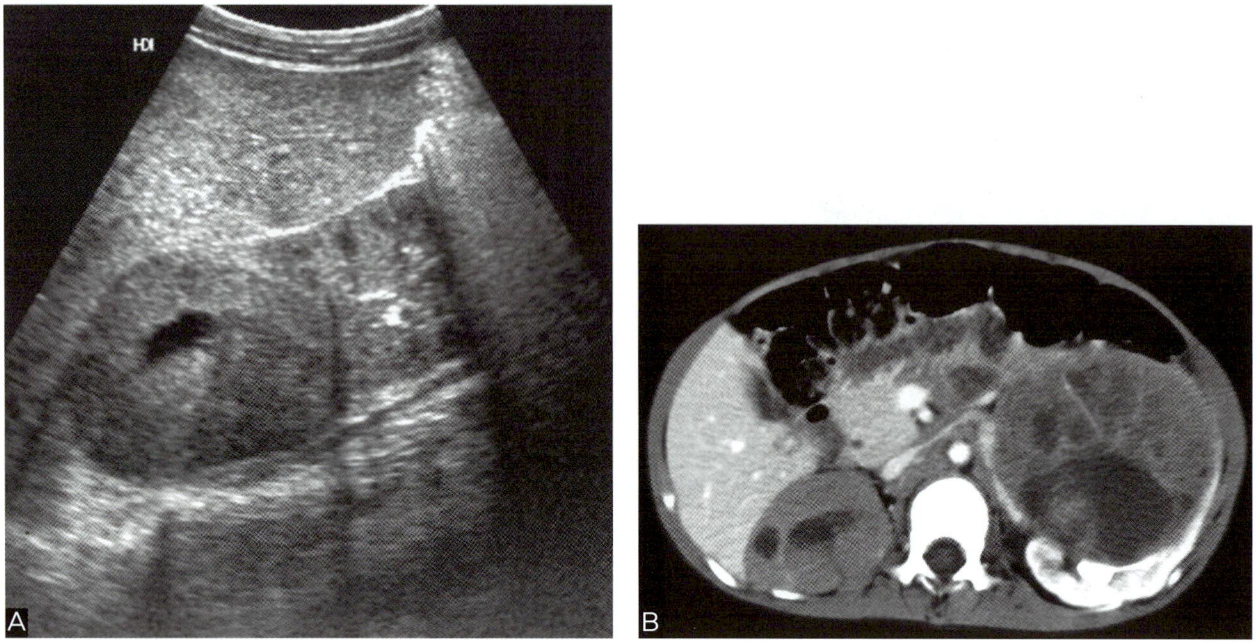

그림 10-43. A. 윌름 종양의 초음파 검사. 우측 신장 상부에 종괴가 보이고 괴사에 의한 저에코가 포함되어 있다. B. 윌름 종양의 전산화 단층촬영. 양측 신장에 발생한 윌름 종양으로 종괴 내부는 불균일 밀도를 보이나 석회화는 없다.

단면상 자궁의 섬유양 종양에서 볼 수 있는 나선형 모양을 보이고 피막이 없어서 정상 신 실질과 구분이 잘 안 된다. 종양 내 출혈이나 괴사는 드물고 간혹 신피막을 뚫고 신장 주위강(perinephric space)으로 종양이 나가기도 한다. 영상 진단 시 나선형 모양을 반영하는 소견을 관찰할 수 있고 기능을 갖고 있는 신 수뇨관이 종양 내에 포함되어 있으면 경정맥 요로 조영술이나 전산화 단층 촬영 시 종양 내에 조영제가 모이는 양상을 볼 수 있다.

E. 신 세포암(renal cell carcinoma)

소아 환자에서 신 세포암은 평균 12세경에 발생하고 종괴, 동통, 혈뇨를 보인다. 초음파 검사나 전산화 단층촬영에서 비특이적 신종양으로 보이며 석회화의 빈도(25%)는 윌름 종양보다 높다.

F. 기타

백혈병 및 림프종이 양측 신장 침범에 따른 양측성 신비대를 보일 수 있고 아주 드물게는 국소성 종괴의 양상을 보일 수도 있다.

7. 부신 질환

A. 정상 부신(adrenal gland)의 방사선학적 특징

신생아에서 1세까지 부신의 피질과 수질은 초음파 검사상 구분이 되지만(피질은 저에코, 수질은 고에코로 보인다) 그 이후에는 구분할 수 없다. 좌·우 부신의 모양이 대칭은 아니지만 V 또는 역 Y 형태이다. 한편 신 무형성의 경우 부신은 일직선 모양을 나타낸다(그림 10-44).

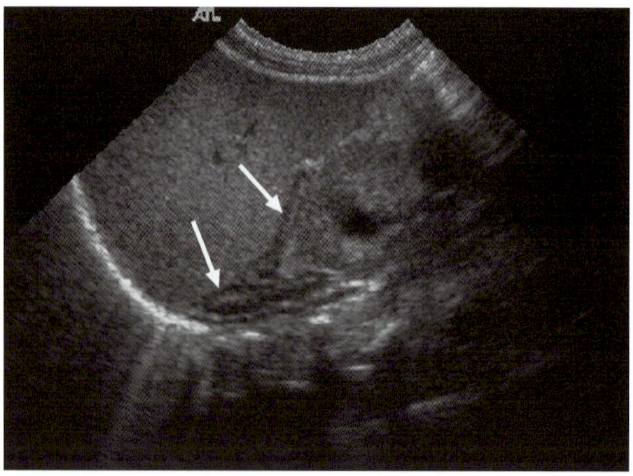

그림 10-44. 정상 부신의 초음파 검사. Y형태의 부신(화살표)에서 피질과 수질이 명확히 구분된다.

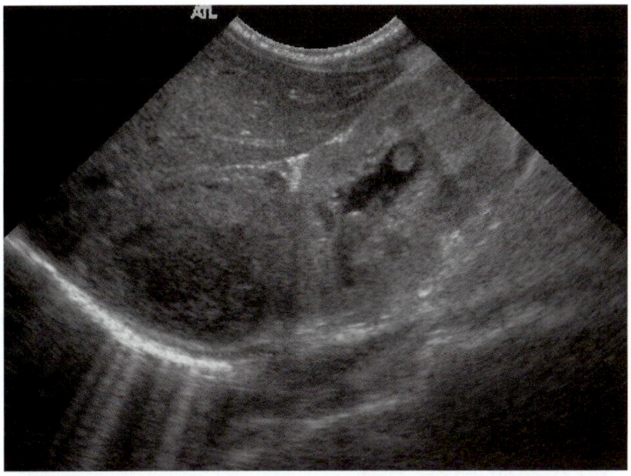

그림 10-45. 부신 혈종의 초음파 검사. 신생아에서 균일하지 않은 에코를 갖는 종양 형태로 발견되고 초음파 검사만으로 신경아세포종과 구분이 어려울 수 있으나 추적 검사에서 크기가 줄고 낭종성 변화를 보이면 쉽게 감별할 수 있다.

B. 부신 혈종(adrenal hemorrhage)

신생아에서 볼 수 있는 부신 혈종은 초음파 검사로 쉽게 발견할 수 있고, 추적 검사상 자연 소실되는 것을 볼 수 있다. 간혹 선천성 신경아세포종과 감별이 어려울 수 있다(그림 10-45).

C. 부신 종양

1) 신경아세포종(neuroblastoma)

유아나 소아 초반의 연령(2~3세 호발)에 발생하고 부신(75%) 외에도 교감신경절이 있는 척추 측방이나 골반부, 종격동에도 생길 수 있다. 신생아에서도 드물게 부신의 선천성 신경아세포종이 발생하기도 하는데 이 경우는 비교적 예후가 좋은 것으로 알려져 있다. 그러나 신경아세포종은 악성 종양으로 후복막강 조직을 잘 침범하고 림프절 및 기타 장기로의 전이(골, 골수, 간, 피부)도 잘 된다. Evans 분류에 의하면 병기별 빈도는 다음과 같다.

stage 1 (13.5%), stage 2 (11%), stage 3 (8.4%), stage 4 (43.9%), stage 4S (9.1%)

단순 복부 사진상 점상의 석회화(55%)를 동반한 종괴로 보이고 이외에 골조직 파괴나 척추주변 연부조직의 팽대를 볼 수 있다. 경정맥 요로 조영술 상 신장은 정상 신우신배를 보이며 종괴에 의해 신장이 외, 하방으로 전이될 수 있다. 초음파 검사에서는 불균질 에코를 갖는 종괴로 출혈, 괴사, 분명한 석회화가 내부에 있다(그림 10-46 A). 초음파 검사로도 종양의 범위, 주변 조직 침

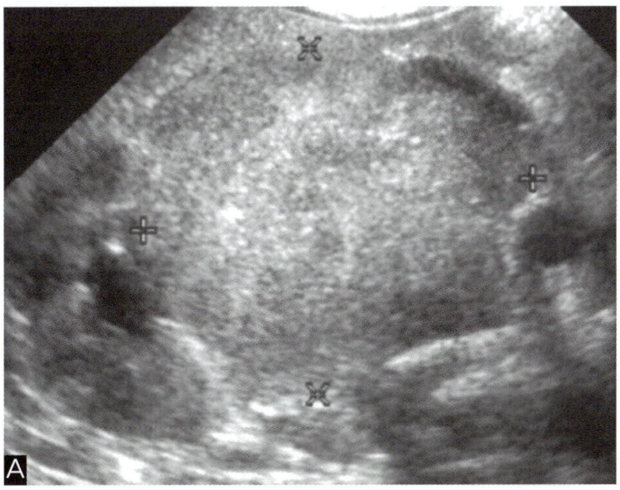

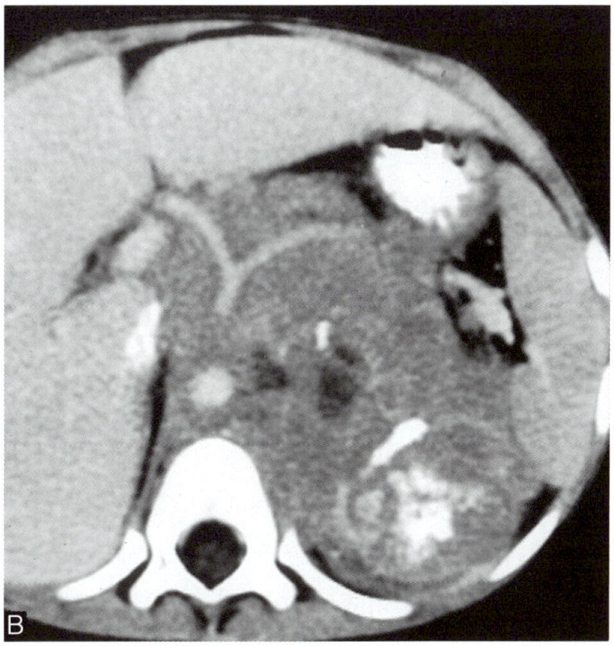

그림 10-46. A. 신경아세포종의 초음파 검사. 부신이나 척추 주변 교감신경절에서 주로 발생하고 고에코성 종괴로 보이며 내부에 석회화가 흔히 동반된다. 신장을 밀거나 압박하는 양상, 혈관을 감싸는 양상, 림프절 등을 발견할 수 있다. B. 신경아세포종의 전산화 단층촬영. 좌측 부신에서 발생한 신경아세포종으로 석회화가 동반되어 있고 대동맥 및 복강동맥을 감싸고 있다.

범, 혈관의 이동이나 둘러싸임, 간 전이 등을 알 수 있으나 종양이 큰 경우 범위를 정확히 알기 어려울 수 있다. CT상 종괴는 부신이나 척추 측방에서 보이고 출혈 및 석회화 때문에 불균질 밀도를 보인다. 하대정맥, 대동맥의 이동이나 종양에 둘러 싸인 양상, 종양의 범위(midline cross 유무), 척추 침범 등을 잘 볼 수 있다(그림 10-46 B). MRI는 조영제 주입 없이도 혈관 상태를 볼 수 있고 척추 경막의 침범 유무, 종양의 범위, 골수 전이 유무의 조사에는 CT, US보다 우수한 검사 방법이다. 그 밖에 동위원소(MIBG 스캔)의 종양 섭취를 보아 원발성 병소뿐 아니라 전이성 병변의 진단에 도움을 줄 수 있다.

2) 부신 피질 종양 · 부신 암종과 선종 (adrenal adenoma & carcinoma)

소아에서 부신 피질 종양의 발생은 매우 드물다(소아 전 종양 발생의 1% 미만). 부신 암종과 선종의 발생 비율은 3:1 정도로 보고된다. 부신 피질 종양은 여아에 발생빈도가 높고 대부분의 부신 피질 종양은 호르몬 활성화 때문에 여아에서는 남성화를, 남아에서는 성조발증을 일으킨다. 그러나 소아에서 쿠싱 증후군, 여성화, 고알도스테론혈증은 드물다. 소아의 부신 피질 종양은 호르몬 활성도 때문에 조기 발견되고 진단 당시 종양의 크기는 대개 6cm 미만이고 균질한 내부 구조를 나타내나 큰 종양의 경우 괴사, 출혈 또는 석회화때문에 불균질 내부 구조를 영상 진단 시 관찰할 수 있다.

8. 난소 및 자궁 질환

A. 정상 난소와 자궁

전 사춘기(prepubertal)의 정상 난소; 난소는 상복부에서 골반, 광인대(broad ligament) 상연까지 이동한다. 출생시의 크기는 15mm(길이), 3mm(폭), 2.5mm(두께)이고 부피는 2세 미만은 0.1~3.5cm^3, 2~12세의 경우 0.1~0.9cm^{3}가 된다. 그러나 5세 이하의 소아에서 난소의 위치를 확인하기는 매우 어려울 수 있다.

후 사춘기(postpubertal)의 정상 난소; 시상하부 뇌하수체 난소 축(hypothalamic pituitary ovarian axis)의 활성화로 난소는 난원형으로 보이며 골반 속으로 이동한다. 크기는 2.5~5cm(길이), 1.5~3cm(폭), 0.6~5cm(두께)이고 부피는 1.8~5.7cm^{3}이다.

정상 자궁은 신생아의 경우 길이 2.3~4.6cm, 기저부 폭 0.8~2.1cm, 경부 폭 0.8~2.2cm이고 유아에서 7세까지는 길이 2.5~3.3cm, 기저부 폭 0.4~1.0cm, 경부 폭 0.6~1.0cm이다. 나이가 들수록 길이와 폭이 증가하고 자궁 체부가 경부보다 빨리 커진다.

B. 선천성 난소 기형

1) 다낭성 난소증후군(polycystic ovarian syndrome)

양측 난소가 커지고 다발성 낭종이 있다.

2) 성선 이발생증(gonadal dysgenesis)

Turner 증후군이 대표적이고 삭상 성선(streak gonad), 작은 자궁, 45XO 핵형을 나타낸다.

Y 염색체가 있는 경우 성선모세포종(gonadoblastoma)이 발생할 수 있다.

C. 선천성 자궁 및 질 기형

1) 자궁 무형성 및 자궁 형성 부전 (uterine agenesis and hypoplasia)

고환 여성화(testicular feminization) 때 자궁이 없고 자궁 형성 부전은 Turner 증후군이나 diethyl-stilbesterol에 노출된 경우에 나타난다.

2) 자궁 중복(uterine duplication)

자궁과 질의 상부 2/3는 뮐러리안관에서 발생하고 질의 하부 1/3은 비뇨생식동(urogenital sinus)에서 발생한다. 자궁중복의 유형은 다음과 같다.

uterine didelphys, uterus duplex bicollis, uterus duplex unicollis (bicornuate uterus), uterus septus

3) 질 폐쇄(vaginal obstruction)

질이 막힌 경우 질수증(hydrocolpos), 수자궁질증(hydrometrocolpos), 혈자궁질증(hematometrocolpos)의

양상을 나타낸다. 원인으로는 질 폐쇄(atresia), 질 협착이 심한 경우, 횡단 격막, 무공 막(imperforate membrane) 등이 있다.

신생아나 유아의 경우 모성 호르몬 영향 때문인 경우가 많고 하복부 중앙에서 만져지는 종괴, 질입구로 돌출되는 종괴 양상을 보이며 동반 기형이 있을 수 있다. 사춘기 이전의 소녀에서는 단순한 무공막이 흔한 원인이고 반복되는 복부 통증이나 종괴를 주소로 하며 동반기형이 없다.

D. 난소 염전(ovarian torsion)

염전에 의해 난소 실질의 울혈과 출혈성 경색을 일으킨다. 자궁 부속기(adenxa uteri)에 낭종이나 종양이 있을 수 있고 정상 자궁 부속기 염전 시 움직이는 양상을 보일 수 있다. 월경 시작 전 연령군에서 하복부 통증, 오심, 구토, 백혈구증가를 보이고 50%에서 종괴를 촉지할 수 있다.

초음파 검사상 복부중앙에 에코성 종괴로 보이고 충혈 및 기질부종 때문에 초음파 통과가 좋을 수 있다. 작은 낭종을 이 종괴의 변연부에서 볼 수 있다. 감별할 질환으로는 충수 농양, 출혈성 난소 낭종, 난소 유피 낭종(dermoid cyst) 등이다.

E. 소아 난소 종양

신생아에서는 비종양성 낭종(non−neoplastic cyst), 소녀에서는 낭종, 고형 종괴, 골반염, 이소성 임신, 염전이 난소 종양의 원인이 된다. 초음파 검사상 조직학적인 진단은 50%에서 가능하다.

1) 비 종양성 난소 질환

난포의 낭포(follicular cyst)와 황체낭(corpus luteum cyst), 출혈성 난소 낭종(그림 10−47), 포막성 황체낭(theca−lutein cyst) 등이 있다.

2) 양성 난소 종양

낭선종(cystadenoma)은 20세 이전에는 드물고 장액형(serous type)이 점액형(mucinous type)보다 많고 단

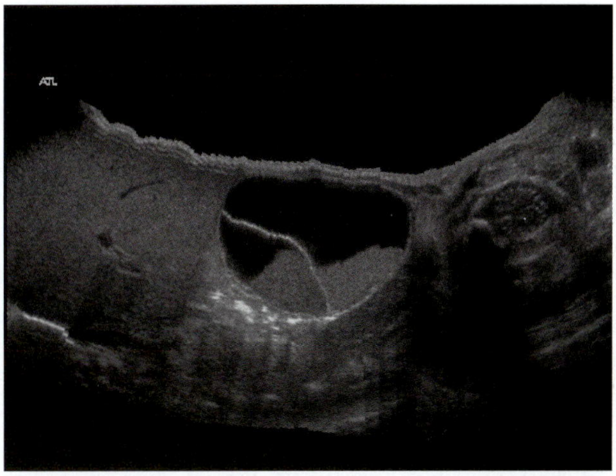

그림 10−47. 출혈성 난소낭종. 신생아 복부 초음파검사에서 출혈을 동반한 난소 낭종이 우측 복부에서 보인다. 낭종 내부에 격막과 출혈에 의한 에코성 부스러기(echogenic debris)를 볼 수 있다.

방 낭종형태(cystic, unilocular pattern)를 보인다.

생식 세포 종양(germ cell tumor)에는 모든 양성 종양의 1/2~1/3인 유피낭종, 기형종 등이 있다. 악성 종양은 2~10%이고 양측성 병변은 20% 빈도를 보이며 6~11세 사이에 발생한다.

난소 기형종의 초음파 검사 소견상 피지와 장액성 액체는 저에코로, 연조직과 모발, 지방, 석회화는 고에코로 보이며, 피지, 모발, 이빨 등이 섞여서 후방 에코 음영을 형성하며 지방−액체, 액체−액체 경계면을 형성하기도 하며 약 1/3에서 완전한 무에코성 혹은 주로 에코성 양상을 나타내는 종괴로 보인다. 그리고 간혹 벽재성 결절(mural nodule)을 볼 수 있다.

3) 악성 난소 종양

원발성 종양으로는 난소 생식세포 종양(ovarian germ cell tumor, 60~90%), 기질성 종양(stromal tumor, 10~13%), 상피 선종(epithelial carcinoma, 5~11%) 등이 있고 이차성 종양으로는 신경아세포종, 림프종, 백혈병이 있다.

생식세포 종양의 종류로는 미분화세포종(dysgerminoma), 내배엽동 종양(endodermal sinus tumor), 미성숙 기형종(immature teratoma), 태생 암종(embryomal carcinoma), 융모막 암종(choriocarcinoma) 등이 있다.

초음파 검사상 종양별 특징이 없어서 조직학적 진단은 할 수 없고 종괴의 경계가 불규칙하거나 유두성 종괴 양상이거나 격막이 두꺼우면 악성 난소 종양이 아닌가 의심할 수 있다.

F. 소아 질 종양

1) 질, 자궁 횡문근육종 (rhabdomyosarcoma of vagina and uterus)

4세 이하의 나이에 발생하고 질을 통해 빠져 나온 포도송이 같은 종괴(보트리오이드 육종, sarcoma botryoides)로 보인다. 자궁의 병변이 복부 종괴로 나타날 수 있다. 주변조직으로의 침범, 림프절 전이, 원위부 전이도 일으킨다.

2) 질 선암종(adenocarcinoma of vagina)

2세 이하의 나이에 발생하고 질출혈이나 보트리오이드 육종과 같은 폴립양의 성장을 보인다. 태생기에 diethylstilbesterol에 노출된 경우 청소년기 소녀에 생기기도 한다.

G. 성조발증(precocious puberty)

8세 이전에 이차 성 징후의 조기 발현, 성선 발육 및 배란이 일어나는 것을 말한다. 80% 이상에서 특발성 시상하부 뇌하수체 성선축의 활성화가 원인이다. 성조발증이 의심될 때 자궁과 난소의 크기를 결정하는 데 있어 초음파 검사가 중요한 역할을 한다. 진성 성조발증의 경우 성인 크기의 자궁과 난소를 보이며 가성 성조발증인 경우 정상 혹은 커진 자궁과 난소를 보인다.

H. 기타 골반 종괴

천골 전부 종괴(presacral mass)로 천미골 기형종(sacrococcygeal teratoma), 신경아세포종, 림프종이 있고 염증성 종괴로는 충수돌기염, Crohn병, 수술 후유증에 의한 농양이 있다.

V. 신생아 및 소아 신경계 질환

1. 뇌초음파 검사(neurosonography)

신생아와 영유아 뇌를 천문(fontanel)을 통하여 시행하는 빠르고, 비침습적인 검사로 뇌의 해부학적 구조물들을 관상(coronal)과 시상(sagittal) 단면 등 여러 각도에서 볼 수 있다. 또 이동 초음파 장비로 신생아실에서도 간단하게 검사를 할 수 있고 미숙아나 신생아의 병변을 보는데 전산화 단층 촬영 검사나 자기공명영상보다 더 예민한 경우가 있는 장점이 있다. 뇌실(ventricle)의 크기, 뇌실질 내의 출혈, 뇌실의 이상, 뇌실질 밖의 액체저류, 낭성 병변, 종양 같은 고형성의 뇌실질 병변 및 선천성 기형들을 찾을 수 있다. 최근에는 자기공명영상의 발달로 신생아에서도 뇌 자기공명영상 촬영을 하여 많은 도움을 받을 수 있다.

A. 뇌실주위 및 뇌실내 출혈(periventricular and intraventricular hemorrhage)

임신 24~32주 사이에 germinal matrix (neuroblast, glioblast의 source)가 미상시상구(caudothalamic groove)에 위치해 있고 얇은 벽을 가진 혈관들이 풍부하여 저산소증(hypoxia)과 허혈(ischemia) 손상 등에 의해 출혈을 잘 일으킨다(그림 10-48).

전구 원인으로는 분만 손상, 혈액응고 장애, ECMO, Rh 혈액부적합(Rh incompatibility), 약물, 저산소증, 허혈, 유리질막증 등의 호흡곤란증후군(RDS), 낮은 apgar 점수 등이 있다. 초음파 검사상 급성 출혈(< 7일)은 아주 에코가 높고 그 후 추적검사 시에는 그 크기가 감소하며 에코가 떨어지고 2~3주 경이면 낭종을 형성한다. 두개내 출혈의 단계(Grading of intracranial hemorrhage from Papile et al)는 Grade 1; 뇌실막하 출혈(subependymal hemorrhage), Grade 2; 뇌실확장이 없는 뇌실내 출혈(IVH without ventricular dilatation), Grade 3; 뇌실확장이 있는 뇌실내 출혈(IVH with ventricular dilatation), Grade 4; 뇌실질내 출혈(intraparenchymal hemorrhage)로 나눈다.

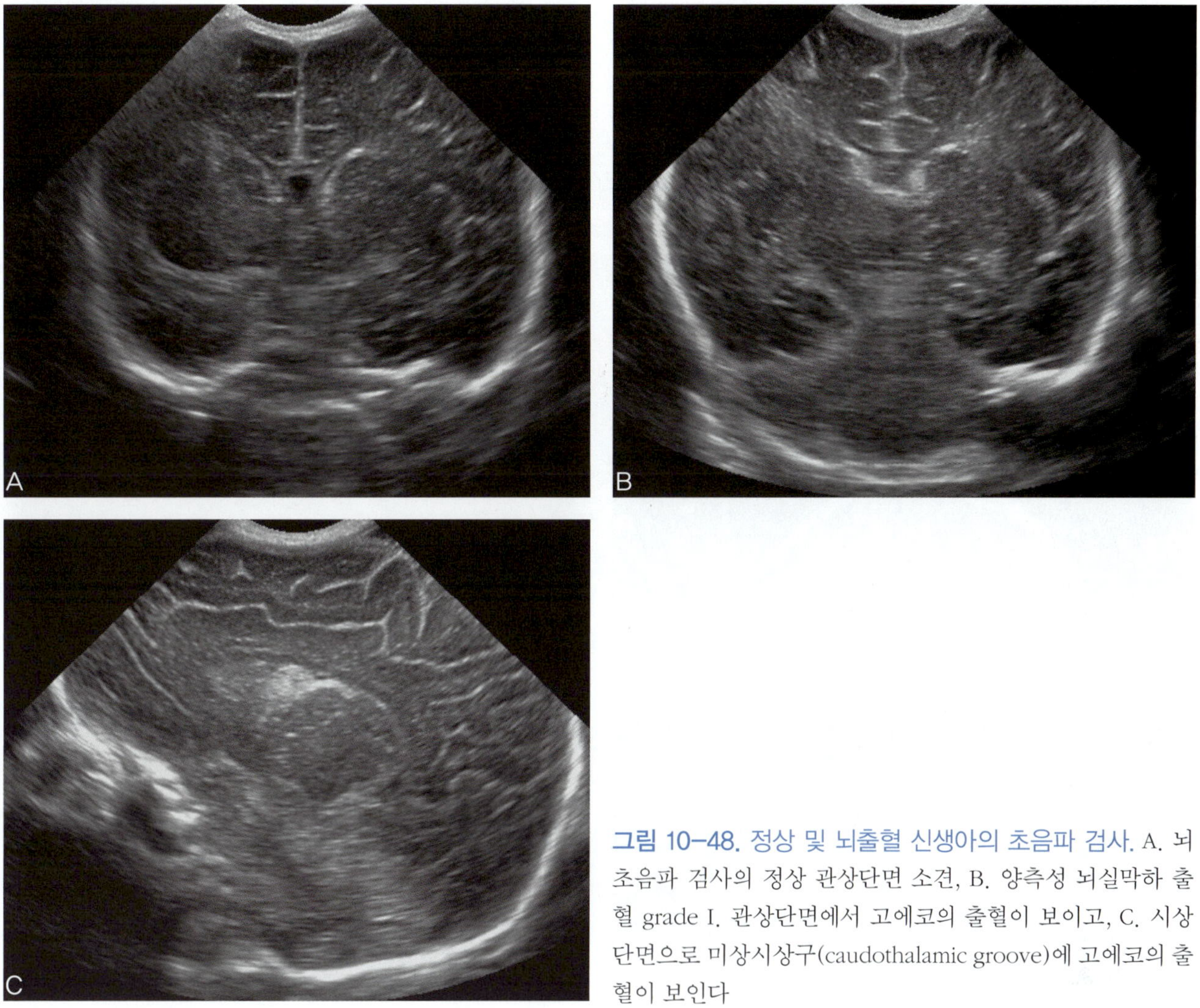

그림 10-48. 정상 및 뇌출혈 신생아의 초음파 검사. A. 뇌초음파 검사의 정상 관상단면 소견, B. 양측성 뇌실막하 출혈 grade I. 관상단면에서 고에코의 출혈이 보이고, C. 시상단면으로 미상시상구(caudothalamic groove)에 고에코의 출혈이 보인다

B. 뇌실주위 백질연화증 (periventricular leukomalacia; PVL)

저산소혈증에 의한 뇌백질의 괴사로 미숙아의 5~10%에서 발생한다. 연축성 양마비(spastic diplegia)나 지능저하와 같은 후유증을 남기게 된다. 초음파 검사상 급성기에는 뇌실주변부(watershed area)에 에코가 증가하며 2주 정도의 추적검사시 작은 낭종들이 동반되기도 한다(swiss cheese appearance)(그림 10-49).

C. 신경계의 선천성/ 주산기 감염

선천성 자궁내 감염의 대표적인 것으로는 TORCH 감염이 있고 뇌실막하 낭종(subependymal cyst)이나 뇌실주위나 피질하 백질부위에 석회화 소견을 볼 수 있고 뇌실의 확장과 뇌실질의 비정상적인 에코와 신경아 세포의 이동장애로 인한 이상 소견을 볼 수 있다.

급성 무균성 뇌막염(aseptic meningitis)의 원인은 많은 예에서 원인을 규명하지 못하나 원인으로는 바이러스가 가장 많고 그 외에 부분적으로 또는 부적합하게 치료된 세균성 뇌막염이나 결핵성 뇌막염이 있다. 세균성 뇌막염은 신생아 시기에는 group B streptococcus가 가장 많고(60%) 그 외 대장균이나 gram-negative enterics가 30%를 차지하나 영유아기에는 B형 인플루엔자균이 가장 많다(60%). 뇌막염의 합병증으로는 항이뇨 호르몬 분비 이상 증후군(SIADH), 경막하 삼출, 뇌 농양, 수두증이나 뇌실염(ventriculitis), 뇌염(cerebritis), 뇌경색(cerebral infarction) 등을 일으킬 수 있다. 뇌초음파 검사상

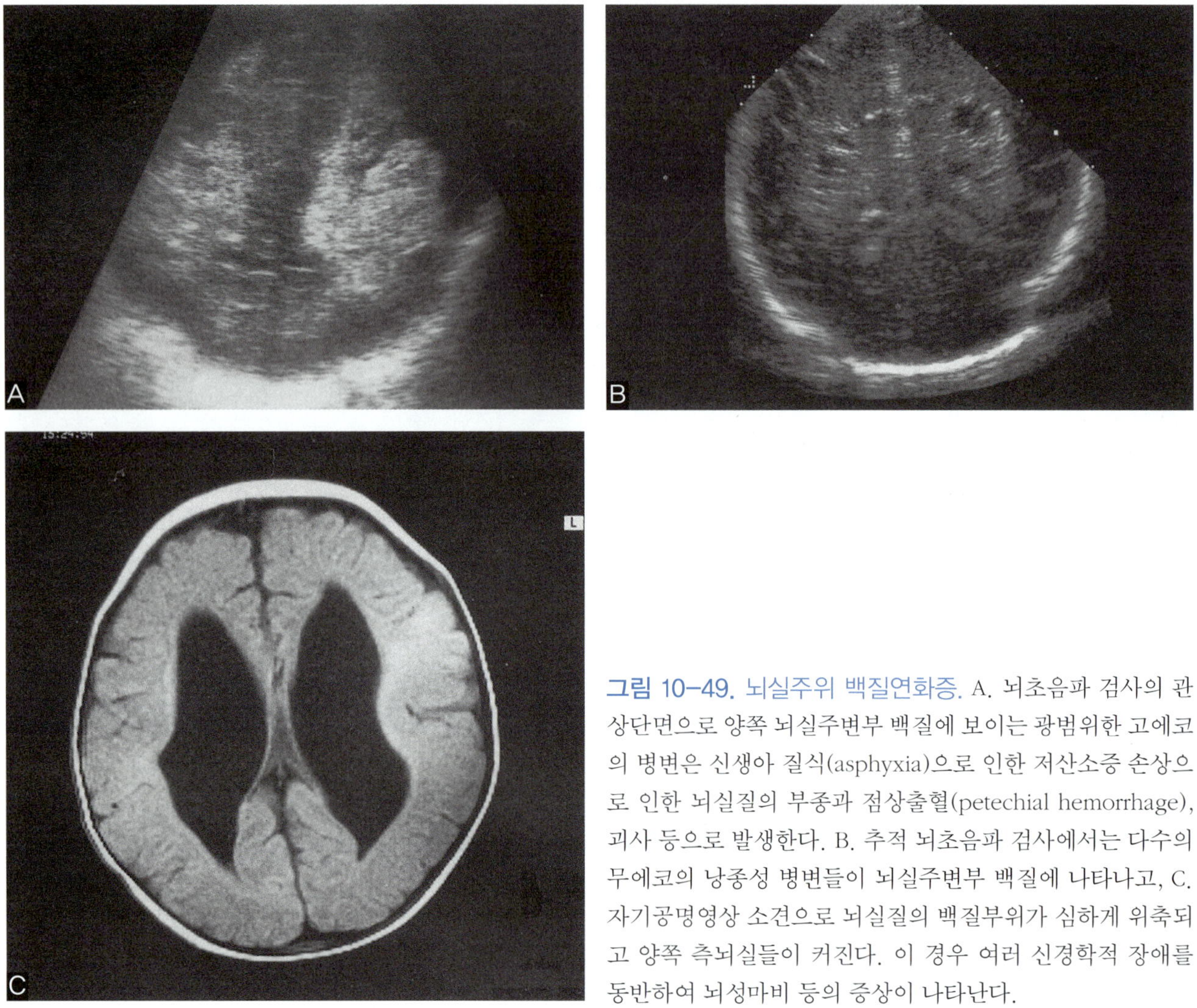

그림 10-49. 뇌실주위 백질연화증. A. 뇌초음파 검사의 관상단면으로 양쪽 뇌실주변부 백질에 보이는 광범위한 고에코의 병변은 신생아 질식(asphyxia)으로 인한 저산소증 손상으로 인한 뇌실질의 부종과 점상출혈(petechial hemorrhage), 괴사 등으로 발생한다. B. 추적 뇌초음파 검사에서는 다수의 무에코의 낭종성 병변들이 뇌실주변부 백질에 나타나고, C. 자기공명영상 소견으로 뇌실질의 백질부위가 심하게 위축되고 양쪽 측뇌실들이 커진다. 이 경우 여러 신경학적 장애를 동반하여 뇌성마비 등의 증상이 나타난다.

두껍고 고에코의 뇌구(sulci), 뇌실질 밖의 액체저류, 미세한 비정상적인 뇌실질 에코 소견을 볼 수 있다. 뇌실염은 세균성 뇌막염의 70~80%에서 동반되며 뇌초음파 검사상 뇌실벽의 비후, 뇌수종, 고에코의 뇌실벽, 뇌실내 뇌척수액 속에 조직파편(debris) 또는 격막 등을 볼 수 있다(그림 10-50).

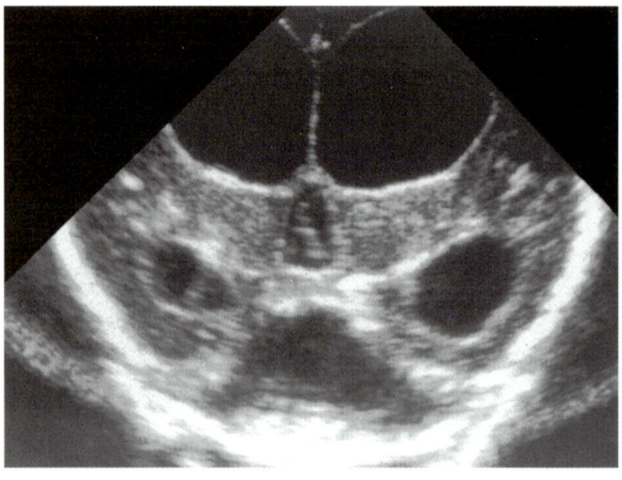

그림 10-50. 생후 1개월된 환아의 수막염후에 생긴 뇌실염. 뇌초음파 검사상 고에코를 보이는 뇌실막층과 모든 뇌실이 커져 있고 우측 측두뿔(temporal horn)과 제3뇌실내에 고에코의 조직파편(debris)과 격막을 관찰할 수 있다.

D. 선천성 기형(congenital malformation)

여러 가지 기형을 진단할 수 있으나 육안적 변형을 갖는 기관발생의 질병이 조직발생의 질병보다 진단이 용이하다. 뇌 자기공명영상을 이용하면 좀 더 정확한 진단을 할 수 있다.

1) 뇌량무발생증(agenesis of corpus callosum)(그림

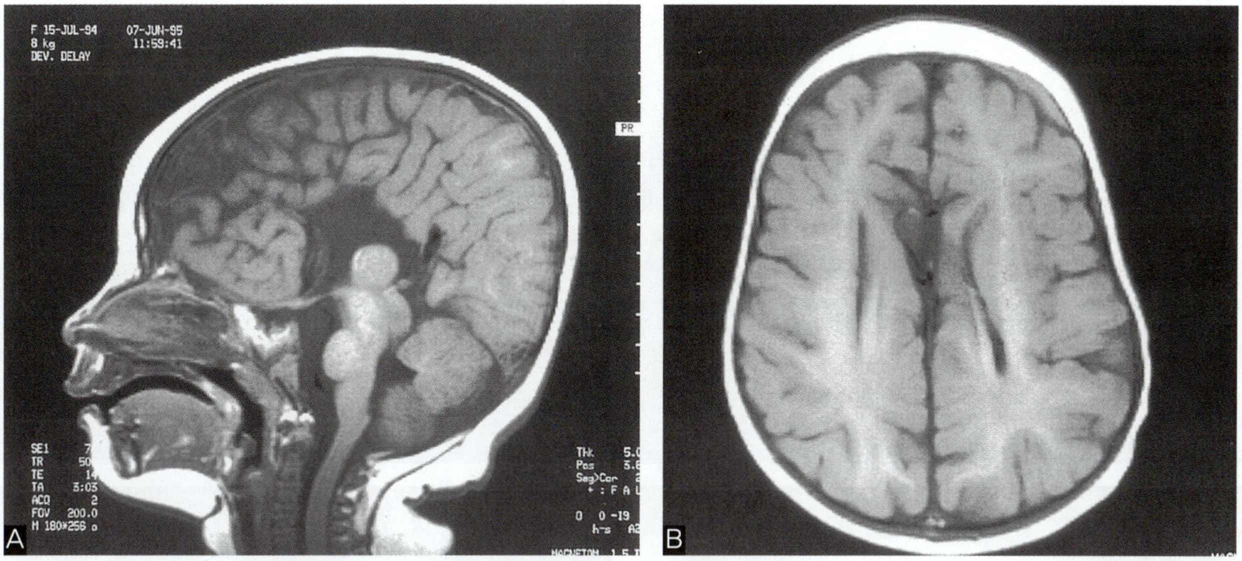

그림 10-51. 뇌량 무발생증. 자기공명 T1 강조영상에서 뇌량이 보이지 않고 제3뇌실이 상승하고 대뇌고랑들이 직접 제3뇌실쪽으로 방사상으로 내려오고 관상단면상 전두뿔이 양의 뿔모양을 보이고 측두엽의 해마형성(hippocampal formation)이 비정상적이고 횡단면상 측뇌실이 평행하게 주행한다.

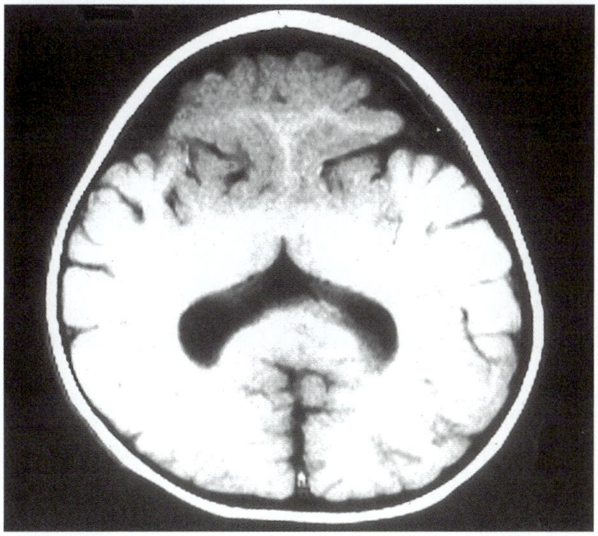

그림10-52. 반엽상전전뇌증(semilobar holoprosencephaly)의 자기공명영상. 측뇌실의 전두뿔, 측두뿔, 후두뿔형성이 잘 안 되고 단일뇌실양상을 보이고 전방대뇌겸 형성이 안 되고 양쪽의 대뇌반구가 앞쪽에서 연결되어 있다.

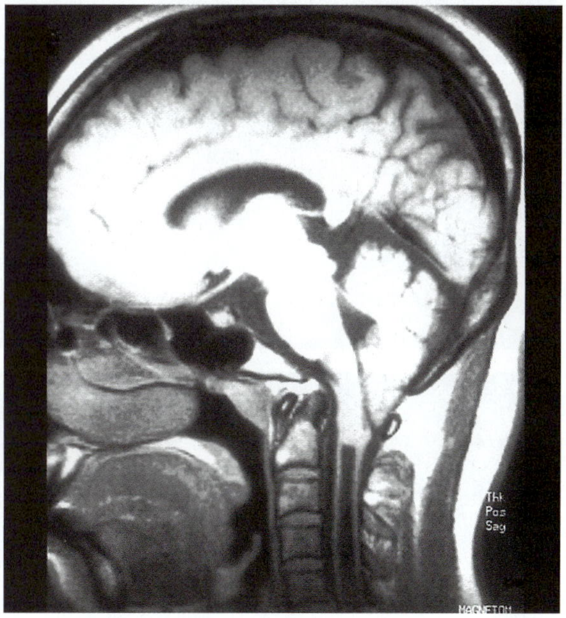

그림 10-53. 제1형 Chiari 기형(Chiari malformation type I). 시상단면의 자기 공명영상에서 소뇌편도의 하방전위가 보이고 경부 척수의 척수공동수증(syringohydromyelia)을 볼 수 있다.

10-51)

2) 전전뇌증(holoprosencephaly)(그림 10-52), 무뇌수두증(hydranencephaly)
3) Chiari 기형(Chiari malformation)(그림 10-53)
4) 소뇌충부 형성부전(cerebellar vermian hypoplasia) 등.
5) Dandy Walker 기형(Dandy Walker malformation)

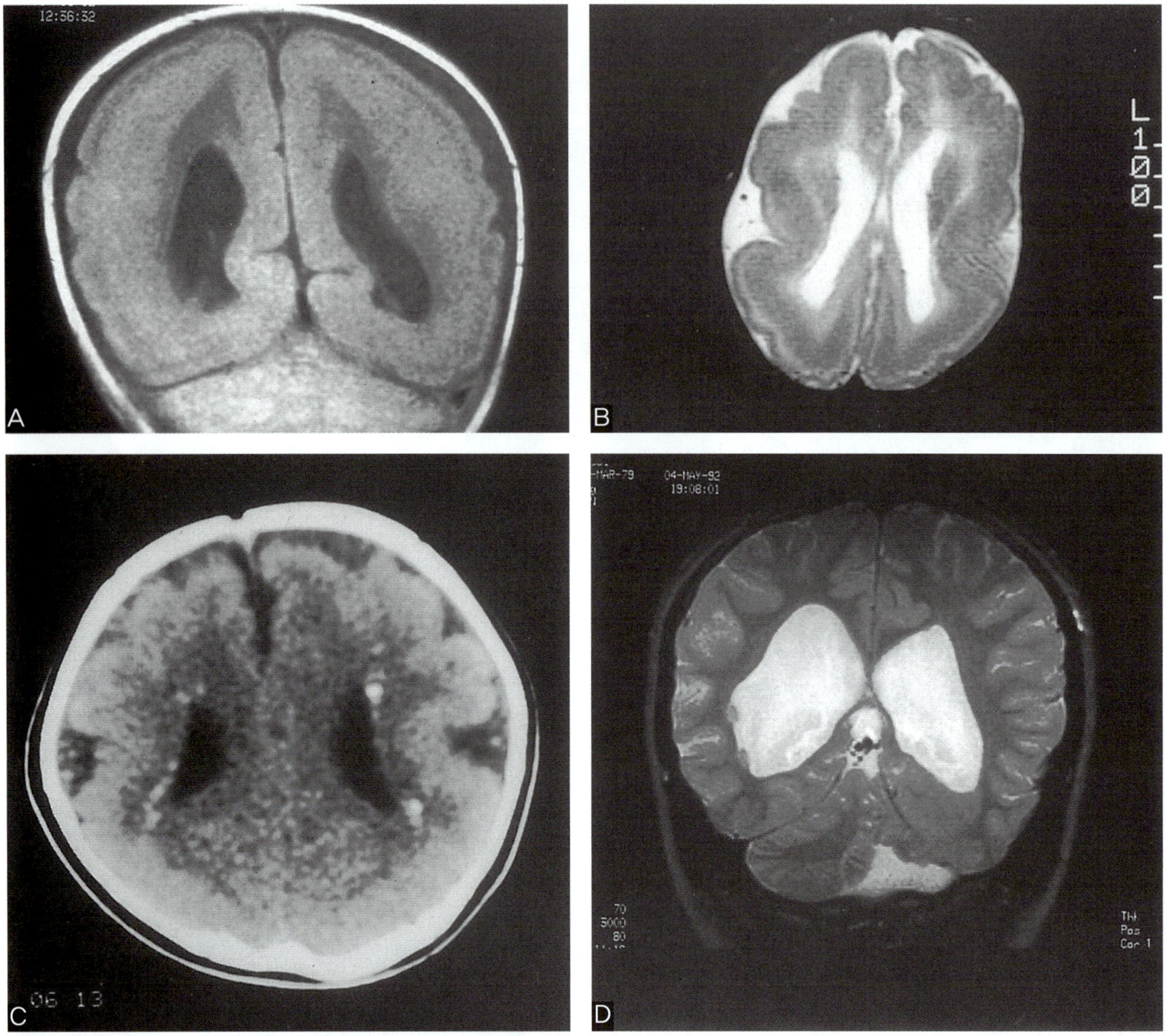

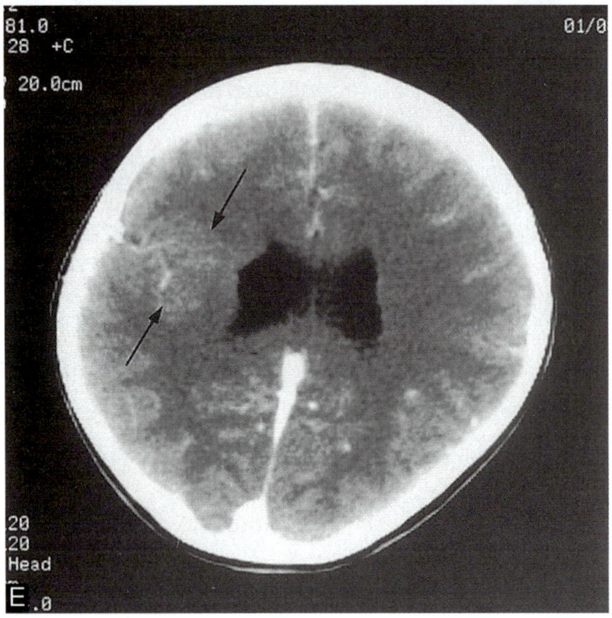

그림 10-54. 이동장애 질환들(Migration disorders). A. 활택뇌증의 CT 소견으로 피질 비후와 함께 대뇌이랑 형성이 없다. B. 자기공명영상 T2 강조영상 C. 소뇌증를 보인 환아로 CT검사에서 자궁내 CMV 감염으로 인한 무뇌회증(agyria), 경뇌회증(pachygyria: thickening of cortex)과 많은 뇌실주변 석회화들, 발달이 안된 실비우스 열구(sylvian fissure)와 원시피질혈관(primitive cortical vessels)들이 보인다. D. 뇌실막하 이소회백질(subependymal heterotopia). MRI상 신호강도가 대뇌피질회질과 같은 비정상적인 결절들이 측뇌실의 뇌실막하층에서 보이고 뇌실의 경계는 파상(undulation)으로 되어있다. E. 닫힌 입술열뇌증(Closed-lip schizencephaly). CT 검사상 회질과 같은 음영의 부위(긴 화살표)가 우측 전두정엽에서 피질에서부터 뇌실까지 연결되어 보이고 비정상적인 피질혈관이 보인다. 그 부위의 우측 측뇌실에 게실모양의 변화가 동반되어 있다.

6) 중격시신경 이형성증(septooptic dysplasia)

7) 이동장애 질환들(migration disorders)(그림 10-54)

8) 수막뇌류(meningoencephalocele)(그림 10-55), 수막류(meningocele)

2. 두개골(skull)

A. 두개골의 모양과 크기의 이상

두개골의 모양은 최소 두 장 이상의 방사선 필름을 가지고 판단을 한다. 일반적으로 이상 소견은 비정상적인 뇌의 성장, 두개강 내 종괴, 두개골의 이상이나 비정상적인 두개봉합유합(craniosynostosis)이나 연골결합융합(synchondrosis fusion) 등으로 나타난다.

머리의 크기는 후두전두 둘레의 테이프 측정으로 가장 잘 측정된다. 거대두개(macrocrania)는 뇌부피의 증가, 뇌외의 액체수집, 수두증(hydrocephalus), 두개강내의 종괴나 두개골의 비후로 인하여 생기며, 소두개(microcrania)는 뇌 크기의 감소로 인하여 나타나는데 유전적 또는 염색체 이상, 자궁 내에서의 손상이나 주산기 때의 후천적 질병이 그 원인들이다.

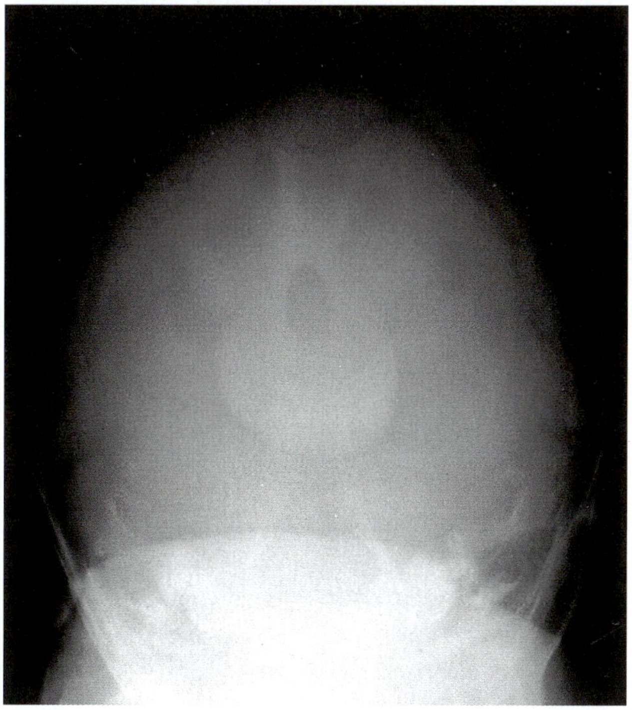

그림 10-55. 수막뇌류. Towns view상 비정상적인 연부조직 종괴가 후두골의 결손과 함께 보인다.

B. 신생아에서의 외상성 병변들

1) 모상건막하 출혈(subgaleal hematoma)

2) 두혈종(cephalhematoma) : 분만 시의 압박으로 골막이 박리되어 골막에서 골질로 가는 혈관이 단열되어 골막하 출혈이 생긴다. 잘 생기는 부위는 한쪽 또는 양쪽 두정골 및 후두골이고 봉합선을 넘지 않는다.

3) 산류(caput succedaneum) : 분만시 머리 선진부위 두피에 부종을 일으켜서 생기며 건막(aponeurosis) 하부와 골막의 외부사이에 발생하며 봉합선을 넘는다.

4) 두개관 함몰(calvarial depression)

5) 골절

6) 두개강내 출혈

C. 조기두개봉합유합(craniosynostosis)

두개봉합(suture)의 조기유합로 인하여 생기는 골유합증(그림 10-56)은 장두증(dolichocephaly: sagittal suture), 단두증(brachycephaly: coronal suture), 삼각두증(trigonocephaly: metopic suture), 크로바입상 두개(cloverleaf skull: sagittal, coronal and lamdoid suture) 등의 두개골의 변형과 침범된 두개봉합의 조기유

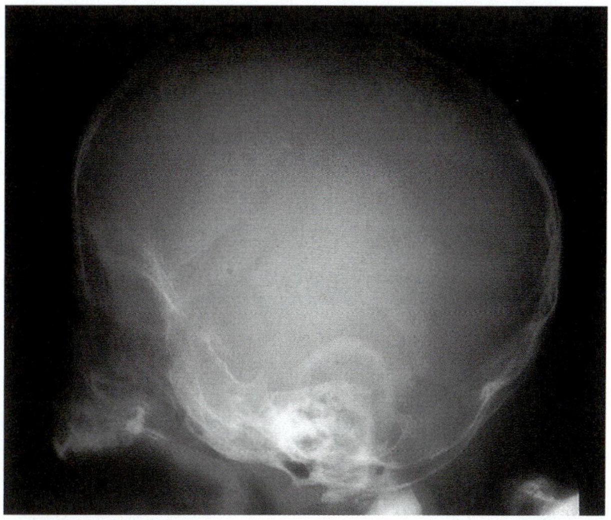

그림 10-56. 조기두개봉합유합. 소뇌증를 주소로 내원한 환아에서 봉합선들이 소실되고 두개내압 상승으로 인한 뇌회함흔들이 광범위하게 보인다.

합소견, 광범위한 뇌회함흔(convolutional marking), 봉합주위 골경화(parasutural sclerosis), 봉합연의 선명도(sharpening of sutural edge)와 골교량(bony bridging across the suture)을 일반 X-선 검사나 전산화 단층 촬영 검사에서 볼 수 있고 그 외 뇌수종이나 뇌실질의 위축 소견도 보인다. 뇌위축으로 인한 이차적인 두개골유합증은 소두증(microcephaly)과 함께 뇌회함흔(convolutional marking)이 없고 작은 뇌천문, 골경화를 동반하지 않는 좁은 봉합과 후두의 체위성 편평(flattening) 등을 보인다. 보다 정확하고 치료방향에 도움을 주는 검사로는 3차원 재구성(3D reconstruction) CT scan이 좋다.

D. Langerhans Cell Histiocytosis

하나 또는 다수의 지도상(geographic pattern)의 punched out 골용해성 병변이 두개골에서 보이고(그림 10-57) 두개골의 판간공간에서 시작하고 대부분 골경화성 경계가 없으며 사단연(bevelled edge) 모양의 결손(defect)으로 나타나며 하악골을 침범할 때에는 떠 있는 치아(floating teeth)의 소견을 보인다.

E. 극와상두개골(lacunar skull)

간엽세포이형성(mesenchymal dysplasia)으로 척수수막류(myelomeningocele), 척수류(myelocele), 뇌류(encephalocele)와 동반하는 수가 있다. 두개내압의 상승과는 무관한 두개관의 골화 결손으로 대개 생후 6개월

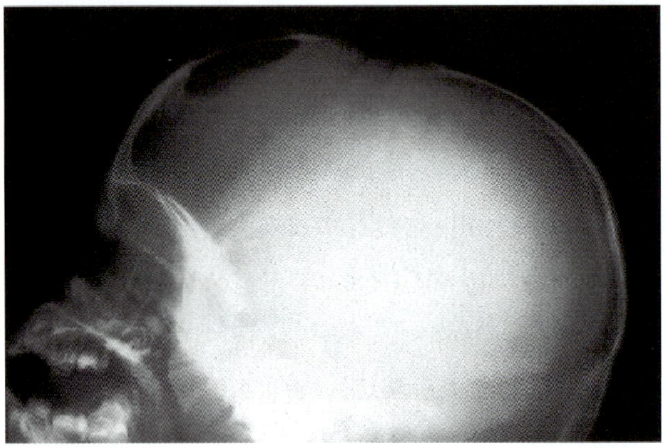

그림 10-57. Langerhans Cell Histiocytosis. 다수의 작은 골용해성 결손들이 측두골에서 보이고 골경화성 경계는 없다.

정도면 소실된다. 단순 필름상 두개내측판과 판간공간의 비박(thinning)에 의한 다발성 난원형 음영감소와 산재한 선형 골 중격이 특징이다.

3. 기타

A. 소아 영역의 신경계 종양

후두개와의 수모세포종(medulloblastoma), 상의세포종(ependymoma), 성상세포종(astrocytoma)이 있고, 천막상부 종양으로 맥락총 유두종(choroid plexus papilloma), 원시적 신경외배엽종양(primitive neuroectodermal tumor, PNET), 림프종 등과 두개인두종(craniopharyngioma) 등이 대표적이다.

4. 척추(spine)

A. 선천성 기형

척추골은 척추체와 후방신경궁의 연골화와 골화 중심으로부터 형성된다. 따라서 척추의 기형(그림 10-58)은 대부분 이 중심들의 비정상적인 형성과 유합, 척삭(notochord)의 지속이 원인이다.

1) 척추체의 기형으로는 연골화점이나 골화점의 이상으로 오는 나비양 척추체(butterfly vertebra), hemivertebra, block vertebra 등과 함께 척추후방신경궁의 융합 등의 기형들이 있다.
2) 이분척추(spina bifida)는 척추가 완전히 닫히지 못한 선천성 기형이다. 이 기형은 백인에게 가장 많으며 결함이 앞쪽에 위치할 수도 있으나 대개는 뒤쪽에 있다. 어느 경우이던 중추신경의 결함과 관련되어 있다. 대표적인 기형들로는 수막류(meninigocele) 또는 척수수막류(myelomeningocele)가 있고 많은 경우에서 Chiari 기형을 동반하고 수두증을 보이므로 이에 대한 검사를 병행해야 한다. 그 외 지방종과 연관된 기형이나 dermal sinus 등이 존재할 수 있다.
3) 폐쇄성 이분척추(spina bifida occulta) : 척추강 내의 내용이 표면으로 돌출함이 없이 척추의 융합의 결함이 있는 경우를 말한다. 이 결함은 L5-S1에 잘

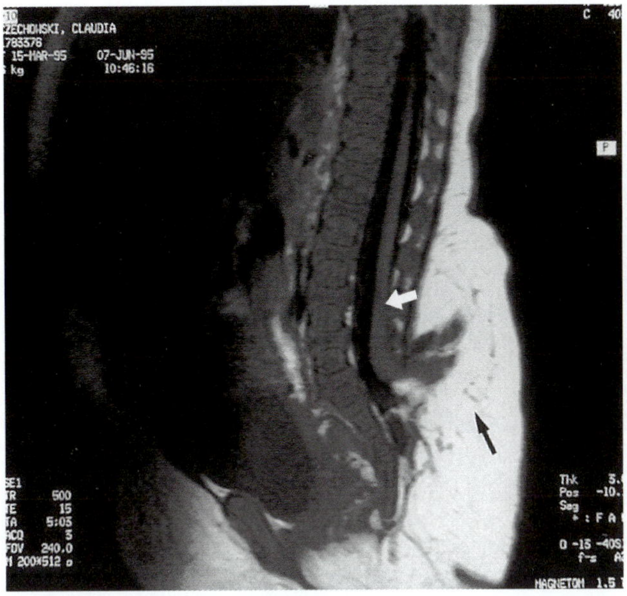

그림 10-58. 지방척수수막류(Lipomyelomeningocele). 요추부 자기공명 T1 강조영상 시상단면에서 tethered cord(흰색 화살표)와 함께 요천추부위의 후척추궁이 없고 뒤쪽으로 빠져나간 신경조직들과 뇌척수막과 뇌척수액의 종괴가 보이고 이를 둘러싼 지방조직의 증식(lipoma)(검정색 화살표)이 있다.

생기며, 임상적으로 별로 증상이 없다. 그 위를 덮고 있는 피부가 오목하게 들어가 있거나 털이 나 있거나 조그만 지방조직 덩어리가 있는 경우가 있으나 우연히 발견되는 수가 많다.

4) 척수정중이개(diastematomyelia) : 폐쇄성 이분척추의 한 형태로 척수강 내로 뼈나 섬유조직이 튀어나와 척수가 중앙선에서 이분되어 있는 상태이다. 척수를 꿰뚫기 때문에 척수의 정상 성장과 하지운동 기능이나 괄약근의 기능장애가 있는 경우도 있다. 방사선 소견으로는 척추경간 거리가 멀어져 있고 그 중간에 뼈를 발견할 수 있고 때때로 척추만곡증이나 척추체기형을 잘 동반한다. 과거 척수조영술이나 CT 검사로 진단하였으나 현재는 자기공명영상으로 여러 단면 영상과 척수공동수증 같은 동반된 다른 기형을 발견하여 정확한 소견을 얻을 수 있다.

VI. 신생아 및 소아 근골격계 질환

1. 신생아의 임신 주수 평가와 소아의 골연령(bone age) 평가

임신 주수는 과거력, 이학적 검사나 신경학적 검사 등으로 알 수 있지만 부정확, 불충분한 경우가 있다. 임신 주수를 추정하는 데 흉부 X-선 검사, 치아 촬영, 상완골 골단부 및 흉추 X-선 사진이 도움이 된다. 소아에서 골연령의 측정은(표 10-1) 내분비계통의 질환의 진단 및 치료에 중요한 역할을 하며 역연령(chronologic age)보다 환아가 크거나 작을 때에도 골 성숙을 평가하는 것이 중요하다.

1) 출생 시~영유아 : 무릎
2) 7개월~10세 : 손목과 손
3) 12세~18세 : 주관절(elbow), 골반 X-선 사진

표 10-1. 태아와 영아의 골단부 골화중심의 발현 시기

골단 골화	5%	95%
상완골 두	임신 37주	생후 16주
원위부 대퇴골	임신 31주	임신 39주(여), 40주(남)
근위부 경골	임신 34주	생후 2주(여), 5주(남)
종골(Calcaneus)	임신 22주	임신 25주
거골(Talus)	임신 25주	임신 31주
입방골(Cuboid bone)	임신 37주	생후 8주(여), 16주(남)

2. 외상성 병변들

A. 골단판 골절(epiphyseal plate fractures) (그림 10-59)

- Salter-Harris분류 : I-V형

소아에서 있어 장골의 골단부와 골단판은 연골부분으로 이루어져 있기 때문에 골절 시 단순 필름상으로 진단 및 그 분류가 어려울 수 있다. 따라서 자기공명영상 등의 검사로 정확한 진단 및 분류로 치료 및 예후 판정에 도움을 주는 것이 좋다.

B. 피학대아 증후군(battered child syndrome)

환아의 병력과 손상의 방향, 영양상태나 연부조직의

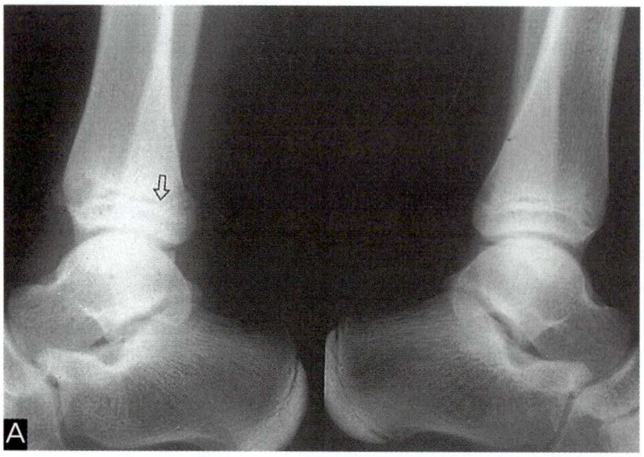

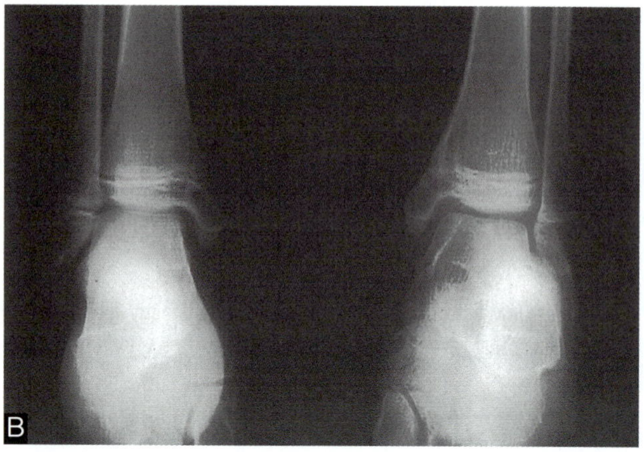

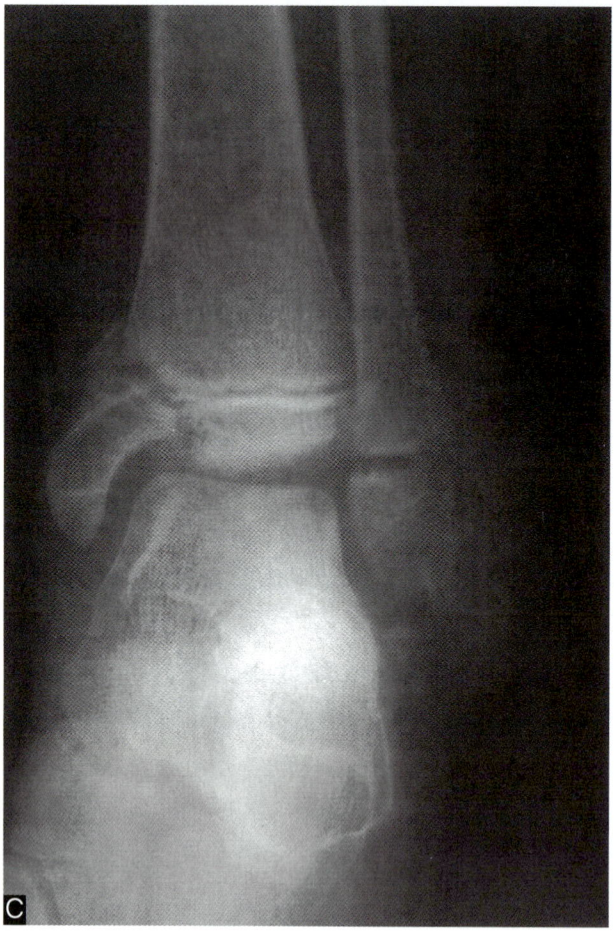

그림 10-59. 골단판 손상. A. I형. 우측 결골 원위부 성장판(열린 화살표)이 반대쪽에 비해 앞쪽으로 약간 변위되어 있다. B. IV형. 좌측 경골의 원위부 골간단(metaphysis)의 일부와 성장판, 골단부를 포함하는 골절소견의 보인다. C. IV형 손상의 추적검사상 성장판의 미성숙 유합과 함께 골절되었던 좌측 경골 원위부의 변형이 보인다.

변화 등의 임상증상이 중요하고 다수의 연부 조직 외상이나 골절들이 존재할 때, 골절들의 상태가 다양한 시차를 보이는 경우 또 두개강 내 출혈이나 저산소혈증으로 인한 뇌손상과 동반한 경우, 망막출혈 같은 안구 내 병변이 동반된 경우에 의심하여야 한다. 반드시 핵의학 골 스캔(bone scan) 및 골격계에 대한 조사가 필요하다.

3. 대사성 골 병변(metabolic bone disease)

골 성장이 빠른 부위(원위부 대퇴골, 근위부 상완골, 원위부 요골과 척골, 전방 늑골)에 가장 먼저 현저히 나타난다.

A. 구루병(rickets)

원인들에는 비타민 D 결핍, 비타민 D 대사이상, 신장

이상으로 인한 phosphate의 세뇨관 재흡수 장애 등이 있다.

1) 방사선 소견

임시 골화층의 소실, 골단판 넓이의 증가, 거친 골소주(coarse trabeculae), 장관골의 변형(내반슬, 외반슬, 외반골), 골간단의 골단연(epiphyseal border)이 넓어지고 불규칙하고 불명확해지며, 컵모양으로 변화되어 요면(cupping)을 보인다. 두개로(craniotabes), 구루병염주(rachitic rosary), 골간피질골 밀도의 감소 등이 있다.

2) 미숙아 구루병(그림 10-60)

심한 저체중아에서 발생하며 비경구적 영양 시 calcium, phosphate를 섞어주면 구루병을 예방하는 데 도움이 된다. 불완전 골절, 골막반응, alkaline phosphatase 상승이 동반된다.

3) 신장성 구루병(renal rickets)

신장 질환으로 phosphate가 정체되고 부갑상선 기능 항진증의 보조징후 및 골의 chalky appearance를 보인다.

B. 괴혈병(scurvy)

비타민 C 결핍으로 생기며 보통 생후 6개월 이후 발생. 방사선 소견은 임시 골화층의 보존을 동반하는 골 무기질 소실(demineralization of bone with preserved zone of provisional calcification), Frankel 백선(white line of Frankel), Scurvy zone, 골간단부 골절과 치유(metaphyseal fracture and healing)—Pelkan spurs와

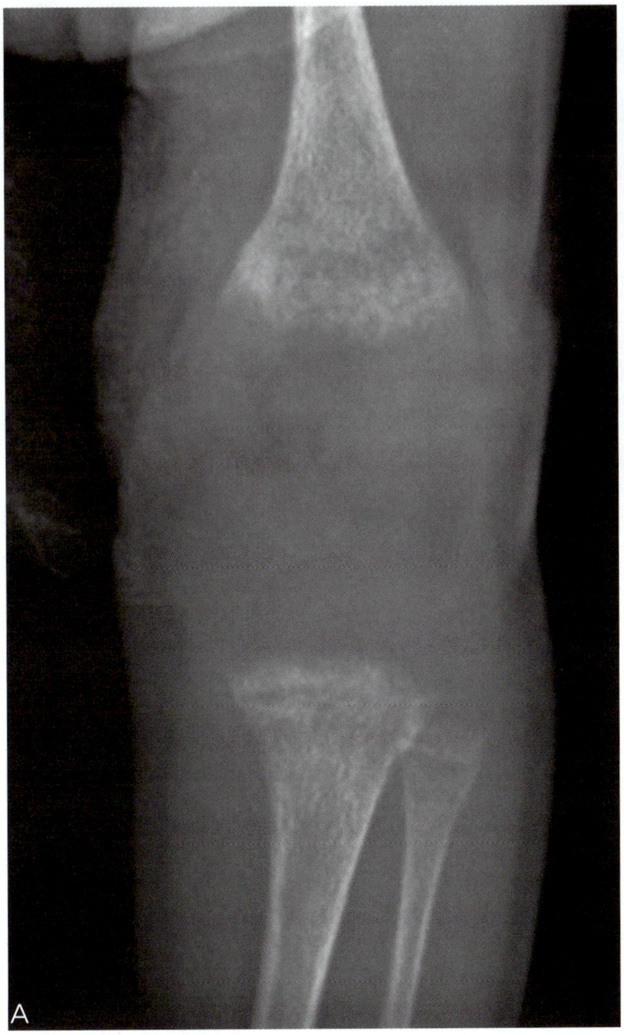
A

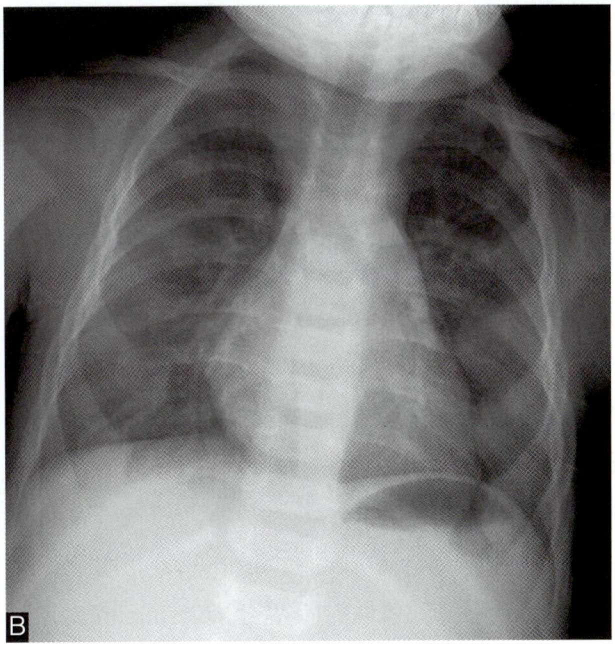
B

그림 10-60. 미숙아 구루병. A. 심한 저체중 미숙아에서 유리질막병으로 치료받던 중 대퇴골과 경골의 골간단부에 임시 골화층의 소실, 불명확하고 컵모양으로 변화된 요면형성, 골조송증(osteo- penia) 등이 보인다. B. 단순 흉부 방사선 사진상 구루병 염주(rachitic rosary)가 보이고 늑골들의 불규칙한 비후가 보여 이전의 골막 반응 또는 골절에 의한 이차적인 변화로 생각된다.

가는 하얀선으로 경계 지어지는 골단부(epiphysis outlined by a fine white line)—Wimberger ring, 골막하 출혈(subperiosteal bleeding) 등이 보인다.

C. 신성 골이영양증(renal osteodystrophy)

만성 신장기능 장애시에 나타나는 다양한 근골격계의 변화들을 포함하는 일반적인 용어로 구루병(rickets), 골연화증(osteomalacia), 이차성 부갑상선 기능 항진증, 골경화증(osteosclerosis)과 연부 조직 석회화(soft tissue calcification)들의 소견을 포함한다.

4. 염색체 이상으로 인한 질환

A. 삼염색체(Trisomy) 21–22(Down증후군)

가장 흔한 염색체 이상으로 특징적인 얼굴모양과 낮은 귀, 지능저하가 있고 손바닥에 원선(simian line)이 나타나며 특징적인 방사선 소견들을 보인다. ① 골반에서는 장골이 외측, 하방으로 회전하고 장골과 비구경사각의 감소(decreased iliac and acetabular angle) ② 장골경사각—60도 이하 Down 증후군 시사 ③ 두개골—양안원격증(orbital hypertelorism) ④ 측만지(clinodactyly), 소지의 단중지골(brachymesophalangia) ⑤ 척추—환축추 아탈구(atlantoaxial subluxation) ⑥ 11쌍의 늑골, ⑦ 선천성 심장병(endocardial cushion defect, ASD).

B. Turner 증후군(성염색체 XO)

짧은 키, 익상경(webbed neck)을 보이며 중수골 및 중족골 징후(metacarpal & metatarsal sign) 양성, 상완골축과 요골척골 축사이의 각(운반각, carrying angle)이 증가된다(cubitus valgus deformity). 작은 터어키안, Scheuermann씨 병과 비슷한 척추종판(vertebral endplate)의 변화, Blount씨 병과 비슷한 근위부 경골 내측판의 편평화(flattening) 등이 보일 수 있다. 생식기 발육장애 때문에 초음파 검사를 시행하여 자궁, 난소의 상태를 조사하는 것이 중요하다. 심장이나 신장에 동반기형이 있을 수 있다.

5. 골 이형성증(skeletal dysplasia)과 기타 선천성 질환

골이형성증 평가를 위한 방사선학적 척도들은 다음과 같다. 크기, 분포형태, 골 밀도와 구조, 모양, 발병시기 등이 있고, rhizomelia, mesomelia, micromelia의 형태로 나타난다. 치사형(lethal form)에는 연골 무형성증(achondrogenesis) 1, 2형, thanantophoric dysplasia, hypophosphatasia (neonatal type); 때때로 치사형에는 연골외배엽이형성증(chondroectodermal dysplasia), 골형성 부전증(osteogenesis imperfecta), asphyxiating thoracic dysplasia, diastrophic dysplasia; 일반적인 생존 형에는 연골 형성부전(achondroplasia), 척추골단부이형성증(spondyloepiphyseal dysplasia), 나머지는 쇄골두개 이형성증(cleidocranial dysplasia), 골화석증(osteopetrosis) 등이 있다.

A. 연골 형성부전(achondroplasia)

왜소증의 가장 흔한 형태로 연골내 골화에 장애가 있고 막내 골화는 정상으로 진행된다. 상염색체 우성 유전으로 전달된다.

단지형의 왜소증으로 방사선 소견으로는 장관골은 성장판과 골간단부를 침범하고 골간단부의 원위부면은 오목한 소켓(socket) 모양을 보이고 근위부 사지가 더 짧은 rhizomelic type의 왜소증과 장관골의 휨(bowing), 내반슬 또는 내반고(coxa vara)를 보인다. 두개골에서는 두개기저가 짧고 대후두공이 작아 수두증을 초래하고 척추는 척추경 성장의 장애로 척추관 협착증을 보이고 척추경간 거리가 감소하고 중심형 부리모양을 갖는 국소적인 흉요추(T12–L2)의 척추후만증을 보인다. 골반은 비구연골부위에서 장골의 성장장애로 장방형의 장골(square shaped ileum)이 나타난다. 골반강은 샴페인 잔모양(champagne glass appearance)으로 보이고 천골은 뒤쪽으로 변위되어 있고 비구(acetabulum) 천장은 편평해지고 비구경사각(acetabular angle)이 감소한다(그림 10–61).

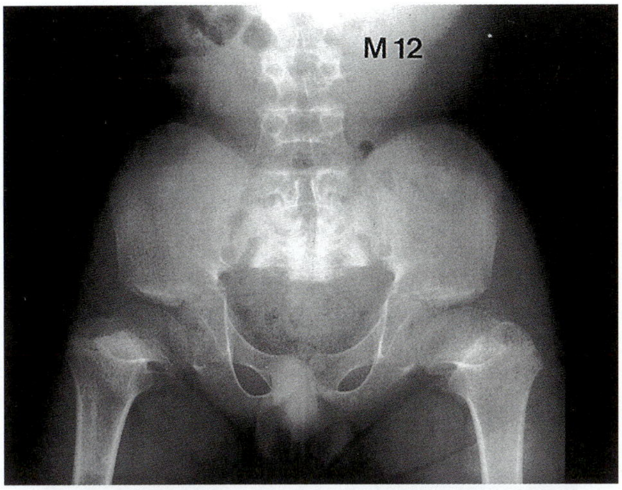

그림 10-61. 연골 무형성증. 12세 남아의 골반 X-선사진으로 장골이 장방형을 이루며 작고 비구경사각이 감소되어 있다. 골반의 입구가 상대적으로 커서 샴페인 잔의 모양을 보이고 척추의 길이는 정상이나 추체의 골단 중심부는 정상보다 작다. 제1 요추와 제5요추사이에서 척추경간 거리(interpedicular distance)는 점진적으로 감소되어 척추관의 협착증을 나타낸다.

B. 뮤코폴리사카리드증 (mucopolysaccaridosis; MPS)

효소의 결핍의 종류에 따라 나뉘는 MPS는 여러 형태의 골격계 소견이 유사하여 dysostosis multiplex라고도 불린다. 특별한 진단을 위해서는 환자의 나이, 지능, increased acid mucopolysaccharides나 기타 물질 유무가 필요하다.

가장 중요한 형은 제1형인 Hurler 증후군(Hurler syndrome)과 제4형인 Morquio 증후군(Morquio syndrome)으로 모두 상염색체 열성 유전을 하지만 Hurler 증후군이 지능저하가 심하고 제2요추와 제1요추에서 척추 추체의 전면의 상방이 저형성 되고 하방이 전방으로 돌출되는데 비해 Morquio 증후군은 지능저하가 없고 흉요추부의 척추체의 상하부가 불규칙하고 중앙부가 전방으로 돌출된다.

공통적인 방사선 소견들로는 골다공증과 분명한 골소주들(trabeculae), 두개골비후, 두터운 쇄골과 늑골들, 교착성 장골(constricted iliac bones) (Mickey mouse ear), 불규칙한 골간부 모델변화, 원위부 요골과 척골중심선의 예각(acute angle between distal radius and ulna axis), 탄환형태의 수지골과 2번째에서 5번째 중수골근위부의 점감(tapering)과 함께 부리형태의 난원형 척추체를 보이나 Hurler 증후군에서는 하방 부리모양으로 Morquio 증후군에서는 중심성 부리형의 척추체를 보인다.

C. 골형성 부전증(osteogenesis imperfecta)

원인은 교원 섬유의 성숙장애나 비정상적인 교원질 합성에서 기인된 골 기질 형성의 장애로 추측되며 결체조직이 전반적으로 이환되는 질환으로 골이 약하여 다발성 골절을 유발하고 인대, 공막, 내이 및 피부를 침범한다. 대개 상염색체 우성으로 유전되나 드물게 열성 유전을 하기도 하며 전자는 증상이 다양하나 후자는 증상이 심하고 치명적인 경우도 있다. 또 선천형과 지연형으로 나누기도 한다.

방사선학 소견은 골다공증이 심하고 장관골의 피질이 얇고 골소주들이 빈약하거나 없기도 하다. 최근의 골절이나 치유된 골절상을 볼 수 있고 두개골에서는 충양골들(wormian bones)이 보인다. 척추체는 상하가 오목하게 보인다.

D. 선천성 고관절 탈구(CDH, DDH, developmental dislocation of the hip)

전구 요인들이 자궁내부터 있지만 실제 탈구(dislocation)는 생후에 나타난다. 원인으로는 비구 이형성증(acetabular dysplasia) 외에도 과도한 모성 에스트로겐에 의한 비정상적인 인대들의 이완에 의한 것으로 알려져 있다. 발생 빈도는 좌측 70%, 우측 25%, 양측성 탈구 5%로 나타난다.

임상적으로 비정상적인 고관절이 의심되면 초음파 검사를 시행하여 고관절이 탈구성 또는 완전 탈구된 것인지를 확인하고 비구도 평가해야 한다. 역동적 초음파 검사로 아탈구, 또는 탈구성 여부를 보여줄 수 있다. 골반 X-선 필름으로도 고관절 탈구를 진단(그림 10-62)할 수 있고, 다른 선천성 기형유무를 확인할 수 있지만 대퇴골두가 나타나지 않는 영유아에서는 그 진단율이 떨어지고 frog-leg 사진은 때때로 진단정보를 주지 못하는 경

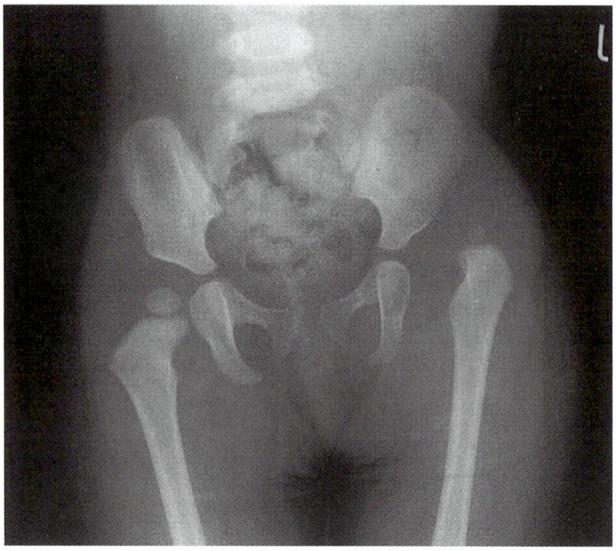

그림 10-62. 좌측 선천성 고관절 탈구. 좌측 대퇴골 근위부가 외측 상방으로 변위되고 좌측 대퇴골 근위부 골화가 정상인 우측에 비해 늦고 좌측 비구(acetabulum)의 이형성 변화가 있다.

우도 있다. 방사선 소견은 Putti 3주징으로 (1) 비구경사각 증가(정상 23~38도), (2) 대퇴골두 골화점의 형성부전, (3) 대퇴골두의 상방 외측변위 소견을 볼 수 있고 그 외 Perkins line, Hilgenreiners line (Y-Y line), Shenton's line 등을 그어 진단에 도움을 받을 수 있다.

E. 선천성 갑상선 기능 저하증(cretinism)

갑상선의 선천성 결핍이나 형성부전이 그 원인이며 이소성 갑상선과 잘 동반된다. 임상적인 특징은 발육부전, 변비, 제대탈장, 커다란 혀 등이 있고 방사선학적 소견으로는 골성장의 부전으로 정상적인 평균 골연령의 2 표준변위(standard deviation) 이하를 보이고(그림 10-63), 두개골 봉합의 유합지연, 충양골들, 뇌하수체의 되먹임 비대(feedback hypertrophy)로 인해 약간 커진 터어키안을 볼 수 있다.

6. 감 염

1) 골수염 : 급성, 만성, Brodie농양

2) 화농성 관절염(그림 10-64), 결핵성 관절염

3) 선천성 매독(congenital syphilis)－임신 3~4개월에 모체의 태반을 통해 매독균에 태아가 감염되며 출생 후 수개월 이내에 발병하여 골연골염이나 골간단염이 특징인 조기 발현형과 출생 후 6개월~5년, 또는 훨씬 후에 발병하여 골막염을 가장 흔히 나타내는 만기 발현형으로 나눌 수 있다.

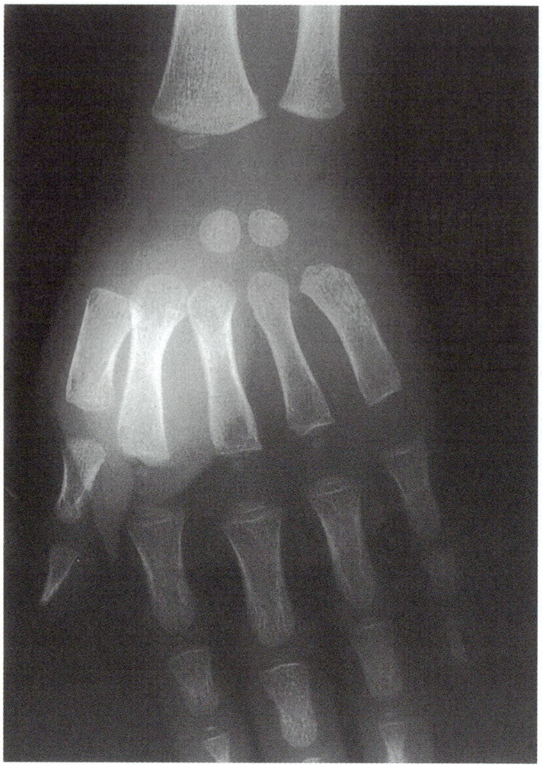

그림 10-63. 선천성 갑상선 기능저하증. 역연령이 12세된 남아의 우측 손 사진으로 골연령은 약 6세로 측정된다.

7. 종 양

1) 골육종(osteogenic sarcoma)

2) Ewing씨 육종(Ewing's sarcoma)

3) X 조직구증(histiocytosis X)(그림 10-65)

4) 백혈병과 림프종

5) 전이성 골종양

6) 양성 골종양

8. 기타 질환들

A. Legg-Calve-Perthes병 (Legg-Calve-Perthes disease)

소아에서의 대퇴골두의 무혈성 괴사로 4~8세의 소아

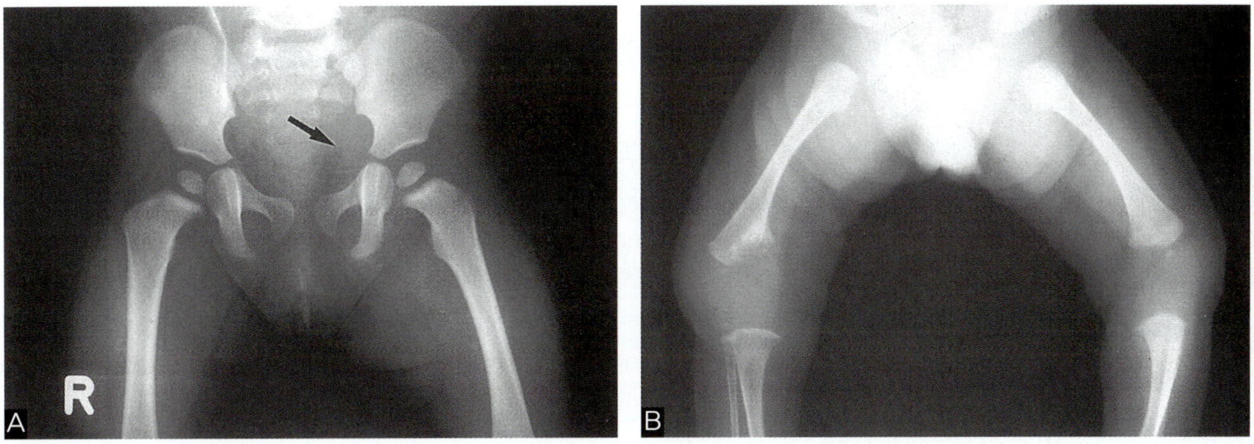

그림 10-64. 화농성 관절염. A. 좌측 고관절 화농성 관절염. 좌측 고관절부위의 연부조직 음영이 증가되고 좌측 고관절을 둘러싸고 있는 연부조직(obturator internus muscle)과 지방음영(arrow)이 내측으로 밀려있다. B. 우측 슬관절의 화농성 관절염과 대퇴골 원위부 급성 골수염. 우측 대퇴골의 원위부에 골파괴 소견과 골막 반응이 있고 우측 슬관절의 부종이 보인다.

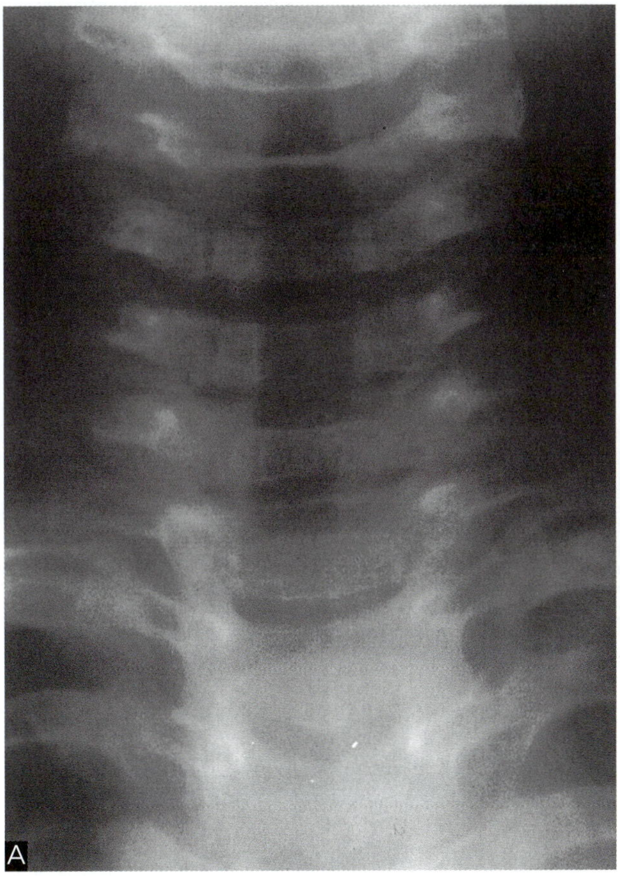

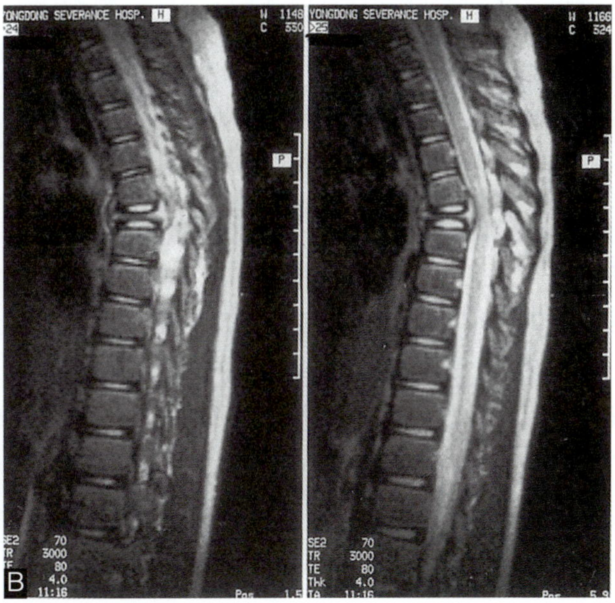

그림 10-65. X 조직구증. A. 제4흉추에 편평척추 소견이 보인다. B. 자기공명 T2강조영상에서 제7흉추에 편평척추 소견과 함께 연부조직이 척추강내로 침범하여 흉부 척수를 누르고 있다.

에게서 주로 발생하며 남아에서 그 빈도가 3~5배 더 높으며 10~15%에서 양측성으로 발생한다. 임상 증상은 대개 동통과 서서히 시작된 파행을 호소하고 이학적 검사상 Patrick 검사가 양성이며 관절 운동 제한을 보이고 Trendelenburg 검사가 자주 양성이고 환측 하지 길이가 약간 짧은 경우가 많다.

방사선 소견(그림 10-66)으로는 ① 관절 삼출액에 의한 고관절강의 팽창 ② 연골하 균열골절-대퇴골두 전상

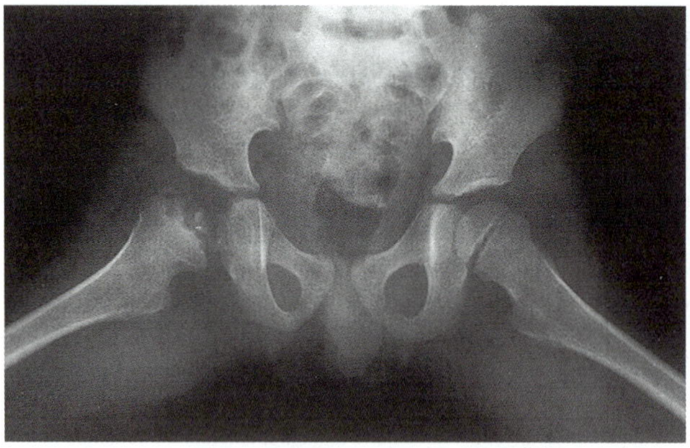

그림 10-66. L-C-P병. 우측 고관절강이 팽창하고 우측 대퇴골두의 불규칙한 편평화와 균열화, 대퇴골 경부의 비후와 골간단부의 증가된 음영소견들이 보인다.

방에 가는 arc형의 음영감소 : crescent 징후 ③ 골밀도 증가 ④ 골단부의 좌멸(crushing)과 균열화(fragmentation) ⑤ 골단부의 편평화, 불규칙화 ⑥ 대퇴골 경부의 비후 ⑦ 속발성 퇴행성 관절염 등이 보이고 자기공명영상은 조기 진단과 관절연골의 평가 및 판단에 더 좋다.

B. 대퇴골두 골단 분리증 (slipped capital femoral epiphysis)

심각한 외상 없이 대퇴골두의 골단이 골단판을 통해 골간단부로부터 분리되어 전위되는 비교적 드문 질환으로 원인과 발생기전은 밝혀지지 않은 상태이나 여러 가지 내분비 장애, 방사선 조사, 신성골 이영양증 등에 합병되기도 하고 거의 대부분 10~16세의 급성장기에 발생하는데, 여자보다 남자에서 많고 흑인에 호발하고 과체중인 경우가 많다. 임상 증상은 통증(90%)이 많으며 관절운동의 제한이 있고, 외상의 과거력(50%)을 보이며 양측성은 25~40%까지 발생한다. 방사선 소견으로는 단순사진촬영을 전후면, 측면, frog leg 사진을 찍는다. 분리 전기에는 골단이 제 위치에 있으나 대퇴골 근위부 및 비구의 골음영이 감소해 있으며, 골단판이 불규칙하고 넓어진 소견을 볼 수 있다. 초기에는 골단이 우선 후방으로 전위되므로 측면 사진에서 더 잘 볼 수 있고 전후면 사진상, 경부의 상연 연장선이 정상에서는 골단의 골화된 부분을 관통하나, 분리되어 전위가 되면 골화된 부분보다 위쪽을 지난다. 만성기의 경우 가골이 관찰되고 경부의 전면과 상부가 재형성되어 둥그스름하게 변한다. 골 주사상에서는 대퇴골두의 흡수가 증가하며, 골단판과 골단부의 간격이 증가되어 보인다. 분리된 골단의 전위 정도를 정확하게 측정하는 데에는 전산화단층촬영이 가장 유용하다.

C. 골연골증(osteochondrosis)

성장기 소아에게서 자주 볼 수 있는 골단(epiphysis)이나 골기(apophysis) 혹은 일차 골화 중심(primary ossification center)의 무혈성 괴사를 묶어서 골연골증이라고 부른다. 골괴사가 없는 반복 stress에 이차적인 비정상적 연골 골화를 보이는 경우는 ① Scheuerman 병 : 척추종판, ② Blount 병 : 경골 근위부 골단, ③ Osgood-Schlatter 병 : 경골 조면, 또는 골 괴사가 있는 비정상적인 연골 골화를 보이는 경우는 ① Kienbock 병 : 월상골, ② Freiberg 병 : 중족골, ③ Legg-Calve-Perthes 병 : 대퇴골두 등이 있다.

D. 연소기 류마토이드 관절염 (juvenile rheumatoid arthritis: JRA)

15세 이하의 소아에서 최소한 6주 이상 지속되는 관절염이 한 개 이상의 관절에서 나타날 때 JRA라 진단할 수 있고 발병 후 6개월 동안 나타나는 증상에 따라 일반적으로 5개 이상의 관절(주로 무릎, 손목, 발목, 팔꿈치, 기타)에서 관찰되면 다관절형(polyarticular type), 4개 이하의 관절에서 관절염이 관찰되면 소수 관절형(pauciarticular type)이라 하고, 또 심한 39℃ 이상의 고열이 2주 이상 나타나면 전신형(systemic type) JRA로 분류한다. Still씨 병은 일반적 JRA를 칭하나, 전신형 JRA를 칭하기도 한다. 원인은 확실하지 않으나, 감염, 자가면역, 외상, 스트레스, 면역 유전 요소 등이 발병과 관계된다고 생각된다. 여아에서 약간 호발하고 예후는 좋아서 대부분 완전히 치유되고 약 10%에서만 영구적인 장애가 남는다. 관절 외 임상증상으로는 고열과 발진이 흔하고 림프선염이나 비장비대, 만선 홍채-모양체염(iridocyclitis), 심장 질환 및 유전분증(amyloidosis) 등이 비교적 흔하게 나타난다. 방사선 소견으로는 연부 조직의 종창, 관절 부근의 demineralization, 관절면의 변형과 관절강이 좁아진다.

E. 영아피질골성 과골증(infantile cortical hyperostosis: Caffey's disease)

연부 조직의 종창 및 피질골의 비후와 과잉 흥분성을 특징으로 하는 비교적 드문 자기 한정성(self-limited) 질환으로 주로 생후 6개월 미만의 영아에게 발생한다. 남아에서 더 많이 발생하며 발열, 보챔 그리고 식욕 부진을 보이고 발병 부위에 종창 및 압통이 있으며 연부 조직이 단단하게 촉진된다.

하악골, 척골, 경골, 쇄골 그리고 늑골 등의 순서로 호발한다. 방사선 소견으로는 골막하 신생골 형성으로 뼈가 전체적으로 두껍게 된다, 골단부는 침범하지 않고, 치유되면 두껍던 뼈가 저절로 정상으로 돌아온다. 감별 질환으로는 외상, 괴혈병, 비타민 A 과다증, 골수염, Ewing 육종 등을 들 수 있다. 비타민 A 과다증은 주로 1세 이후에 생기며 하악골을 침범하지 않고, 발열 소견도 없다.

| Chapter | 11

유방 영상의학

I. 유방 영상학 정상유방

유선은 발생학적으로 피부의 아포크린 한선의 변형으로 피부와 피하조직 그리고 표재성 근막(superficial fascia)내에 싸여 있다. 하나의 커다란 분비선인 유방은 5~9개의 구역관(segmental duct)으로 구성되어 있으며, 이들 관은 각기 자율기능을 가지며 옆의 관과의 연결은 없다. 구역관은 유관동(lactiferous sinus)을 지나 유관(collecting duct)을 통하여 각기 유두로 연결된다. 여성의 유방은 해부학적 구조 및 기능적 구조로 크게 두 부분으로 나뉘어지고 유관동, 구역유도관, 아구역유도관을 포함하는 유도관 계통과 사춘기 이후 호르몬의 자극으로 형성되는 실질적인 유방의 기능적 단위인 종말세관 유소엽단위(terminal duct lobular unit; TDLU)로 구성된다(그림 11-1). TDLU는 두 종류의 상피세포로 피복되어 안쪽에는 분비와 흡수의 작용을 하는 단층입방상피로, 바깥쪽에는 근상피세포로 이루어지며 이들은 기저막으로 싸여 있다.

1. 유방조직의 해부와 기본구조

유방에는 두 가지 기본적인 구조가 있는데, 첫째는 기능적인 구조(functional element)인 유방 실질(parenchyma), 둘째는 지지구조(supporting structure)인 간질로 나누어진다. 유방 실질과 지지조직 사이에는 해부학적인 구분이 있다 하더라도 유소엽내 결체조직(intralobular connective tissue)은 기저막까지 깊숙이 있기 때문에 실제로는 모두 유방 실질로 취급한다. 유소엽내 결체조직은 호르몬에 상당히 예민한 반응을 보이며, 유방의 주기적인 변화에도 같이 참여하게 된다. 유방조직의 해부학적 기본구조와 유방촬영술, 초음파에서 보이는 소견을 비교하면 그림과 같다(그림 11-2, 3, 4).

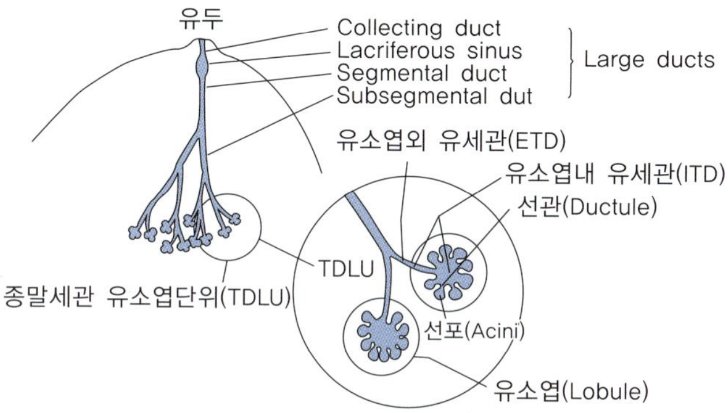

그림 11-1. 정상유방의 유도관 해부구조

2. 유방의 생리

사춘기 이후의 여성 유방은 정상 월경주기에 따른 호르몬의 영향과 임신에 의하여 구조적 기능적 변화를 보인다. 월경이 끝나 에스트로겐의 농도가 높아지면 선관(ductule)과 선포(acini)의 상피세포 증식이 다음 월경이 시작될 때까지 계속되며 프로게스테론이 증가하는 월경

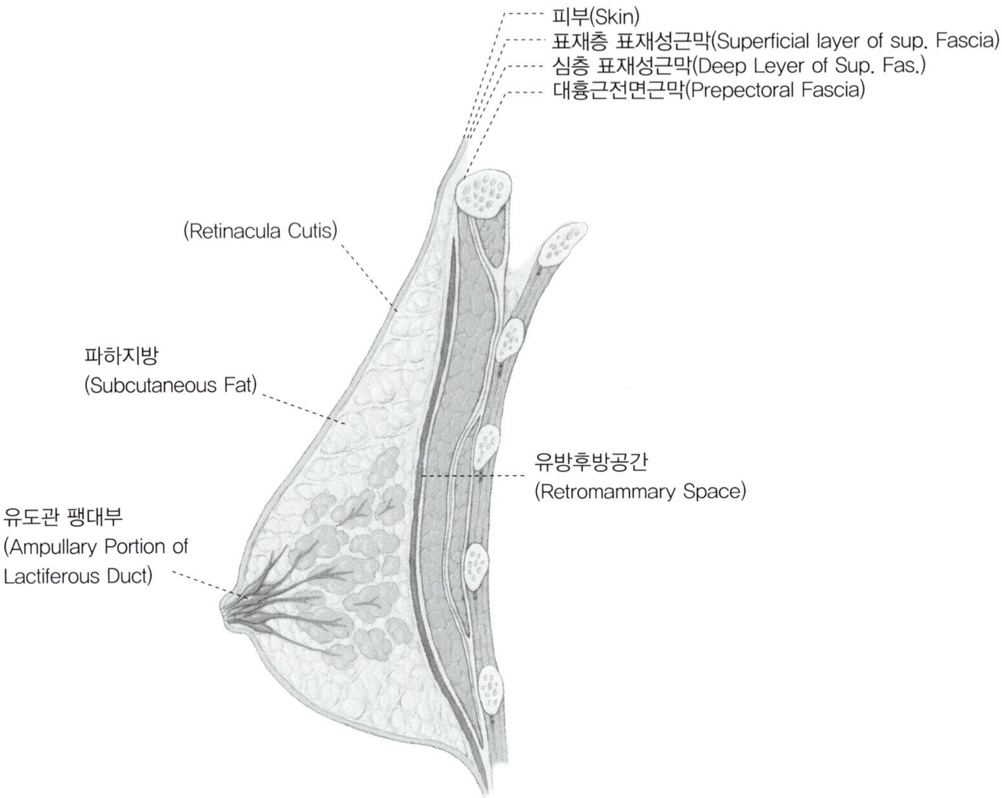

그림 11-2. 기본적인 유방해부와 조직구조

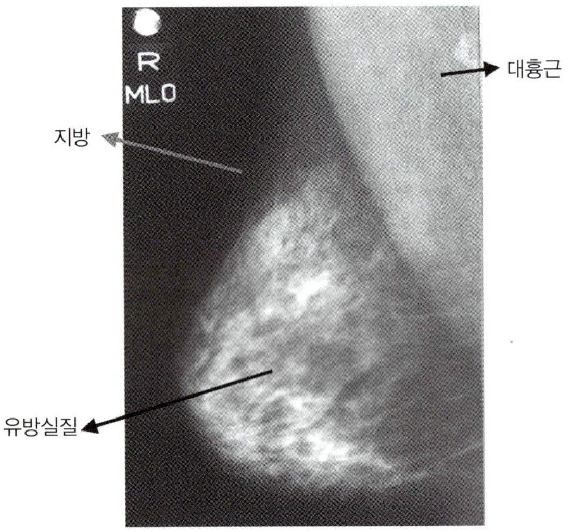

그림 11-3. 유방촬영술에서 보이는 구조

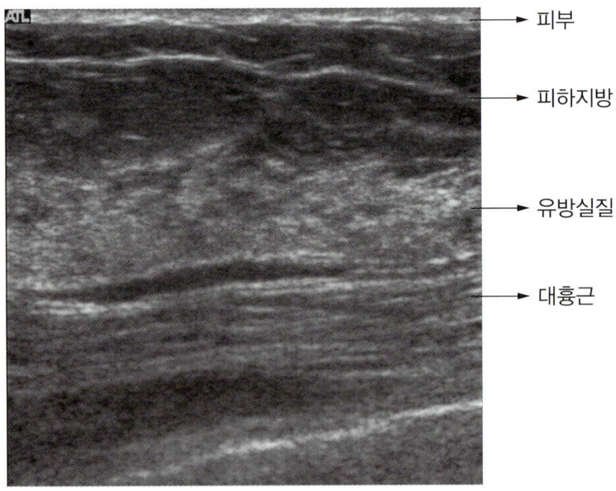

그림 11-4. 유방초음파에서 보이는 구조

주기 후반기에는 유방의 간질조직의 증가와 간질내 부종이 나타난다. 임신 시에는 각 선아(gland bud)에서 여러 개의 실질분비선이 돌출되어 나와 포도송이와 같이 되며 결합조직에 비하여 유선 조직이 훨씬 많아지게 되고, 임신 후반기가 되면 유방전체가 소량의 섬세한 간질로 나누어지는 유선의 모습을 취한다. 분비선은 단층의 입방상피로 피복되며 임신의 마지막 3개월부터는 분비 기능을 보인다.

II. 유방암의 역학

1991년 Wallis 등에 의하면 미국에서 유방암은 이미 성인암의 수위를 차지하고 있고 그 발생률이 매년 증가하여 연간 150,000명에 이르고 약 45,000명이 유방암으로 사망하며 실제로 여성 100명 중 1명꼴로 유방암에 걸릴 확률을 보고하였는데, 유방암 발생증가 추세와는 반대로 유방암의 원인 규명 및 치료 효과는 미미한 실정으로 대부분이 조기 발견에 기대를 걸고 있다. 우리나라 여성에서의 유방암 발생은 서양인에 비해서 낮은 수준이지만, 유방암의 발생빈도는 매년 증가하여 2000년 통계에는 위암에 이어 2위를 차지하였고 머지않아 여성암 발생 1위를 차지할 것이라 생각된다(그림 11-5). 다행히 그 발생률은 서구에 비해 미미하지만 서구 여성의 유방암이 60대 이상의 노년층에 많은 점에 비해 우리나라는 40~50대, 30대의 비교적 젊은 여성에서 많다는 점이 사회적인 문제로 대두되고 있다(그림 11-6).

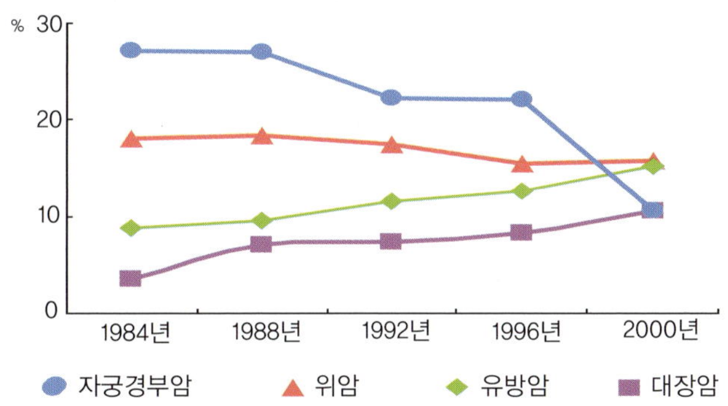

그림 11-5. 연간 여성암 발생률

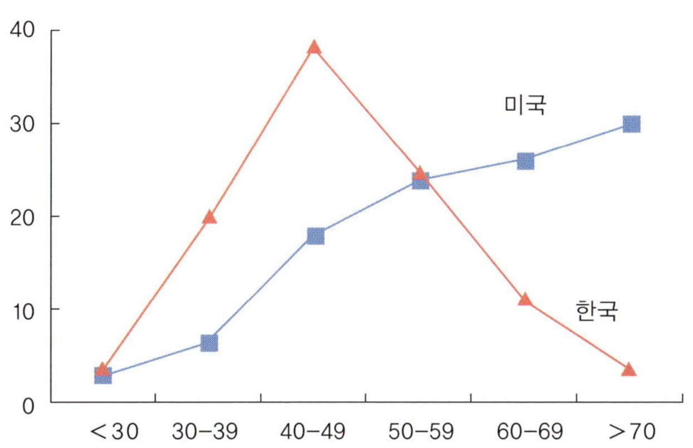

그림 11-6. 유방암 발생 연령

유방암 발생의 위험요인으로는, 다음과 같은 사항이 있다.

1) 인종 : 동양인이나 흑인에 비해 백인여성의 발생률이 높다.
2) 생식 관계 : 만삭분만을 경험하지 못한 여성에서는 한번 이상 경험한 적이 있는 여성에 비해 유방암 위험이 1.5~2.0배 높다. 첫 분만의 연령이 늦을수록, 수유한 경험이 없을수록 위험도가 높다.
3) 호르몬(hormones) : 빠른 초경, 늦은 폐경, 폐경 후 호르몬 치료 등에서 위험도가 높다.
4) 비만 : 체중이 64kg 이상 혹은 비만지수(BMI) 25이상인 여성
5) 가족력 및 유전인자 : 어머니나 자매에서 유방암이 있는 경우, 한쪽 유방에 유방암이 있는 경우
6) 방사선 장해(radiation)
7) 바이러스 감염(virus)

유방암 발생이 복합적 인자에 의해 기인되듯이 유방암의 예후도 복잡한 원인들에 의존한다. 개인에 따라서 치료 후 1년도 못 되어 전이성암으로 발전되어 사망하는 환자가 있는 반면, 어떤 사람은 수십 년을 재발 없이 지내기도 한다. 임상경과가 환자에 따라 매우 상이한 현상은 여러 다른 암과 동일하지만 유방암이 지니는 특징들을 여러 각도에서 관찰하면 상당히 많은 예후 인자들을 발견할 수 있다. 특히 이러한 예후인자들의 분류는 생존율의 예측이라는 장점뿐만 아니라 수술 후 보존치료를 결정하는 판단인자로도 적용할 수 있기 때문에 한층 더 의미를 갖는다.

III. 유방암의 스크리닝 검사

유방암을 조기에 진단하여 적절히 치료하면 높은 생존율을 기대할 수 있다. 무증상 여성의 정기적인 검진에서 주로 발견되는 0기 혹은 1기암의 경우 10년 생존율이 90% 이상이다. 유방암의 조기진단에는 다음과 같은 세

가지 방법이 이용된다.

1. 자가진단

본인이 직접 자신의 유방을 만져보는 검사로, 간단하고 자주 시행할 수 있으며 비용이 들지 않는 장점이 있지만 작은 유방암은 촉지되지 않아 발견하지 못하거나 정확도가 다소 떨어진다. 생리 전에는 호르몬의 영향으로 유방이 단단해 질 수 있으므로 매월 월경이 끝난 후에 시행하도록 권한다. 자가진단으로 자신의 유방의 모양과 촉감에 익숙해지면 젖멍울과 구별되는 종괴를 찾을 수 있다. 이상이 발견되면 즉시 전문 의사에게 문의하여야 한다.

2. 의사의 진찰

정확한 반면 자주 검사하기 어려운 점이 있다. 30대 중반 이상이면 이상이 없더라도 2년에 한번 의사에 의한 진찰이 필요하다. 이는 하나의 기준점이 된다. 진찰에서 만져지지만 영상진단에서 나타나지 않은 유방암도 약 10% 정도 있으므로 진찰을 꼭 병행하여야 한다.

3. 유방촬영술

만져지지 않는 유방암을 발견하는 데 가장 예민한 검사는 유방촬영술이다. 외국의 경우, 무증상 환자에서 정기 유방촬영술을 시행하여 유방암으로 인한 사망률을 약 30% 감소시켰다. 유방촬영술은 방사선을 이용한 검사로 최근의 유방촬영술 기기는 방사선 조사량이 적어 방사선으로 인한 피해는 무시할 정도이나, 허가받지 않은 기계로 무계획적으로 촬영하는 것은 해로울 수 있다. 또한 유방이 성장, 분화하고 있는 10~20대 젊은 여성의 기본검진법으로는 권장되지 않는다.

유방촬영술에서 작은 유방암을 진단하기 위해서는 좋은 화질의 기계로 잘 촬영된 사진이 필수적이므로 유방촬영술은 유방촬영 전용기계를 이용하고 영상 화질이 좋게 촬영된 사진은 유방방사선과 전문의가 판독을 하여야 한다. 많은 연구에서 불량한 화질의 유방촬영술에 의한 검진의 효과는 위음성, 위양성 진단을 초래하기 때문에 좋을 수 없다고 확인되었다. 2001년 개정된 진단용 방사선발생장치의 안전관리에 관한 규칙에서 유방촬영기기의 정도관리가 도입되었고, 임상영상의 화질평가도 같이 시행하여야 한다.

2001년 유방암학회에서 무증상여성에서 유방암 조기발견을 위한 검진 지침 guideline을 다음과 같이 정하여 정부에 권한 바 있다.

4. 유방암 조기검진 지침

30세 이후 매월 유방자가검진

35세 이후 2년 주기 의사에 의한 임상진찰

40세 이후 1~2년 주기의 의사에 의한 임상진찰 및 유방촬영술(필요한 경우 초음파 추가)

위의 권고안은 향후 우리나라 스크리닝 screening 검사의 경험이 축적되면서 보완, 수정이 필요하다.

IV. 유방 영상 진단법

유방의 병변을 진단하기 위한 영상 검사법으로 유방촬영술, 초음파 유방촬영술, 유선조영술(galactography), 유방자기공명영상검사(MRI), 방사성동위원소를 이용한 MIBI scintigraphy, PET (positron emission tomography) scan 등이 있다. 최근 디지털 유방촬영술이 등장하였고 이로 인해 각종 영상후 처리를 통하여 병변의 검색에 보다 도움을 줄 수 있을 것으로 기대한다.

영상유도하의 각종 조직검사에는, 세침흡입검사법(fine needle aspiration biopsy), 코아조직검사(core biopsy), 맘모톰조직검사(mammotome biopsy), 수술 전 위치결정술(preoperative needle localization) 등이 있다.

A. 유방촬영술(mammography)

1) 유방촬영술의 특성

유방은 다른 기관과 달리 매우 유사한 음영의 연조직으로 구성된 기관이므로 높은 대조도(contrast)의 촬영이 요구된다. 일반 X-선 촬영기기의 타겟트는 텅스텐(tungsten)을 이용하는 데 비하여 필름유방촬영술은 원자번호와 K-각 에너지가 작은 몰리브데늄(molybdenum) 타겟트, 로듐(rhodium) 타겟트와 비교적 낮은 관전압(20~30KV)을 이용하여 특성 X-선을 발생시켜 높은 대조도(contrast)를 얻을 수 있다. 유방촬영술의 화질은 기계적인 요인부터, 필름-증감지 조합, 현상과정 중 어떠한 단계에서도 영향을 받을 수 있으므로 철저한 화질관리를 통해 최적의 사진을 얻어야 한다. 저질의 유방촬영술은 조기 유방암을 진단할 수 없으며, 방사선으로 인한 피해가 있을 수 있다.

현재 사용하는 유방촬영술의 최상의 목표는 최소한의 방사선 노출을 받도록 하여 유방에 조사되는 평균 방사선양(average glandular dose)을 촬영 1면당 0.3rad 이하로 줄이고 있다.

2) 유방촬영술의 촬영법

유방촬영술은 고식적으로 내외사위 촬영과, 상하위 유방촬영술을 시행하는 것을 원칙으로 한다(그림 11-7). 기본적인 두 사진 이외에 국소압박촬영, 확대촬영 등의 부가적인 촬영을 시행할 수 있다.

3) 유방촬영술의 판독

유방촬영술을 판독할 때에는 잘 촬영된 필름인지를 검토하고, 과거사진과 비교하며, 무증상 여성의 정기검진인지 혹은 증상이 있어서 시행하는 검사인지를 알아야 한다. 유방촬영술에서 유방의 종괴음영이 보일 때 이 병변의 사실 존재유무와 유방의 비대칭성 유방조직과 각종 유방질환의 감별을 해야 한다(표 11-1, 그림 11-8).

유방촬영술 판독은 ACR (American College of Radiology)에서 제시한 유방병변의 분류법(BI-RADS, Breast Imaging Reporting and Data System)에 준하여 평가한다. 유방병변의 위치판정은 환자 유방을 마주보고 시계방향으로 명기, 측면과 상하로는 유방실질의 전면, 중간, 후면으로 분류한다. 유방실질의 pattern은 4가지로 구분하며, pattern 3, 4의 경우 유방촬영술의 민감도가 저하

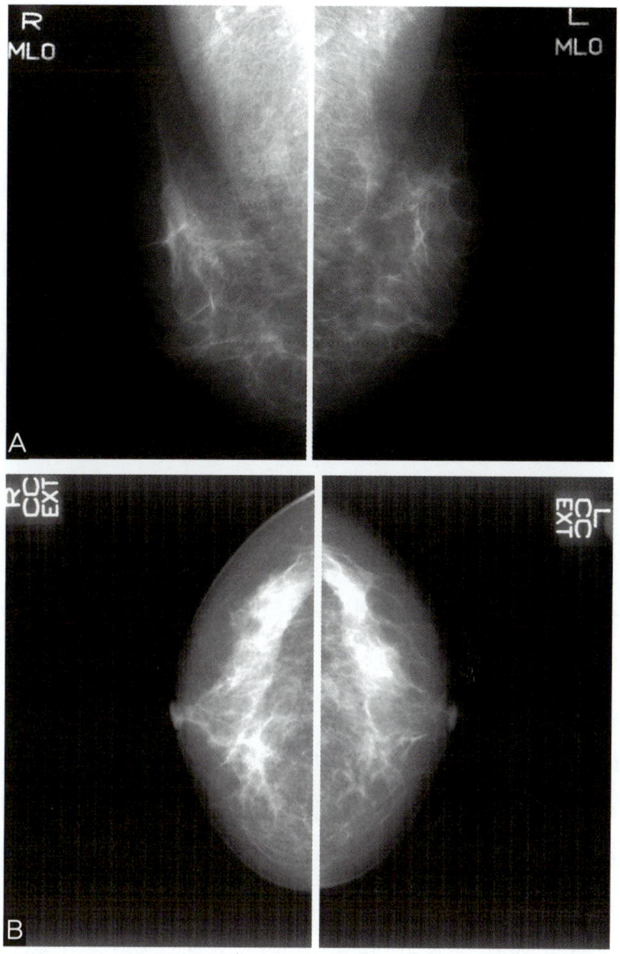

그림 11-7. A. 대흉근이 볼록하게 보이며 유두선(유두에서 대흉근으로 수직으로 이은 선) 아래까지 유방하부주름이 잘 펴져야 한다. Marking은 항상 위쪽에 붙인다. B. 유두가 profile로 보이며 중심에 와야하고 유방내측구조가 잘 포함되어야 한다. Marking은 항상 바깥쪽에 붙인다.

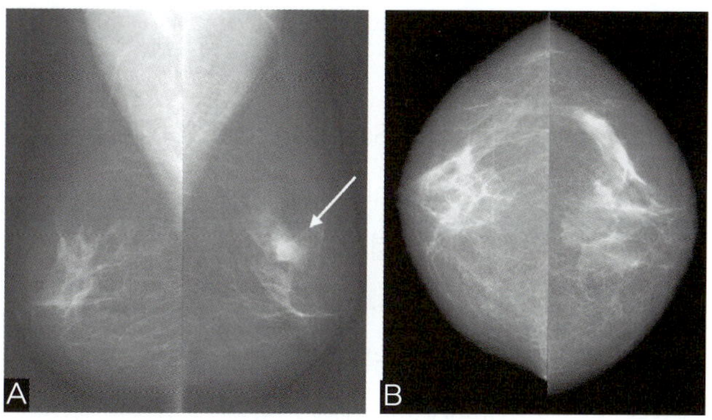

그림 11-8. 내외사위촬영에서 좌측, 윗부분에 국소적인 음영증가가 있으나 상하위촬영에서 보이지 않아 비대칭성 유방조직임을 알 수 있다.

표 11-1. 유방종괴와 유방종괴양 병소의 감별점

유방촬영상의 특징소견	실제 종괴	비대칭성 유방조직
종괴모습(Shape on views)	3차원적 종괴(Three dimensional)	단일면음영(Planar)
종괴형태(Contour)	불룩 튀어나옴(Bulging)	조개양주름짐(Scalloped)
종괴음영(Density)	균등함(Homogeneous)	불균등함(Inhomogenous)
종괴변연음영(Density change of margins)	급격한 예각(Abrupt)	서서히 차이남(Tapered)
기타비대칭조직(Other asymmetric tissue)	±	±
침상소견(Spiculation)	±	−
미세석회화소견(Microcalcifications)	±	−
임상소견부합유무(Clinical correlation)	±	−
유방초음파검사(Ultrasound examination)	종괴 존재	종괴 없음

될 수 있다는 점을 명시해야 한다. 유방에 종괴가 있는 경우, 종괴의 모습, 변연, 음영을 모두 평가한다. 유방촬영술에서 석회질이 보이는 경우 그 모양과 분포에 따라 분류한다. ACR-BIRADS에서는 최종분류(Final Assessment)를 하게 하여 유방촬영술에서 유방암의 가능성을 예측할 수 있게 하였다. 최종 분류는 다음과 같이 5가지 항목으로 분석하는 것으로 영상의학과 의사와 진단을 의뢰한 의사가 공통용어를 이용함으로 진단의 이해와 치료 방침에 대한 도움이 될 것이다. 유방촬영술만으로 최종 분류를 하기 어려운 경우는 category 0 (Incomplete assessment)으로 분류한 후 추가 검사를 한 후에 다시 최종분류를 하게 된다.

Category 1 : 정상(Normal)
Category 2 : 양성(Benign)
Category 3 : 양성의증(Probably Benign) - 6개월 추적검사
Category 4 : 악성의증(Suspicious) - 조직생검
Category 5 : 악성 (Highly suggestive of Malignancy) - 조직생검, 수술

판정이 애매한 경우는 추가검사로서 유방초음파검사나 보완적인 유방촬영검사를 시행하여 결정한다.

최종 결정된 category에 따라 정규검사, 6개월 추적검사, 조직생검, 그리고 유방의 수술적인 치료방법을 택하여 유방질환을 확진한다.

B. 초음파 검사(sonography)

7~13MHz의 고주파(high frequency)를 가지고 있는 선형 탐촉자를 이용하여 실시간으로 유방의 검사를 행한다(그림 11-4). 유방초음파 검사의 적응증은 다음과 같다.

1) 촉지되는 유방 종괴의 내부가 고형인지 낭성인지를 구별하기 위하여
2) 임상적으로 촉지되나 유방촬영술상 그 병소가 불분명할 때
3) 유방촬영술상 pattern 3, 4의 치밀유방의 내부에 숨은 병변을 찾기 위하여
4) 30세 이하의 젊은 여자의 만져지는 종괴의 검사
5) 유방촬영술상 발견된 종괴나 음영의 평가를 위하여
6) 임산부나 수유기 여성의 병소존재 유무를 알기 위하여
7) 조직검사를 하기 위하여

유방초음파에서 양성과 악성 종괴의 일반적인 특성은 다음과 같다(표 11-2).

C. 유선조영술(galactography)

유선조영술은 비수유성 유즙분비가 있는 유선에 조영제를 선택적으로 주입하여 병변을 진단한다. 비수유성 유즙분비가 있는 질환으로는 유두종, 유두종증, 유방암, 섬유낭종성질환, 유선확장증, 유선상피증식증, 유방염 및 농양 등이다(그림 11-9). 유방암의 3~13% 정도에서

표 11-2. 유방 초음파 검사상 유방병변의 요건

종괴/소견	모양	변연	경계면에코	내부에코	후면에코	양측성음영	깊이/폭비율
양성종괴	규칙적	부드럽고 균등	비존재 규칙적이고, 섬세함	저에코-등에코, 미세하고 균등함	음영증강 무변화	심함	작다
악성종괴	불규칙적	거칠고 불균등	불규칙하고 두꺼움	거칠고 이질적임	음영감소	존재 안 함	크다

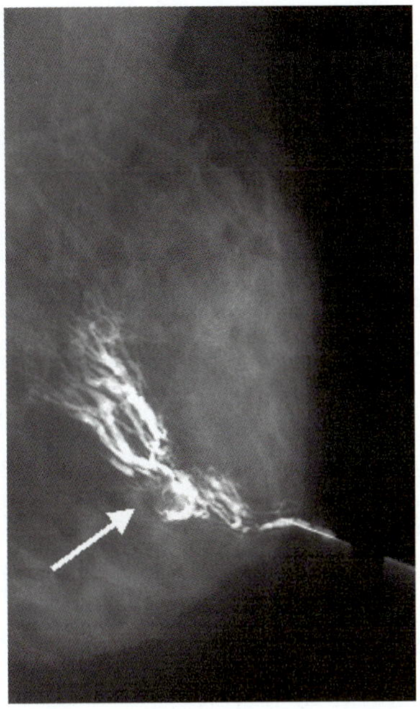

그림 11-9. 유두종의 유선조영술 소견. 유두아래에 조영제가 차지 않는 충만결손(filling defect)을 볼 수 있다(화살표).

혈성 유즙분비를 동반한다.

D. 자기공명영상(magnetic resonance imaging)

자기공명영상의 우수한 대조도를 이용해 유방암 검색에 많이 이용된다(그림 11-10). 자기공명영상의 적응증은 다음과 같다.

1) 유방암의 multifocality, multicentricity, bilaterality 검사
2) 원발암을 모르는 액와 임파선 전이암이 발견된 경우
3) 유전적으로 유방암 발생가능성이 높은 사람의 스크리닝 검사(유방촬영술상 치밀유방)
4) 진행유방암의 항암치료 후 평가
5) 수술 후 생긴 반흔과 유방암의 감별

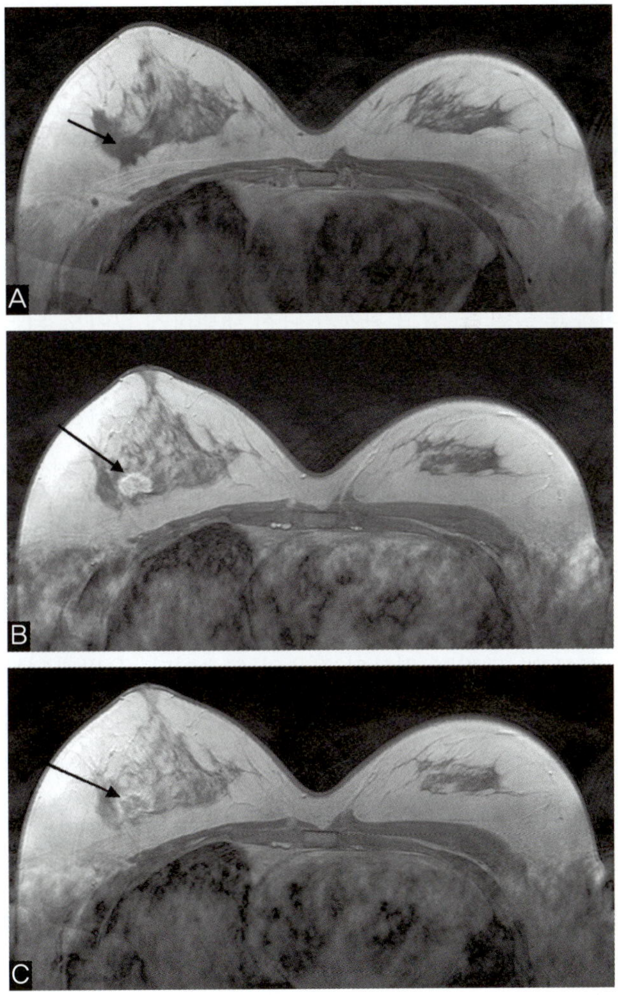

그림 11-10. 유방암의 자기공명영상 소견. 조영전 영상에서(A) 저신호강도를 보이고, 1분 후(B) 강한 조영증강이 나타나며, 5분 후 washout되었다(C, 화살표).

6) 유방에 삽입한 삽입물로 인한 합병증 여부 혹은 동반된 유방암의 여부를 알아보기 위해

E. 디지털 유방촬영술(digital mammography)과 컴퓨터 지원진단(computer aided diagnosis; CAD)

유방촬영술에 이용되는 필름은 영상의 수용체인 동시에 영상을 표출하는 역할을 한다. 필름의 대조예민도는 0.5~2.0 음영 범위 내에서 선상의 반응을 보이며 노출폭이 적어 이 범위 밖에서는 중요한 진단 정보가 상실되는 문제점을 갖고 있다.

그러나 디지털 유방촬영술은 필름을 이용한 유방촬영술 시에 잘못된 촬영조건이라도 환자에게 재촬영 대신 고해상도의 모니터에서 관찰하며 윈도의 폭이나 레벨을 조정하여 유방영상의 대조도를 조정함으로써 좋은 영상을 만들 수 있으므로 환자에게 재촬영으로 인한 방사선 피폭을 줄일 수 있고 환자가 다시 내원하지 않아도 되는 장점이 있다. 또 다른 장점으로 유방촬영술을 포함한 사진영상을 먼 곳에서도 볼 수 있고 이것을 이용하여 좋은 정보와 의견을 교환할 수도 있다. 의사들이 강조영상을 선호하고 조정하면 진단정확도의 상승을 가져올 것이다. 앞으로의 유방촬영기의 도약은 유방분야의 디지털 유방촬영술이다.

CAD는 디지털 영상의 적용의 연속이다. 유방촬영분야에서 CAD의 중요영역은 발견과 분류이며 주로 미세석화 소견과 종괴의 진단에 중점을 둔다. 특히 미세석회화 소견의 분석은 종괴의 발견보다 더 정교하다. 유방암의 15~20%는 유방촬영술로만 검사했을 때, 탐색되지 않을 때도 있다. 즉, 유방의 촬영사진을 이중 판독하는 것을 필수로 하는 관점에서 볼 때, CAD는 방사선과 의사의 역할인 제2의 의견(second opinion)의 기법으로 사용할 수도 있다. CAD의 목표는 놓칠지도 모르는 병변을 발견함으로써 유방촬영술의 민감도를 높이는 것이다.

F. 핵의학 검사

1) 신티그라피(scintigraphy)

Tc-99m sestamibi가 종양세포에 섭취되는 특성을 이용하여 이를 영상화하는 검사이다. 그러나 악성 외에도 높은 세포밀도를 갖는 섬유선종 혹은 이형성병변으로 인해 위양성이 있을 수 있다. 치밀 유방에서 유방촬영술의 한계를 보완할 수 있고, 초음파 검사와 더불어 좀 더 객관적인 자료를 제시할 수 있을 것으로 기대한다.

2) 양전자방출단층촬영술 (positron emission tomography; PET)

PET 검사는 유방의 원발병소 발견이외에 액와 림프절 전이의 발견, 전이병변의 평가에 매우 유용한 검사이다. 진행암의 경우 수술 전 항암치료를 먼저 하는 경우가 있는데, 항암 화학요법 후의 치료반응을 평가하는데 매우 유용하다.

G. 영상유도하의 경피적 생검술 (image-guided percutaneous biopsy)

1) 세침흡인검사법(fine needle aspiration biopsy)

20~25G 세침을 이용하여 얻은 세포를 분석하는 검사로, 간단하고 합병증이 거의 없다는 장점이 있다. 특히 만져지는 종괴에 대한 FNAB는 영상의 도움 없이 외래에서 간단히 시행할 수 있으며 낭종의 진단 및 치료에는 간단하면서도 정확한 방법이다.

그러나 유방암의 진단에 있어서 전문 세포병리학자가 필요하며, 위음성률이 20% 정도로 높고, 관상피내암과 침윤성 유방암의 감별이 어렵고, 조직학적 등급의 결정에 어려움이 있다.

2) 코아조직검사(core-biopsy)와 맘모톰 조직검사 (mammotome biopsy)

코아 조직검사는 생검침을 이용하여 조직검사를 하는 것으로, 여러 연구에서 16~18gauge(G)에 비해 14G 생검침의 정확도가 좋은 것으로 입증되어 코어 조직검사는 14G 이하의 생검침을 이용한 large core needle biopsy (LCNB)가 원칙이다. 최근 들어 진공을 이용한 맘모톰 조직검사가 등장하였는데, 이는 진공을 이용해 흡입효과가 있어서 보다 많은 양의 조직을 얻을 수 있다는 장점과 한 번 생검침을 삽입 후 여러 번 조직검사를 할 수 있다는 장점이 있다.

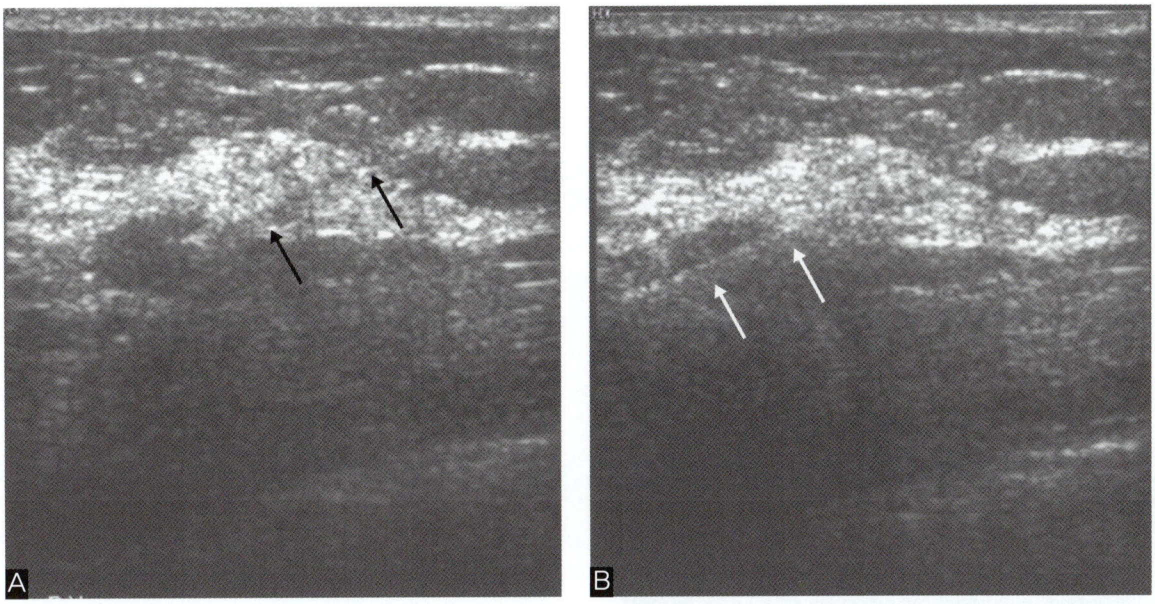

그림 11-11. 초음파 유도하의 코아조직검사. 초음파에서 6mm 크기의 저에코 병변이 발견되어 초음파를 이용하여 코어 조직검사를 하였다. 조직검사 결과 섬유선종으로 진단되어 수술을 시행하지 않았다. A는 생검침이(화살표) 병변 바로 앞에 있는 그림이며 B는 생검침이(화살표) 병변을 관통한 사진이다.

영상유도하의 조직검사의 가장 큰 장점은 불필요한 수술을 줄일 수 있다는 점이다. 14G 이하의 생검침을 이용한 조직검사의 민감도는 93~97%로 매우 우수하며 특히 만져지지 않는 병변의 경우 70~80%는 양성이므로 조직검사상 양성이고 영상소견도 일치한다면 수술을 피할 수 있다(그림 11-11). 만약 악성으로 진단된다면, 한번에 치료를 위한 수술을 할 수 있다는 장점이 있다.

H. 수술전 위치결정 (preoperative needle iocalization; 위치결정술)

전통적으로 만져지지 않는 병소의 조직학적 진단은 수술 전 위치결정에 따른 수술적 생검에 의해 이루어졌으나 최근 들어 core biopsy, mammotome biopsy 등의 만져지지 않는 병변의 수술 전 진단이 활성화되면서 위치결정술의 건수 및 역할이 줄어들었다. 그러나 악성으로 진단된 병변의 유방보존술을 계획하는 경우, 석회질의 완전제거 목적 등으로 아직도 많이 이용되고 있다.

위치결정술은 유방촬영술이나 초음파를 이용할 수 있으며 어떠한 검사에서 병변이 잘 보이냐에 따라 결정하게 된다. 두 검사에서 병변이 모두 보이는 경우에는 초음파를 이용한 위치결정술이 더 간편하기 때문에 선호되고 있다.

V. 각종 유방질환

1. 악성 유방질환

A. 침윤성 유방암(invasive breast cancer)

침윤성 유방암에는 크게 침윤성 관상피암(invasive ductal carcinoma)과 침윤성 엽상암(invasive lobular carcinoma)이 있다. 침윤성 엽상암은 2~10%를 차지하는 드문 암으로 이 종양은 주위 구조를 파괴하지 않고 자라는 경향이 있어 주위조직과의 구분이 명확하지 않고 상대적으로 낮은 밀도(density)를 보여 임상적으로나 유방촬영술에서 뒤늦게 발견되는 경향이 있다.

대부분의 침윤성 유방암은 침윤성 관상피암으로 이 중 대부분은 NOS (not otherwise specified) 형태이다. 일반적인 유방촬영술 소견으로는 침상(spiculation)이 동반된 종괴(그림 11-12), 미세석회화, 새로 생긴 병변

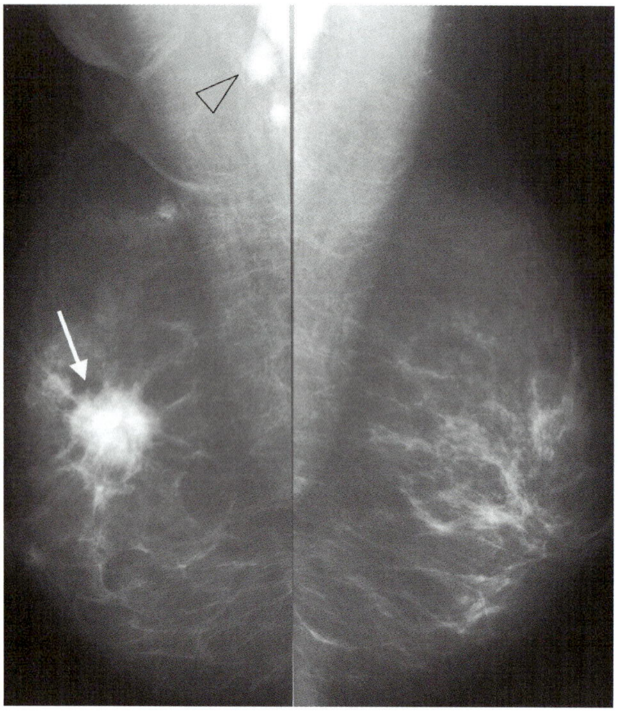

그림 11-12. 침상소견이 있는 유방암. 우측유방에 침상소견을 보이는 고음영의 종괴가(화살표) 있고 동측 액와림프절이 커져있다(화살촉).

(그림 11-13) 등이 있으며 그 외에 피부비후 및 함몰, 유두의 함몰, 반대편 유방과 비교하여 유방혈관의 확장 소견, 유방실질의 왜곡, 액와부의 림프절 비후, 미만성 유방피부의 비후 등이 보일 수 있다. 초음파소견으로는 불규칙한 변연을 가지는 에코가 낮은 종괴로, 후방에코감쇄가 자주 동반되며, 미세석회화가 보일 수 있다(그림 11-14). 자기공명영상 소견은 일반적으로 불규칙한 경계의 종괴가 조영제 주사 후 조기에 조영 증강되며 지연기에 plateau나 washout된다(그림 11-10). 침윤성 관상피임의 특수한 형태로 임파구 침윤이 많은 수질암(medullary carcinoma), 점액성암(mucinous carcinoma), 유두상암(papillary carcinoma), 관상암(tubular carcinoma) 등이 있다.

B. 관상피내암(ductal carcinoma in situ; DCIS)

악성세포가 유관과 소엽에 국한되어 증식하여 기저막으로 침범하지 않은 것을 말한다. 유방촬영술에서 가장 흔한 소견은 미세석회화이다(그림 11-15). DCIS의 발생빈도는 1980년대 초만 하더라도 2% 내외로 보고되었으나, 최근에 이르러 조기발견의 중요성이 강조되고 스크리닝 유방촬영술의 보급이 활발해지면서 서구의 경우 전체 유방암의 20~30%로 증가하였다. DCIS를 치료하지 않거나 부적절하게 치료한 경우 침윤성 유방암으로 진행될 수 있다.

C. 기타 유방암

1) 염증성 유방암(inflammatory breast carcinoma)

피부 림프관을 침범함 유방암으로 임상적으로 유방피부의 발적, 부종 및 행진(wheal)이 특징적이다. 유방의

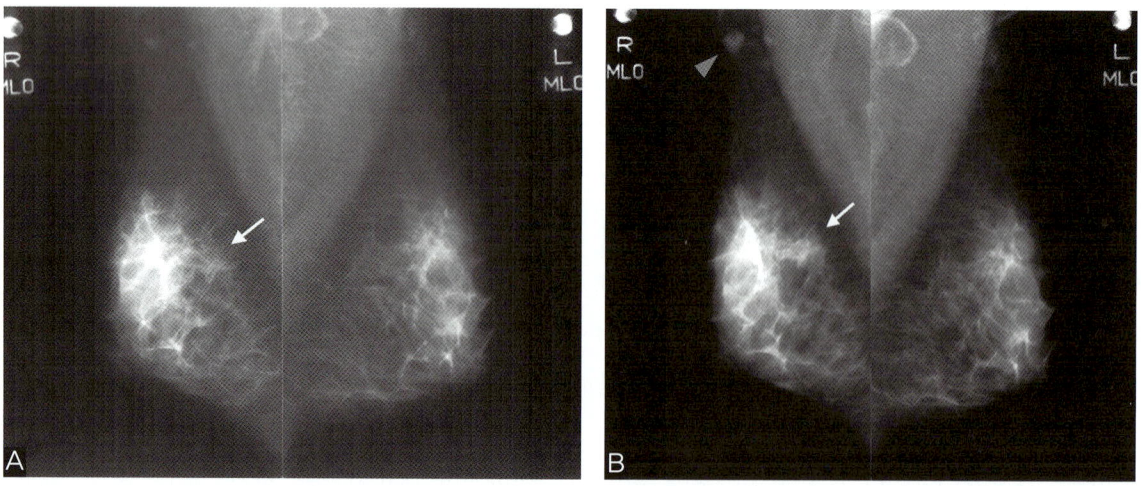

그림 11-13. 새로 생긴 음영으로 발견된 유방암. A에서는 잘 보이지 않던 음영이었으나(화살표) 1년 후(B) 종괴가 관찰되어(화살표)유방암으로 판명되었고 림프절비대도(화살촉) 보인다.

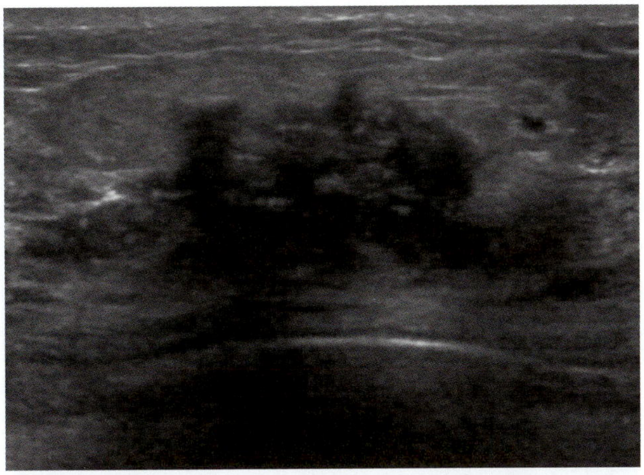

그림 11-14. 유방암의 초음파 소견. 불규칙한 변연을 가지는 에코가 낮은 종괴로 미세석회화가 보일 수 있다.

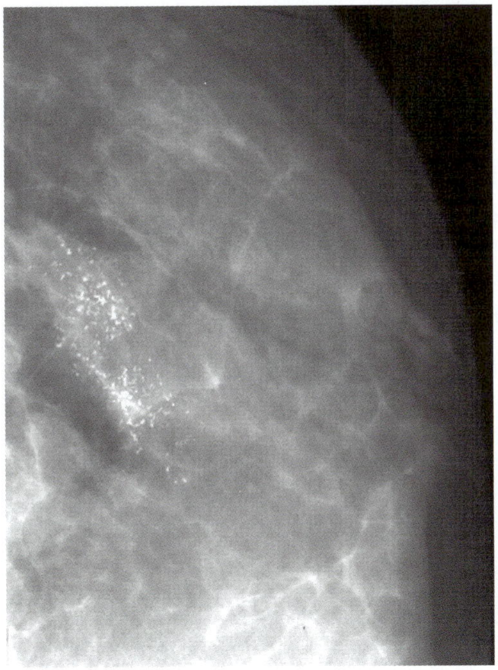

그림 11-15. 관상피내암의 유방촬영술 소견. 다형태(polymorphous)의 불규칙한 군집성미세석회화로 관찰되었다.

부종으로 인해 전반적인 음영이 증가하여 내부의 구조를 잘 관찰할 수 없게 된다. 종괴가 보이지 않는 경우도 있으며 흔히 액와 림프절비대가 동반된다.

2) 파젯씨병(paget disease)

유두와 유륜의 피부를 침범하는 유방암의 특수한 형태이다. 육안적으로 유두와 유륜의 피부에 균열이 있고 습진성 삼출액이 나오며 진행되면 궤양이 발생한다. 이 질환은 암세포가 유관을 따라 유두까지 침범하므로, 대부분 유방촬영술에서 악성소견을 발견할 수 있다. 그러므로 50대 이후에서 유방에 습진이나 궤양 등이 있는 경우 유방촬영술을 꼭 시행해야 한다.

3) 양측성 유방암(bilateral carcinoma)

유방암은 multiplicity, mulifocality, bilaterality가 높은 질환으로(그림 11-16) 진단 당시 양측에 발견되는 경우도 있으며 한쪽 유방암으로 수술 후 반대편 유방에 암이 생기는 경우도 많다(위험도 2~6배). 반대측에 암이 생겼을 때 전이성 암과 새로 생긴 원발성 암을 감별해야 하는데, 그 이유는 후자의 경우 이를 적극적으로 치료하면 높은 생존율을 기대할 수 있기 때문이다. 그러므로 유방암이 발견되었을 때 반대편 유방의 검사를 철저히 해야 하며, 유방암 수술 후 추적 검사 시 반대편 유방 검사가 필수적이다.

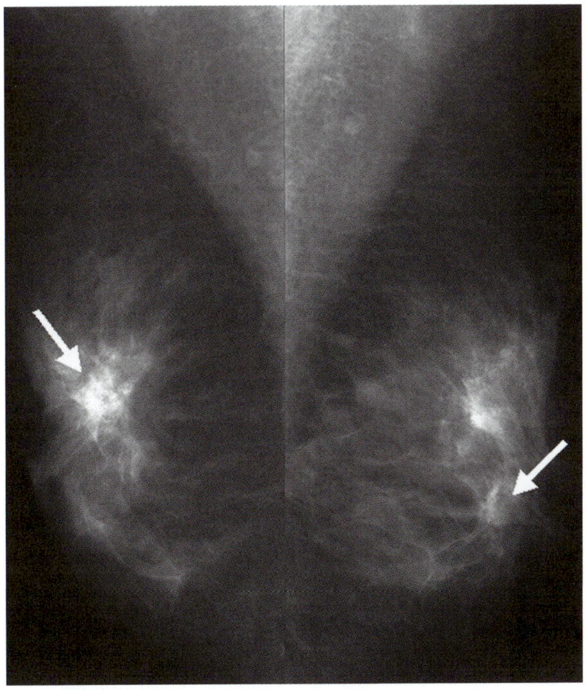

그림 11-16. 양측성 유방암의 유방촬영소견. 양측 유두하에 침상소견을 동반한 종괴음영이 있다(화살표).

4) 전이성 유방암(metastatic carcinoma)

다른 장기에서 유방으로 전이를 일으키는 빈도는 낮으며 원발 병소로는 반대편 유방암, 림프종, 흑색종(melanoma) 등이 있다.

2. 양성유방질환

A. 섬유선종(fibroadenoma)

유방의 섬유선종은 해부학적으로 유소엽에서 주로 발생한다. 호발연령은 20~30대이며, 양측성이거나 다발성인 경우가 많다. 유방촬영에서 잘 국한된 둥근 모양의 증가된 음영이나, 종괴로 뚜렷이 보이며 종괴의 주변에 방사선 투과성 환양(radiolucent halo)소견이 보일 수 있고(그림 11-17), 종괴 주위에 유방실질의 왜곡소견이 없으며 퇴행하면 팝콘 모양의 굵고 불규칙한 석회화소견이 내부에 보일 수 있다. 그러나 유방실질음영이 치밀하면 종괴가 가려져서 보이지 않을 수 있다. 초음파 소견으로는 난원형이나 구형의 중등도의 균등한 내부에코음영을 가진 종괴, 종괴 양측으로 측면음영감쇄(lateral shadowing), 종괴의 후면음영증가(posterior enhancement), 종축/횡축 비율이 1.0 이하이다(그림 11-18).

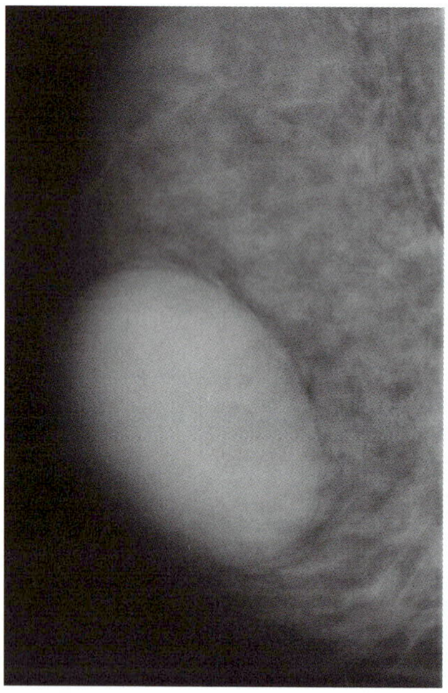

그림 11-17. 섬유선종의 유방촬영술 소견. 우측 유두하에 경계가 명확한 난원형의 고음영 종괴가 있다.

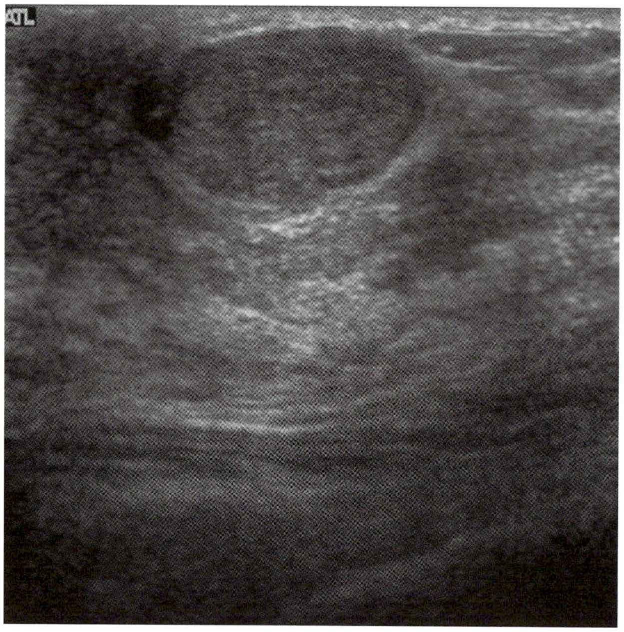

그림 11-18. 섬유선종의 초음파 소견. 난원형의 경계가 명확하고 후방음영증가가 보이고 균등한 에코를 가진 종괴이다.

B. 유두종(papilloma)

유두종은 흔히 커다란 유두관내 섬유혈관성 간질 위에 비정형인 상피세포들이 증식되어 있는 종괴이다. 유즙분비가 동반된 경우 유선조영술을 시행하면, 늘어난 유관내에 충만 결손(filling defect)을 관찰할 수 있다(그림 11-9).

C. 기타 양성 질환

1) 농양(abscess)

주로 임산부에서 유두아래에 위치하는 경우가 많다. 통증과 피부 발적이 동반되며 때때로 염증성 유방암과의 감별이 필요하다. 초음파상 유두 아래에 위치한 불규칙한 경계의 종괴로 내부에 debris나 fluid-fluid level을 보이면 진단에 도움이 된다.

2) 엽상육종(phyllodes tumor)

드물게 보는 섬유상피종양으로 비교적 크기가 큰 종괴이며 대부분은 양성이지만 수술 후 재발이 잘 된다. 초음파에서 비교적 경계가 지워지는 크기가 큰 종양으로 내부에 낭성변화가 동반되기도 한다.

3) 방사형 반흔(radial scar)

유방촬영술에서 침상소견으로 보일 수 있는 양성질환이다. Spicule의 길이가 더 길며, 중심에 종괴 음영이 없다는 점이 악성과 구변되는 소견이나, 감별 이 어려운 경우가 많아 대부분 조직검사를 필요로 한다.

3. 림프절 질환

정상 액와 림프절은 크기가 2cm을 넘지 않으며 유방촬영술상 전형적인 hilar notch와 내부에 저음영을 가지고 있다. 지방으로 대부분 대치된 림프절은 내부는 방사선투과부위로 보이고 매우 얇은 radiodense tissue만 림프절 피질에 남게 된다(그림 11-19). 림프절의 크기가 1.5~2cm 이상이고 내부 저음영이 관찰되지 않으면 이상이 있는 것으로 생각하여야 한다. 액와 림프절 종대를 일으킬 수 있는 질환으로는 유방암의 액와 림프절전이, 림프종, 결핵성 림프절염, 기타 림프절염 등이 있다(그림 11-20).

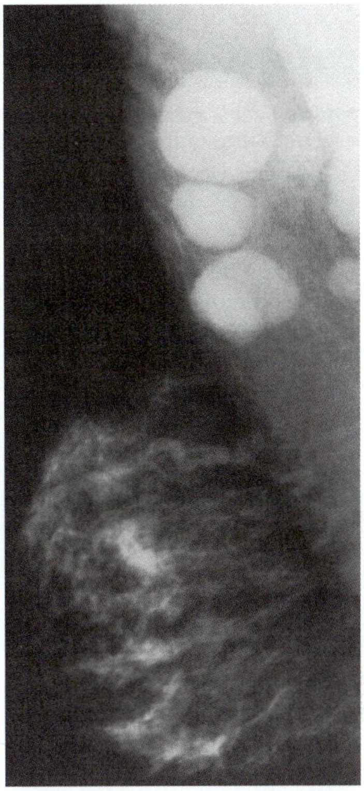

그림 11-20. 액와 림프절을 침범한 림프종. 림프절의 개수도 많고, 크기도 크며 모양이 원형이고 내부 저음영이 소실되었다.

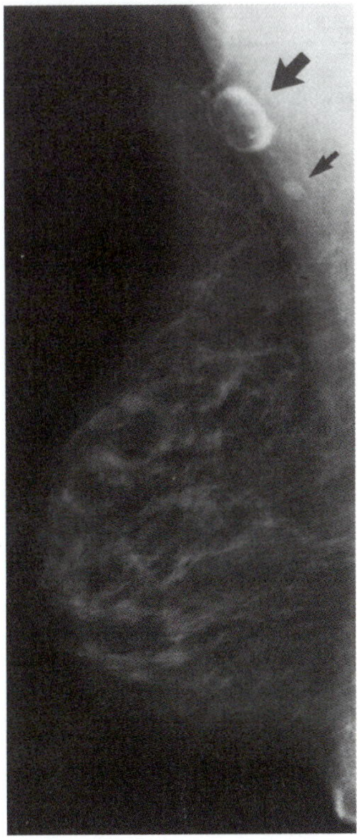

그림 11-19. 정상 림프절의 유방촬영술 소견. 난원형의 내부에 저음영을 가지는 림프절이다.

| Chapter | 12

핵의학

I. 총론

1. 핵의학의 정의

방사성 동위원소를 의학에 사용하여 환자의 진단 및 치료에 이용하는 학문

2. 방사화합물(radiopharmaceutical)

방사성 동위원소를 인체에 주입하여 진단과 치료를 목적으로 사용할 때는 방사성 동위원소 자체(예 : ^{131}I, ^{67}Ga, ^{201}Tl 등)를 사용하기도 하나, 보고자 하는 장기에 특이적으로 결합 또는 대사되는 화합물에 동위원소를 표지하는 경우가 많다. 이와 같이 동위원소와 특별한 화합물이 결합된 물질을 방사 화합물이라고 한다.

3. 방사화합물의 조건

① 상대적으로 짧은 반감기(인체 방사선피폭의 감소)일 것

② β선의 방출이 없을 것

③ 영상을 얻기 적당한 감마선을 방출(80~400 KeV)할 것

④ 비방사능(specific activity)이 높을 것(Ci/g)

⑤ 순도가 높고 인체에 약리 작용이 없을 것

⑥ 화학적 독성이 없고 안정된 화학적 결합능을 가질 것

4. 방사 화합물의 종류

〈PET 추적자〉

Target	방사화합물
관류 (Perfusion)	$^{15}O-CO_2$, $^{15}O-H_2O$, $^{13}N-NH_3$, ^{82}Rb
혈액량 (Blood Volume)	$^{15}O-CO$, $^{11}C-CO$, ^{68}Ga-EDTA
대사 (Metabolism)	^{18}F-NaF (Bone), ^{18}F-FDG (Glucose), $^{15}O-O_2$ (Oxidative metabolism), ^{11}C-acetate (Oxi-dative metabolism), ^{11}C-palmitate (Fatty acid)
종양 (Tumor)	^{18}F-FDG, ^{11}C-methionine, ^{18}F-FET (fluoroethyltyrosine), ^{18}F-FLT (fluorothymidine)
수용체 (Receptor)	^{18}F-spiperone (Dopamine D_2 receptor), ^{11}C-carfentanil (Mu opioid receptor), ^{11}C-raclopride (Dopamine D_2 receptor), ^{11}C-flumazenil (Benzo-diazepine receptor)

〈SPECT 추적자〉

장 기	방 사 화 합 물
뇌	^{99m}Tc-pertechnetate, ^{99m}Tc-DTPA
뇌관류	^{99m}Tc-HMPAO, ^{99m}Tc-ECD, ^{123}I-IMP
뇌조	^{99m}Tc-DTPA, ^{111}In-DTPA
갑상선 섭취	^{123}I, ^{131}I
갑상선 영상	^{99m}Tc-pertechnetate, ^{123}I
골	^{99m}Tc-MDP
폐환기	^{133}Xe, ^{99m}Tc-DTPA aerosol, Technegas
폐관류	^{99m}Tc-MAA
간	^{99m}Tc-sulfur colloid, ^{99m}Tc-phytate
비장	^{99m}Tc-heat damaged RBC
Meckel's scan	^{99m}Tc-pertechnetate
담도	^{99m}Tc-IDA compound
신장	^{99m}Tc-DTPA (glomerular filtration) ^{99m}Tc-MAG3 (tubular secretion) ^{123}I-Hippuran (tubular secretion) ^{99m}Tc-DMSA (morphology)
심장	^{201}Tl, ^{99m}Tc-MIBI, ^{99m}Tc-tetrofosmin ^{99m}Tc-teboroxime (perfusion) ^{99m}Tc-RBC (EF & wall motion) ^{99m}Tc-HSA (EF & wall motion) ^{99m}Tc-pertechnetate (first pass)
혈관	^{99m}Tc-RBC
정맥	^{99m}Tc-pertechnetate 혹은 ^{99m}Tc-MAA
종양	^{201}Tl, ^{99m}Tc-MIBI, ^{67}Ga (^{111}In, ^{131}I 혹은 ^{99m}Tc)
감염	^{67}Ga ^{111}In or ^{99m}Tc-WBC ^{111}In or ^{99m}Tc-antibody (IgG 혹은 anti-granulocyte)

II. 내분비계 영상

1. 갑상선 질환의 영상 진단

A. 방사성 핵종(radionuclide)

1) Technetium-99m pertechnetate ($^{99m}TcO_4^-$)

반감기가 6시간으로 비교적 짧으며, 140keV의 감마에너지를 내므로 우수한 갑상선 영상을 얻을 수 있다. 또한 ^{131}I과는 달리 베타선을 방출하지 않아 인체에 해가 적고, 정맥주사 후 10~20분내에 간편하게 스캔을 시행할 수 있으며 경제적이므로 현재 가장 많이 사용되고 있다. 그러나 $^{99m}TcO_4^-$은 갑상선에서 옥소와 같은 기전으로 섭취되지만 유기화(organification)되지는 못하므로 생리학적 측면에서 갑상선 내의 옥소대사를 정확하게 반영하지 못하는 단점이 있다. 약 10mCi의 ^{99m}Tc-pertechnenate를 주사한 후 영상을 얻는다.

2) Iodine-131(^{131}I)

수십년간 갑상선 스캔에 가장 많이 이용되었던 핵종으로 갑상선 내에 능동적으로 섭취되어 갑상선 호르몬의 생합성에 이용되기 때문에 갑상선의 기능 상태를 평가할 수 있다. 10~50μCi의 ^{131}I을 경구 섭취 후 2시간, 24시간, 48시간에 섭취율을 구하여 진단에 이용한다. 반감기가 8.1일로 길고 인체에 해로운 베타선을 방출하는 것이 단점이지만 값이 저렴하기 때문에 현재도 많이 사용하고 있다. 갑상선 기능항진증이나 갑상선암의 전이에 치료로 이용되기도 한다.

3) Iodine-123(^{123}I)

반감기가 13.3시간이고 주 감마에너지가 159keV로 스캔에 적합한 물리적 특성을 갖고 있으며, 갑상선의 기능 상태를 평가하는 데 이상적인 핵종이다. 그러나 값이 매우 비싸 쉽게 이용할 수 없는 것이 단점이다.

B. 임상 이용

1) 갑상선 기능항진증

① 그레이브스 병(Graves' disease)

갑상선 기능항진증의 가장 흔한 원인으로 임상적으로 비교적 쉽게 진단되므로 갑성선 스캔이 진단 목적으로 사용되지는 않는다. 오히려 갑상선 항진증의 원인을 감별하기 위해 갑상선에 국소성 또는 미만성 섭취를 보이는지 확인하는 데 도움이 된다. 그레이브스 병의 경우, 스캔상 갑상선 비대와 옥소 섭취의 미만성 증가가 관찰되며 섭취율 또한 증가된다(정상은 2시간에서 5~15%, 24시간에서 15~35%). 갑상선스캔은 갑상선 크기와 옥소 섭취율을 함께 측정함으로써 방사성 옥소치료 시 용량을 결정하는 데 도움이 되며, 치료후의 효과 판정에도 유용하게 사용된다.

② 열결절(hot nodule)(그림 12-1)

갑상선기능항진증 환자에서 단일 갑상선 결절이 촉지되면 대개는 TSH에 의존하지 않는 자율기능성 결절이다(autonomous functioning nodule). 자율기능성 결절이 있는 경우는 주위 정상 갑상선 조직의 섭취가 억제되어 스캔상에 결절만 보이는 것이 특징적인 소견이다. 이런 열결절이 자율 기능성을 갖고 있는지는 다음 세 가지 방법으로 확인할 수 있다.

첫째, 일일 용량 75~100μg의 T3를 7~10일간 투여하여 내인성 갑상선 자극 호르몬(TSH) 분비를 억제시킨 후 다시 방사성 옥소 스캔을 시행하여 결절 내에 방사능 섭취에 변화가 없으면 자율 기능성 결절로 진단할 수 있고 섭취가 감소하면 단순 열결절이다.

둘째, 열결절 이외의 정상 갑상선조직에 방사능 섭취가 없을 경우에는 갑상선 자극 호르몬을 근육 주사한 후 갑상선 스캔을 다시 시행하는 방법이 이용되기도 한다. 즉 열결절에 의해 TSH가 억제되어 방사능 섭취가 관찰되지 않던 결절 주위의 정상 갑상선 조직이 TSH 주사 후 스캔상 보이게 되면 자율 기능성 결절임을 확인할 수 있다.

셋째, TRH 자극 검사를 시행하여 TRH에 대한 TSH 반응이 없으면 열결절에서 생산된 호르몬에 의해 TSH가 억제되었음을 시사하므로 자율기능성 결절로 진단할 수 있다.

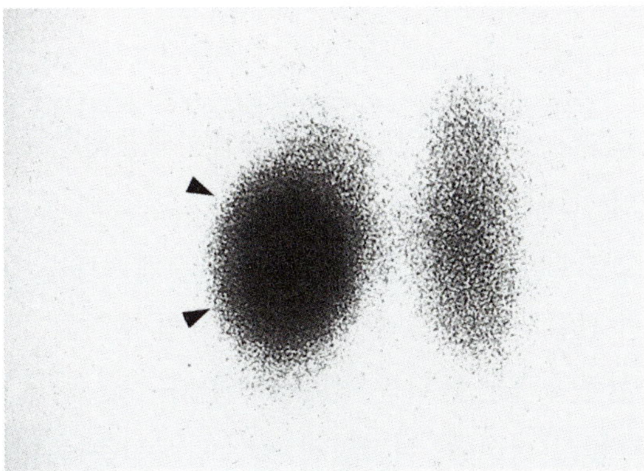

그림 12-1. Hot nodule. 우측 갑상성 하부에 열결절이 보임.

③ 방사능 섭취가 감소된 갑상선 기능항진증

임상적으로 갑상선 기능항진증을 나타내지만 갑상선 스캔상 방사능 섭취가 감소되는 질환들이 있다(표 12-1).

아급성 갑상선염은 비교적 흔히 관찰되는 질환으로 일시적인 갑상선 기능 항진증의 흔한 원인 중 하나이다. 임상적으로는 갑상선 부위의 압통과 함께 갑상선 스캔상 낮은 동위원소 섭취를 보이면 쉽게 진단된다.

산후 갑상선염은 최근 진단이 증가하는 추세이며 일시적인 갑상선 기능저하나 기능 항진증과 동반되어 나타나기도 하는데 모두 갑상선스캔상 방사능 섭취가 감소되어 있다.

표 12-1. 갑상선 기능항진증이면서 스캔상 갑상선이 잘 안 보이는 경우

아급성 갑상선염, 무통성 갑상선염
옥소 유발성 갑상선 중독증(Jod-Basedow's phenomenon)
아미오다론(amiodarone) 유발성 갑상선 중독증
이소성 갑상선 조직
인위적 갑상선 중독증(thyrotoxicosis factitia)
옥소과량 섭취

2) 단일 갑상선 결절(Single thyroid nodule)

갑상선 결절은 흔히 접하게 되는 갑상선 질환으로 그 원인은 표 12-2와 같다. 임상적으로 중요한 문제는 단일 결절의 5~10%를 차지하는 악성종양을 수술 전에 정확하게 진단하여, 양성 결절에서의 불필요한 수술을 막는 것이다. 기능성 결절이거나 단순 다결절성 갑상선종에서는 악성종양의 가능성이 매우 낮다. Atkin의 보고에 의하면 2,000예의 단일 갑상선 결절 중 갑상선암이 열결절의 2.1%, 온결절의 4%, 냉결절(그림 12-2)의 19.8%에서 발견된다고 하였다.

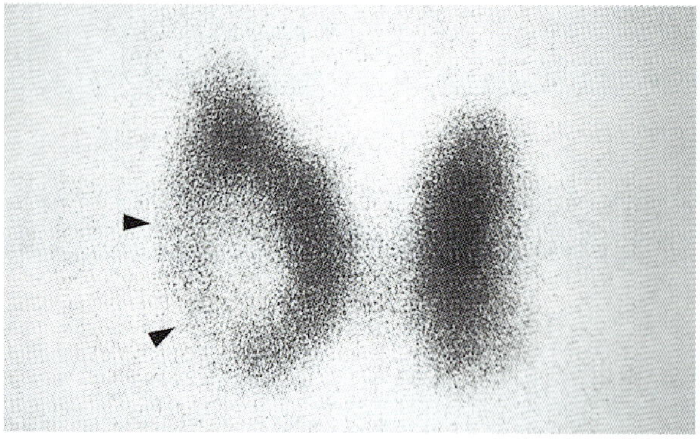

그림 12-2. 갑상성 냉결절. 우측 갑상선 하부에 방사능 섭취가 저하된 냉결절이 보임.

표 12-2. 단일 갑상선 결절

갑상선 낭종
국소적 아급성 갑상선염
국소적 하시모토병
기능성 선종(열 결절)
양성 선종
콜로이드 결절
갑상선 암
전이성 암

영상 진단과 함께 미세침흡인세포검사로 갑상선 스캔상의 냉결절의 악성종양 여부를 확인하는 것이 매우 효과적인 방법이다.

^{201}Tl을 이용하여 갑상선 스캔을 시행하면 ^{201}Tl이 ^{99m}Tc나 ^{123}I 스캔상 냉결절로 나타난 악성 결절에 특히 잘 섭취되므로 악성 결절의 진단에 도움을 줄 수 있다고 알려졌다.

3) 갑상선종

갑상선종은 흔히 미만성이거나 다결절성으로 관찰된다.

단순 콜로이드 갑상선종에서는 스캔상 미만성 방사능 섭취를 나타내고, 다결절성 갑상선종에서는 불규칙한 분포 양상을 보이며 섭취가 현저하게 감소된 부위들로 관찰된다. 간혹 기능성 결절로 발전하여 열결절로도 보일 수 있다.

4) 갑상선염

① 급성 갑상선염

급성 갑상선염은 세균이나 바이러스에 의하여 생기는 질환으로 갑상선 스캔상 방사성 섭취는 정상이지만 간혹 농양에 의해 섭취감소 부위나 냉결절이 관찰된다.

② 아급성 갑상선염

병의 경과에 따라 갑상선 스캔은 다양한 소견을 나타낸다. 급성기에는 스캔상 특징적으로 갑상선이 보이지 않으며 3~6개월 후에는 정상적으로 관찰된다.

③ 무통성 갑상선염

아급성갑상선염과 임상 경과는 유사하지만 출산후 2~3개월 후에 발병하는 경향이 있으며 갑상선동통이나 압통이 없는 것으로 감별된다. 스캔소견은 아급성 갑상선염과 동일한 경과를 나타낸다.

④ 하시모토 갑상선염

하시모토 갑상선염의 진단에 갑상선 스캔의 역할은 제한적이다. 즉 방사능 섭취가 증가, 정상, 감소의 다양하게 나타날 수 있고 섬유화(fibrosis)의 정도에 따라 균등, 불균등, 결절성의 섭취 양상을 보일 수 있다. 갑상선이 커져 있고 방사능 섭취가 감소되며 불균등하게 분포되어 울퉁불퉁한 모양(hill and valley appearance)을 나타내기도 한다. 때로는 갑상선이 커져 있으며 방사능 섭취가 증가되어 그레이브스병이나 다결절성 갑상선종과 감별이 쉽지 않다.

⑤ 이소성 갑상선

이소성 갑상선의 진단에 사용되는 핵종은 ^{99m}Tc보다 ^{123}I이나 ^{131}I이 이용된다.

이소성 갑상선은 일반적인 갑상선 스캔으로는 정상부위에서 관찰되지 않을 수 있으므로 촬영 부위를 구강 부위나 상부종격동 부위까지 넓혀야 한다.

종격동 갑상선종, 설갑상선, 난소갑상선종 등이 대표적인 이소성 갑상선으로 갑상선 스캔상 정상부위에서는

그림 12-3. 이소성 갑상선. 혀의 기저부위(sublingual)에 증가된 방사능 섭취를 보임. Thyroid bed에 정상 갑상선 조직이 없음.

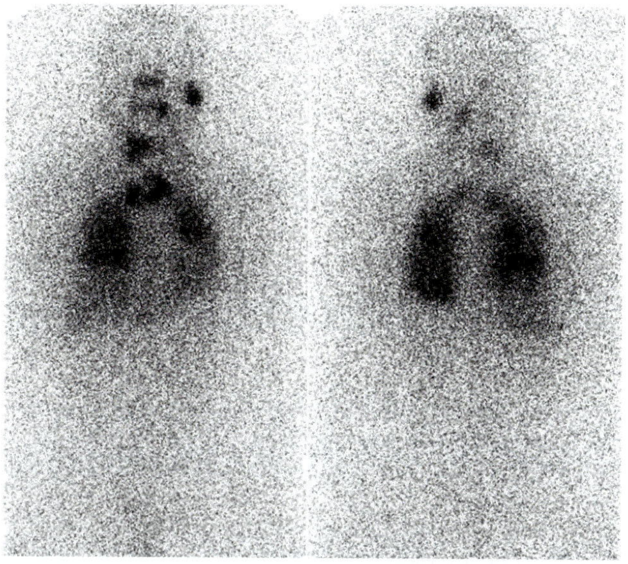

그림 12-4. 갑상선암의 전이. 경부 임파절과 양폐야 전반에 걸쳐 증가된 방사선 옥소섭취를 보여 갑상선암의 전이를 시사함.

방사능 섭취가 관찰되지 않으며 상부종격동, 혀의 기저부, 골반 부위 등에서 방사성옥소의 섭취를 확인하면 진단할 수 있다(그림 12-3).

⑥ **갑상선암의 전이**

잘 분화된 갑상선암은 정상 갑상선만큼 기능을 수행하지는 못하지만 옥소를 포획하고 유기화 하는 데 충분한 대사 능력을 가지고 있다. 따라서 방사성 옥소 스캔은 갑상선을 제거한 후 갑상선 암의 전이를 찾아내는 데 유용하게 이용된다. 그러나 수질암이나 미분화암에서는 옥소대사가 소실되어 있어 방사성옥소 스캔은 많은 도움을 주지 못한다. 갑상선암에서 방사성옥소의 섭취를 극대화하기 위해서는 안정된 옥소풀을 낮추고 TSH 치를 정상의 5~10배 정도 높여야 한다. 조영제를 사용하는 진단법이나 옥소가 포함된 약제는 피하도록 하는 것이 적절한 영상을 얻는 데 있어 필수적이다. 뿐만 아니라 옥소 함유량이 낮은 음식을 섭취하도록 한다. 갑상선 제거술 후에 갑상선 호르몬을 투여 받는 경우 적절한 TSH의 상승을 위해 적어도 6주간 호르몬 제재를 중단해 TSH치가 30μU/mL 이상 증가되어야 한다. 때로는 TSH를 직접 주사하여 혈중치를 증가시키는 방법을 사용하기도 한다.

전갑상선 절제술을 시행 받은 환자에서는 2~10mCi (74~370MBq)의 방사성옥소를 경구 투여한 후 48~72시간 지연 영상을 얻는다. 치료 용량의 방사성옥소를 투여한 경우에는 72~120시간 후에 스캔을 시행한다. 투여된 방사성옥소의 양에 비례하여 더 많은 전이병소를 찾아내는 경향이 있다(그림 12-4).

타액선, 위, 대장, 유방 및 방광에는 정상적으로 방사성옥소가 배설되므로 판독에 주의해야 한다. 간에도 미만성 방사능섭취가 관찰될 수 있는데 이는 요오드화된 티로신 등이 대사되는 장기이기 때문이다. 갑상선암 중 여포선암은 폐나 뼈 및 뇌 등에 전이가 잘 되고 유두선암은 갑상선주위의 림프절에 전이가 잘된다. 그러나 유두선암에도 어느 정도의 여포성 요소가 있어서 폐나 뼈에 전이가 일어날 수 있다.

⑦ **수질암**(medullary thyroid cancer)

Pentavalent(V) ^{99m}Tc-DMSA를 이용한 스캔이 수질암의 진단에 우수한 방법임이 알려졌고 ^{123}I/^{131}I MIBG나 ^{201}Tl, ^{111}In-octreotide 등을 이용한 스캔이 연구되고 있다.

⑧ **방사성옥소치료**

㉠ ^{131}I의 장점

- 갑상선의 옥소 섭취율이 타 장기에 비해 4,000~5,000배 높다.
- 모든 갑상선 조직에 균등하게 분포
- 베타선에 의해 치료되므로 주위조직에 영향이 적다.
- 갑상선에 의해 섭취되지 않은 옥소는 대부분 신장을 통해 요로 배설된다.
- ^{131}I의 붕괴산물은 해가 없는 xenon gas이다.

㉡ 임상적 주 적응증

- 갑상선기능항진증
- 갑상선중독증의 심부전증에서 갑상선제거법
- 갑상선암 수술후 치료
- 독성갑상선결정
- 정상기능의 갑상선종에서도 반복적 수술을 피하기 위하여 크기를 줄일 목적

㉢ 갑상선기능항진증에서의 방사성 옥소치료

- 적응증
  - 30세 이상 환자에서 중등도 이상의 증상을 가지고 있거나
  - 항갑상선 제제 투여에 반응이 없거나 재발한 경우
  - 갑상선 수술후 재발한 경우
  - 심질환, 호흡기 질환, 당뇨 등 다른 질환의 합병이나, 외과요법을 포함한 다른 요법을 시행할 수 없는 경우
  - 항갑상선 제제에 과민반응이 있거나 부작용 때문에 계속할 수 없는 경우
- 금기
  - 임신중이거나 수유중인 환자 : 절대 금기
  - 사춘기나 그 이전의 유년자 : 상대적 금기
- 투여량—Diffuse toxic goiter : 5~10mCi, Toxic nodular goiter : 15~29mCi

㉣ 갑상선암에서의 방사성 옥소 치료

정상 갑상선 세포와 같이 잘 분화된 갑상선 암세포도 옥소 포획 능력이 있어 베타선을 방출하는 방사성 옥소가 암세포를 파괴한다. 남아있는 종양의 평가나 전이의 진단 및 치료후 추적관찰에 유용하고 특히 예상하기 어려운 미세전이부위(micrometastatic lesion)의 치료가 가능하므로 재발과 사망의 위험도를 줄인다. Subtotal 혹은 near total thyroidectomy 후 TSH가 30IU/mL 이상 되게 하기 위하여 약 6주 후에 시행한다. 치료량은 전이가 없는 경우 100mCi, 국소임파절 전이가 있는 경우는 150mCi, 골이나 폐전이 등이 있으면 200mCi까지 투여 가능하며 뇌전이가 있는 경우는 금기사항이다.

2. 부갑상선 스캔(parathyroid scan)

A. ^{201}Tl–^{99m}Tc 감영 스캔(subtraction scan)

^{201}Tl–^{99m}Tc 감영 스캔은 1983년 Ferlin에 의해 소개된 이래 초음파 검사와 함께 상호보완적인 측면에서 부갑상선을 영상화하는 데 기본적인 검사가 되어 왔다.

^{201}Tl이 부갑상선 종양에 섭취되는 기전은 확실하지 않으나 선종이나 과증식된 부위로 혈류가 증가되기 때문인 것으로 알려져 있으며 갑상선과 부갑상선 종양 모두에 섭취된다. 그러나 ^{99m}Tc은 갑상선에만 섭취되고, 부갑상선 종양에는 섭취되지 않는다. 그러므로 ^{201}Tl에서 ^{99m}Tc 섭취를 빼주면(subtraction) 부갑상선 종괴만 관찰된다(그림 12–5). ^{201}Tl 대신 ^{99m}Tc sestamibi (MIBI)를, ^{99m}Tc 대신 ^{123}I을 이용할 수 있다.

B. ^{99m}Tc sestamibi 조기 및 지연 영상

두 가지 방사 화합물을 이용하는 감영 스캔외에 ^{99m}Tc sestamibi의 조기 영상과 지연 영상을 얻을 수 있는데 이는 비정상적인 부갑상선 조직이 정상 부갑상선 조직에 비해 washout이 늦은 점을 이용한 방법이다. 즉 ^{99m}Tc sestamibi를 주사 후 약 10분에 조기 영상을 얻고 약 2시간에 지연 영상을 얻는데 비정상적인 부갑상선 조직은 조기 영상에서는 다양한 섭취를 보이나 지연영상에서는 washout이 늦어 갑상선 조직에 비해 높은 섭취를 보이

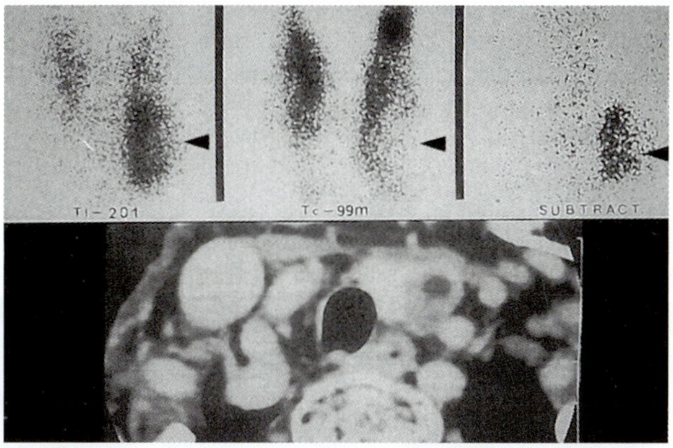

그림 12-5. 부갑상선 선종(Parathyroid adenoma). 위 그림에서 Thallium scan상 증가된 섭취를 보이는 부분은 Technetium scan상에서는 그 부위가 오히려 방사능 섭취가 감소되어 있어 두 사진을 감영하면 좌측 갑상선의 하외측의 부갑상선 종괴를 발견할 수 있다. 아래 CT에서 좌측 갑상선의 하외측에 저밀도음영으로 부갑상선 종괴가 관찰된다.

는 경우가 많다(그림 12-6).

C. 임상적용

1) 부갑상선기능 항진증

원인 : ① 90% ; single benign adenoma

② 5% ; secondary hyperplasia(renal failure or malabsorption)

③ 4% ; primary hyperplasia

④ 1% ; parathyroid carcinoma

2) 검사의 예민도(sensitivity)

일반적으로 80~90%의 예민도를 보고하고 있으나 부갑상선의 위치와 무게에 따라 차이가 나는 것으로 알려져 있다. 즉 500mg 이하의 부갑상선은 발견되지 않을 수 있으며 500~1,500mg의 경우에는 70~80%의 예민도를 나타내고 1,500mg 이상의 부갑상선 종괴는 대부분 찾아낼 수 있다.

① 위양성을 나타낼 수 있는 경우

갑상선암, 선종성 갑상선 종대(adenomatous goiter), 만성 갑상선염, 악성림프종 등으로 ^{201}Tl 섭취가 증가될 수 있고 ^{99m}Tc 스캔상에서 대개의 경우 냉소로 보이기 때문에 ^{201}Tl$-^{99m}$Tc 감영스캔상에서 양성소견을 보일 수 있다.

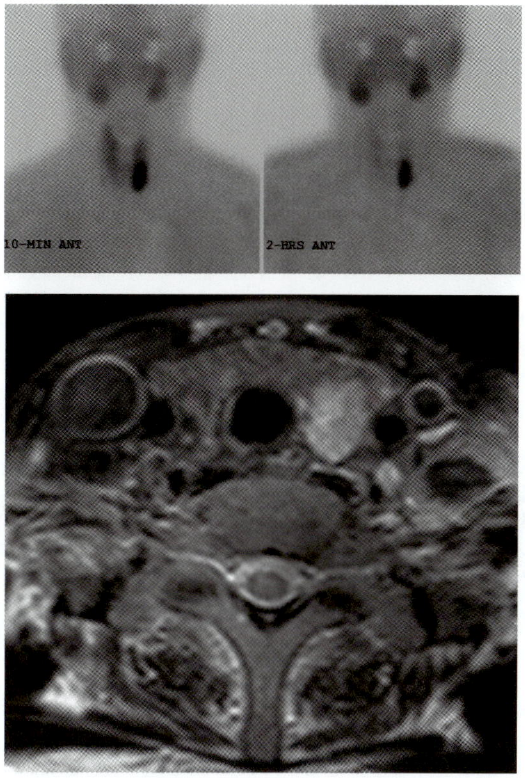

그림 12-6. ^{99m}Tc sestamibi 조기 및 지연 영상에서 부갑상선 선종(Parathyroid adenoma). ^{99m}Tc-MIBI 조기 영상에서 갑상선과 부갑상선 선종에서 섭취증가가 보이고, 2시간 지연 영상에서 부갑상선 선종에서 washout이 관찰되지 않는다.

② 위음성을 나타낼 수 있는 경우

종양의 크기가 300mg 이하로 작은 경우와 증상이 없는 경한 고칼슘 혈증의 경우이다.

3. 부신 영상(Adrenal gland)

A. 부신피질 영상

1) 방사성 의약품

^{131}I$-6\beta-$iodomethyl$-19-$norcholesterol (NP-59); 투여량은 1mCi/1.73m^2

2) 스캔 방법

① 갑상선으로의 방사성옥소 섭취를 차단하기 위해

동위원소를 투여하기 1~2일 전부터 lugol용액이나 SSKI (saturated solution of potassium iodide) 용액을 2주 동안 투여한다.

② 동위원소 투여후 3~5일경에 스캔을 시행한다.

③ Dexamethasone suppression test

Dexamethasone을 투여하면 ACTH에 의존적인 zona fasiculata와 zona reticularis로의 NP-59 섭취를 감소시킨다. 따라서 이 방법을 통해 정상적인 섭취를 감소시킴으로써 부신피질 선종의 발견을 쉽게 할 수 있으며 특히 알도스테론 분비 종양의 진단에 도움이 된다. 4mg의 dexamethasone을 스캔을 시행하기 7일 전부터 검사 기간 동안 매일 투여한다.

3) 정상 소견

양측 부신에 대칭적인 방사능 섭취가 관찰되며 dexamethasone 억제 시 정상적으로 부신이 5일 동안 관찰되지 않는다.

B. 부신수질 영상: ^{131}I/^{123}I-MIBG 스캔

갈색세포종(pheochromocytoma)은 교감 신경계의 크로마핀 세포로부터 기원하는 신경외배엽 종양(neuroectodermal tumor)의 일종으로 부신수질에서 발생하는 카테콜아민을 분비하는 내분비 종양이다. 이 종양의 90%는 부신수질에서 관찰되지만 10%는 부신외 교감 신경절에서 관찰되며 10%는 MEN IIA나 B와 같이 가족성으로 나타난다("10% rule"). 진단에는 임상 소견과 생화학적 검사들이 이용되며 의심되는 경우에는 CT와 ^{131}I-MIBG 스캔 등이 위치를 찾아내는데 도움이 된다(그림 12-7). ^{131}I- MIBG (metaiodobenzylguanidine)은 bretylium과 guanethidine이라는 고혈압 약제로부터 합성된 물질로, norepinephrine이 신경 말단(nerve terminal)에서 분비된 후 재섭취되는 기전과 같은 과정을 통해 교감신경 조직에 분포한다. 갈색세포종의 진단에 있어 검사의 예민도는 85~90%로 보고되고 있으며 paraganglioma, neuroblastoma, carcinoid tumor, medullary thyroid cancer의 진단에도 이용된다.

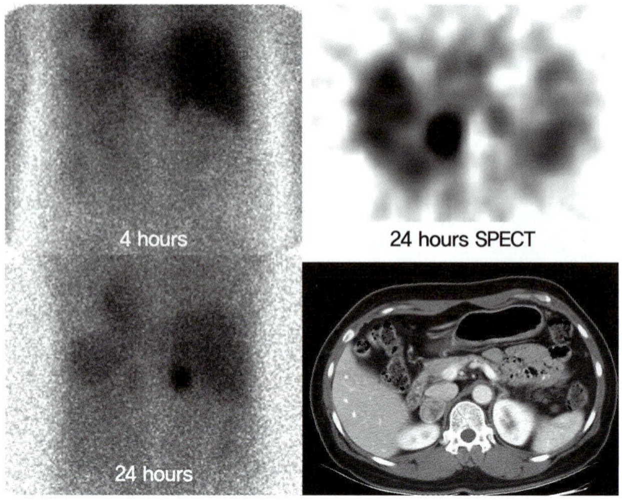

그림 12-7. I-123 MIBG. Pheochromocytoma에 의한 MIBG accumulation. Posterior view of 4hour and 24 hours에서 Rt adrenal gland nodule에 uptake이 계속 accumulation이 관찰됨.

III. 심혈관계 영상

1. Radionuclide ventriculogram (RVG)

방사성 동위원소를 정맥내로 주사하여 심장을 통과하는 동안 영상을 얻어 심장의 기능 및 심장내 단락 등을 측정하는 검사법.

A. First-pass ejection fraction

20~25mCi의 ^{99m}Tc-pertechnetate를 bolus로 주사하고, 보고자 하는 부위(우심실 혹은 좌심실)를 컴퓨터에서 설정하고 6~7개의 R-R interval에 관한 데이타를 얻은 후 end diastolic count에서 end systolic count를 감산하면 stroke count를 얻을 수 있는데, 이는 stroke volume과 일치한다. Stroke count를 end diastolic count로 나누면 ejection fraction을 얻을 수 있다.

- RVEF를 구하는 데 가장 좋은 방법
- 일회통과 스캔(first pass scan)을 함으로 심박출량 이외에 좌우단락량(Lt → Rt)을 구하는 방법이 되기도 한다.

B. Equilibrium study

적혈구를 ^{99m}Tc-pertechnetate로 체내 표지하여 이용한다. 적혈구를 표지하였기 때문에 심장에서의 혈액의 동태를 볼 수 있으므로 ejection fraction을 계산할 수 있고 computer monitor에서 동적 영상을 볼 수 있기 때문에 국소심근운동(regional wall motion)을 평가할 수 있다. 방법은 Sn-pyrophosphate를 정맥 주사하고 약 15~30분 후에 ^{99m}Tc pertechnetate를 주입하면 stannous ion에 의해 ^{99m}Tc- pertechnetate가 RBC내에서 환원되어 hemoglobin의 beta chain에 표지된다.

감마카메라상 전면, 측면, 좌전사위방향에서 데이터를 측정하는데 EKG를 부착한 상태에서 R-R interval을 16~24개의 frame으로 나눈다. 약 800~1,000 cycle의 데이타를 측정하여 각각의 frame 값을 얻으면 시간에 따른 혈액량의 변화 값을 얻을 수 있다.

심박출량을 구하는 방법은 일회통과 방법과 같다.

EF를 구하는 의의는 심근 경색 환자에서 예후를 결정할 수 있고(EF이 20% 이하이면 예후 불량), 심근병(cardiomyopathy)에서 심근 손상 정도의 판정, 항암제 특히 adriamycin에 의한 심근 독성을 평가하는 데 도움이 된다.

정상 LVEF는 50~55% 이상, RVEF는 45~50% 이상이며 10% 이상 감소하면 의의 있다고 생각한다.

EF 외에 국소 운동이상을 발견하는 데 이용된다.

* 상기 언급한 방법은 안정시(resting) 측정한 값이고, 특히 심근허혈시에서 안정시에는 정상을 유지하나 운동시에는 비정상적인 경우가 있다. 이를 위해서 운동부하시 RVG를 시행하는 경우가 있는데 운동부하 RVG상 EF가 안정시보다 5% 이상 증가해야 정상이다. 심근허혈(myocardial ischemia)에서 운동부하 RVG에서만 국소 심근운동 이상이 나타나는 경우가 있기 때문에 이 방법은 매우 예민한 방법으로서 인정받고 있다.

2. 심근관류 스캔 (myocardial perfusion scintigraphy)

심장에서 추출률이 높은 방사성화합물을 이용하여 심근의 관류 정보를 얻고, 이를 통해 관상동맥 질환의 진단과 예후를 검사하는 방법. 심근 관류 스캔에 이용되는 추적자는 SPECT tracer로 ^{201}Tl, ^{99m}Tc perfusion tracers (^{99m}Tc-sestamibi, ^{99m}Tc-tetrofosmin, ^{99m}Tc-teboroxime, etc)가 있으며 PET tracer로는 ^{15}O-water, $^{13}NH_3$, ^{82}RbCl 등이 있다.

A. 방사화합물

1) ^{201}Tl

K^+ analogue로서 K^+과 마찬가지로 심근세포의 ATPase에 의해 능동적으로 섭취(active transport)된다.

심근에는 투여량의 3~4%가 집적되고 관상동맥을 한 번 통과할 때 85~90%가 섭취된다(first pass extraction). 심근에서의 생물학적 반감기는 4시간 정도이다. 즉, 정상세포에서는 시간에 따라 세포 밖으로 빠져나와 혈중에 분포하고 일부는(3~4%) 다시 심근으로 들어가는 순환을 계속한다. 허혈 심근에서는 한번 집적된 ^{201}Tl은 배설이 늦어 정상 심근세포 보다 오랫동안 남아있게 되고 정상세포에서 빠져 나온 ^{201}Tl의 일부가 다시 분포하는데 이러한 특성을 재분포(redistribution)라 하며 myocardial viability를 평가하는 데 중요한 역할을 한다.

* 보통 투여량은 3mCi

2) ^{99m}Tc-MIBI

+1가의 이온이며 지용성으로서 심근세포막내로 확산에 의하여 들어가고 mitochondria의 cytosole에 결합되어 세포밖으로 유리되지 않으므로 재분포는 거의 없다. 그러므로 $T\frac{1}{2}$는 ^{99m}Tc의 physical half life와 거의 같다(5~6시간). 영상의 질(image quality)은 좋으나 안정시 및 운동시 각각 주사하여야 하는 번거로운 점이 있다.

3) ^{99m}Tc-teboroxime

중성의 지용성 제제이고, first pass extraction이 가장 높은 추적자 중 하나이나 심근에서 washout이 빨라 심근에서의 반감기가 약 10~20min로 영상에 필요한 시간이 충분치 않아 잘 사용하지 않는다.

* 투여량은 20mCi

B. 심근허혈 및 경색

관상 동맥의 경우 autoregulation이 있기 때문에 혈관이 좁아져도 혈관 확장을 통해 혈류량은 정상을 유지한다. 그러나, 약물부하를 가하거나 운동을 시키면 산소요구량이 많아지고 정상 혈관으로는 3~4배의 혈류가 증가하나 좁아진 혈관은 평상시 혈관확장이 일어나 있는 상태이므로 더 이상 확장이 불가능하다. 따라서 정상 혈관과 협착 부위의 혈류 차이가 커지게 된다. 이러한 개념을 바탕으로 심근스캔을 할 때는 운동부하시와 안정시 영상을 얻어 비교 판독하는데 treadmill이나 bicycle과 같은 운동을 못하는 환자에서는 pharmacologic stress test를 시행한다. 이때는 dipyridamole, adenosine 등과 같은 혈관확장제 또는 dobutamine과 같은 심근 수축력을 증강시키는 약물을 주입함으로써 유사한 효과를 얻는다.

^{201}Tl을 이용하는 경우, 3mCi를 운동부하 후에 주입하고 영상을 얻으면 혈관이 좁아진 부위, 즉 혈류가 감소된 부위로는 방사능이 감소되게 된다(perfusion defect). 만약 심근이 생존해 있는 경우(ischemia)는 4시간 지연영상상 혈류 감소가 소실된다(redistribution)(그림 12-8). 이유는 정상 조직에서는 빠른 시간내에 배출되나 허혈심근에서는 훨씬 늦게 배출되므로 4시간 후에는 정상과 비정상의 차이가 나지 않게 된다. 그러나 심한 허혈이나

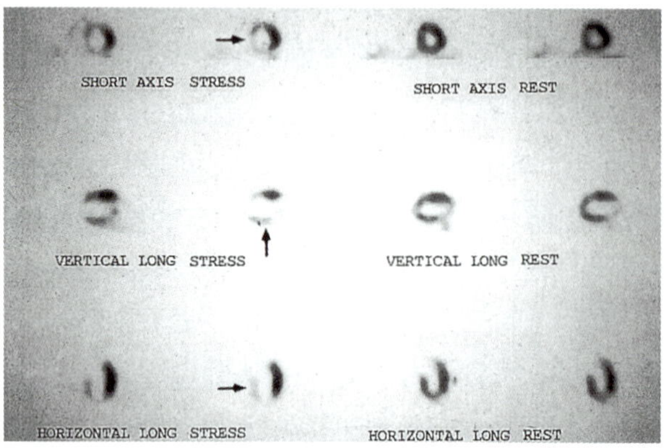

그림 12-8. 심근허혈(Myocardia ischemia) (201Tl SPECT). Stress image에서 전벽과 격벽(septum) 그리고 하벽의 관류결손부위가 Rest image에서 재분포를 보여주고 있다.

심근경색 부위에는 지연영상에서도 지속적인 혈류 감소를 보인다(fixed defect). 이 두 군을 좀 더 감별하기 위해 4시간 지연 영상을 얻은 후 1mCi의 ^{201}Tl을 더 주입하면(reinjection method) 일부 생존 심근에서는 재분포(redistribution)가 발견되기도 한다. 다른 방법으로는 4시간 지연영상에서 변화 없는 관류결손(fixed defect)을 보이면 24시간까지 지연영상을 얻어서 재분포 되는지 볼 수 있다.

^{99m}Tc MIBI인 경우에는 심근 세포내에 들어간 화합물은 ^{201}Tl과는 달리 배출이 되지 않으므로 안정시 검사를 먼저 하고, 4시간 후에 다시 운동부하 한 후에 주입하는 번거로운 방법을 쓴다. ^{99m}Tc 제제를 쓰는 이유는 반감기가 짧아서 다량을 주입할 수 있고, 에너지가 ^{201}Tl보다 높아 유방이나 흉벽에 의한 흡수(soft tissue attenuation)가 적어 좋은 영상을 얻을 수 있고 myocardial gating을 하는데 적합해 wall motion이나 ejection fraction을 계산하는 등 좀 더 많은 기능적 정보를 얻을 수 있다(그림 12-9).

진단율은 예민도나 특이도가 모두 70~80%이며, ^{201}Tl과 ^{99m}Tc MIBI는 거의 비슷한 성적을 보인다. 하지만 심근관류 SPECT가 선별검사로 임상에 사용되면서 심근관류 SPECT가 정상이면 확진을 위한 심혈관 조영술을 실시하지 않음으로써 진음성이 줄어들고, 결과적으로 특이도가 낮게 보고된다. 이를 post-test referral bias이라고 하며, 이러한 특이도 왜곡현상을 보완하기 위하여 관상동맥질환이 있을 가능성이 5% 이하로 낮은 환자들에서 심근관류 SPECT가 정상일 확률(정상검출률, normalcy) 개념을 도입하였다. 심근관류 SPECT의 정상검출률은 90% 이상이다.

* 관상동맥 질환의 진단은
  ① 심장을 360° 원으로 생각할 때 18° 이상의 관류결손이 있어야 하고
  ② 최대방사능을 보이는 부위보다 적어도 25% 이상 관류가 감소해야 하며 하벽(inferior wall)은 35% 이상 감소해야 한다.
  ③ washout(%) = × 100, 정상은 50%이나 그 이하

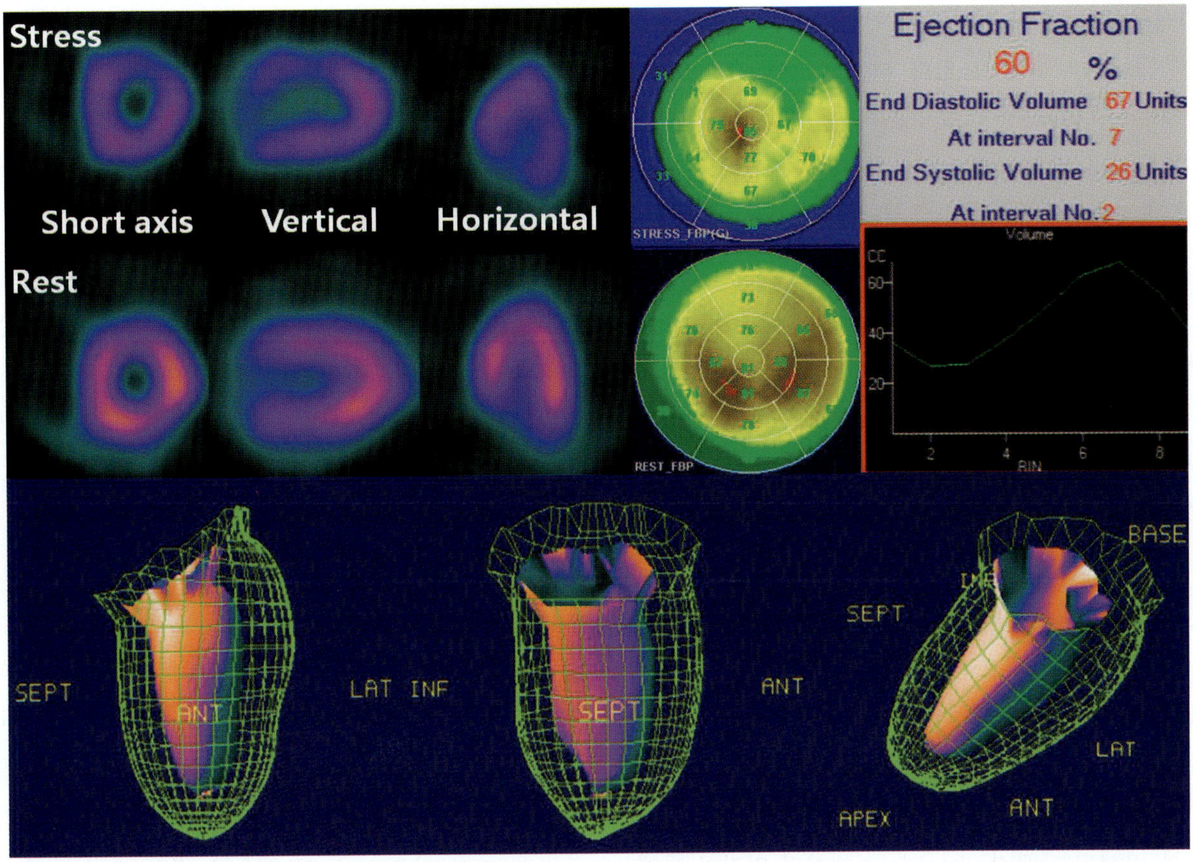

그림 12-9. 심근 허혈(Myocardia ischemia) (^{99m}Tc-MIBI SPECT). Stress image에서 전벽에 관류결손부위가 보이며 Rest image에서 reversible한 소견을 볼 수 있다. 옆에 bulls-eye view에서도 anterior wall에 reversible defect를 관찰할 수 있다. 아래 그림은 myocardial gating통해서 wall motion abnormality를 평가할 수 있다.

로 감소한 경우

* 심장부하검사상 고위험군

① Multiple reversible thallium defect (multiple vessel diseases)

② Large and severe reversible defect

③ Abnormal 201Tl lung uptake (50% of myocardial activity 이상)

④ Transient ventricular dilatation(휴식기 영상에 비하여 부하기 영상에서 좌심실의 크기가 더 커 보이는 경우)

* 가양성질환

① left bundle branch block (LBBB)

② balanced 3-vessel disease

③ soft tissue attenuation

④ valvular lesion

⑤ hypertension, IHSS, cardiomyopathy

C. 급성 심근 경색

^{201}Tl이나 ^{99m}Tc-MIBI scan은 심근경색 부위가 냉소(cold defect)로 보이나, 심근경색 부위를 열소(hot activity)로 나타내는 다음과 같은 방법이 있다.

급성심근경색을 증상 발생 6시간 이내에 거의 모든 경우 심근관류 SPECT에서 defect을 찾을 수 있다. 심근 관류 SPECT에서 관찰되는 관류결손의 크기는 환자의 예후를 결정하는 중요한 인자이다.

Stunned myocardium(기절심근)은 휴식기 관류는 정상인데 수축능에 이상이 있는 경우이다. 이는 관류가 정상임에도 기능장애를 보이는 것으로, 일과성 허혈손상 후 관류는 회복되었으나 기능은 회복되지 않은 상태를 의미한다. 기절심근은 심근경색 후나 불안정 협심증, 관상동맥성형술로 관류가 회복된 이후, 심폐기를 이용한 수술 후 등에서 나타날 수 있다.

Prolonged transient stunning(지연회복성 일과성 기절)은 운동이나 약물부하에 의해 부하기 허혈이 유발이 된 경우, 수축능 이상이 부하 후기에도 정상으로 회복되지 못하는 경우이다. 이는 허혈에 대한 또 다른 진단근거로 이용한다.

휴식기 관류가 감소하고 수축능에 이상이 있을 경우에는 심근경색일 수도 있고 Hybernating myocardium(동면심근)일 수 있다. 동면심근은 관류와 기능이 모두 감소되어 있으나 생존심근이기 때문에 ^{18}F–FDG PET을 시행하면 심근의 생존능을 평가할 수 있다. 또한 심근수축항진제(저용량 도부타민) 또는 관상동맥혈류증강제(니트로글리세린) 등을 사용하여 심근 수축력의 향상을 보는 방법이 있다.

1) ^{99m}Tc–pyrophosphate (PYP) scan

PYP는 변성된 단백질 및 calcium 대사와 밀접한 관계에 있다. 심근경색이 있으면 조직 괴사에 의한 단백질 변성, calcium influx 등이 초래되므로 PYP가 이 부위에 결합된다. 대개 급성기후 72시간까지 섭취가 증가되고 그 후로 감소되며 10~14일 후면 정상으로 돌아오게 된다.

2) ^{111}In 혹은 ^{99m}Tc–antimyosin Ab

심근경색으로 노출된 심근 myosin에 대한 항체를 사용하여 유사한 효과를 얻을 수 있다.

IV. 신경계 핵의학

1. CSF Imaging

요추강내에 방사능 물질을 주입하여 뇌척수액의 흐름을 알아보는 방법이다.

A. 방사화합물

^{111}In–DTPA 혹은 ^{99m}Tc–DTPA를 요추 천자하에 주입한다.

B. 정상 소견

주사 4시간 후 basal cistern이 보이고, 24시간 내에 sylvian fissure, interhemispheric fissure 및 convexity로 퍼져나가 arachnoid villi를 통해 흡수된다. 이러한 경로는 정상 뇌척수액의 흡수경로와 같다(그림 12–10). 검사 중 측뇌실내로 역류되면 교통성 수두증을 의심하게 된다.

C. 임상이용

1) Communicating hydrocephalus(그림 12–11)
2) CSF leakage(그림 12–12)
3) CSF shunt patency(그림 12–13)

* 교통성 수두증(Communicating hydrocephalus), 특히 normal pressure hydrocephalus (NPH)에서 shunt surgery의 반응을 예측하는 데 유용하다. NHP의 경우 lateral ventricle내로 조기에 방사능이 집적되며 24~48시간 후에도 배출되지 않고 남아 있으며 parasagittal area로 올라가는 방사능이 매우 지연되는 소견을 주로 보인다. Ventricle의 방사능 배출이 늦을수록 shunt surgery가 효과적일 수 있다.

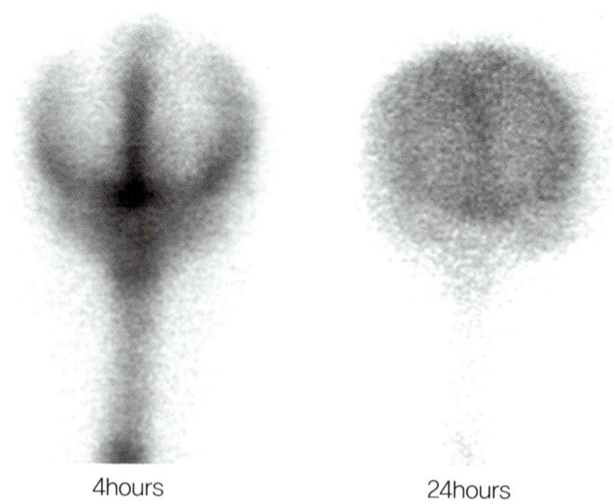

그림 12–10. Normal cisternogram. ^{99m}Tc-DTPA를 lumbar subarachnoid space에 injection후 4시간 image에서 basal, sylvian, interhemispheric cistern activity 관찰할 수 있다(삼지창 모양). 24시간 영상에서 bilateral convexities으로 정상 CSF flow를 관찰할 수 있다.

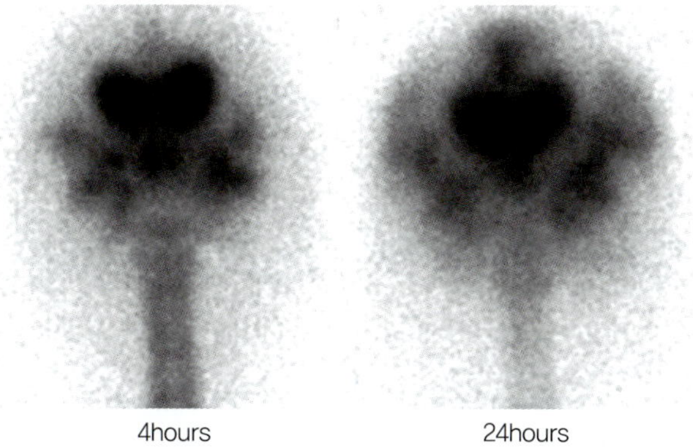

그림 12-11. Communicating hydrocephalus. 4시간 이미지에서 정상 삼지창 모양 관찰되지 않으며 중앙에 heart-shaped activity가 관찰되며 이는 lateral ventricle activity임. 24시간 뒤에도 lateral ventricle에 persistent activity가 관찰됨.

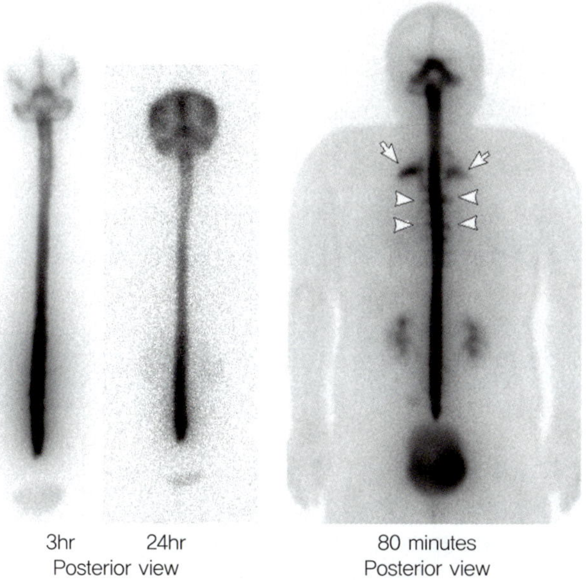

그림 12-12. CSF leakage. 왼쪽 그림은 ^{99m}Tc-DTPA를 lumber puncture로 injection후 3시간, 24시간 이미지에 CSF leakage 관찰되지 않음. 오른쪽 그림은 ^{99m}Tc-DTPA injection후 80분 뒤 T-spine 위치에 spinal root 따라서 CSF leakage 소견을 관찰할 수 있다.

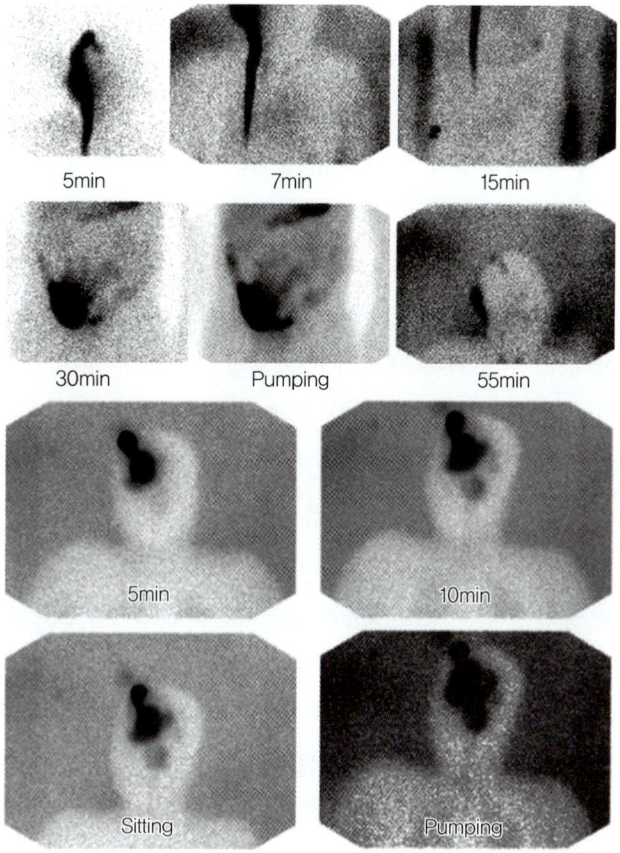

그림 12-13. CSF shunt patency. 위 그림은 CSF shunt reservoir에 ^{99m}Tc-DTPA를 injection한 후에 시간별로 머리, thorax, abdomen에 serial 이미지를 촬영하면서 radiotracer migration을 tracking한다. 복강에 radiotracer spillage 관찰되고 reservoir activity가 관찰되지 않아 patient CSF shunt임을 알 수 있다. 아래 그림은 reservoir에 radiotracer injection 한 후에 serial image상 radiotracer migration이 관찰되지 않으며 reservoir pumping한 후에도 migration이 관찰되지 않아 CSF shunt obstruction을 의심할 수 있다.

2. 뇌단일광자 및 양전자방출전산화단층촬영 (Single Photon and Positron Emission Computed Tomography)

CT 또는 MRI 등으로 얻어진 해부학적 영상으로는 국소 뇌 혈류의 분포 양상, 국소 기능 상태를 직접 파악하기는 어렵지만, SPECT를 이용하여 얻어진 뇌기능 영상은 국소 뇌혈류 분포 및 국소 뇌기능 상태의 변동을 관찰할 수 있고 여러 질환의 병태 생리학적 기전 또는 기능적 기전에 대한 접근이 가능하다.

A. 뇌혈류 영상(cerebral blood flow imaging)

1) 뇌혈류영상 방사성의약품

현재 SPECT 뇌혈류영상에 주로 이용되고 있는 방사성의약품은 N-isopropyl ^{123}I iodoamphetamine (^{123}I IMP), ^{99m}Tc hexamethylpropylene amine oxime (^{99m}Tc

HMPAO), ^{99m}Tc ethyl cysteinate dimer (^{99m}Tc ECD) 등이다. 국내에서는 ^{99m}Tc HMPAO와 ^{99m}Tc ECD가 이용되고 있다.

중성, 지용성인 ^{99m}Tc HMPAO와 ^{99m}Tc ECD는 정맥 주사 후 뇌혈관장벽을 자유롭게 통과하며, 국소뇌혈류와 비례하여 정상뇌조직에 재빨리 섭취되어 주사 후 수분 이내에 최대 뇌방사능을 나타낸다. 이후 오랫동안 ^{99m}Tc의 물리적 붕괴를 제외하고는 뇌방사능의 변화가 거의 일어나지 않는다. 즉, 주사 후 수 분 이내에 플라토에 도달하여 매우 오랜 시간 동안 분포의 변동없이 뇌조직에 정체되므로 이상적인 뇌혈류영상제제라 할 수 있다.

^{99m}Tc HMPAO 시험관내(in vitro)에서 화학적으로 매우 불안정하여 HMPAO 키트를 과산화테크네슘으로 재구성(reconstitution)한 후 30분 이내에 주사하여야 한다. 이러한 시험관내 불안정성은 경과가 짧은 시간 동안밖에 지속되지 않는 급성 신경학적 질환 간질발작(epileptic seizure) 등에 미리 제조해 놓은 추적자를 즉각적으로 투여할 수 없는 문제점을 유발하였다. 그러나 현재는 약 4시간 동안 이용 가능한 안정화된 형태가 개발되어 있다.

^{99m}Tc ECD는 최근 개발되어 임상적 응용이 시작되고 있는 매우 유력한 뇌혈류영상 방사성의약품이다. ^{99m}Tc ECD는 혈액 및 뇌 이외의 다른 신체 부위로부터 주 배설경로인 신장을 통하여 빨리 제거되므로 질적으로 우수한 뇌혈류영상을 제공하며, 또 방사선피폭을 줄일 수 있다는 점에서 매우 바람직하다.

2) 임상적 응용

① **뇌혈관 질환**(Cerebrovascular diseases)(그림 12-14)

CT 및 MRI는 뇌혈관질환의 진단, 질환부위의 파악 및 경과 관찰에 크게 기여하고 있으나, 이로 얻어진 해부학적 영상으로는 뇌혈관질환에서 국소 혈류의 분포양상, 뇌의 국소 기능 상태를 직접적으로 파악하기가 곤란하다. 그러나 SPECT는 다음과 같은 장점이 있다.

㉠ 뇌혈류 SPECT는 허혈성 뇌혈관질환의 조기진단에 유리하다.

뇌혈류영상은 뇌허혈발생 즉시 국소뇌섭취의 변화를 나타낸다. 그러나 CT에서는 뇌경색발생 후 경색부위의 형태학적 변화(저감쇠 병변)가 충분히 일어나는데, 적어도 12~24시간 이상 걸린다. 따라서 뇌혈류 SPECT는 허혈성 뇌혈관질환의 조기진단에 유리하다.

㉡ 뇌혈류 SPECT의 뇌혈관질환 발견의 예민도는 CT/MRI보다 우수하다.

일반적으로 일과성 허혈발작환자의 CT스캔에서 저감

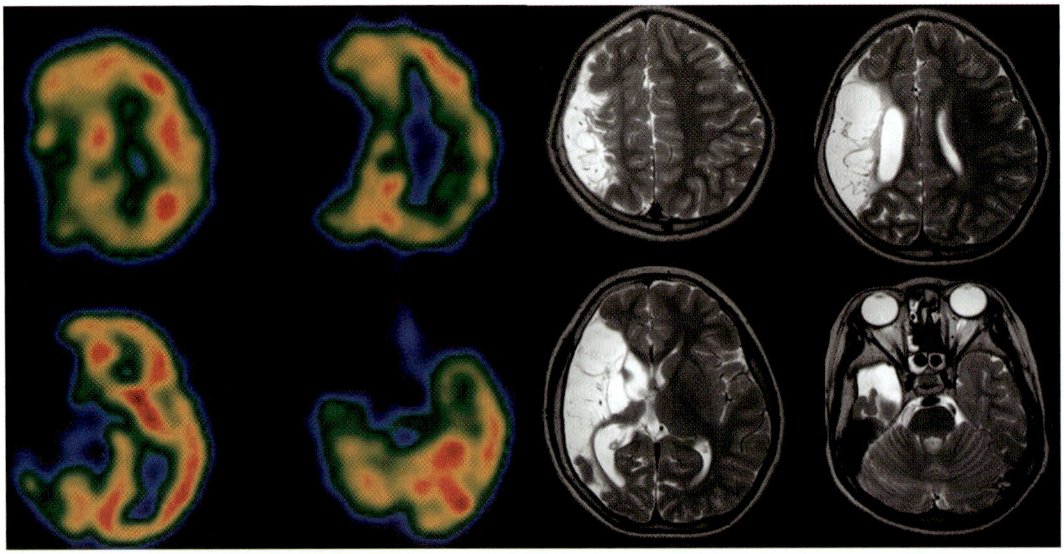

그림 12-14. 뇌경색의 SPECT소견. 우측중뇌동맥 공급부위인 측두엽, 두정엽, 전두엽일부와 기저핵부위의 관류결손을 보임.

쇠병변이 나타나는 빈도는 약 30%, 안정상태 뇌혈류영상에서 신경학적 증상과 관련된 저관류부위가 나타나는 빈도는 검사시기 등에 따라 다르기는 하나 대체로 40~60%로 알려져 있다. 일과성 허혈발작에서 뇌혈류 SPECT의 진단 예민도는 증상 발생후 빠른 시간내에 시행함으로써 더욱 향상시킬 수 있다. 한편 작은 열공성경색(lacunar infarct)의 발견율은 뇌혈류 SPECT보다 CT가 더 높은데 이것은 공간해상력의 차이에 기인한다.

㉢ 일반적으로 SPECT에서 관찰되는 혈류감소 부위의 크기는 CT/MRI 병변의 크기보다 크다.

CT에서는 국소뇌혈류가 정상의 약 1/5 이하로 저하되어 비가역적인 조직변화를 일으킨 경우에 한하여 저감쇠 병변으로 나타난다. 따라서 CT/MRI에서 관찰되는 병변은 통상 경색조직과 주위의 뇌부종에 한정된다. 그러나 뇌혈류 SPECT에서 보이는 저관류부위는 ① 경색 및 경색주위의 뇌부종 부위뿐 아니라, ② 생존력을 유지하고 있는 허혈조직, ③ 경색주위 허혈반영부(ischemic penumbra)의 선택적 뉴유런 소실(selective neuronal loss)에 의한 2차적인 혈류감소, ④ 경색부위와 기능적으로 연관되어 있는 부위의 경색부위로부터의 수입신경로 차단(deafferentiation)에 의한 대사 및 혈류저하[일종의 해리현상(diaschisis)]를 모두 포함한다. 따라서 뇌혈류 영상에서 관찰되는 저관류부위는 흔히 CT/MRI에서 보이는 병변에 비해 광범위하게 나타난다.

뇌혈류영상의 혈류감소부위는 기능이 저하, 소실되어 있기는 하나 생존력을 유지하고 있는 조직, 즉 아마도 국소혈류의 개선에 의해 좀 더 정상적인 기능을 회복할 능력이 있는 조직(가역적 손상을 받은 조직)을 포함하므로 뇌혈류 SPECT와 CT/MRI를 같이 시행함으로써 가역적 및 비가역적 손상을 받은 조직의 범위와 관련된 예후에 관한 정보를 얻을 수 있으며, 뇌혈류영상의 혈류감소부위의 크기가 CT/ MRI 병변이 크기보다 클수록 뇌졸중 발생후 신경학적 증상의 호전을 더욱 기대할 수 있을 것이다.

㉣ 뇌혈류 영상을 이용하여 뇌손상에 의한 원격효과(remote effect)를 관찰할 수 있다.

대부분의 뇌졸중 환자에서 뇌졸중 발생후 처음 2주 사이에 신경학적 결손의 회복이 가장 현저하며, 또 이 환자들에서 최초의 신경학적 결손은 CT/MRI 상의 해부학적 병변의 크기 및 위치로부터 예상되는 것보다 더 심한 것이 보통이다. 이러한 사실은 주로 해리현상으로 설명한다. 해리현상(diaschisis)이란 급성뇌졸중, 뇌종양 등의 뇌손상이 있을 때, 병변부위와는 위치상 떨어져 있으나 기능적으로 연관되어 있는 부위에서 병변부위로부터의 수입신경로 차단에 의해 이차적으로 일어나는 대사 및 혈류의 저하를 말한다. 해리부위는 CT/MRI와 같은 해부학적 영상에서는 대부분 정상부위로 관찰되나 뇌혈류 영상이나 대사 영상에서는 혈류 또는 대사저하의 소견으로 발견된다(그림 12-15). 해리현상은 대뇌피질에 병변이 있는 경우 같은 쪽 시상(thalamus)에서 가장 일관성 있

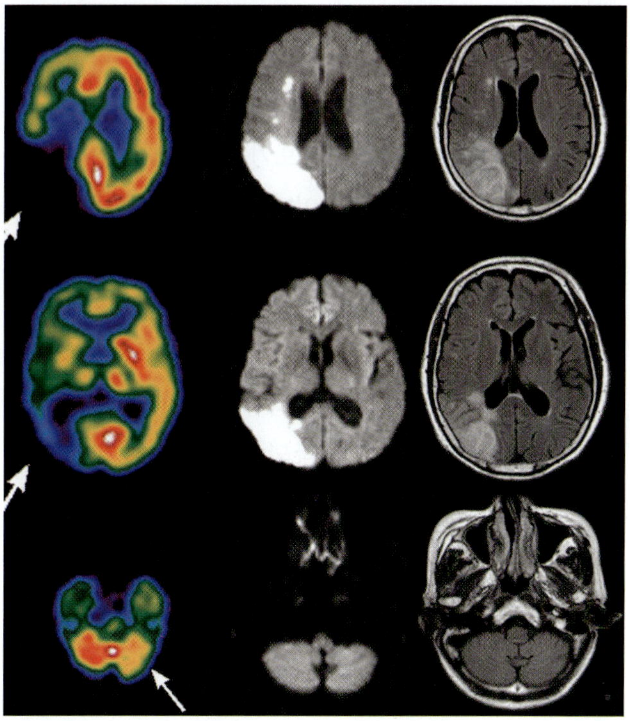

그림 12-15. 해리현상(diaschisis). Diffusion weighted MRI에서 우측 MCA territory acute infarction이 관찰되며 Brain SPECT에서 perfusion defection 관찰됨. SPECT상 오른 시상, 오른 기저핵, 왼쪽 소뇌에도 diffuse perfusion 감소 관찰되나 MRI상 이상 소견이 관찰되지 않음. 이는 해리현상이다.

게 관찰되며, 미상핵(caudate nucleus), 같은 쪽 대뇌반구 또는 반대쪽 대뇌반구에서도 관찰된다. 시상, 기저핵 또는 속섬유막(internal capsule) 등의 병변에서는 같은 쪽 대뇌반구에 주로 발생한다. 천막상 뇌경색증(supratentorial infarction) 환자의 약 50%에서는 반대쪽 소뇌에 혈류 및 대사저하가 관찰되는데(교차소뇌해리, crossed cerebellar diaschisis), 이는 피질뇌교소뇌로(corticopontocerebellar tract)의 차단에 의한 것으로 이해되고 있다.

㉡ 지주막하 출혈(subarachnoid hemorrhage)에서 일어나는 혈관경련(vasospasm)의 평가에 유용하다.

지주막하 출혈에서는 혈관경련에 의한 자발성 뇌허혈의 발생이 예후결정에 중요하다. 혈관경련에 의한 뇌혈류의 저하는 허혈증상보다 먼저 일어나는 경우가 많으며, 뇌혈류 SPECT는 혈관경련의 발견과 그 예후의 추정에 유용하다.

② 알쯔하이머병(Alzheimer's disease)**과 기타 치매의 진단**

알쯔하이머병은 치매를 일으키는 질환의 2/3 이상을 차지하는 비교적 흔한 질환이다. 치매의 유병률이 65세 이상 인구의 10% 정도라 할 때 알쯔하이머병은 65세 이상 인구의 약 6~7%에서 발견된다고 할 수 있다. 그러나 알쯔하이머병의 대표적 임상 증세인 기억력 장애와 지적 기능 저하를 반영하는 신경생리학적 변화 및 그 발생기전은 현재로서는 완전히 파악되어 있지 않다. 알쯔하이머병의 확진은 부검을 통한 특징적인 병리학적 변화의 관찰로 가능하며, 임상진단은 특징적인 임상 양상의 관찰과 함께 치매를 일으키는 다른 질환을 배제함으로써 이루어져 왔다.

뇌혈류 SPECT를 이용하여 알쯔하이머병에서 나타나는 특징적인 뇌혈류 변화를 관찰함으로써 알쯔하이머병을 조기에 진단할 수 있다. 알쯔하이머병에서는 특징적으로 신피질연합부위(neocortical association areas)의 혈류가 감소된다. 이러한 혈류저하는 상부 두정엽피질(superior parietal cortex)로부터 시작하여 측두엽(temporal cortex)으로 진행하며 궁극적으로는 전두엽피질(frontal cortex)의 혈류도 저하된다. 반면 일차 감각운동피질(primary sensorimotor cortex), 청각 및 시각피질(auditory and visual cortex), 심부회백질(deep gray matter), 뇌간(brainstem) 및 소뇌(cerebellum)의 혈류는 비교적 정상으로 유지된다. 혈류저하의 정도와 범위는 치매의 심한 정도와 밀접하게 연관되어 있다.

양전자 방출전산화단층촬영을 이용한 뇌포도당 대사영상(FDG PET)은 알쯔하이머병에 보이는 뇌병리학적 변화를 잘 반영하는 기능적 영상이다. 영상 소견은 근본적으로 뇌혈류 SPECT와 유사하여 두정-측두엽(temporoparietal)과 전두엽 연합부위(frontal association area)의 대사감소를 보인다. 이에 반해 일차 피질 부위(primary cortical areas), 기저핵, 소뇌의 대사는 비교적 유지된다. 이러한 특징적인 대사 장애는 알쯔하이머병, 정상, 그리고 혈관성 치매(vascular dementia)를 감별 진단하는 데 높은 정확도(accuracy)를 보이는 것으로 알려져 있다. 또한 뇌 포도당 대사의 변화와 뇌신경학적 변화는 서로 밀접하게 연관되어 있어 포도당 대사 변화를 추적 관찰하는 것이 임상적으로 치료 효과와 예후를 예측하는데 도움이 된다.

기타 치매의 원인인 Pick's disease에서는 전두엽의 혈류 및 대사 감소를 보이며 혈관성 치매의 경우 다발성, 비대칭적 혈류 및 대사 감소가 피질이나 피질하 구조에서 나타난다.

③ 부분성 간질(partial epilepsy)(그림 12-16)

간질발작간(interictal scan)에는 간질병소의 혈류저하를, 발작 중(ictal scan)에는 간질병소의 혈류증가를 발견할 수 있다. 뇌혈류 SPECT에서 발견된 혈류저하 부위는 병리조직학적 소견 및 심부뇌파도 결과와 잘 일치한다. 간질 병소를 규명하는 데 MRI, 발작간 및 발작중 SPECT, 발작간 FDG PET이 이용되고 있는데 각 영상의 예민도는 내측 측두엽 간질(mesial temporal lobe epilepsy)과 측두엽외 간질(extratemporal lobe epilepsy)에서 다르

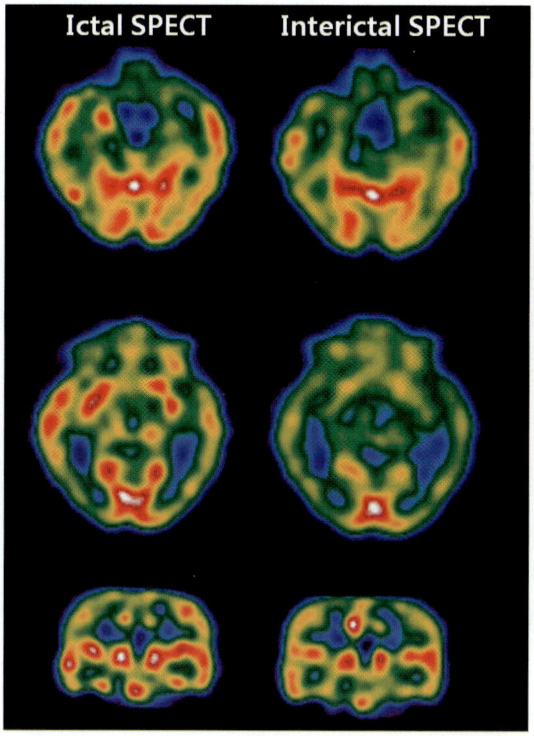

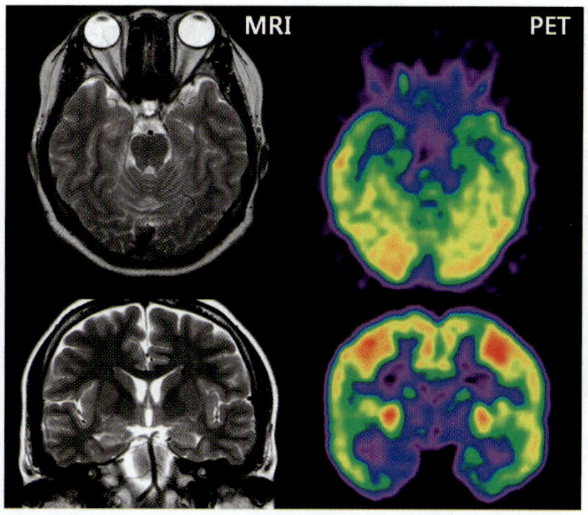

그림 12-16. 오른 hippocamal sclerosis에 의한 측두엽간질. 왼쪽 그림은 발작중(ictal SPECT)상 우측 측두엽에 혈류증가가 되었으며 중간 그림은 간질발작간(interictal SPECT)상 간질병소의 혈류 저하가 관찰되었다. 오른쪽 그림은 MRI상 hippocampal sclerosis가 관찰되었고 PET상 우측 측두엽에 FDG uptake 감소가 되었다.

다. 내측 측두엽 간질의 경우 FDG PET, 발작중 SPECT, MRI의 예민도는 비슷하며 MRI소견이 정상이거나 모호한 경우 FDG PET이나 발작중 SPECT가 도움이 될 수 있다. 측두엽외 간질은 MRI상 정상을 보이는 경우가 많으며 이러한 환자들에서 FDG PET이나 발작중 SPECT가 병소 규명에 중요한 역할을 한다. MRI상 다발성 병소를 보일 때도 간질 병소를 규명하는 데 FDG PET이나 발작중 SPECT가 중요하다. FDG PET에 비해 발작중 SPECT는 간질병소 규명에 있어 위양성을 나타내는 경우가 있다. 발작중 간질 파급에 따라 간질 병소와 연결된 원위부의 혈류가 증가하게 되는데 방사성 동위원소의 주입이 늦을 경우엔 이러한 원위부의 혈류 증가가 주소견으로 나타나 간질 병소로 잘못 분석하게 되기 때문이다. 따라서 발작중 SPECT를 분석할 때는 반드시 발작중 EEG와의 비교가 필요하다. 발작간 SPECT의 경우 예민도가 다소 낮은데 이는 SPECT의 해상도가 낮은 것 이외에, subclinical ictal activity가 있는 간질 병소에서는 전형적인 발작간 혈류 감소를 보이지 않을 수 있기 때문이다.

④ 혈관 예비능의 평가

대뇌혈관질환 환자에서 치료방침의 결정이나 예후판정에 있어서 병변으로의 측부순환이 적절한지 또는 혈관 예비능이 보존되어 있는지를 알아내는 것이 중요하다. 이러한 혈관 예비능의 평가는 CO_2나 Diamox (acetazolamide)를 사용함으로써 알 수 있다. Diamox를 정맥주사하면 적혈구에서 carbonic anhydrase를 억제함으로 H_2CO_3의 증가와 함께 cerebral acidosis, pH 감소로 인한 혈관확장이 일어나게 된다. Diamox 투여 전 국소혈류가 정상이거나 감소된 부위에, 투여 후 더욱 감소하는 경우 이런 환자에 있어 혈관 예비능이 현저히 저하되어 있고 측부순환 발달이 안 되어 수술의 적응증이 된다(그림 12-17).

V. 폐관류 및 폐환기 스캔

1. 폐관류 스캔을 위한 방사 화합물

폐질환에 있어서 폐색전증, 폐쇄성 폐질환 및 폐암 등

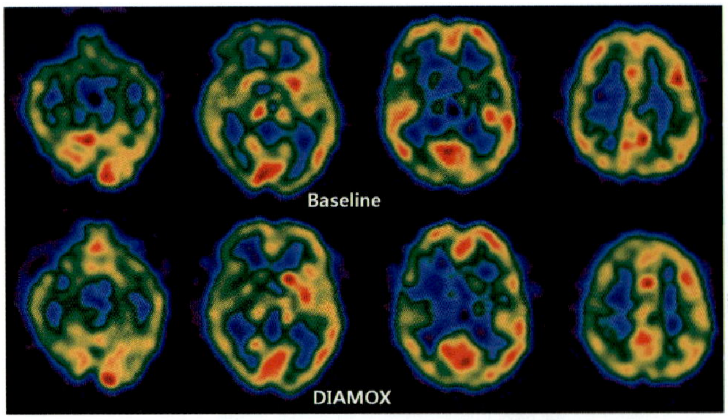

그림 12-17. DIAMOX test. Right distal ICA occlusion에 의해서 right cerebral hemisphere의 perfusion감소가 관찰되었고, DIAMOX 투여후 right cerebral hemisphere의 perfusion이 더욱 감소하여서 decreased vascular reserve으로 판단할 수 있다.

을 진단하기 위한 폐관류 스캔과 환기 스캔을 통하여 국소 폐 환기와 관류, 폐의 생리 해부학적 구조, 폐 기능을 결정하는 기계적 요소, 그리고 폐의 대사 기능에 대한 연구가 이루어지고 있다.

A. Macroaggregated albumin (MAA)

폐관류 스캔을 위하여서는 알부민을 입자화하여 ^{99m}Tc을 표지하여 사용한다. 입자는 10~40μ 정도의 크기가 적당하고 상용화되는 kit의 입자는 대개 60~80% 정도가 10~30μm의 크기로 되어 있고, 150μ보다 큰 것은 거의 없다. 입자의 수는 1 million/mg이고, 환자에게 투여되는 MAA의 입자수는 60,000에서 400,000이며 3~5mCi의 ^{99m}Tc과 표지시킨다. 1백만 개의 입자를 투여할 때 0.2~0.3%의 precapillary arteriole의 폐쇄를 초래한다. 정상인에서 유효 반감기는 4~5시간이고 폐의 방사선 조사량은 0.28rad/mCi이다.

B. Human Albumin Microspheres (HAM)

입자의 크기가 MAA 보다 더 균일하고 10~35μ으로 되어 있다. 성인의 최대 허용량은 2.9mg (500,000 particles)이다.

2. 폐환기 스캔을 위한 방사화합물

A. Xe^{133}(개스 상태)

$T\frac{1}{2}$는 5.2일이고, 에너지는 81 KeV (37%)이다. 5~20mCi를 흡입하는데 spirometer를 이용하고 1mCi/L를 산소와 함께 투여한다. 배출된 개스는 charcoal trap system에 의해 수집된다. 개스 상태를 흡입하는 대신에 생리식염수에 녹여서 정맥주사하고 30초간 숨을 멈춘 다음 폐포에서 제거될 때 환기스캔을 얻는 방법도 있다.

B. Xe^{127}

$T\frac{1}{2}$는 36일이지만 베타선 방출이 없고, 에너지가 172, 303, 375KeV로서 감마 카메라로 영상을 얻기가 좋다. 그리고 ^{99m}Tc보다 에너지가 높기 때문에 폐관류스캔 시행 후에 할 수 있고 폐관류 스캔상 정상이면 환기스캔을 하지 않아도 되므로 편리한 점이 있다. 임상적으로, Xe^{133}과 비슷한 결과를 얻을 수 있으나 가격이 비싸 잘 사용하지 않는다.

C. Kr^{81m}

$T\frac{1}{2}$는 13초, 에너지는 190KeV이다.

$Rb^{81}-Kr^{81-m}$ generator에서 추출한다. 반감기가 짧아 지속적으로 흡입함으로써 여러 방향에서 영상을 얻을 수 있으나 배기 시의 영상을 얻을 수 없는 것이 단점이다.

D. Radioactive Aerosols

1) ^{99m}Tc Pertechnetate aerosol : $T\frac{1}{2}$ 10min
2) ^{99m}Tc DTPA aerosol : $T\frac{1}{2}$ 50min : nebulizer로 입자를 만들고 흡입하는 방식을 사용하는데 입자의 크기는 2μm 정도이고, 미세기관지와 폐포에 침착된다. 이 크기보다 작으면 배기 시에 모두 제거되고 5μ보다 크면 응집되어 큰 기관지에 침착되므로 균일한 크기의 입자를 만드는 것이 좋다. 3mL의 용액에 10~40mCi의 $^{99m}Tc-O_4^-$나 ^{99m}Tc DTPA를 nebulizer에 넣고 산소 10L/min의 속도로 맞춘 다음 깊이 들이쉬게 한 다음 약 3분 후에 폐에 도달하게 되면 영상을 얻는다.

E. Technegas

Technetium carbide로서 Technetium을 graphite와 함께 가열하면 carbon particle이 뭉쳐져서 입자를 형성한다. 즉 Technetium 원소 주위에 약 60개의 carbon atom이 모여서 약 10nanometer 크기의 입자를 형성하여 환기스캔에 응용한다. ^{99m}Tc DTPA aerosol보다 더 깊이 침투하여 미세기관지보다 폐포벽에 침착하게 되며 폐에서의 반감기는 ^{99m}Tc의 물리적 반감기에 가깝다.

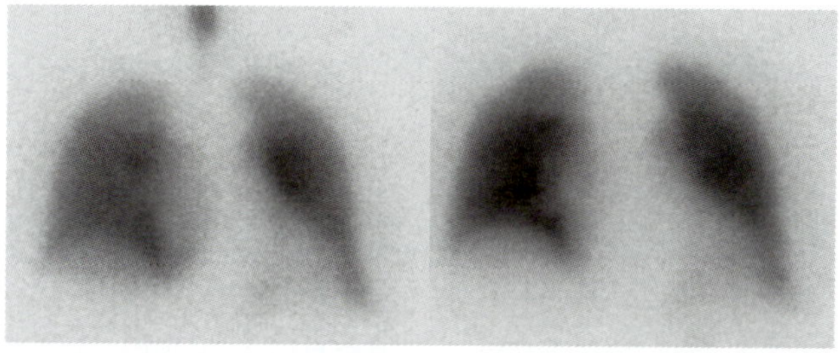

그림 12-18. 정상 폐관류 폐환기 스캔. 왼쪽 그림은 Technegas을 흡입후에 정상 분포가 관찰되어 정상 ventilation scan이다. 오른쪽 그림은 ^{99m}Tc-MAA를 주사한 후에 정상 분포되어 정상 perfusion scan을 관찰될 수 있다.

3. 폐관류 및 환기 스캔 (Perfusion & Ventilation scan)

폐관류 및 환기스캔(그림 12-18, 19)을 하는 가장 큰 목적은 폐색전증(pulmonary embolism)을 진단하는 것이다. 관류스캔은 ^{99m}Tc-MAA나 HAM을 사용하고 입자수는 100,000~300,000개를 주사하는 것이 안전하다. 60,000개 이하를 주입하는 경우는 입자가 균일하지 않게 분포되어 진단율이 높지 않다. 국소 결손크기가 2cm 정도의 크기는 되어야 인지가 가능하다. 혈관 조영술과 비교해 볼 때 3mm 이상의 동맥이 막혔을 때는 대부분 결손부위를 관찰할 수 있고 1mm 이상은 되어야 진단이 가능하다.

폐색전증(pulmonary embolism, PE) 시에는 환기 스

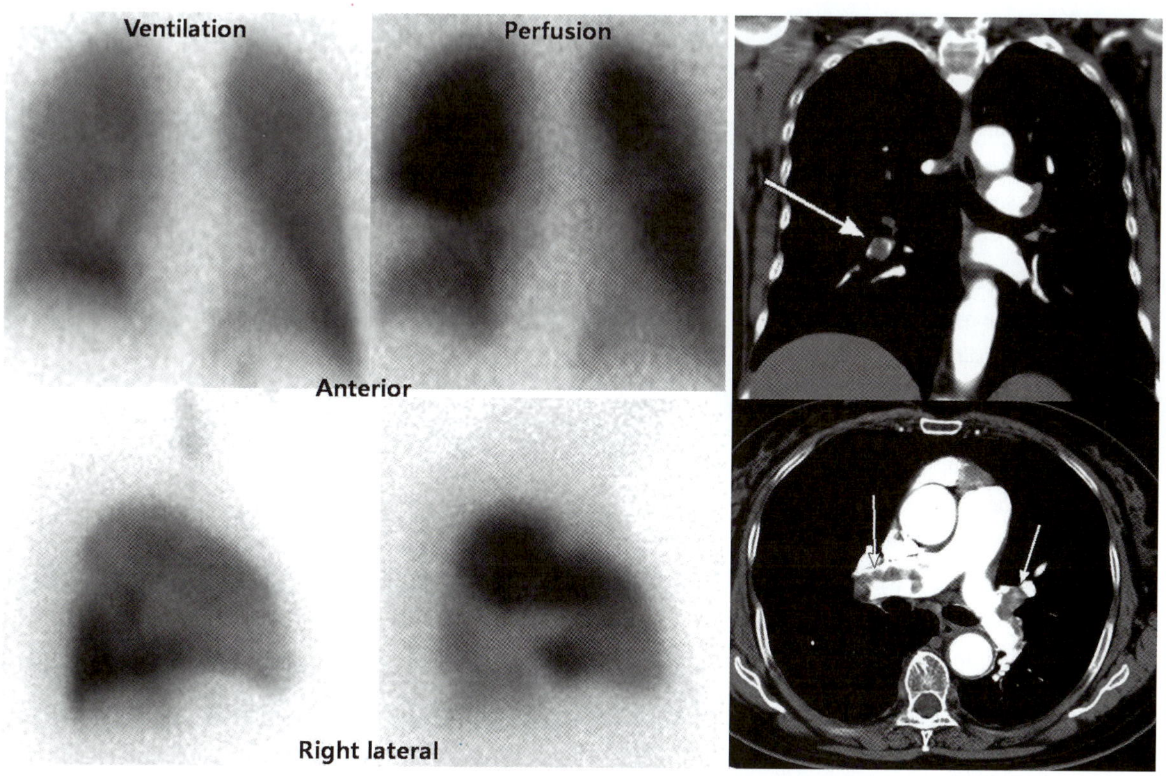

그림 12-19. 폐색전증에서의 V/Q mismatch. 환기스캔에서 defect관찰되지 않으나 관류스캔에서 right lower lung에 large wedge-shaped defect 관찰되고 Rt upper lung small wedge shaped perfusion defect 관찰되어 high probability pulmonary embolism으로 생각할 수 있다. Left lung에도 multiple wedge shaped perfusion defect 있었다(not shown). Chest CT상 bilateral pulmonary artery에 thrombus 관찰되었다.

캔에서는 정상이나 관류 스캔에서는 분절이나 폐엽의 관류결손, 즉 V/Q mismatch가 일어나는 것은 잘 알려진 사실이다. PE의 진단에는 modified PIOPED criteria를 많이 이용한다(표 12-3). PE에서 관류결손(perfusion defect)으로 나타나는 환자의 80%는 정상 환기스캔의 소견을 보이나 10%에서는 관류결손보다는 작지만 환기스캔상 결손을 보이고 나머지 10%에서는 비슷한 정도의 결손을 보일 수 있다. 이는 폐포내 PO_2가 감소됨으로 인하여 국소 기관지의 수축 또는 폐경색(pulmonary infarct)에 의한다.

결과적으로

1. 높은 확률(high probability)의 환자에서의 예민도(sensitivity), 특이도(specificity)는 97%이고,

표 12-3. Modified PIOPED criteria

Interpretation	Pattern	P/E (%)
Normal	Normal perfusion	0
Low	● Small V/Q mismatches ● Small focal V/Q matches with no corresponding radiographic abnormalities ● Any perfusion defects substantially smaller than associated radiographic abnormalities	< 10
Intermediate	● Widespread severe COPD ● Perfusion defects and radiographic abnormalities of same size and localization ● Single moderate or large V/Q mismatch without corresponding radiographic abnormalities ● Not falling into other categories	< 20~40
High	● High Perfusion defects substantially larger than radiographic abnormalities in the same location ● Two moderate and one large mismatches without corresponding radiographic abnormalities in that area ● Two large V/Q mismatches without corresponding radiographic abnormalities	> 85

2. 스캔상 고확률을 보일 때 혈관 조영술과 비교하여 보면 88%의 positive predictive value를 갖는다.
3. 같은 높은 확률을 갖는 환자라도 전에 PE의 기왕력이 있으면 positive predictive value가 감소한다(74%).
4. 낮은 확률(Low probability)의 경우 PE의 확률은 14%, stripe sign의 경우 4% 이하이다.

* Stripe sign ; 폐엽(lobe) 혹은 분절(segment)의 관류결손은 관찰되나 늑막에 연한 부분의 관류는 정상

5. Intermediate 혹은 indeterminate probability인 경우 positive predictive value는 33%.
6. High probability와 intermediate group을 합하면 예민도는 82%이지만 특이도는 52%이다.
7. 임상적으로 확률이 높으면 PE 가능성이 더 높아진다.

VI. 근골격계의 핵의학 영상진단

1. 골스캔(bone scan)

방사성 의약품을 이용하여 뼈의 생리학적인 변화를 알아내는 영상 진단 방법으로 병소의 발견과 크기, 여러 질환과의 감별, 병소의 전신내 분포와 섭취 형태 등을 아는데 유용하다(그림 12-20).

A. 방사성의약품

골조직은 기본적으로 유기질과 무기질, 수분으로 되어 있다. 무기질의 기본조직은 수산화인회석[hydroxyapatite : $Ca_{10}(PO_4)(OH)_2$]의 결정이다. 수산화인회석의 Ca^{2+}, PO^{3-}, OH^- 이온은 결정표면에서 체액과 접하여 쉽게 이온교환을 이룬다. 따라서 이온화한 방사선핵종은 수산화인회석에 선택적으로 집적한다. 수산화인회석은 대단히 큰 표면적-용적비와 큰 수화각을 가지기 때문에 방사성핵종이 직접 결합할 때 화학적, 물리적으로 유리하다. 현재 골스캔용으로 쓰이는 방사성의약품은 ^{99m}Tc methylenediphosphate (MDP)나 ^{99m}Tc hydroxymethylenediphosphate (HDP), 또는 ^{99m}Tc 표지인산화합물

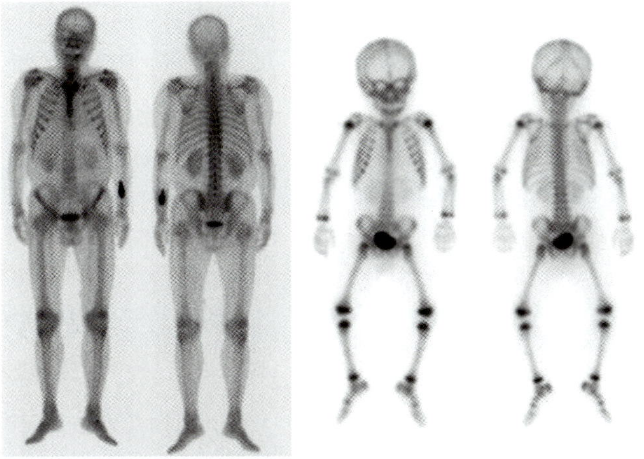

그림 12-20. 정상 골스캔. ^{99m}Tc-HDP를 주사하고 4시간 뒤에 찍은 골스캔. 왼쪽 사진은 어른의 골스캔. 오른쪽 사진은 immature skeleton에서 metabolic active한 site을 보여준다. Major joints, anterior rib end, sternal ossification center에 정상 symmetric radiotracer uptake 관찰할 수 있다.

이다. 이들이 뼈에 집적하는 기전은 명백하지 않으나 ^{99m}Tc 인산화합물이 화학적 흡착(Chemiabsorption)에 의하여 무형인산칼슘(amorphous calcium phosphate) 표면에 집적한다고 알려져 있다. 집적정도는 뼈의 혈류나 뼈의 재구축 등의 생화학적 인자에 의해 좌우된다. MDP는 kit화 되어서 사용할 때마다 Tc으로 표지하여 5분 정도에 조제할 수 있기 때문에 사용이 편리하다. 또 혈중 제거도 빠르기 때문에 조기에 높은 골/혈액비를 얻을 수 있다. HDP도 kit화 되어 있으며 혈중 제거는 MDP보다 약간 우수하여, 보다 선명한 골화상을 얻을 수 있다. 임상적 유용성에 대해서는 양자간에 유의한 차이는 없다.

B. 임상적 의의

단순 방사선 사진은 뼈의 파괴나 복구에 따른 골무기질 절대량의 정적상태를 반영하는 데 반하여 골스캔은 병소의 혈류와 골대사의 상태가 나타내는 동적상태를 반영하고 있다. 그러므로 단순방사선 사진에서는 정상이라도 뼈의 대사가 항진하면 골스캔상의 양성소견을 나타낸다. 즉, 단순방사선 사진에 비하여 병소부위를 조기에, 그리고 예민하게 검출할 수 있다. 그러나 골스캔은 질환에 특이한 소견이 부족하기 때문에 특이적 진단에는 방사선 사진을 참고하는 것이 필요하다.

C. 임상 적용

1) 전이성 골종양(metastatic bone tumor)

악성종양의 골전이 병소 검출능력은 95% 이상으로 대단히 높다. 그러므로 전이성 골종양의 진단에는 골스캔이 효과적이다. 골전이의 빈도는 성인에서는 전립선암, 폐암, 유방암, 소아에서는 신경아세포종이 높게 나타나며 일반적으로 적색골수가 분포하는 뼈에 병소를 나타낸다. 그러므로 성인의 경우에는 중추골(axial bone)을 주로 침범하며 소아의 경우에는 장관골에도 많이 나타난다(그림 12-21). 대부분의 골전이에서 이상 집적을 나타내

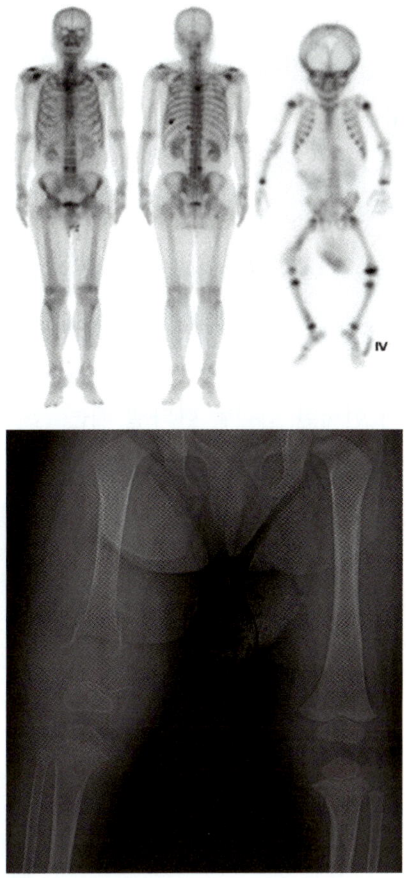

그림 12-21. 성인과 소아의 뼈전이. 왼쪽 사진은 성인에서 중추골인 rib cage, spine에 multiple bone metastasis가 있는 환자이다. 오른쪽 사진에는 26개월 아기에서 right distal femur과 right proximal forearm에 osteolytic bone metastasis을 볼 수있다.

나, 냉소로 보이는 경우도 있다(다발성 골수종, 갑상선암, histiocytosis X). 전신의 미만성 병변(diffuse uptake)으로 나타날 수도 있는데(superscan) 이때는 정상과 감별하기 어려우나 감별점으로는 정상인에 비하여 방사능 집적이 양쪽 콩팥에 약하거나 거의 없다(absent or faint kidney sign)(그림 12-22).

다수의 불규칙한 이상 집적이 보일 때는 골전이라고 진단할 수 있으나 늑골과 척추체 등에 대칭성 혹은 규칙성이 있는 집적은 골절의 가능성이 있다.

2) 원발성 골종양(primary bone tumor)

골스캔에 의한 원발성 골종양의 양성, 악성의 감별은 매우 어려운 경우가 있다. 그러나 단순 방사선 사진보다 조기에 이상이 검출되기 때문에 골육종이나 Ewing's sarcoma의 치료방침 결정시 골스캔을 실시한다(그림 12-23). 또 경과추적에도 유용하며 다발성 병소를 찾는데 유용하다.

유골골종(osteoid osteoma) 시 nidus에는 높은 집적을 보이며 주위에 미만성 집적을 보인다. 유골골종의 수술직전에 골스캔을 시행하여 수술이 완벽하게 되었는지를 확인할 수 있는 방법으로 쓸 수 있다.

고립성 골낭포(solitary bone cyst)는 보통 연한 집적상을 보이며 현저한 집적을 나타낼 때는 골절의 가능성이 있다.

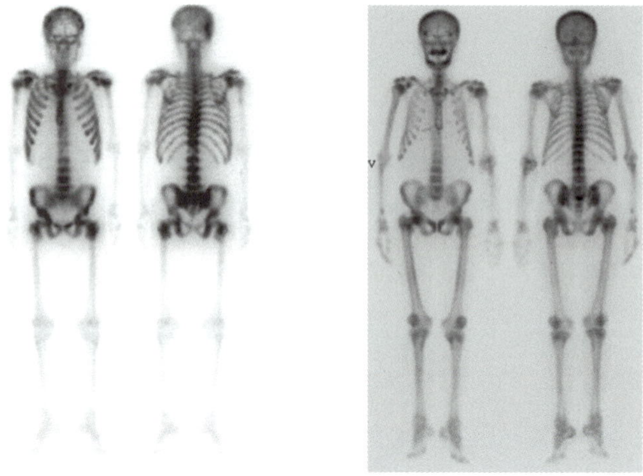

그림 12-22. Superscan. 왼쪽 그림은 bone metastasis에 의한 superscan. Bone metastasis이 red bone marrow에 주로 가서 rib cage, spine, pelvis, proximal appendicular bones에 diffuse uptake되면서 kidney과 soft tissue에 radiotracer 보이지 않거나 적게 보임. 오른쪽 scan은 metabolic superscan으로 주로 peripheral appendicular bones(팔, 다리, skull)에 uptake되면서 soft tissue과 kidney에 uptake이 관찰되지 않는다. 이 환자의 경우는 parathyroid adenoma에 의한 hypercalcemia가 있었다.

3) 염증성 질환(inflammation)

급성 골수염에서는 방사선 사진소견으로 보이기 이전에 골스캔상 양성으로 나타나기 때문에 빠른 치료가 요

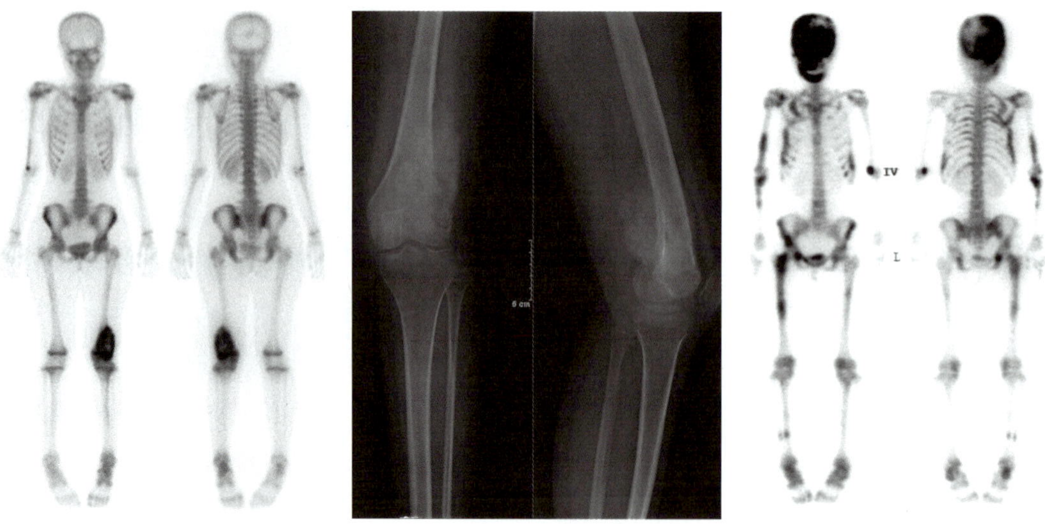

그림 12-23. 원발성 골종양. 왼쪽 그림은 malignant osteosarcoma에 의한 ^{99m}Tc-MDP uptake 관찰된다. 오른쪽 그림은 benign bone disease인 fibrous dysplasia에 의한 uptake가 관찰된다.

구되는 질환의 조기진단을 위하여 골스캔이 필요하다. 임상적으로 골수염과 봉와직염의 감별이 어려운 경우가 많은데, 두 질환의 감별에 삼상 골스캔을 이용한다. 골수염에서는 지연영상에서 골조직의 집적이 관찰되나 봉와직염에서는 혈류상 및 혈류 지연영상에서만 집적이 관찰된다.

*** 삼상골스캔(three phase bone scan)

① 정맥 주사후 3~5초마다 촬영하는 혈류상

② 1~5분 사이에 혈류 지연 영상

③ 2~4시간 후의 지연 영상

관절염증에서도 골스캔은 유용하게 사용할 수 있다. 전신의 관절상태를 관찰할 수 있으며 때때로 환자가 관절통을 느끼기 전에 골스캔 소견으로 이상을 발견하는 경우가 있어서 각종 관절염의 조기진단에 유용하다.

4) 골절(fracture)

골절의 80%는 부상후 24시간 이내에 골스캔으로 이상 집적이 관찰되므로 방사선 사진으로는 진단이 곤란한 증례에서 대단히 유용하다. 안면골, 늑골, 흉골, 견갑골, 수근골, 족근골의 골절의 진단에 가치가 있으며 방사선 사진에서는 명확하지 않은 피로골절(fatigue fracture)이나 소아학대증(child abuse)의 진단에 유용하다. 골절의 치유상태 중에도 집적은 계속될 수 있는데 일반적으로 경과가 좋은 골절에서의 이상 집적은 6개월 동안 관찰되며, 약 90%의 골절은 2년 이내에 정상화된다. 3년 이상까지도 집적이 관찰되는 경우에는 치료가 불량하다고 볼 수 있으며, 골절부위에 집적이 보이지 않을 때는 진구성 골절(stable fracture)이라고 생각할 수 있다.

5) 무혈성 괴사(avascular necrosis)

대퇴골두의 무혈성 괴사는 Legg−Perthes병, steroid 투약, 외상, 신부전, 전신성 홍반성 낭창, 감압병, 방사선 치료요법후 등에서 생길 수 있다. 골스캔에서 혈관 폐색의 소견으로 병소에 냉소가 관찰되나 시간이 지날수록 치유되는 과정에서 집적은 증강된다(그림 12−24).

6) 대사성 질환(metabolic bone disease)

골스캔은 부갑상선항진증의 진단방법으로 쓰이며 두개골, 안면골, 흉골, 관절 주변에 이상 집적을 보이는 경우가 많고 신성 골이영양증(renal osteodystrophy)에서도 유사한 골스캔 소견을 보이는 경우가 있다. Migratory osteoporosis, reflex sympathetic dystrophy, hypertrophic osteoarthropathy 병소부위도 이상 집적을 보인다(그림 12−24).

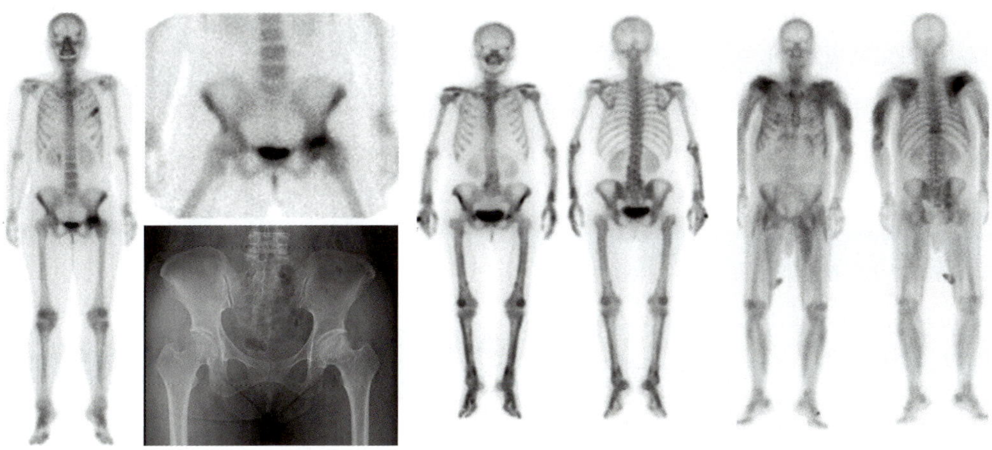

그림 12−24. Avascular necrosis, metabolic bone disease, rhabdomyolysis의 bone scan 소견. 왼쪽 사진은 왼쪽 대퇴골두의 무혈성 괴사의 모습니다. 이 환자의 경우는 AVN의 치유과정이어서 방사선 흡수 증가가 관찰될 수 있다. 중간 사진은 폐암에 의한 hypertrophic osteoarthropathy의 소견임. 오른쪽 사진은 rhabdomyolysis에 의한 muscle uptake을 관찰할 수 있다.

7) 대퇴골두치환술후

(post-replacement surgery of femoral head)

대퇴골두치환술 이후에 가장 빈도가 높은 합병증은 이소성 골형성(heterotopic bone formation), loosening, 감염이다. 합병증이 없는 경우에는 골스캔은 균질한 집적상을 수술 이후 9내지 12개월 후까지 보이며, 이후까지 이상집적이 관찰되면 합병증을 생각할 수 있는데 loosening과 감염과의 감별이 중요하다. Loosening시 치환골의 말단부에 이상 집적을 볼 수 있게 된다. ^{111}In 또는 ^{99m}Tc WBC scan을 골수 스캔과 함께 사용하면 감염과 loosening을 감별 진단하는 데 도움이 된다. 즉, WBC scan과 골수 스캔에서 모두 보이는 섭취는 loosening에 동반된 marrow reactivation으로 생각할 수 있으며, 감염의 경우 WBC 스캔상 섭취를 보이나 골수 스캔에서는 보이지 않는다.

8) 연부조직의 집적(accumulation on the soft tissue)

^{99m}Tc 인산화합물은 뼈 이외에 발생한 종양이나 연부병소에도 집적할 수 있다. 연부조직 집적을 나타내는 원인으로는 혈류증가, 석회 침착, enzyme interaction, 내분비기능의 변화 등이 있다. 급성 심근경색증, 뇌경색, 신경아세포종 또는 화골성근염(myositis ossificans), 피부근염(dermatomyositis), 다발성근염(multiple myositis), 횡문근융해증(rhabdomolysis)의 병변에서 집적을 볼 수 있다(그림 12-24). 양측 콩팥에 미만성으로 이상집적을 하는 경우는 화학요법 등에 의한 콩팥의 혈관장애와 철 과잉상태가 주된 원인으로 추정된다.

VII. 위장관 핵의학

1. 간 스캔(liver scan)

A. 방사화합물

^{99m}Tc sulfur colloid

^{99m}Tc phytate

화합물의 입자크기는 약 0.3~1.0μm으로 Kupffer cell에서 탐식되며 주로 간(85%)에 집적되고 비장(10%)과 골수(5%)에 일부 집적된다. 크기가 작은 제제(^{99m}Tc antimony) 등은 골수에 분포가 약간 더 증가되며 1μm 이상의 크기에서는 비장에 좀 더 많이 분포한다.

B. 임상 적용

- 원발성 혹은 전이암인 경우는 냉소로 나타난다.
- 간경변증은 골수 및 비장의 섭취가 상대적으로 높고 (colloid shift) 간, 특히 우엽이 작아지며 비장종대가 관찰된다.
- Focal nodular hyperplasia, IVC 혹은 SVC 폐쇄(주로 quadrate lobe), Budd-Chiari syndrome (caudate lobe) 등에서는 국소열결절로 보일 수 있다.

2. ^{99m}Tc RBC 스캔(그림 12-25)

RBC에 ^{99m}Tc을 표지하여 간혈관종의 진단이나 위장관 출혈의 병소를 찾는 데 사용된다.

간혈관종(hemangioma)을 진단하는 데 매우 특이적이나 예민도는 병변의 크기나 위치 그리고 사용하는 기계에 따라 다양하다. 대개 3번의 영상을 얻는데 ① 1분 이내의 조기 관류 영상에서는 정상 또는 방사능의 감소 ② 1분~1시간 정도의 혈류지연영상에서는 주로 결손 부위 ③ 4시간 후의 지연영상에서는 높은 섭취를 보이는

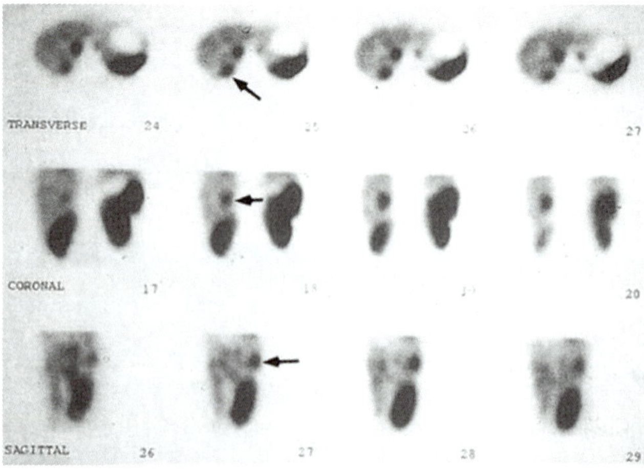

그림 12-25. 간혈관종의 SPECT 소견. 간후엽의 후상분절에 하대정맥과 비슷한 방사능 섭취를 보이는 결절형의 혈관종이 관찰됨.

것이 전형적 간혈관종이다.

3. 담도 스캔

간세포에 섭취 후 담도를 통해 배출되는 방사성 화합물을 이용하여 담도의 생리적 상태를 알아내는 영상진단 기법.

A. 방사화합물

^{99m}Tc IDA (iminodiacetic acid) 제제를 사용하는데 대표적인 것이 ^{99m}Tc DISIDA (diisopropyl IDA)와 ^{99m}Tc BrIDA (Bromotriethyl IDA)이다. 이는 빌리루빈과 마찬가지로 간세포에서 섭취되어 담도로 배설된다. 다만 빌리루빈과 다른 점은 conjugation이 되지 않는 상태로 배설되는 것이다. 간 기능이 나쁜 경우 신장으로의 배설이 증가한다.

B. 임상응용

급성 담낭염의 진단 및 담도 폐쇄의 진단에 사용된다. 주사후 정상인은 1시간 이내에 담낭이 보이고 장으로의 배설이 보인다(그림 12-26). 1시간 후까지 담낭이 안 보이면 3 또는 4시간까지 지연 영상을 촬영하고, 보이지 않으면 급성 담낭염으로 진단(그림 12-27)하고 2시간 혹은 그 이후에 담낭이 나타나면 만성 담낭염을 의심한다(정확도 95%). 검사 시간을 줄이기 위해 Morphine을 이용할 수 있는데 1시간까지 담낭이 보이지 않으면 0.04 mg/Kg의 morphine sulfate를 정맥 주사하고 30분간 추가 영상을 얻는다. Morphine은 Sphincter of Oddi를 수축시켜 담관내의 압력을 증가시키므로 cystic duct가 막히지만 않았다면 담낭이 보이게 된다. Morphine 투여 후 30분까지도 담낭이 보이지 않으면 급성 담낭염으로 진단하고 진단의 정확도는 적어도 4시간 지연 영상 촬영 시와 비슷하다.

* Etiology of false positive acute cholecystitis

ⓐ recent meal

ⓑ alcoholism

ⓒ chronic cholecystitis

ⓓ prolonged fasting or hyperalimentation

ⓔ cholangiocarcinoma involving CHD or cystic duct

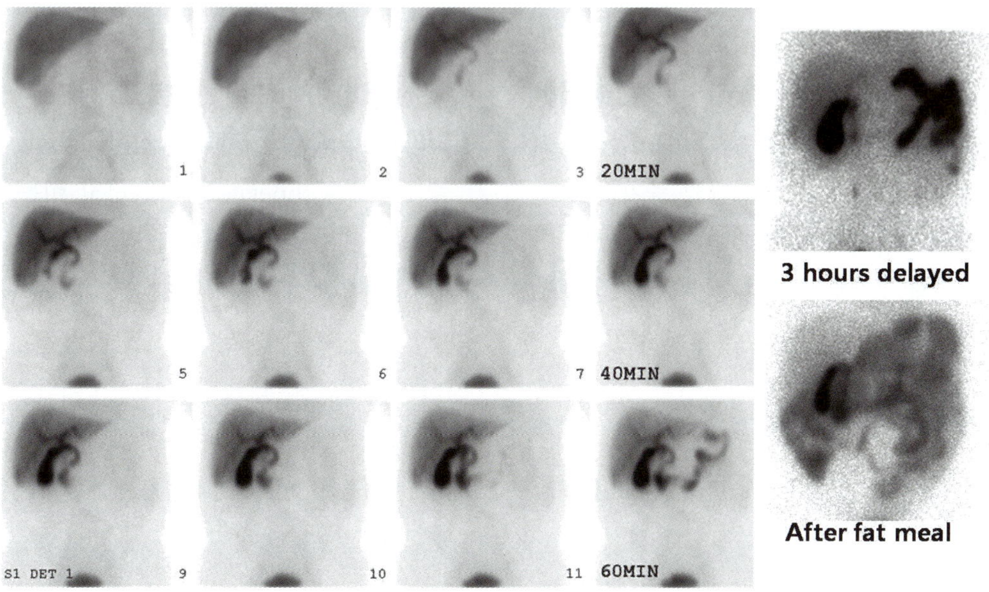

그림 12-26. 정상 담도 스캔. 왼쪽 이미지는 ^{99m}Tc-BRIDA injection하고 60분 동안 dynamic image을 찍은 사진이고, 각 frame은 5분 동안 촬영된 이미지이다. 15분 image부터 intrahepatic, extrahepatic duct visualization(배출)이 관찰되며, 20분부터 cystic duct, 30분 image에서 담낭 보임. 60분 image에서 간실질의 uptake가 거의 보이지 않는다. 오른쪽 이미지는 3시간 delayed image을 촬영하고 fat meal을 먹인 후에 다시 촬영한 image이다. 담낭의 방사선양의 변화를 통해서 담낭의 ejection fraction을 구할 수 있다.

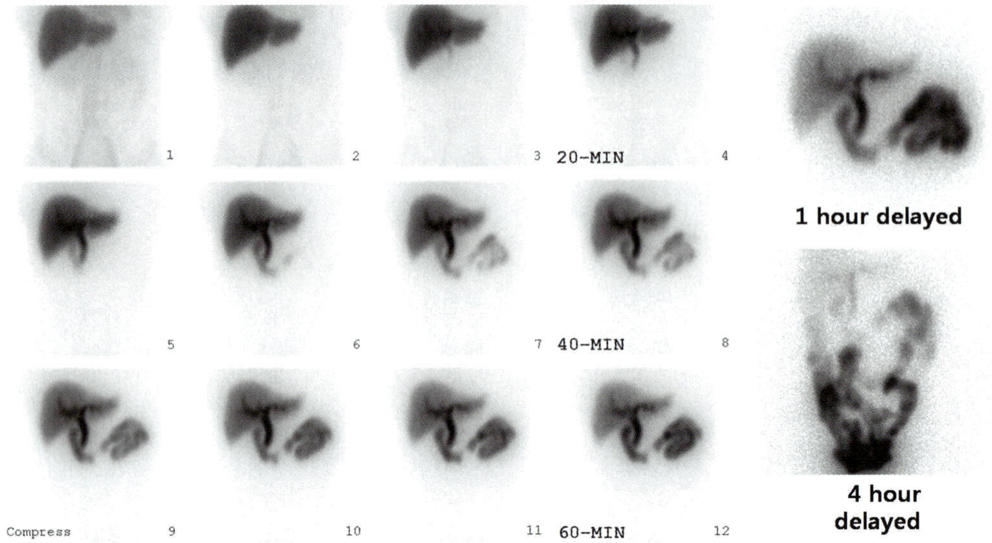

그림 12-27. 급성 담낭염. 이 환자는 간실질 uptake가 관찰되며 intrahepatic, extrahepatic duct과 bowel에 radiotracer uptake과 excretion 관찰되나 cystic duct이나 담낭이 관찰되지 않는다. 4시간 delayed image에서도 담낭이 관찰되지 않아 급성 담낭염일 가능성인 높다.

* Etiology of false negative
  ⓐ acalculous cholecystitis
  ⓑ duodenal diverticulosis
  ⓒ accessory cystic duct
* Biliary dyskinesia : 담낭 수축기능의 감소로 인한 경우, Cholecystokinin주사 혹은 지방식을 먹인 후에도 반응이 없다.
* Rim sign : 급성 담낭염 환자에서 담낭은 안 보이고 GB fossa를 따라 섭취가 증가된 형태. 이는 담낭염으로 인하여 연접한 간 조직으로 혈류가 증가하고 염증으로 인해 이 부위의 배설이 지연되어 생기는 것으로 이러한 rim sign을 보이는 환자에서는 gangrene이나 천공이 일어날 확률이 높다고 알려져 있다.

4. 위장 출혈

방사화합물 : 1) 급성 출혈 ; ^{99m}Tc sulfur colloid
2) 그 외 ; ^{99m}Tc RBC

혈관 조영술보다 예민하고 비침습적인 방법 즉, 0.1~0.3mL/min의 출혈이 있어도 진단이 가능하다(혈관조영술은 0.5~1mL/min 이상). 위장 출혈로 진단하기 위해서는 관찰되는 방사능이 bowel의 위치와 형태에 합당하여야 하며 bowel을 따라 움직여야 한다. 또한 방사능 강도가 시간에 따라 증가하는 양상을 보여야 한다. ^{99m}Tc sulfur colloid의 경우 target to background ratio가 높은 장점이 있으나 검사 도중 출혈이 있어야만 발견이 가능한 반면 ^{99m}Tc RBC의 경우 한번 주사 후 24시간까지 촬영이 가능하므로 간헐적 출혈이 있는 경우 더 유리할 수 있다.

5. 멕켈씨 게실 스캔(Meckel's scan, 그림 12-28)

^{99m}Tc pertechnetate를 사용하고 이는 주로 위점막의 mucin secreting cell에서 섭취, 배출된다. 따라서 이소성 위점막을 갖는 멕켈씨 게실 또는 Barrett's esophagus를 발견하는 데 이용된다. 이들 병변들은 위점막과 같은 시간에 방사능이 출현하며 시간이 지날수록 정상 위점막에서 처럼 방사능의 강도가 증가한다. Pentagastrin, glucagon, cimetidine과 같은 약제와 함께 사용 시 발견율을 증가시킬 수 있다.

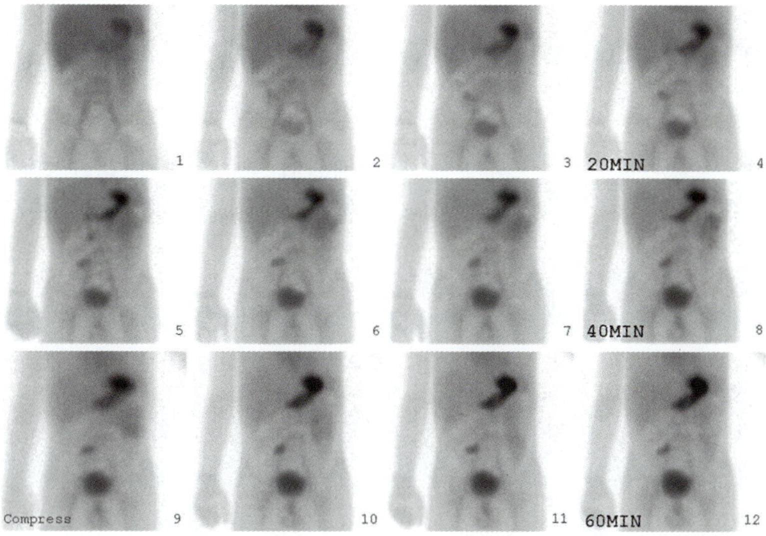

그림 12-28. Meckel's diverticulum. ^{99m}Tc pertechnetate을 투입후에 한 시간 동안 5분씩 촬영한 이미지이다. 시간 지나면서 radiotracer가 stomach에 progressive한 섭취와 배출을 볼 수 있다. 같은 양상으로 오른쪽 아래 복부에도 시간 지나면서 radiotracer의 progressive한 집착을 볼 수 있다. 이는 이소성 위점막에 의한 radiotracer의 섭취와 배출에 의한 것이다.

VIII. 비뇨기계 핵의학

1. 방사화합물

1) GFR agents : ^{99m}Tc DTPA (diethylenetriamine pentaacetic acid)

2) Tubular agents : ^{123}I hippuran
^{99m}Tc MAG3

3) Cortical agents : ^{99m}Tc DMSA
^{99m}Tc glucoheptonate

2. Renogram

^{99m}Tc DTPA 혹은 ^{99m}Tc MAG3를 빠른 시간내 주입한 후 시간별로 영상을 얻으면 ① 신장의 혈류, ② 신피질의 기능, ③ 배설기능 등을 알 수 있다.

신실질 방사능(renal parenchymal activity)은 3~5분간 지속되며 그 후 방사능은 지속적으로 배설되어 약 7~10분 정도 후에 약 $\frac{1}{2}$이 배설된다.

임상응용은 모든 신장질환에 응용되나 주로 수신증, 신동맥 협착, 신장이식 후의 평가 등에 유용하게 쓰인다.

A. 수신증(Hydronephrosis)

수신증은 기계적 폐쇄(mechanical obstruction)와 폐쇄 없이 배설이 지연된 형태(functional obstruction) 등이 있는데, 이 두 가지 원인을 감별하는 방법은 diuretic renogram이다. 즉, 수신증이 의심될 때 lasix를 주사하여 lasix 주입 후 $T\frac{1}{2}$이 20분 이상이면 기계적 폐쇄(mechanical obstruction), 10분 이내이면 기능적 폐쇄(functional obstruction)이고 10~20분이면 borderline으로 mechanical obstruction의 가능성을 배제할 수 없다(그림 12-29).

B. 신동맥 협착

많은 고혈압 환자에서 신동맥 협착이 동반될 수 있으나 반드시 신성 고혈압(renovascular hypertension)을 유발하지는 않는다. 신성 고혈압의 경우 신동맥이 60~75% 이상 좁아져 신장으로의 관류가 감소하면 GFR을 유지하기 위한 보상 작용으로 efferent arteriole의 수축이 일어난다. 그러므로 renogram상 정상 소견을 보일 수 있다. 그러나 captopril을 주사 후 renogram을 시행하면 좁아진 부위의 신장에서 GFR이 감소되어 방사성 동위원소 섭취 감소, 배설 지연 등이 나타나게 된다.

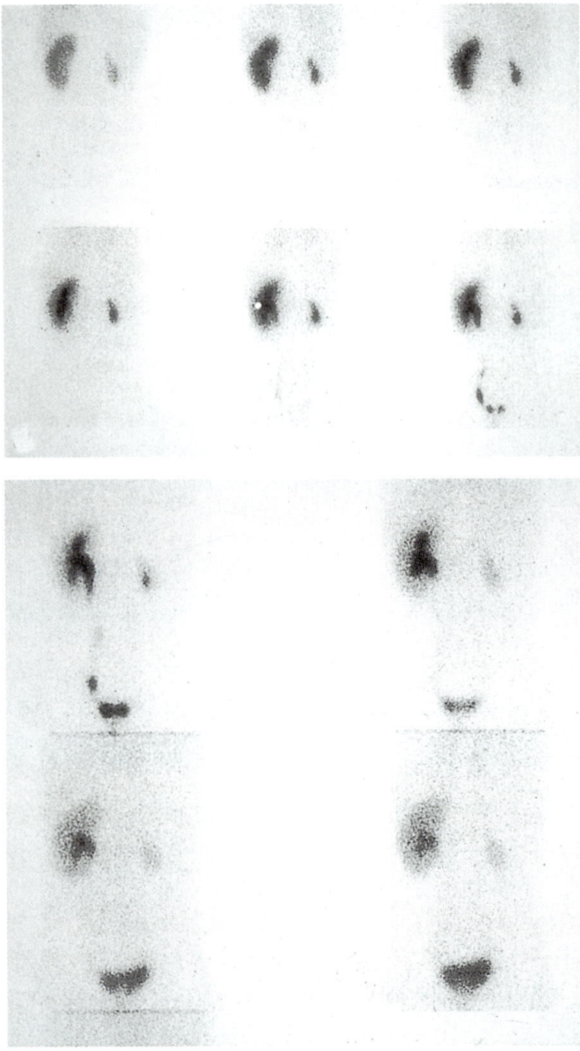

그림 12-29. A. Diuretic renogram (lasix 주입 전). 좌측신의 pelvis의 확장이 관찰되고 있고, 우측신은 atrophic함. B. Diuretic renogram (lasix 주입후) 이뇨제 주입후 renal pelvis에 있던 방사능의 배설이 관찰되므로 기능적 폐쇄임을 시사함.

Captopril이 angiotensin converting enzyme inhibitor로서 efferent arteriole의 선택적 확장을 일으키기 때문이다. 그러나 captopril renogram에서 나타나는 이상 소견들은 비특이적이므로 반드시 captopril 없이 시행한 baseline study와 비교 판독하여 호전되는 것을 확인하여야 한다. Captopril renogram이 정상인 경우 renin-dependent renovascular hypertension은 배제할 수 있으며 baseline study는 필요하지 않다. 신동맥 협착증이 의심되는 환자에서 captopril renogram의 예민도는 90% 이상, 특이도는 95% 정도이다.

C. 이식 신의 평가

1) 급성 세뇨관 괴사

신장으로의 혈류 공급은 정상, 그러나 신피질에서의 배설이 늦어진다. 이러한 현상은 cyclosporine toxicity 때도 나타난다.

2) 신거부반응

신혈류 공급이 감소되는 것이 특징적이며 신피질에서의 배설도 지연된다.

3. 신피질 영상

^{99m}Tc DMSA는 proximal tubule에 섭취된다(그림 12-30).

- 신종양 때는 섭취감소로 보인다.
- 신우신염(pyelonephritis) 때 신피질의 손상 혹은 반흔이 초래되면 병변에 섭취가 감소한다(그림 12-31).

4. 고환염전 및 부고환염

A. 방사화합물

^{99m}Tc pertechnetate

B. 임상응용

^{99m}Tc pertechnetate를 주사하면 염전시에는 혈류가 감소하고 부고환염에서는 증가한다. 정적 영상에서 전

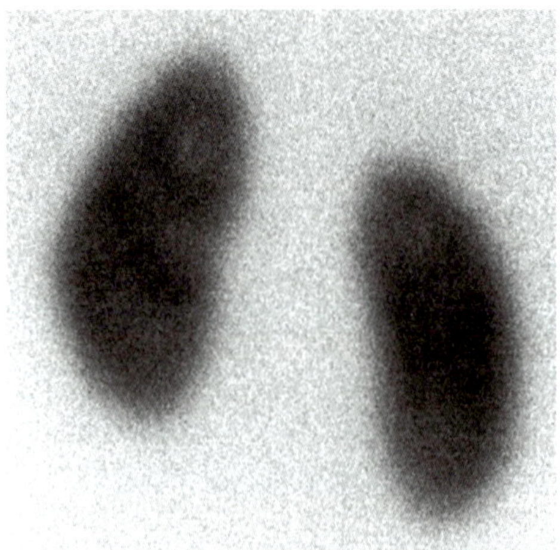

그림 12-30. 정상 DMSA scan. 양측 신피질이 부분적 결손 없이 정상적으로 관찰되고 있고 좌우신의 방사능 비율도 정상 범위 안에 있다(정상범위 45~55%).

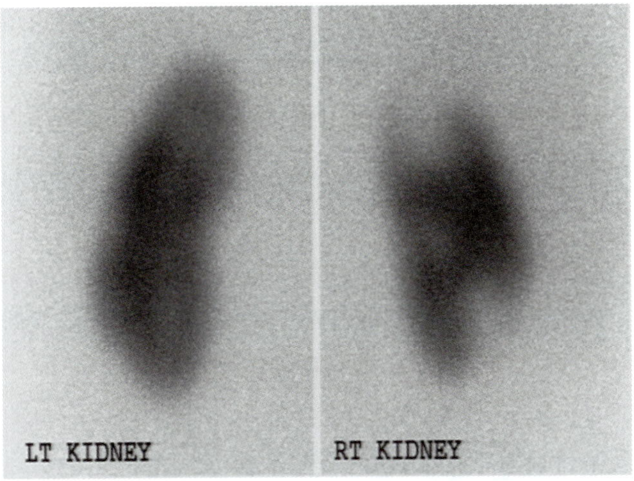

그림 12-31. Pyelonephritis.

자는 냉소, 후자는 열소를 보인다. 그러나 24시간 이상된 염전(delayed torsion)에서는 중심부는 냉소로 보이고, scrotal blood flow의 보상성 증가에 따라 주변부위의 섭취 증가를 보이는 halo sign을 보이므로 임상증상과 비교해야 한다.

IX. 양전자방출단층촬영술 (positron emission tomography)

양전자를 방출하는 방사성 의약품을 환자에게 정맥주사 등으로 투여하여 tomography를 이용하여 그 물질의 분포를 영상화시키는 것으로 인체내 각 장기의 기능과 생화학적 및 생리적 반응을 정량화 할 수 있는 특수한 검사 방법이다.

1. 양전자방출 방사성동위원소

Carbon-11, Nitrogen-13, Fluorine-18, Oxygen-15, Rubidium-82 등은 안정화된 핵종으로 되기 위해 양전자를 방출하는데 이때 방출된 양전자는 주변 전자와 반응하여 소멸 현상을 일으키면서 약 180도 방향으로 두 개의 일정 에너지를 갖는 감마선으로 변하게 된다.

2. 양전자방출 방사화합물

^{11}C acetate, ^{18}F fluorodeoxyglucose (FDG), ^{13}N ammonia, ^{15}O water, ^{11}C methionine, 82Rb

3. 종양 PET

A. ^{18}F FDG 전신 PET

1) 다른 양전자방출 방사화합물의 반감기가 매우 짧은데 비해 FDG의 경우 반감기가 110분으로 비교적 길어 영상에 충분한 시간적 여유가 있으며 cyclotron이 없어 추적자를 직접 생산할 수 없더라도 다른 곳으로부터 공급받아 쓸 수 있다. 또 주사 후 약 30~40분 후에 조직 농도가 고원부에 도달하므로 영상에 적절한 target to background ratio를 얻기까지 기다리는 시간이 비교적 짧은 편이다. 이는 화학적으로는 포도당 유사체에 해당하며 포도당과 같은 세포막 운반체에 의해 세포 내로 섭취되나 더 이상 대사되지 않고 중간 산물로 머물러 있는 특성이 있어 영상이 가능하다. 1930년대 Warburg 등은 악성 종양 세포에서 포도당 대사가 정상 세포에 비해 현저히 증가되어 있음을 보고하였다. FDG는 이러한 악성 형질 변화에 따른 포도당 대사 증가를 전신적으로 추적하여 악성 종양의 조기 진단과 치료 효과 판정에 활발히 이용되고 있다.

악성 종양 세포에서 당대사가 증가하는 이유로는 암세포에서의 포도당 수용체 증가, hexokinase 등 해당 작용에 작용하는 효소 활성도의 증가, glucose-6-phosphatase 활성도의 감소, 암조직의 빠른 성장 등을 들 수 있다.

2) 두경부암

두경부암은 90% 이상이 편평상피세포암이고 5%가 선종이어서 대부분 두경부암은 ^{18}F FDG uptake이 높다. 조기 두경부암은 외과적 절제나 방사선치료가 표준치료법이므로 림프절전이나 원격전이 여부를 아는 것이 중요하다. 림프절 전이의 40% 이상이 1cm 이하이므로 CT, MRI, 초음파 등의 해부학적 영상은 61~97%의 예민도와 21~100%의 특이도를 보이고 있다. 반면에 ^{18}F FDG PET

의 진단능은 ~90%의 예민도와 특이도를 보여 CT나 MRI 보다 높은 진단능을 보인다. 그리고 ^{18}F FDG PET은 전신을 촬영함으로써 예측하지 못한 원격전이를 진단할수 있다.

^{18}F FDG PET은 치료 효과의 판정에도 임상적으로 유용하다. 하지만 방사선치료 후 염증 반응 때문에 ^{18}F FDG가 위양성으로 증가될수있다. 보통 치료 2~3개월 뒤에 ^{18}F FDG PET을 시행하는것이 원칙이다.

폐암, 유방암, 대장암, 림프종 등 수많은 악성 종양에서 전신 전이, 수술 또는 항암제 치료후 재발, 항암제 치료 후 관해 여부를 판정하는 데 쓰인다(그림 12-32).

B. ^{11}C methionine PET

1) 악성 조직의 경우 세포 증식에 따른 단백질 합성이 증가되고 이에 따른 아미노산 대사 또한 증가되므로 방사성 동위원소가 표지된 아미노산을 이용함으로써 체내 악성 조직을 찾는 데 이용한다.
2) 뇌조직의 경우 당대사가 높아 정상적으로 높은 FDG 섭취를 보이므로 뇌종양의 경우 FDG의 유용성이 떨어진다. 그러나 아미노산 유도체의 경우 정상 뇌조직에서는 섭취를 보이지 않으므로 뇌종양의 평가에 주로 쓰인다.

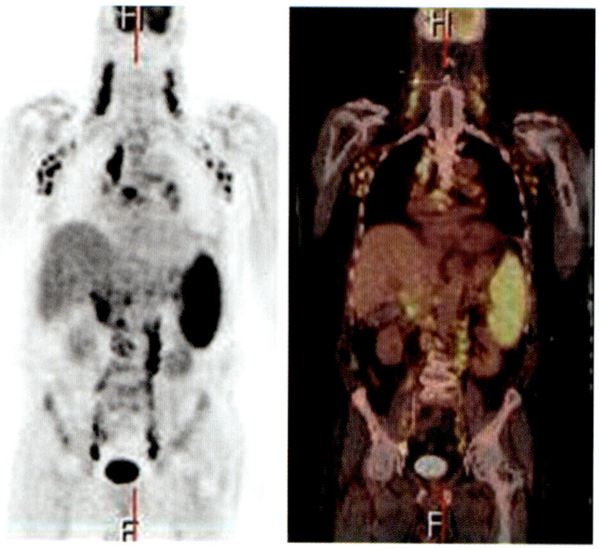

그림 12-32. F-18 FDG PET/CT. 왼쪽 그림은 PET이고, 오른쪽 그림은 CT와 fusion된 PET/CT이다. 악성 림파종 환자로 병기 결정을 위해 시행한 PET image상 양측 neck, axilla, mediastinum, retroperitoneum, mesentery을 침범하는 악성 림파절들이 관찰됨.

4. 심장 PET

A. 혈류 PET

1) ^{13}NH3, ^{82}Rb 등을 이용, 혈류를 측정
2) ^{15}O H_2O의 분포 영상의 경우 ^{15}O CO 영상을 함께 얻어 감산영상으로 혈류 분포를 얻는다.

B. 포도당 대사 PET

1) 공복시의 포도당 사용률은 15μmol/min/100g이고, 식후는 67μmol/min/100g이다.
2) 심근은 산소가 충분할 때는 같은 양의 산소로 최대의 에너지를 생산하는 산소 이용 효율성이 높은 지방산을 주 에너지원으로 이용한다. 그러나 허혈로 인해 산소 공급이 원할하지 못할 때는 에너지를 많이 필요로 하는 심근 수축이 감소하게 되고 심근 세포의 온전성(cellular integrity)를 유지하는 데 필요한 최소한의 에너지만을 되도록 산소를 이용하지 않으면서 생산하고자 하게 되어 무산소 해당(anaerobic glycolysis) 과정이 증가되는 것으로 알려져 있다. 즉, 허혈 심근에서는 심근의 주 에너지원이 지방산에서 포도당으로, 산소 이용 대사가 무산소 해당 대사로 전환되게 된다. 이러한 허혈 심근은 관류 영상상 심한 혈류 감소로 인해 관류 결손 부위로 보일 수 있으나 ^{18}F FDG 섭취가 매우 높게 나올 수 있다(flow metabolism mismatch). 혈류에 비해 포도당 섭취율이 덜 감소한 곳(포도당섭취/혈류비가 1.2 보다 클 때)이 PET mismatch 부분으로 생존 심근으로 판정한다.
3) 포도당섭취는 인슐린의 지지에 의해 늘고 지방산에 의해 저해되어 당뇨병이나 급성 질환일 때는 심근 영상을 얻기 어려운 경우가 있다.

C. 지방산 영상

1) ^{11}C-1-palmitate와 ^{11}C-W-palmitate로 영상을

얻는데 둘 다 제거 곡선을 분석한다.

2) 공복에 지방산이 주 에너지원이므로 지방산 제거율이 높다.

3) 부하-휴식 혈류 검사를 ^{11}C-1-palmitate 제거율을 봄으로써 대신하려는 시도가 있다.

D. 산소사용대사 영상

1) ^{11}C acetate는 TCA회로의 직접기질로 심근 제거율이 산소사용 대사율과 비례한다.

2) ^{11}C acetate는 제거율은 기질환경과 상관없다. 즉 지방산과 포도당의 영향을 받지 않는다.

5. 뇌 PET

A. 대사 및 혈류 영상

^{18}F FDG를 뇌 종양 평가, 종양 재발과 방사선 괴사의 감별 진단에 이용할 수 있다. 특히 신경교종(glioma)의 경우 종양의 FDG 섭취량은 종양의 조직학적 등급은 높은 상관 관계를 보이며 환자의 예후를 예측하는 데 유용하다. 최근에는 아미노산 유도체를 이용한 방사 화합물이 뇌 종양 평가에 활발히 이용되어 FDG PET 보다 우수한 성적을 보이고 있다. 아미노산 방사 화합물의 경우 FDG와 달리 정상 뇌조직에서는 섭취되지 않으므로 target to background ratio가 높아 종양 평가에 유리하다. 종양 재발과 방사선 괴사(radiation necrosis)는 치료 방침이 달라질 수 있으므로 감별 진단이 매우 중요하며 FDG 또는 아미노산 PET이 도움이 되는 경우가 있다. ^{18}F FDG PET은 간질의 발작 시작 병소를 찾는 데 이용되는데 간질 병소는 발작 간기에 포도당 대사가 감소하기 때문이다. 그 외에 ^{18}F FDG PET은 뇌경색이나 뇌 활성화 검사에 이용된다. ^{15}O H_2O를 이용한 뇌 혈류 영상도 뇌 활성화 검사에 매우 유용하게 이용되고 있다.

B. 신경수용체 및 전달물질 영상

1) Dopa carboxylase의 활성을 ^{18}F FDOPA로 측정한다. ^{18}F FDOPA의 섭취 정도는 Dopa Responsive Dystonia (Segawa 병)와 일찍 발병한 파킨슨병의 감별에 쓰인다. ^{18}F FDOPA의 섭취 정도가 신경말단의 수를 나타내기 때문이다.

2) ^{18}F FDOPA를 대치하기 위해 Nigrostriatal fiber의 말단수와 역시 비례한다고 생각하는 beta CIT (carbomethoxy-iodophenyl-tropane), IBZM (iodobenzamide)에 ^{123}I을 표지하여 감마카메라를 이용하여서도 검사가 가능하다.

3) ^{11}C raclopride (D_2), ^{11}C-N-methyl-spiperone (D_2 & D_4)로 파킨슨병의 기저핵을 영상화한다.

X. 기타

1. 종양학(Oncology)

A. ^{67}Ga scan

^{67}Ga은 철 결합단백질인 transferrin, ferritin, lactoferin과 bacterial product인 siderophore에 결합한다.

주로 폐암, 흑색종, 임파종 등에서 높은 진단율을 나타내며 위장관 종양이나 선종(adenocarcinoma) 등은 예민도가 낮다. 원발성 종양의 진단보다 치료후의 잔존 종양, 종양의 재발률을 평가하는 데 이용된다.

B. ^{201}Tl

K^+ 유사체로 세포막의 ATPase에 의해 섭취된다. 혈류가 많고, 생존능력이 있는 종양에서 섭취가 잘 되고, 특히 악성도가 높을수록 많이 섭취된다. 주로 항암제, 방사선 치료 후에 반응 평가, 종양의 재발, 잔존 종양 세포의 진단에 이용된다.

C. ^{99m}Tc MIBI

지질친화성(lipophilicity)을 갖는 양이온으로 세포막을 통과하여 미토콘드리아에 위치하게 된다. ^{201}Tl과 마찬가지로 악성 암조직에 섭취되나 염증병소 특히 결핵, 유육종증에도 섭취되는 것에 유의하여야 한다. 특히 MIBI는 multidrug resistance (MDR) 유전자가 있는지 평가하는 추적자로 항암 요법의 효과를 예측하는 지표로 사용될 수 있다.

D. 단일 클론항체(Monoclonal Ab)

CEA, αFP, melanoma associated Ag, TAG-72 등과 같은 tumor marker의 항체를 생산하여 동위원소를 부착하여 진단에 응용하고 있다.

E. Radiolabeled aminoacid

^{18}F FDG를 이용한 당 대사 영상과 더불어 종양 분야에서 각광을 받는 방사 화합물로써 아미노산 유도체를 들 수 있다. 아미노산 유도체는 ^{18}F FDG에 비해 염증 병변에 의해 덜 영향을 받는다는 장점이 있으나 종양에만 특이적인 것은 아니다. 아미노산 방사 화합물로는 ^{11}C methionine, ^{11}C tyrosine, ^{123}I iodomethyltyrosine (IMT), ^{18}F fluoroethyltyrosine (FET), ^{18}F fluorothymidine (FLT) 등이 있다. 특히 이들 방사 화합물의 진단적 유용성은 뇌 종양 영상에서 잘 입증되어 있으며 기타 종양에 대해서는 다양한 연구가 진행되고 있다.

F. ^{111}In octreoscan

Somatostatin 유사체로 neuroendocrine tumor, CNS tumor, lymphoma, breast cancer, renal cell ca 등에서 이용된다. 특히 gastrinoma나 carcinoid를 찾는 데 예민하며 insulinoma나 medullary thyroid cancer에서는 예민도가 낮아 약 50% 정도이다.

G. Positron Emission Tomography

2. 감 염

A. ^{67}Ga scan

주사 후 24, 48시간 후에 영상을 얻고 폐, 골반강, 복강내의 염증이나, 골수염, 패혈성 관절염 또는 불명열의 병소 확인을 위한 전신스캔을 할 때 유용하다.

B. ^{111}In 혹은 ^{99m}Tc HMPAO WBC scan

^{67}Ga에 비해 더 특이도가 높다.

C. ^{111}In 혹은 ^{99m}Tc HIG (human immunoglobulin G)

염증에 의한 혈류량의 증가와 혈관투과성의 증가에 의한 감염병소내로의 집적이 관찰된다.

D. ^{99m}Tc labelled antigranulocyte antibody

NCA-95 (nonspecific cross reactive antigen)에 ^{99m}Tc을 표지하여 순환백혈구나 골수내 백혈구 조혈세포와 결합함을 이용하여 감염병소의 확인이나 골수스캔에 사용한다.

색인

ㄱ

ㄴ

ㄷ

ㄹ

ㅁ

ㅂ

ㅅ

ㅇ

ㅈ

ㅊ

ㅋ

ㅌ

ㅍ

ㅎ

Index

A

B

C

D

E

F

G

H

I

J

K

L

M

N

O

P

Q

R

S

T

U

V

W

X

Y

Z

영상의학

정가 50,000원

ISBN 978-89-7043-898-6

1997년 1월 25일 1판 1 쇄
2003년 1월 20일 2판 발 행
2006년 4월 20일 2판 2 쇄
2012년 9월 25일 3판 인 쇄
2012년 9월 30일 3판 발 행

저 자 : 연세대학교의과대학
영상의학교실

발 행 자 : 최 병 진

발 행 처 : 도서출판 **고 려 의 학**
(136-821) 서울 성북구 성북동1가 115-24 보문빌딩 3층
Tel. 765-0333, 0337 Fax. 743-2288
등록번호 : 제 1-519호 1978. 6. 29.